国試
119

解説書

第119回
医師国家試験 問題解説書

エムスリーエデュケーション株式会社

＊正誤情報，発行後の法令改正，最新統計，診療ガイドライン関連の情報につきましては，弊社ウェブサイト（https://www.m3e.jp/books/）にてお知らせいたします。また，ご質問・ご意見もこちらのウェブサイトで受け付けております。

＊本書の内容の一部あるいは全部を，無断で（複写機などいかなる方法によっても）複写・複製・転載すると，著作権および出版権侵害となることがありますので，ご注意ください。

（第1版第1刷）

はじめに

　私が国家試験を受けたのは今から四十年ほど前のことになる。その直後，学生代表としてある雑誌の対談に出たのだが，予備校の講師も交えた場での結論は，これからの国家試験はより臨床に即したものへとシフトしていき，長期的にはアメリカの国家試験を模したものとなるだろうというものだった。何度かの改革を経て，当時は思いもよらなかった手技問題が登場し，いや，それどころか，問題構成や時間割すら，がらりと変わり，長文問題や常識問題の導入など，今や隔世の感がある。

　しかし，医者の質ががらりと変わったかと言えば，断じて，そんなことはない。医学部に合格したうちの八割から九割が通る試験という事実は今も昔も何ら変わるところがないのだ。率からすれば，医師国家試験に通ることは，医学部に合格するよりもはるかに易しいと断言できる。確かに，医学の進歩によって問題自体難しくなっているが，それは単に時代性だけの問題で，基本的には資格を与えることを前提とした試験であると思って良い。年度による多少の変化を問題にするのはナンセンスである。

　基本，落とす試験ではなく通すのを目的とした試験の中で重要なのは，過去の分析をしっかり行い，苦手分野や知識の穴を作らないこと，この一点に尽きる。長年学生を指導してきてつくづく感じるのは，過去問の重要性である。国家試験に通るコツは過去問をしっかりやっておくこと，これ以外ないと言っても過言ではない。その証拠に，本書をめくれば，単年度の問題の中にさえ問われている知識に重複が見られることに気付くだろう。国家試験合格に必要な知識と医学書の膨大な知識とがイコールではないことにも気付くはずである。日進月歩の医学界においては，五年に一度しか改訂されない権威的な成書よりも，毎年書き改められる教育書の方が優れていることもありうるのである。そういう意味で，最新の過去問集は最良の教科書たりうる。六年生になったらまずは本書を購入し，収録されている一つ一つの問題を丁寧にやり，周辺知識を整理していくことを全てに優先して勧める所以である。また，今年，惜しくも合格に至らなかった諸君も，最優先で何が敗因だったのか，本書で確認すべきである。鉄は熱いうちに打たなければ，同じ誤ちのくり返しになってしまうだろう。

　国家試験は従来の紙から CBT へ移行することが決まっており，問題は非公表で再現協力も禁止される見通しである。しかしながら問われる医学的内容まで変わってしまうわけではないので，勉強の素材としての本書の価値は今後いよいよ高くなるかもしれない。

　本書の執筆者たちはみなその道の専門家であり，問題を表から裏から分析して，かゆい所に手の届く解説がなされている。その中には，これからの医療を担う後輩たちへの熱い想いが込められている。この国家試験の作問者たちもまた同じ想いを抱いていたはずだ。不適切問題にさえ，学ぶところは大きい。そういう気概を持って，密度の濃い本書を読破してもらいたい。「医師」になるのだと強く信じて進めば，どんな「苦労」も必ずや乗り越えられるだろうし，「到達」する先は「明るい」未来のはずである。全ての受験生よ，ガンバレ！

2025 年 4 月　　執筆者を代表して　石黒達昌

『国試119』の構成について

──激変の医師国家試験。『国試119』も変わりました──

　医師国家試験は「医師として具有すべき知識及び技能を問う」と医師法で定められていますが，これまでは「知識」のみ問う傾向が強くありました。

　最近の医師教育を取り巻く環境は，前提として「診療参加型臨床実習から臨床研修へ継ぎ目なく実施できることを目指す」ということがいわれています。

　医師国家試験が知識偏重のままだと，6年生まで座学を行うことになって，これは臨床実習と研修の連続性が損なわれる点で問題を指摘されてきました。

　このため，特に第112回から医師国家試験は明らかに，臨床実地問題の重要度を増す方向へシフトしました。

　しかも臨床実地問題については，臨床実習に主体的に取り組んだ結果を評価できるような，列挙された特徴的なキーワードから疾患名を想起させるのではなく，症候から優先順位を考慮しつつ鑑別診断を進めていくという臨床医としての思考過程に沿った問題が，多く出題されるようになっています。

　前回の第118回医師国家試験からは，その出題内容が「医師国家試験出題基準　令和6年版」にシフトしましたが，臨床問題を重視した出題形式は維持されています。

　こうした医師国家試験の在り方をとらえて『国試119』は以下の点に重きを置いた構成にしております。

1) 臨床推論・臨床病態学を念頭に置いた解説

　アプローチ / **鑑別診断** / **▶臨床eye**

　診療参加型臨床実習で学び研修で威力を発揮するのは臨床推論・臨床病態学と呼ばれる領域の知識であり技能といえます。「診療能力」の強化を図るような解説が，さらに充実しています。症例文の一つひとつを解きほぐすように丁寧に解析しました。ぜひ熟読してください。

2)「割れ問」の明示

マーク

　解答率が高い誤答肢に迷マークを付して割れ問を明示しました。勘違いや誤解が多い理由を検討すれば，「転ばぬ先の杖」となります。

3) 合否に直結する問題を明示

QR コード付き問題

　各問題について点双列相関係数を算出し，特に合否に直結した係数の高い問題をピックアップして「モントレ」への QR コードを付しました。ここで解くことのできる関連問題を制することが，合格への必須条件です。導入として解いてみるか，直前期のおさらいで解くのか，使い方は自由です。

　ほかにも国試情報ページの充実や，学習しやすいレイアウトへの変更など，多くのバージョンアップを体感できることでしょう。大きく変わった国家試験を制するために最も大切なのは十分な対策とそれに裏打ちされた自信です。本書を実践すれば，きっと皆様には大きな自信が備わっていくものと確信しています。

2025 年 4 月　エムスリーエデュケーション

執 筆 者 （五十音順・敬称略）

朝倉　英策
恵寿金沢病院
血栓・止血・血管病センター長

阿部　浩一郎
帝京大学医学部内科学講座
准教授

荒井　隆秀
埼玉医科大学国際医療センター
心臓内科

荒田　智史
ヒルサイドクリニック

有冨　健太郎
順天堂大学医学部附属練馬病
院整形外科・スポーツ診療科
准教授

李　広烈
東京慈恵会医科大学感染制御科

李　権二
医療法人社団聖仁会
白井聖仁会病院小児科

井口　正典
市立貝塚病院名誉院長（泌尿器科）
社会福祉法人寺田萬寿病院顧問

井坂　惠一
東京国際大堀病院婦人科

石氏　陽三
東京慈恵会医科大学皮膚科
講師

石黒　達昌
元テキサス大学MDアンダー
ソン癌センター客員助教授

石光　俊彦
宇都宮中央病院院長

市場　保
すみれホームケアクリニック
院長

市邉　義章
神奈川歯科大学附属
横浜クリニック診療科教授

井出　冬章
千葉県済生会習志野病院
救急科部長

井上　大輔
神奈川歯科大学（短期大学部）
学長／聖路加国際病院麻酔科

岩本　俊彦
東京医科大学名誉教授

上坂　義和
虎の門病院脳神経内科部長

太田　大介
聖路加国際病院心療内科部長

岡田　健志
滋賀県立総合病院麻酔科

岡田　優基
医療法人社団正名会
池田病院内科

小川　朋子
国際医療福祉大学病院
脳神経内科部長

小川　元之
北里大学医学部解剖学単位主
任教授／
東邦大学医学部客員教授

尾本　きよか
自治医科大学附属さいたま医療
センター総合医学第1講座
（臨床検査部）教授

笠井　俊宏
京都府立医科大学大学院
医学研究科麻酔学

金井　誠
信州大学医学部保健学科教授

亀谷　学
亀谷診療所院長／
聖マリアンナ医科大学内科学
（総合診療内科）客員教授

賀本　敏行
宮崎大学医学部泌尿器科教授

河﨑　寛
湯河原病院副院長

川杉　和夫
東川口病院内科

川田　忠典
医療法人社団育成会鹿島田病院
病院長／昭和大学医学部客員
教授

河野　了
茨城県立医療大学附属病院
教授

川畑　建
埼玉県立小児医療センター
新生児科副部長

草場　岳
医療法人社団松和会
大泉学園クリニック院長

黒﨑　敦子
複十字病院放射線診療部長

洪　定男
順天堂大学スポーツ健康科学部
スポーツ医学客員准教授

腰原　公人
かがやきクリニック川口院長

後関　利明
国際医療福祉大学熱海病院
眼科教授

後藤　穣
日本医科大学耳鼻咽喉科准教授

小林　一成
野村病院顧問／
東京慈恵会医科大学客員教授

小林　隆夫
浜松医療センター名誉院長

笹森　幸文
帝京大学医学部
産婦人科病院教授

佐藤　浩昭
筑波大学附属病院
水戸地域医療教育センター部長

塩澤　利博
筑波大学附属病院
呼吸器内科講師

塩澤　友規
青山学院大学教授／
青山学院診療所内科

島本　史夫
大阪医科薬科大学名誉教授

副島　昭典
元杏林大学教授

田井中　貴久
名古屋大学医学部附属病院
小児外科講師

高木　融
吉祥寺グリーンクリニック
院長

髙田　眞一
春日部市立医療センター
産婦人科部長

武井　智昭
高座渋谷つばさクリニック院長

竹林　晃三
獨協医科大学埼玉医療センター
糖尿病内分泌・血液内科
准教授

立川　幸治
元名古屋大学医学部附属病院
医療経営管理部教授／
タチカワアンドアソシエイツ
クリニック院長

田中　正史
笹塚21内科ペインクリニック
院長

丹野　誠志
イムス札幌消化器中央総合病院
消化器病センター院長

土田　明彦
牧田記念病院院長／
東京医科大学名誉教授

豊田　茂
野尻こどもファミリー
クリニック院長

永納　和子
聖マリアンナ医科大学横浜市
西部病院麻酔科

中村　博幸
元東京医科大学茨城医療セン
ター内科（呼吸器）教授

新妻　知行
戸田中央総合病院内科

西井　重超
はたらく人・学生のメンタル
クリニック院長

襧屋　和雄
帝京大学医学部心臓血管外科
非常勤講師／
ねや内科クリニック院長

野平　知良
東京医科大学医学教育学分野

長谷川　友紀
東邦大学医学部
社会医学講座教授

長谷川　浩
在宅療養支援診療所
医療法人社団仁愛会ならしの
ファミリークリニック院長

馬場　俊吉
アクアリハビリテーション病院
院長

濱田　和幸
福島県立医科大学
呼吸器外科学教授

早川　秀幸
筑波剖検センター長

原田　智紀
日本大学医学部機能形態学系

肥田　敏
東京医科大学循環器内科分野
准教授

一杉　正仁
滋賀医科大学
社会医学講座（法医学）教授

平山　哲
東京学芸大学
保健管理センター教授

福島　久喜
三鷹中央病院

藤井　聰
山形大学名誉教授／
川口きゅうぽらリハビリテー
ション病院

藤岡　治人
順天堂大学医学部
循環器内科学非常勤講師／
藤岡医院院長

牧野　康男
庄原赤十字病院産婦人科

松村　讓兒
杏林大学医学部
肉眼解剖学客員教授

松本　逸平
近畿大学医学部外科主任教授

松本　邦愛
東邦大学医学部社会医学講座
准教授

三角　和雄
千葉西総合病院院長

三宅　康史
臨床教育開発推進機構理事

宮越　雄一
東洋大学健康スポーツ科学部
栄養科学科教授

宮澤　啓介
東京医科大学学長／
東京医科大学名誉教授

三輪　高喜
金沢医科大学
耳鼻咽喉科学名誉教授

村瀬　訓生
学校法人呉竹学園呉竹メディカ
ルクリニック副院長／
東京医科大学健康増進スポー
ツ医学分野客員准教授

村松　慎一
自治医科大学
神経遺伝子治療部門客員教授

山口　昌大
順天堂大学医学部眼科学講座

山越　麻生
医療法人葵会
AOI倉敷病院

山内　俊一
葵会柏たなか病院
糖尿病センター長

横井　健太郎
横井こどもクリニック院長

横井　茂夫
横井こどもクリニック

横山　洋紀
東京慈恵会医科大学
腫瘍・血液内科

吉田　行弘
有志会リハビリテーション
花の舎病院院長

脇　裕磨
東京慈恵会医科大学附属柏病院
皮膚科診療部長

本書の利用法

チェック欄 学習到達度を各自でチェックしよう。

国試出題番号 111H-32 は，第 111 回医師国家試験 H 問題 32 番を表している。

アプローチ 病態理解のヒントとなるキーワードを挙げ，その意味するところを簡潔に述べた。

画像診断 提示画像の特徴的所見を，引き出し線などを用いて具体的にわかりやすく説明した。

鑑別診断 症例を検討して鑑別を進め，確定診断に至るまでのプロセスを詳解した。

診断名 該当症例の現段階で考えられる診断を明示した。

選択肢考察 各選択肢の正誤を○×で示し，その理由を明確に解説した。なお，ネガティブクエスチョン（太字で表示されている問いかけを含む設問）については正解肢を×で示した。

解答率 選択肢それぞれについての選択率を提示した。

関連知識／コメント 関連項目や発展的知識，あるいは解説者からの本問に対するコメントなどを掲載した。

正解欄 原則として厚生労働省発表の「正解」を掲載した。

受験者つぶやき 実際に問題を解いた受験者による，各問題の感想や攻略ポイントなどの生の声を集めて収録。

Check ■ ■ ■

次の文を読み，31，32 の問いに答えよ。
76 歳の男性。左上下肢が動かなくなったため救急車で搬入された。
現病歴：朝起床時に体が何となく重かったので，朝食を摂らず約 2 時間ベッドで休んでいた。トイレに起き上がろうとしたところ，左手で体を支えられないことに気付いた。左足も動きが悪いため，同居する妻が救急車を要請した。

111H-32 今後のリハビリテーション計画を立案する上で最も大切な情報はどれか。
a 服用中の薬　　b 再発のリスク　　c 頭部 MRI の所見
d 患者が望む生活像　　e 転院時の感覚障害

アプローチ
① 76 歳の男性 → 脳血管障害リスクファクター
② 起床時より左上下肢が動かなくなる → 就寝時の発症。突発的ではないが比較的早い発症
③ 弛緩性不全麻痺，感覚低下 → 左弛緩性片麻痺，感覚障害
④ 高血圧，煙草 20 本/日，トリグリセリド 240 mg/dL → 脳梗塞のリスクファクター
⑤ 意識清明，体温 37.2℃，心拍数 80/分，整，呼吸数 16/分 → バイタルは比較的安定
⑥ 血圧 184/104 mmHg → 血圧上昇

画像診断

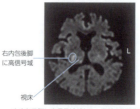

右内包後脚に高信号域
視床

右内包後脚に高信号域があり，同部の脳梗塞が疑われる。
脳全体に萎縮あり。

鑑別診断
「アプローチ」③から左身体半側に運動麻痺と感覚障害が出現しており，右脳内の病変を疑う。また②より症状が比較的突然に出現していることから，脳梗塞あるいは脳出血などの脳血管障害を疑う。①，④から脳梗塞のリスクファクターがあることがわかる。②，⑤から突発発症ではなく，また不整脈はないことから，脳梗塞の場合なら心原性よりもアテローム血栓性がより疑われる。⑥より血圧上昇があり，これは脳血管障害発症時によくみられる。①，②，③，④，⑥および画像より脳梗塞が疑われ，②，⑥からはアテローム血栓性脳梗塞がより疑われる。

診断名 右内包後脚の脳梗塞急性期（アテローム血栓性脳梗塞の疑い）

選択肢考察
× a しびれを含めた感覚障害は，発症部位に左右され，その強弱により回復経過を評価することはできない。（迷）
○ b 麻痺の程度や健側下肢の筋力は，歩行を含む移動能力に関係する重要な要素で，退院後の生活環境を整備していく上で回復経過を評価する有用な指標となる。
× c D ダイマーは FDP が分解された最終分解産物で，深部静脈血栓など体内に血栓が存在している状態で高値となるが，退院後の生活に関係する機能の回復経過の指標とはならない。
× d プロトロンビン時間はプロトロンビンの働きの程度をみる指標で，ワルファリン投与量の指標に用いるが，退院後の生活に関係する機能の回復経過の指標とはならない。
× e 脳梗塞の場合，CT では MRI 以上の情報は得られない。また画像情報からは回復経過を評価することはできない。

解答率 a 9.9％，b 86.1％，c 1.0％，d 0.9％，e 2.2％

関連知識
退院後の生活に向けた回復経過の評価は，リハビリテーションの到達目標を設定するために必要で，そのためには社会的背景や，基本動作および ADL などの能力評価の情報が重要となる。そしてこれら能力評価をする上で，筋力，平衡機能，動作協調性，認知機能，心肺機能など，身体各機能個々の評価が回復経過を評価するために必要となる。
脳梗塞では，急性期を乗り切るとおおむね薬物療法の方向性が定まり，リハビリテーションを主とした治療へシフトしていくことが多い。本問では，薬物治療からの視点だけではなくリハビリテーションからの視点を持つことの重要性に目を向けている。

正解 [31] b 正答率 86.1％　[32] d 正答率 97.8％

受験者つぶやき
[32]・患者本位の医療を行えということですね。
・リハビリの目指す先を決めるためにも d ですね。
・リハビリのゴールは患者さん本人が決定します。

viii

QRコード付き問題　受験者の解答データから割り出した「国試突破の鍵となった設問※」にQRコードを付した。これをスマホ等で読み取ることで，エムスリーエデュケーションの無料インターネットサービス「モントレ」収載の関連問題を解くことができる。これらのQRコードは次頁にも一覧としてまとめた。

※具体的には，「点双列相関係数」が0.25以上，正答率90％未満の設問を示している。テスト統計で用いられるこの係数は，各設問の「解答者の学力を識別する能力」を示す数値で，国試合格者と不合格者で正答率の差が大きい問題ほど数値は大きくなる。言い換えれば，その値が大きくなるほど「質のよい問題」だといえる。したがって，「QRコード付き問題」は「実力が伴ってきたかどうかの指標」として活用していただきたい。なお，後掲の「内容一覧」に，119回国試問題全体の点双列相関係数を掲示した。

（QRコードは㈱デンソーウェーブの登録商標です）

臨床eye　臨床実地問題のうち，特に検討に値する症例については，従来の「アプローチ→画像診断→鑑別診断」の枠組みの代わりに，時系列に沿って考えるべき事項を，より詳細に解説した。

▶臨床eye

Step 1) 76歳の男性　左上下肢が動かない

筋力低下をきたす疾患として，神経系疾患，筋疾患，電解質異常などが挙げられるが，本例ではその分布が一側の上下肢であることから，頚髄以上の運動ニューロンの障害を考える。この場合，病変部位が頚髄であるか頭蓋内であるかは，CTやMRIで撮影部位を決める際に重要である。大脳皮質の症状である失語・失行・失認の有無，脳神経所見の異常の有無，感覚障害の分布などを確認したい。また，原因疾患の鑑別のため，どのような経過であったかを聴取する。急性発症であれば脳血管障害や膿瘍などの感染症，緩徐進行性であれば脳腫瘍，慢性の経過であれば慢性硬膜下血腫や動静脈奇形などの疾患を疑う。

Step 2) 病歴，身体診察

①起床時から左上下肢が動かない → 就寝時の発症と考えられる。突然発症ではないが，比較的急性の発症。

②高血圧，喫煙歴 → 脳血管障害のリスク。

③意識清明 → 脳血管障害であれば，比較的範囲が狭い可能性。

④心拍数80/分，整 → 来院時，心房細動ではない。

⑤左上下肢の弛緩性不全麻痺と感覚低下，構音障害 → 構音障害は大脳または脳幹病変で生じる。病変は頭蓋内と考えられる。

急性の経過で一側性不全麻痺と感覚障害，構音障害を生じたことから，脳梗塞や脳出血などの脳血管障害が疑われる。診断および脳浮腫の有無の確認のため，頭部CTや頭部MRIを行う。

Step 3) 検査所見

⑥トリグリセリド240 mg/dL → 高トリグリセリド血症であり，アテローム血栓性脳梗塞のリスクファクター

⑦頭部MRIで右内包後脚に高信号域

右内包後脚に高信号域

視床

(迷)マーク　多くの受験者がつまずいてしまった，解答率が高い誤答選択肢を明示した。

Step 4) 総合考察

これらの所見を総合し，右内包後脚の脳梗塞である。問題文の情報だけでは断定はできないが，①の発症形式，⑥のリスクファクター，③，⑦から病変部位が比較的狭く，④心房細動を認めないなどの点から，アテローム血栓性脳梗塞の可能性が高い。

正答率　正解肢を選択した解答者の割合を示した（エムスリーエデュケーション調べ）。

QR コード付き問題一覧

119A-21	119A-42	119A-47	119A-53
119A-59	119A-65	119A-74	119C-29
119D-14	119D-19	119D-21	119D-22
119D-33	119D-45	119D-71	119E-1
119F-14	119F-34		

CONTENTS

A 問題　医学各論（75問） ···················· *1*
一般各論（14問），臨床各論（60問），
計算問題（1問）

B 問題　必修の基本的事項（50問） ······· *121*
必修一般（25問），必修臨床（15問），
必修長文（10問）

C 問題　医学総論/長文問題（75問） ······· *173*
一般総論（35問），臨床総論（23問），
長文問題（15問），臨床/計算問題（2問）

D 問題　医学各論（75問） ···················· *261*
一般各論（15問），臨床各論（60問）

E 問題　必修の基本的事項（50問） ······· *383*
必修一般（25問），必修臨床（15問），
必修長文（10問）

F 問題　医学総論/長文問題（75問） ······· *441*
一般総論（35問），臨床総論（24問），
長文問題（15問），臨床/計算問題（1問）

索　引 ··· *523*

写真集 ··· 別冊
問題集 ··· 別冊

第119回医師国家試験を振り返って──傾向と対策

1. 118回に引き続き，良質な出題を維持

いきなりで恐縮ですが，国試がまともな学力試験になったのは，私見ではやっと107回からです。

それ以前は，医学生の学力試験としては異常な問題が多数出題されていました。具体的には，

・専門的すぎる問題

・誰も知らないであろうし誰も重要とは思わない事項にこだわる問題

・明らかに設定がウソとわかる臨床問題

さらに最も困る問題として，

・答が一意に決まらない問題・出題者の主観でしか答が出せない問題（いわゆる「割れ問」）

が続出する，妙な試験でした。異常な問題が出れば学力があっても不合格になることが起こり得ます。しかも異常な問題の割合は回によって大きく変動し，まともな試験であるかどうかは受けた年によって異なるという，運・不運に大きく左右される妙な資格試験だったのです。90回台後半から100回台前半にかけては，異常な問題が（特に必修問題の）かなりの割合を占めて，その結果学力があっても不合格になる医学生が続出した回が結構ありました。ウソではありません。その年代に国試を受けた指導医に聞いてみて下さい。「国試なんか思い出したくもない」という拒否反応を示す先生が少なくないはずです。

そういった異常な問題が根絶されたのが107回でした。つい最近のことです。その後しばらくは妥当な出題が続いていましたが，116回や117回では絶滅したはずの割れ問がゾロゾロと復活しました。いったん改善したものがなぜ退化の道を歩むのか理解に苦しむのですが，幸い118回では割れ問が再び根絶されました。以上のような経緯があるため，今年はどうかと注目していましたが，119回も118回の路線を引き継いで良質な出題が続きました。国試は医学教育を支配しています。この傾向が続いて欲しいと切に念願します。そもそも，120回近くも施行しているのに学力試験として完成していないのがおかしいのです。

119回は非常によく練られた問題が多く，巧みな出題に感心することも多くありました。例えば，常染色体の番号のつけ方には簡単なルールがありますが（高校生物や大学の遺伝学で学んだはずです），このルールを巧みに問うたE17は出色の出題であると思いました。基礎知識があやふやならば壊滅しますが，遺伝学の常識さえあれば瞬時に正解できる問題です。

2. 既出問題の検討で合格ラインは突破可能

以下に119回国試で目立った特徴を述べますが，最初に安心して頂きたいのは，既出問題の検討で合格ラインは突破可能だということです。新傾向，新機軸の問題ばかり出ているわけではありません。既出問題では特に前回（今年で言えば118回）の検討が非常に重要です。出題

委員の約8割は共通だからです。端的な例を1つだけ挙げましょう（類例はいちいち挙げきれません）。筋炎の各種抗体の知識を問うC26は新しい知識を詳細に問う問題ですが，118回に類題が出ています。

また「臨床ではこの手順で診断や治療を進める」という臨床的な考え方を問う問題は最近よく出ています。既出問題を丁寧に解いていればそのような考え方はインストールされていると思います。例えばD69は巧みに禁忌肢を配合した問題ですが，臨床的な考え方がインストールされていれば禁忌肢は簡単にクリアして正解できるように作られています（ネタバレを避けるためにここでは詳細は述べませんが，この記事の最後に解説を書いておきます）。

3. 実地臨床の「肌感覚」を重視

国試とCBTの役割分担が明確化して，国試は臨床プロパーの試験という位置づけになりました。実地臨床重視の傾向は完全に定着しています。

まず，臨床の現場で最近問題化している事項はすかさず出題されています。これは近年顕著な傾向です。例は無数にありますが，1つ例を挙げてみましょう。C71〜73です。高齢者では便秘の訴えが多く，これに対して刺激性下剤を漫然と使用しがちです。しかし近年。このような治療は電解質異常を招きやすく，死亡例すらあることが認識されています。そもそも高齢者の便秘そのものがきちんと治療すべき病態であると認識されるようになっています。本問は最近の臨床現場での「肌感覚」を早速問題化した設問と言えます。

また，F15は脳神経内科では最近話題の病態で，正しい対応が必要です。本問は易しいですが，プライマリケアの判断力を問う問題です。

こういう「肌感覚」の問題は医者をやっていれば簡単なのですが（例えば，1年間研修をした時点で国試の問題を解いてみて下さい。易しいことに驚くはずです），医学生はどう対策すればよいでしょうか。結局は臨床の現場で医者と接する時間を増やすしかないと思います。幸い，正規の臨床実習に加えて病院見学など現場に接する機会は増えています。そのような機会を積極的に活用しましょう。

いくつか目立つ類例を挙げましょう。

D8は抗血栓療法の重大な合併症としてしばしば経験される病態がテーマになっています。このような知識はぜひ必要です。

D25は医療現場でよく見る病態で「医療現場あるある」の設定です。

もっとも，行き過ぎの感がある問題も見受けられました。いくつか例を挙げれば，HFpEFの治療を問うA44は医学生には無茶な気がします。学生レベルではHFrEFの方針がわかれば十分ではないでしょうか。また，非代償期慢性膵炎の治療方針を問うA58は大昔の問題の焼き直しですが，ここまで細かく問う必要があるのかは疑問です。本問など識別指数は非常に低くなっているでしょう。

4. 臨床現場での問題意識を大切に

次にA37を取り上げてみましょう。肺の非小細胞癌に対しては，遺伝子異常を検索し，そ

の結果に基づいて分子標的治療薬を選択できるかどうかを検討するのが常識です。では小細胞癌についてはどうでしょうか？　本問はその内容を正面から問う問題でした。臨床実習で肺非小細胞癌の患者さんを診たことがない方はいないでしょう。そのとき「非小細胞癌はこの方針でよいが，小細胞癌はどうなのだろう？」という問題意識を持った方も少なくないと思います。そのような問題意識は重要です。実際の臨床というのは，そんな問題を解決するのが日々の仕事だからです。

　そんな問題意識を持ち，調べた経験があれば，その答は忘れません。今は，ちょっとした問題ならスマホで瞬時に解決できる時代です。この恵まれた環境を生かさない手はありません。臨床現場でなるべく多くの問題意識を持ち，直ちに解決するのがお勧めです。

5.　病態生理に基づいた思考回路

　これも代表例を1つだけ挙げましょう。

　A15は国試初出の腫瘍ですが，この腫瘍の診断がつけられることに意味はないと思います。専門医がわかればよい話です。しかし，この部位の腫瘍では病態として何が問題になるか？は，何科であってもプライマリケアを担当する医者ならば知っていなければなりません。本問は病態を理解して，それに基づいた判断ができるかを問う問題です。これも難しくないですが，科学的思考力に基づいた判断ができるかを試す良問であると言えます。

6.　公衆衛生は厚労省の問題意識が反映される

　公衆衛生の問題は昨年に引き続きマイルドでした。かつては疫学の非常識な難問がしばしば出ていましたが，こういう非常識な出題がなくなったのは良いことです。疫学の難問は考えて解けるものではなく，医学生の学力試験として何の意味も持ちません。こういう出題は消滅したままであることを希望したいと思います。

　そもそも，国試の公衆衛生の問題は，新卒医師に厚労省の問題意識や政策を知らしめる場です。その観点から見ると，今回も118回に引き続き「確かにこういうことを知らせたいのだろうな」と感じられる穏当な出題でした。

　もっとも，その観点から見ると「直接死因　老衰」という死亡診断書の発行を推奨する問題（ネタバレになりますので問題番号は記しません）は違和感のある出題でした。時代に逆行している気もします。

　ミステリ仕立て（ですがミステリと言う勿れ）のC47は時事問題として医師にも警鐘を鳴らす趣旨でしょうか。

7.　役目を終えた必修問題と禁忌肢問題

　国試改革の目玉として91回から導入された必修問題ですが，107回から普通の（必修以外の）問題との差がなくなっています。普通の問題と差がないのですから，必修問題の独自性はもはや存在しません。10年以上にわたり，事実上廃止されているわけです。今回も必修問題のパートに特別な難所はなく，必修問題は歴史的使命をもはや終えています。それでも「必修

問題」という枠組みを維持しているのは単なる惰性でしょう。次回からは必修問題を廃止する英断が望まれます。

　禁忌肢は例年通り多数の候補が設定されています。どの肢を禁忌肢として採点するか，その基準を変更すれば，当然のことですが合格者数も変動します。禁忌肢はこのように合格者数を調整する目的で使われています。どれを禁忌肢として採点するかはあらかじめ設定されていませんし，どれを禁忌肢としたかすら公表されていません。用途が用途であるだけに公表しようがないとも言えます。しかし不明朗な状態が続くのは余りにも不健全でしょう。

　かつては禁忌肢候補がステルス化して受験生を脅かした時代もありました。しかし現在は禁忌肢であることが露骨にわかる，ヤケクソを起こしたような肢（下記の F51 の例を参照）がほとんどであり（上述 D69 は珍しく洗練された例です），禁忌肢を気にしている受験生はほとんどいないでしょう。ほとんどの受験生が気にしていないのであれば，禁忌肢は禁忌肢として機能していないと言えます。禁忌肢ももはや歴史的使命を終えたと言え，不明朗な状態でダラダラ続けるより，そろそろ廃止を検討する時期だと思われます。

　（例）F51 「口をあけたタイミングで食べさせたいものを口に押し込んでみましょう」。窒息を推奨するトンデモ選択肢です。

　以上，いろいろ申しましたが，現在の国試はまともに臨床実習と卒業試験をこなし，まともに既出問題を検討していれば合格可能な試験です。縁あって本書で学習する皆さんのご健闘をお祈りして末尾と致します。

〔D69 の解説〕

　PSVT の救急治療です。喘息があるので ATP は禁忌ですが（この話は 118 回に出ています。前回の問題の検討が重要な例です），PSVT ではしばしば Valsalva 手技が有効なので，薬物治療より先に簡便な非薬物治療を試みるのが常識です。

▶第112回医師国家試験からの変更点について

　平成30年に実施された第112回医師国家試験について，従前の国家試験から次の変更が行われた（第119回医師国家試験も同様）。

1．出題数について

　必修問題以外の一般問題を100問減じ，合計400問となった。

<第111回>

	一般問題	臨床実地問題
必修問題	50問	50問
医学総論	200問	200問
医学各論		

<第112回～>

	一般問題	臨床実地問題
必修問題	50問	50問
医学総論	100問	200問
医学各論		

2．試験日程について

　試験日数が3日間から2日間に変更された。
　なお，試験時間は，1日目，2日目ともに，9時30分から18時30分までと延長された。

3．配点について

　必修問題以外の一般問題と臨床実地問題は，ともに1問1点で採点を行うようになった。

<第111回>

	一般問題	臨床実地問題
必修問題	1問 1点	1問 3点
医学総論	1問 1点	1問 3点
医学各論		

<第112回～>

	一般問題	臨床実地問題
必修問題	1問 1点	1問 3点
医学総論	1問 1点	1問 1点
医学各論		

4．合格基準について

　必修問題以外の一般問題と臨床実地問題は，第111回まで各々で合格基準を設定していたものを，第112回以降は一般問題と臨床実地問題の得点の合計について合格基準を設定するようになった。

> 「必修問題」では臨床問題の点数が3点，すなわち一般問題の3倍です。また，「必修問題以外の300問」ではそのうちの3分の2が臨床問題です。したがって，臨床問題への理解度を深めることが国試対策として肝要です。

▶第119回医師国試　時間割

	時　間　割		問題数	時　間	形式別問題数			1問当たり 解答時間*
1日目 (2/8)	説明開始 8:55							
	9:30～12:15	A　医学各論	75問	2時間45分	一般	各論	15問	1分
					臨床	各論	60問	2分30秒
	（休憩55分）							
	説明開始 13:10							
	13:35～15:10	B　必修の基 本的事項	50問	1時間35分	必修	一般	25問	1分
					必修	臨床	15問	2分30秒
					必修	長文	10問	3分20秒
	（休憩35分）							
	説明開始 15:45							
	16:00～18:30	C　医学総論	75問	2時間30分	一般	総論	35問	1分
					臨床	総論	25問	2分30秒
					臨床	長文	15問	3分20秒
2日目 (2/9)	説明開始 8:55							
	9:30～12:15	D　医学各論	75問	2時間45分	一般	各論	15問	1分
					臨床	各論	60問	2分30秒
	（休憩55分）							
	説明開始 13:10							
	13:35～15:10	E　必修の基 本的事項	50問	1時間35分	必修	一般	25問	1分
					必修	臨床	15問	2分30秒
					必修	長文	10問	3分20秒
	（休憩30分）							
	説明開始 15:40							
	16:00～18:30	F　医学総論	75問	2時間30分	一般	総論	35問	1分
					臨床	総論	25問	2分30秒
					臨床	長文	15問	3分20秒
		合　計	400問	13時間40分				

*目安としての解答時間であり，合計時間が時間割と合致するとは限らない。

（注）セクションごとのガイドライン割り当てや問題形式別問題数等は公開されていない。

▶第119回医師国試　合格者数

	出願者数	受験者数	合格者数	合格率
全　体	10,544人	10,282人	9,486人	92.3%
新卒者	9,717人	9,507人	9,029人	95.0%

▶第119回医師国試　合格基準

第119回医師国家試験の合格基準は，
　（1）必修問題は，一般問題を1問1点，臨床実地問題を1問3点とし，
　　　　総得点が，　160点以上／200点
　（2）必修問題を除いた一般問題及び臨床実地問題については，各々1問1点とし，
　　　　総得点が，　221点以上／300点
　（3）禁忌肢問題選択数は，3問以下　とする。

▶第119回医師国試　得点・得点率分布

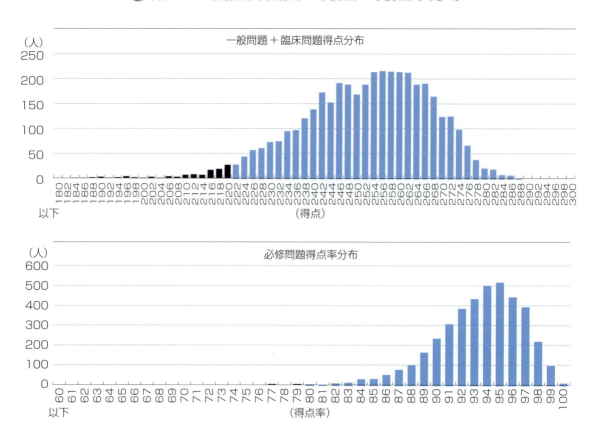

▶第119回医師国試　解答形式別問題数

解答コード	解答形式	A 75	B 50	C 75	D 75	E 50	F 75
A type	五肢択一（1つ選ぶ）	66	50	68	65	50	58
X2 type	複択形式（2つ選ぶ）	8		4	8		14
X3 type	複択形式（3つ選ぶ）			1	2		2
L type	多肢択一（1つ選ぶ）						
—	計算問題	1		2			1

解答コード	解答形式	一般問題 医学総論 70	率	医学各論 30	率	臨床問題 医学総論 50	率	長文問題 30	率	医学各論 120	率	必修問題 一般 50	臨床 30	連問 20	計	%*
A type	五肢択一（1つ選ぶ）	58	82.9%	22	73.3%	42	84.0%	26	86.7%	109	90.8%	50	30	20	357	89.3%
X2 type	複択形式（2つ選ぶ）	9	12.9%	6	20.0%	5	10.0%	4	13.3%	10	8.3%				34	8.5%
X3 type	複択形式（3つ選ぶ）	3	4.3%	1	3.3%	0	0.0%	0	0.0%	1	0.8%				5	1.3%
L type	多肢択一（1つ選ぶ）	0	0.0%	0	0.0%	0	0.0%	0	0.0%	0	0.0%				0	0.0%
—	計算問題	0	0.0%	1	3.3%	3	6.0%	0	0.0%	0	0.0%				3	0.8%

*全問題数400問との比率

第119回国試の解答形式としては，
　①A typeとX2 typeが増加し，X3 typeが半減（11問→5問）
　②L type（多肢択一）がなくなった
などの変化が認められました。

参考1：第118回医師国試解答形式別問題数

解答コード	解答形式	一般問題 医学総論 70	率	医学各論 30	率	臨床問題 医学総論 50	率	長文問題 30	率	医学各論 120	率	必修問題 一般 50	臨床 30	連問 20	計	%*
A type	五肢択一（1つ選ぶ）	59	84.3%	23	76.7%	45	90.0%	24	80.0%	104	86.7%	50	30	20	355	88.8%
X2 type	複択形式（2つ選ぶ）	9	12.9%	2	6.7%	3	6.0%	4	13.3%	11	9.2%				29	7.3%
X3 type	複択形式（3つ選ぶ）	1	1.4%	4	13.3%	2	4.0%	0	0.0%	4	3.3%				11	2.8%
L type	多肢択一（1つ選ぶ）	0	0.0%	0	0.0%	0	0.0%	1	3.3%	0	0.0%				1	0.3%
—	計算問題	1	1.4%	1	3.3%	0	0.0%	1	3.3%	1	0.8%				4	1.0%

*全問題数400問との比率

参考2：第117回医師国試解答形式別問題数

解答コード	解答形式	一般問題 医学総論 70	率	医学各論 30	率	臨床問題 医学総論 50	率	長文問題 30	率	医学各論 120	率	必修問題 一般 50	臨床 30	連問 20	計	%*
A type	五肢択一（1つ選ぶ）	56	80.0%	21	70.0%	40	80.0%	22	73.3%	103	85.8%	50	30	20	342	85.5%
X2 type	複択形式（2つ選ぶ）	9	12.9%	4	13.3%	4	8.0%	4	13.3%	14	11.7%				35	8.8%
X3 type	複択形式（3つ選ぶ）	4	5.7%	4	13.3%	4	8.0%	3	10.0%	3	2.5%				18	4.5%
L type	多肢択一（1つ選ぶ）	0	0.0%	1	3.3%	1	2.0%	0	0.0%	0	0.0%				2	0.5%
—	計算問題	1	1.4%	0	0.0%	1	2.0%	1	3.3%	0	0.0%				3	0.8%

*全問題数400問との比率

▶第119回医師国試 難易度別問題数分布

正答率\問題数	A問題 75		B問題 50		C問題 75		D問題 75		E問題 50		F問題 75	
90%以上	34	45.3%	39	78.0%	45	60.0%	41	54.7%	35	70.0%	44	58.7%
80〜90%	13	17.3%	3	6.0%	12	16.0%	18	24.0%	7	14.0%	12	16.0%
60〜80%	18	24.0%	7	14.0%	9	12.0%	13	17.3%	8	16.0%	10	13.3%
40〜60%	6	8.0%	1	2.0%	8	10.7%	2	2.7%	0	0.0%	5	6.7%
40%未満	4	5.3%	0	0.0%	1	1.3%	1	1.3%	0	0.0%	4	5.3%

正答率\問題数	必修 100		一般 100		臨床 200		一般+臨床 300		総合 400	
90%以上	74	74.0%	48	48.0%	116	58.0%	164	54.7%	238	59.5%
80〜90%	10	10.0%	17	17.0%	38	19.0%	55	18.3%	65	16.3%
60〜80%	15	15.0%	20	20.0%	30	15.0%	50	16.7%	65	16.3%
40〜60%	1	1.0%	11	11.0%	10	5.0%	21	7.0%	22	5.5%
40%未満	0	0.0%	4	4.0%	6	3.0%	10	3.3%	10	2.5%

117〜119回の難易度の変遷

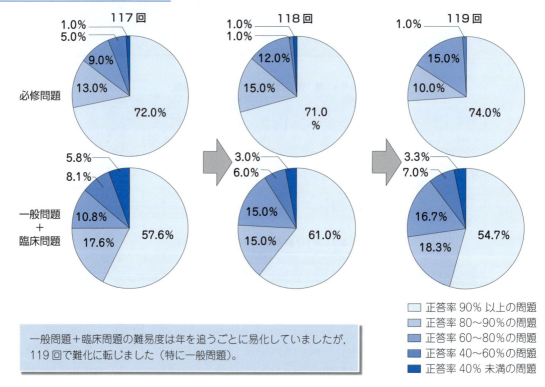

一般問題＋臨床問題の難易度は年を追うごとに易化していましたが，119回で難化に転じました（特に一般問題）。

▶内 容 一 覧 —— 問題番号順

A 問題

	正解	領域・科目	正答率	点双列	テーマ・診断名
A-1	a	肝胆膵	61.9%	0.24	自己免疫性膵炎
A-2	a	整形外科	99.3%	0.19	頸肩腕障害の診断
A-3	d	神経	30.3%	0.11	高血圧性脳出血の所見（英語問題）
A-4	e	皮膚科	60.4%	0.15	皮膚疾患と好発部位の組合せ
A-5	b	心臓	63.9%	0.11	朝の血圧測定の条件
A-6	a	精神科	92.4%	0.11	むずむず脚症候群
A-7	e	消化管	96.1%	0.21	潰瘍性大腸炎の特徴的所見
A-8	e	泌尿器科	61.3%	0.08	尿路結石症の予防
A-9	d	整形外科	45.8%	0.12	肩関節脱臼
A-10	a	腎臓	82.9%	0.16	薬剤と尿細管作用部位の組合せ
A-11	b	婦人科	95.8%	0.19	妊婦の腹腔鏡所見で関係ある病原体
A-12	c e	代謝	51.3%	0.11	糖尿病の診断基準
A-13	c d	心臓	94.5%	0.14	Brugada 症候群での突然死のリスク要因
A-14	d e	感染性疾患	95.8%	0.19	高齢者の定期接種の対象ワクチン
A-15	a	内分泌	95.6%	0.14	ラトケ嚢胞で行うべき検査
A-16	d	代謝	93.4%	0.17	Wilson 病でみられる所見
A-17	c	婦人科	98.1%	0.20	卵黄嚢腫瘍の摘出術後の無月経で今後の定期診察時に毎回行うのが適切でない検査
A-18	b	耳鼻咽喉科	91.5%	0.21	上咽頭癌の特徴
A-19	d	感染性疾患	64.4%	0.10	非結核性抗酸菌症あるいは肺結核症の現時点での対応
A-20	a	皮膚科	98.7%	0.20	固定薬疹の診断
A-21	a	腎臓	74.0%	0.25	IgA 腎症の診断
A-22	c	膠原病	88.1%	0.19	全身性強皮症の診断
A-23	b	小児科	94.6%	0.25	結節性硬化症の診断
A-24	e	皮膚科	92.9%	0.17	アトピー性皮膚炎の皮膚症状に対する適切な治療薬
A-25	e	小児科	93.2%	0.23	新生児の細菌性髄膜炎の原因菌
A-26	a	肝胆膵	86.1%	0.20	急性膵炎の重症度判定に必要な画像検査
A-27	e	神経	99.5%	0.36	Wernicke 脳症に投与すべき栄養素
A-28	e	感染性疾患	97.2%	0.21	ブドウ球菌肺炎の原因微生物
A-29	d	小児科	96.2%	0.19	未熟児無呼吸発作の診断
A-30	c	代謝	96.3%	0.15	空腹時の動悸と発汗の原因病態（反応性低血糖）
A-31	d	心臓	78.4%	0.21	急性冠症候群に対する検査
A-32	d	血液	89.5%	0.21	びまん性大細胞型 B 細胞リンパ腫の治療前に測定すべき検査項目
A-33	c	消化管	73.1%	0.06	大腸癌による腸閉塞で行う検査
A-34	b	呼吸器	91.6%	0.17	アスペルギルス症の診断
A-35	a	心臓	90.6%	0.21	リウマチ性弁膜症，特に僧帽弁狭窄症の発症に関与する病歴
A-36	e	小児科	30.2%	0.18	先天性甲状腺機能低下症〈クレチン症〉の診断のために行うエックス線撮影の部位
A-37	b	呼吸器	54.2%	0.00	進展型小細胞肺癌，上大静脈症候群での今後の対応
A-38	d	消化管	83.7%	0.19	食道静脈瘤破裂への適切な治療
A-39	e	整形外科	48.2%	0.18	de Quervain 病の診断
A-40	a	麻酔科	99.3%	0.25	術後出血による出血性ショックに投与する輸液の組成
A-41	b	消化管	93.4%	0.13	機能性ディスペプシアへの治療薬
A-42	a	泌尿器科	85.5%	0.26	淋菌性尿道炎の特徴
A-43	a	整形外科	97.9%	0.20	化膿性股関節炎で行うべき対応
A-44	e	心臓	83.4%	0.13	高血圧性心疾患による拡張障害の治療
A-45	c	精神科	98.8%	0.29	双極性障害〈双極症〉の治療薬
A-46	d	神経	95.6%	0.21	Fisher 症候群と同様の発症機序の疾患
A-47	b	血液	89.7%	0.26	骨髄異形成症候群の適切な治療
A-48	e	呼吸器	97.4%	0.22	皮下気腫でみられる身体所見
A-49	d	産科	77.1%	0.16	双胎間輸血症候群の原因臓器
A-50	c	神経	83.8%	0.17	多系統萎縮症で認められる徴候
A-51	e	肝胆膵	79.5%	0.20	総胆管結石嵌頓による閉塞性黄疸への処置
A-52	d	腎臓	97.2%	0.27	腎梗塞の原因病態
A-53	c	腎臓	89.4%	0.26	抗菌薬による急性間質性腎炎の診断
A-54	d	内分泌	50.7%	0.12	原発性副甲状腺機能亢進症の特徴

点双列：点双列相関係数（p.ix「QR コード付き問題」参照）

	正解	領域・科目	正答率	点双列	テーマ・診断名
A-55	a	婦人科	51.9%	0.21	子宮頸癌Ⅲ期で行うべき治療
A-56	a	血液	96.2%	0.26	血栓性血小板減少性紫斑病の治療
A-57	c	心臓	81.8%	0.22	冠攣縮性狭心症でアセチルコリン負荷冠動脈造影検査に影響を与える薬剤
A-58	c	肝胆膵	14.4%	0.06	慢性膵炎患者に対して行う対応
A-59	a	肝胆膵	73.6%	0.28	胆嚢癌の治療
A-60	a	整形外科	90.0%	0.20	骨肉腫への適切な対応
A-61	b	皮膚科	76.0%	0.23	Kaposi水痘様発疹症の病原体
A-62	e	呼吸器	85.2%	0.18	肺腺癌で第一選択となる治療
A-63	d	膠原病	95.9%	0.23	乾癬性関節炎の合併症
A-64	b	心臓	62.4%	0.16	閉塞性動脈硬化症に考慮すべき治療
A-65	c	小児科	76.0%	0.26	クループ症候群の治療方針（問答）
A-66	d	産科	97.8%	0.24	常位胎盤早期剝離による胎児機能不全への適切な対応
A-67	a	小児科	78.2%	0.21	腸重積症の治療
A-68	b	小児科	98.4%	0.17	自閉スペクトラム症の幼児の診察時の適切な対応
A-69	e	神経	96.4%	0.16	重症筋無力症，胸腺腫への適切な対応
A-70	a e	心臓	66.2%	0.24	急性肺血栓塞栓症の診断のために行う検査
A-71	a e	皮膚科	75.5%	0.11	帯状疱疹の患者への説明
A-72	c e	呼吸器	85.9%	0.23	慢性閉塞性肺疾患〈COPD〉への適切な対応
A-73	b e	眼科	93.3%	0.24	網膜色素変性症の診断に有用な検査
A-74	a b	心臓	66.2%	0.25	急性僧帽弁閉鎖不全症でみられる血行動態の所見
A-75	600	代謝	6.7%	0.09	水分出納バランスの計算

B 問題

	正解	領域・科目	正答率	点双列	テーマ・診断名
B-1	a	皮膚科	44.8%	0.17	疾患と俗称の組合せ
B-2	e	公衆衛生	99.0%	0.24	根拠に基づいた医療を実践する過程
B-3	a	公衆衛生	97.6%	0.19	在宅医療
B-4	b	耳鼻咽喉科	98.2%	0.18	老人性難聴
B-5	e	公衆衛生	94.5%	0.21	都道府県が設置主体である施設
B-6	e	神経	94.8%	0.14	改訂長谷川式簡易知能評価スケールの項目
B-7	d	医療面接	99.7%	0.41	共感的な医師の言葉がけ
B-8	e	感染性疾患	76.0%	0.11	細菌培養検査の検体
B-9	a	心臓	93.4%	0.18	大動脈弁狭窄症で収縮期雑音聴取の最強点
B-10	a	公衆衛生	82.1%	0.18	我が国の医療保険制度
B-11	e	血液	99.6%	0.39	チアノーゼの出現
B-12	b	整形外科	91.8%	0.16	思春期の脊柱側弯症の身体所見
B-13	d	小児科	77.7%	0.17	女子の思春期
B-14	a	公衆衛生	97.8%	0.19	医師の指示が必要な在宅医療・介護サービス
B-15	e	消化管	79.0%	0.10	上部内視鏡検査開始時にとらせる体位
B-16	c	耳鼻咽喉科	69.2%	0.14	急性中耳炎で緊急画像検査が必要な症状
B-17	e	腎臓	63.9%	0.06	透析導入前の保存期末期腎不全の食事療法
B-18	d	診察	95.7%	0.19	動脈採血に適している血管
B-19	d	症候学	96.7%	0.21	めまいを呈する疾患と特徴の組合せ
B-20	c	産科	73.4%	0.15	妊婦が胎動を感じ始める妊娠週数
B-21	e	婦人科	98.4%	0.22	続発性無月経の原因部位
B-22	a	公衆衛生	99.0%	0.24	第三者への提供で本人の同意が必要な個人情報
B-23	b	小児科	92.9%	0.16	乳児で緊急処置を要するバイタルサイン
B-24	c	公衆衛生	93.2%	0.14	我が国で心臓死の後に移植できる臓器
B-25	b	公衆衛生	94.5%	0.14	保険医登録の取り消し処分を受ける医師の行動
B-26	a	救急	92.5%	0.18	病院で患者が意識障害で倒れていたときにまず行うべき対応
B-27	d	小児科	97.4%	0.18	発達の遅れが考えられる行動
B-28	e	呼吸器	95.4%	0.17	慢性閉塞性肺疾患〈COPD〉急性増悪での呼吸困難への酸素投与法
B-29	e	産科	67.5%	0.17	糖尿病合併妊娠の妊婦への説明
B-30	c	救急	84.6%	0.17	大腿四頭筋のガス壊疽による敗血症性ショックへの初期対応
B-31	a	代謝	98.1%	0.17	高血糖高浸透圧症候群で意識障害を呈した高齢者に行うべき検査
B-32	b	緩和ケア	95.0%	0.19	癌終末期の高齢患者への過剰輸液への対応
B-33	e	公衆衛生	99.0%	0.22	鉄工所での業務上の負傷の給付対象の保険者
B-34	e	公衆衛生	99.0%	0.27	入院事例で問題があった医療の質の要素（患者中心性）
B-35	a	消化管	99.6%	0.30	急性虫垂炎の検査（英語問題）
B-36	b	緩和ケア	97.0%	0.13	膵癌終末期患者の緩和ケア病棟での栄養サポートチーム〈NST〉の活動
B-37	c	泌尿器科	99.4%	0.30	尿管結石（尿酸結石）の疑いで次に行うべき検査

	正解	領域・科目	正答率	点双列	テーマ・診断名
B-38	e	加齢・老化	97.3%	0.17	入院患者の転倒のリスクファクター
B-39	e	緩和ケア	99.7%	0.33	乳癌終末期患者の外出への対応
B-40	a	呼吸器	81.5%	0.11	上縦隔腫瘍患者の聴診所見
B-41	b	公衆衛生	99.2%	0.22	家族性高コレステロール血症の患者で指導医へ報告すべき症状
B-42	c	公衆衛生	99.3%	0.25	家族性高コレステロール血症の患者の行動変容ステージ
B-43	b	心臓	99.3%	0.28	高 LDL コレステロール血症，頸部動脈硬化症で発症しやすい疾患（一過性脳虚血発作）
B-44	d	心臓	97.6%	0.22	患者が有する動脈硬化症のリスクファクター
B-45	e	医療面接	99.5%	0.32	薬物（NSAID）による急性の胃潰瘍，十二指腸潰瘍患者の解釈モデルを問う質問
B-46	e	消化管	97.9%	0.27	薬物（NSAID）による急性の胃潰瘍，十二指腸潰瘍の直腸指診で得られる便の性状
B-47	b	肝胆膵	98.8%	0.26	アルコール依存症の禁酒でみられる症状
B-48	e	肝胆膵	99.4%	0.38	アルコール離脱に投与すべき薬剤
B-49	b	精神科	98.5%	0.22	統合失調症でみられる症状
B-50	b	精神科	98.6%	0.26	統合失調症の診断

C 問題

	正解	領域・科目	正答率	点双列	テーマ・診断名
C-1	b	公衆衛生	84.6%	0.18	健康日本 21（第 3 次）の目標
C-2	d	公衆衛生	84.7%	0.12	老年人口の割合の推移の国際比較
C-3	e	公衆衛生	98.8%	0.27	精神保健福祉センターの業務
C-4	d	公衆衛生	91.6%	0.22	偶然誤差
C-5	b	公衆衛生	92.2%	0.13	児童虐待の定義
C-6	d	公衆衛生	57.3%	0.02	介護保険による機能訓練
C-7	e	公衆衛生	97.5%	0.18	介護保険
C-8	d	救急	94.3%	0.16	鈍的外傷患者のエックス線撮影部位
C-9	c	公衆衛生	98.1%	0.20	医師法で規定されている保存義務
C-10	d	臨床検査	67.6%	0.24	尿所見の解釈
C-11	e	精神科	87.7%	0.16	思路障害
C-12	e	小児科	91.7%	0.16	乳児の微細運動を評価する所見
C-13	b	公衆衛生	97.2%	0.18	医療保険で利用可能なサービス
C-14	e	公衆衛生	81.3%	0.16	感染症法に基づき就業制限を通知できる職種
C-15	e	血液	90.2%	0.16	多発性骨髄腫でみられる M 蛋白が出現する分画
C-16	a	公衆衛生	57.7%	0.13	生物濃縮を受けやすい物質の特徴
C-17	d	消化管	90.3%	0.21	胃から吸収される物質
C-18	a	感染性疾患	96.1%	0.16	人-人感染する疾患（英語問題）
C-19	c	公衆衛生	95.4%	0.22	母子保健法の規定
C-20	c	神経	78.5%	0.12	等間隔の線をまたぐ歩行訓練が有効な Parkinson 病の症候
C-21	c	免疫	97.4%	0.23	抗原提示能をもつ血球
C-22	e	小児科	90.9%	0.22	単一遺伝子病の遺伝形式
C-23	d	神経	78.6%	0.20	Bell 麻痺の症状
C-24	e	公衆衛生	73.6%	0.10	SDGs ゴール 3 の具体的目標
C-25	c	公衆衛生	97.6%	0.19	ノーマライゼーション
C-26	e	免疫	83.7%	0.14	自己抗体と臓器障害の組合せ
C-27	a	公衆衛生	65.2%	0.18	薬害エイズ事件で非加熱製剤が用いられていた疾患
C-28	e	産科	74.7%	0.23	妊娠中期に低下する検査項目
C-29	e	内分泌	70.1%	0.25	ホルモン受容体異常症
C-30	d	消化管	96.6%	0.19	下血を認める疾患
C-31	e	精神科	88.2%	0.24	身体依存を形成する薬品
C-32	b e	公衆衛生	96.9%	0.15	介護保険制度における主治医意見書の記載項目
C-33	b e	心臓	51.9%	0.14	心室中隔を灌流している冠動脈
C-34	a b	膠原病	95.0%	0.18	抗リン脂質抗体症候群の徴候
C-35	b d e	肝胆膵	43.2%	0.18	肝内胆管癌のリスクファクター
C-36	d	呼吸器	92.1%	0.22	間質性肺炎，慢性閉塞性肺疾患〈COPD〉への在宅酸素療法で期待される効果
C-37	d	感染性疾患	97.9%	0.22	ノロウイルス感染症の患児が嘔吐した後の対応
C-38	e	産科	76.9%	0.17	微弱陣痛による分娩遷延への対応
C-39	a	公衆衛生	97.2%	0.19	老衰による自然死での死亡診断書に記載する直接死因
C-40	c	神経	46.1%	0.07	筋強直性ジストロフィーの flow-volume 曲線
C-41	c	公衆衛生	47.9%	0.03	急性硬膜下血腫後遺症の左下肢麻痺患者に対する会社の提案の国際生活機能分類での評価
C-42	a	耳鼻咽喉科	95.1%	0.23	Ménière 病のオージオグラム
C-43	b	産科	98.5%	0.27	多嚢胞性卵巣症候群疑いの肥満女性の妊娠に向けた助言
C-44	b	婦人科	94.8%	0.17	月経不順で性器出血が持続している女性への対応
C-45	a	小児科	86.6%	0.14	育児放棄〈ネグレクト〉児への対応

	正解	領域·科目	正答率	点双列	テーマ・診断名
C-46	a	精神科	90.5%	0.14	境界性パーソナリティ障害に行う心理検査
C-47	d	中毒	51.7%	0.08	棺内での死亡の原因（二酸化炭素中毒）
C-48	c	産科	97.2%	0.19	羊水過少を伴う胎児発育不全に行うべき検査
C-49	d	小児科	93.9%	0.19	18 トリソミーの染色体型
C-50	c	消化管	84.0%	0.22	大腸癌で転移の可能性が高い臓器
C-51	e	精神科	95.9%	0.14	神経性やせ症への対応
C-52	d	公衆衛生	51.6%	0.15	インフルエンザの出席停止期間
C-53	a	公衆衛生	38.7%	0.15	5 歳児に接種すべき予防接種
C-54	c	整形外科	99.4%	0.30	脊椎圧迫骨折の診断
C-55	e	公衆衛生	97.8%	0.22	高値血圧の患者への生活指導
C-56	b	小児科	95.4%	0.15	正常新生児の胎便の評価
C-57	e	眼科	87.7%	0.22	喘息のある緑内障患者への点眼薬
C-58	a d	血液	84.6%	0.23	輸血後の呼吸困難の原因（アナフィラキシーまたは輸血関連急性肺障害）
C-59	a	救急	99.7%	0.38	不整脈による失神後の GCS 判定
C-60	d	医療面接	99.2%	0.25	不整脈による失神患者への診察法
C-61	b	救急	89.9%	0.20	不整脈による失神患者の再度の意識消失で行うべき治療
C-62	c	救急	98.1%	0.27	敗血症性ショック，多臓器不全に対して投与すべき薬剤
C-63	e	感染性疾患	97.0%	0.17	Gram 染色標本で考えられる病原微生物（侵襲性肺炎球菌感染症）
C-64	a	公衆衛生	97.7%	0.17	患者の死亡後の病理解剖についての家族への説明
C-65	b	呼吸器	94.3%	0.16	外傷性血胸でみられる所見
C-66	e	呼吸器	98.1%	0.21	外傷性血胸および肺挫傷で搬送先の病院での胸部 CT でみられる所見
C-67	d	呼吸器	98.7%	0.20	外傷性血胸および肺挫傷で行うべき対応
C-68	a	神経	99.1%	0.25	Lewy 小体型認知症患者に対する高齢者機能評価簡易版の内容
C-69	e	神経	95.3%	0.25	Lewy 小体型認知症で認める可能性が高い病態
C-70	e	神経	99.5%	0.34	Lewy 小体型認知症の診断に有用な検査
C-71	a	腎臓	77.3%	0.15	高マグネシウム血症の誘因
C-72	c	腎臓	84.2%	0.23	高マグネシウム血症で次に行うべき検査
C-73	a	腎臓	98.6%	0.20	高マグネシウム血症でまず投与すべき物質
C-74	36	呼吸器	93.4%	0.17	間質性肺炎の肺胞気-動脈血酸素分圧較差〈A-aDO$_2$〉の計算
C-75	27	診察	95.4%	0.16	軽度肥満児の肥満度の計算

D 問題

	正解	領域·科目	正答率	点双列	テーマ・診断名
D-1	d	精神科	96.0%	0.16	注意欠如多動性障害〈ADHD〉
D-2	b	心臓	88.2%	0.21	心臓カテーテル検査の画像診断
D-3	c	消化管	99.3%	0.25	腹腔鏡下手術の周術期管理
D-4	b	感染性疾患	77.2%	0.06	食中毒予防で加熱が有効な病原体
D-5	e	泌尿器科	94.9%	0.17	膀胱鏡検査実施時の体位
D-6	c	整形外科	49.4%	0.18	大腿骨頭壊死症と関連が深い疾患
D-7	d	耳鼻咽喉科	80.8%	0.10	3 歳児健診で難聴が疑われた児に実施する精密検査
D-8	b	血液	92.6%	0.20	出血症状と疾患の組合せ
D-9	a	公衆衛生	53.3%	0.13	死後に移植のために眼球を提供できる疾患
D-10	d	血液	95.4%	0.24	骨髄血塗抹 May-Giemsa 染色標本の画像診断
D-11	d	耳鼻咽喉科	97.7%	0.20	頸部単純 CT で考えられる疾患
D-12	c d	神経	87.7%	0.24	片頭痛
D-13	a b	泌尿器科	94.7%	0.18	下部尿路機能に関わる神経
D-14	b e	眼科	77.3%	0.27	ウイルスが原因となる眼科疾患
D-15	b c d	心臓	89.7%	0.19	僧帽弁閉鎖不全症の原因疾患
D-16	a	呼吸器	61.9%	0.04	肺過誤腫の診断
D-17	e	心臓	84.0%	0.19	全身性エリテマトーデス〈SLE〉患者の労作時息切れの原因疾患（肺動脈性高血圧症）
D-18	e	皮膚科	97.6%	0.25	乳房外 Paget 病の診断
D-19	b	心臓	63.6%	0.26	心サルコイドーシスでグルココルチコイド投与の内服治療と判断する画像所見
D-20	a	眼科	97.6%	0.19	色覚異常の診断に有用な検査
D-21	c	神経	62.5%	0.25	脳出血で認める症状
D-22	c	膠原病	83.2%	0.26	全身性エリテマトーデスで胎児に影響を与える可能性がある自己抗体
D-23	e	内分泌	91.5%	0.20	慢性甲状腺炎〈橋本病〉，産後の無痛性甲状腺炎のこの時点での治療方針
D-24	d	感染性疾患	93.9%	0.24	壊死性筋膜炎，敗血症の原因微生物
D-25	c	アレルギー	98.7%	0.23	ラテックスアレルギーによる気管支喘息発作を生じた看護師への適切な対応
D-26	c	感染性疾患	97.1%	0.19	肺結核になった時に中止すべき関節リウマチ治療薬
D-27	b	消化管	94.6%	0.14	胸部中部食道癌で経口摂取を可能とするための適切な対応
D-28	e	神経	85.3%	0.16	筋萎縮性側索硬化症で傾眠状態になった時の適切な対応

	正解	領域・科目	正答率	点双列	テーマ・診断名
D-29	c	耳鼻咽喉科	99.1%	0.28	急性喉頭蓋炎でまず行うべき対応
D-30	e	消化管	99.5%	0.32	ダンピング症候群の診断
D-31	c	感染性疾患	63.1%	0.15	化膿性膝関節炎の初期治療で投与すべき薬剤
D-32	c	呼吸器	99.3%	0.33	胚細胞腫瘍の診断
D-33	d	小児科	87.8%	0.28	突発性発疹で考えられる原因ウイルス
D-34	e	精神科	97.8%	0.15	心的外傷後ストレス障害〈PTSD〉の診断
D-35	b	神経	96.2%	0.21	Duchenne 型筋ジストロフィーの診断に有用な検査
D-36	e	肝胆膵	81.9%	0.18	原発性胆汁性胆管炎の診断のために行う検査
D-37	d	小児科	95.2%	0.14	成長ホルモン分泌不全性低身長症の診断
D-38	e	婦人科	95.3%	0.20	卵管留膿症の診断
D-39	e	腎臓	97.4%	0.25	慢性腎不全の治療薬で中止すべき薬剤
D-40	a	血液	89.4%	0.19	白血病による脊椎椎体骨折の確定診断に有用な検査
D-41	c	整形外科	94.9%	0.17	外側半月板損傷の適切な治療
D-42	d	代謝	97.4%	0.24	糖尿病の腎合併症評価に必要な尿検査項目
D-43	e	婦人科	95.7%	0.17	子宮筋腫の治療法
D-44	b	内分泌	65.5%	0.23	抗甲状腺薬による無顆粒球症へ行うべき処置
D-45	d	神経	66.6%	0.25	アスピリン喘息合併緊張型頭痛に投与すべき薬剤
D-46	e	呼吸器	99.4%	0.32	慢性閉塞性肺疾患〈COPD〉疑いの重喫煙者への説明
D-47	e	心臓	76.8%	0.17	急性心筋症の診断に有用な検査
D-48	e	神経	99.0%	0.32	Parkinson 病でよくみられる疾患（レム睡眠行動障害）
D-49	e	精神科	95.1%	0.24	パニック症の治療薬
D-50	b	婦人科	85.2%	0.06	アンドロゲン不応症の確定診断に有用な検査
D-51	b	血液	98.7%	0.26	溶血性尿毒症症候群の診断
D-52	a	泌尿器科	89.0%	0.14	前立腺癌に対するロボット支援腹腔鏡下前立腺摘除術前の説明
D-53	d	内分泌	67.7%	0.08	サイアザイド系利尿薬による低ナトリウム血症でまず行うべき治療
D-54	c	小児科	80.8%	0.20	Hirschsprung 病の診断
D-55	c	泌尿器科	94.0%	0.21	尿道損傷による尿閉への適切な対応
D-56	d	神経	84.4%	0.23	Creutzfeldt-Jakob 病の診断
D-57	d	心臓	83.8%	0.25	急性下肢動脈閉塞の治療
D-58	e	心臓	63.1%	0.13	総肺静脈還流異常症の診断
D-59	d	肝胆膵	69.5%	0.12	閉塞性黄疸の原因（肝門部胆管癌）
D-60	c	救急	98.6%	0.16	緊張性血気胸で行うべき検査
D-61	c	救急	96.3%	0.20	リチウム電池誤飲の疑いでまず行う対応
D-62	e	消化管	96.8%	0.19	萎縮性胃炎へ除菌療法を行う際の現時点の対応
D-63	b	皮膚科	84.4%	0.21	水疱性類天疱瘡の診断
D-64	e	膠原病	97.2%	0.24	若年性特発性関節炎の診断
D-65	c	神経	98.3%	0.29	側頭葉てんかんによる焦点意識減損発作（複雑部分発作）で認める症状
D-66	b	乳腺	98.4%	0.16	乳癌のリスクファクター
D-67	d	感染性疾患	85.5%	0.23	アメーバ肝膿瘍の感染経路の確認
D-68	d	耳鼻咽喉科	93.8%	0.18	下咽頭癌の診断
D-69	b	心臓	94.5%	0.18	発作性上室頻拍をきたした WPW 症候群で最初に行うべき対応
D-70	b e	内分泌	96.7%	0.21	Basedow 病で高値な血液検査項目
D-71	b e	泌尿器科	76.1%	0.26	急性腎盂腎炎の治療
D-72	b c	感染性疾患	13.1%	0.09	肺結核の治療効果の判定に用いられる検査
D-73	b c	眼科	82.6%	0.07	糖尿病網膜症でまず行うべき治療
D-74	b c	産科	94.5%	0.22	前置胎盤・癒着胎盤の診断
D-75	a b c	肝胆膵	98.4%	0.24	メタボリックシンドロームに対する指導

E 問題

	正解	領域・科目	正答率	点双列	テーマ・診断名
E-1	d	症候学	69.9%	0.27	下半身の症状と疾患の組合せ
E-2	c	公衆衛生	79.2%	0.11	不当な差別，偏見その他の不利益が生じないよう特に配慮すべき個人情報
E-3	e	医師	67.6%	0.19	医療倫理の 4 原則
E-4	b	感染性疾患	91.1%	0.16	性感染症疑いの患者への病歴聴取
E-5	a	精神科	99.6%	0.37	ナルコレプシーの患者の訴え
E-6	a	神経	98.3%	0.18	腰椎穿刺法による脳脊髄液検査についての説明
E-7	b	医師	99.5%	0.28	医師のプロフェッショナリズム
E-8	d	臨床検査	98.7%	0.23	血清 K パニック値で再検査に加えて行うべき検査
E-9	e	精神科	98.8%	0.25	強迫性障害でみられる強迫行為
E-10	a	公衆衛生	94.7%	0.11	チーム医療
E-11	e	泌尿器科	99.5%	0.35	腎盂腎炎で有用な診察

	正解	領域・科目	正答率	点双列	テーマ・診断名
E-12	e	整形外科	92.3%	0.17	骨折の画像診断
E-13	e	消化管	98.4%	0.21	症候と消化器疾患の組合せ
E-14	a	診察	81.4%	0.05	長時間の砕石位による合併症
E-15	c	公衆衛生	98.0%	0.21	喫煙と関連が乏しい疾患
E-16	e	神経	93.8%	0.23	小脳機能の評価に用いる試験
E-17	a	生理	61.0%	0.18	最も多くの遺伝子を含む染色体
E-18	d	皮膚科	79.0%	0.10	皮膚開放創の消毒薬
E-19	e	精神科	84.8%	0.20	幻覚を強く示唆する発言
E-20	d	神経	87.9%	0.16	鼠径部レベル以下の全感覚消失の脊髄損傷レベル
E-21	e	臨床検査	74.7%	0.18	質が低い喀痰検体
E-22	a	医療面接	99.3%	0.25	生活習慣の改善を促すアプローチ
E-23	a	公衆衛生	79.3%	0.20	偽陰性率が低いカットオフ値
E-24	e	公衆衛生	99.3%	0.32	1日に服用する錠剤の個数の計算
E-25	d	公衆衛生	93.5%	0.14	薬物投与で皮疹が出現した場合にまず確認する添付文書の項目
E-26	b	代謝	98.9%	0.25	高血圧症，肥満症，脂質異常症患者の推定エネルギー必要量の算出に必要な要素
E-27	d	心臓	97.7%	0.26	変形性膝関節症の手術の前に深部静脈血栓症を想定して実施すべき検査
E-28*	aまたはc	治療学	87.5%	0.16	肺炎患者の末梢静脈路確保に適切な静脈
E-29	b	麻酔科	99.4%	0.26	肺癌骨転移患者の疼痛コントロールで持続皮下注射する場合の投与速度の計算
E-30	b	眼科	94.7%	0.22	白内障の診断
E-31	e	産科	97.8%	0.29	子癇でまず投与すべき薬剤
E-32	d	公衆衛生	88.8%	0.13	高血圧症患者の行動変容のステージに基づく指導
E-33	c	神経	79.2%	0.19	くも膜下出血で緊急性を判断するために確認すべき徴候
E-34	e	緩和ケア	98.9%	0.21	食道癌末期患者の尊厳死の訴えに対して行うべき対応
E-35	d	呼吸器	95.9%	0.22	市中肺炎で入院が必要と判断する要素
E-36	e	救急	90.7%	0.18	乳児の灯油誤飲への対応
E-37	c	公衆衛生	99.6%	0.37	脂質異常症患者に対する費用対効果の視点を踏まえた処方
E-38	c	血液	86.3%	0.14	免疫性血小板減少症で予想される血液検査値
E-39	e	公衆衛生	93.0%	0.22	良性発作性頭位めまい症の事後確率の計算
E-40	b	神経	99.3%	0.28	腰椎椎間板ヘルニアによる馬尾圧迫症候群で緊急性が高い病歴
E-41	a	アレルギー	99.1%	0.27	アナフィラキシーショックで直ちに投与すべき薬剤
E-42	e	アレルギー	90.4%	0.19	ヨード造影剤アレルギーの再発防止に必要な対策
E-43	c	心臓	97.4%	0.24	左心不全に特徴的な徴候
E-44	e	心臓	94.0%	0.19	左心不全の薬剤性疑いで聴取すべき病歴
E-45	e	消化管	99.5%	0.36	腹痛で感染性かどうかを確認する問診内容
E-46	e	消化管	98.9%	0.22	急性虫垂炎に認める可能性が高い所見
E-47	e	呼吸器	88.9%	0.15	気管支喘息発作の患者で静脈留置針の自己抜去を防ぐ方法
E-48	e	呼吸器	96.6%	0.21	気管支喘息発作で静脈内投与すべき薬剤
E-49	e	呼吸器	94.9%	0.21	自然気胸でみられる所見
E-50	c	呼吸器	92.2%	0.22	自然気胸の治療方針

F 問題

	正解	領域・科目	正答率	点双列	テーマ・診断名
F-1	a	公衆衛生	99.0%	0.17	世界保健機関〈WHO〉の目的
F-2	a	解剖	43.8%	0.10	大腿静脈の周辺臓器の解剖
F-3	d	小児科	93.9%	0.17	正常新生児
F-4	a	精神科	94.0%	0.25	抗精神病薬の作用と関連する小器官
F-5	e	公衆衛生	77.2%	0.17	遺伝子-環境交互作用の説明
F-6	e	内分泌	93.3%	0.20	副腎皮質と共通のホルモン合成酵素が存在する部位
F-7	a	公衆衛生	99.5%	0.21	保健医療に関する国際的な提言と内容の組合せ
F-8	a	公衆衛生	95.5%	0.15	職場の健康診断を実施する時期
F-9	b	公衆衛生	71.3%	0.18	臨床試験の統計解析手法
F-10	b	公衆衛生	68.5%	0.12	国民生活基礎調査
F-11	e	放射線科	92.2%	0.12	転移性脳腫瘍で定位放射線照射の適応がある病変
F-12	d	内分泌	64.2%	0.16	乳癌術後の上肢リンパ浮腫に対する治療
F-13	c	公衆衛生	86.4%	0.16	主要な曝露源が魚介類摂取である物質
F-14	c	皮膚科	62.2%	0.25	皮膚の構造や機能
F-15	d	公衆衛生	82.7%	0.17	医療保険
F-16	b	免疫	82.0%	0.16	B細胞の活性化に直接関与する細胞
F-17	b	公衆衛生	95.8%	0.21	医科診療医療費が最も大きい疾患
F-18	c	公衆衛生	89.0%	0.20	保健所の業務
F-19	c	小児科	90.0%	0.20	タンデムマススクリーニング対象疾患（英語問題）

	正解	領域・科目	正答率	点双列	テーマ・診断名
F-20	b	精神科	49.0%	0.13	精神症状と障害される精神機能の組合せ
F-21	e	公衆衛生	91.4%	0.20	従属人口指数の分母
F-22	b	公衆衛生	35.5%	0.05	40 歳以上の母からの出生数割合
F-23	e	眼科	33.8%	0.12	求心性視野狭窄をきたす疾患
F-24	e	公衆衛生	91.7%	0.16	精神運動興奮状態の患者に対して精神保健指定医が行える行動の制限
F-25	a	公衆衛生	92.7%	0.14	WHO 憲章前文の穴埋め問題（英語問題）
F-26	a	代謝	64.5%	0.05	早朝空腹時の主な血糖調節機構
F-27	a	公衆衛生	98.8%	0.23	地域包括支援センターの業務
F-28	b d	内分泌	85.7%	0.15	成人期に低身長をきたす疾患
F-29	a b	症候学	96.8%	0.18	顔貌の特徴と疾患の組合せ
F-30	a c	小児科	51.3%	0.15	正期産児で日齢 0 より日齢 28 で高値となる血中成分
F-31	a d	公衆衛生	65.6%	0.17	二次医療圏単位で基準病床数が設定される病床
F-32	c e	肝胆膵	94.3%	0.20	肝生検が診断に有用な疾患
F-33	a e	代謝	96.4%	0.18	高齢者の入院時の栄養評価で低栄養が疑われる症状
F-34	b c e	腎臓	85.3%	0.26	アニオンギャップが開大する病態
F-35	b d e	公衆衛生	97.9%	0.18	医療機関での感染性廃棄物の処理
F-36	d	整形外科	84.1%	0.16	橈骨遠位端骨折によって障害されている神経（正中神経障害）
F-37	b	産科	40.1%	0.12	習慣流産で次回妊娠に向けた検査
F-38	e	呼吸器	95.8%	0.26	急性呼吸窮迫症候群〈ARDS〉の診断
F-39	c	公衆衛生	97.7%	0.16	糖尿病ケトアシドーシス患者の社会的な健康規定要因
F-40	a	感染性疾患	70.8%	0.18	針刺し事故（B 型肝炎）への対応
F-41	c	産科	74.0%	0.13	母子健康手帳と胎児心拍数陣痛図の所見からの妊婦への説明（正常妊娠経過）
F-42	c	公衆衛生	97.6%	0.22	肥満者への食事摂取基準に基づいた指導内容
F-43	a	血液	98.8%	0.30	後天性血友病患者の臀部痛の原因（筋肉内出血）
F-44	e	小児科	99.4%	0.36	怠薬する全身性エリテマトーデス患者への適切な対応
F-45	d	小児科	78.8%	0.22	熱性けいれん患児の親への説明
F-46	a	代謝	87.7%	0.14	術前の S 状結腸癌患者の糖尿病に対する周術期血糖コントロールの目的
F-47	c	産科	96.5%	0.22	分娩経過の評価（後方後頭位）
F-48	e	公衆衛生	88.0%	0.12	うつ病患者との面談実施後の産業医から上司への発言
F-49	d	腎臓	96.0%	0.18	糖尿病腎症患者に対する腹膜透析の説明
F-50	c	皮膚科	93.5%	0.19	類表皮囊腫（粉瘤）の皮疹の種類（囊腫）
F-51	c	小児科	98.8%	0.18	1 歳 6 か月児健診での偏食への適切な指導
F-52	a	整形外科	89.0%	0.17	骨粗鬆症治療薬の開始時期
F-53	a	公衆衛生	98.4%	0.21	高血圧患者のトータルヘルスプロモーションプランに含まれる内容
F-54	d	小児科	95.2%	0.15	川崎病で必要な検査
F-55	d	神経	87.9%	0.13	頭部打撲による脳震盪．後頭部挫傷で頭部 CT を行うべき所見
F-56	b e	緩和ケア	91.4%	0.18	悪性リンパ腫末期患者へのモルヒネ皮下注射で注意すべき副作用
F-57	b d	精神科	97.9%	0.25	産後うつ病の患者への適切な対応
F-58	b c	精神科	97.2%	0.19	高齢者の状態の評価（うつ状態，閉じこもり）
F-59	b c	救急	96.3%	0.23	下眼感染創の消毒前に行う処置
F-60	d e	内分泌	92.5%	0.23	甲状腺機能低下症で予測される身体所見
F-61	c d	内分泌	92.1%	0.26	甲状腺機能低下症で高値が予想される血液検査項目
F-62	c	内分泌	93.2%	0.18	甲状腺機能低下症で輸液の次に行う対応
F-63	a	消化管	97.0%	0.18	消化性潰瘍，出血性ショックでまず行うべき対応
F-64	e	消化管	90.5%	0.11	上部消化管内視鏡検査前に確認することで優先度が高い事項
F-65	c	消化管	89.2%	0.18	消化性潰瘍，出血性ショックへの適切な対応
F-66	c d	加齢・老化	98.5%	0.21	神経梅毒患者の ADL に該当する行動
F-67	c e	感染性疾患	90.0%	0.23	記銘力低下の原因を鑑別するために追加すべき血液検査項目
F-68	c	感染性疾患	94.5%	0.16	梅毒についての説明の内容
F-69	d	心臓	40.7%	0.16	心筋梗塞および心原性ショックで行うべき処置
F-70	b	心臓	97.4%	0.20	心室頻拍で直ちに行うべき処置
F-71	e	心臓	22.7%	0.07	心原性ショックで行う治療
F-72	b	呼吸器	98.8%	0.18	ニューモシスチス肺炎の確定診断に有用な染色法
F-73	d	呼吸器	97.7%	0.23	ニューモシスチス肺炎のリスクファクター
F-74	d	呼吸器	90.4%	0.18	ニューモシスチス肺炎患者の緩和ケア移行でオピオイドの投与とともに行う処置
F-75	40	小児科	5.4%	0.02	嘔吐・下痢による低ナトリウム血症の乳児の Na 欠乏量の計算問題

★「正解」には，3/14 に厚生労働省より開示された正解を記載した。

*E-28：正解 a または c　複数の選択肢を正解として採点する。

▶内 容 一 覧 ── 領域・臓器別分類

01	心臓・脈管疾患	09	婦人科	16	放射線科	24	医学総論/必修事項
02	呼吸器・胸壁・縦隔疾患	10	産　科	17	精神科/心療内科		（医師のプロフェッショ
03	消化管・腹壁・腹膜疾患	11	小児科	18	皮膚科		ナリズム/医療面接，医
04	肝・胆道・膵疾患	12	救急医学/麻酔科	19	眼　科		療安全，解剖/生理/生
05	血液・造血器疾患	13	アレルギー性疾患・	20	耳鼻咽喉科		化，加齢・老化/死/緩
06	腎臓疾患		膠原病/免疫不全症	21	泌尿器科		和ケア，症候学/診察/
07	神経・運動器疾患	14	感染性疾患	22	整形外科		臨床検査，治療学/リハ
08	内分泌・代謝・栄養・	15	生活環境因子・職業	23	公衆衛生・保健医療論		ビリテーション，一般
	乳腺疾患		性因子による疾患				教養的事項）

★複数の領域を占める問題は，重複掲載した。

01 心臓・脈管疾患 20問

	正解	正答率	テーマ・診断名
A-5	b	63.9%	朝の血圧測定の条件
A-13	c d	94.5%	Brugada 症候群での突然死のリスク要因
A-31	d	78.4%	急性冠症候群に対する検査
A-35	a	90.6%	リウマチ性弁膜症，特に僧帽弁狭窄症の発症に関する病歴
A-44	e	83.4%	高血圧性心疾患による拡張障害の治療
A-57	e	81.8%	冠攣縮性狭心症でアセチルコリン負荷冠動脈造影検査に影響を与える薬剤
A-64	b	62.4%	閉塞性動脈硬化症に考慮すべき治療
A-70	a e	66.2%	急性肺血栓塞栓症の診断のために行う検査
A-74	a b	66.2%	急性僧帽弁閉鎖不全症でみられる血行動態の所見
B-9	a	93.4%	大動脈弁狭窄症で収縮期雑音聴取の最強点
B-43	b	99.3%	高 LDL コレステロール血症，頸部動脈硬化症で発症しやすい疾患（一過性脳虚血発作）
B-44	b	97.6%	患者が有する動脈硬化症のリスクファクター
C-33	b e	51.9%	心室中隔を灌流している冠動脈
C-72	c	84.2%	高マグネシウム血症で次に行うべき検査
D-2	b	88.2%	心臓カテーテル検査の画像診断
D-15	b c d	89.7%	僧帽弁閉鎖不全症の原因疾患
D-17	e	84.0%	全身性エリテマトーデス〈SLE〉患者の労作時息切れの原因疾患（肺動脈性高血圧症）
D-19	e	63.6%	心サルコイドーシスでグルココルチコイド投与の内服治療と判断する画像所見
D-47	e	76.8%	急性心筋炎の診断に有用な検査
D-57	e	83.8%	急性下肢動脈閉塞の治療
D-58	e	63.1%	総肺静脈還流異常症の診断
D-69	b	94.5%	発作性上室頻拍をきたした WPW 症候群で最初に行うべき対応
E-27	d	97.7%	変形性膝関節症の手術の前に深部静脈血栓症を想定して実施すべき検査
E-43	c	97.4%	左心不全に特徴的な徴候
E-44	e	94.0%	左心不全の薬剤性疑いで聴取すべき病歴
F-69	d	40.7%	心筋梗塞および心原性ショックで行うべき処置
F-70	c	97.4%	心室頻拍で直ちに行うべき処置
F-71	e	22.7%	心原性ショックで行う治療

02 呼吸器・胸壁・縦隔疾患 26問

	正解	正答率	テーマ・診断名
A-34	b	91.6%	アスペルギルス症の診断
A-37	b	54.2%	進展型小細胞肺癌，上大静脈症候群での今後の対応
A-48	e	97.4%	皮下気腫でみられる身体所見
A-62	e	85.2%	肺腺癌で第一選択となる治療
A-65	c	76.0%	クループ症候群の治療方針（問答）
A-72	c e	85.9%	慢性閉塞性肺疾患〈COPD〉への適切な対応

	正解	正答率	テーマ・診断名
B-28	d	95.4%	慢性閉塞性肺疾患〈COPD〉急性増悪での呼吸困難への酸素投与法
B-40	a	81.5%	上縦隔腫瘍患者の聴診所見
C-36	d	92.1%	間質性肺炎，慢性閉塞性肺疾患〈COPD〉への在宅酸素療法で期待される効果
C-65	b	94.3%	外傷性血胸でみられる所見
C-66	e	98.1%	外傷性血胸および肺挫傷で搬送先の病院での胸部 CT でみられる所見
C-67	e	98.7%	外傷性血胸および肺挫傷で行うべき対応
C-74	36	93.4%	間質性肺炎の肺胞気−動脈血酸素分圧較差〈A−aDO₂〉の計算
D-16	a	61.9%	肺過誤腫の診断
D-32	c	99.3%	胚細胞腫瘍の診断
D-46	d	99.4%	慢性閉塞性肺疾患〈COPD〉疑いの重喫煙者への説明
E-35	e	95.9%	市中肺炎で入院が必要と判断する要素
E-47	e	88.9%	気管支喘息発作の患者で静脈留置針の自己抜去を防ぐ方法
E-48	e	96.6%	気管支喘息発作で静脈内投与すべき薬剤
E-49	e	94.9%	自然気胸でみられる所見
E-50	e	92.2%	自然気胸の治療方針
F-38	e	95.8%	急性呼吸窮迫症候群〈ARDS〉の診断
F-72	b	98.8%	ニューモシスチス肺炎の確定診断に有用な染色法
F-73	a	97.7%	ニューモシスチス肺炎のリスクファクター
F-74	d	90.4%	ニューモシスチス肺炎患者の緩和ケア移行でオピオイドの投与とともに行う処置

03 消化管・腹壁・腹膜疾患 20問

	正解	正答率	テーマ・診断名
A-7	e	96.1%	潰瘍性大腸炎の特徴的所見
A-33	c	73.1%	大腸癌による腸閉塞で行う検査
A-38	d	83.7%	食道静脈瘤破裂への適切な治療
A-41	b	93.4%	機能性ディスペプシアへの治療薬
B-15	e	79.0%	上部内視鏡検査開始時にとらせる体位
B-35	a	99.6%	急性虫垂炎の検査（英語問題）
B-46	e	97.9%	薬物（NSAID）による急性の胃潰瘍，十二指腸潰瘍の直腸指診で得られる便の性状
C-17	a	90.3%	胃から吸収される物質
C-30	e	96.6%	下血を認める疾患
C-50	c	84.0%	大腸癌で転移の可能性が高い臓器
D-3	d	99.3%	腹腔鏡下手術の周術期管理
D-27	b	94.6%	胸部中部食道癌で経口摂取を可能とするための適切な対応
D-30	e	99.5%	ダンピング症候群の診断
D-62	e	96.8%	萎縮性胃炎へ除菌療法を行う際の現時点の対応
E-13	e	98.4%	症候と消化器疾患の組合せ
E-45	e	99.5%	腹痛で感染性かどうかを確認する問診内容

	正解	正答率	テーマ・診断名
E-46	e	98.9%	急性虫垂炎に認める可能性が高い所見
F-63	a	97.0%	消化性潰瘍，出血性ショックでまず行うべき対応
F-64	e	90.5%	上部消化管内視鏡検査前に確認することで優先度が高い事項
F-65	c	89.2%	消化性潰瘍，出血性ショックへの適切な対応

04　肝・胆道・膵疾患　13問

	正解	正答率	テーマ・診断名
A-1	a	61.9%	自己免疫性膵炎
A-26	a	86.1%	急性膵炎の重症度判定に必要な画像検査
A-51	e	79.5%	総胆管結石嵌頓による閉塞性黄疸への処置
A-58	c	14.4%	慢性膵炎患者に対して行う対応
A-59	a	73.6%	胆嚢癌の治療
B-47	b	98.8%	アルコール依存症の禁酒でみられる症状
B-48	e	99.4%	アルコール離脱に投与すべき薬剤
C-35	b d e	43.2%	肝内胆管癌のリスクファクター
D-36	e	81.9%	原発性胆汁性胆管炎の診断のために行う検査
D-59	d	69.5%	閉塞性黄疸の原因（肝門部胆管癌）
D-75	a b c	98.4%	メタボリックシンドロームに対する指導
F-32	c e	94.3%	肝生検が診断に有用な疾患

05　血液・造血器疾患　13問

	正解	正答率	テーマ・診断名
A-32	d	89.5%	びまん性大細胞型B細胞リンパ腫の治療前に測定すべき検査項目
A-47	b	89.7%	骨髄異形成症候群の適切な治療
A-56	a	96.2%	血栓性血小板減少性紫斑病の治療
B-11	e	99.6%	チアノーゼの出現
C-10	c	67.6%	尿所見の解釈
C-15	e	90.2%	多発性骨髄腫でみられるM蛋白が出現する分画
C-58	a d	84.6%	輸血後の呼吸困難の原因（アナフィラキシーまたは輸血関連急性肺障害）
D-8	b	92.6%	出血症状と疾患の組合せ
D-10	e	95.4%	骨髄血塗抹May-Giemsa染色標本の画像診断
D-40	d	89.4%	白血病による脊椎椎体骨折の確定診断に有用な検査
D-51	b	98.7%	溶血性尿毒症症候群の診断
E-38	c	86.3%	免疫性血小板減少症で予想される血液検査値
F-43	a	98.8%	後天性血友病患者の臀部痛の原因（筋肉内出血）

06　腎臓疾患　13問

	正解	正答率	テーマ・診断名
C-72	c	84.2%	高マグネシウム血症で次に行うべき検査
F-34	b c e	85.3%	アニオンギャップが開大する病態
C-71	c	77.3%	高マグネシウム血症の誘因
C-73	c	98.6%	高マグネシウム血症でまず投与すべき物質
D-39	e	97.4%	慢性腎不全の治療薬で中止すべき薬剤
A-10	a	82.9%	薬剤と尿細管作用部位の組合せ
A-21	a	74.0%	IgA腎症の診断
A-52	d	97.2%	腎梗塞の原因病態
A-53	c	89.4%	抗菌薬による急性間質性腎炎の診断
B-17	e	63.9%	透析導入前の保存期末期腎不全の食事療法
F-49	d	96.0%	糖尿病腎症患者に対する腹膜透析の説明
F-75	40	5.4%	嘔吐・下痢による低ナトリウム血症の乳児のNa欠乏量の計算問題

07　神経・運動器疾患　28問

	正解	正答率	テーマ・診断名
A-3	d	30.3%	高血圧性脳出血の所見（英語問題）

	正解	正答率	テーマ・診断名
A-27	e	99.5%	Wernicke脳症に投与すべき栄養素
A-46	d	95.6%	Fisher症候群と同様の発症機序の疾患
A-50	c	83.8%	多系統萎縮症で認められる徴候
A-69	e	96.4%	重症筋無力症，胸腺腫への適切な対応
B-6	e	94.8%	改訂長谷川式簡易知能評価スケールの項目
B-43	b	99.3%	高LDLコレステロール血症，頸動脈硬化症で発症しやすい疾患（一過性脳虚血発作）
C-20	c	78.5%	等間隔の線をまたぐ歩行訓練が有効なParkinson病の症候
C-23	d	78.6%	Bell麻痺の症状
C-40	c	46.1%	筋強直性ジストロフィーのflow-volume曲線
C-68	a	99.1%	Lewy小体型認知症患者に対する高齢者機能評価簡易版の内容
C-69	e	95.3%	Lewy小体型認知症で認める可能性が高い病態
C-70	c	99.5%	Lewy小体型認知症の診断に有用な検査
D-12	c d	87.7%	片頭痛
D-21	c	62.5%	脳出血で認める症状
D-28	e	85.3%	筋萎縮性側索硬化症で傾眠状態になった時の適切な対応
D-35	b	96.2%	Duchenne型筋ジストロフィーの診断に有用な検査
D-45	d	66.6%	アスピリン喘息合併緊張型頭痛に投与すべき薬剤
D-48	e	99.0%	Parkinson病でよくみられる疾患（レム睡眠行動障害）
D-56	c	84.4%	Creutzfeldt-Jakob病の診断
D-65	c	98.3%	側頭葉てんかんによる焦点意識減損発作〈複雑部分発作〉で認める症状
E-6	a	98.3%	腰椎穿刺法による脳脊髄液検査についての説明
E-16	a	93.8%	小脳機能の評価に用いる試験
E-20	d	87.9%	鼠径部レベル以下の全感覚消失の脊髄損傷レベル
E-33	c	79.2%	くも膜下出血で緊急性を判断するために確認すべき徴候
E-40	d	99.3%	腰椎椎間板ヘルニアによる馬尾圧迫症候群で緊急性が高い病歴
E-45	d	78.8%	熱性けいれん患児の親への説明
F-55	d	87.9%	頭部打撲による脳震盪，後頭部挫傷で頭部CTを行うべき所見

08　内分泌・代謝・栄養・乳腺疾患　25問

	正解	正答率	テーマ・診断名
A-12	c e	51.3%	糖尿病の診断基準
A-15	a	95.6%	ラトケ嚢胞で行うべき検査
A-16	d	93.4%	Wilson病でみられる所見
A-30	c	96.3%	空腹時の動悸と発汗の原因病態（反応性低血糖）
A-54	c	50.7%	原発性副甲状腺機能亢進症の特徴
A-75	600	6.7%	水分出納バランスの計算
B-31	a	98.1%	高血糖高浸透圧症候群で意識障害を呈した高齢者に行うべき検査
B-44	a	97.6%	患者が有する動脈硬化症のリスクファクター
C-29	e	70.1%	ホルモン受容体異常症
D-23	a	91.5%	慢性甲状腺炎〈橋本病〉，産後の無痛性甲状腺炎のこの時点での治療方針
D-42	d	97.4%	糖尿病の腎合併症評価に必要な尿検査項目
D-44	b	65.5%	抗甲状腺薬による無顆粒球症へ行うべき処置
D-53	d	67.7%	サイアザイド系利尿薬による低ナトリウム血症でまず行うべき治療
D-66	b	98.4%	乳癌のリスクファクター
D-70	b e	96.7%	Basedow病で高値な血液検査項目
E-26	b	98.9%	高血圧症，肥満症，脂質異常症患者の推定エネルギー必要量の算出に必要な要素
F-6	e	93.3%	副腎皮質と共通のホルモン合成酵素が存在する部位

xxix

	正解	正答率	テーマ・診断名
F-12	d	64.2%	乳癌術後の上肢リンパ浮腫に対する治療
F-26	a	64.5%	早朝空腹時の主な血糖調節機構
F-28	b d	85.7%	成人期に低身長をきたす疾患
F-33	a e	96.4%	高齢者の入院時の栄養評価で低栄養が疑われる症状
F-46	a	87.7%	術前のS状結腸癌患者の糖尿病に対する周術期血糖コントロールの目的
F-60	d e	92.5%	甲状腺機能低下症で予測される身体所見
F-61	c d	92.1%	甲状腺機能低下症で高値が予想される血液検査項目
F-62	c	93.2%	甲状腺機能低下症で輸液の次に行う対応

09　婦人科　8問

	正解	正答率	テーマ・診断名
A-11	b	95.8%	妊婦の腹腔鏡所見で関係ある病原体
A-17	c	98.1%	卵黄嚢腫瘍の摘出術後の無月経で今後の定期診察時に毎回行うのが適切でない検査
A-55	a	51.9%	子宮頸癌Ⅲ期で行うべき治療
B-21	e	98.4%	続発性無月経の原因部位
C-44	b	94.8%	月経不順で性器出血が持続している女性への対応
D-38	e	95.3%	卵管留膿症の診断
D-43	e	95.7%	子宮筋腫の治療法
D-50	b	85.2%	アンドロゲン不応症の確定診断に有用な検査

10　産　科　14問

	正解	正答率	テーマ・診断名
A-49	d	77.1%	双胎間輸血症候群の原因臓器
A-66	d	97.8%	常位胎盤早期剥離による胎児機能不全への適切な対応
B-20	c	73.4%	妊婦が胎動を感じ始める妊娠週数
B-29	e	67.5%	糖尿病合併妊娠の妊婦への説明
C-28	c	74.7%	妊娠中期に低下する検査項目
C-38	c	76.9%	微弱陣痛による分娩遷延への対応
C-43	b	98.5%	多嚢胞性卵巣症候群疑いの肥満女性の妊娠に向けた助言
C-48	c	97.2%	羊水過少を伴う胎児発育不全に行うべき検査
D-74	b c	94.5%	前置胎盤・癒着胎盤の診断
E-31	e	97.8%	子癇でまず投与すべき薬剤
F-37	b	40.1%	習慣流産で次回妊娠に向けた検査
F-41	c	74.0%	母子健康手帳と胎児心拍数陣痛図の所見からの妊婦への説明（正常妊娠経過）
F-47	c	96.5%	分娩経過の評価（後方後頭位）
F-57	b d	97.9%	産後うつ病の患者への適切な対応

11　小児科　37問

	正解	正答率	テーマ・診断名
A-23	b	94.6%	結節性硬化症の診断
A-25	e	93.2%	新生児の細菌性髄膜炎の原因菌
A-29	d	96.2%	未熟児無呼吸発作の診断
A-36	e	30.2%	先天性甲状腺機能低下症〈クレチン症〉の診断のために行うエックス線撮影の部位
A-43	e	97.9%	化膿性股関節炎で行うべき対応
A-65	e	76.0%	クループ症候群の治療方針（問答）
A-67	e	78.2%	腸重積症の治療
A-68	b	98.4%	自閉スペクトラム症の幼児の診察時の適切な対応
B-13	d	77.7%	女子の思春期
B-23	b	92.9%	乳児で緊急処置を要するバイタルサイン
B-27	d	97.4%	発達の遅れが考えられる行動
C-12	e	91.7%	乳児の微細運動を評価する所見
C-22	e	90.9%	単一遺伝子病の遺伝形式
C-45	a	86.6%	育児放棄〈ネグレクト〉児への対応

	正解	正答率	テーマ・診断名
C-49	d	93.9%	18トリソミーの染色体型
C-53	a	38.7%	5歳児に接種すべき予防接種
C-56	b	95.4%	正常新生児の胎便の評価
D-1	d	96.0%	注意欠如多動性障害〈ADHD〉
D-7	d	80.8%	3歳児健診で難聴が疑われた児に実施する精密検査
D-33	d	87.8%	突発性発疹で考えられる原因ウイルス
D-35	b	96.2%	Duchenne型筋ジストロフィーの診断に有用な検査
D-37	d	95.2%	成長ホルモン分泌不全性低身長症の診断
D-40	a	89.4%	白血病による脊椎椎体骨折の確定診断に有用な検査
D-54	c	80.8%	Hirschsprung病の診断
D-58	e	63.1%	総肺静脈還流異常症の診断
D-61	c	96.3%	リチウム電池誤飲の疑いでまず行う対応
D-64	e	97.2%	若年性特発性関節炎の診断
E-36	e	90.7%	乳児の灯油誤飲への対応
E-38	c	86.3%	免疫性血小板減少症で予想される血液検査値
F-3	d	93.9%	正常新生児
F-19	c	90.0%	タンデムマススクリーニング対象疾患（英語問題）
F-30	a c	51.3%	正期産児で日齢0より日齢28で高値となる血中成分
F-44	e	99.4%	怠薬する全身性エリテマトーデス患者への適切な対応
F-45	d	78.8%	熱性けいれん患児の親への説明
F-51	c	98.8%	1歳6か月児健診での偏食への適切な指導
F-54	d	95.2%	川崎病で必要な検査
F-75	40	5.4%	嘔吐・下痢による低ナトリウム血症の乳児のNa欠乏量の計算問題

12　救急医学/麻酔科　12問

	正解	正答率	テーマ・診断名
A-40	a	99.3%	術後出血による出血性ショックに投与する輸液の組成
B-26	a	92.5%	病院で患者が意識障害で倒れていたときにまず行うべき対応
B-30	c	84.6%	大腿四頭筋のガス壊疽による敗血症性ショックへの初期対応
C-8	c	94.3%	鈍的外傷患者のエックス線撮影部位
C-59	c	99.7%	不整脈による失神後のGCS判定
C-61	b	89.9%	不整脈による失神患者の再度の意識消失で行うべき治療
C-62	c	98.1%	敗血症性ショック，多臓器不全に対して投与すべき薬剤
D-60	c	98.6%	緊張性血気胸で行うべき検査
D-61	c	96.3%	リチウム電池誤飲の疑いでまず行う対応
E-29	c	99.4%	肺癌骨転移患者の疼痛コントロールで持続皮下注射する場合の投与速度の計算
E-36	e	90.7%	乳児の灯油誤飲への対応
F-59	b c	96.3%	下腿感染創の消毒前に行う処置

13　アレルギー性疾患・膠原病/免疫不全症　12問

	正解	正答率	テーマ・診断名
A-22	c	88.1%	全身性強皮症の診断
A-63	d	95.9%	乾癬性関節炎の合併症
C-21	e	97.4%	抗原提示能をもつ血球
C-26	e	83.7%	自己抗体と臓器障害の組合せ
C-34	a b	95.0%	抗リン脂質抗体症候群の徴候
D-22	e	83.2%	全身性エリテマトーデスで胎児に影響を与える可能性がある自己抗体
D-25	c	98.7%	ラテックスアレルギーによる気管支喘息発作を生じた看護師への適切な対応
D-64	e	97.2%	若年性特発性関節炎の診断

	正解	正答率	テーマ・診断名
E-41	a	99.1%	アナフィラキシーショックで直ちに投与すべき薬剤
E-42	e	90.4%	ヨード造影剤アレルギーの再発防止に必要な対策
F-16	b	82.0%	B 細胞の活性化に直接関与する細胞
F-54	d	95.2%	川崎病で必要な検査

14 感染性疾患　19問

	正解	正答率	テーマ・診断名
A-14	d e	95.8%	高齢者の定期接種の対象ワクチン
A-19	d	64.4%	非結核性抗酸菌症あるいは肺結核症の現時点での対応
A-28	e	97.2%	ブドウ球菌肺炎の原因微生物
A-61	b	76.0%	Kaposi 水痘様発疹症の病原体
A-71	a e	75.5%	帯状疱疹の患者への説明
B-8	e	76.0%	細菌培養検査の検体
C-18	a	96.1%	人-人感染する疾患（英語問題）
C-37	d	97.9%	ノロウイルス感染症の患児が嘔吐した後の対応
C-63	e	97.0%	Gram 染色標本で考えられる病原微生物（侵襲性肺炎球菌感染症）
D-4	b	77.2%	食中毒予防で加熱が有効な病原体
D-24	d	93.9%	壊死性筋膜炎，敗血症の原因微生物
D-26	c	97.1%	肺結核になった時に中止すべき関節リウマチ治療薬
D-31	c	63.1%	化膿性膝関節炎の初期治療で投与すべき薬剤
D-67	d	85.5%	アメーバ肝膿瘍の感染経路の確認
D-72	b c	13.1%	肺結核の治療効果の判定に用いられる検査
E-4	e	91.1%	性感染症疑いの患者への病歴聴取
F-40	a	70.8%	針刺し事故（B 型肝炎）への対応
F-67	c e	90.0%	記銘力低下の原因を鑑別するために追加すべき血液検査項目
F-68	c	94.5%	梅毒についての説明の内容

15 生活環境因子・職業性因子による疾患　1問

	正解	正答率	テーマ・診断名
C-47	d	51.7%	棺内での死亡の原因（二酸化炭素中毒）

16 放射線科　1問

	正解	正答率	テーマ・診断名
F-11	e	92.2%	転移性脳腫瘍で定位放射線照射の適応がある病変

17 精神科/心療内科　19問

	正解	正答率	テーマ・診断名
A-6	a	92.4%	むずむず脚症候群
A-45	c	98.8%	双極性障害〈双極症〉の治療薬
B-49	b	98.5%	統合失調症でみられる症状
B-50	b	98.6%	統合失調症の診断
C-11	e	87.7%	思路障害
C-31	e	88.2%	身体依存を形成する薬品
C-46	a	90.5%	境界性パーソナリティ障害に行う心理検査
C-51	e	95.9%	神経性やせ症への対応
D-1	d	96.0%	注意欠如多動性障害〈ADHD〉
D-34	d e	97.8%	心的外傷後ストレス障害〈PTSD〉の診断
D-49	a	95.1%	パニック症の治療薬
E-5	a	99.6%	ナルコレプシーの患者の訴え
E-9	a	98.8%	強迫性障害でみられる強迫行為
E-19	d	84.8%	幻覚を強く示唆する発言
F-4	a	94.0%	抗精神病薬の作用と関連する小器官
F-20	b	49.0%	精神症状と障害される精神機能の組合せ
F-24	e	91.7%	精神運動興奮状態の患者に対して精神保健指定医が行える行動の制限

	正解	正答率	テーマ・診断名
F-57	b d	97.9%	産後うつ病の患者への適切な対応
F-58	b c	97.2%	高齢者の状態の評価（うつ状態，閉じこもり）

18 皮膚科　11問

	正解	正答率	テーマ・診断名
A-4	e	60.4%	皮膚疾患と好発部位の組合せ
A-20	a	98.7%	固定薬疹の診断
A-24	e	92.9%	アトピー性皮膚炎の皮膚症状に対する適切な治療薬
A-61	b	76.0%	Kaposi 水痘様発疹症の病原体
A-71	a e	75.5%	帯状疱疹の患者への説明
B-1	e	44.8%	疾患と俗称の組合せ
D-18	e	97.6%	乳房外 Paget 病の診断
D-63	e	84.4%	水疱性類天疱瘡の診断
E-18	d	79.0%	皮膚開放創の消毒薬
F-14	e	62.2%	皮膚の構造や機能
F-50	e	93.5%	類表皮囊腫（粉瘤）の皮疹の種類（囊腫）

19 眼　科　7問

	正解	正答率	テーマ・診断名
A-73	b e	93.3%	網膜色素変性症の診断に有用な検査
C-57	e	87.7%	喘息のある緑内障患者への点眼薬
D-14	b e	77.3%	ウイルスが原因となる眼科疾患
D-20	a	97.6%	色覚異常の診断に有用な検査
D-73	b c	82.6%	糖尿病網膜症でまず行うべき治療
E-30	e	94.7%	白内障の診断
F-23	e	33.8%	求心性視野狭窄をきたす疾患

20 耳鼻咽喉科　8問

	正解	正答率	テーマ・診断名
A-18	b	91.5%	上咽頭癌の特徴
B-4	b	98.2%	老人性難聴
B-16	c	69.2%	急性中耳炎で緊急画像検査が必要な症状
C-42	a	95.1%	Ménière 病のオージオグラム
D-7	d	80.8%	3 歳児健診で難聴が疑われた児に実施する精密検査
D-11	d	97.7%	頸部単純 CT で考えられる疾患
D-29	c	99.1%	急性喉頭蓋炎でまず行うべき対応
D-68	d	93.8%	下咽頭癌の診断

21 泌尿器科　9問

	正解	正答率	テーマ・診断名
A-8	e	61.3%	尿路結石症の予防
A-42	e	85.5%	淋菌性尿道炎の特徴
B-37	c	99.4%	尿管結石（尿酸結石）の疑いで次に行うべき検査
D-5	c	94.9%	膀胱鏡検査実施時の体位
D-13	a b	94.7%	下部尿路機能に関わる神経
D-52	a	89.0%	前立腺癌に対するロボット支援腹腔鏡下前立腺摘除術前の説明
D-55	c	94.0%	尿道損傷による尿閉への適切な対応
D-71	b e	76.1%	急性腎盂腎炎の治療
E-11	e	99.5%	腎盂腎炎で有用な診察

22 整形外科　12問

	正解	正答率	テーマ・診断名
A-2	a	99.3%	頸肩腕障害の診断
A-9	a	45.8%	肩関節脱臼
A-39	a	48.2%	de Quervain 病の診断
A-43	b	97.9%	化膿性股関節炎で行うべき対応
A-60	a	90.0%	骨肉腫への適切な対応

	正解	正答率	テーマ・診断名
B-12	b	91.8%	思春期の脊柱側弯症の身体所見
C-54	c	99.4%	脊椎圧迫骨折の診断
D-6	c	49.4%	大腿骨頭壊死症と関連が深い疾患
D-41	c	94.9%	外側半月板損傷の適切な治療
E-12	e	92.3%	骨折の画像診断
F-36	d	84.1%	橈骨遠位端骨折によって障害されている神経（正中神経障害）
F-52	a	89.0%	骨粗鬆症治療薬の開始時期

23　公衆衛生・保健医療論　68問

	正解	正答率	テーマ・診断名
A-14	d e	95.8%	高齢者の定期接種の対象ワクチン
B-2	e	99.0%	根拠に基づいた医療を実践する過程
B-3	a	97.6%	在宅医療
B-5	e	94.5%	都道府県が設置主体である施設
B-10	a	82.1%	我が国の医療保険制度
B-14	a	97.8%	医師の指示が必要な在宅医療・介護サービス
B-22	a	99.0%	第三者への提供で本人の同意が必要な個人情報
B-24	b	93.2%	我が国で心臓死の後に移植できる臓器
B-25	b	94.5%	保険医登録の取り消し処分を受ける医師の行動
B-33	a	99.0%	鉄工所での業務上の負傷の給付対象の保険者
B-34	e	99.0%	入院事例で問題があった医療の質の要素（患者中心性）
B-41	b	99.2%	家族性高コレステロール血症の患者で指導医へ報告すべき症状
B-42	c	99.3%	家族性高コレステロール血症の患者の行動変容ステージ
C-1	b	84.6%	健康日本21（第3次）の目標
C-2	d	84.7%	老年人口の割合の推移の国際比較
C-3	a	98.8%	精神保健福祉センターの業務
C-4	a	91.6%	偶然誤差
C-5	b	92.2%	児童虐待の定義
C-6	a	57.3%	介護保険による機能訓練
C-7	a	97.5%	介護保険
C-9	c	98.1%	医師法で規定されている保存義務
C-13	b	97.2%	医療保険で利用可能なサービス
C-14	e	81.3%	感染症法に基づき就業制限を通知できる職種
C-16	a	57.7%	生物濃縮を受けやすい物質の特徴
C-19	d	95.4%	母子保健法の規定
C-24	e	73.6%	SDGsゴール3の具体的目標
C-25	c	97.6%	ノーマライゼーション
C-27	a	65.2%	薬害エイズ事件で非加熱製剤が用いられていた疾患
C-32	b e	96.9%	介護保険制度における主治医意見書の記載項目
C-37	d	97.9%	ノロウイルス感染症の患児が嘔吐した後の対応
C-39	a	97.2%	老衰による自然死での死亡診断書に記載する直接死因
C-41	c	47.9%	急性硬膜下血腫後遺症の左下肢麻痺患者に対する会社の提案の国際生活機能分類での評価
C-45	a	86.6%	育児放棄〈ネグレクト〉児への対応
C-52	b	51.6%	インフルエンザの出席停止期間
C-53	a	38.7%	5歳児に接種すべき予防接種
C-55	c	97.8%	高値血圧の患者への生活指導
C-64	a	97.7%	患者の死亡後の病理解剖についての家族への説明
D-9	a	53.3%	死後に移植のために眼球を提供できる疾患
E-2	c	79.2%	不当な差別，偏見その他の不利益が生じないよう特に配慮すべき個人情報
E-10	a	94.7%	チーム医療
E-15	a	98.0%	喫煙と関連が乏しい疾患
E-23	a	79.3%	偽陰性率が低いカットオフ値
E-24	e	99.3%	1日に服用する錠剤の個数の計算

	正解	正答率	テーマ・診断名
E-25	d	93.5%	薬物投与で皮疹が出現した場合にまず確認する添付文書の項目
E-32	d	88.8%	高血圧症患者の行動変容のステージに基づく指導
E-37	c	99.6%	脂質異常症患者に対する費用対効果の視点を踏まえた処方
E-39	e	93.0%	良性発作性頭位めまい症の事後確率の計算
F-1	a	99.0%	世界保健機関〈WHO〉の目的
F-5	e	77.2%	遺伝子-環境交互作用の説明
F-7	a	90.9%	保健医療に関する国際的な提言と内容の組合せ
F-8	a	95.5%	職場の健康診断を実施する時期
F-9	b	71.3%	臨床試験の統計解析手法
F-10	b	68.5%	国民生活基礎調査
F-13	c	86.4%	主要な曝露源が魚介類摂取である物質
F-15	b	82.7%	医療保険
F-17	a	95.8%	医科診療医療費が最も大きい疾患
F-18	c	89.0%	保健所の業務
F-21	e	91.4%	従属人口指数の分母
F-22	b	35.5%	40歳以上の母からの出生数割合
F-24	a	91.7%	精神運動興奮状態の患者に対して精神保健指定医が行える行動の制限
F-25	a	92.7%	WHO憲章前文の穴埋め問題（英語問題）
F-27	a	98.8%	地域包括支援センターの業務
F-31	a d	65.6%	二次医療圏単位で基準病床数が設定される病床
F-35	b d e	97.9%	医療機関での感染性廃棄物の処理
F-39	c	97.7%	糖尿病ケトアシドーシス患者の社会的な健康規定要因
F-42	c	97.6%	肥満者への食事摂取基準に基づいた指導内容
F-48	e	88.0%	うつ病患者との面談実施後の産業医から上司への発言
F-53	a	98.4%	高血圧患者のトータルヘルスプロモーションプランに含まれる内容

24　医学総論/必修事項　51問

	正解	正答率	テーマ・診断名
医師のプロフェッショナリズム／医療面接			
B-7	e	99.7%	共感的な医師の言葉がけ
B-45	e	99.5%	薬物（NSAID）による急性の胃潰瘍，十二指腸潰瘍患者の解釈モデルを問う質問
C-60	d	99.2%	不整脈による失神患者への診察法
E-3	e	67.6%	医療倫理の4原則
E-4	b	91.1%	性感染症疑いの患者への病歴聴取
E-7	b	99.5%	医師のプロフェッショナリズム
E-22	a	99.3%	生活習慣の改善を促すアプローチ
医療安全			
F-40	a	70.8%	針刺し事故（B型肝炎）への対応
解剖／生理／生化			
C-33	b e	51.9%	心室中隔を灌流している冠動脈
E-17	a	61.0%	最も多くの遺伝子を含む染色体
F-2	a	43.8%	大腿静脈の周辺臓器の解剖
F-14	c	62.2%	皮膚の構造や機能
加齢・老化／死／緩和ケア			
B-32	b	95.0%	癌終末期の高齢患者への過剰輸液への対応
B-36	b	97.0%	膵癌終末期患者の緩和ケア病棟での栄養サポートチーム〈NST〉の活動
B-38	e	97.3%	入院患者の転倒のリスクファクター
B-39	e	99.7%	乳癌終末期患者の外出への対応
E-34	e	98.9%	食道癌終末期患者の尊厳死の訴えに対して行うべき対応
F-56	b e	91.4%	悪性リンパ腫末期患者へのモルヒネ皮下注射で注意すべき副作用
F-66	c d	98.5%	神経梅毒患者のADLに該当する行動

	正解	正答率	テーマ・診断名
症候学／診察／臨床検査			
B-8	e	76.0%	細菌培養検査の検体
B-9	a	93.4%	大動脈弁狭窄症で収縮期雑音聴取の最強点
B-11	e	99.6%	チアノーゼの出現
B-12	b	91.8%	思春期の脊柱側弯症の身体所見
B-15	e	79.0%	上部内視鏡検査開始時にとらせる体位
B-18	d	95.7%	動脈採血に適している血管
B-19	d	96.7%	めまいを呈する疾患と特徴の組合せ
C-10	d	67.6%	尿所見の解釈
C-40	c	46.1%	筋強直性ジストロフィーの flow-volume 曲線
C-75	27	95.4%	軽度肥満児の肥満度の計算
E-1	d	69.9%	下半身の症状と疾患の組合せ
E-6	a	98.3%	腰椎穿刺法による脳脊髄液検査についての説明
E-8	d	98.7%	血清 K パニック値で再検査に加えて行うべき検査
E-11	e	99.5%	腎盂腎炎で有用な診察
E-13	e	98.4%	症候と消化器疾患の組合せ
E-14	a	81.4%	長時間の砕石位による合併症
E-16	e	93.8%	小脳機能の評価に用いる試験
E-21	e	74.7%	質が低い喀痰検体
F-29	a b	96.8%	顔貌の特徴と疾患の組合せ
F-32	c e	94.3%	肝生検が診断に有用な疾患
F-34	b c e	85.3%	アニオンギャップが開大する病態
治療学／リハビリテーション			
C-58	a d	84.6%	輸血後の呼吸困難の原因（アナフィラキシーまたは輸血関連急性肺障害）
D-3	c	99.3%	腹腔鏡下手術の周術期管理
E-18	d	79.0%	皮膚開放創の消毒薬
E-28*	a または c	87.5%	肺炎患者の末梢静脈路確保に適切な静脈
一般教養的事項			
A-3	d	30.3%	高血圧性脳出血の所見（英語問題）
B-1	a	44.8%	疾患と俗称の組合せ
B-35	a	99.6%	急性虫垂炎の検査（英語問題）
C-18	a	96.1%	人-人感染する疾患（英語問題）
C-27	a	65.2%	薬害エイズ事件で非加熱製剤が用いられていた疾患
F-19	c	90.0%	タンデムマススクリーニング対象疾患（英語問題）
F-25	a	92.7%	WHO 憲章前文の穴埋め問題（英語問題）

★「正解」には，3/14 に厚生労働省より開示された正解を記載した。

*E-28：正解 a または c　複数の選択肢を正解として採点する。

第119回 医師国家試験　　Ａ問題　答案用紙

模 範 解 答

★3/14に厚生労働省より
開示された正解を記載

解答時間	２時間45分（75問）
： 〜 ：	

総 得 点	【1〜75】
／ 75点	

問題	a	b	c	d	e
1	●				
2	●				
3				●	
4					●
5		●			
6	●				
7					●
8				●	
9				●	
10	●				
11		●			
12			●	●	
13				●	
14				●	●
15		●			
16				●	
17			●	●	
18			●		
19			●		
20	●				

問題	a	b	c	d	e
21	●				
22			●		
23		●			
24					●
25				●	
26	●				
27				●	
28				●	
29				●	
30			●		
31				●	
32				●	
33				●	
34			●		
35	●				
36				●	
37		●			
38			●		
39		●			
40	●				

問題	a	b	c	d	e
41		●			
42					●
43			●		
44					●
45			●		
46				●	
47		●			
48				●	
49				●	
50			●		
51			●		
52			●		
53				●	
54			●		
55	●				

問題	a	b	c	d	e
56	●				
57		●			
58		●			
59	●				
60	●				
61		●			
62					●
63					●
64		●			
65		●			
66				●	
67					●
68		●			
69		●			
70	●				
71	●				
72				●	
73					●
74	●				

75	0	1	2	3	4	5	6	7	8	9
①							●			
②	●									
③	●									

【1〜75】得点	（1問1点）
／ 75点	

★このマークシートは，実際に使用されたデザインとは異なっています。

第119回 医師国家試験　Ｂ問題　答案用紙

模範解答

★3/14に厚生労働省より
開示された正解を記載

解答時間	1時間35分（50問）
: 〜 :	

総得点	【1〜50】
／	100点

問題	解答	問題	解答	問題	解答
1	a	21	e	41	b
2	e	22	a	42	c
3	a	23	b	43	b
4	b	24	b	44	d
5	e	25	b	45	e
6	e	26	a	46	e
7	e	27	d	47	b
8	e	28	d	48	b
9	a	29	e	49	b
10	a	30	c	50	b
11	e	31	a		
12	b	32	b		
13	d	33	a		
14	a	34	b		
15	e	35	b		
16	c	36	b		
17	e	37	c		
18	d	38	d		
19	d	39	d		
20	c	40	a		

【1〜25】得点	（1問1点）
／	25点

【26〜50】得点	（1問3点）
／	75点

★このマークシートは，実際に使用されたデザインとは異なっています。

第119回 医師国家試験　C問題　答案用紙

模範解答

★3/14に厚生労働省より開示された正解を記載

解答時間	2時間30分（75問）
： 〜 ：	

総得点　【1〜75】

／　75点

問題	解答	問題	解答	問題	解答	問題	解答
1	b	21	e	41	c	56	b
2	d	22	e	42	a	57	d
3	e	23	d	43	b	58	d
4	e	24	e	44	b	59	a
5	b	25	c	45	a	60	e
6	d	26	e	46	a	61	b
7	e	27	a	47	d	62	c
8	d	28	d	48	d	63	e
9	c	29	d	49	d	64	a
10	d	30	d	50	b	65	d
11	e	31	d	51	e	66	e
12	e	32	b	52	d	67	d
13	b	33	d	53	e	68	a
14	a	34	c	54	c	69	e
15	d	35	d	55	e	70	e
16	a	36	d			71	a
17	d	37	e			72	c
18	a	38	e			73	a
19	b	39	b				
20	c	40	c				

74 ① 3　② 6
75 ① 2　② 6

【1〜75】得点	（1問1点）
／　75点	

★このマークシートは，実際に使用されたデザインとは異なっています。

第119回 医師国家試験　Ｄ問題　答案用紙

模 範 解 答

★3/14に厚生労働省より
開示された正解を記載

解答時間	２時間45分（75問）
： 〜 ：	

総 得 点　【1〜75】
／ 75点

問題	解答		問題	解答		問題	解答		問題	解答
1	d		21	c		41	c		56	d
2	b		22	c		42	d		57	c
3	c		23	e		43	e		58	e
4	b		24	d		44	b		59	d
5	e		25	c		45	e		60	c
6	c		26	c		46	e		61	d
7	d		27	b		47	d		62	e
8	e		28	e		48	d		63	d
9	a		29	c		49	d		64	e
10	d		30	e		50	e		65	b
11	d		31	c		51	b		66	b
12	c		32	c		52	a		67	d
13	a, b		33	c		53	e		68	d
14	b, c		34	b		54	c		69	c
15	b, c, d		35	b		55	c		70	e
16	a		36	e					71	b, e
17	e		37	d					72	b, c
18	e		38	e					73	c, d
19	b		39	d					74	b
20	a		40	a					75	a, b, c

【1〜75】得点　（1問1点）
／ 75点

★このマークシートは，実際に使用されたデザインとは異なっています。

第119回 医師国家試験　　E問題　答案用紙

模 範 解 答

★3/14に厚生労働省より
開示された正解を記載

解答時間	1時間35分（50問）
：	〜 ：

総　得　点	【1〜50】
	／　100点

問題					
1	ⓐ	ⓑ	ⓒ	●	ⓔ
2	ⓐ	ⓑ	●	ⓓ	ⓔ
3	ⓐ	ⓑ	ⓒ	ⓓ	●
4	ⓐ	●	ⓒ	ⓓ	ⓔ
5	●	ⓑ	ⓒ	ⓓ	ⓔ
6	●	ⓑ	ⓒ	ⓓ	ⓔ
7	ⓐ	●	ⓒ	ⓓ	ⓔ
8	ⓐ	ⓑ	ⓒ	●	ⓔ
9	ⓐ	ⓑ	ⓒ	ⓓ	●
10	●	ⓑ	ⓒ	ⓓ	ⓔ
11	ⓐ	ⓑ	ⓒ	ⓓ	●
12	ⓐ	ⓑ	ⓒ	ⓓ	●
13	ⓐ	ⓑ	ⓒ	ⓓ	●
14	ⓐ	●	ⓒ	ⓓ	ⓔ
15	ⓐ	ⓑ	●	ⓓ	ⓔ
16	ⓐ	ⓑ	ⓒ	ⓓ	●
17	●	ⓑ	ⓒ	ⓓ	ⓔ
18	ⓐ	ⓑ	ⓒ	●	ⓔ
19	ⓐ	ⓑ	ⓒ	ⓓ	●
20	ⓐ	ⓑ	ⓒ	●	ⓔ

問題					
21	ⓐ	ⓑ	ⓒ	ⓓ	●
22	●	ⓑ	ⓒ	ⓓ	ⓔ
23	●	ⓑ	ⓒ	ⓓ	ⓔ
24	ⓐ	ⓑ	●	ⓓ	ⓔ
25	ⓐ	ⓑ	ⓒ	●	ⓔ
26	ⓐ	ⓑ	●	ⓓ	ⓔ
27	ⓐ	ⓑ	ⓒ	●	ⓔ
28	●	ⓑ	●	ⓓ	ⓔ
29	ⓐ	●	ⓒ	ⓓ	ⓔ
30	ⓐ	●	ⓒ	ⓓ	ⓔ
31	ⓐ	ⓑ	ⓒ	ⓓ	●
32	ⓐ	ⓑ	ⓒ	●	ⓔ
33	ⓐ	ⓑ	●	ⓓ	ⓔ
34	ⓐ	ⓑ	ⓒ	●	ⓔ
35	ⓐ	ⓑ	●	ⓓ	ⓔ
36	ⓐ	ⓑ	ⓒ	ⓓ	●
37	ⓐ	ⓑ	●	ⓓ	ⓔ
38	ⓐ	ⓑ	●	ⓓ	ⓔ
39	ⓐ	ⓑ	ⓒ	●	ⓔ
40	ⓐ	●	ⓒ	ⓓ	ⓔ

問題					
41	●	ⓑ	ⓒ	ⓓ	ⓔ
42	ⓐ	ⓑ	ⓒ	ⓓ	●
43	ⓐ	ⓑ	●	ⓓ	ⓔ
44	ⓐ	ⓑ	ⓒ	ⓓ	●
45	ⓐ	ⓑ	ⓒ	●	ⓔ
46	ⓐ	ⓑ	ⓒ	ⓓ	●
47	ⓐ	ⓑ	ⓒ	●	ⓔ
48	ⓐ	ⓑ	ⓒ	●	ⓔ
49	ⓐ	ⓑ	ⓒ	●	ⓔ
50	ⓐ	ⓑ	●	ⓓ	ⓔ

※ E-28は複数の選択肢を正解として採点する（aまたはc）。

【1〜25】得点	（1問1点）
	／　25点

【26〜50】得点	（1問3点）
	／　75点

★このマークシートは，実際に使用されたデザインとは異なっています。

第119回 医師国家試験　　F問題　答案用紙

模範解答

★3/14に厚生労働省より
開示された正解を記載

解答時間	２時間30分（75問）
： 〜 ：	

総　得　点　　【1〜75】
／　　75点

問題	解答
1	a
2	a
3	d
4	a
5	e
6	e
7	a
8	a
9	b
10	b
11	e
12	d
13	a
14	d
15	e
16	b
17	b
18	c
19	c
20	b
21	e
22	b
23	e
24	c
25	a
26	d
27	a
28	b
29	b
30	a, c
31	b
32	d
33	c
34	b, c
35	c
36	d
37	b
38	e
39	d
40	a
41	c
42	e
43	a
44	e
45	d
46	a
47	d
48	e
49	d
50	e
51	c
52	a
53	e
54	e
55	d
56	b, e
57	b
58	b, c
59	e
60	e
61	d
62	e
63	a
64	e
65	e
66	d
67	e
68	e
69	c
70	e
71	e
72	b
73	e
74	d

75	① 4 ② 0

【1〜75】得点　　（１問１点）
／　　75点

★このマークシートは，実際に使用されたデザインとは異なっています。

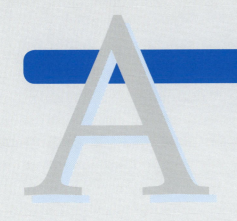

A問題 医学各論 75問

一般各論 14問
臨床各論 60問
計算問題　1問

医学各論

A 医学各論

Check ☐☐☐

119A-1 自己免疫性膵炎で**誤っている**のはどれか。
a 膵の萎縮を認める。
b 高齢男性に好発する。
c 病理で線維化を認める。
d IgG4 関連疾患に含まれる。
e 治療はグルココルチコイド投与が第一選択である。

選択肢考察
× a ソーセージ様のびまん性膵腫大を呈することが多い。
○ b 中高年の男性に多い。
○ c 高度のリンパ球や形質細胞の浸潤と線維化を呈する。
○ d IgG4 関連疾患の膵病変である。
○ e 多くはステロイドが奏功する。一部の無症状例では自然軽快もある。

解答率 a 61.9%, b 32.0%, c 3.5%, d 1.2%, e 1.4%
コメント 自己免疫性膵炎の基本的知識を問う出題である。
正解 a 正答率 61.9%

受験者つぶやき
・IgG4 関連疾患はステロイド有効，病理での線維化ということしか押さえていませんでした。自己免疫疾患は基本的に女性メインなので，男性メインの疾患を覚えると効率がいいと思います。
・自己免疫性に珍しく男性に多いと覚えていました。

Check ☐☐☐

119A-2 パソコンで長時間の作業をする若年労働者に生じやすい，頸部痛と上肢のしびれをきたす疾患はどれか。
a 頸肩腕障害　　b 肩関節周囲炎　　c 肘部管症候群
d 変形性頸椎症　　e 頸椎後縦靱帯骨化症

選択肢考察
○ a デスクワークなどの上肢作業で長時間同じ姿勢を継続する職種に多い。
× b 40〜60歳代に好発する，いわゆる五十肩（凍結肩）であり，肩関節可動域制限や夜間痛を認める。
× c 変形性肘関節症などで肘内側にある肘部管で尺骨神経が絞扼されて環指・小指にしびれが生じるが，頸部痛を呈することはない。
× d 中年以降に加齢的変化として椎間板が変性し，椎体周辺に反応性骨増殖が生じる。
× e 椎体と椎間板後方を補強する後縦靱帯が骨化し，頸背部のこりや痛みと頸椎可動域制限が生じ，進行すると 50 歳代以降に脊髄症状が出現することがある。

解答率 a 99.3%, b 0.2%, c 0.1%, d 0.3%, e 0.0%
関連知識 頸肩腕症候群には，頸・肩・腕にこり，痛み，しびれ，脱力感などの症状を呈するすべての

疾患を含む広義の頸肩腕症候群と，変形性頸椎症，頸椎椎間板ヘルニア，肩関節周囲炎，胸郭出口症候群などの整形外科的疾患だけでなく内臓疾患，眼科・耳鼻科や精神科的疾患などの原因の特定できる疾患を除いた狭義の頸肩腕症候群がある。狭義の頸肩腕症候群には特に作業関連性のものが多く含まれ，頸肩腕障害として区別することがある。頸部の後方から背部にある僧帽筋が主に関係し，頸部・背部の緊張が亢進するような姿勢での作業，長時間の同じ姿勢の保持，不良姿勢（猫背，前かがみなど），なで肩，運動不足，冷房などが原因になる。また，他覚的所見に乏しく，自律神経系も関与するめまい，吐き気，頭痛などの症状も出現する。

コメント 各疾患の好発年齢と特徴的な症状を知っていれば，選択肢は限られてくる。

正 解 a **正答率 99.3%**

受験者つぶやき
・VDT 作業による障害は過去問でもよく出題されているので間違えられないところです。
・VDT 作業に関する過去問があり，そこで頸肩腕症候群を見た気がしました。

Check ■ ■ ■

119A-3 Which of the following is the most common site of hypertensive intracerebral hemorrhage?

a Amygdala b Hippocampus c Hypothalamus

d Putamen e Red nucleus

選択肢考察 和訳を掲げる。

「高血圧性脳出血の発生部位として最も多いのはどれか。

a 扁桃体 b 海馬 c 視床下部 d 被殻 e 赤核」

× a 扁桃体は大脳辺縁系の構成要素である。脳出血はめったにない。

× b 海馬も大脳辺縁系の構成要素である。後大脳動脈閉塞によって脳梗塞を起こすことはよくある。しかし脳出血はめったにない。

× c 視床下部の脳出血はめったにない。

○ d 高血圧性脳出血の半数弱は被殻出血である。もちろん，最も多い。

× e 中脳の神経核の1つである。脳出血はめったにない。

解答率 a 11.8%，b 19.0%，c 26.8%，d 30.3%，e 12.1%

関連知識 高血圧性脳出血は好発部位が決まっている。被殻，視床，小脳（歯状核），橋（中央），大脳皮質下の5か所で，比率は概ね4：3：1：1：1である。高血圧性の皮質下出血も存在するが，皮質下出血の原因疾患としてはアミロイドアンギオパチーの方がはるかに多い。

正 解 d **正答率 30.3%**

Check ☐☐☐

119A-4 疾患と好発部位の組合せで**誤っている**のはどれか。
- a 疥癬 ────── 外陰部
- b ケロイド ────── 耳介
- c 脂腺母斑 ────── 頭部
- d 血管性浮腫 ────── 口唇
- e ケラトアカントーマ ────── 臍部

選択肢考察
- ○ a 疥癬はヒゼンダニによる。指間・手掌の疥癬トンネル，陰部の結節がみられる。
- ○ b ケロイドは外傷や手術などを契機に発症する。耳介，頸部，肩，体幹上部に生じやすい。大きさの変わらないものを肥厚性瘢痕，創面を越えて成長するものをケロイドという。
- ○ c 脂腺母斑は頭部や顔面に好発する。青年以降で，良悪の上皮系腫瘍が発生しうる。
- ○ d 血管性浮腫は，皮下脂肪組織の血管透過性が亢進して浮腫を生じ，深部に生じた蕁麻疹とも捉えられる。眼瞼，口唇，舌，手足に好発するが，咽頭・鼻腔・気管支・消化管粘膜に生じると，アナフィラキシーショックに陥ることがある。
- × e ケラトアカントーマは中年男性の顔面に好発する。急速に増大し，噴火口型のドーム状結節を形成する。数か月の経過にて自然消退するが，有棘細胞癌との鑑別診断を要する場合は切除が望ましい。

解答率 a 7.1％，b 26.4％，c 2.0％，d 4.0％，e 60.4％
正解 e　**正答率** 60.4％

受験者つぶやき
- 皮膚疾患は写真とともに学習すると，好発部位も自然にイメージしやすくなると思います。
- 皮膚科疾患は場所・見た目などのイメージを持つようにしていました。

Check ☐☐☐

119A-5 朝の家庭血圧を測定する条件で**適切でない**のはどれか。
- a 朝食前
- b 排尿前
- c 服薬前
- d 座位安静後
- e 起床後1時間以内

選択肢考察
- ○ a 食後は消化器系臓器血流が増加するため血圧は低下することがある。
- × b 排尿を我慢すると血圧は上昇する。
- ○ c 降圧薬の服用により血圧が低下する。
- ○ d 背もたれつきの椅子に脚を組まず座って1〜2分の安静後に測定する。
- ○ e 早朝高血圧を診断するために起床後1時間以内に測定する。

解答率 a 1.2％，b 63.9％，c 3.0％，d 13.1％，e 18.8％
関連知識 高血圧治療ガイドライン2019では，ほかには，騒音が少ない，適度な室温，会話を控える，

喫煙やカフェイン飲料を控える，などの条件が示されている。朝晩2回ずつ測定し，それぞれの平均値の7日間の平均値を評価することが推奨されている。

コメント　家庭血圧は診察室血圧よりも高血圧性臓器障害と密接に関連し，脳心血管病の予測に優れることが示されており，高血圧の診断には診察室血圧よりも家庭血圧による評価の方が優先される。

正　解　b　**正答率** 63.9%

受験者つぶやき
・意識したことのない問題だったので面食らいました。朝食前か排尿前で迷いました。
・排尿前だと夜間の排尿回数などで条件が違ってしまうので排尿後の方が良いと思いました。

Check ■ ■ ■

119A-6　むずむず脚症候群で正しいのはどれか。
a　不眠を生じる。
b　明け方に生じる。
c　上肢から生じる。
d　歩行を続けると増悪する。
e　異常感覚は脚の表面に出現する。

選択肢考察　○a　むずむず脚症候群は，入眠障害をきたす。
×b　就寝直後に症状が出現することが多い。
×c　下肢の症状がほとんどであるが，まれに腕や体幹部に症状が波及することがある。
×d　起き上がって歩行することで症状は軽減するが，再度の就寝で症状が再燃することも多い。
×e　患者は，「脚の中に何とも言えない異常感覚があり，脚を叩いたりこすったりしたくなる」などと表現することが多い。

解 答 率　a 92.4%，b 1.2%，c 0.1%，d 0.1%，e 6.2%

関連知識　むずむず脚症候群とは，下肢静止不能症候群〈restless legs syndrome〉の異訳である。①脚を動かしたいという強い欲求が存在し，また通常その欲求が，不快な下肢の異常感覚に伴って生じる，②静かに横になったり座ったりしている状態で出現，増悪する，③歩いたり下肢を伸ばすなどの運動によって改善する，④夕方から夜間にかけての安静時の下肢の不快で耐え難い異常感覚と，下肢を動かしたいという衝動を自覚し，実際に足を動かすことでその症状が軽減することを特徴とする。二次性のむずむず脚症候群として，腎不全や鉄欠乏，妊娠などの合併頻度が多い。治療としては，ドパミンアゴニストが用いられる。

正　解　a　**正答率** 92.4%

受験者つぶやき
・入眠時にむずむずするのだから不眠になるだろうと思いました。
・過去問の選択肢としてよく見かけていたので，疾患のイメージがありました。

Check ■■■

119A-7 潰瘍性大腸炎に特徴的な所見はどれか。
- a 敷石像
- b 縦走潰瘍
- c 全層性炎症
- d 難治性痔瘻
- e 連続性病変

選択肢考察
- × a Crohn病では，全層性炎症，非連続性病変という特徴から，炎症が強いところは縦走潰瘍となり，炎症の影響が少ないところは相対的に盛り上がるため，敷石像を呈する。潰瘍性大腸炎の所見ではない。
- × b Crohn病の所見である。虚血性腸炎も，縦走潰瘍をきたす代表的な疾患である。
- × c 潰瘍性大腸炎は粘膜下層までの比較的表層に炎症を起こす。全層性炎症はCrohn病の特徴である。
- × d 難治性痔瘻は，裂肛，瘻孔，肛門周囲膿瘍などとともにCrohn病の特徴的な肛門病変の一つである。
- ○ e 潰瘍性大腸炎に特徴的な所見である。Crohn病では，非連続性（skip lesion）に炎症が広がる。

解答率 a 0.5％，b 1.1％，c 2.1％，d 0.2％，e 96.1％

関連知識 潰瘍性大腸炎とCrohn病の鑑別のポイントとして，炎症の範囲が挙げられる。潰瘍性大腸炎は一部の例外を除き炎症の範囲は大腸のみに限局するが，Crohn病は口腔から肛門まで，全消化管のどの部位にも炎症が発生しうる。特にCrohn病では，回盲部が炎症の好発部位である。

正解 e **正答率** 96.1％

- ・CDとUCの鑑別ポイントは頻出事項です。
- ・Crohn病と潰瘍性大腸炎は比較して勉強していました。

Check ■■■

119A-8 尿路結石症の予防で正しいのはどれか。
- a 低カルシウム食が推奨される。
- b 予防法は結石成分によらず同じである。
- c 野菜と果実の摂取量を制限することが推奨される。
- d 食事によるナトリウム摂取量を制限する必要はない。
- e 1日尿量が2,000 mL以上となるように水分摂取が推奨される。

選択肢考察
- × a 一定量のカルシウム摂取を行うことは再発予防に有用である。
- × b 多くの結石では尿アルカリ化が再発予防に有用であるが，感染結石では尿の酸性化が有用であるなど，予防法は一律ではない。
- × c 明確なエビデンスはないが，野菜や果実に多く含まれる食物繊維は摂取後に腸管内でカ

ルシウムと結合し吸収を抑制するため，制限することは良くない。
×d 食塩の過剰摂取は尿中カルシウム排泄量を増加させるため，カルシウム結石の危険因子となる。
○e 水分の多量摂取（食事以外に1日2,000 mL以上）は単純で確実な結石再発予防法である。

解答率 a 2.3％，b 2.9％，c 13.7％，d 19.7％，e 61.3％

関連知識 上部尿路結石症は壮年男性に好発する疾患（女性は閉経以後に好発）で，10年間に約半数が再発すると報告されている。そのため食事指導を中心とした再発予防が非常に重要となる。

コメント シスチン結石や尿酸結石では薬物療法がより重要である。

正解 e　正答率 61.3％

受験者つぶやき
・尿路結石予防で水をたくさん飲むイメージがありました。
・基本的には一般的にバランスが良いと言われる食事法と考えていました。

Check ☐☐☐

119A-9 肩関節脱臼で正しいのはどれか。
a 横隔神経麻痺の合併が多い。
b 肩関節周囲炎の原因となる。
c 後方に脱臼することが多い。
d 再脱臼は若年者で生じやすい。
e 肩関節内転位で脱臼することが多い。

選択肢考察
×a 腋窩神経麻痺や上腕骨大結節・肩甲骨臼蓋縁骨折などが合併することがある。
×b 関節拘縮よりはむしろ関節の弛緩性が後遺することがある。迷
×c 前方脱臼が圧倒的に多い。
○d 初回脱臼が若年であるほど反復性になりやすい。
×e 肩関節外転・外旋位で脱臼することが多い。

解答率 a 0.3％，b 31.8％，c 11.4％，d 45.8％，e 10.7％

関連知識 外傷性肩関節脱臼では約90％が前方脱臼で，肩が外転・外旋を強制されて起こる。一方，後方脱臼は前方脱臼に比べてはるかに少なく，外転・内旋を強制されて起こる。若年者では初回脱臼時に関節唇の剝離が生じやすく，活動性が高いために再脱臼を起こしやすい。外傷後に頻発する脱臼を反復性肩関節脱臼，非外傷性の場合（動揺肩，随意性脱臼など）は習慣性肩関節脱臼と言う。

コメント 肘，肩，肩鎖関節など比較的頻度の高い関節脱臼については整理しておきたい。

正解 d　正答率 45.8％

受験者つぶやき
・野球をやっている友人で脱臼が癖になっていることが思い浮かびました。
・コンタクトスポーツをやっている学生が繰り返し脱臼しているイメージがありました。

A　医学各論　**9**

Check ■ ■ ■

119A-10　薬剤と尿細管作用部位の組合せで正しいのはどれか。

　a　SGLT2阻害薬 ──────── 近位尿細管
　b　抗アルドステロン薬 ──────── Henleの上行脚
　c　サイアザイド系利尿薬 ──────── 集合管
　d　バソプレシンV2受容体拮抗薬 ─── 遠位尿細管
　e　ループ利尿薬 ──────── Henleの下行脚

選択肢考察

○a　SGLT2は原尿中のブドウ糖などを近位尿細管から再吸収する輸送体である（ナトリウム-グルコース共輸送体）。SGLT2阻害薬は尿中へのブドウ糖排泄量を増加させることで，高血糖を是正する。

×b　アルドステロンは主に遠位尿細管のミネラルコルチコイド受容体に作用して，ナトリウムと水の再吸収を促進する。抗アルドステロン薬はその作用を抑制することで，ナトリウムと水の排泄量を増加させる。

×c　サイアザイド系利尿薬は遠位尿細管のナトリウム-クロール共輸送体の作用を阻害する。その結果，尿中ナトリウムの排泄量が増加し，また，循環血漿量が減少することで血圧が低下する。

×d　バソプレシンは集合管のバソプレシンV2受容体に作用して水の再吸収を促進する。バソプレシンV2受容体拮抗薬はその作用を阻害することで，尿中への水の排泄量を増加させる。しかし，尿中ナトリウムの排泄量は増加させない。

×e　ループ利尿薬はHenleのループのナトリウム-カリウム-二塩化物共輸送体に作用して，ナトリウム，カリウム，また，水の排泄量を増加させる。

解 答 率　a 82.9%，b 0.9%，c 2.8%，d 2.1%，e 11.3%

関連知識　SGLT2阻害薬は尿中へのブドウ糖排泄量を増加させることで血糖値を低下させる。本剤はインスリン分泌に直接影響しないので，低血糖のリスクは低いとされている。

　抗アルドステロン薬は高カリウム血症をきたすことがある。そのため，本剤はしばしばループ利尿薬と併用される。

　サイアザイド系利尿薬は高血圧の患者に広く用いられている。ただし，高尿酸血症をきたすことがあることに留意が必要である。

　バソプレシンV2受容体拮抗薬は他の利尿薬で効果が不十分な心不全や肝硬変などの浮腫性疾患に用いられる。

　ループ利尿薬は既に腎機能が低下している例でも利尿効果が期待できる。ただし，特に長期投与例では血清ナトリウム，カリウム，クロールなどの電解質の経時的なモニタリングが必要である。

コメント　尿細管の部位と種々の輸送体や受容体の分布について整理しておくことが必要である。

正 解　a　**正答率** 82.9%

受験者つぶやき
・ループ利尿薬，サイアザイド，近位尿細管障害，遠位尿細管障害を作用部位と絡めて整理すると良いと思います。SGLT2の作用部位は忘れていましたが他4つを消すことができました。
・SGLT2は再吸収に関連するので近位尿細管かなと思いました。

Check ■ ■ ■

119A-11 妊娠7週の腹腔鏡所見（**別冊** No.1）を別に示す。
この疾患と最も関係がある病原体はどれか。

a *Chlamydia pneumoniae*   b *Chlamydia trachomatis*
c *Gardnerella vaginalis*   d *Treponema pallidum*
e *Trichomonas vaginalis*

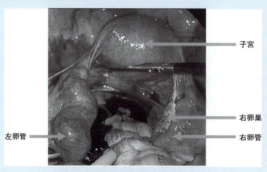

画像診断

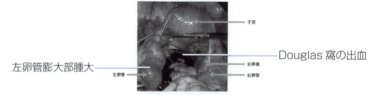

左卵管膨大部が腫大し，Douglas窩に血液が貯留している。右付属器および子宮に異常はない。左卵管膨大部妊娠流産または破裂と診断できる。

選択肢考察
× a 肺炎の原因菌である。
○ b 卵管妊娠の最多原因はクラミジア感染症による卵管采の癒着である。
× c 細菌性腟症の原因菌。*Lactobacillus* spp. が減少し，種々の好気性菌や嫌気性菌が異常増殖した状態である。
× d 梅毒は硬性下疳（潰瘍）やバラ疹などを認める。
× e 腟トリコモナス症の原因菌。泡沫状黄白色帯下が特徴的。

解 答 率 a 2.8%，b 95.8%，c 0.3%，d 0.7%，e 0.4%

関連知識 異所性妊娠の原因はクラミジア感染症，骨盤内炎症性疾患〈PID〉，子宮内膜症などによる卵管の癒着によって通過障害が起こり，受精卵が卵管内に着床してしまうことによる。部位は卵管膨大部が最多である。妊娠7〜8週で卵管の破裂や卵管采からの腹腔内への流産によってDouglas窩に血液が貯留し，下腹部痛などの症状が出現する。手術は腹腔鏡手術または開腹手

A　医学各論　11

術で病側の卵管切除術を行う。

コメント　　妊娠初期に腹腔鏡手術を行う場面は，異所性妊娠や卵巣嚢腫茎捻転などの急性腹症がほとんどを占める。この設問は妊娠初期の腹腔鏡という特殊な場面設定なので，たとえ画像を理解できなくとも異所性妊娠であることを予想できる。

正　解　b　**正答率** 95.8%

受験者つぶやき
・卵管の異常を見つけてほしいのだと思いました。
・画像はわからなかったですが，骨盤内の感染症と考え，それを起こす細菌を選びました。

Check ■■■

119A-12　随時血糖 250 mg/dL を示す非妊娠者で糖尿病の診断基準を満たすのはどれか。**2つ選べ**。
　　a　尿糖陽性　　　　　　　　　　　　b　尿蛋白陽性
　　c　HbA1c 6.7%　　　　　　　　　　d　尿ケトン体陽性
　　e　口渇，多飲，多尿の症状

選択肢考察　×a　糖尿病の診断基準には入っていない。尿糖は腎性糖尿病の場合も陽性となることに注意が必要である。

×b　糖尿病の細小血管障害の一つである糖尿病腎症が進行して顕性腎症となると，尿蛋白は陽性となる。

○c　糖尿病の診断基準の一つに HbA1c≧6.5% が入っており，かつ空腹時血糖値≧126 mg/dL，経口ブドウ糖負荷試験〈oral glucose tolerance test：OGTT〉の2時間値≧200 mg/dL，随時血糖値≧200 mg/dL のいずれかが示されれば糖尿病と診断できる。

×d　糖尿病性ケトーシスの鑑別の際の手掛かりとなる。

○e　血糖値が空腹時血糖値≧126 mg/dL，OGTT 2時間値≧200 mg/dL，随時血糖値≧200 mg/dL のいずれかを示し，かつ，これらの自覚症状を認める場合は糖尿病と診断できる。

解答率　a 24.3%，b 12.0%，c 97.3%，d 12.8%，e 53.1%

関連知識　　糖尿病の診断基準（日本糖尿病学会：「糖尿病の分類と診断基準に関する委員会報告（国際標準化対応版）」）では，①空腹時血糖値≧126 mg/dL，② OGTT 2時間値≧200 mg/dL，③随時血糖値≧200 mg/dL，④ HbA1c≧6.5% のいずれかが確認された場合，糖尿病型とし，別な日に施行した検査で糖尿病型が再度示されれば糖尿病と診断できる（しかしながら HbA1c 値のみでの糖尿病の診断は不可）。なお，血糖値と HbA1c を同時測定し，ともに糖尿病型であることが示された場合は1回の検査のみで糖尿病と診断できる。血糖値が上記の糖尿病型のいずれかを示し，かつ次のいずれかが認められる場合も1回の検査のみで糖尿病と診断できる。①口渇，多飲，多尿，体重減少などの糖尿病の典型的な自覚症状，②確実な糖尿病網膜症。

正　解　c，e　**正答率** 51.3%

受験者つぶやき
・空腹時血糖と HbA1c しか頭に入れていませんでした。ポピュラーな疾患こそ，診断基準などについてしっかり整理しておく必要があります。
・最近の過去問で疾患定義を細かく聞かれることが増えているように思います。

A

医学各論

Check ☐☐☐

119A-13 Brugada 症候群における突然死のリスクファクターはどれか。2 つ選べ。

a 喫煙歴：あり

b 既往歴：糖尿病

c 既往歴：原因不明の失神あり

d 家族歴：父親が 43 歳で突然死

e アレルギー歴：抗菌薬でアレルギーあり

選択肢考察 ✕ a 喫煙は，冠動脈硬化や冠攣縮による突然死のリスクファクターである。喫煙の心筋梗塞に対する相対危険度は男性で 3.6，女性で 1.4 と報告されている（Kannel WB, J Hypertens. 1990）。その他，喫煙は乳幼児突然死症候群〈SIDS〉のリスクファクターとしても知られている。

✕ b 糖尿病，特に 1 型糖尿病は突然死のリスクファクターである。その原因として糖尿病による虚血性心疾患，自律神経障害，腎障害などの関与が指摘されている。

○ c Brugada 症候群の心停止，心室細動症例の約 20% が失神の既往を有する。複数の前向き研究でも失神と心室細動の関係が明らかにされており，Brugada タイプ 1 心電図（V$_1$-V$_3$ に 2 mm 以上のコブド型 ST 上昇と陰性 T 波を認める）に失神を生じた場合には植え込み型除細動器の適応とされている。

○ d 本邦にける研究で，45 歳未満の突然死の家族歴の致死的不整脈イベントのハザード比は 3.3 であると報告されている。ただし，「遺伝性不整脈の診療に関するガイドライン」においては，Brugada 症候群の突然死リスク層別化における有用性については否定的と記載されている。

✕ e 抗菌薬に対するアレルギーは突然死の原因となりえるが，アナフィラキシーによるものであって Brugada 症候群との関連は薄い。

解 答 率 a 4.6%，b 0.7%，c 98.0%，d 96.2%，e 0.4%

関 連 知 識 Brugada 症候群は，ナトリウムチャネルをコードする *SCN5A* 遺伝子の変異によって引き起こされる疾患で，心筋の興奮伝導に障害をきたし，失神や突然死の原因となる。若年成人男性に多い。心肺停止の既往，心室細動は突然死の高リスクで植え込み型除細動器の適応 class Ⅰ，不整脈原性失神，けいれん，夜間苦悶様呼吸は class Ⅱ の適応である。逆に，症状がなければ，タイプ 1 心電図であっても，（電気生理検査で心室細動が誘発されなければ）植え込み型除細動器の適応にはならない。

コメント Brugada 症候群は第 102 回国試以来，定期的に出題されている。若年男性の失神かつ発作時の心電図が心室細動の症例で，心電図でコブド型なら Brugada 症候群，QT が長ければ QT 延長症候群と考えてよい。最近では Brugada 症候群と発熱との関連が出題されている。Brugada 症候群では発熱でタイプ 1 心電図が誘発されるため，解熱薬を躊躇なく使用することが勧められる。

正 解 **c，d** **正答率** **94.5%**

A 医学各論

受験者つぶやき
・失神や家族歴は突然死の危険性があると思いました。
・より重症そうな選択肢を選びました。

Check ■■■

119A-14 65歳以上で定期接種の対象となるワクチンはどれか。**2つ選べ**。
a　風疹ワクチン　　　　　　　b　B型肝炎ワクチン
c　髄膜炎菌ワクチン　　　　　d　肺炎球菌ワクチン
e　インフルエンザワクチン

選択肢考察
× a　MR（麻疹，風疹）ワクチンは定期接種の対象である。1歳，小学校入学前の1年間の2回接種が行われる。
× b　0歳児を対象に定期接種の対象である。
× c　任意接種である。
○ d　65歳が定期接種の対象である（2024年より）。
○ e　65歳以上で定期接種の対象である。

解答率　a 0.6%，b 0.7%，c 3.1%，d 99.3%，e 96.1%

関連知識　予防接種は，法律に基づいて市区町村が主体となって実施する「定期接種」と，希望者が各自で受ける「任意接種」がある。費用は，定期接種は公費（一部で自己負担あり），任意接種は自己負担である。Hib，肺炎球菌（小児，高齢者），B型肝炎，ロタウイルス，4種混合（ジフテリア，百日咳，破傷風，ポリオ），BCG（結核），MR（麻疹，風疹），水痘，日本脳炎，HPV，インフルエンザ（高齢者），新型コロナウイルス感染症（高齢者）が定期接種の対象である。

コメント　インフルエンザは，① 65歳以上，② 60〜64歳で基礎疾患を有する者，を対象に定期接種が行われる。その他の場合は任意接種となる。
　肺炎球菌は，① 65歳，② 60〜64歳で基礎疾患を有する者，が定期接種の対象となる。66歳以上は任意接種となる。

正解　d，e　**正答率** 95.8%

受験者つぶやき
・A類，B類は必ず押さえておくところです。
・定期接種のワクチンは一通り覚えていました。

> Check ■ ■ ■

119A-15 58歳の男性。自宅近くの医療機関で頭部CT異常を指摘され来院した。6か月前から頭痛が出現した。意識は清明。身長168 cm，体重60 kg。脈拍64/分，整。血圧110/80 mmHg。視力，視野に異常を認めない。頭部単純MRIのT1強調冠状断像（**別冊 No. 2A**）とT2強調矢状断像（**別冊 No. 2B**）を別に示す。
　次に行うべき検査はどれか。

a　内分泌検査　　　b　徒手筋力検査　　　c　認知機能検査
d　腹部CT検査　　e　脳脊髄液検査

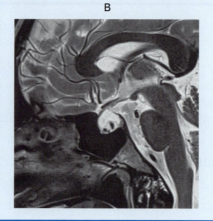

アプローチ
① 58歳の男性の傍鞍部腫瘤 → まず下垂体腺腫，頭蓋咽頭腫を考慮する。
② 6か月前からの頭痛 → 経過が緩徐である。原因疾患は良性であろう。

画像診断

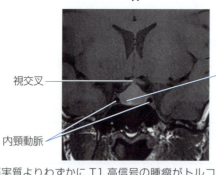

脳実質よりわずかにT1高信号の腫瘤がトルコ鞍を占拠している。腫瘤の輪郭には外に向かって凹の部分がある。これは下垂体腺腫ではなくラトケ嚢胞を考えさせる所見である（下垂体腺腫の輪郭は全周にわたって外に凸である）。

A 医学各論

B

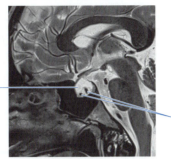

T2高信号の腫瘤

内部にT2低信号の結節

T2高信号の腫瘤がトルコ鞍を占拠している。腫瘤内にはT2低信号の結節が散在している。これは囊胞内容が凝縮したもので，やはりラトケ囊胞に特徴的な所見である。

鑑別診断　一般論として，トルコ鞍近傍の腫瘍性病変では下垂体腺腫，頭蓋咽頭腫は常に鑑別診断に入る。本例は上記のようにラトケ囊胞が最も考えやすいが，鑑別対象はやはりこの2つである。年齢的に胚細胞腫瘍は除外してよい。しかし診断がつかなくても（普通はつかないと思う）解答に支障はない。傍鞍部腫瘍で問題となる症候は常に視野障害と内分泌障害（ラトケ囊胞の場合は高プロラクチン血症，尿崩症が多い）である。その検索が必須である。頭痛の原因は断定できないが，下垂体機能低下による低Na血症は考慮しなければならない。

診断名　ラトケ囊胞

選択肢考察
○a　傍鞍部腫瘍であるから下垂体機能検査は必須である。
×b　徒手筋力検査は末梢性麻痺や筋疾患の評価法である。それだけでも無意味であるが，傍鞍部腫瘍では麻痺は起こらない。
×c　傍鞍部腫瘍では低Na血症による意識障害をきたすことはあるが，認知機能障害は起こらない。
×d　傍鞍部腫瘍で腹部CTの診断的価値は乏しい。下垂体腺腫で多発内分泌腫瘍1型を疑った場合には必要であるが，本例は多発内分泌腫瘍1型を疑う根拠に乏しい。
×e　脳脊髄液で診断に有用な情報が得られる期待はほぼない。

解答率　a 95.6％，b 0.5％，c 1.0％，d 1.1％，e 1.4％

関連知識
1. ラトケ囊胞のMRI所見
　一種の発生異常であるが，本例のように中高年で発見されることもある（この点は頭蓋咽頭腫と同じである）。MRIでT1強調画像では低信号〜高信号のいずれも示すが，T2強調画像では常に高信号を示す。形態上の特徴は「画像診断」で述べた2点である。本例は典型例なので見知っておくとよい。

2. 傍鞍部腫瘍と内分泌障害
(1) 下垂体前葉ホルモン6種のうち，プロラクチンだけは視床下部からのドパミンによって分泌抑制性の調節を受けている（他の5種は視床下部ホルモンから分泌促進性の調節を受けている）。ゆえに傍鞍部腫瘍によって視床下部から前葉への物質輸送が障害されれば高プロラクチン血症をきたす。これがプロラクチノーマ以外の傍鞍部腫瘍でも高プロラクチン血症が起こる理由である。

16 国試119 － 第119回医師国家試験問題解説書

A

医学各論

(2) 下垂体腺腫は前葉由来なので後葉には影響を与えない。つまり下垂体腺腫で尿崩症が起こることは稀である（術後に尿崩症をきたすことはある）。これに対して，頭蓋咽頭腫とラトケ嚢胞では尿崩症が起こり得る。胚細胞腫瘍は視床下部・後葉の腫瘍なので尿崩症が必発である。

正　解　**a**　正答率 **95.6%**

Check ■ ■ ■

119A-16　10歳の女子。感冒時に行われた血液検査で肝障害を指摘され紹介受診した。自覚症状はない。身長 137 cm，体重 36 kg。体温 36.8℃。脈拍 76/分，整。血圧 104/70 mmHg。眼瞼結膜と眼球結膜とに異常を認めない。頸部リンパ節を触知しない。腹部は平坦，軟で，右肋骨弓下に肝を 1 cm 触知する。脾は触知しない。尿所見：蛋白（－），糖（－），潜血（－）。尿中 Cu 排泄量 200 μg/日（基準 80 未満）。血液所見：赤血球 409 万，Hb 12.1 g/dL，白血球 8,100，血小板 33 万。血液生化学所見：AST 156 U/L，ALT 245 U/L，LD 308 U/L（基準 145～270），Cu 25 μg/dL（基準 68～128），セルロプラスミン 12 mg/dL（基準 21～37）。免疫血清学所見：CRP 0.1 mg/dL，HBs 抗原陰性，HCV 抗体陰性，抗 EBV VCA IgM 抗体陰性，抗 EBV VCA IgG 抗体陰性。

　この疾患でみられる所見はどれか。

　a　円錐角膜　　　　　　　　　　　b　視神経萎縮

　c　水晶体混濁　　　　　　　　　　d　Kayser-Fleischer 輪

　e　桜実紅斑〈cherry red spot〉

アプローチ　①10歳の女子，肝障害━━▶先天性もしくは若年性肝障害

　　　　　②眼球結膜と眼瞼結膜に異常なし━━▶黄疸なし

　　　　　③肝を 1 cm 触知する━━▶肝腫大

　　　　　④尿中 Cu 排泄量上昇，血中 Cu 低下，セルロプラスミン低下━━▶銅代謝異常

　　　　　⑤ AST，ALT 上昇━━▶肝機能障害

　　　　　⑥肝炎ウイルス陰性━━▶非感染性肝障害

鑑別診断　　鑑別すべき疾患としては急性肝炎，ウイルス性肝障害，銅代謝異常症が挙がる。「アプローチ」①より先天性や若年性の肝障害を考える。②より黄疸は認めておらず，肝硬変や肝不全は考えにくい。③，⑤，⑥より非感染性肝障害であり，④，⑤，⑥より銅代謝異常による肝障害，すなわち Wilson 病が最も考えられる。

診 断 名　Wilson 病

選択肢考察　×a　円錐角膜の発症リスクはアトピー性皮膚炎などで目を擦る行為や Down 症候群である。円錐角膜の眼所見は Fleischer 輪であり，Wilson 病の Kayser-Fleischer 輪と混同しないこと。

　　　　　×b　メープルシロップ尿症などで生じる。

　　　　　×c　ホモシスチン尿症，ガラクトース血症などで生じる。

○ d　Wilson病では角膜に銅が沈着し，周辺部に茶褐色のKayser-Fleischer輪が生じる。
× e　網膜中心動脈閉塞の所見であり，Tay-Sachs病などの脂質代謝異常症で生じる。

解答率　a 1.9%，b 2.5%，c 0.9%，d 93.4%，e 1.2%

関連知識　Wilson病は男女ともに罹患する銅代謝の障害であり，約30,000人中1人にみられる。罹患者は13番染色体に位置する潜性遺伝子の変異のホモ接合体である。人口の約1％を占めるヘテロ接合のキャリアは無症候性である。

コメント　先天代謝異常による全身所見を理解しておこう。

正解　d　　93.4%

受験者つぶやき
・尿中銅多量からWillson病を考えました。Menkes病についても押さえておきましょう。
・少し古い過去問ですがKayser-Fleischer輪が選択肢にある問題があったのを思い出しました。

Check ■ ■ ■

119A-17　14歳の女子。卵巣腫瘍に対する治療後の検査結果と今後の方針について説明を受けるため両親とともに来院した。約3か月前に右卵黄嚢腫瘍の診断で，右付属器摘出術と大網切除術を実施した。その後，シスプラチン，エトポシド，ブレオマイシン併用の化学療法を3週ごとに4回施行した。α-フェトプロテイン〈AFP〉は術前28,500 ng/mL（基準20以下）から化学療法後10 ng/mLまで低下し，造影CTを含む全ての検査結果で異常を認めず，寛解の判定となった。最終月経は8週間前で，その後再開していない。

今後，定期診察時に毎回行うのが**適切でない**のはどれか。

a　腹部触診　　　　　b　月経の聴取　　　　c　腹部造影CT
d　腹部超音波検査　　e　腫瘍マーカー測定

アプローチ
①14歳の女子　━━▶　月経に関連するのは内分泌疾患が多いが，腫瘍性疾患もある。
②卵巣腫瘍　━━▶　若年者には胚細胞腫瘍，性索間質性腫瘍が比較的多い。
③右卵黄嚢腫瘍の診断　━━▶　悪性胚細胞腫瘍に分類され，片側限局なため病期ⅠA期と判定
④右付属器摘出術と大網切除術を実施　━━▶　正常な健側付属器と子宮を温存して妊孕性を維持できた。
⑤シスプラチン（P），エトポシド（E），ブレオマイシン（B）併用　━━▶　標準治療のBEP療法が行われた。
⑥化学療法を3週ごとに4回施行　━━▶　BEP療法が標準的な間隔・回数で施行された。
⑦α-フェトプロテイン〈AFP〉　━━▶　腫瘍マーカーが陽性なら，卵黄嚢腫瘍か胎芽性癌を考える。
⑧術前28,500 ng/mLから10 ng/mLまで低下　━━▶　手術と化学療法による治療効果を反映している。
⑨全ての検査結果で異常を認めず，寛解の判定　━━▶　追加治療は必要なく，定期診察を行うと判断した。
⑩最終月経は8週間前で，その後再開なし　━━▶　抗癌剤による続発性無月経を考える。

鑑別診断 若年女性の卵巣腫瘍が悪性胚細胞性に分類される卵黄嚢腫瘍だった（「アプローチ」①〜③）。若年者の妊孕性の温存のための標準治療が行われた（④〜⑥）。術後の補助療法を3〜4回行うのが標準であり（⑤，⑥），治療効果の評価は画像検査と腫瘍マーカー測定で行い，無再発・転移を確認した（⑦〜⑨）が，抗がん剤による治療期間中から無月経が発症した（⑩）ので，抗癌剤による卵巣毒性を疑う。

悪性胚細胞腫瘍の妊孕性温存治療の術後3か月経過した時点で再発転移がない場合，今後の定期診察では侵襲度が低くて確実な評価ができる検査が必要。どの選択肢も再発転移の検索には有用であるが，再発転移の疑いが低い現状では侵襲度の高い検査は避けるべきである。特に術後3か月以上経過して続発性無月経が生じた点から，卵巣毒性がある造影CTの頻回施行は避けるのが望ましいと認識すると正解が見えてくる。

診断名 卵黄嚢腫瘍の術後補助化学療法後約3か月経過，無月経

選択肢考察
○ a 腹部腫瘤としての卵巣腫瘍の再発の有無を検索する。
○ b 抗癌剤による卵巣機能障害の有無を検索する。また基礎体温を記録するのも勧められる。
× c 造影CTはエックス線被曝が大きく，卵巣機能に障害を及ぼすので頻回は避ける。
○ d 非侵襲性の有効な検査であり，毎回施行できる。
○ e 手術と抗癌剤治療で劇的に基準値以下になったので，再発の検索に有用。

解答率 a 0.4％，b 0.2％，c 98.1％，d 0.1％，e 1.0％

関連知識
・抗がん剤や放射線は卵巣毒性があり，続発性無月経の原因となる。白血病などの治療薬のシクロホスファミド，イホスファミドなどが高リスクの卵巣毒性として，卵子数を減少させ，発育卵胞に影響を与え卵巣機能不全を引き起こす。卵巣毒性が発生する抗癌剤の投与量や放射線照射量が知られている。
・BEP療法は悪性胚細胞腫瘍（卵巣/精巣）の治療として治癒効果が高い化学療法の組合せ（レジメン）として評価されているので，生殖可能女性における妊孕性温存のためには，患側付属器切除と大網切除術に加えてBEP療法を規定どおり（投与量と投与間隔）加えることが標準治療であり，高い治癒効果が得られている。

正解 c 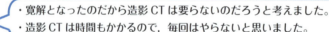正答率 98.1％

・寛解となったのだから造影CTは要らないのだろうと考えました。
・造影CTは時間もかかるので，毎回はやらないと思いました。

A 医学各論

Check ■ ■ ■

119A-18 57歳の男性。1か月前からの両側耳閉感を主訴に来院した。右鼻腔ファイバースコープ像（別冊 No. 3A）と頭頸部造影CT（別冊 No. 3B）を別に示す。組織生検の結果は扁平上皮癌であった。
この疾患で正しいのはどれか。
a 転移を伴うことは少ない。　　b EBウイルスが原因となる。
c 欧米では高頻度にみられる。　d 急性中耳炎を併発しやすい。
e 早期癌で見つかることが多い。

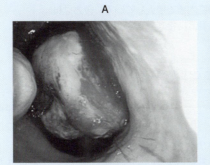

アプローチ　①1か月前からの両側耳閉感 → 耳管咽頭口閉塞による耳管狭窄症状
②組織生検の結果は扁平上皮癌

画像診断

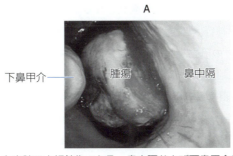

右鼻腔の内視鏡像である。鼻中隔および下鼻甲介後方の上咽頭に白色調で出血と壊死を伴う腫瘤を認める。

B

鼻腔，上顎洞，上咽頭を含む軸位断 CT 像である。腫瘍は鼻中隔の後方の上咽頭を占拠し，左は鼻腔内まで侵入している。後方は椎前筋への浸潤を認め，外側は内頸動脈に接するまで進展している。

診断名 上咽頭癌

選択肢考察
× a 発見時に頸部リンパ節転移を認めることが多い。
○ b 正しい。
× c 東南アジアで高頻度にみられる。
× d 滲出性中耳炎を併発しやすい。
× e 頸部リンパ節転移，神経浸潤による神経症状など，進行癌として発見されることが多い。

解答率 a 1.1％，b 91.5％，c 1.6％，d 4.4％，e 1.3％

関連知識
　上咽頭癌は頭頸部癌の一つで，中高年の発症が多い。他の頭頸部癌と同様，大多数が扁平上皮癌である。解剖学的に silent area と呼ばれ，観察が困難な部位であり，頸部リンパ節転移や脳神経症状などをきたした進行癌として発見されることが多い。浸潤する脳神経症状としては，舌咽神経（Ⅸ），迷走神経（Ⅹ），副神経（Ⅺ），舌下神経（Ⅻ）が主であるが，錐体尖経由で上位脳神経（Ⅱ～Ⅷ）の障害を起こすこともある。脳神経障害による身体症状，所見を理解する必要がある。また，上咽頭には耳管咽頭口があり，閉塞による滲出性中耳炎が初発症状となることもある。頭頸部癌の所属リンパ節は頸部リンパ節であり，上咽頭癌では咽頭後部リンパ節（Rouviéreリンパ節）から上内深頸リンパ節を経由して下部に進展する。進行癌として発見されることが多く，手術が困難な部位であり，治療は放射線化学療法となることが多い。

正解 b　**正答率** 91.5％

受験者つぶやき
・解剖は本当に苦手でしたが，きっと上咽頭なのだろうと考えました。
・画像が読めなかったので，鼻腔ファイバーで見える扁平上皮癌というヒントから考えました。

A　医学各論　**21**

A
医
学
各
論

Check ■ ■ ■

119A-19　52歳の女性。健康診断の胸部エックス線写真で異常を指摘され来院した。3か月前から咳嗽が出現していたが医療機関を受診していなかった。既往歴に特記すべきことはない。職業は小学校教員。胸部単純CTで右肺上葉に気管支拡張病変と空洞を認めた。患者は喀痰検体を提出し帰宅した。同日の夕方，細菌検査室から喀痰抗酸菌染色が陽性であると医師に報告があった。

　　この時点で医師が行う対応で正しいのはどれか。

　　a　勤務先に連絡する。　　　　　　b　保健所に報告する。

　　c　抗結核薬を投与する。　　　　　d　自宅待機を指示する。

　　e　患者にN95マスクを着用させる。

アプローチ　①52歳の女性

②健康診断の胸部エックス線写真で異常を指摘 ➡ 呼吸器の感染症・腫瘍を示唆

③3か月前から咳嗽が出現していたが医療機関を受診していなかった ➡ 呼吸器疾患の存在

④職業は小学校教員 ➡ 声を出す職業であり，多数の生徒らとの接触が懸念される。

⑤胸部単純CTで右肺上葉に気管支拡張病変と空洞 ➡ 結核を含む感染症・肺囊胞・真菌感染などを示唆

⑥同日の夕方，細菌検査室から喀痰検体の喀痰抗酸菌染色が陽性との報告 ➡ 好酸菌の感染症であるが，肺結核症とは確定していない。非結核性抗酸菌症も考えられる。

鑑別診断　「アプローチ」②の検査所見，③の経過からは慢性の呼吸器疾患が考えられる。⑤の画像所見と⑥の検査所見から肺結核症あるいは非結核性抗酸菌症が示唆され，排菌状態であり，④の職業から集団感染が懸念される。このため自宅待機が望ましい。

診断名　非結核性抗酸菌症あるいは肺結核症

選択肢考察　×a　勤務先に連絡することは守秘義務違反（刑法）となり**禁忌**となりうる。

　　×b　保健所に肺結核疑似症としての報告は行ってよいが，PCR検査を指示されるのみである。🈟

　　×c　肺結核症と確定診断されておらず，抗結核薬の投与は早計である。

　　○d　肺結核症の可能性があるため，感染拡大防止のための自宅待機の指示は適切である。

　　×e　N95マスクを着用するのは医療者側の対策である。

解答率　a 1.1%，b 33.5%，c 0.7%，d 64.4%，e 0.3%

関連知識　＜喀痰検査＞

・喀痰塗抹検査：喀痰を顕微鏡で観察し，結核菌の有無を確認する。迅速に結果を得られるが，結核菌の量が少ない場合は陰性となることがある。また，塗抹のみでは肺結核症あるいは非結核性抗酸菌症かは判断できない。塗抹陽性であれば排菌しているため自宅待機が原則となる。

・喀痰核酸増幅検査（PCR検査）：喀痰中の結核菌の遺伝子を増幅させ，結核菌の有無を迅速に確認する。近年，結核菌の迅速診断法として普及している。

コメント	肺結核の診断や集団感染を予防するための，実例に即した良問である。
正解	d　正答率 64.4%

受験者つぶやき
・結核と確定はしていないが，その可能性があると読み替えるとおのずと答えは見えてきます。N95マスクは苦しいので患者が外してしまうことのないようにサージカルマスクをつけます。
・喀痰抗酸菌検査陽性だけでは結核か非結核性抗酸菌かわからないと思い，結核だったとしてもそうでなかったとしても困らない選択肢を選びました。

Check ■■■

119A-20 54歳の男性。瘙痒を伴う体幹と四肢の皮疹とを主訴に来院した。20年前から頭痛に対してNSAIDを頓用している。2年前から6か月に1回程度，同様の皮疹が同じ部位に生じ，約2週間で自然消褪して，色素沈着が残るようになった。3日前にNSAIDを内服後，いつもと同じ部位に皮疹が出現した。薬剤リンパ球刺激試験でNSAIDは陽性であった。体幹の写真（別冊 No. 4）を別に示す。

診断はどれか。

a 固定薬疹
b 尋常性乾癬
c 薬剤性過敏症症候群
d Gibertばら色粃糠疹
e Stevens-Johnson症候群

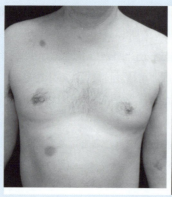
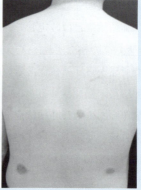

アプローチ
① 20年前から NSAID 頓用内服 ⟶ 感作期間を示唆
② 6か月に1回程度，同部位に皮疹が生じる ⟶ NSAID の頓用間隔
③ 自然に消退して，色素沈着が残る ⟶ 急性疾患は否定的
④ NSAID 内服後に皮疹が出現。薬剤リンパ球刺激試験〈DLST〉陽性 ⟶ 薬剤性を示唆

画像診断 軀幹に類円形，境界明瞭な紅斑が生じている。

鑑別診断 「アプローチ」④より薬剤性が示唆され，尋常性乾癬，Gibertばら色粃糠疹は否定的。③より，急性な経過である，薬剤性過敏症症候群，Stevens-Johnson症候群は否定的。以上に加え，①，②および臨床症状により，固定薬疹の診断に至る。

診断名 固定薬疹

選択肢考察 ○a 同一薬剤を摂取するたびに同一部位に皮疹を繰り返す。口囲，口唇，外陰などの皮膚粘

膜移行部や四肢に好発するため，本例の出現部位は典型的ではない。アセトアミノフェン，NSAID，テトラサイクリン，総合感冒薬に含まれる催眠鎮静薬アリルイソプロピルアセチル尿素で生じやすい。

×b 表皮の炎症と角化細胞のターンオーバー亢進による。慢性に経過し，増悪と寛解を繰り返す。Köbner現象（健常皮膚部に摩擦などの刺激を加えると，病変を生じる現象）により，肘頭や膝蓋，被髪頭部，殿部などの刺激を受けやすい部位に繰り返し生じやすい。

×c 重症薬疹の一型。薬剤に対するアレルギー反応と，潜伏感染していたヒトヘルペスウイルス6型の再活性化によって生じる。原因薬剤内服後2〜6週で発熱，急速に広がる紅斑，肝機能障害，好酸球増多，末梢血異型リンパ球を認める。

×d 一過性の原因不明の炎症性角化症。急激に体幹・四肢に卵円形，大小不同で辺縁に鱗屑を伴う紅色局面が多発する。通常1〜3か月で自然消退し，再発はまれ。

×e 重症薬疹の一型。多形紅斑に加え，粘膜病変（眼瞼，口唇口腔，外陰部）を有し，発熱や関節痛など全身症状を伴う。適切な治療を行わないと中毒性表皮壊死症〈TEN〉に発展し，肺炎や腎不全などにより致命的になる。また，角結膜炎により失明するリスクもある。

解答率 a 98.7％，b 0.1％，c 0.9％，d 0.1％，e 0.1％

コメント 本例は固定薬疹として典型的な経過であり，臨床でも頭痛・生理痛によるNSAID内服が原因として多い。一方で，原因薬剤は頓服していることが多く，患者本人が皮疹の原因として訴えてくるケースは少ない。また問診票の内服歴欄に，毎日飲む薬は書いても，頓服薬を書かないケースもある。「同一部位に繰り返す皮疹」というキーワードから，固定薬疹を想定した問診を行う必要がある。

正解 a **正答率** 98.7％

受験者つぶやき
・同一部位に生じることから薬疹を考えました。
・薬剤関連の湿疹は過去問でも何度も出題されていて，他のものと併せて確認していました。

Check ■ ■ ■

119A-21 38歳の女性。尿検査の異常を指摘され来院した。3年前に2型糖尿病と診断され，自宅近くの医療機関にて内服治療中である。糖尿病網膜症はない。2年前に尿潜血陽性を指摘された。3か月前から尿蛋白も認め，精査のため紹介受診した。身長152cm，体重76kg。血圧124/70mmHg。口蓋扁桃に腫大を認める。心音と呼吸音とに異常を認めない。下腿に圧痕性浮腫を認めない。尿所見：蛋白2＋，潜血2＋，尿蛋白/Cr比1.8g/gCr，尿沈渣に赤血球20〜29/HPF。血液所見：赤血球383万，Hb 11.6g/dL，Ht 36％，白血球7,300，血小板25万。血液生化学所見：総蛋白7.0g/dL，アルブミン4.0g/dL，AST 24U/L，ALT 30U/L，LD 155U/L（基準124〜222），γ-GT 20U/L（基準9〜32），尿素窒素16mg/dL，クレアチニン0.6mg/dL，尿酸5.7mg/dL，血糖98mg/dL，HbA1c 6.1％（基準4.9〜6.0），総コレステロール170mg/dL，トリグリセリド97mg/dL，Na 142mEq/L，K 4.0mEq/L，Cl 107mEq/L。免疫血清学所見：CRP 0.1mg/dL，抗核抗体陰性，血清補体値（CH_{50}）35U/mL（基準30〜40）。腎生検のPAS染色標本（**別冊 No.5**）を別に示す。

最も考えられる疾患はどれか。

a　IgA腎症　　　　　　　　　　　　b　糖尿病腎症
c　急性間質性腎炎　　　　　　　　　d　巣状分節性糸球体腎炎
e　膜性増殖性糸球体腎炎

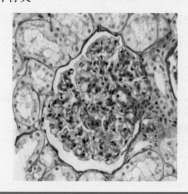

▶臨床eye　**Step1**　38歳女性　尿検査異常

壮年女性の尿検査異常であり，腎疾患，尿路疾患，膀胱疾患，尿道疾患，婦人科疾患を鑑別とする。

Step2　病歴，身体所見

①3年前に2型糖尿病，網膜症はない ⟶ 糖尿病の発症から期間が短く，糖尿病の合併症が存在する可能性は低い。
②2年前に尿潜血陽性 ⟶ 糖尿病腎症第3期以降であれば尿蛋白は考えられるが，尿潜血陽性は考えにくい。
③3か月前から尿蛋白 ⟶ 尿潜血が尿蛋白に先行している。IgA腎症などの尿潜血が優位となる慢性糸球体疾患，尿路感染症や結石，腫瘍などを鑑別とする。

④身長152 cm, 体重76 kg ━━▶ BMI≧25であり, 肥満症である。
⑤口蓋扁桃に腫大 ━━▶ 扁桃炎の存在を示唆する。溶連菌感染後の急性糸球体腎炎の存在も鑑別となるが, 2年前からの尿潜血は慢性的であり, IgA腎症の存在を疑う。

Step 3　検査所見

⑥尿蛋白2+, 尿潜血2+, 尿蛋白/Cr比1.8 g/gCr, 尿沈渣に赤血球20〜29/HPF ━━▶ ネフローゼレベルには至っておらず, 尿潜血が目立つ。
⑦尿素窒素16 mg/dL, クレアチニン0.6 mg/dL ━━▶ 糸球体濾過量は正常範囲である。
⑧血糖98 mg/dL, HbA1c 6.1% ━━▶ 糖尿病はコントロールできている。糖尿病腎症の可能性はやや下がる。
⑨抗核抗体陰性 ━━▶ ループス腎炎は否定的
⑩血清補体値正常 ━━▶ 急性糸球体腎炎, ループス腎炎, 膜性増殖性糸球体腎炎, コレステロール塞栓症による腎梗塞, クリオグロブリン血症の否定
⑪腎生検PAS染色 ━━▶ メサンギウム基質拡大とメサンギウム細胞増殖を認め, メサンギウム増殖性糸球体腎炎である。

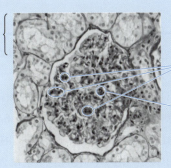

Step 4　総合考察

　糖尿病患者の尿検査異常であり, 糖尿病腎症を疑うが, 糖尿病歴が浅く, コントロールできていること, 尿潜血が先行していることなどから, 他の糸球体疾患, もしくは合併を疑う。慢性的な尿潜血と扁桃炎を認め, 腎生検でメサンギウム増殖性糸球体腎炎を認めることから, 免疫染色でのIgAの提示はないが, IgA腎症を最も疑う症例である。

診断名　IgA腎症

選択肢考察
○a　IgAの免疫染色は提示されていないが, 尿潜血, 扁桃炎, 腎生検でのメサンギウム増殖性糸球体腎炎の所見から最も考えられる。
×b　糖尿病腎症は約2割が正常アルブミン尿でも糸球体障害が進行している症例であることを考えると鑑別を要する。だからこそ腎生検を施行したわけだが, 糖尿病腎症で認める結節性病変や基底膜の肥厚を認めず, 上記の如くIgA腎症の所見である。
×c　腎生検の間質にはほぼ炎症細胞の浸潤を認めず, 否定できる。
×d　巣状分節性糸球体腎炎では, 多くがネフローゼを伴い, 一部糸球体で糸球体硬化を認めるが, 本例では認めない。

× e 膜性増殖性糸球体腎炎では補体低下を認めるが，本例では認めない。また病理的にも係蹄壁の肥厚もなく，否定的である。

解答率 a 74.0%，b 5.3%，c 0.7%，d 15.6%，e 4.4%

関連知識 1つのメサンギウム領域に4個以上のメサンギウム細胞を認めた場合，メサンギウム細胞の増殖と判断し，メサンギウム増殖性糸球体腎炎と判断する。糖尿病腎症でもメサンギウム基質が（多くは結節状に）増加するが，メサンギウム細胞の増殖は認めない。

コメント メサンギウム領域にIgAが沈着している場合はIgA腎症だが，本問でそれを示すと難易度が下がりすぎるために，示していないと考えられる。

正 解 a 　正答率 74.0%

受験者つぶやき
・糖尿病だから糖尿病腎症！と飛びつかないように注意です。口蓋扁桃腫大，血尿とくればIgA血管炎です。血清IgAが高値とならないことも往々にしてあるそうです。
・糖尿病合併症は神経・眼・腎の順に出ると覚えていたので，網膜症がなければ糖尿病性ではないと考えました。

Check ☐☐☐

119A-22 56歳の女性。指先の蒼白化を主訴に来院した。3か月前から寒いところで指先が白くなることを自覚したため受診した。白くなった後は紫，その後に赤へと変化するという。体温36.2℃。脈拍72/分，整。血圧120/76 mmHg。眼瞼結膜と眼球結膜とに異常を認めない。関節の腫脹や圧痛を認めない。手の写真（**別冊 No. 6A，B**）を別に示す。血液生化学所見：CK 121 U/L（基準41～153）。免疫血清学所見：CRP 0.1 mg/dL，抗核抗体640倍（基準20以下），リウマトイド因子〈RF〉86 IU/mL（基準20未満），血清補体値（CH_{50}）34 U/mL（基準30～40），C3 88 mg/dL（基準52～112），C4 36 mg/dL（基準16～51）。爪郭部のダーモスコピー像（**別冊 No. 6C**）を別に示す。

診断はどれか。

a　皮膚筋炎
b　関節リウマチ
c　全身性強皮症
d　結節性多発動脈炎
e　抗リン脂質抗体症候群

A
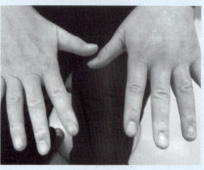

B
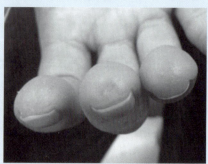

A 医学各論

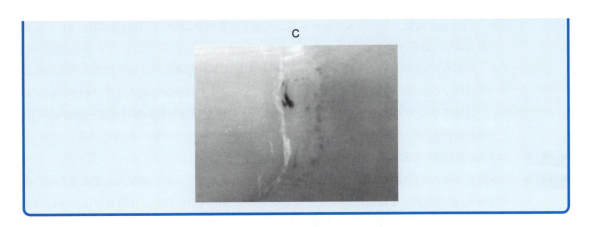

アプローチ
①寒冷時の指先の蒼白化 ⟶ 末梢血管の循環不全を示唆する。
②指先の白→紫→赤の変化 ⟶ Raynaud 現象の典型的所見である。

画像診断

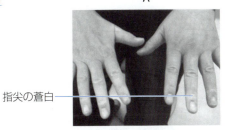

A
指尖の蒼白
手指末節の蒼白化は明らか。

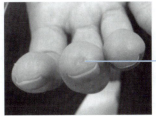

B
指尖の潰瘍
中指の指尖部に潰瘍を認める。

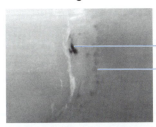

C
爪上皮の線状出血
爪上皮の毛細血管拡張

爪の薄皮に点状出血・線状出血を認め，甘皮に毛細血管拡張がみられる。

鑑別診断 Raynaud 現象と爪上皮周辺の毛細血管所見より容易に全身性強皮症が疑われる。Raynaud 現象と抗核抗体陽性からは，ほかに全身性エリテマトーデスや多発性筋炎/皮膚筋炎も鑑別されるが，指や爪の特徴的な皮膚所見から否定的である。

診断名 全身性強皮症

選択肢考察
×a 約 30% で Raynaud 現象を認めるが，CK 121 U/L と上昇なく，筋痛もないことから可能性は低い。また爪周囲の紅斑をみることはあるが，症例のような爪の変化，潰瘍は認めない。

×b 関節の圧痛や腫脹を認めない，CRP 0.1 mg/dL から少なくとも活動性の関節リウマチの存在は否定的である。RF 86 IU/mL は膠原病などの高ガンマグロブリン血症に伴う非特異的所見と考える。

○ c Raynaud 現象，ダーモスコピー所見から最も可能性が高い。抗核抗体陽性，RF の非特異的陽性も説明がつく。

× d 基本的に CRP など炎症マーカーが陽性である。また皮膚所見として四肢末梢の潰瘍がみられることがあるが，主に下肢に触知できる紫斑や網状皮斑を起こすことが多い。

× e 原発性でも SLE などを背景とする二次性でも皮膚症状は下肢の網状皮斑，潰瘍が多く，本例は合致しない。

解 答 率 a 4.7％，b 2.8％，c 88.1％，d 2.9％，e 1.4％

関連知識 本問ではあえて伏せられていたが，疾患特異的自己抗体はしっかり頭に入れておきたい。多発性筋炎/皮膚筋炎では間質性肺炎を併発しやすい抗 ARS 抗体（抗 Jo-1 抗体はこの中に含まれる），予後不良の間質性肺炎を合併しやすい抗 MDA5 抗体，悪性腫瘍が併発しやすい抗 TIF1 抗体，ステロイドへの良好な反応を示唆する抗 Mi-2 抗体がある。

関節リウマチでは抗 CCP 抗体。RF は中高年，特に女性の場合非特異的に上昇していることがある。

全身性強皮症では限局型で抗セントロメア抗体，汎発型では抗 Scl-70 抗体が出現する。

結節性多発動脈炎では疾患特異的自己抗体はない。

他の血管炎症候群では顕微鏡的多発血管炎と好酸球性肉芽腫性多発血管炎に抗 MPO-ANCA，多発血管炎性肉芽腫症に抗 PR3-ANCA が出現する。抗リン脂質抗体症候群では抗カルジオリピン抗体，抗 β_2 グリコプロテイン I 抗体の出現が知られている。

コメント ダーモスコピーの使用は適応疾患が限定されているため，簡便で有用な検査にもかかわらず皮膚科以外ではあまり普及していない。便宜上の疑い病名をつけて使用するしかない。

正 解 c **正答率** 88.1％

・特異的なマーカーをあえて隠して画像所見で絞らせるという意思を感じました。
・○○徴候などと表現される所見は，文章で書かれてもわかるように勉強していました。

Check ■ ■ ■

119A-23 9 か月の女児。けいれんを主訴に両親に連れられて来院した。生後 5 か月で腹部に皮疹があることに母親が気付いていた。2 週間前から両上肢を伸展挙上し，頭部を前屈する動作が出現した。約 5 秒間隔で 10 回以上反復し，次第に頻度が増加して毎日みられるようになった。同時期からあやし笑いが乏しくなり，ひとり座りが不安定になった。身長 70.5 cm，体重 8.2 kg。体温 36.3℃。脈拍 108/分，整。血圧 82/48 mmHg。呼吸数 32/分。SpO₂ 99％（room air）。心音と呼吸音とに異常を認めない。腹部は平坦，軟で，肝・脾を触知しない。体幹と大腿部に皮疹を 3 個認める。頭部単純 MRI の T2 強調水平断像（別冊 No. 7A）と大腿部の皮疹の写真（別冊 No. 7B）とを別に示す。

最も考えられる疾患はどれか。

a 尋常性白斑　　　　　　　b 結節性硬化症
c 神経線維腫症 1 型　　　　d Sturge-Weber 症候群
e von Hippel-Lindau 病

A 医学各論

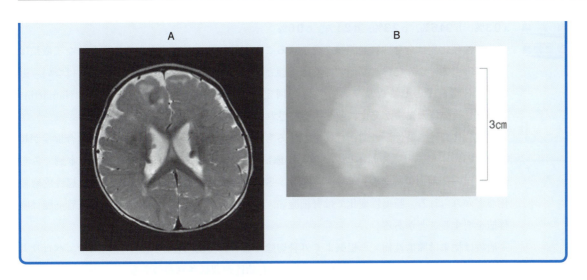

アプローチ ①てんかん様の行動異常が持続する乳児 ➡ 先天的中枢神経系の異常の可能性
② 皮疹の存在 ➡ ①と合わせて母斑の可能性

画像診断

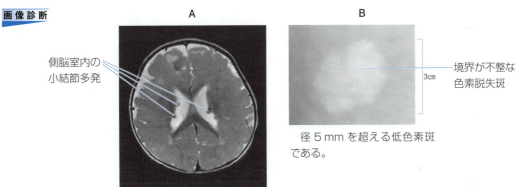

側脳室内の小結節多発

境界が不整な色素脱失斑

径5mmを超える低色素斑である。

側脳室壁に多数の腫瘤を認める。上衣下結節〈SEN〉と思われ、将来的に上衣下巨細胞性星細胞腫〈SEGA〉に進展すると思われる。

鑑別診断 「アプローチ」と「画像診断」を合わせて想起されるのは結節性硬化症である。母斑症全般が鑑別対象になるが、「選択肢考察」の内容で結節性硬化症以外は除外される。写真AのSENは結節性硬化症にしばしばみられ、中枢神経系良性腫瘍であるSEGAに進行する。

診断名 結節性硬化症

選択肢考察
× a 境界明瞭な色素脱失を起こす。写真Bとは異なる。また神経系合併症もみられない。
○ b 「鑑別診断」で述べたとおり、結節性硬化症が最も考えられる。
× c 脳脊髄腫瘍を起こして難治性てんかんをきたすことがあるが、特徴的なカフェ・オ・レ斑を発現する。まさしく茶褐色のカフェオレ色であり写真Bと異なる。
× d 難治性てんかんを起こすが顔面のポートワイン斑が特徴的である。これに加えて頭蓋内血管腫、緑内障を特徴とする母斑である。
× e 皮膚の血管腫、腎細胞癌、小脳腫瘍などを主徴とする母斑症である。色素脱失は通常認めない。

解答率　a 0.3%，b 94.6%，c 2.3%，d 2.1%，e 0.6%

関連知識　結節性硬化症は全身性に過誤腫を発生することが特徴的な母斑症である。古典的な三徴候は知的障害，てんかん発作，顔面の血管線維腫とされるが必ずしもすべて揃うわけではない。近年，責任遺伝子として TSC1 と TSC2 が同定され，これらの遺伝子産物である Hamartin-Tuberin 複合体の異常が発症に関与するとされている。

常染色体顕性〈優性〉の遺伝性疾患であるものの，実際は孤発例が多い。全身性合併症が起こりうる。中枢神経系では本問の SEN，SEGA，てんかんがみられる。皮膚では本例でみられる白斑，顔面血管線維腫，爪下の線維腫，Shagreen Patch と呼ばれる黄色の隆起性皮膚変化などがみられる。腫瘍性変化では腎細胞癌，心臓横紋筋腫があり，肺のリンパ脈管筋腫は肺移植を要することがある。

治療は従来は腫瘍性病変を根気よく外科切除するのみであったが，シロリムスやエベロリムスといった mTOR 阻害薬が導入され，徐々に有効性が認識されつつある。

コメント　母斑症といえば神経線維腫症1型がダントツで出題されていたが，責任遺伝子が解明され理解が進んでからはその他の母斑症も見逃せなくなった。

正解　b　正答率 94.6%

受験者つぶやき
・West 症候群，白斑とくれば結節性硬化症です。
・似たような選択肢を組み合わせた過去問があり，選択肢の他の疾患と併せて勉強していました。

Check ■■■

119A-24　20歳の女性。瘙痒を伴う体幹と四肢の皮疹を主訴に来院した。全身に皮疹が出現し，瘙痒で夜も眠れていない。既往歴にアレルギー性鼻炎がある。エビ，豚肉，卵および牛乳のアレルギーがある。乳児期から瘙痒を伴う皮疹が左右対称性に生じ，消長を繰り返している。小児期は頭部および顔面に紅斑，鱗屑および漿液性丘疹を生じていた。学童期は肘窩や膝窩などに掻破痕を伴う苔癬化局面を形成した。弟に同様の皮膚症状がある。掻破による痒疹と苔癬化局面が全身に多発している。背部の皮疹の写真（別冊 No. 8）を別に示す。血液所見：赤血球 468 万，Hb 13.9 g/dL，Ht 42%，白血球 11,300（桿状核好中球 10%，分葉核好中球 52%，好酸球 17%，好塩基球 1%，単球 6%，リンパ球 14%），血小板 45 万。血液生化学所見：LD 276 U/L（基準 124〜222）。免疫血清学所見：CRP 0.3 mg/dL，IgE 13,384 IU/mL（基準 170 以下）。病変部の病理検査で表皮内に異型リンパ球の浸潤を認めない。
　皮膚症状に対する適切な治療はどれか。
a　抗菌薬内服
b　コルヒチン内服
c　活性型ビタミン D3 外用
d　抗ロイコトリエン薬内服
e　副腎皮質ステロイド外用

A 医学各論

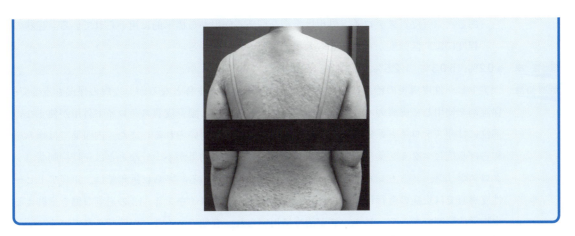

アプローチ ①既往歴にアレルギー性鼻炎がある。エビ，豚肉，卵および牛乳のアレルギーがある ━━▶ アレルギー体質

②乳児期から瘙痒を伴う皮疹，小児期は頭部および顔面に紅斑，鱗屑および漿液性丘疹，学童期は肘窩や膝窩などに搔破痕を伴う苔癬化局面を形成 ━━▶ アトピー性皮膚炎を想起させる描写

画像診断

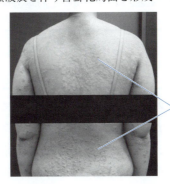

背部全体がアトピー性皮膚炎の慢性化により苔癬化している

鑑別診断 小児期からの病歴とアレルギー歴，「画像診断」での背部の皮疹（掻破による痒疹と苔癬化）からアトピー性皮膚炎と診断できる。

診断名 アトピー性皮膚炎

選択肢考察 ×a 皮膚疾患で抗菌薬内服が必要なのは膿皮症や蜂窩織炎などの化膿性皮膚感染症である。軽度の白血球増多（好中球増多）があるがCRPの上昇はなく，また発熱や全身倦怠感などの全身症状もないことから抗菌薬内服は必要ないと思われる。

×b コルヒチンは主に痛風発作の治療に用いられる抗炎症薬であり，好中球が関与する疾患に有効で，主にT細胞や好酸球が関与する慢性炎症のアトピー性皮膚炎には使用されない。

×c 活性型ビタミンD_3は皮膚の炎症や異常な細胞成長調整のために使用される。乾癬では皮膚の細胞が異常に早く増殖するので，活性型ビタミンD_3外用は細胞成長を正常化し，炎症を抑える効果がある。アトピー性皮膚炎に使用されることは一般的にはない。

×d 抗ロイコトリエン薬は主に気管支喘息やアレルギー性鼻炎の治療に用いられる。アトピー性皮膚炎もアレルギー性炎症反応が関与しているため，ロイコトリエンの抑制が皮膚炎症緩和に寄与する可能性はあるが，アトピー性皮膚炎の標準的治療法ではない。

○e アトピー性皮膚炎の標準治療は症状軽減，炎症抑制，皮膚バリア機能改善，再発予防で

ある。副腎皮質ステロイド外用は炎症を抑える作用から標準的に用いられている。症状の程度により低強度から強力なものまでが使い分けられる。

解 答 率 a 0.2%，b 0.3%，c 2.5%，d 4.1%，e 92.9%

関連知識 アトピー性皮膚炎の治療は副腎皮質ステロイド外用が主体となるが，皮膚の保湿も重要で，保湿剤を使用して皮膚のバリア機能を維持する。ほかに，副腎皮質ステロイド外用が使えない部位には非ステロイド系外用薬（タクロリムスなど）が用いられる。また，内服薬では痒みを和らげる抗ヒスタミン薬や，副腎皮質ステロイド外用の効果が不十分なときは免疫抑制薬（シクロスポリン，メトトレキサート）が用いられることがある。さらに近年では，重症アトピー性皮膚炎では炎症の進行に大きな役割を果たすインターロイキン 4・13 の過剰な働きを抑える生物学的製剤であるデュピルマブが治療に用いられ，有効であることが確認されている。

コメント 設問中に記載のある，病変部の病理検査で表皮内に異型リンパ球の浸潤を認める疾患としては，皮膚 T 細胞リンパ腫が代表的である。

正 解 e　**正答率** 92.9%

受験者つぶやき
・アミロイド苔癬でしょうか。ステロイド外用による酒皶様皮膚炎も押さえておきましょう。
・アトピー性皮膚炎はアレルギーとの関係や学童期の湿疹があるイメージでした。

Check ■ ■ ■

119A-25 日齢 20 の男児。哺乳量の低下と発熱とを主訴に母親に連れられて来院した。在胎 39 週 3 日，体重 3,120 g で出生した。昨日から哺乳量の低下があり，本日 38.6℃ の発熱を認めた。顔色不良で大泉門は膨隆し，易刺激性があった。血液所見：赤血球 412 万，Hb 12.1 g/dL，Ht 36%，白血球 25,000（桿状核好中球 15%，分葉核好中球 65%，単球 10%，リンパ球 10%），血小板 15 万。血液生化学所見：血糖 98 mg/dL，Na 136 mEq/L，K 4.5 mEq/L，Cl 100 mEq/L。CRP 13.8 mg/dL。脳脊髄液所見：細胞数 4,200/mm^3（基準 0〜2）（単核球 22%，多形核球 78%），蛋白 80 mg/dL（基準 15〜45），糖 5 mg/dL（基準 50〜75）。

原因菌で考えられるのはどれか。

a *Haemophilus influenzae*　　　　b *Neisseria meningitidis*

c *Pseudomonas aeruginosa*　　　　d *Streptococcus pneumoniae*

e *Streptococcus agalactiae*〈GBS〉

アプローチ ①日齢 20 ⟶ 新生児期

②哺乳量低下と発熱 ⟶ 感染症が頻度として多い。

③在胎 39 週 3 日，3,120 g ⟶ 成熟児である（早産児や低出生体重児ではない）。

④昨日から哺乳量の低下 ⟶ それ以前までは元気であったと推測されるので急性の疾患が疑われる。

⑤顔色不良 ⟶ 状態が悪い。

⑥大泉門の膨隆 ⟶ 脳圧亢進が示唆される（髄膜炎や脳室内出血など）。

⑦易刺激性 ⟶ 中枢神経の刺激症状の一つ（激しく泣く，おとなしくなるを繰り返す）であ

り，けいれんなどの鑑別が必要

⑧白血球 25,000 と上昇 ⟶ 感染症が疑わしい。

⑨桿状核好中球 15% ⟶ 健常な状態では成熟した分葉核好中球の占める割合が多いが，感染症などではより幼弱な桿状核好中球が増加する。桿状核好中球が約 15% を超えると重症感染が疑われる。また，新生児感染症では全好中球数に占める未熟好中球数の割合（I/T 比）が 0.2 以上である場合は感染症が疑われる（本問題では 0.19）。

⑩ CRP 13.8 mg/dL ⟶ 高値で感染症を疑わせる。

⑪髄液で細胞数の上昇，多形核球が優位，糖が低いなどの所見 ⟶ 細菌性髄膜炎と診断できる。

鑑別診断 新生児期の哺乳不良や発熱，顔色不良を伴う疾患の鑑別としては感染症が代表的だが，代謝病や心疾患などといったショックをきたす疾患も考慮される。本例では症状や髄液所見から診断は明確である。

診断名 細菌性髄膜炎

選択肢考察
- ✕ a *Haemophilus influenzae*〈インフルエンザ桿菌〉は，生後 4 か月以降の髄膜炎の原因として重要な細菌である。
- ✕ b *Neisseria meningitidis*〈髄膜炎菌〉は，我が国では少ないが，発症時期は幼児期以降が多い。
- ✕ c *Pseudomonas aeruginosa*〈緑膿菌〉は，外傷や脳外科処置後の髄膜炎で考慮される。
- ✕ d *Streptococcus pneumoniae*〈肺炎球菌〉は，a と同様に生後 4 か月以降の髄膜炎の原因菌として重要である。
- ○ e *Streptococcus agalactiae*〈B 群連鎖球菌：GBS〉は新生児期に髄膜炎を発症しやすい。

解答率 a 3.3%，b 2.3%，c 0.1%，d 1.1%，e 93.2%

関連知識 年齢により細菌性髄膜炎の原因菌には特徴がみられる。0〜3 か月では GBS，大腸菌，ブドウ球菌，リステリアが多い。GBS は早発型（日齢 0〜6）と遅発型（日齢 7〜89）に大別される。本例は自宅退院後に発症した遅発型と考えられる。

乳幼児期になると肺炎球菌，インフルエンザ桿菌が 2 大起因菌となる。Hib ワクチン，肺炎球菌ワクチン導入後は両菌による髄膜炎は減少している。海外では主要菌種である髄膜炎菌は我が国ではまれである。

コメント 簡単に言い換えると「新生児期に髄膜炎を発症しやすい原因菌はどれか？」という問題である。

正解 e　**正答率** 93.2%

・年齢による髄膜炎起因菌は整理しておきましょう。

・生後数か月はほとんど外出しないため常在菌による髄膜炎が多いと覚えていました。

A

医学各論

Check ☐ ☐ ☐

119A-26 60歳の女性。心窩部痛を主訴に来院した。昨夜，大量飲酒後に激しい心窩部痛があり，軽快しないため受診した。生来健康である。飲酒は焼酎4合/日を30年間。意識は清明。体温 37.2℃。脈拍 100/分，整。血圧 160/92 mmHg。呼吸数 20/分。腸雑音は減弱している。心窩部に圧痛を認めるが反跳痛や筋性防御を認めない。血液所見：赤血球 420万，Hb 12.2 g/dL，Ht 38%，白血球 12,800，血小板 22万。血液生化学所見：総蛋白 6.8 g/dL，アルブミン 4.2 g/dL，総ビリルビン 1.0 mg/dL，直接ビリルビン 0.4 mg/dL，AST 40 U/L，ALT 62 U/L，LD 240 U/L（基準 124〜222），アミラーゼ 2,048 U/L（基準 44〜132），尿素窒素 22 mg/dL，クレアチニン 1.1 mg/dL，Na 136 mEq/L，K 4.0 mEq/L，Cl 104 mEq/L。CRP 1.6 mg/dL。

この患者で重症度判定に必要な画像検査はどれか。

a 腹部造影CT
b 腹部超音波検査
c 超音波内視鏡検査
d 磁気共鳴胆管膵管撮影〈MRCP〉
e 内視鏡的逆行性胆管膵管造影〈ERCP〉

アプローチ ①60歳の女性，大量飲酒後に改善しない激しい心窩部痛，生来健康，飲酒は焼酎4合/日を30年間━━常習飲酒歴のある中年女性に多量飲酒後からの改善しない心窩部痛があり，アルコール性急性膵炎などが疑われる。

②意識は清明。体温 37.2℃。脈拍 100/分，整。血圧 160/92 mmHg。呼吸数 20/分━━頻脈と血圧上昇がみられる。

③腸雑音は減弱している━━腸雑音は急性膵炎の60%にみられる。

④心窩部に圧痛を認めるが反跳痛や筋性防御を認めない━━消化管穿孔などは否定的である。

⑤白血球 12,800，AST 40 U/L，ALT 62 U/L，LD 240 U/L，アミラーゼ 2,048 U/L，尿素窒素 22 mg/dL，クレアチニン 1.1 mg/dL，CRP 1.6 mg/dL━━著明な膵酵素上昇があり急性膵炎が強く疑われる。

鑑別診断 常習飲酒歴があり，多量飲酒後からの改善しない心窩部痛，心窩部の圧痛，著明な膵酵素上昇があることより，急性膵炎の診断は容易である。

診断名 急性膵炎（アルコール性）

選択肢考察 ○a 造影CTで膵壊死部の検出，炎症波及域の評価を行う。

×b 低侵襲だが，消化管ガスで膵や膵周囲組織の描出が不良なことがある。

×c 急性膵炎の成因診断には有用だが，重症度判定には適切ではない。

×d これも急性膵炎の成因診断に有用だが，重症度判定には適切ではない。

×e 重症度判定には不適切である（**禁忌肢**）。

解答率 a 86.1%，b 6.8%，c 2.6%，d 3.7%，e 0.8%

関連知識 急性膵炎の重症例は，軽症例と比較して，いまだ致命率が高いため，入院時には適切な治療方針決定のための重症度判定が必要である。画像検査での重症度判定としては造影CTが推奨される。超音波内視鏡検査は，総胆管結石，膵管内乳頭粘液性腫瘍，膵胆管合流異常などの急

A　医学各論　35

性膵炎の成因診断に有用であるが，重症度判定には適していない。ERCP は急性膵炎の診断には不要で，膵炎をさらに悪化させる可能性もある。

正　解　a　**正答率 86.1%**

受験者つぶやき
・急性膵炎の重症度判定は造影 CT だけでなく，項目を押さえておくべきです。ゴロ合わせで，覚えやすいものがあります。
・急性膵炎の重症度判定に用いる項目に関する過去問があり，その解説で勉強していました。

Check ■ ■ ■

119A-27　45 歳の男性。飲酒の量が多いのではないかと心配した妻に連れられて来院した。初回飲酒は 20 歳，次第に飲酒回数と量が増え，30 歳ごろから連日飲酒するようになった。最近数か月間の飲酒量は，日本酒 1 升/日で会社に行くことができなくなっていたという。診察時，アルコール臭が強く意識がもうろうとしている。身長 175 cm，体重 58 kg。脈拍 80/分，整。血圧 140/82 mmHg。眼球運動障害と失調性歩行を認める。血液所見：赤血球 368 万，Hb 10.9 g/dL，Ht 37%，白血球 3,800，血小板 11 万。血液生化学所見：総蛋白 5.5 g/dL，アルブミン 2.9 g/dL，総ビリルビン 1.2 mg/dL，直接ビリルビン 0.6 mg/dL，AST 88 U/L，ALT 76 U/L，LD 177 U/L（基準 124〜222），ALP 103 U/L（基準 38〜113），γ-GT 302 U/L（基準 13〜64），アミラーゼ 135 U/L（基準 44〜132），CK 342 U/L（基準 59〜248），アンモニア 40 μg/dL（基準 18〜48），尿素窒素 12 mg/dL，クレアチニン 0.6 mg/dL，尿酸 10.9 mg/dL，血糖 88 mg/dL，HbA1c 6.1%（基準 4.9〜6.0），Na 131 mEq/L，K 4.4 mEq/L，Cl 97 mEq/L。

　追加の血液検査結果を待たずに，この患者に投与すべきなのはどれか。

　a　亜　鉛　　　　　　b　鉄　剤　　　　　　c　葉　酸
　d　ビタミン D　　　　e　ビタミン B1

アプローチ　①連日の大量飲酒 ━━ アルコール関連疾患

②意識がもうろう ━━ アルコール関連疾患で意識障害となるのは，急性アルコール中毒？　肝性脳症？　Wernicke 脳症？　低血糖？　電解質異常？

③眼球運動障害と失調性歩行 ━━ Wernicke 脳症を疑う。

④アンモニア・血糖・電解質に大きな異常なし ━━ 上記②のうち肝性脳症・低血糖・電解質異常は否定的

⑤赤血球 368 万，Hb 10.9 g/dL，Ht 37% ━━ MCV 101 fL の軽度大球性貧血

鑑別診断　「アプローチ」で提示した考察により，Wernicke 脳症が最も考えられる。

診断名　Wernicke 脳症

選択肢考察　× a　亜鉛欠乏の治療は緊急性に乏しい。

× b　Hb 10.9 g/dL の軽度貧血では，緊急の鉄補充の対象とはならない。

× c　アルコール多飲は葉酸欠乏の原因となりうるが，緊急性はない。

× d　過剰な飲酒は肝臓におけるビタミン D の代謝を阻害して血中カルシウムを低下させる

が，Ca・P等の追加検査を待たずに投与する必要はない。
○ e Wernicke脳症は早期にビタミンB_1を大量に投与すれば回復するが，治療が遅れると死亡したり後遺症を残したりする。ビタミンB_1欠乏状態で糖質輸液を行うと，さらなるビタミンの枯渇を生じWernicke脳症を増悪させる。

解答率 a 0.1％，b 0.0％，c 0.1％，d 0.1％，e 99.5％

関連知識 Wernicke脳症のMRI所見として，中脳水道周囲灰白質・乳頭体・視床内側のT2/FLAIR高信号が有名である。

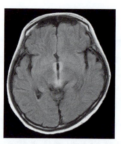

（110 I-22 の画像A）

正解 e **正答率** 99.5％

受験者つぶやき
・Wernicke脳症の予防を考えました。
・ビタミン欠乏の症状と原因をまとめて学習しておくと良いと思います。

Check ■■■

119A-28 70歳の男性。発熱と喀痰を主訴に来院した。7日前に発熱が出現し，自宅近くの診療所を受診したところインフルエンザと診断された。治療によって一旦は解熱したが，昨日から再び発熱したため受診した。既往歴に糖尿病がある。意識は清明。体温38.9℃。脈拍120/分，整。血圧90/62 mmHg。呼吸数28/分。SpO_2 92％（room air）。呼吸音は胸部全体でcoarse cracklesを聴取する。血液所見：赤血球466万，Hb 13.9 g/dL，Ht 47％，白血球19,300（桿状核好中球5％，分葉核好中球83％，好酸球1％，好塩基球0％，単球1％，リンパ球10％），血小板26万。血液生化学所見：血糖180 mg/dL，HbA1c 8.2％（基準4.9～6.0）。CRP 15 mg/dL。胸部単純CT（別冊No. 9A）と喀痰Gram染色標本（別冊No. 9B）を別に示す。血液培養検査でも同じ微生物が検出された。

原因微生物はどれか。

a *Candida albicans*
b *Legionella pneumophila*
c *Mycoplasma pneumoniae*
d *Pseudomonas aeruginosa*
e *Staphylococcus aureus*

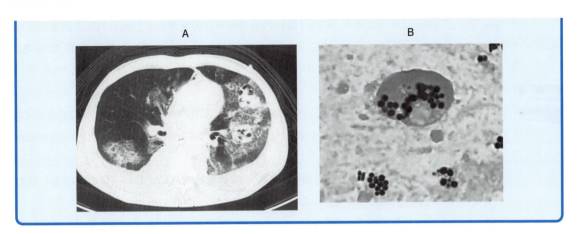

アプローチ

① 70歳の男性 ⟶ 高齢の男性

② 7日前に発熱 ⟶ 急性の病態

③ インフルエンザ治療で解熱後の再発熱 ⟶ インフルエンザの再増悪あるいは続発性の病態

④ 体温38.9℃，脈拍120/分 ⟶ 代謝が亢進する病態

⑤ 呼吸数28/分，SpO₂ 92%（room air）⟶ 努力呼吸にもかかわらず酸素飽和度の低下がある．

⑥ coarse crackles 聴取 ⟶ 肺炎の存在を示唆

⑦ 白血球19,300，分葉核好中球83% ⟶ 細菌感染による炎症を示唆

⑧ CRP 15 mg/dL ⟶ 激しい炎症や組織障害を示唆

⑨ 喀痰染色，血液培養で同じ微生物の確認 ⟶ 起炎菌を示唆

画像診断

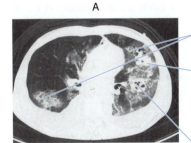

両肺にすりガラス陰影を主体とした浸潤陰影がある

左肺にはCT濃度が高い部分（consolidation）と，その周囲にリング状にすりガラス陰影がみられる所見（halo sign）がある

空洞と判断される陰影が確認される

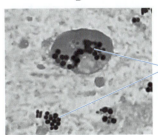

喀痰Gram染色標本ではGram陽性球菌が確認できる

鑑別診断　臨床所見，経過からインフルエンザの後の急性肺炎と考えられる．抗菌薬選択の観点からも起炎菌の鑑別が求められる．病歴，採血検査，画像検査からは細菌，真菌のいずれの可能性も考えられるが，インフルエンザ後感染としては肺炎球菌やブドウ球菌肺炎の頻度が高い．空洞はブドウ球菌，クレブシエラ，抗酸菌感染でみられるが，カンジダ感染ではまれとされる．

Candida albicans は真菌であり，Gram 陽性の酵母型形態の発芽胞子と菌糸形態の両者が混在している。*Legionella pneumophila*，*Pseudomonas aeruginosa* は Gram 陰性桿菌である。*Mycoplasma pneumoniae* は細菌より小さく細胞壁を持たず Gram 染色では染色されない。

診断名 ブドウ球菌肺炎

選択肢考察
× a　CT 上 halo sign を示しうるが，空洞形成はまれであり，Gram 染色所見が異なっている。
× b　レジオネラに汚染された細かい霧やしぶき（エアゾル）吸入によって感染する。Gram 染色所見が異なっている。
× c　60 歳未満の感染頻度が高く，頑固な咳嗽，胸部身体所見に乏しい，白血球増加を伴わない等の特徴が合致せず，Gram 染色も異なっている。
× d　緑膿菌肺炎は院内肺炎の頻度の方が高く，基礎疾患のない患者での市中肺炎の頻度は低い。Gram 染色も異なっている。
○ e　インフルエンザ感染後での発症，画像所見，Gram 染色所見などが合致しており起炎菌と考えられる。

解答率 a 0.4%，b 0.3%，c 0.6%，d 1.5%，e 97.2%

関連知識 肺炎をはじめとした感染症および診断に用いられる染色法と染色所見を整理して記憶することが求められる。画像所見では，空洞形成や散布陰影などの典型画像，好発部位や陰影の広がりを疾患ごとに関連させて記憶する。

正　解 e　**正答率** 97.2%

受験者つぶやき
・肺炎を起こす Gram 陽性球菌を選びました。
・Gram 染色から菌を同定する問題は定期的に出題されていると思います。

Check ☐ ☐ ☐

119A-29 生後 18 時間の男児。呼吸心拍モニターのアラームが鳴ったため，診察している。在胎 31 週，体重 1,600 g，Apgar スコア 7 点（1 分），9 点（5 分）で出生した。早産と低出生体重児のため NICU に入院した。生後 18 時間ごろに呼吸心拍モニターのアラームが 1〜2 分鳴ったが自然に改善した。診察中，呼吸心拍モニターのアラームは鳴っていない。体温 37.0℃。心拍数 140/分，整。血圧 70/40 mmHg。呼吸数 50/分。SpO₂ 98%（room air）。皮膚は赤く，チアノーゼは認めない。大泉門は開大している。心音と呼吸音とに異常を認めない。腹部は平坦，軟で，肝・脾を触知しない。アラームが鳴っていた時の心拍数，SpO₂ および胸郭の動きを記録した呼吸心拍モニター画面（**別冊 No. 10**）を別に示す。
　　最も考えられる疾患はどれか。
　　a　Fallot 四徴症　　　b　一過性多呼吸　　　c　Ⅱ度房室ブロック
　　d　未熟児無呼吸発作　　e　Wilson-Mikity 症候群

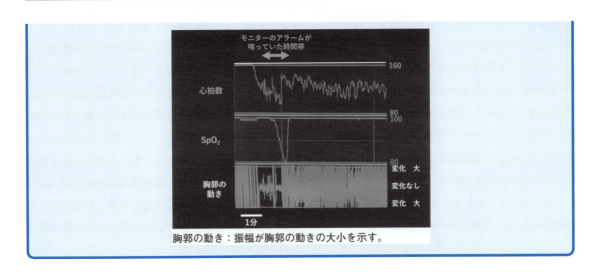

アプローチ
①生後 18 時間 ⟶ 出生直後ではなく，生後しばらくしてから発症した。
②呼吸心拍モニターのアラームが鳴った ⟶ モニターで何らかの異常が検知された。
③在胎 31 週，体重 1,600 g ⟶ 早産，低出生体重児で未熟性がある。
④Apgar スコア 7 点（1 分），9 点（5 分）⟶ 仮死なく出生している。生まれたときの状態は悪くない。
⑤モニターのアラームが 1〜2 分鳴ったが自然に改善 ⟶ 治療介入をせずに自然に回復した。
⑥体温 37℃。心拍数 140/分，整。血圧 70/40 mmHg，呼吸数 50/分。SpO$_2$ 98%（room air）⟶ バイタルは問題なし
⑦皮膚は赤く，チアノーゼは認めない。大泉門は開大している。その他，診察上の異常所見なし ⟶ 正常所見である。

画像診断

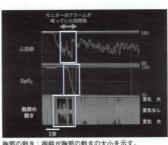

胸郭の動きが弱くなり（下段）
続いて心拍数の低下（上段）
SpO$_2$ の低下が認められる（中段）
＝胸郭の動きが弱くなるのが最初である

ポイントは，胸郭の動きが少なくなり，それから少し遅れて心拍数の低下，SpO$_2$ の低下が認められる点である。胸郭運動の消失から無呼吸発作と考えられる。週数が早産であることや自然に回復していることから未熟児無呼吸発作であることがわかる。

鑑別診断　「アプローチ」③，④，⑥，⑦から早産児，低出生体重児で出生しており，バイタルサインや呼吸状態も良好なため，基本的な状態は良いと思われる。①，②，⑤から生後しばらくしてから発症したこと，モニターで感知されたが自然回復したことから，一過性のイベントであると推測される。心疾患や呼吸器疾患はこの内容のみからは考えにくい。感染症に伴う無呼吸発作はよく経験するが，この内容だけでは感染症は考えにくい。

診断名　未熟児無呼吸発作

選択肢考察

× a　Fallot 四徴症〈TOF〉はチアノーゼ発作を起こす疾患である。新生児期に TOF でチアノーゼ発作を起こすことはまれで，生後 6 か月以降に多い。チアノーゼ発作は啼泣などのストレスを契機に肺血流が減少し，動脈血酸素飽和度が低下する。チアノーゼが出現するが，胸郭の動きの制限や徐脈を伴うことはない。また発症時期からも考えにくい。

× b　一過性多呼吸は肺水の吸収遅延によって生直後からの多呼吸が持続する病態である。持続的な多呼吸とそれに付随する胸郭の動きがみられる。

× c　胸郭の動きが先行して弱くなり，徐脈や SpO₂ の低下が認められているため，心原性の不整脈は考えにくい。徐脈が先に認められた場合，不整脈が存在する可能性もあるが，「最も考えられる疾患」としては頻度が低いこと，SpO₂ の著明な低下がみられること（不整脈のみでは SpO₂ は著明には下がらない），自然回復が早いことなどから，Ⅱ度房室ブロックは考えにくい。

〇 d　未熟児無呼吸発作は早産児で最も頻度が高いものである。20 秒以上の呼吸停止，あるいは 20 秒未満の呼吸停止でも酸素飽和度の低下や徐脈を伴うものを指す。早産児（34 週未満）の呼吸中枢の未熟性や上気道の閉塞によって生じる。胸郭の動きが弱くなり，それに付随して心拍数の低下（徐脈），SpO₂ の低下が認められる。また自然に改善し，改善後は症状がないことから，本例は未熟児無呼吸発作と考えられる。

× e　1960 年に Wilson と Mikity が RDS〈新生児呼吸窮迫症候群〉のない未熟児に起こる慢性の呼吸障害を Wilson-Mikity 症候群〈WMS〉として報告した。藤村らは WMS は絨毛膜羊膜炎，血清 IgM 高値を伴う子宮内炎症を基盤として発症する慢性肺疾患であることを報告した。WMS は慢性的な呼吸障害という概念であり，子宮内炎症を伴い，生後 28 日を過ぎても呼吸窮迫症状が持続する状態であれば WMS と考えられるが，今回のエピソードのみでは WMS と診断することはできない。

解答率　a 0.2%，b 2.8%，c 0.5%，d 96.2%，e 0.3%

正解　d　**正答率** 96.2%

受験者つぶやき
- 早産児であること，胸郭の動きが小さくなったと同時に SpO₂ が低下したことから選びました。
- チアノーゼもなく自然軽快していることから重たい病気ではないと思いました。

A 医学各論　41

Check ■ ■ ■

119A-30　64歳の女性。空腹時の動悸と発汗を主訴に来院した。1か月前から，朝食後に外出すると，昼食前に空腹感とともに動悸，発汗および手指振戦を自覚している。これらの症状は甘いものを摂取すると改善する。既往歴に脂質異常症，耐糖能異常，慢性甲状腺炎および胆石症があり，脂質異常症に対してスタチンを内服している。身長156 cm，体重62 kg。体温36.2℃。脈拍72/分，整。血圧142/88 mmHg。眼瞼結膜と眼球結膜とに異常を認めない。甲状腺を触知しない。心音と呼吸音とに異常を認めない。腹部は平坦，軟で，肝・脾を触知しない。血液生化学所見：AST 28 U/L，ALT 32 U/L，γ-GT 72 U/L（基準9〜32），血糖110 mg/dL，HbA1c 6.1%（基準4.9〜6.0），総コレステロール182 mg/dL，トリグリセリド180 mg/dL，HDLコレステロール38 mg/dL，TSH 1.2 μU/mL（基準0.2〜4.0），FT_4 1.4 ng/dL（基準0.8〜2.2）。

症状の原因と関連するのはどれか。

a　高血圧症　　　　b　更年期障害　　　　c　血糖値の異常

d　スタチン内服　　e　慢性甲状腺炎

▶臨床eye　**Step 1**　　**64歳の女性　空腹時の動悸と発汗**

　動悸は主に脈拍異常，すなわち頻脈と不整脈で起こる。発汗過多は汗腺への神経性の刺激亢進による。各々その原因は多岐にわたるが，両者が出るものとなると発熱（感染など），甲状腺機能亢進症，低血糖やストレスなどによる交感神経緊張状態，更年期障害に絞られてくる。また，本問では発症が朝食後，昼食前に限定されていることにも注意する。次に，発熱の有無，甲状腺腫大の有無，低血糖をきたす薬剤服用の有無などを調べる。

Step 2　　**病歴，身体所見**

①1か月前から──▶発症時期が明確

②朝食後，昼食前に空腹感，動悸，発汗，手指振戦──▶食後しばらくたってからの空腹時の交感神経緊張症状

③甘いものを摂取すると改善──▶ブドウ糖で改善。低血糖を示唆

④脂質異常症でスタチン内服，耐糖能異常，慢性甲状腺炎，胆石──▶症状と関連しそうなものは耐糖能異常

⑤身長156 cm，体重62 kg──▶BMI 25.5で肥満

⑥体温36.2℃──▶発熱なし

⑦脈拍72/分，整──▶頻脈や不整脈は突発性の可能性

⑧血圧142/88 mmHg──▶高血圧基準値のボーダーライン上であるが，白衣性高血圧も考えられる。高血圧症の診断では少なくとも2回以上別の日の測定が必要

⑨甲状腺を触知しない──▶甲状腺腫大なし

　②，③，④より血糖値の関連が考えられる。⑤，⑥，⑦，⑨より甲状腺機能亢進症は否

定的だが，確定には甲状腺ホルモン値の測定が必要である．⑦，⑧からは恒常的なストレス状態にあることは考え難い．①より更年期障害は考え難い．⑥より感染，発熱疾患は否定的である．低血糖が存在するかに関して，発作時を含めた血糖値やHbA1c値，インスリン値，C-ペプチド値，さらに，低血糖をきたすことがある高度の肝障害の有無や胃切除歴などを知りたい．また，ストレスの原因となるものがあるか，更年期障害の代表的な症状であるほてりやのぼせ，めまいなどの有無も知りたい．

Step3 検査所見

⑩ AST 28 U/L，ALT 32 U/L，γ-GT 72 U/L ⟶ 肝障害を認めるが軽度である．
⑪ 血糖 110 mg/dL，HbA1c 6.1% ⟶ 軽度耐糖能障害
⑫ 総コレステロール 182 mg/dL ⟶ スタチンでよくコントロールされている．
⑬ TSH 1.2 μU/mL，FT_4 1.4 ng/dL ⟶ 甲状腺機能は正常

Step4 総合考察

　インスリノーマを別にして，低血糖とそれによる交感神経緊張症状は糖尿病薬を使わない限り通常は出現しない．ただし例外として，本問にあるような食後しばらくしてからの空腹時に限定した低血糖は，oxyhyperglycemia（食後の急峻な血糖値上昇）に対して過剰なインスリン分泌反応が起こることによってきたす場合があり，反応性低血糖と呼ばれる．原因としては，胃切除後の早期ダンピング症候群，甲状腺機能亢進症，肝硬変，糖尿病初期の血糖制御不安定期などが知られる．確定診断は一種の誘発試験としての経口ブドウ糖負荷試験で，通常より長い負荷後3〜4時間後までの血糖値とインスリン値で判定する．

診断名　反応性低血糖

選択肢考察
× a　高血圧自体で発汗や低血糖は起こらない．また，本例では高血圧症は確定していない．
× b　反応性低血糖は起こさない．ただし，動悸や発汗はきたすので全く否定はできない．一般に発症時期が明確ではないので鑑別できる．
○ c　本問では誘因の特定は問われていないが，反応性低血糖での典型的な症候であり，血糖値の異常が直接の原因となる．
× d　脂質異常症もスタチンも動悸や発汗を起こさない．
× e　慢性甲状腺炎は甲状腺機能低下をきたすので，動悸や発汗はみられない．なお，本例では甲状腺機能は正常であるが寛解期と考えられる．

解答率　a 0.0%，b 0.9%，c 96.3%，d 1.0%，e 1.6%

関連知識　反応性低血糖は臨床現場ではしばしばみられるもので，更年期障害や自律神経障害，精神疾患などの誤診を受けやすい．低血糖に対して自律神経（交感神経）については正常に作動して血糖を上げようとしているのがあだになっているわけである．また，交感神経が緊張するのはストレスなど何らかの原因で体調が不良なときにもよくみられるので，症状出現の頻度やタイミングなどについて丁寧な問診が必要となる．

正解　c　**正答率** 96.3%

受験者つぶやき
・糖分補給で回復するので低血糖発作を読み取りました．
・甘いものを摂取すると改善するとあったので血糖と関連があると思いました．

A 医学各論　43

A
医学各論

Check ■ ■ ■

119A-31　80歳の男性。胸痛を主訴に救急車で搬入された。2週間前から階段昇降で胸部絞扼感が出現していたが，3分程度の安静で改善していた。1週間前からは平地歩行でも階段昇降と同じ強度の胸部絞扼感が出現するようになった。本日は朝食後に冷汗を伴う強い胸痛を自覚し，自宅近くの診療所を受診した。12誘導心電図でST低下を指摘され，当院に救急車で搬入された。胸部症状は持続しており，12誘導心電図でST低下が持続している。糖尿病，高血圧および脂質異常症でかかりつけ医に通院中である。喫煙は20本/日を50年間。身長162cm，体重60kg。心拍数76/分，整。血圧140/60mmHg。血液所見：赤血球465万，Hb 13.3g/dL，Ht 42%，白血球9,600，血小板23万。血液生化学所見：CK 300U/L（基準59〜248），クレアチニン0.8mg/dL，空腹時血糖141mg/dL，HbA1c 7.4%（基準4.9〜6.0），トリグリセリド145mg/dL，LDLコレステロール141mg/dL。心筋トロポニンT迅速検査陽性。

この患者に対する検査で適切なのはどれか。

a　運動負荷心電図検査　　　　　　b　冠動脈CT

c　心臓MRI　　　　　　　　　　　d　心臓カテーテル検査

e　薬物負荷心筋血流シンチグラフィ

アプローチ　①80歳の男性 ⟶ 高齢の男性

②胸痛を主訴に搬入 ⟶ 症状からまず虚血性心疾患を疑うが，肺，食道，大動脈など胸部に存在する臓器の疾患も鑑別する必要がある。

③2週間前から階段昇降で胸部絞扼感を感じるが安静で改善していた ⟶ 心負荷による症状であり労作性狭心症が疑われる。

④朝食後に冷汗を伴う強い胸痛を自覚し持続 ⟶ プラークの破綻による冠動脈の閉塞が疑われる。

⑤糖尿病，高血圧，脂質異常症の治療中，喫煙20本/日×50年 ⟶ 冠動脈疾患のリスクファクター

⑥身長162cm，体重60kg ⟶ BMI 22.9

⑦心拍数76/分，整。血圧140/60mmHg ⟶ ショックではない。

⑧白血球9,600，CK 300U/L ⟶ わずかな心筋逸脱酵素の上昇がみられる。

⑨心筋トロポニンT迅速検査陽性 ⟶ 心筋の崩壊が疑われる。

⑩クレアチニン0.8mg/dL ⟶ 腎機能は正常で造影剤は使用可能である。

⑪HbA1c 7.4%，LDLコレステロール141mg/dL ⟶ 糖尿病，高脂血症の治療目標には達していない。

鑑別診断　胸痛の鑑別診断としては虚血性心疾患，大動脈疾患，心膜疾患，弁膜症，肺血栓塞栓症，気胸，肺炎，胸膜炎などがある。症状，既往歴，心筋逸脱酵素上昇などから急性冠症候群と診断できる。

診断名　急性冠症候群

選択肢考察

× a 運動負荷心電図検査は急性冠症候群・不安定狭心症には絶対**禁忌**である。

× b 冠動脈CTは冠動脈狭窄の有無だけではなくプラークの性状も評価することができ，救急外来における胸痛診療に有用であることが示されているが，心筋逸脱酵素の上昇がない症例で冠動脈病変の除外診断のために使用されることが多い。

× c 心臓MRIは心室容量や壁運動などの心機能や，心筋の虚血・浮腫・線維化などの組織性状の診断に有効であり，心筋疾患の診断に用いられることが多い。造影剤を使用せずに冠動脈を描出できて狭窄病変の診断も可能ではあるが，検査時間が長い，10〜20秒の息止めが必要などの欠点もある。

○ d 急性冠症候群の診断・治療において最も重要なのは，可能な限り早期の冠動脈閉塞の解除，すなわち心臓カテーテル治療である。病院到着から再灌流までの時間〈door-to-balloon time〉90分以下が推奨されており，確定診断のための心臓カテーテル検査を素早く行える病院の体制の整備が必要である。

× e 薬物負荷心筋血流シンチグラフィは，心筋虚血の有無・部位とviability〈心筋生存能〉の評価に用いる。検査には3〜4時間を要するため急性期に行われることはほとんどない。

解答率 a 0.1％，b 20.3％，c 0.2％，d 78.4％，e 0.8％

関連知識 心筋の再灌流はなるべく早期に施行するのが予後に有利なので，典型的な胸部症状で心電図変化が明らかならば，時間短縮のために心筋逸脱酵素や心エコー検査を省いても緊急PCIを行う。ST上昇が明らかでない胸痛患者については，詳細な病歴聴取，既往歴，心電図の反復記録，高感度トロポニン測定などによりリスク評価を行い，高リスクと判断されれば冠動脈造影を行う。

コメント 胸痛の症例問題は頻出問題の一つである。高齢，糖尿病，高血圧，高脂血症のキーワードがあれば急性冠症候群。発熱，感冒様症状の後に呼吸や姿勢で変化する胸痛の場合には心膜炎。感染徴候の後に心不全ならば心筋炎。若年，やせ型，呼吸困難ならば気胸。下方に移動する背部痛，血圧左右差があれば急性大動脈解離。

正解 d **正答率** 78.4％

・AMIの診断と治療としてカテを選びました。
・診断までは容易だったのですが，最も一般的な検査がなく困りました。

A　医学各論　　**45**

A

医学各論

Check ■ ■ ■

119A-32　78歳の男性。頸部リンパ節腫大を主訴に来院した。頸部リンパ節生検の結果，びまん性大細胞型B細胞リンパ腫と診断された。血液所見：赤血球470万，Hb 14.1 g/dL，Ht 44%，白血球6,800（分葉核好中球52%，好酸球1%，好塩基球0%，単球6%，リンパ球41%），血小板27万。血液生化学所見：総蛋白6.9 g/dL，アルブミン3.8 g/dL，総ビリルビン0.9 mg/dL，直接ビリルビン0.2 mg/dL，AST 28 U/L，ALT 16 U/L，LD 243 U/L（基準124～222）。免疫血清学的所見：CRP 0.8 mg/dL，HBs抗原陰性，HBc抗体陽性，HBs抗体陽性，HCV抗体陰性。
　　　リンパ腫の治療前に追加して測定すべき検査項目はどれか。
　　a　HBc抗原　　　　　　b　HBe抗原　　　　　　c　HBe抗体
　　d　HBV-DNA定量　　　e　HCV-RNA定量

アプローチ　①78歳の男性，頸部リンパ節腫大の組織診断はびまん性大細胞型B細胞リンパ腫 ➡ 初回治療開始前の必須検査について問われている。

②血液所見 ➡ 異常所見なし

③血液生化学所見 ➡ LDは軽度上昇し悪性リンパ腫由来と考えられる。明らかな肝障害を示唆する所見は認めない。

④免疫血清学的所見 ➡ HBs抗原陰性でB型肝炎キャリアではないが，HBc抗体陽性かつHBs抗体陽性であり既往感染者である。

鑑別診断　「アプローチ」①より，びまん性大細胞型B細胞リンパ腫と診断された高齢男性である。②～③より血液所見と血液生化学所見は原病由来のLD軽度上昇のみであり，肝炎を疑うような肝障害は認められない。④でHBs抗原陰性でB型肝炎キャリアは否定できるがHBc抗体陽性かつHBs抗体陽性の場合はHBV既往感染者と考えられる。HBV再活性化リスクがあるため，がん薬物療法開始前に調べておくべき検査を問われている。

診断名　びまん性大細胞型B細胞リンパ腫（HBV再活性化リスク）

選択肢考察　×a，×b，×c　HBV再活性化を調べる検査ではない。

○d　HBc抗体陽性，HBs抗体陽性でHBV既往感染者であり，がん薬物療法開始に際しHBV再活性化リスクがあるためHBV-DNA定量を測定する必要がある。

×e　HCV抗体陰性であり，追加して調べる必要はない。

解答率　a 2.9%，b 3.0%，c 2.0%，d 89.5%，e 2.5%

関連知識　がん薬物療法の治療開始前にHBV感染スクリーニング（HBs抗原，HBs抗体，HBc抗体）を必ず行うことが推奨されている。本例のように抗原陰性かつ抗体陽性の場合はHBV既往感染者であり，がん薬物療法や強力な免疫抑制療法を行った際にHBVが再増殖し「HBV再活性化」をきたすリスクがある。HBV再活性化に対し，適切に抗ウイルス薬治療を施行できなかった場合には肝炎を発症し劇症化に至りやすく，重篤な合併症に発展することが知られている。治療開始前にHBV-DNA定量で陰性が確認されても治療継続中に陽性が起きないかを再検査し適切にモニタリングしていくことが推奨されている。

正　解　d　正答率 89.5%

- de novo B 型肝炎は頻出事項です。フローチャートを確認しておきましょう。
- HBV-DNA 量を臨床では測ると実習中に学びました。

Check ■ ■ ■

119A-33 75 歳の男性。嘔吐を主訴に来院した。3 日前から排便と排ガスがなく，徐々に腹部膨満感が出現してきた。今朝から水分もとれず，便臭を伴う嘔吐をしたため救急外来を受診した。意識は清明。体温 36.9℃。脈拍 112/分，整。血圧 150/80 mmHg。SpO₂ 98%（room air）。眼瞼結膜は軽度貧血様である。腹部膨満を認める。腹部全体に圧痛は認めるが，反跳痛や筋性防御は認めない。血液所見：赤血球 320 万，Hb 9.0 g/dL，Ht 30%，白血球 9,800，血小板 25 万。血液生化学所見：アルブミン 2.9 g/dL，AST 25 U/L，ALT 15 U/L，尿素窒素 25 mg/dL，クレアチニン 0.7 mg/dL。CRP 3.5 mg/dL。腹部エックス線写真（**別冊** No. 11）を別に示す。

次に行うのはどれか。

a　FDG-PET
b　腹部 MRI
c　腹部造影 CT
d　上部消化管内視鏡検査
e　下部消化管内視鏡検査

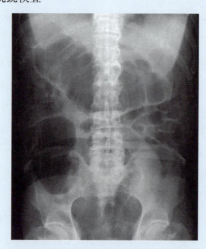

アプローチ
① 75 歳の男性 ⟶ 高齢
② 3 日前から排便と排ガスなし，腹部膨満感が出現 ⟶ 腸閉塞が疑われる。
③ 便臭を伴う嘔吐 ⟶ 閉塞部位が大腸であることを示唆
④ 反跳痛や筋性防御は認めない ⟶ 腹膜刺激症状なし
⑤ 眼瞼結膜が貧血様，Hb 9.0 g/dL ⟶ 消化管出血，悪性腫瘍，炎症性疾患などを考慮
⑥ アルブミン 2.9 g/dL ⟶ 栄養不良，慢性疾患などを考慮
⑦ CRP 3.5 mg/dL ⟶ 炎症性疾患

A　医学各論

画像診断

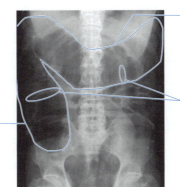

横行結腸の拡張
ハウストラ
上行結腸の拡張

鑑別診断　「アプローチ」②からこの症例は腸閉塞を疑う症状を呈している。腸閉塞の原因として最も多いのは腹部手術後の癒着だが，本症例では腹部手術の既往は不明である。④から現時点での絞扼性腸閉塞や穿孔の可能性は低いと考えられる。①，⑤から悪性疾患の存在を念頭に置く必要がある。⑥，⑦は慢性炎症性疾患や栄養不良を示唆している。③から閉塞部位が大腸であると推測され，「画像診断」も大腸の閉塞を支持する所見である。大腸を起点とした腸閉塞の主な原因は大腸癌であり，本例では横行結腸左側もしくは下行結腸の進行大腸癌が疑われる。迅速な診断と対応が必要である。

診断名　大腸癌による腸閉塞の疑い

選択肢考察
- ×a　腫瘍の診断には有用だが，急性疾患では不適切。
- ×b　腹部救急疾患において，撮像に時間を要するMRIは不向き。
- ○c　閉塞部位と原因，腸管の血流評価，穿孔の有無などを迅速に診断できる。
- ×d　閉塞起点は大腸であり，不適切。
- ×e　腸閉塞がある場合は消化管穿孔のリスクがあるため，CTでの評価を行う前に実施するのは不適切。

解答率　a 0.0％，b 2.2％，c 73.1％，d 0.3％，e 24.2％

関連知識　大腸癌による腸閉塞では，術前の一時的減圧を図る目的で，下部消化管内視鏡を用いて自己拡張型の大腸ステントを留置することがある。高齢者や外科手術のハイリスク患者では緊急手術を回避できるメリットがある。患者の全身状態の改善を待って待機的に手術をすることで，周術期のリスクを低減できる。

正解　c　**正答率** 73.1％

受験者つぶやき
- イレウスの診断に必要なものを考えました。
- 「次に」だったので関連のある検査の中で最も簡便なものを選びました。

119A-34

65歳の男性。血痰を主訴に来院した。2年前から労作時の息苦しさと咳嗽とを自覚していたがそのままにしていた。数日前から痰に少量の血液が混じるようになったため受診した。喫煙は20本/日を45年間。意識は清明。身長172 cm，体重43 kg。体温37.2℃。脈拍96/分，整。血圧124/68 mmHg。呼吸数20/分。SpO$_2$ 93%（room air）。心音に異常を認めず，呼吸音は右胸部にcoarse cracklesを聴取する。血液所見：赤血球468万，Hb 12.2 g/dL，Ht 37%，白血球12,300（桿状核好中球10%，分葉核好中球64%，好酸球1%，好塩基球1%，単球6%，リンパ球18%），血小板34万。免疫血清学所見：CRP 3.2 mg/dL，β-D-グルカン 35 pg/mL（基準10以下）。喀痰の抗酸菌塗抹検査は陰性。Sabouraud寒天培地では糸状菌が検出された。胸部単純CT（別冊No.12）を別に示す。

診断はどれか。

a　カンジダ症
b　アスペルギルス症
c　クリプトコックス症
d　ニューモシスチス肺炎
e　アレルギー性気管支肺真菌症

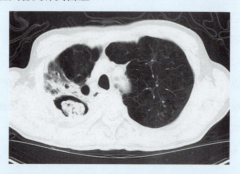

アプローチ

① 65歳の男性 → 高齢の男性

② 2年前からの労作時の息苦しさと咳嗽 → 肺の基礎疾患の存在を示唆

③ 数日前からの血痰 → 急性ないし続発性の出血をきたす疾患を想起する。

④ 身長172 cm，体重43 kg，体温37.2℃ → やせ型体型，微熱をきたす病態

⑤ 呼吸数20/分，SpO$_2$ 93%（room air）→ やや頻呼吸にもかかわらず酸素飽和度の低下がある。

⑥ coarse crackles聴取 → 肺炎の存在を示唆する

⑦ 白血球12,300，桿状核好中球10%，分葉核好中球64% → 細菌や真菌感染による炎症を示唆

⑧ CRP 3.2 mg/dL → 炎症や組織障害を示唆

⑨ β-D-グルカン高値 → 真菌感染を示唆

⑩ Sabouraud寒天培地で糸状菌 → 真菌感染を示唆

画像診断

空洞の前方にすりガラス陰影および高濃度の不均等陰影（浸潤陰影）がみられている

右肺背側に空洞形成とその中に菌球が確認される

胸郭に左右差があり，右胸郭が左に比較して小さく，右肺に慢性疾患ないしその既往の存在が示唆される

両肺に著明な気腫化所見がある

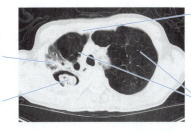

鑑別診断　病歴や検査所見から肺真菌感染症と考えられる。肺結核後遺症などによる空洞があり，空洞内の菌球と空洞に隣接する部位の浸潤陰影の存在を考慮すると肺アスペルギルス感染症，特に慢性空洞性アスペルギルス症（慢性進行性肺アスペルギルス症）と考えられる。

診断名　慢性空洞性アスペルギルス症（慢性進行性肺アスペルギルス症）

選択肢考察

×a　空洞および菌球形成はみられない。培養所見は糸状菌と酵母型形態の発芽胞子の混在であり異なっている。

○b　臨床経過，空洞内の菌球およびその周囲の浸潤陰影，細菌学的検査結果からアスペルギルス症であると判断される。

×c　60歳未満患者の感染頻度が高く，頑固な咳嗽，胸部身体所見に乏しい，白血球増加を伴わない等の特徴が合致しない。クリプトコックス症では下葉の胸膜近傍の孤立性ないし多発性の肺結節を呈することが多い。そのほか気道散布性病変，すりガラス状濃度上昇などがみられる。空洞形成の報告はあるが菌球はない。酵母状で糸状菌ではない。

×d　CTでは，両側対称性，肺門側優位のモザイクパターン（病変部と非病変部の混在によるモザイク様のすりガラス陰影）を呈する。Grocott染色で黒染される嚢子がみられるが，糸状菌ではない。

×e　アレルギー性の病態によるアレルギー性気管支肺アスペルギルス症であり，発熱や血痰はなく炎症反応はない。

解答率　a 3.7％，b 91.6％，c 0.3％，d 0.8％，e 3.4％

関連知識　肺のアスペルギルス感染症は，①好中球減少や高度免疫抑制状態でみられる侵襲性肺アスペルギルス症，②慢性肺疾患や軽度免疫抑制状態でみられる慢性壊死性アスペルギルス症および慢性空洞性アスペルギルス症の2つの病態を合わせた慢性進行性肺アスペルギルス症，③空洞肺疾患での単純性肺アスペルギローマ，④アレルギー性の病態によるアレルギー性気管支肺アスペルギルス症が知られている。

正解　b　**正答率** 91.6％

受験者つぶやき
・糸状菌からアスペルギルスはわかりましたが，ABPAかどうかで迷いました。好酸球が上昇していないのでABPAを切りました。
・真菌は形状，引き起こす真菌症，抗菌薬をまとめて覚えていました。

Check ■ ■ ■

119A-35 48歳の女性。息切れを主訴に来院した。6か月前から労作時の息切れを自覚するようになり徐々に悪化してきた。最近は軽労作でも息切れが激しく，さらに動悸も自覚するようになったため受診した。7歳時に発熱と関節痛が続き小学校を長期間欠席した。その際に輪のような形の赤い皮疹が出現したことを記憶している。5年前に子宮体癌の手術歴がある。数日前から，う歯治療を実施している。喫煙は20歳から10本/日を5年間，以後は禁煙している。飲酒は機会飲酒。父は80歳時に急性心筋梗塞で死亡。母は78歳時に脳梗塞で死亡。意識は清明。体温36.2℃。脈拍92/分，不整。血圧124/82 mmHg。呼吸数16/分。SpO₂ 95%（room air）。軽度の頸静脈の怒張を認める。心音はⅠ音が亢進し，心尖部で拡張中期ランブルを聴取する。両肺にcoarse cracklesを聴取する。両下肢に軽度の浮腫を認める。血液所見：赤血球460万，Hb 13.3 g/dL，Ht 42%，白血球12,800，血小板21万。血液生化学所見：CK 61 U/L（基準41〜153），尿素窒素12 mg/dL，クレアチニン0.6 mg/dL，BNP 189 pg/mL（基準18.4以下）。CRP 0.1 mg/dL。経胸壁心エコー検査の傍胸骨長軸像（**別冊No. 13**）を別に示す。

この患者の疾患の発症に関与している病歴はどれか。

a　7歳時の発熱　　b　5年前の子宮体癌　　c　数日前のう歯治療
d　過去の喫煙歴　　e　父親の心筋梗塞

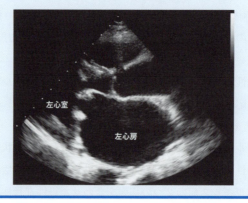

アプローチ
①進行性の呼吸困難 → 労作時の息切れが6か月の間に悪化しており，軽労作でもより激しい症状が出ている。これは心肺系疾患の増悪を示すもので，特に左心不全の増悪の可能性を強く示唆する。

②7歳時に発熱と関節痛，輪のような形の赤い皮疹 → リウマチ熱の診断基準である発熱，多関節炎，典型的な輪状紅斑が出現しており，主項目2つと副項目1つで急性リウマチ熱の診断が可能である。

③Ⅰ音が亢進し，心尖部で拡張中期ランブルを聴取 → 典型的な僧帽弁狭窄〈MS〉の所見である。

④両肺にcoarse cracklesを聴取 → いわゆる湿性ラ音であり，肺うっ血を示唆する。

画像診断

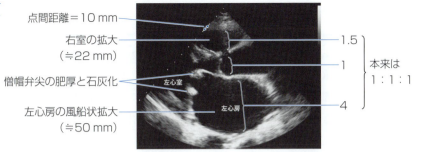

- 点間距離＝10 mm
- 右室の拡大（≒22 mm）
- 僧帽弁尖の肥厚と石灰化
- 左心房の風船状拡大（≒50 mm）
- 1.5 : 1 : 4　本来は 1 : 1 : 1

　傍胸骨長軸像では，左心房の風船像〈ballooning〉がみられ，左心房径は 50 mm と明らかに拡大している。また僧帽弁は前尖後尖とも肥厚と石灰化を示し，以上から典型的な僧帽弁狭窄症と考えられる。僧帽弁狭窄症では肺うっ血から右心系の負荷を生じ，右室の拡大がこの症例のように認められる。また大動脈弁尖での右室流出路対大動脈径対左心房径の比は本来 1 : 1 : 1 であるが，この症例では 1.5 : 1 : 4 となっている。この画像診断では，左端に点線が認められるが，点間距離は 10 mm と決まっており，これを基に心臓内の構造物の径を知ることができる。

診断名　リウマチ熱後に発症したリウマチ性弁膜症，特に僧帽弁狭窄症

選択肢考察
- ○a　7歳時の発熱，関節痛，輪状紅斑は急性リウマチ熱の診断基準（Jones）で極めて重要である。リウマチ性弁膜症として MS は大動脈弁閉鎖不全症〈AR〉と並び頻度が高い。
- ×b　子宮体癌後の状態としては肺転移が疑われるが，この症例では，画像診断上 MS が明らかであり考えにくい。
- ×c　う歯治療後に感染性心内膜炎を生じることがあるが，この症例では発熱もなく CRP も正常であるため考えにくい。
- ×d　喫煙は虚血性心疾患，特に急性冠症候群のリスクファクターとして重要であるが，MS とは無関係。
- ×e　父親の心筋梗塞など一親等内での虚血性心疾患が関係するのは 55 歳以下で発症する冠動脈疾患の場合であり，本症例とは無関係。

解答率　a 90.6%，b 0.5%，c 7.9%，d 0.3%，e 0.5%

関連知識　リウマチ熱は，抗菌薬の発達によりその原因となる溶連菌が制圧されている先進国では，かなり頻度が減少している。しかし発展途上国では衛生状態が悪く，今でもリウマチ熱およびその後遺症としての弁膜症がまれではない。

正解　a　**正答率 90.6%**

受験者つぶやき

- 症状発生時期と抜歯のタイミングから，IE は考えづらいと思いました。また，MS は IE をきたしにくい疾患です。
- M 弁狭窄の原因疾患を考えました。

A

医学各論

Check ☐ ☐ ☐

119A-36 日齢 12 の女児。新生児マススクリーニングで異常を認めたため，両親に連れられて来院した。在胎 41 週，体重 3,275 g，Apgar スコア 9 点（1 分），9 点（5 分）で出生した。完全母乳栄養である。3 日前から哺乳力が低下し，排便は 2 日に 1 回の黄色顆粒便である。来院時は活気がなく，泣き声は微弱であった。身長 52 cm，体重 3,312 g。体温 36.4℃。脈拍 144/分，整。血圧 88/42 mmHg。呼吸数 48/分。SpO₂ 97%（room air）。毛細血管再充満時間 2 秒。皮膚は乾燥しており，黄染を認める。大泉門は径 1.5 cm でやや陥凹しており，小泉門は開大している。心音と呼吸音とに異常を認めない。腹部は平坦，軟。臍ヘルニアを認める。腸雑音に異常を認めない。

診断のために行うエックス線撮影の部位はどれか。

a 頭蓋骨　　　b 肋 骨　　　c 手根骨　　　d 腰 椎　　　e 大腿骨遠位端

アプローチ　①新生児マススクリーニングで異常あり ➡ 先天性代謝異常
②遷延性黄疸，便秘，臍ヘルニア，皮膚乾燥，不活発，四肢冷感（毛細血管再充満時間 2 秒），小泉門開大を認める ➡ 先天性甲状腺機能低下症〈クレチン症〉のチェック項目の 12 項目中の 7 項目を認める。

鑑別診断　クレチン症の諸症状を認めるので，高 TSH 血症の異常である。高 TSH 血症を示す疾患は治療不要の一過性高 TSH 血症と，直ちに治療が必須のクレチン症で，このケースでは症例文からクレチン症の諸症状を認めるので，甲状腺ホルモン関連の採血をし，膝の前後方向のエックス線撮影を行い，大腿骨遠位端を認めなければ骨成長の遅延であり，甲状腺剤の投与を直ちに開始する。

診 断 名　先天性甲状腺機能低下症〈クレチン症〉

選択肢考察　× a 頭蓋骨は，正常児でも小泉門は開いているので，確定診断の根拠にならない。🔵迷
× b 肋骨の石灰化の遅延はみられない。
× c 手根骨は満期産の正常新生児でも石灰化の所見はないので，撮影の意味がない。
× d 腰椎の石灰化の遅延はみられない。
○ e 大腿骨遠位端は，クレチン症では遠位端を認めず，満期産の正常児では認めることで鑑別診断されるので，膝の前後方向のエックス線撮影を行う。

解 答 率　a 34.1%，b 3.8%，c 26.4%，d 5.5%，e 30.2%

関連知識　＜先天性甲状腺機能低下症〈クレチン症〉＞
・身体計測値，チェックリスト項目（①遷延性黄疸，②便秘，③臍ヘルニア，④体重増加不良，⑤皮膚乾燥，⑥不活発，⑦巨舌，⑧嗄声，⑨四肢冷感，⑩浮腫，⑪小泉門開大，⑫甲状腺腫）に注意して診察する。家族歴（甲状腺疾患の有無，妊娠中のヨウ素含有食品の摂取歴など），病歴（胎児造影やヨウ素（ヨード）使用の有無など）を聴取する。
・甲状腺機能検査に加え，膝エックス線検査による大腿骨遠位端骨核出現の有無やサイズを評価する。
・治療は，甲状腺剤レボチロキシンナトリウムの内服を行う。早期治療により不可逆な脳障害

を防ぎ，児の正常な成長・発達を目標とする。

正解 e　**正答率** 30.2%

受験者つぶやき
・クレチン症だろうというところまではわかりましたが，部位は完全にお手上げでした。
・わからなかったので，最も検査に使われそうな骨を選びました。

Check ■ ■ ■

119A-37 67歳の男性。労作時の息切れを主訴に来院した。1週間前から労作時の息切れ，右頸部から顔面の腫脹が出現したため自宅近くの診療所を受診した。胸部エックス線写真で右肺野に異常陰影を指摘されたため紹介受診した。胸痛や腹痛はない。意識は清明。身長168 cm，体重69 kg。体温36.5℃。脈拍84/分，整。血圧138/78 mmHg。呼吸数18/分。SpO_2 96%（room air）。頸静脈の怒張を認める。両側鎖骨上窩に径1〜2 cmのリンパ節を複数触知する。心音と呼吸音とに異常を認めない。腹部は平坦，軟で，肝・脾を触知しない。血液所見に異常を認めない。血液生化学所見で，腎機能と肝機能に異常を認めない。ProGRP 124 pg/mL（基準81以下）。胸部エックス線写真（別冊No. 14A）と胸部単純CT（別冊No. 14B）とを別に示す。FDG-PETを施行し，右縦隔・肺門リンパ節と一塊となった腫瘤，多発肺転移および多発肝転移を認めた。気管支鏡検査を施行し腫瘤からの穿刺細胞診で小細胞肺癌と診断された。

今後の対応で次に行うべきなのはどれか。

a　手術による腫瘍減量　　　　b　薬物による抗癌治療
c　肝転移への放射線治療　　　d　肺癌遺伝子異常の検索
e　PD-L1蛋白質発現の検索

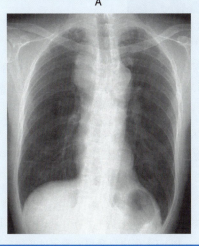
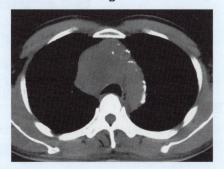

アプローチ
①67歳 ➡ 高齢者。慢性疾患，悪性腫瘍など
②右頸部から顔面の腫脹 ➡ 心臓への血液の還流障害（上大静脈症候群），うっ血性心不全
③胸部エックス線で右肺野に異常陰影 ➡ 上記の流れから肺癌を考える。
④頸静脈怒張 ➡ 心不全など

⑤心音・肺音に異常なし ⟶ 心不全の可能性低下
⑥ProGRP高値 ⟶ 小細胞肺癌
⑦右縦隔・肺門リンパ節と一塊となった腫瘤 ⟶ 小細胞肺癌
⑧多発肺転移・多発肝転移 ⟶ 遠隔転移ありで進行癌
⑨穿刺細胞診で小細胞肺癌と診断

画像診断

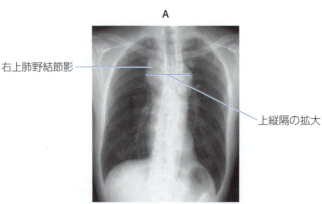

縦隔の拡大を認め、同レベルで右肺側に上大静脈が走行している。

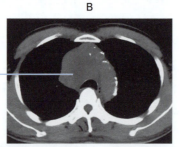

上縦隔に一塊となった腫瘤を認める。おそらく上大静脈も圧排されていると推測される。

鑑別診断　「アプローチ」①、②、④から心不全も鑑別に挙がるが、③、⑤から心不全は否定的で、⑥、⑦から上大静脈症候群が疑われる。⑨より小細胞肺癌による上大静脈症候群の可能性が高い。

診断名　進展型小細胞肺癌、上大静脈症候群

選択肢考察
× a　進展型小細胞肺癌には手術を行わない。
○ b　進展型小細胞肺癌の標準治療は癌薬物療法である。
× c　肝転移に放射線を照射しても多臓器の転移は制御できない。
× d　遺伝子異常は関連しない。
× e　進展型の一次治療は白金製剤＋エトポシドまたはイリノテカンに抗PD-L1抗体を追加する。この薬物療法の組合せを行う場合、PD-L1蛋白質発現の測定は必須ではない。

解答率　a 5.3%、b 54.2%、c 0.2%、d 23.6%、e 16.6%

関連知識　小細胞肺癌は遠隔転移と胸水の有無から限局型と進展型に分けられ、治療法が異なる。限局型は原発巣に対する同時化学放射線療法、進展型は全身薬物療法を行う。

コメント　本例は右頸部から顔面の腫脹を認め、右肺に腫瘍があるため、上大静脈を圧排している可能

性がある．軽度の上大静脈症候群を合併している可能性がある．バイタルに影響する場合は化学放射線，ないし放射線療法が検討されるが，本例は薬物療法のみで腫瘍塊の縮小が得られると予想される．小細胞肺癌は抗癌剤や放射線治療に感受性が高い．

正解 b　**正答率** 54.2%

・「次に」とあったのでまずは検査系かなと思ってしまいました．

Check ■ ■ ■

119A-38　56歳の男性．吐血を主訴に夜間救急外来を受診した．夕食後から悪心が出現し，就寝前に暗赤色の吐血があり来院した．25年前に肝障害を指摘され，以後毎年の健康診断で指摘されているが，受診していなかった．喫煙歴はない．飲酒は日本酒4合/日を30年間．意識は清明．体温36.0℃．脈拍112/分，整．血圧80/50 mmHg．眼瞼結膜に貧血を認める．眼球結膜に黄染を認めない．口腔内は乾燥している．頸部リンパ節を触知しない．心音と呼吸音とに異常を認めない．腹部は平坦，軟．左肋骨弓下に脾を2 cm触知する．腸雑音に異常を認めない．血液所見：赤血球274万，Hb 7.8 g/dL，Ht 28%，白血球9,200，血小板7.2万．緊急上部消化管内視鏡の食道像（**別冊 No. 15**）を別に示す．

適切な治療はどれか．

a　開腹止血術
b　クリッピング
c　ステント留置術
d　内視鏡的結紮術
e　バルーン閉塞下逆行性経静脈塞栓術〈BRTO〉

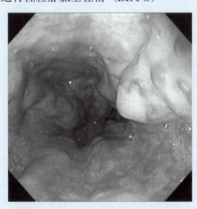

アプローチ　①暗赤色の吐血 ━━▶ 上部消化管出血
②肝障害，大量長期の飲酒歴 ━━▶ 飲酒は食道癌や肝機能障害のリスクファクターである．
③脾臓を触知 ━━▶ 脾臓は触知した段階で脾腫大である．
④赤血球274万，Hb 7.8 g/dL，Ht 28%，血小板7.2万 ━━▶ 高度の貧血と血小板減少

画像診断

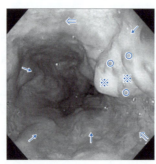

→：静脈瘤
○：red color sign
※：器質化した白色血栓（？）
⇒：細い血管にも拡張が
　　見られる

食道に数条の red color sign 陽性の静脈瘤が見られる。

鑑別診断　暗赤色の吐血であり，繰り返す嘔吐後の吐血ではないので Mallory-Weiss 症候群は否定的だが，食道胃静脈瘤，胃潰瘍，十二指腸潰瘍，食道癌，胃癌，急性胃粘膜病変などが鑑別の対象となる。肝障害と大量長期の飲酒歴を一元的に捉えると，アルコール性肝障害から肝硬変へ至った場合，胃食道静脈瘤の合併を考える必要がある。脾腫は慢性骨髄性白血病，門脈圧亢進症や肝硬変などでみられる。貧血は吐血によるものと考えて矛盾しない。血小板減少は血液疾患のほか，DIC や肝硬変，特発性門脈圧亢進症などの病態でみられる。以上を総合的に解釈すると，アルコール性肝障害→肝硬変→門脈圧亢進→脾機能亢進→食道静脈瘤からの出血が最も可能性の高い経過と考えられる。

診断名　食道静脈瘤破裂

選択肢考察
× a　手術を行うとしたら開胸しての食道離断であるが，緊急措置として行うものではない。
× b　クリッピングは出血性潰瘍の破綻血管に対して内視鏡下に行う処置である。食道静脈瘤にクリップをかけると傷つけて出血を誘発するので禁忌に近い。
× c　ステントは癌による通過障害に対して行われる。
○ d　ゴムバンド結紮は簡便で安全な止血法である。
× e　BRTO は胃静脈瘤を伴う際に行われる止血処置である。

解答率　a 0.6％，b 7.5％，c 0.2％，d 83.7％，e 7.9％

コメント　画像上は明らかな出血が確認できないが，暗赤色の吐血という記述から，出血がいったん胃内に流れ込み，一部胃酸によって酸化された後に吐かれたと推測できる。これがフレッシュな鮮血だとより緊急性が増す。

正解　d　正答率 83.7％

受験者つぶやき
・現在は出血していないことからクリッピングではないと考えました。
・食道静脈瘤と胃静脈瘤の治療は整理して覚えていました。

A　医学各論　**57**

A

医
学
各
論

Check ■ ■ ■

119A-39　48歳の女性。左手関節痛を主訴に来院した。1か月前からフライパンなどを持つときに左手関節痛がある。外傷歴はない。職業は調理師で1日8時間を週6日間，厨房で作業を行っている。左手関節橈側に腫脹と圧痛を認める。筋力低下と感覚障害を認めない。指関節に異常を認めない。左母指を他の4指で握り込み，手関節を尺屈させると疼痛が誘発される。右手に症状はない。

　　考えられる疾患はどれか。

　a　ばね指　　　　　　　b　関節リウマチ　　　　c　手根管症候群

　d　肘部管症候群　　　　e　de Quervain 病

アプローチ　①48歳の女性 ━━▶ 更年期の女性

②フライパンなどを持つときに左手関節痛 ━━▶ 重い物を持つと手関節に負荷がかかることが推察される。

③外傷歴はない ━━▶ 手関節周辺の骨折は考えにくい。

④調理師で1日8時間を週6日厨房で働く ━━▶ かなりの重労働

⑤左手関節橈側に腫脹と圧痛 ━━▶ 母指の使い過ぎなどが考えられる。

⑥筋力低下と感覚障害を認めない ━━▶ 神経麻痺は考えにくい。

⑦左母指を他の4指で握り込み，手関節を尺屈させると疼痛が誘発 ━━▶ Finkelstein テスト陽性

鑑別診断　本例は，「アプローチ」④〜⑦より de Quervain 病と診断される。

　　更年期にみられる手関節周辺の痛みを考える場合，その他の鑑別すべき疾患としては母指CM関節症，ばね指などが挙げられる。母指CM関節症は親指の付け根の関節の変形であり，物をつまむ時やビンのふたをあける時などの母指に力を必要とする動作で手関節付近の母指の付け根付近に痛みが生じる。第一中手骨関節（CM関節）の使い過ぎと老化が原因であり，将来的には亜脱臼を起こし変形していく。ばね指は更年期の女性で手の使い過ぎや指をよく使う仕事をする人にみられ，屈筋腱と靫帯性腱鞘の間で炎症が起こり，進行するとばね現象がみられる"ばね指"となる。

診 断 名　de Quervain 病

選択肢考察　×a　ばね現象はみられていない。

　×b　指関節の異常は認めないことから考えにくい。

　×c　筋力低下と感覚障害は認めていない。🔵迷

　×d　尺側の神経症状がない。

　○e　手関節の使い過ぎによる手関節橈側の痛みと Finkelstein テスト陽性から de Quervain 病が正解である。

解 答 率　a 13.7%，b 0.9%，c 31.8%，d 5.3%，e 48.2%

関連知識　手関節周辺の病気は一般の整形外科診療においてもしばしば遭遇する疾患であるので，基本的な病態生理，診断，治療は理解しておく必要がある。外傷では橈骨遠位端骨折（Colles 骨折，Smith 骨折），舟状骨骨折が重要であり，妊娠や更年期の女性，手の使い過ぎや透析をし

ている人にみられる手根管症候群，青壮年期の手をよく使う男性にみられる月状骨が扁平化した Kienböck 病，手関節背側にゼリー状の物質が溜まった小さい腫瘍で比較的若い女性にみられるガングリオンなどが挙げられる。

コメント　de Quervain 病は妊娠出産期の女性や更年期の女性によくみられ，日常的に手を使い過ぎの人に多いのが特徴である。

正　解　e　**正答率** 48.2%

受験者つぶやき
・聞いたこともない疾患でした。マイナー疾患をどこまで極めるかは人それぞれだと思いますが，間違えたところでボーダーに影響はしないと思っていいと思います。
・腱鞘炎とは診断できましたが，腱鞘炎を指す単語だとわかりませんでした。

Check ■ ■ ■

119A-40　65 歳の男性。2 時間前に胃癌に対して手術を受けた。帰室時，心拍数は 80 台/分で経過していた。5 分前から腹腔ドレーンより血性体液が急激に流出した。現在，心拍数 140/分，整。血圧 82/48 mmHg。呼吸数 16/分。SpO_2 100%（マスク 5 L/分　酸素投与下）。
投与する輸液の組成で適切なのはどれか。

	Na^+ (mEq/L)	K^+ (mEq/L)	Cl^- (mEq/L)	$Lactate^-$ (mEq/L)	ブドウ糖 (%)
a	130	4	109	28	0
b	77.5	30	59	48.5	0
c	50	27	50	14	17.5
d	35	20	35	20	7.5
e	0	0	0	0	5

アプローチ　①腹腔ドレーンより血性体液が急激に流出 ➡ 術後腹腔内出血
②心拍数 140/分，整。血圧 82/48 mmHg ➡ ショック状態
③呼吸数 16/分，SpO_2 100%（マスク 5 L/分　酸素投与下）➡ やや頻呼吸ではあるが酸素化は問題ないと考えられる。

鑑別診断　「アプローチ」①，②から術後何らかの原因で再出血し，出血性ショックに陥ったと診断できる。③から末梢循環不全による代謝性アシドーシスを代償するため頻呼吸になっているが酸素化は保たれている。治療は再手術による止血術となるが，再手術までに循環血液量を維持することが必要である。

診断名　術後出血による出血性ショック

選択肢考察　上記より直ちに行う輸液の目的は，循環血液量を保つことが主となる。よって，血漿成分に近い組成の細胞外液補充液や生理的食塩水を選択する。a は細胞外液補充液，d は維持液，e は 5% ブドウ糖液，b・c の組成の輸液製剤は製品として存在しない。よって○a，×b，×c，×d，×e となる。

解答率 a 99.3%, b 0.2%, c 0.1%, d 0.2%, e 0.1%

関連知識 代表的な輸液製剤の組成を下記に示す.

	Na⁺(mEq/L)	K⁺(mEq/L)	Cl⁻(mEq/L)	Lactate⁻(mEq/L)	ブドウ糖 (%)
生理的食塩水	154	0	154	0	0
細胞外液補充液	130〜147	4	109	28	0
維持液	35〜50	17〜35	35〜50	20	5〜10
開始液	77〜90	0	70〜77	0〜20	2.5
脱水補給液	60〜84	20〜30	50〜65	20〜48	1.5〜3
5% ブドウ糖液	0	0	0	0	5

　生理的食塩水と 5% ブドウ糖液以外の輸液製剤は，製品により組成に多少の違いはあるが，含まれる電解質の濃度により分類される．細胞外液補充液は，細胞外液の組成に近い電解質で構成されている．乳酸〈lactate〉や酢酸，炭酸水素ナトリウムなどが添加され，またブドウ糖などの糖質を含むものと含まないものがある．維持液は，カリウムを多く含み，1 日に必要な電解質を含む組成となっている．開始液はカリウムを含まないのが特徴で，病態不明時にまず使用し，診断がつき次第適正な輸液製剤に変更する．脱水補給液は細胞内脱水に適応があるが，臨床での使用頻度は低い．

コメント 設問の診断はそれほど難しくない．それぞれの輸液製剤の組成を知り，投与の適応を確認しておこう．

正解 a 　正答率 99.3%

受験者つぶやき
・出血性ショックと考え，細胞外液輸液を考えました．
・よく使う輸液の組成とその使い分けをまとめて覚えていました．

Check ■ ■ ■

119A-41 35 歳の女性．上腹部痛を主訴に来院した．以前から仕事で緊張すると，上腹部痛を感じることがあった．6 か月前から責任のある仕事を任され，忙しくなるにつれて，食後すぐに満腹になることが多くなった．また食後に心窩部の痛みを感じることがある．身長 158 cm，体重 46 kg．体温 36.1℃．脈拍 88/分，整．血圧 120/60 mmHg．腹部は平坦，軟．腸雑音はやや亢進している．上腹部正中に軽度の圧痛を認める．尿検査と血液検査で異常を認めない．尿素呼気試験陰性．腹部超音波検査と上部消化管内視鏡検査で異常を認めない．
　治療薬はどれか．
　　a　NSAID　　　　　　　　　　　b　酸分泌抑制薬
　　c　ニトログリセリン　　　　　　d　グルココルチコイド
　　e　グルカゴン類似ペプチド〈GLP-1〉

①35 歳の女性の上腹部痛 ➡ 消化管系，肝胆膵系，心血管系，呼吸器系，内分泌・代謝系，皮膚・筋・骨系，縦隔内，腫瘍性，神経・心因性疾患や妊娠など広範な疾患・病態を考慮

②以前から緊張すると上腹部痛 ➡ 慢性ストレスによる胃粘膜障害を示唆

③6か月前から多忙に伴い食直後の満腹感 ➡ 胃運動機能低下を示唆

④食後心窩部痛，上腹部正中の圧痛 ➡ 逆流性食道炎，胃潰瘍，胃癌，急性胃粘膜病変，機能性ディスペプシア，胆石，膵炎，狭心症，心筋梗塞などを想起

⑤体温 36.1℃，脈拍 88/分，整。血圧 120/60 mmHg ➡ バイタルサイン異常なし

⑥腹部聴診で腸雑音亢進 ➡ 消化管運動機能亢進を示唆

⑦尿検査・血液検査で異常なし ➡ 炎症，肝胆膵・腎尿路系疾患や糖尿病などは否定的

⑧尿素呼気試験陰性 ➡ *Helicobacter pylori* 感染なし

⑨腹部超音波検査・上部消化管内視鏡検査で異常なし ➡ 上部消化管粘膜器質的疾患，肝胆膵疾患は否定的

鑑別診断　「アプローチ」①から全身の疾患を念頭において，②〜④から上部消化管疾患を第一に考える。②，③，⑥から自律神経系のバランスが乱れ，交感神経活動亢進で胃酸・粘液分泌抑制や胃運動抑制，副交感神経活動亢進で胃酸過剰分泌や胃運動亢進などをきたしたことによる胃粘膜障害や消化管運動異常を想起する。BMI 18.4（身長 158 cm，体重 46 kg）から「低体重（やせ）」と評価されるが，⑤，⑦から全身状態は安定しており，炎症や内分泌・代謝系疾患などの全身性疾患は否定的である。⑧から萎縮性胃炎は否定的で，⑨から逆流性食道炎，消化性潰瘍，胃癌，急性胃粘膜病変などの食道・胃・十二指腸粘膜の器質的病変は否定される。6か月以上前から，器質的・全身性・代謝性疾患がないにもかかわらず，過緊張・多忙時の上腹部痛や食後の満腹感・心窩部痛などがみられることから「機能性ディスペプシア」の定義に一致する。

診 断 名　機能性ディスペプシア〈functional dyspepsia〉

選択肢考察　× a　プロスタグランジン類合成抑制による鎮痛・解熱・抗炎症作用が主な薬物であり，本例では疼痛・発熱なく炎症は否定的なため不適切である。

○ b　胃酸の化学的刺激による内臓知覚過敏作用（心窩部痛）が想定され，胃酸分泌抑制は本症例の初期治療として適している。

× c　一酸化窒素産生による血管平滑筋弛緩・血管拡張・心仕事量減少作用が主な薬物であり，本例では心血管病変は否定的なため不適切である。

× d　細胞核内での遺伝子転写制御による糖新生促進・抗炎症作用が主な薬物であり，本例では炎症や代謝・免疫異常は否定的なため不適切である。

× e　視床下部での食欲制御による胃内容排出抑制・満腹感亢進作用がある薬物であり，食後満腹感を訴える本例には不適切である。

解 答 率　a 3.9%，b 93.4%，c 0.4%，d 0.3%，e 2.0%

関連知識　機能性ディスペプシアは，器質的・全身性・代謝性異常がないにもかかわらず，慢性的に食後胃もたれや早期飽満感，心窩部痛や灼熱感を伴う疾患である。食事に伴って出現することが多い。心理的負荷（責任ある仕事）やストレス（忙しい）が自律神経系へ作用し，胃の運動機能や知覚機能を障害することも一因である。診断には器質的疾患の除外が必要である。自律神経系バランスの乱れにより，胃運動機能低下（食後愁訴症候群：病態は胃排出障害や胃適応性弛緩障害，症状は胃もたれや早期飽満感）や胃液分泌過剰（心窩部痛症候群：病態は酸や壁伸

展などに対する知覚過敏，症状は胃痛や灼熱感）などが起こる。

本症は *H. pylori* 除菌治療により症状が改善することがあるため，まず *H. pylori* の感染診断を行い，感染陽性の場合には除菌治療を行う。初期治療（第一選択薬）は食後愁訴症候群には消化管運動機能改善薬（アコチアミドなど）を，心窩部痛症候群には胃酸分泌抑制薬（プロトンポンプ阻害薬など）を用いる。効果がない場合は，二次治療薬として漢方薬（六君子湯など），抗うつ薬，抗不安薬を用いる。

コメント 機能性ディスペプシアの診断は容易であるが，その病因・病態は多彩で互いに関連し合っているため多剤併用療法が多く，本問では消去法により正答を選ぶとよい。

正 解 b 93.4%

受験者つぶやき
・ディスペプシアの治療を考えました。
・最近の過去問に比較的よく出ている疾患だと思います。

Check ■■■

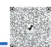

119A-42 25歳の男性。排尿時痛を主訴に来院した。昨日から強い排尿時痛と尿道口に膿性分泌物を認めるため受診した。定期的に性交渉を行うパートナーがいる。尿所見：蛋白（−），糖（−），沈渣に赤血球1～4/HPF，白血球100以上/HPF。Gram染色の鏡検でGram陰性双球菌を認める。

この疾患で正しいのはどれか。

a 潜伏期間は2～3週間である。
b パートナーの治療は不要である。
c 1回感染すると終生免疫を獲得する。
d ニューキノロン系抗菌薬を投与する。
e 確定診断には核酸増幅検査が用いられる。

アプローチ
①25歳の男性 → 性的活動期の男性
②強い排尿時痛と膿性分泌物 → 急性尿道炎の疑い
③定期的に性交渉を行うパートナーがいる → 性感染症の疑い
④尿沈渣で白血球100以上/HPF → 尿路感染症の疑い
⑤Gram陰性双球菌 → 淋菌，髄膜炎菌感染が疑われる。

鑑別診断 症状と尿沈渣所見から急性尿道炎（性感染症）であることはほぼ確定的である。問題は淋菌性尿道炎とクラミジア尿道炎の鑑別になる。設問からはいつごろ感染したのかは明らかではないが，強い排尿時痛と膿性分泌液が出ていることから淋菌性尿道炎の可能性が高い（クラミジア尿道炎では症状は割合軽微で漿液性分泌液がみられることが多い）。Gram染色でGram陰性球菌がみられたことから，ほぼ淋菌性尿道炎と診断できる。

診断名 淋菌性尿道炎

選択肢考察
×a 淋菌性尿道炎では感染後1週間以内に発症する。
×b 確定診断後，同時にパートナーの治療も必要となる。

×c 機会があれば何度でも感染する。
×d ニューキノロン系薬剤耐性菌が増加しているため，現在では第一選択薬にはならない。
○e 核酸増幅検査はクラミジアの同時検出ができる。

解答率 a 7.1%，b 0.2%，c 1.0%，d 6.2%，e 85.5%

関連知識 感染源は性風俗の女性，一般女性（近年増加），同性愛男性など多彩である。オーラルセックスのみで感染している症例も多い。

コメント 一時は絶滅したかのように減少した性感染症（淋菌性尿道炎やクラミジア尿道炎）が近年増加している。十分な問診と核酸増幅検査によって両者の鑑別は容易である。

正解 e 正答率 85.5%

受験者つぶやき
・ニューキノロンは耐性化の問題があり，CTRX が 1st choice です。核酸増幅検査って PCR だよな？と疑心暗鬼でした。
・頻出の性感染症については細かい点まで確認していました。

Check ■ ■ ■

119A-43 8か月の女児。発熱と右下肢を動かさなくなったことを主訴に来院した。2日前から寝返りをしなくなり，おむつ交換の際に痛がるようになった。昨夜 39.1℃ の発熱があり，今朝から右下肢を動かさなくなったため受診した。身長 67.5 cm，体重 8,100 g。体温 38.9℃。右下肢を他動的に動かすと痛がり，啼泣する。赤沈 42 mm/1 時間。血液所見：Hb 11.2 g/dL，白血球 18,500（桿状核好中球 15%，分葉核好中球 70%，好酸球 1%，好塩基球 1%，単球 2%，リンパ球 12%），血小板 37 万。CRP 15 mg/dL。股関節のエックス線写真（**別冊 No. 16A**）と股関節単純 MRI の脂肪抑制 T2 強調冠状断像（**別冊 No. 16B**）とを別に示す。
　行うべき対応はどれか。

a 牽引治療
b 切開排膿術
c NSAID 投与
d 股関節ギプス固定
e グルココルチコイドの股関節内注入

A   B

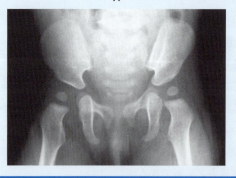
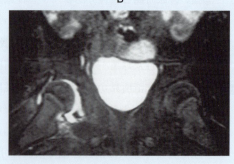

アプローチ
① 8か月の女児。発熱と右下肢を動かさない ➡ 股関節周辺の炎症性疾患を考える。
② おむつ交換の際に痛がる ➡ 股関節に炎症があることが推測される。
③ 身長 67.5 cm，体重 8,100 g，体温 38.9℃ ➡ 8か月女児の平均的な身長・体重である。平均

体温を 37℃ 前後とすると高熱と考えられる。
④右下肢を他動的に動かすと痛がり，啼泣する ──→ 股関節の炎症が疑われる。
⑤赤沈 42 mm/1 時間，白血球 18,500（分葉核好中球 70％），CRP 15 mg/dL ──→ 赤沈亢進，白血球増多，CRP 陽性であり，細菌感染による炎症が疑われる。

画像診断

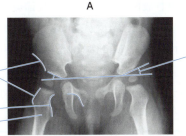

A

Calvé 線の乱れ
Shenton 線の不連続
大腿骨骨幹端部の側方化
寛骨臼角（α角）は左右とも 23 度で正常

右股関節の Shenton 線の不連続が認められ，Calvé 線も乱れがある。大腿骨骨幹端部の側方化が認められる。寛骨臼角（α角）は左右ともに 23 度であり正常（30 度以上は寛骨臼形成不全と診断する）。

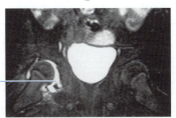

B

関節液の貯留を示す

右股関節内に高輝度の所見があり，関節液の貯留が考えられる。

鑑別診断 　乳幼児に多くみられる化膿性股関節炎は，主に黄色ブドウ球菌による細菌感染が原因となる関節の炎症であり，男児に多く，90％ 以上は片側性である。発熱，食欲不振，不機嫌，下痢などの全身症状と，乳児の場合には下肢を動かさない，おむつ交換のときに大泣きするといった異変がみられる。血液検査では白血球増多，赤沈亢進，CRP 陽性がみられ，エックス線写真では大腿骨骨幹端部の側方化および股関節周囲の軟部組織の腫脹が認められる。これらの特徴が本例に合致する。

　鑑別疾患としては単純性股関節炎と Perthes 病が重要である。単純性股関節炎は股関節痛として最も頻度が多く，3 歳から 10 歳ぐらいまでのやや男児に多く，1〜2 週間の安静で治癒する。血液検査では通常正常である。化膿性股関節炎と鑑別がつかないときは関節穿刺を行い鑑別する。Perthes 病は 4 歳から 8 歳ぐらいまでの男児に多く，股関節痛だけでなく大腿部前面痛や膝関節痛を訴えるので，痛みが軽度の場合でも長く続くようであれば医療機関に受診すべきである。

診断名 　化膿性股関節炎

選択肢考察
× a 　発育性股関節形成不全は考えられないので適切ではない。
○ b 　早期に股関節切開排膿し，生理食塩水で十分に洗浄することが重要である。
× c 　抗菌薬の全身投与が NSAID よりも先に選択すべき薬物治療である。

A

医学各論

×d 外傷ではないのでギプス固定は行わない。

×e 化膿性関節炎を疑う場合には適応にはならない。

解答率 a 0.5%，b 97.9%，c 0.6%，d 0.5%，e 0.6%

関連知識 　小児整形外科における三大疾患は斜頸，発育性股関節形成不全症〈DDH〉，内反足である。小児の股関節疾患では単純性股関節炎，化膿性股関節炎，Perthes病，大腿骨頭すべり症が重要である。小児股関節疾患の診断・治療が遅れると，将来的には股関節破壊や股関節症が高度になり，股関節固定術，関節形成術などを要したり，最終的には人工股関節置換術まで検討することになる。

コメント 　化膿性股関節炎の治療で早期に行う重要な処置は切開排膿である。

正解 b **正答率 97.9%**

受験者つぶやき
- T2高信号から炎症で水が溜まっていると思い，ドレナージとGram染色などを兼ねて切開排膿すると思いました。
- 炎症所見と画像から自信を持って解けました。

Check ■■■

119A-44 　76歳の女性。息切れを主訴に救急車で搬入された。2日前から風邪気味で食欲が低下していた。夜間に座位で呼吸が苦しそうなところを家族が気付き，救急車を要請した。既往歴に高血圧症があり，降圧薬を服薬している。意識は清明。身長150cm，体重38kg。体温35.8℃。心拍数92/分，整。血圧164/92mmHg。呼吸数24/分。SpO₂ 95%（リザーバー付マスク10L/分　酸素投与下）。全身にるいそうを認める。眼瞼結膜に軽度の貧血を認める。頸静脈の怒張を認める。心音に異常は認めず，肺野背側下部にcoarse cracklesを聴取する。腹部は平坦，軟で，肝・脾を触知しない。四肢に冷感を認める。下肢に軽度の浮腫を認める。血液所見：赤血球415万，Hb 9.8g/dL，Ht 40%，白血球9,200，血小板15万。血液生化学所見：アルブミン2.8g/dL，総ビリルビン1.1mg/dL，AST 26U/L，ALT 30U/L，CK 82U/L（基準41〜153），尿素窒素18mg/dL，クレアチニン1.2mg/dL，血糖84mg/dL，HbA1c 6.2%（基準4.9〜6.0），Na 132mEq/L，K 4.0mEq/L，BNP 422pg/mL（基準18.4以下）。CRP 2.4mg/dL。心電図でⅠ度房室ブロックを認める。胸部エックス線写真で心胸郭比56%，肺うっ血を認める。心エコー検査で，軽度の全周性の心肥大を認めるが，左室駆出率は65%と正常である。入院後，5日間で病状は落ち着いてきており，食事は摂取出来ている。体重36kg。脈拍60/分，整。血圧130/80mmHg。SpO₂ 97%（room air）である。

　この患者に対する治療で適切なのはどれか。

a　輸血　　　　　　　　　　　　　b　酸素療法

c　β遮断薬の内服　　　　　　　　d　高カロリー輸液

e　心臓リハビリテーション

アプローチ 　①風邪気味で食思低下あり，次いで夜間に座位で呼吸が苦しそうになった ⟶ 感冒様症状で発

症した急性左心不全と考えられる。座位で呼吸が苦しいという起座呼吸〈orthopnea〉の状態では，肺うっ血が著明で，NYHA分類Ⅳ度に相当する。

②既往に高血圧，全周性の心肥大，左室駆出率65％ ➡ 高血圧性心疾患としての心肥大があり，この年齢では当然ながら心筋の拡張障害を合併していることが考えられる。

③BNP 422 pg/mL ➡ 顕著な上昇を示しており，その原因としては心不全が最も考えられる。

診断名 高血圧性心疾患による拡張障害（心室（左室）収縮率保持型の心不全：HFpEF＝Heart Failure with preserved Ejection Fraction）

選択肢考察
× a 貧血は軽度認められるが，通常この程度では輸血は行わない。一般に輸血を行うのはヘモグロビン 7.0 g/dL 以下のことが多い。

× b 低酸素血症があれば当然酸素療法の適応となるが，この患者では room air で SpO_2 97％ を維持できており，適応はない。

× c 高血圧性心疾患による心肥大に対しては β 遮断薬は一般的には有用であるが，この症例ではⅠ度房室ブロックを伴っており，β 遮断薬を開始すると房室ブロックが悪化する可能性が高い。

× d 癌の末期で経口栄養摂取ができないような場合に用いるが，本例とは無関係。

○ e 高血圧性心疾患やその他の拡張障害性心疾患に対しての特効薬はない。一般には，利尿薬，カルシウム拮抗薬，ARB阻害薬などを用いることが多い。近年心臓リハビリテーションの拡張型心筋症〈DCM〉に対する有効性が確認されたが，拡張障害型心不全に対しても心臓リハビリテーションが極めて有効であることが示唆された。

解答率 a 0.1％, b 1.5％, c 12.5％, d 2.4％, e 83.4％

コメント 高齢化の進行により心筋の拡張障害を伴う，高血圧性心疾患によるHFpEFが高頻度になっている。

正解 e 正答率 83.4％

・HFpEFなのでβ遮断薬は投与しないと考えました。また，脈拍が60と徐脈一歩手前なのも決め手になりました。リハが間違いになることはないだろうとも思いました。
・1つずつ必要性を否定する根拠を文章中で確認し，残ったものを選びました。

66 国試119 ― 第119回医師国家試験問題解説書

A

医学各論

Check ■ ■ ■

119A-45 37歳の男性。人が変わったように多弁になっていることを心配した妻に付き添われて来院した。既往歴にてんかんがあるが，最後のけいれん発作は18歳で以降の服薬歴はない。15歳時，カルバマゼピンを服用してから2週間後に40℃の発熱，体表面の30％以上の紅斑とびらん，及び口腔内全体と陰部にびらんを生じ，服用を中止したことがある。26歳時にうつ状態となり精神科の通院歴がある。大学卒業後に現在の会社に就職し，業績を評価され1か月前に課長に昇進した。その直後から，高級な服を複数新調し，次々と企画を立て，元々は無口であったが陽気に話し続けるようになった。意識は清明。身長172cm，体重54kg（1か月前は57kg）。バイタルサイン，血液検査，生化学検査および甲状腺機能検査に異常を認めない。

治療薬はどれか。

a　ジアゼパム　　　　b　イミプラミン　　　　c　炭酸リチウム
d　フェニトイン　　　　e　カルバマゼピン

アプローチ　①37歳の男性，人が変わったように多弁 ➞ 好発年齢として年齢的にあてはまり，躁状態を疑う。

②妻に付き添われて来院 ➞ 自ら受診をしていないことから，病識が欠如している可能性

③けいれん発作最近はなし ➞ てんかん発作は否定的

④15歳時にカルバマゼピン服用時の薬疹 ➞ 高熱とともに，びらん，水疱などの皮膚症状が口唇，口腔，眼，外陰部などに生じるStevens-Johnson症候群，皮膚粘膜症候群の可能性がある。

⑤26歳時にうつ状態で精神科通院歴 ➞ 双極性障害の可能性

⑥1か月前に昇進，その直後から，高級な服を複数新調 ➞ 活動性の亢進

⑦次々と企画を立てる，陽気に話し続ける ➞ 観念奔逸

⑧甲状腺機能検査を含めた血液検査上の問題なし ➞ 甲状腺機能亢進症などは否定的

鑑別診断　「アプローチ」で示した検討により，双極性障害が一番疑わしい。

診断名　双極性障害〈双極症〉

選択肢考察　×a　ジアゼパムはベンゾジアゼピン系抗不安薬の一つであり，不安発作などに用いられる。

×b　イミプラミンは三環系抗うつ薬の一つで，主としてうつ病の治療に用いられる。

○c　炭酸リチウムは気分安定薬であり，双極性障害の治療に用いられる。

×d　フェニトインはてんかん発作の鎮静，予防に用いられる。

×e　カルバマゼピンはてんかん発作の予防に用いられる。

解答率　a 0.2％，b 0.3％，c 98.8％，d 0.4％，e 0.2％

関連知識　双極性障害の治療の一つに電気けいれん療法がある。短期間で効果が得られるが効果の持続期間は短いので，並行して内服薬による治療などを行っていく。

コメント　双極性障害の躁病エピソード，軽躁病エピソード，抑うつエピソードについて，典型例を学習しておくとよい。

正解 c　正答率 98.8%

受験者つぶやき
・典型的な双極性障害です。カルバマゼピンも有効ですが，アレルギー歴を見て真っ先に強くバツをつけました。
・精神科は薬剤名で出ることも多かったように思うので，分類と薬剤名を各疾患ごとにまとめて勉強しました。

Check ■ ■ ■

119A-46　48歳の女性。ふらつきと複視を主訴に来院した。10日前に 38℃ の発熱と咽頭痛が出現したため，自宅近くの診療所で総合感冒薬の処方を受け，7日前に症状が改善した。2日前からテレビの画面が二重に見えることに気付いた。昨日から歩行時にふらついて転びそうになることが増えてきたため受診した。意識は清明。体温 36.5℃。脈拍 68/分，整。血圧 120/68 mmHg。心音と呼吸音とに異常を認めない。神経診察では，両眼とも垂直，水平方向の眼球運動制限を認め，正面視以外で複視を自覚する。眼振は認めない。四肢筋力は正常だが，四肢腱反射はすべて消失している。Babinski 徴候は陰性。膝踵試験は両側とも拙劣で，歩行は可能だが歩隔は広く不安定である。感覚障害は認めない。尿所見と血液所見に異常を認めない。

　この患者と同様の発症機序と考えられるのはどれか。

a　重症筋無力症
b　多発性硬化症
c　進行性核上性麻痺
d　Guillain-Barré 症候群
e　筋萎縮性側索硬化症〈ALS〉

アプローチ
①ふらつきと複視 → 脳幹病変？
②10日前に 38℃ の発熱と咽頭痛 → 先行感染あり
③両眼とも垂直，水平方向の眼球運動制限と複視 → 全外眼筋の障害。脳幹の特定の場所ではなさそう。
④四肢筋力は正常 → motor neuron は保たれている。
⑤四肢腱反射の消失 → 末梢神経の急性脱髄性疾患を疑う。
⑥膝踵試験拙劣，歩隔は広く不安定 → 小脳失調

鑑別診断　何らかの感染症が先行した後，急性に外眼筋麻痺・腱反射消失・小脳失調の三徴をきたしている。Fisher 症候群の典型例である。Fisher 症候群は自己免疫的機序によって発症する。

診断名　Fisher 症候群

選択肢考察
× a　重症筋無力症は，神経筋接合部のシナプス後膜にある標的抗原（主にアセチルコリン受容体）に対する抗体によって生じる自己免疫疾患である。複視や眼球運動障害は生じうるが，小脳失調は認めず腱反射も正常である。

× b　多発性硬化症は，中枢神経系の髄鞘蛋白あるいはオリゴデンドロサイトを標的とした自己免疫応答による病態が想定されているが，中心となる自己抗原は同定されていない。

× c　進行性核上性麻痺は，異常リン酸化タウ蛋白が神経細胞内およびグリア細胞内に蓄積

し，黒質・線条体や小脳歯状核，脳幹被蓋の神経細胞が脱落する変性疾患である。

◯ d　Guillain-Barré症候群は末梢神経を標的とする自己免疫応答によると考えられ，高頻度に糖脂質（ガングリオシド）に対する抗体が検出される。末梢神経成分の糖脂質と，*Campylobacter jejuni*やマイコプラズマなどの病原体の糖鎖には分子相同性が認められ，それらの感染に対する免疫反応が自己免疫反応を誘発すると考えられている。

× e　筋萎縮性側索硬化症〈ALS〉は上位および下位運動ニューロンが進行性に脱落する変性疾患である。

解答率　a 0.7%，b 2.0%，c 1.5%，d 95.6%，e 0.1%

関連知識　Fisher症候群は自己免疫的機序によって発症する。抗ガングリオシド抗体，特に抗GQ1b抗体が高率に検出される。GQ1bは眼球運動の支配神経に多く分布している。予後は良好なことが多いが，一部はGuillain-Barré症候群や脳幹脳炎（Bickerstaff脳幹脳炎）に発展することがある。

正　解　d　**正答率** 95.6%

受験者つぶやき
・過去問で同様の問題があったと思います。
・機序まで学習できておらず，難しかったです。

Check ■ ■ ■

119A-47　70歳の男性。全身倦怠感を主訴に来院した。2週間前から全身倦怠感が持続し，2日前に家族から顔色不良を指摘されたため受診した。眼瞼結膜は貧血様で，眼球結膜に黄染を認めない。腹部は平坦，軟で，肝・脾を触知しない。皮膚に点状出血や皮疹を認めない。血液所見：赤血球170万，Hb 5.2 g/dL，Ht 15%，網赤血球5%，白血球2,800（芽球0%，分葉核好中球30%，好酸球1%，単球2%，リンパ球67%），血小板8.8万。血液生化学所見：総蛋白6.7 g/dL，アルブミン3.6 g/dL，総ビリルビン0.7 mg/dL，AST 26 U/L，ALT 22 U/L，LD 140 U/L（基準124～222），尿素窒素14 mg/dL，クレアチニン0.6 mg/dL，Fe 80 μg/dL，総鉄結合能〈TIBC〉300 μg/dL（基準290～390），フェリチン110 ng/mL（基準20～120），エリスロポエチン10 mIU/mL（基準4.2～23.7）。骨髄は過形成で，骨髄塗抹標本での芽球割合は0.3%で3系統の造血細胞に異形成を高頻度に認めた。骨髄細胞の染色体は正常核型であった。
　適切な治療はどれか。
　a　血漿交換
　b　赤血球輸血
　c　グルココルチコイド投与
　d　トロンボポエチン受容体作動薬投与
　e　顆粒球コロニー刺激因子〈G-CSF〉投与

アプローチ
① 70歳の男性，2週間前から全身倦怠感，眼瞼結膜は貧血様 ➡ 重度の貧血を考慮
② 肝・脾を触知しない。皮膚に点状出血を認めない ➡ 肝脾腫なし。点状出血は認めないため

重度の血小板減少ではない可能性

③赤血球170万，Hb 5.2 g/dL，Ht 15%，網赤血球5% ⟶ 重度の貧血を認め，網赤血球は上昇している。

④白血球2,800（芽球0%，分葉核好中球30%，好酸球1%，単球2%，リンパ球67%）⟶ 白血球減少を認め，好中球が840と減少している。芽球の出現なし。好中球減少のためリンパ球の割合が相対的に上昇している。

⑤血小板8.8万 ⟶ 中等度の血小板減少を認める。

⑥総ビリルビン0.7 mg/dL，LD 140 U/L ⟶ 溶血所見は示唆されない。

⑦Fe 80 μg/dL，TIBC 300 μg/dL，フェリチン110 ng/mL ⟶ 高齢男性のため慢性的な消化管出血などによる鉄欠乏性貧血が鑑別に挙がるが正常である。

⑧クレアチニン0.6 mg/dL，エリスロポエチン10 mIU/mL ⟶ 腎性貧血は否定的

⑨骨髄過形成，骨髄中の芽球0.3%，3系統の造血細胞に異形成，染色体は正常核型 ⟶ 骨髄異形成症候群と診断できる所見である。

鑑別診断　「アプローチ」①〜⑥より重度の貧血症状を認めた高齢男性であり，自己免疫性溶血性貧血などの血液疾患に認められる肝脾腫や溶血所見は認められない。好中球減少と血小板減少も認められ，この時点では再生不良性貧血や骨髄異形成症候群などの造血不全をきたす疾患が鑑別に挙がる。高齢者のため慢性出血による重度の貧血も鑑別に挙がるが，⑦より否定的であり，⑧より腎性貧血も否定される。⑨で骨髄過形成と造血細胞の異形成を認め，骨髄異形成症候群と診断できる所見である。

　骨髄異形成症候群は芽球割合が20%未満であると定義されるが，本患者は芽球割合が低い状態で診断されている。典型例では染色体異常を認めるが，しばしば正常核型の骨髄異形成症候群も存在する。

診断名　骨髄異形成症候群

選択肢考察
- ×a　溶血性貧血や腎障害を呈す血栓性血小板減少性紫斑病の治療である。
- ○b　芽球は低く，がん薬物療法の適応ではないと考えられ，貧血に対する補充療法が優先される。
- ×c　自己免疫性溶血性貧血に有効な治療である。
- ×d　慢性特発性血小板減少性紫斑病や再生不良性貧血に有効な治療である。
- ×e　がん薬物療法中に認められる好中球減少に対して行う治療である。

解答率　a 1.4%，b 89.7%，c 4.3%，d 2.0%，e 2.7%

関連知識　骨髄異形成症候群は造血不全と白血病化に至ることが特徴の疾患である。本例のように貧血などの血球減少に伴う症状を主訴に受診し，白血球分画では好中球減少や芽球出現などの血液像を呈する。診断には骨髄検査が必要で，造血細胞に異形成が認められれば診断される。5番や7番などに骨髄異形成症候群に特徴的な染色体異常をきたしていることが多いが，本例のようにしばしば正常核型のこともある。芽球割合が低く，白血病化よりも造血不全の臨床像が現れていると考えられる。

正解　b　**正答率** 89.7%

受験者つぶやき
・貧血がひどそうなのでその治療を考えました。MDS は無効造血なので造血を惹起してもしょうがないと思いました。MDS にはステロイドは使いません。MM には使います。
・輸血の基準は各製剤ごとにまとめて覚えておくと色々な問題で使えます。

Check ■■■

119A-48 53歳の男性。肺癌の手術のため入院中である。3日前に右上葉肺癌に対して右肺上葉切除術を行った。術後，胸腔ドレーンからの空気漏れは認めず，昨日，胸腔ドレーンを抜去した。本日，排便時にいきんだところ，呼吸困難が出現した。体温 36.6℃。脈拍 80/分，整。血圧 128/76 mmHg。呼吸数 16/分。SpO₂ 94％（room air）。胸部エックス線写真（**別冊 No. 17**）を別に示す。

この患者でみられる身体所見はどれか。

a 動揺胸郭　　　　b 頸部の発赤　　　c 腹部の圧痛
d 右側胸部の熱感　　e 右側胸部の握雪感

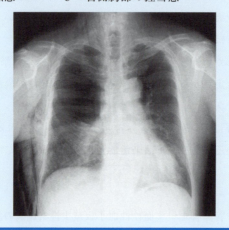

アプローチ
①右上葉肺癌に対して右肺上葉切除術を施行
②術後，胸腔ドレーンからの空気漏れは認めず ⟶ 肺瘻は生じていない。
③排便時にいきんだところ呼吸困難が出現 ⟶ 胸腔内圧が急激に上昇したことで，胸腔ドレーンが挿入されていた部位から皮下に空気が流入したと考えられる。
④ SpO₂ 94％（room air）

画像診断

右側胸部から前胸部と頸部に皮下気腫を認める

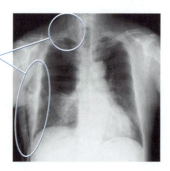

診断名	肺癌術後, 皮下気腫

選択肢考察

× a 胸部外傷により複数の肋骨が連続して骨折し, 胸壁の一部が不安定になった状態を動揺胸郭という。本例では経過および画像からも肋骨骨折はないため考えにくい。

× b 胸部エックス線写真上は頸部に皮下気腫が認められるが, 皮下気腫が生じた部位に発赤を生じることはない。

× c 本例で腹部に圧痛をきたすことはないが, 皮下気腫の著明な右側胸部や頸部に圧痛を生じることはある。

× d 一般的に皮下気腫が生じた部位に熱感は認められない。

○ e 胸部エックス線写真では右側胸部にも皮下気腫が認められ, 同部位では握雪感が認められる。

解答率 a 0.9%, b 0.4%, c 0.3%, d 1.0%, e 97.4%

関連知識 一般的に, 皮下気腫の形成には, ①皮膚の損傷による外部からの侵入, ②脆弱となった壁側胸膜を通しての胸腔内空気の侵入, ③気管・気管支損傷や食道損傷などに伴う縦隔からの流入などの機序が考えられる。本例は前日まで胸腔ドレーンが右胸部に留置されており, 機序としては②が考えられる。今回の主訴である呼吸困難については, おそらく頸部付近で皮下に貯留している空気が気管を圧迫したことによる症状と考えられる。

正解 e **正答率** 97.4%

受験者つぶやき
・気胸っぽいなと思いました。
・画像は左右差を見ると異常がわかりやすいと思います。問題文からいくつか画像に見られそうな所見を想定してから画像を見ました。

Check ■ ■ ■

119A-49 30歳の経産婦（2妊1産）。妊娠20週, 妊婦健康診査のために来院した。妊娠初期の経腟超音波像（別冊 No.18）を別に示す。妊娠17週で2児の羊水量に差を認めたため, それ以降週1回の外来通院で経過観察されていた。胎児超音波検査で, 第1児に羊水過多と胎児水腫を認め, 第2児に羊水過少を認めた。
この疾患の原因はどれか。

a 骨髄　　b 臍帯　　c 子宮　　d 胎盤　　e 羊膜

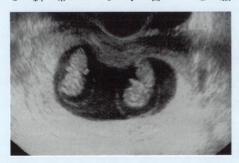

アプローチ ① 30歳, 2妊1産, 妊娠20週, 妊婦健診

②妊娠初期の経腟超音波像 ⟶ 双胎妊娠
③妊娠17週で2児の羊水量に差を認めた ⟶ 双胎間輸血症候群？
④（本日）胎児超音波検査で第1児に羊水過多症と胎児水腫，第2児に羊水過少症 ⟶ 第1児：受血児，第2児：供血児

画像診断

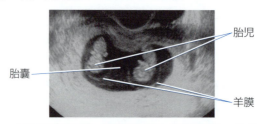

妊娠初期の画像。胎嚢内に別々の羊膜に入った2児を認める。一絨毛膜二羊膜〈MD〉双胎である。

鑑別診断　MD双胎で，2児の羊水量に差を認めることから，双胎間輸血症候群〈TTTS〉が最も考えられる。

- 一絨毛膜一羊膜双胎：妊娠初期の経腟超音波で2児が同一の羊膜内に見られることで鑑別する。
- 二絨毛膜二羊膜双胎：2児がそれぞれ独立した絨毛膜内に存在するため，妊娠初期の経腟超音波で2児間の隔壁の肥厚，隔壁の立ち上がりのλ〈ラムダ〉サインを認めることで鑑別する。

診断名　双胎間輸血症候群〈TTTS〉

選択肢考察
× a　妊娠17週で羊水量の差を認めることからTTTSを疑う。骨髄は関係ない。
× b　TTTSの原因は血流不均衡であるが，臍帯に起因するものではない。
× c　子宮自体の異常はTTTSに関与しない。
○ d　胎盤における2児間の血流不均衡がTTTSの直接の原因になる。
× e　MD双胎に発生しやすいが，羊膜自体の異常ではない。

解答率　a 0.1％，b 18.1％，c 0.2％，d 77.1％，e 4.5％

関連知識　「MD双胎である」「双胎妊娠で両児間に羊水量の差を認める」との記述があればTTTSが疑われる。TTTSはMD双胎の10〜20％に発生し，胎盤の浅部血管吻合による血流不均衡が原因となる。近年では，治療として胎児鏡下胎盤吻合血管レーザー凝固術〈FLP〉が行われるようになった。

コメント　以前は極端な羊水過多症と羊水過少症の超音波写真からTTTSを診断させる問題が多かったが，近年の国試問題では文章で羊水腔の差の記述，または「一児の最大羊水深度>8cm，かつもう一児の最大羊水深度<2cm」，「羊水過少の児の膀胱を観察できない」などの文章でTTTSを診断させる傾向にある。

正解　d　**正答率** 77.1％

受験者つぶやき
・双胎間輸血症候群は双子で胎盤を共有することによって発生するものです。
・双子で羊水量の差があるということから選択できると思います。画像はあまり使いませんでした。

Check ■ ■ ■

119A-50 63歳の男性。歩行時のふらつきを主訴に来院した。3年前から田んぼのあぜ道を歩くとふらついて転ぶことが多くなった。同時期から便秘と尿失禁がみられるようになった。徐々に歩行時のふらつきが悪化し、歩行器を使うようになった。最近、書字動作がしにくくなり、物が揺れて見えるようになった。既往歴に胃潰瘍がある。家族歴に特記すべきことはない。身長164 cm、体重52 kg。体温36.3℃。臥位での脈拍64/分、血圧124/62 mmHg。立位直後の脈拍68/分、血圧82/50 mmHg。胸部と腹部とに異常を認めない。頭部単純MRIのT2強調矢状断像（**別冊 No. 19A**）とT2強調水平断像（**別冊 No. 19B**）とを別に示す。
　この患者で認めるのはどれか。

a　Romberg 徴候
b　動眼神経麻痺
c　膝踵試験拙劣
d　手袋靴下型温痛覚障害
e　固定姿勢保持困難〈asterixis〉

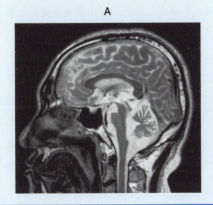

アプローチ
① 3年前からふらついて転ぶことが多くなった。徐々に歩行時のふらつきが悪化し、歩行器を使うようになった➡慢性進行性疾患
② 便秘と尿失禁がみられるようになった➡自律神経障害か。
③ 臥位での脈拍64/分、血圧124/62 mmHg。立位直後の脈拍68/分、血圧82/50 mmHg➡起立性低血圧があり、反応性の脈拍増加がない。

画像診断

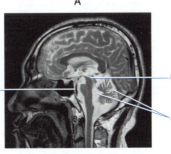

橋萎縮を認める
中脳被蓋の萎縮はない
小脳萎縮と第4脳室拡大

B

橋底部の膨らみが消失し，
十字様の高信号も認める

小脳萎縮を認める

鑑別診断　　3年前から歩行時ふらつきが進行し転ぶことが増えたとのことで，変性疾患や正常圧水頭症，緩徐進行性の腫瘍などが考えられる。変性疾患としては Parkinson 関連疾患，脊髄小脳変性症の頻度が高い。本例では便秘，尿失禁，起立性低血圧があり，自律神経障害を認める。Parkinson 病でも自律神経障害は認めるが，本例では比較的発症早期から便秘と尿失禁を認めており，頭部 MRI で橋，小脳萎縮を認め橋には十字サイン〈hot cross bun sign〉があり，多系統萎縮症と診断される。なお，進行性核上性麻痺に特徴的な中脳被蓋萎縮は本例では認めない。

診断名　　多系統萎縮症

選択肢考察　×a　Romberg 徴候は開眼立位時に比して閉眼立位時に動揺が著明となる現象である。開眼時から動揺が強いものは Romberg 徴候陽性とはいわない。平衡状態は，前庭系，体性感覚系，視覚系からの感覚情報によって維持される。健常人含め誰しも閉眼すると多少は動揺が強まるが，それが顕著である場合に Romberg 徴候陽性とする。前庭障害や体性感覚障害例で陽性となる。多系統萎縮症では開眼時から動揺があり閉眼時には多少悪化するが顕著ではない。

×b　多系統萎縮症では眼振，前庭動眼反射の低下消失，衝動性眼球運動障害などの様々な眼症状を呈するが，動眼神経麻痺は呈さない。

○c　小脳障害を反映して膝踵試験は拙劣となる。

×d　手袋靴下型温痛覚障害は多発ニューロパチーに典型的にみられる。多系統萎縮症では感覚神経は基本的には侵されない。

×e　固定姿勢保持困難は，四肢を一定の位置に保つために収縮している筋肉が間欠的に緊張を失うために生じる。代謝性脳症で認めることが最も多い。一側性のものは脳血管障害などの局在性病変でも認めることがある。

解答率　a 3.4%，b 11.0%，c 83.8%，d 0.7%，e 1.1%

関連知識　　多系統萎縮症は Parkinson 病と比べて，安静時振戦が少なく，進行は早く，抗 Parkinson 病薬が効きにくい。本症で注意すべきは睡眠時の喘鳴や無呼吸などの呼吸障害であり，早期から単独で認められることがある。呼吸障害の原因として声帯外転障害が知られているが，呼吸中枢の障害によるものもあるので気管切開しても突然死がありうる。

　　小脳への入力線維である橋横走線維の変性を反映した "hot cross bun sign" は有名で，比較的疾患特異性も高く，国試ではこの所見があれば多系統萎縮症としてよい。ただ，実際の臨床では脊髄小脳萎縮症2型，7型などのその他の脊髄小脳萎縮症や，神経自己免疫疾患である抗

A 医学各論

IgLON5抗体関連疾患，脳血管障害後の線維変性などの疾患でもみられることがあるので注意が必要である。

コメント 従来は画像所見から疾患名を解答させるだけだったが，派生知識を求めている。今回の選択肢は解答が比較的容易だったと思うが，今後はさらに深い知識を問われるようになるだろう。

正解 c　**正答率** 83.8%

受験者つぶやき
・ふらつきから小脳失調を読み取りました。夜増強する記述はなかったのでRombergは切りました。
・画像はよくわからなかったのですが，ふらつきと自律神経症状があったので多系統萎縮症だと考えました。

Check ■■■

119A-51 10歳の女児。腹痛を主訴に両親に連れられて来院した。今朝から腹痛が出現し，次第に増強してきたため受診した。3歳時に遺伝性球状赤血球症と診断され，小児科で定期的な診察を受けていた。体温37.2℃。脈拍100/分，整。血圧110/58 mmHg，呼吸数16/分。皮膚は黄染を認める。腹部は右季肋部に圧痛を認め，左肋骨弓下に脾を4 cm触知する。血液所見：赤血球320万，Hb 9.2 g/dL，Ht 33%，白血球9,500，血小板20万。血液生化学所見：総ビリルビン22.3 mg/dL，直接ビリルビン15.8 mg/dL，AST 125 U/L，ALT 647 U/L，γ-GT 313 U/L（基準9〜32）。CRP 0.9 mg/dL。腹部単純CT水平断像（別冊 No. 20A）と腹部造影CT冠状断像（別冊 No. 20B）を別に示す。

適切な処置はどれか。

a 血漿交換
b 光線療法
c 脾臓摘出術
d 腹腔鏡下胆囊摘出術
e 内視鏡的胆管ドレナージ

A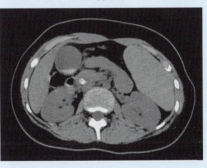　B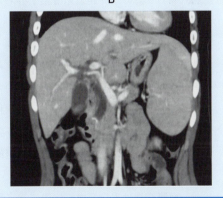

アプローチ
①10歳の女児 ➡ 小児科特有の疾患を考慮
②腹痛（右季肋部圧痛）➡ 肝胆道系疾患を考慮
③遺伝性球状赤血球症の既往 ➡ 溶血性貧血による胆石形成のリスク
④皮膚の黄染 ➡ 高ビリルビン血症を伴う黄疸の存在を示唆
⑤Hb 9.2 g/dL ➡ 溶血性貧血の可能性
⑥白血球9,500，CRP 0.9 mg/dL ➡ 炎症性疾患は否定的

⑦総ビリルビン 22.3 mg/dL，直接ビリルビン 15.8 mg/dL → 直接ビリルビン優位の黄疸であり，閉塞性黄疸を示唆

⑧脾腫（4 cm 触知）→ 遺伝性球状赤血球症に伴う脾腫の可能性

⑨胆道系酵素（AST，ALT，γ-GT）上昇 → 胆汁うっ滞性肝障害の可能性

画像診断

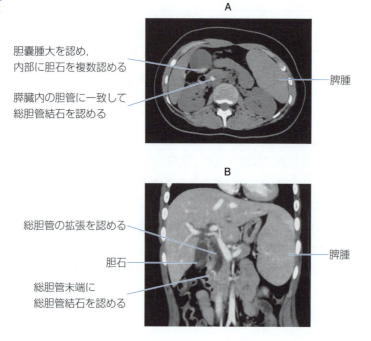

鑑別診断 本例では，右季肋部の圧痛，黄疸，胆道系酵素の上昇がみられ，胆道系疾患が疑われる。幼少期の遺伝性球状赤血球症の既往から，ビリルビン結石形成を想起する。CTにて胆石および総胆管結石を認め，肝胆道系酵素上昇および胆管拡張から総胆管結石の嵌頓による閉塞性黄疸と判断される。

発熱や炎症所見の上昇はなく，胆囊炎や胆管炎の合併の可能性は低い。他の可能性として，急性肝炎（ウイルス性・薬剤性）が考えられるが，ウイルスや薬剤への曝露歴がなく，肝酵素の上昇が胆汁うっ滞型であるため否定的である。また，先天性胆道拡張症も小児期の胆管拡張を伴う疾患として鑑別に挙がるが，囊状拡張を認めず，遺伝性球状赤血球症の病歴からも可能性は低い。さらに，Caroli病（先天性多発肝内胆管拡張症）も考えられるが，肝内胆管の多発性・分節状・囊状の拡張がないため否定的である。

診断名 総胆管結石嵌頓による閉塞性黄疸

選択肢考察

× a 血漿交換は重症溶血性疾患に適応されるが，本例は総胆管結石症が主病態であり適応とならない。

× b 光線療法は新生児黄疸に有効であり，小児・成人には適応とならない。

× c 脾臓摘出術は遺伝性球状赤血球症の治療にはなるが，今回の総胆管結石症に対する治療を目的としたものではない。

× d 遺伝性球状赤血球症の患者では溶血性胆石を形成しやすいため，胆囊摘出が根治的治療として推奨されるが，現時点では総胆管結石症の治療が優先される。

A　医学各論　77

○e　総胆管結石嵌頓による閉塞性黄疸と判断されるため，緊急内視鏡的胆管ドレナージが第一選択となる。

解答率　a 0.2%，b 0.2%，c 15.5%，d 4.5%，e 79.5%

関連知識　遺伝性球状赤血球症は，赤血球膜の異常により赤血球が壊れやすくなる遺伝性疾患である。慢性的な溶血によりビリルビンが過剰に産生され，胆石（特にビリルビン胆石）が形成されやすくなる。この胆石が胆囊や総胆管に詰まると，胆囊炎や胆管炎を引き起こす可能性がある。遺伝性球状赤血球症の患者において胆石症が問題となる場合，脾摘と胆摘を同時に行うこともあるが，今回のような総胆管結石症による閉塞性黄疸を伴う場合は，まず胆管ドレナージが優先される。

コメント　本問題においては，遺伝性球状赤血球症の既往があることよりビリルビン結石が形成されて総胆管結石となり，その嵌頓により閉塞性黄疸を発症していると診断することは，比較的に容易と思われる。しかしながら，選択肢には遺伝性球状赤血球症に対する治療法が複数含まれており，患者の病態を慎重に評価し，その時点で最も優先されるべき治療法を選択することが求められる。これは実際の臨床現場に即した，現実的かつ実践的な問題であると言えよう。

正　解　e　**正答率** 79.5%

受験者つぶやき
・球状赤血球症から脾摘に飛びつきそうになりましたが，画像をよく見ると胆石嵌頓がありました。
・球状赤血球症で脾摘と迷いましたが腹痛が主訴だったのでそれを解消できる処置を選びました。

A 医学各論

Check ■ ■ ■

119A-52 63歳の男性。左腰背部痛を主訴に来院した。昨日，突然，左腰背部に痛みが出現した。痛みが改善しないため受診した。体温36.8℃。脈拍112/分，不整。血圧156/102 mmHg。呼吸数16/分。心音と呼吸音とに異常を認めない。左肋骨脊柱角に叩打痛を認める。尿所見：蛋白2＋，糖1＋，潜血1＋，沈渣に赤血球10〜20/HPF，白血球1〜4/HPF，細菌（−）。血液所見：赤血球522万，Hb 17.0 g/dL，Ht 49％，白血球12,200，血小板15万，Dダイマー10 μg/mL（基準1.0以下）。血液生化学所見：総蛋白7.3 g/dL，アルブミン4.2 g/dL，AST 76 U/L，ALT 113 U/L，LD 750 U/L（基準124〜222），ALP 132 U/L（基準38〜113），γ-GT 84 U/L（基準13〜64），尿素窒素13 mg/dL，クレアチニン1.3 mg/dL，尿酸7.2 mg/dL，血糖139 mg/dL，HbA1c 7.3％（基準4.9〜6.0），総コレステロール238 mg/dL，トリグリセリド183 mg/dL，Na 135 mEq/L，K 3.8 mEq/L，Cl 99 mEq/L。CRP 2.0 mg/dL。12誘導心電図で心房細動を認める。胸腹部造影CTの水平断像（**別冊 No. 21A**）と冠状断像（**別冊 No. 21B**）とを別に示す。

この患者の病態の原因で考えられるのはどれか。

a 高血圧　　b 糖尿病　　c 腎盂腎炎　　d 心房細動　　e 脂質異常症

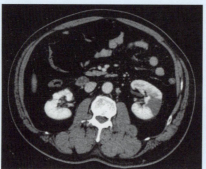
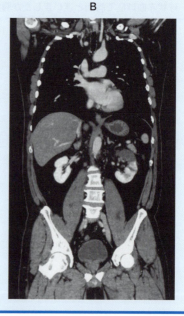

アプローチ

① 63歳の男性，突然の左腰背部痛 ─→ 打撲，外傷などはなく腎尿路系の急性疾患の可能性
② 体温36.8℃，白血球12,200，CRP 2.0 mg/dL ─→ 炎症所見はあるが発熱はなく，腎盂腎炎などの感染症としては典型的ではない。
③ 脈拍112/分，不整，心電図で心房細動 ─→ 心原性血栓塞栓症を起こす可能性がある。
④ 血圧156/102 mmHg ─→ 痛みの影響も考えられるがⅡ度の高血圧である。
⑤ 左肋骨脊柱角に叩打痛 ─→ 腎盂腎炎，尿路結石など腎・尿路系の疾患で認められる。
⑥ 尿蛋白2＋，アルブミン4.2 g/dL ─→ 蛋白尿は認められるが血清アルブミンが低下するほど

ではない。

⑦尿糖 1+，血糖 139 mg/dL，HbA1c 7.3% ⟶ 糖尿病を合併し心血管病のリスクが高い。

⑧尿潜血 1+，尿沈渣赤血球 10〜20/HPF，白血球 1〜4/HPF，細菌（−）⟶ 血尿は明らかであるが，尿路感染症を示す所見は認められない。

⑨血小板 15 万，D ダイマー 10 µg/mL ⟶ 血小板数が軽度減少しており血栓形成が起こっていることを示す所見である。

⑩ AST，ALT，LD，ALP，γ-GT など主に肝胆道系の酵素が軽度上昇 ⟶ 中でも LD の上昇が著明であるが，LD は心臓，肺，腎臓，骨格筋，赤血球などの臓器，組織に存在する。

⑪尿素窒素 13 mg/dL，クレアチニン 1.3 mg/dL，Na 135 mEq/L，K 3.8 mEq/L ⟶ 年齢，性別，血清クレアチニンより推算 GFR は 44.3 mL/分/1.73 m^2 と腎機能は低下しているが，電解質に大きな異常はなく切迫した急性腎不全の状態ではない。

⑫総コレステロール 238 mg/dL，トリグリセリド 183 mg/dL，尿酸 7.2 mg/dL ⟶ 軽度の脂質異常症，高尿酸血症であり，高血圧，糖尿病とともに生活習慣病が重積している。

画像診断　　A：胸腹部造影 CT の水平断像で左腎臓外側に楔状の非造影領域が認められる。

　　　　　　　B：胸腹部造影 CT の冠状断像でも左腎臓上部に造影剤が到達していない。

鑑別診断　中高年の男性において突然に腰背部痛を起こす原因としては，椎体骨折，椎間板ヘルニアなどの整形外科疾患とともに，腎盂腎炎，尿路結石などの腎尿路系疾患や大動脈解離などの循環器疾患が挙げられる。左側の痛みであることから胆石の可能性は低い。骨や筋肉に外力が加わったことは記載されておらず，炎症所見はあるが発熱はなく，尿沈渣など腎盂腎炎を疑う所見は乏しい。尿路結石は間欠的な疝痛をきたすことが多く，大動脈解離は重症高血圧患者で痛みの部位が移動することが特徴的である。

　　心房細動は心原性血栓塞栓症を起こすことがあり，フィブリンに由来する D ダイマーが高値で血小板数が少ないことから血栓症を考えた場合，左側の後腹部臓器は左腎と脾臓がある。脾臓梗塞では肝胆道系酵素とともに LD も上昇するが血尿の原因にはならない。腎梗塞でも逸脱酵素として LD が上昇し，蛋白尿や顕微鏡的あるいは肉眼的な血尿を呈する。造影 CT で塞栓領域の造影が欠損していることで診断される。

診断名　腎梗塞

選択肢考察
× a　重症高血圧が長期間持続している場合，大動脈解離による胸背部痛が起こることがあるが，本症例の高血圧はⅡ度と中等症で，痛みの影響があるとともに罹患歴も不明で，高血圧が血栓塞栓症の主要なリスクになったとは考えにくい。

× b　糖尿病も血管病変の進行により血栓形成のリスクを高めるが，眼底所見や発症前の尿所見など合併症に関する情報はなく，本症例において血栓塞栓症の主要なリスクになったとは言えない。

× c　肋骨脊柱角の叩打痛をきたすが，本症例は発熱がなく尿所見など尿路感染所見が乏しい。

○ d　左房内に血栓が形成されやすく，脳梗塞や腎梗塞などの心原性塞栓症の原因となる。

× e　動脈硬化を促進するが，血栓形成の主要なリスクになったとは言い難い。

解答率　a 0.6%，b 0.1%，c 1.5%，d 97.2%，e 0.6%

80 国試119 — 第119回医師国家試験問題解説書

A

医学各論

関連知識　腎臓は心拍出量の約20%の血流を受け，主要臓器の中で最も血流量が多い臓器であるため，心原性塞栓症のリスクも高い。その場合，腎臓内の動脈は側副血行路のない終末動脈であるため，腎梗塞を発症する。両側腎が同時に梗塞を起こさない限り，高度な腎不全となることは少ない。心房細動患者の脳梗塞発症リスクは，$CHADS_2$スコア（C：うっ血性心不全1点，H：高血圧1点，A：75歳以上1点，D：糖尿病1点，S：脳梗塞・TIAの既往2点）で評価し，1点以上であれば抗凝固薬投与の適応となる。

コメント　典型的な造影CT画像より腎梗塞の診断は容易である。血栓塞栓症のリスクとして選択肢の中で心房細動が最も重要であることも認識していなければいけない。

正解　**d**　**正答率 97.2%**

受験者つぶやき
・心房細動と突然発症から腎梗塞を考えました。
・画像からはピンときませんでしたが，Dダイマーが上がっていたのでAfからの血栓症だと考えました。

Check ■ ■ ■

119A-53　65歳の男性。全身倦怠感を主訴に来院した。2か月前の健康診断では腎機能障害の指摘はなかった。2週間前に細菌性肺炎のため，自宅近くの診療所で1週間の抗菌薬治療を受けた。肺炎は改善したが，3日前から全身倦怠感と尿量の減少を自覚している。身長170cm，体重62kg。体温36.5℃。脈拍72/分，整。血圧136/82mmHg。尿所見：蛋白（±），糖1+，潜血（−），沈渣に白血球10〜19/HPF。β_2-マイクログロブリン35,200µg/L（基準200以下）。血液所見：赤血球410万，Hb 13.2g/dL，Ht 38%，白血球9,200。血液生化学所見：総蛋白8.4g/dL，アルブミン4.2g/dL，尿素窒素36mg/dL，クレアチニン2.4mg/dL，血糖98mg/dL，HbA1c 5.2%（基準4.9〜6.0）。免疫血清学所見：抗核抗体陰性，C3 96mg/dL（基準52〜112），C4 30mg/dL（基準16〜51），ASO 200単位（基準250以下），MPO-ANCA陰性，PR3-ANCA陰性。

最も考えられる疾患はどれか。

a　膜性腎症　　　　　　b　糖尿病腎症　　　　　　c　急性間質性腎炎
d　急性糸球体腎炎　　　e　急速進行性糸球体腎炎

アプローチ　①65歳の男性。2か月前の健康診断で腎機能障害の指摘はない ➡ 急性発症した腎不全の例である。

②1週間の抗菌薬治療 ➡ 現在，細菌性肺炎は改善しているが，全身倦怠感と尿量の減少をきたしている。抗菌薬が原因か？

③尿蛋白（±），尿糖1+，尿潜血（−），尿中β_2-マイクログロブリン35,200µg/L ➡ 一般の尿所見にはやや乏しいものの，高度な低分子量蛋白尿が認められる。

④尿素窒素36mg/dL，クレアチニン2.4mg/dL ➡ 既に高窒素血症が明らかである。

⑤免疫血清学所見に異常はみられない ➡ 血管炎症候群や溶連菌感染後急性糸球体腎炎などは否定的である。

鑑別診断 抗菌薬の投与後に発症した急性腎不全の例である。鑑別の対象として重要なのは急速進行性糸球体腎炎である。なお，実際の臨床では高齢者に好発する急性腎不全として，多発性骨髄腫による骨髄腫腎も念頭に置く必要がある。鑑別の詳細は「選択肢考察」を参照。

診断名 抗菌薬による急性間質性腎炎

選択肢考察
× a 膜性腎症は緩徐に発症するネフローゼ症候群であることが多く，本例では病歴や検査所見などから除外できる。

× b 糖尿病の病歴がないこと，また，血糖値やHbA1cが正常域であることから糖尿病腎症は否定できる。

○ c 本例では発症前に抗菌薬が投与されている。また，高度な低分子量蛋白尿がみられることから，腎病変の主座が尿細管間質にあることが推察できる。診断の確定には腎生検が必要な場合がある。

× d 溶血性連鎖球菌の感染を疑わせる急性咽頭炎などの病歴がないこと，また，ASOの上昇と低補体血症がみられないこと，さらに顕微鏡的血尿がみられないことなどから急性糸球体腎炎は否定できる。

× e 急速進行性糸球体腎炎は高齢者に好発する。しかし，蛋白尿は中等度以下であっても，顕微鏡的血尿と細胞を含む円柱尿は必発である。さらに，本例ではMPO-ANCA，PR3-ANCAいずれも陰性である。これらの所見から，急速進行性糸球体腎炎は考えにくい。

解答率 a 1.2％, b 0.1％, c 89.4％, d 5.5％, e 3.6％

関連知識 薬剤などによる急性尿細管間質性腎炎ではβ_2-マイクログロブリンやα_1-マイクログロブリンなどの尿中低分子量蛋白の排泄量が著増する。また，尿中N-アセチル-β-D-グルコサミニダーゼ〈NAG〉などのリソソーム酵素活性の急激な上昇が認められる。これらの異常は尿の試験紙による定性検査では検出されにくいので注意が必要である。

コメント 急性腎障害〈AKI〉をきたす種々の原因について整理しておくことが必要である。薬剤の関与を疑うことは臨床的に極めて重要である。

正解 c 正答率 89.4％

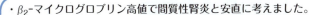

・β_2-マイクログロブリン高値で間質性腎炎と安直に考えました。
・β_2-マイクログロブリンと抗菌薬使用歴から判断しました。

Check ■■■

119A-54 46歳の女性。人間ドックで血液検査の異常を指摘され、精査のため来院した。自覚症状はない。身長166 cm、体重59 kg。脈拍72/分、整。血圧126/82 mmHg。血液生化学所見：アルブミン 4.4 g/dL、尿素窒素 11 mg/dL、クレアチニン 0.5 mg/dL、Na 142 mEq/L、K 4.2 mEq/L、Cl 104 mEq/L、Ca 11.2 mg/dL、P 3.4 mg/dL、副甲状腺ホルモン 102 pg/mL（基準 10～60）。頸部超音波像（**別冊 No. 22**）を別に示す。
この疾患で正しいのはどれか。

a 白内障を合併しやすい。
b 全身性の骨軟化症がみられる。
c 異所性ホルモン産生腫瘍である。
d 尿中カルシウム排泄率は増加する。
e 甲状腺癌に関連するカルシウム異常である。

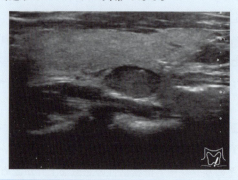

アプローチ
① 自覚症状なし
② Ca 11.2 mg/dL ⟶ 高 Ca 血症
③ 副甲状腺ホルモン 102 pg/mL ⟶ 副甲状腺ホルモン上昇

画像診断

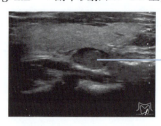

甲状腺左葉下極近傍に長径 15 mm の低エコー領域（低輝度病変）
副甲状腺腫の疑い
（正常は長径 6 mm 未満で、このようにはっきり見えないことが多い）

鑑別診断 「アプローチ」②より高 Ca 血症の鑑別となるが、③および「画像診断」より原発性副甲状腺機能亢進症と診断できる。

診断名 副甲状腺腫による原発性副甲状腺機能亢進症

選択肢考察
× a 白内障は副甲状腺機能低下症にみられる。
× b 高 Ca 血症に加えて血中リン値も正常範囲である。すなわち低 Ca 血症も低リン血症もない。迷
× c 「画像診断」で副甲状腺自体に所見がみられ、原発性と考えられる。

△〜○ d 　高Ca血症の鑑別の中で，尿中Ca排泄率が低くなるものとして家族性低Ca尿性高Ca血症がある。原発性副甲状腺機能亢進症の典型例では尿中Ca排泄率は上昇が認められるとされている（後述の「コメント」参照）。

×e 　甲状腺癌のうち髄様癌はカルシトニンを産生するが，高Ca血症にはならない。

解答率 　a 6.6%，b 34.0%，c 3.2%，d 50.7%，e 5.5%

関連知識 　＜原発性副甲状腺機能亢進症＞

　　副甲状腺の1つ（まれに2つ）の腺腫が約80〜90%で，約10〜15%は過形成（その場合，副甲状腺が4つとも過形成）。副甲状腺癌は100人に1〜2人と，まれ。

コメント 　歴史的には原発性副甲状腺機能亢進症の典型例では尿中Ca排泄率が上昇することは先述のとおりだが，血中Ca濃度測定が以前よりも手軽に測定できる時代になり，本例のように「無症状」で発見される「無症候性原発性副甲状腺機能亢進症」が増加している。

　　国試的にはdは正解でよい。しかし臨床的には，無症候性や血中Ca濃度がそこまで高くない場合，尿中Ca排泄率は典型例ほどは上昇しない。さらには原発性副甲状腺機能亢進症でも一部は（25%という報告もある）尿中Ca排泄率が低下しているという報告もされている。

　　※これらは専門医レベルの知見である。本問は現実的には消去法で対応できるだろうが，やや不適切感は否めない。

正解 　d 　**正答率** 50.7%

受験者つぶやき
・PTHによりCaは再吸収されるのですが，それが溢れることで尿中にCaが出てきてしまうので，尿路結石が発生します。
・PTHはCaを上昇させるためのホルモンだが，血中濃度が上がることで尿中排泄も増加すると聞いたことがありました。

A

医学各論

Check ▪▪▪

119A-55 72歳の女性（4妊2産）。多量の性器出血を主訴に救急車で搬入された。2年前から帯下の増量と不正性器出血を自覚していたが，家族には相談していなかった。3か月前から，出血量が増え，めまいも出現した。今朝トイレで多量の性器出血があり，家族が救急車を要請した。意識は清明。身長152cm，体重48kg。体温37.8℃。心拍数100/分，整。血圧110/74mmHg。腟鏡診で子宮頸部に易出血性の腫瘤を認めた。内診では腫瘤の可動性は不良で，両側で骨盤壁に及ぶ子宮傍結合組織浸潤を認めた。血液所見：赤血球238万，Hb 6.9g/dL，Ht 28%，白血球10,300，血小板21万。血液生化学所見：総蛋白5.9g/dL，アルブミン2.4g/dL，総ビリルビン0.9mg/dL，AST 30U/L，ALT 26U/L，LD 250U/L（基準124～222），尿素窒素60mg/dL，クレアチニン2.8mg/dL，Na 138mEq/L，K 5.4mEq/L，Cl 105mEq/L，CEA 3.8ng/mL（基準5以下），CA125 28U/mL（基準35以下），SCC 9.8ng/mL（基準1.5以下）。CRP 5.7mg/dL。子宮頸部組織診で扁平上皮癌と診断された。胸腹部単純CTで子宮頸部に径5cmの腫瘍を認め，遠隔転移を認めない。

この患者にまず行うべき治療はどれか。

a 放射線治療
b 血管新生阻害薬
c 広汎子宮全摘出術
d シスプラチン動注
e 免疫チェックポイント阻害薬

▶**臨床eye** **Step1** **72歳の女性　多量の性器出血，救急搬送**

　高齢女性の性器出血では，腫瘍性と炎症性が考えられる。前者では子宮体癌，子宮頸癌，腟癌を考え，後者では萎縮性腟炎がある。多量出血と悪性腫瘍の好発年齢層から子宮体癌を第一に想定する。時折，頸癌や体癌による子宮留膿症から性器出血をきたすことがあり，出血量も少量から多量まで多様である。

Step2 **病歴，身体所見**

①2年前から帯下の増量と不正性器出血──▶外傷や炎症などの急性発症による出血ではない。

②3か月前から，出血量が増え，めまいも出現──▶長期間持続する出血で，めまいの発症に至った。

③多量の性器出血があり，家族が救急車を要請──▶家族や本人が慌てるくらい多量に出血した。

④心拍数100/分，整。血圧110/74mmHg──▶血圧は維持されているが，心拍数が増加している。

⑤子宮頸部に易出血性の腫瘤──▶子宮頸癌，子宮筋腫（粘膜下）を疑う。

⑥両側で骨盤部に及ぶ子宮傍結合組織浸潤──▶頸癌の浸潤範囲が基靱帯にまで及んでいる。

　2年前から確認可能な頸部病変が存在し，バイタルサインが変化（心拍数の増加）する程度に増悪してきたと考える（①～④）。子宮頸部が責任病変であると明らかになった（⑤）が，粘膜下筋腫（筋腫分娩）と頸癌を想定し，画像診断（CTまたはMRI）と病理診

断（細胞診と組織診）による鑑別が必須になる．子宮頸癌においては，内診（⑥）で子宮の傍結合組織浸潤を認めた場合の病期はⅡ期からⅢ期であるが，骨盤壁にまで達した場合はⅢ期となり，手術での根治は望めない．また，頸癌Ⅲ期の場合は高頻度で水腎症を合併する（ⅢB期）．その場合は腎機能低下をもたらし，クレアチニンの高値，eGFRの低下，重度の貧血を生じるため，血液検査での異常を見逃さないことが肝要である．

Step 3　検査所見

⑦赤血球 238万，Hb 6.9 g/dL，Ht 28%　➡　持続した多量の性器出血が原因で貧血になったと考える．

⑧尿素窒素 60 mg/dL，クレアチニン 2.8 mg/dL　➡　腎機能障害から水腎症の存在を疑う．

⑨CEA 3.8 ng/mL，CA 125 28 U/mL，SCC 9.8 ng/mL　➡　SCC高値は子宮頸部の扁平上皮癌を示唆する．

⑩子宮頸部組織診で扁平上皮癌と診断　➡　子宮頸癌と診断できた．

⑪胸腹部単純CTで子宮頸部に径5 cmの腫瘍　➡　頸部限局なら病期はⅠB期だが……．

⑫遠隔転移を認めない　➡　膀胱直腸浸潤の記載がなく遠隔転移がないのでⅣ期ではない．

　血液検査では性器出血は長期間持続していたが，その間に子宮病変が増悪したと想定できる（⑦，⑩，⑪）．胸腹部単純CTで5 cmの腫瘍を認め，腫瘍マーカーが腺癌に多いCEAやCA125は低く，扁平上皮癌に特異的なSCCが高値であり（⑨），組織診で扁平上皮癌の所見であった（⑩）ため，子宮頸癌が責任病変と考える．浸潤範囲の検索において傍腟組織浸潤（基靱帯浸潤）である（⑥）ことから，腟壁浸潤の有無にかかわらずⅡBかⅢA期であるが，傍組織浸潤が骨盤壁まで達すればⅢB期と考える．しかも，血液検査で腎機能低下が明らかになり（⑧），水腎症を合併している可能性が高い．さらに重症の腎機能障害による貧血もあり，救急搬送時の貧血の一因になった可能性もある．⑫の画像検査では，遠隔転移やリンパ節転移を認めないことからⅣ期は否定され，ⅢB期と確定できる．

Step 4　総合考察

　子宮頸癌治療の選択は正確な病期診断が求められる．そのためにはコルポスコピーによる組織診，排泄性尿路造影で水腎症，膀胱鏡・直腸鏡・画像検査で膀胱直腸浸潤・リンパ節転移・遠隔転移の検索が必須．そのプロセスを経て病期に応じた治療法を選択する．子宮頸癌の手術療法はⅠ期，Ⅱ期に限られ，放射線療法はⅠA2期以上で選択されるが，Ⅲ期の場合は同時化学放射線療法〈CCRT〉で根治を目指す．薬物療法ではCCRTを超える予後改善は認められていないため，補助療法または再発時に行い，初回治療では選択しない．

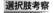

診断名　子宮頸癌Ⅲ期

選択肢考察
○ a　CCRTの治療効果が高く，第一の治療法とされている．
× b　放射線照射後の補助療法としてベバシズマブを投与する場合があるが，第一選択にはならない．
× c　病期Ⅰ期からⅡ期の場合に行う術式だが，Ⅲ期では根治性がないため行わない．

×d　腫瘍縮小は期待できるが，予後改善は認められないため頸癌Ⅲ期の根治目的では施行しない。

×e　効果が限定されるため，最初の治療にはならない。

解答率　a 51.9%，b 3.8%，c 27.9%，d 14.7%，e 1.6%

関連知識
・子宮頸癌Ⅲ期は以下のように細かく規定されている。ⅢA期は，腟壁浸潤が腟壁下 1/3 まで浸潤するが骨盤壁まで浸潤が達していない。ⅢB期は，傍組織浸潤が骨盤壁まで達しているか，または水腎症や無機能腎である状態。ⅢC期は，骨盤リンパ節にのみ転移例をⅢC1期，傍大動脈リンパ節に転移例をⅢC2期と定めている（日産婦 2020 年，FIGO 2018 年）。

・不正性器出血の診断は，妊娠性か非妊娠性かで大別できる。非妊娠性には機能性出血と器質性出血があり，機能性出血においては卵巣機能由来（無排卵性出血と排卵性出血）のほかに薬剤使用や出血性素因による出血がある。一方，器質性出血は年齢が思春期，成熟期，更年期（閉経前），老年期（閉経後）において特有の疾患があり，本問の高齢者の場合は「Step1」で考察した内容になる。

・同時化学放射線療法〈CCRT〉は，放射線照射に抗癌剤であるシスプラチンを同時投与する治療法。シスプラチンによる放射線の増感効果によって局所進行子宮頸癌（Ⅱ期，Ⅲ期）の予後が改善されることが大規模調査で確認された 2000 年前後から，子宮頸癌の世界標準の放射線療法として認識されるようになった。

正　解　**a**　**正答率 51.9%**

受験者つぶやき
・切除不能まではわかったのですが，ケモラジのどちらを選択するかで迷いました。動注の方が即効性ありそうだなと思いましたが，よく読んだらクレアチニン高値でした。迷ったときこそじっくり検査所見を読むべきです。
・骨盤壁まで及んでいたので手術はできないと思いました。

A 医学各論 **87**

Check ■ ■ ■

119A-56 56歳の女性。見当識障害を主訴に家族に付き添われて来院した。1週間前から37℃台の発熱が続き，昨日から自宅のトイレの場所が分からなくなった。下痢と血便はない。意識レベルはJCS I-2。体温37.8℃。脈拍88/分，整。血圧144/88mmHg。両下肢に点状出血を認める。眼瞼結膜は貧血様で，眼球結膜に軽度黄染を認める。胸骨左縁第3肋間を最強点とするLevine 2/6の収縮期雑音を聴取する。呼吸音に異常を認めない。尿所見：蛋白2+，潜血2+。血液所見：赤血球230万，Hb 7.1g/dL，Ht 20%，網赤血球5%，白血球8,890，血小板2.1万。末梢血塗抹標本で破砕赤血球を認める。PT-INR 1.0（基準0.9〜1.1），APTT 27.6秒（基準対照32.2），FDP 9µg/mL（基準10以下）。血液生化学所見：総ビリルビン2.9mg/dL，直接ビリルビン0.7mg/dL，AST 48U/L，ALT 42U/L，LD 1,025U/L（基準124〜222），尿素窒素50mg/dL，クレアチニン1.9mg/dL。CRP 0.8mg/dL。

直ちに行うべき治療はどれか。

a 血漿交換
b 血小板輸血
c 抗菌薬投与
d ヘパリン投与
e トロンボポエチン受容体作動薬投与

アプローチ ①見当識障害━▶見当識障害をきたす疾患を想起

②血便はない━▶溶血性尿毒症症候群〈HUS〉ではない。

③両下肢に点状出血━▶血小板数低下時にみられやすい所見

④尿蛋白2+，尿潜血2+，尿素窒素50mg/dL，クレアチニン1.9mg/dL━▶腎障害の存在を示唆

⑤眼瞼結膜は貧血様，Hb 7.1g/dL━▶貧血の存在

⑥眼球結膜に軽度黄染，網赤血球5%と上昇，総ビリルビン上昇（間接ビリルビン上昇），LD上昇，破砕赤血球━▶溶血の存在。破砕赤血球より血栓性微小血管症〈TMA〉が示唆される。

⑦血小板2.1万━▶血小板数が低下する疾患

⑧FDP 9µg/mL━▶正常なのでDICは否定。DICでは必ず上昇。

鑑別診断 精神神経症状，血小板数低下，溶血性貧血（破砕赤血球を伴う），発熱，腎障害があり，血栓性血小板減少性紫斑病〈TTP〉の五主徴のすべてがみられている。

TMAには，TTPのほかにHUSや産科合併症のHELLP症候群なども知られている。本症例ではHUSに特徴的な血便がなく，HUSは否定的である。

診断名 血栓性血小板減少性紫斑病〈TTP〉

選択肢考察 ○a TTPに対する治療は，血漿交換と副腎皮質ステロイドが治療の基本。近年，血小板凝集を抑制するカプラシズマブも頻用される。

×b TTPに対する血小板輸血は，原則**禁忌**。

×c TTPは細菌感染症ではないので，治療的な抗菌薬投与は不要。

×d DICではないのでヘパリンは不要。

×e トロンボポエチン受容体作動薬は免疫性血小板減少症〈ITP〉に対して使用される。

88 国試119 ― 第119回医師国家試験問題解説書

A

医学各論

| 解答率 | a 96.2%，b 1.7%，c 0.5%，d 1.1%，e 0.5% |

関連知識　TTP では，ADAMTS13（von Willebrand 因子切断酵素）に対する自己抗体が出現して，ADAMTS13 活性が低下する。そのために，超巨大 von Willebrand 因子重合体が残存して，血小板凝集（血小板血栓）の多発が進行する。血小板血栓が多発することで，精神神経症状（血小板血栓による多発性脳梗塞），腎障害などが出現する。TTP の精神神経症状は，しばしば動揺性。

一方，HUS では ADAMTS13 に対する自己抗体は出現しない（TTP との鑑別で重要）。

コメント　TTP の五主徴がすべてみられており，診断に到達するのは容易であっただろう。

正解　a　**正答率** 96.2%

受験者つぶやき
・典型的な TTP です。
・破砕赤血球があり，見当識障害が主訴だったので TTP だと思いました。

Check ■ ■ ■

119A-57　65 歳の女性。胸痛を主訴に来院した。高血圧症，脂質異常症，糖尿病および骨粗鬆症に対してそれぞれ内服治療中である。2 か月前から明け方に冷汗を伴う 5〜10 分程度の胸部絞扼感を自覚している。日中の労作時には同様の症状はない。冠動脈 CT では器質的冠動脈狭窄を認めなかった。午前 4 時にいつもと同様の胸部絞扼感を認め，ニトログリセリンを舌下したところ数十秒後に症状は消失したが心配になり受診した。身長 158 cm，体重 56 kg。体温 36.1℃，脈拍 72/分，整。血圧 138/80 mmHg。呼吸数 14/分。SpO$_2$ 98%（room air）。心音と呼吸音とに異常を認めない。四肢に異常を認めない。血液生化学所見：AST 28 U/L，LD 177 U/L（基準 124〜222），CK 42 U/L（基準 41〜153），尿素窒素 12 mg/dL，クレアチニン 0.6 mg/dL，血糖 118 mg/dL，HbA1c 6.7%（基準 4.9〜6.0），トリグリセリド 160 mg/dL，HDL コレステロール 31 mg/dL，LDL コレステロール 138 mg/dL。心筋トロポニン T 迅速検査陰性。

この患者にアセチルコリン負荷冠動脈造影検査を実施するにあたり，検査結果に影響を与える薬剤はどれか。

a　スタチン　　　　　　　　　　b　DPP-4 阻害薬

c　カルシウム拮抗薬　　　　　　d　ビスホスホネート製剤

e　アンジオテンシン受容体拮抗薬〈ARB〉

アプローチ　①65 歳の女性 ➡ 中高年者に発症する心肺疾患を疑う。

②胸痛を主訴 ➡ 胸痛を主症状とする胸腔内臓器疾患の存在を疑う。

③治療中の高血圧症，脂質異常症および糖尿病 ➡ 循環器系疾患のリスク因子を有している。

④明け方の冷汗を伴う 5〜10 分程度の胸部絞扼感 ➡ 早朝に起こる発作性胸痛疾患の存在

⑤日中の労作時には症状がない ➡ 胸痛発作は安静時に起こることを特徴としている。

⑥冠動脈 CT では器質的冠動脈狭窄を認めない ➡ 冠動脈硬化による虚血性心疾患は否定される。

A　医学各論　**89**

⑦ニトログリセリンの舌下で数十秒後に症状消失 ➡ 冠動脈拡張作用薬が有効

⑧血中 CK 値上昇なく，心筋トロポニン T 迅速検査陰性 ➡ 心筋梗塞症は否定される。

鑑別診断　　発症時に胸痛を主症状とする胸部疾患には狭心症，心筋梗塞症，大動脈弁狭窄症，僧帽弁腱索断裂，急性大動脈解離，肺血栓塞栓症，自然気胸，急性心膜炎，逆流性食道炎などが挙げられる。これらのうち，胸痛が反復発作性であるのは虚血性心疾患および大動脈弁狭窄症である。本例は心雑音なく，大動脈弁狭窄症は否定され，心筋トロポニン T，CK は正常域値で心筋の梗塞壊死は否定される。胸痛発作時，血行動態に異常なく，即効性硝酸薬の舌下投与が有効であり，狭心症は疑える。しかも，胸痛発作は安静時に起こり，冠動脈 CT で器質的冠動脈狭窄を認めないことから，機能的な冠動脈攣縮による狭心症が最も疑われる。

診 断 名　冠攣縮性狭心症

選択肢考察　× a　肝臓でのコレステロール合成を抑制し，血中の LDL コレステロールを低下させる脂質異常症に対する治療薬である。

　　　　　× b　食事摂取後に小腸から分泌され，インスリンの分泌を促すインクレチンを阻害して血糖の上昇を抑える糖尿病治療薬である。

　　　　　○ c　カルシウムイオンの血管壁平滑筋細胞への流入を阻害し，冠動脈の攣縮を抑制する。

　　　　　× d　骨粗鬆症に対する治療薬で，破骨細胞の作用を抑制し，骨量の低下を抑える効果がある。

　　　　　× e　血管抵抗を高め血圧を上昇させる血中生理物質であるアンジオテンシン II がアンジオテンシン I 受容体へ結合するのを阻害することによって降圧的に働く，降圧薬の一つである。冠動脈攣縮抑制効果はない。

解 答 率　a 2.0%，b 2.0%，c 81.8%，d 2.3%，e 11.9%

関連知識　　冠攣縮性狭心症は，主として心表面の太い冠動脈が一過性攣縮をきたし，心筋虚血による発作性胸痛をきたす疾患で，中高年者に起こる。早朝の安静時に出現し，持続時間は冠動脈硬化による労作性狭心症より若干長く 5〜15 分程度で，即効性硝酸薬により速やかに胸痛は寛解する。発作時の心電図では冠攣縮の責任領域誘導の ST 上昇および対側誘導の ST 下降を認める。アセチルコリンあるいはエルゴノビンによる攣縮誘発冠動脈造影検査は診断に有用であるが，その診断精度向上のためには服薬中の Ca 拮抗薬や長時間作用性硝酸薬の検査前休薬が勧められる。

正　解　c　**正答率** 81.8%

受験者つぶやき
・冠攣縮性狭心症の治療薬を考えました。
・造影だったので腎機能と関連のありそうな薬を選びました。

医学各論

Check ■ ■ ■

119A-58 54歳の男性。下痢を主訴に来院した。2か月前から下痢が出現し軽快しないため受診した。便回数は1日に6〜7回，便性状は泥状から水様であり，揚げ物を食べると脂肪便を認める。便に血液の付着はない。飲酒は日本酒6合/日を34年間。身長174 cm，体重58 kg。血圧132/70 mmHg。腹部は平坦，軟で圧痛を認めない。腸雑音はやや亢進している。血液生化学所見：アミラーゼ28 U/L（基準44〜132），空腹時血糖140 mg/dL，CEA 3.0 ng/mL（基準5以下），CA19-9 37 U/mL（基準37以下）。腹部単純CT（**別冊 No. 23**）を別に示す。
禁酒の指導に加え，この患者に対して行う対応はどれか。

a　低脂肪食
b　利胆薬の投与
c　消化酵素薬の投与
d　酸分泌抑制薬の投与
e　体外衝撃波結石破砕術〈ESWL〉

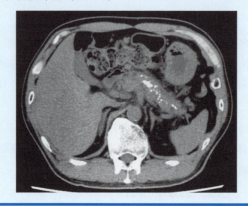

アプローチ
①中年男性，2か月前から1日6〜7回の下痢，揚げ物を食べると脂肪便，飲酒は日本酒6合/日を34年間 ➡ アルコール関連疾患，脂肪便をきたす膵疾患などが疑われる。
②身長174 cm，体重58 kg ➡ やせがあり，脂肪吸収障害などが疑われる。
③血液生化学所見 ➡ 膵酵素上昇や腫瘍マーカー上昇を認めない。

画像診断

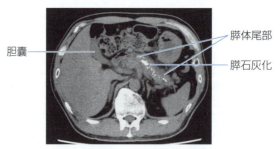

膵にびまん性の石灰化が認められ，膵石，慢性膵炎を疑う。

鑑別診断　多量飲酒歴があり，膵酵素上昇や腫瘍マーカー上昇はなく，単純CTで膵にびまん性の石灰化があることより，膵石，慢性膵炎の診断は容易である。

診断名　（アルコール性）慢性膵炎，膵石

選択肢考察　×a　脂肪吸収障害改善のため，膵消化酵素補充のうえ，適切な脂肪食の摂取が必要である。

× b 慢性膵炎に利胆薬は不要である。
○ c 膵消化酵素補充療法が最も推奨される。
× d 慢性膵炎に酸分泌抑制薬は不要である。
× e 膵石が主膵管に存在し，疼痛や膵炎を繰り返す場合には適応がある。

解答率 a 84.4%，b 0.2%，c 14.4%，d 0.6%，e 0.3%

関連知識　慢性膵炎では膵外分泌機能不全による脂肪吸収障害のため脂肪便を発生することがある。治療としては膵消化酵素補充療法が行われる。疼痛や膵炎を繰り返す場合には，治療法として，内視鏡治療，ESWL，外科治療がある。

正解　c　正答率 14.4%

受験者つぶやき
・慢性膵炎だし低脂肪食にするだろうと考えましたが，消化酵素薬とどっちがより良いのかわかりませんでした。
・薬剤より生活指導だと思いましたが，体重が低い症例なので薬剤の方が良かったみたいです。

Check ■■■

119A-59 69歳の女性。2週間前に受けた人間ドックの腹部超音波検査で胆嚢の異常を指摘され精査目的で来院した。自覚症状はない。喫煙歴はない。飲酒は機会飲酒。家族歴に特記すべきことはない。身長164 cm，体重57 kg。心音と呼吸音とに異常を認めない。腹部に異常所見を認めない。血液所見：赤血球507万，Hb 14.7 g/dL，Ht 45%，白血球6,180。血液生化学所見：総蛋白6.8 g/dL，アルブミン3.9 g/dL，総ビリルビン0.6 mg/dL，AST 16 U/L，ALT 14 U/L，LD 160 U/L（基準124〜222），ALP 61 U/L（基準38〜113），γ-GT 17 U/L（基準9〜32），アミラーゼ51 U/L（基準44〜132），尿素窒素12 mg/dL，クレアチニン0.8 mg/dL，CEA 2.5 ng/mL（基準5以下），CA19-9 28 U/mL（基準37以下）。CRP 1.0 mg/dL。腹部造影CTで胆嚢内に腫瘤があり，精査のために行った超音波内視鏡検査の胆嚢像（別冊 No. 24）を別に示す。

この患者に行う治療はどれか。

a 胆嚢摘出術　　　　　　b 放射線治療
c 利胆薬投与　　　　　　d 薬物による抗癌治療
e 超音波検査による経過観察

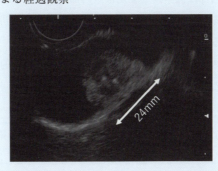

アプローチ　① 69歳の女性 → 高齢の女性

②自覚症状はない。
③腹部に異常所見を認めない　→　理学所見なし
④血液所見および血液生化学所見　→　異常なし
⑤腹部造影CTで胆嚢内に腫瘤があり　→　結石ではなく，腫瘍性病変を疑う。

画像診断

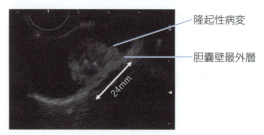

胆嚢内に24mmの不整な広基性隆起性病変を認める。胆嚢壁の最外層は保たれている。

鑑別診断　「アプローチ」⑤より胆嚢内腫瘤を疑う。①より悪性腫瘍の可能性，②，③，④より早期の病変を疑う。超音波内視鏡検査では24mmの広基性隆起性病変を認め，胆嚢癌を最も疑う。胆嚢壁の最外層は保たれ胆嚢漿膜への浸潤はない。

診断名　胆嚢癌（壁深達度は漿膜への浸潤なし）

選択肢考察
- ○ a　胆嚢癌が最も疑われ，胆嚢漿膜や肝臓への浸潤がなく，胆嚢摘出術が必要である。
- × b　放射線治療は胆嚢癌には行われない。
- × c　利胆薬は，胆汁の分泌を促進したり，胆汁の流れを改善したりする薬剤の総称である。主に胆石症，胆汁うっ帯性疾患，慢性肝疾患などの治療に用いられる。
- × d　遠隔転移例や切除不能例には適応となる。
- × e　胆嚢癌の可能性が高く，経過観察は勧められない。10mm未満の胆嚢隆起性病変でコレステロールポリープが疑われる場合は，経過観察が可能である。

解答率　a 73.6%，b 0.1%，c 0.2%，d 0.1%，e 25.8%

関連知識　胆嚢隆起性病変は，コレステロールポリープが最も多いが，胆嚢癌との鑑別が重要である。10mm以上のものは腫瘍性病変（腺腫や癌）の可能性があり，胆嚢摘出術の適応を考慮する。超音波内視鏡検査は胆嚢隆起性病変の診断において経腹壁超音波検査よりも詳細な評価が可能で，胆嚢壁の層構造が確認できるため良性・悪性の鑑別に優れ，有用である。胆嚢癌の超音波内視鏡所見として，内部は低エコーまたは（内部に壊死や線維化を含むため）不均一，表面は不整で，広基性であることが多い。進行癌では，胆嚢周囲脂肪組織や肝臓への浸潤，肝門部領域リンパ節転移による腫大などの所見を伴うことがある。

コメント　胆嚢結石症，コレステロールポリープ，胆嚢癌などの代表的胆嚢疾患の典型的な超音波画像所見を理解しておくことが重要である。

正解　a　正答率 73.6%

受験者つぶやき
- 何ミリから手術適応だっけ，と不安になりました。良性腫瘍の手術適応は押さえておくべきです。
- 辺縁が不整な気がしたので切除を選びました。

Check ■ ■ ■

119A-60 13歳の女子。右膝周囲の痛みを主訴に来院した。3か月前から右膝周囲の痛みが出現し，痛みが増強したため受診した。外傷の既往はない。身長152 cm，体重42 kg。BMI 18.1。体温36.5℃。右大腿遠位に軽度の腫脹と圧痛を認める。赤沈12 mm/1時間。血液所見：Hb 12.8 g/dL，白血球8,200，血小板26万。CRP 0.3 mg/dL。右大腿遠位のエックス線写真（**別冊No. 25**）を別に示す。

適切な対応はどれか。

a　生　検
b　切開排膿術
c　アスピリン投与
d　観血的整復固定術
e　ギプスシーネ固定

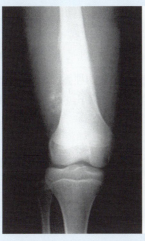
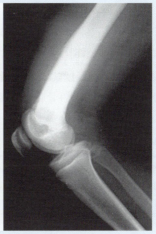

アプローチ

①13歳の女子。右膝周囲の痛み，3か月前から痛みが出現し増強，外傷の既往はない→ 第一に考えるのは炎症性疾患で，次に骨腫瘍も検討する。

②右大腿遠位に軽度の腫脹と圧痛 → 膝関節の炎症なども考える。

③赤沈12 mm/1時間，Hb 12.8 g/dL，白血球8,200，血小板26万 → 特に異常な検査値はみられないので炎症性疾患は否定的である。

画像診断

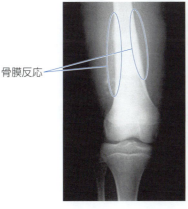

骨膜反応

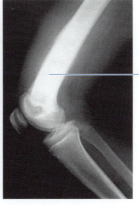

辺縁不整な骨硬化像

右大腿骨遠位に辺縁不整な硬化性変化とCodman三角，spiculaなどの骨膜反応を認める。

鑑別診断	実際の臨床現場ではまず炎症性疾患を考えるが，悪性骨腫瘍なども考えられ鑑別に難渋する場面も多い．臨床上，骨髄炎と原発性悪性骨腫瘍，転移性骨腫瘍との鑑別が困難な場合には画像診断では限界があるため，生検による培養検査，病理診断が必須であり，積極的に行うべき検査である．
診断名	骨肉腫
選択肢考察	○ a 骨肉腫などの悪性骨腫瘍の診断では生検が重要である． × b 化膿性疾患ではないので適応にはならない． × c 消炎鎮痛薬などの薬物療法は第一選択にはならない． × d 病的骨折の所見は認められないので適応にはならない． × e 固定などの安静は病的骨折を起こす可能性が考えられれば検討するが，第一選択にはならない．
解答率	a 90.0%，b 0.3%，c 3.7%，d 3.5%，e 2.3%
関連知識	悪性骨腫瘍と骨髄炎の鑑別は臨床上非常に重要であり，臨床経過，局所所見，画像検査，血液検査などで診断がつかなければ生検で培養検査や病理診断を検討すべきである．
コメント	骨肉腫，骨巨細胞腫，転移性骨腫瘍は臨床上重要な疾患であり，国家試験でも頻出する疾患である．
正解	a 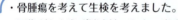

・骨腫瘍を考えて生検を考えました．
・画像がわからず消去法でした．炎症がなく，骨折や脱臼もなかったので，3か月も続いているなら生検してみても良いかなと思いました．

Check ■■■

119A-61 16歳の男子．発熱と皮疹を主訴に来院した．幼少期からアトピー性皮膚炎で治療を受けていたが，3か月前から治療を中断していた．2日前から39.9℃の発熱があり，顔面に皮疹が出現し体幹にも拡大したため受診した．疼痛はない．顔面と体幹に小水疱，びらん及び紅斑を両側性に認めた．顔面の写真（別冊 No.26）を別に示す．
　原因で最も考えられるのはどれか．
a サイトメガロウイルス　　　　b 単純ヘルペスウイルス
c 水痘・帯状疱疹ウイルス　　　d ヒトヘルペスウイルス6
e Epstein-Barr〈EB〉ウイルス

A 医学各論

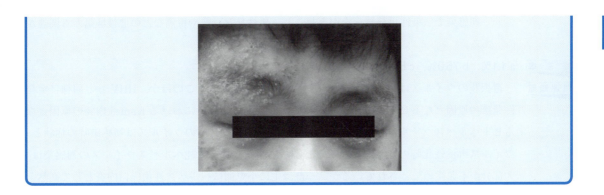

アプローチ
① 16歳の男子 ⟶ 若年男性
② 幼少期からアトピー性皮膚炎 ⟶ 皮膚バリアは弱い。
③ 3か月前から治療を中断 ⟶ アトピー性皮膚炎がコントロール不良となっていた可能性
④ 2日前から39.9℃の発熱 ⟶ Kaposi水痘様発疹症，蜂窩織炎や丹毒などの皮膚軟部組織感染症，皮膚脆弱性部位をエントリーとした感染性心内膜炎などを想起
⑤ 顔面に皮疹が出現し体幹にも拡大 ⟶ Kaposi水痘様発疹症，帯状疱疹汎発疹，麻疹，風疹，伝染性紅斑などを想起
⑥ 顔面と体幹に小水疱，びらん及び紅斑を両側性 ⟶ 小水疱からヘルペスウイルス，ポックスウイルスなどを想起

画像診断

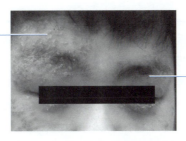

多数の水疱・膿疱を認める
病変は右に多いが，反対側の左側にも同様の病変を認める

鑑別診断 「アプローチ」①～③から，アトピー性皮膚炎のコントロールは悪いかもしれないが免疫不全に関する背景は指摘できない。画像の所見で水疱・膿疱が比較的片側に偏っていることから帯状疱疹と考えてしまいそうであるが，写真をよく見ると両側に病変が存在し，⑤，⑥からも単一の神経節領域に限局せずに皮疹が拡大していることがわかる。また，一般的に帯状疱疹で高熱となることはまれであり，④のとおり高熱をきたしていることも鑑別点となる。

診断名 Kaposi水痘様発疹症

選択肢考察
× a 初感染で伝染性単核球症，免疫不全者のウイルス再活性化時に網膜炎や腸炎などをきたす。
○ b 口唇周囲の単純疱疹や性器ヘルペスや脳炎などをきたし，アトピー性皮膚炎などの皮膚バリアが弱い人にKaposi水痘様発疹症を引き起こす。
× c 初感染時に水痘を引き起こす。ウイルス再活性化時に帯状疱疹をきたす。帯状疱疹は免疫が弱くなる中年〜高齢者に多い。
× d 初感染で突発性発疹の原因となる。薬剤性過敏症症候群〈DIHS〉は発熱を伴う重症薬疹であり，ヒトヘルペスウイルス6〈HHV-6〉の再活性化を伴う。

×e　初感染で伝染性単核球症を引き起こし，悪性リンパ腫や胃癌などの悪性腫瘍とも関連がある。

解答率　a 1.1%，b 76.0%，c 8.5%，d 13.9%，e 0.6%

関連知識　選択肢のウイルスはすべてヘルペス属のウイルスとなる。このほか，HHV-6 と同様に突発性発疹の原因となるヒトヘルペスウイルス 7 や，HIV 感染者における Kaposi 肉腫の原因となるヒトヘルペスウイルス 8 などが知られている。ヘルペス属のウイルスは初感染時の症状と，ウイルス再活性化時の症状が異なることが多い。例えば，単純ヘルペスウイルスの初感染は，大部分が不顕性感染とされているが，一部は主に小児期にヘルペス性歯肉口内炎として高熱を伴って発症することがある。8 種類のヘルペスウイルスについて，それぞれのウイルスが原因となる疾患を整理しておくことが推奨される。また，50 歳以上を対象とした帯状疱疹ワクチンが普及してきている点についてもトピックスとして押さえておく必要がある。

コメント　写真で水痘・帯状疱疹ウイルスを選んでしまいそうな問題だが，患者背景からハイリスクな疾患を想起する能力が試されている。

正　解　b　**正答率** 76.0%

受験者つぶやき
・Kaposi 水痘様発疹症を考えました。
・ウイルスと皮疹はまとめて覚えておくと良いと思います。

Check ■ ■ ■

119A-62　65 歳の女性。健康診断の胸部エックス線写真で異常を指摘され来院した。自覚症状はない。喫煙は 20 本/日を 45 年間，1 か月前から禁煙している。身長 160 cm，体重 48 kg。体温 36.8℃。脈拍 60/分，整。血圧 118/64 mmHg。呼吸数 16/分。SpO$_2$ 99%（room air）。心音と呼吸音とに異常を認めない。血液所見：赤血球 430 万，Hb 14.6 g/dL，Ht 45%，白血球 4,600，血小板 21 万。血液生化学所見：総蛋白 6.5 g/dL，アルブミン 4.2 g/dL，総ビリルビン 0.6 mg/dL，AST 20 U/L，ALT 17 U/L，LD 180 U/L（基準 124〜222），尿素窒素 14 mg/dL，クレアチニン 0.5 mg/dL，CEA 8.3 ng/mL（基準 5 以下）。免疫血清学所見：CRP 0.1 mg/dL。呼吸機能検査：%VC 100%，FEV$_1$% 87%。心電図に異常を認めない。胸部造影 CT で左上葉に径 2.5 cm の充実性腫瘍を認め，気管支鏡検査で左 B^{1+2} から肺生検を行い腺癌と診断された。全身検索の結果，所属リンパ節転移と遠隔転移とを認めなかった。胸部エックス線写真（**別冊 No. 27A**），胸部単純 CT（**別冊 No. 27B**）及び FDG-PET/CT 像（**別冊 No. 27C**）を別に示す。

第一選択になる治療はどれか。

a　抗癌化学療法

b　左肺上葉腫瘍核出術

c　縦隔リンパ節郭清を伴う左肺全摘術

d　放射線治療と抗癌化学療法との併用

e　縦隔リンパ節郭清を伴う左肺上葉切除術

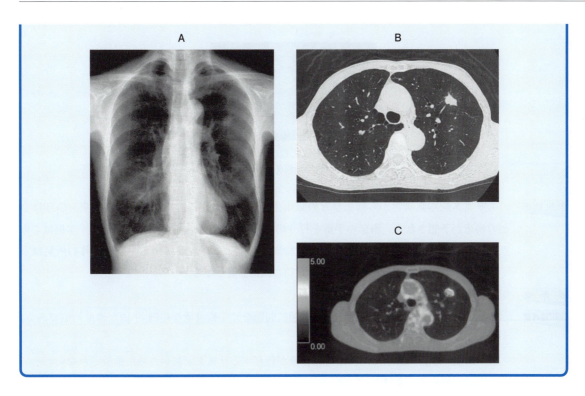

アプローチ　①健康診断の胸部エックス線写真の異常 ⟶ 肺癌の可能性が高い。
②喫煙歴 ⟶ 肺癌, 慢性閉塞性肺疾患が鑑別に挙がる。
③1か月前から禁煙 ⟶ 胸部手術の場合, 1か月前から禁煙が必要。
④CTで2.5 cmの充実性腫瘍 ⟶ 腫瘍性病変
⑤左上葉の腺癌
⑥所属リンパ節転移なし ⟶ 手術可能
⑦遠隔転移なし ⟶ 進行癌ではない。

画像診断

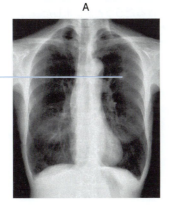

左上葉に結節影

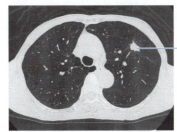

左上葉に充実性の結節影

c

左結節影のみ FDG の取り込み高値
縦隔の FDG 取り込み高値ではない

PET/CT では左上葉に FDG の強い取り込みを認める。縦隔では取り込みは低いためリンパ節転移の可能性は低い。

鑑別診断　エックス線写真異常から肺癌などの肺疾患が候補に挙がる。重喫煙歴から肺癌，COPD などの疾患が予想される。胸部の手術を行う場合，1か月前から禁煙が必要であり，本例はこの点においては手術可能である。気管支鏡検査で腺癌と診断されている。遠隔転移の所見はなく，肺原発の腺癌と考えられる。病期は T1N0M0 I 期となる。

診断名　切除可能肺腺癌

選択肢考察　I 期の肺腺癌で血液検査，肺機能，心電図に問題なく手術可能な症例。手術が標準治療である。
× a　第一選択は手術である。
× b　肺癌の手術において，核出術は腫瘍が残存するリスクが高いため，推奨されない。
× c　肺全摘術の必要はない。
× d　ⅢB 期などの局所進行症例で化学放射線療法が選択される。
○ e　縦隔リンパ節郭清を伴う肺葉切除術が標準治療になる。

解答率　a 0.6%，b 9.0%，c 1.0%，d 4.0%，e 85.2%

関連知識　非小細胞肺癌に対する治療法は，遠隔転移がなく切除可能であれば手術が中心となる。病期によっては周術期の薬物療法が行われる。手術不能で遠隔転移がない局所進行症例は化学放射線療法が第一選択である。薬物療法が標準治療になるのは進行再発症例である。

正解　e　**正答率** 85.2%

・所属リンパ節浸潤がないのだから部分切除でいけるだろうと思いました。
・選択肢が細かく，迷いました。過去問を解いた記憶をたどって答えました。

Check ■■■

119A-63 40歳の男性。関節痛と皮疹を主訴に来院した。以前から皮疹を繰り返し認めていたが、約3か月前から背部の皮疹が拡大してきた。同時期から、手指の関節痛、腰痛および臀部痛を自覚するようになった。貼付剤で様子をみていたが、改善しないため受診した。意識は清明。体温36.5℃。上腕部と背部とに皮疹を認める。心音と呼吸音とに異常を認めない。両手の爪に点状陥凹を認める。両手の示指、中指、環指の遠位指節間関節および近位指節間関節に腫脹と圧痛を認める。アキレス腱付着部に軽度の圧痛を認める。血液所見：赤血球452万、Hb 14.1 g/dL、Ht 45%、白血球5,600、血小板16万。免疫血清学所見：CRP 0.3 mg/dL、リウマトイド因子〈RF〉陰性、抗核抗体陰性。背部の写真（**別冊**No.28）を別に示す。
　この患者でみられる可能性が高いのはどれか。

a　白内障　　　　b　外陰部潰瘍　　　c　心囊液貯留
d　仙腸関節炎　　e　多発単神経炎

アプローチ
①皮疹が先行し、関節痛が出現　→　乾癬性関節炎〈PsA〉の所見
②両手爪の点状陥凹　→　PsAの所見
③手指の遠位指節間関節〈DIP〉、近位指節間関節〈PIP〉に腫脹と圧痛　→　PsA、関節リウマチ〈RA〉ともに考えられる。
④アキレス腱付着部の圧痛　→　付着部炎を示唆
⑤リウマトイド因子〈RF〉陰性　→　RAは否定的

画像診断　背部全体に銀白色の鱗屑を伴った紅斑を認める。

鑑別診断　PsAではDIP関節、RAではPIP関節・中手指節間関節〈MP〉が侵される場合が多く、鑑別診断する必要がある（「アプローチ」③）。PsAは乾癬に伴って関節炎症状をきたしたものをいい、乾癬患者の約15%にみられる（①，「画像診断」）。付着部炎を主体とし（④）、RF、抗CCP抗体は通常陰性である（⑤）。また、体軸関節炎、爪病変（②）を併発する。一方で、RAは滑膜炎を主体とし、RF・抗CCP抗体陽性、爪病変を認めないことから鑑別診断できる。

100　国試119 ─ 第119回医師国家試験問題解説書

A

医学各論

| 診 断 名 | 乾癬性関節炎〈PsA〉 |

選択肢考察　×a，○d　PsA では脊椎炎，仙腸関節炎，炎症性腸疾患，ぶどう膜炎を合併しうる。

　　×b　Behçet 病では，関節炎に加え，外陰部潰瘍を生じる。

　　×c　心嚢液貯留は RA，Behçet 病で生じることがある。

　　×e　多発単神経炎は RA のほか，血管炎，全身性エリテマトーデス，Sjögren 症候群で生じることがある。

解 答 率　a 1.6%，b 0.6%，c 0.5%，d 95.9%，e 1.3%

コメント　　関節炎の鑑別診断疾患，併発症状が問われている。本問は皮膚症状の記載と画像診断があるため比較的容易に PsA の診断に至ることができるが，PsA の併存症状を知らないと答えられない。しかし，RA の併存症状を除外していけば，正答の仙腸関節炎にたどり着ける可能性がある。

正 解　d　**正答率** 95.9%

受験者つぶやき
・アキレス腱付着部の痛みとくれば仙腸関節炎です。
・背部の写真を見て診断に至りました。特徴的な皮膚所見は写真を見ておくと良いと思います。

Check ■ ■ ■

119A-64　73 歳の女性。左足趾の痛みを主訴に来院した。6 か月前から約 500 m の歩行で左ふくらはぎの痛みが出現し，数分の安静で症状は消失していた。かかりつけ医から抗血小板薬が処方されていたが，2 か月前の靴ずれを契機に左第五足趾に潰瘍ができ，安静時も痛みが出現したため受診した。高血圧，糖尿病および脂質異常症で 55 歳から内服治療中である。体温 37.0℃。脈拍 96/分，整。血圧 140/90 mmHg（左右差なし）。呼吸数 22/分。SpO$_2$ 95%（room air）。心音と呼吸音とに異常を認めない。両側大腿動脈の触知は良好だが左膝窩動脈，後脛骨および足背動脈の触知は減弱している。下腿に触れると，右より左が冷たい。左第五足趾に潰瘍を認め，周囲は発赤を伴い，圧痛を認める。左第一足趾に壊死を認める。血液生化学所見：血糖 123 mg/dL，HbA1c 6.6%（基準 4.9〜6.0），HDL コレステロール 30 mg/dL，LDL コレステロール 141 mg/dL。CRP 2.5 mg/dL。下肢の動脈造影検査で，左浅大腿動脈の閉塞を認める。

　　この患者に考慮すべき治療で**誤っている**のはどれか。

　　a　下肢切断術　　　　　　　　b　β遮断薬の投与

　　c　外科的バイパス術　　　　　d　経皮的血管形成術

　　e　プロスタグランジン製剤の投与

アプローチ　①73 歳の女性。500 m の歩行で左ふくらはぎの痛み，数分の安静で症状消失 ➡ 間欠性跛行と考えられ，血管疾患，脊椎疾患などが疑われる。

②抗血小板薬，左第五足趾の潰瘍，安静時の痛み ➡ 脊椎疾患では潰瘍が生じることはないため，血管疾患であることが疑われる。

③高血圧，糖尿病，脂質異常症，55 歳から内服治療中 ➡ 18 年の長期内服，また，血管の動

A　医学各論　**101**

脈硬化が進んでいる可能性がある。

④体温 37.0℃，脈拍 96/分，血圧 140/90 mmHg，呼吸数 22/分 ━━▶ 体温，脈拍はやや高く，高血圧も認められる。

⑤両側大腿動脈触知，左膝窩動脈，後脛骨および足背動脈の触知は減弱している ━━▶ 血行は保たれているが左下肢の方が循環が悪いと考えられる。

⑥左が冷たく，第五足趾に潰瘍，第一足趾に壊死を認める ━━▶ 左足部末梢の循環が悪化していると考えられる。

⑦ CRP 2.5 mg/dL ━━▶ 軽度炎症反応を認めている。

⑧下肢動脈造影検査で左浅大腿動脈の閉塞 ━━▶ 左下肢は深大腿動脈だけで血行が保たれている。

鑑別診断　間欠性跛行を呈する疾患では閉塞性動脈硬化症と脊柱管狭窄症の鑑別が重要である。本例は閉塞性動脈硬化症と診断される。

	閉塞性動脈硬化症	脊柱管狭窄症
安静時下肢痛	あ　り	な　し
歩行時下肢痛	片　側	両　側
姿勢と症状	歩行停止により改善	前傾姿勢により軽減
しびれ感	足部・下腿部	大腿部後面・臀部
動脈拍動	触れない	触れる
皮膚温の左右差	あ　り	な　し

診断名　閉塞性動脈硬化症

選択肢考察　◯ a　膝窩動脈，後脛骨および足背動脈の触知が減弱し，下腿冷感，第五足趾に潰瘍，第一足趾に壊死も認めているので切断術も考慮すべき治療手段である。㊅

× b　循環動態を改善する薬物療法は検討すべき治療法であるが，β遮断薬は末梢血管収縮作用により症状悪化する恐れがあり**禁忌**とされている。

◯ c　閉塞性動脈硬化症の治療で本症例は Fontaine 分類から手術療法の適応であり，検討すべき治療手段である。

◯ d　血管内治療は外科治療の中で最初に検討すべき治療手段である。

◯ e　血管拡張薬も考慮すべき治療手段である。

解答率　a 32.8%，b 62.4%，c 0.3%，d 0.6%，e 3.8%

関連知識　閉塞性動脈硬化症では Fontaine 虚血重症度分類があり，Ⅰ度：無症状，冷感，しびれ感（軽度虚血），Ⅱ度：間欠性跛行（中等度虚血），Ⅲ度：安静時疼痛（高度虚血），Ⅳ度：潰瘍，壊死期であり，Ⅱ度の間欠性跛行は脊柱管狭窄症との鑑別が臨床上重要となる。治療は，Ⅰ度は経過観察，禁煙などで，Ⅱ度の間欠性跛行は禁煙，生活習慣改善，運動療法，抗血小板薬，血管拡張薬を用いた薬物治療から開始し，血糖，血圧，コレステロールの管理が重要である。さらに進行したⅢ・Ⅳ度では外科的治療の適応となり，血管形成術，バイパス手術が原則だが，動脈硬化が進んでいる場合には最終的には切断を検討する。

コメント　閉塞性動脈硬化症は病態生理，症状，診断，検査，治療法のすべてを整理しておくことが大切である。実際の臨床現場では，外科的治療の中で特に切断術は最終的な方法であるので，患

者とのコミュニケーションをよくとり検討すべき治療手段である。

正解 b **正答率** 62.4%

- ASOにβ遮断薬は禁忌です。その他，冠攣縮性狭心症，褐色細胞腫も禁忌です。
- β遮断薬は禁忌もこわいので，適応と禁忌をしっかり確認しておきました。

Check ■■■

119A-65 救急外来で小児を診察した研修医から指導医への報告を以下に示す。

研修医：「1歳の男児です。3日前から37℃台の発熱，咳嗽，鼻汁が出現し，夜中に咳嗽が増強したため来院しました。身長 80.0 cm，体重 11 kg。体温 37.8℃。脈拍 124/分，整。血圧 88/56 mmHg。呼吸数 28/分。SpO_2 が room air で 95％ です」
指導医：「どんな感じの咳ですか」
研修医：「オットセイが鳴くような咳です」
指導医：「呼吸状態はどうですか」
研修医：「胸骨上窩，鎖骨上窩に陥没呼吸がみられます」
指導医：「胸部の聴診所見はどうですか」
研修医：「吸気時に喘鳴を聴取します」
指導医：「治療はどうしますか」

これに続く研修医の返答で適切なのはどれか。
a 「人工呼吸管理を行います」
b 「$β_2$ 刺激薬吸入を行います」
c 「アドレナリン吸入を行います」
d 「抗ヒスタミン薬静注を行います」
e 「副腎皮質ステロイド吸入を行います」

アプローチ
①1歳の男児
②3日前から37℃台の発熱，咳嗽，鼻汁 ➡ 気道感染を示唆
③夜中に咳嗽が増強 ➡ 気管支喘息，クループ症候群などを示唆
④呼吸数 28/分。SpO_2 が room air で 95％ ➡ 軽度の呼吸窮迫
⑤オットセイが鳴くような咳 ➡ クループ症候群に特徴的な咳嗽
⑥胸骨上窩，鎖骨上窩に陥没呼吸 ➡ 努力呼吸
⑦胸部の聴診所見では吸気時に喘鳴を聴取 ➡ 上気道の狭窄を示唆

鑑別診断 本症例では気道感染を契機に呼吸窮迫を認め，オットセイが鳴くような特徴的な咳嗽，吸気性喘鳴を認めたことから，クループ症候群が示唆される。気管支喘息も鑑別に挙がるが，呼気性の喘鳴を認めること，咳嗽は乾性咳嗽であることから異なる。

診断名 クループ症候群

選択肢考察
× a 人工呼吸管理は SpO_2 が 90％ 以下など呼吸不全で実施する。
× b $β_2$ 刺激薬吸入は呼気性喘鳴を認める気管支喘息に実施する。

○ c　アドレナリン吸入は本症例で適切な対応である。
× d　瘙痒を伴う蕁麻疹を認めないことから抗ヒスタミン薬静注は不適切である。
× e　副腎皮質ステロイド吸入は気管支喘息の発作予防の対応であり，本症例では効果は認められない。

解答率 a 8.7％, b 5.9％, c 76.0％, d 0.4％, e 9.0％

関連知識 クループ症候群の出題である。本問の解答はアドレナリンの吸入であるが，近年では副腎皮質ステロイドの内服治療が抗炎症目的で主体となっている。副腎皮質ステロイド吸入は引っかけであろう。

正解 c　**正答率** 76.0％

受験者つぶやき
・オットセイからクループを考えました。
・「オットセイ」で診断まではできたのですが，ステロイド吸入とアドレナリン吸入で迷いました。

Check ■ ■ ■

119A-66 38歳の初産婦（1妊0産）。妊娠35週5日，2時間前から痛みを伴う持続的な子宮収縮を自覚し，来院した。意識は清明。体温36.8℃。脈拍92/分，整。血圧148/92 mmHg。呼吸数20/分。来院時の内診で子宮口は4 cm開大，児頭下降度はSP-2 cm，腟鏡診で少量の出血を認めた。腹部超音波検査では胎児は頭位，推定体重2,100 gで胎盤の肥厚像を認めた。胎児心拍数陣痛図（**別冊No. 29**）を別に示す。

適切な対応はどれか。

a　吸引分娩　　　b　経過観察　　　c　子宮収縮薬投与
d　帝王切開　　　e　ベタメタゾン投与

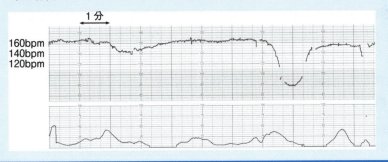

アプローチ
①38歳の初産婦（1妊0産）
②妊娠35週5日，子宮収縮 ⟶ 妊娠末期，前駆陣痛？　切迫早産？
③体温36.8℃，脈拍92/分，整。呼吸数20/分 ⟶ 体温，脈拍，呼吸数に異常なし
④血圧148/92 mmHg ⟶ 妊娠高血圧症候群
⑤内診で子宮口4 cm開大，児頭SP-2 cm，腟鏡診で少量の出血 ⟶ 切迫早産？　常位胎盤早期剝離？
⑥腹部超音波検査で頭位，児推定体重2,100 g，胎盤の肥厚像 ⟶ 常位胎盤早期剝離？

画像診断

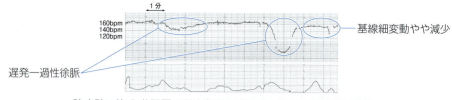

陣痛計で約2分間隔の子宮収縮を認める。胎児心拍数図で基線細変動は減少し，基線から最下点まで15 bpm以上の低下を認める高度遅発一過性徐脈が出現している。波形リスク分類レベル4の中等度異常波形である。

鑑別診断 「アプローチ」②より妊娠末期の前駆陣痛や切迫早産などが疑われるが，④から妊娠高血圧症候群関連疾患の存在を疑い，⑥の胎盤肥厚所見により常位胎盤早期剥離の診断に至る。また，「画像診断」より常位胎盤早期剥離に起因する胎児機能不全の状態にあることがわかる。

診断名 常位胎盤早期剥離による胎児機能不全

選択肢考察
× a 子宮口は4 cm開大しているのみであり，吸引分娩の適応ではない。
× b CTGで波形リスク分類はレベル4であり，保存的処置（体位変換，酸素投与など）および急速遂娩の準備，または急速遂娩の施行，新生児蘇生の準備が求められる。
× c 子宮収縮は，やや不規則ながら2分間隔でみられており，また，高度遅発一過性徐脈が出現しているので必要ではない。
○ d CTGで波形リスク分類レベル4であり急速遂娩を要することから，帝王切開の適応である。
× e 早産時の肺成熟や頭蓋内出血予防目的でベタメタゾン（副腎皮質ステロイド）投与の対象になるのは，妊娠22～34週で早産が1週間以内に予想される場合である。

解答率 a 0.1％，b 1.0％，c 0.4％，d 97.8％，e 0.6％

関連知識 妊娠・分娩中の胎児状態の把握はCTGの波形分類で判定し，「胎児心拍数波形分類に基づく対応と処置」（産婦人科診療ガイドライン―産科編2023）の表により対応を決定することが推奨されている。分娩中にレベル3ないし4が持続する場合，分娩進行速度と分娩進行度（子宮口開大度，児頭下降度）により「経腟分娩続行の可否」について判断する。

正 解 d　**正答率** 97.8％

・胎盤の肥厚から早剥を考えました。
・分娩時の対応については毎年出るので，感覚でわかるくらいまで何度も勉強しました。

119A-67 10か月の男児。嘔吐と血便を主訴に救急車で搬入された。昨日の正午から嘔吐を認め，本日の午後4時から胆汁性嘔吐になった。次第に元気がなくなり，血便も出現したため午後6時に母親が救急車を要請した。意識は混濁し，痛み刺激で開眼する。体温38.7℃。心拍数192/分，整。血圧60/40 mmHg。呼吸数44/分。SpO₂ 96%（room air）。皮膚ツルゴールの低下と口唇の乾燥を認める。心音と呼吸音とに異常を認めない。腹部は軽度膨隆し，全体に硬く，打診で鼓音を認める。血液所見：赤血球468万，Hb 12.9 g/dL，Ht 40%，白血球20,300，血小板15万。CRP 8.3 mg/dL。腹部エックス線写真（別冊 No. 30A）と腹部超音波像（別冊 No. 30B）とを別に示す。

適切な治療はどれか。

a 経過観察
b 抗菌薬投与
c 高圧浣腸
d イレウス管留置
e 緊急手術

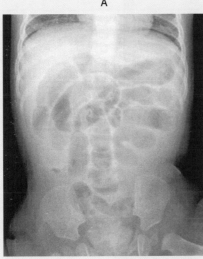
A

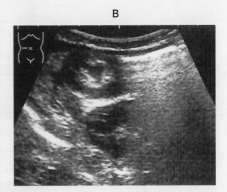
B

▶臨床eye

Step 1　10か月の男児　嘔吐と血便

乳児期に嘔吐をきたす疾患は多岐にわたるが，血便を伴う場合は多くはなく重要な徴候である。下血は上部消化管あるいは下部消化管からの出血かで相違があり，それぞれタール便および新鮮血便となる。ただし，出血量が多いと上部からの出血でも新鮮血になる場合もある。上部では鼻出血や胃食道疾患（食道炎，食道静脈瘤，消化管アレルギー，急性胃粘膜病変など），小腸疾患（Meckel憩室，腸管重複症など），下部では裂肛，腸重積，急性腸炎，リンパ濾胞増殖症などが挙げられる。まれには凝固異常や血管奇形がある。

Step 2　病歴，身体所見

①昨日正午から嘔吐，本日午後4時から胆汁性嘔吐 ━▶ 消化管閉塞の可能性
②血便も出現し，午後6時に救急車を要請 ━▶ 新鮮血便かタール便かは不明だが，重篤な疾患を考慮

③意識混濁，痛み刺激で開眼 ⟶ 意識障害がある。
④体温 38.7℃。心拍数 192/分，整。血圧 60/40 mmHg。呼吸数 44/分。SpO₂ 96%（room air）⟶ 高熱，頻脈，多呼吸および血圧低下などショック状態
⑤皮膚ツルゴール低下，口唇の乾燥 ⟶ 脱水がみられる。
⑥心音，呼吸音に異常なし。腹部は軽度膨隆し，全体に硬く，打診で鼓音 ⟶ 腹部膨満あり。腹壁の硬さは腹膜炎を併発か。

Step3 検査所見

⑦赤血球 468万，Hb 12.9 g/dl，Ht 40% ⟶ 貧血はない。
⑧白血球 20,300，CRP 8.3 mg/dL ⟶ 著明な炎症反応
⑨腹部エックス線写真 ⟶ 小腸ガスの貯留したイレウス像を認める。

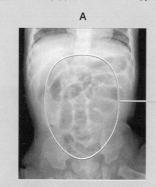

⑩腹部超音波像 ⟶ 右上腹部に target sign を認める。

Step4 総合考察

　生後10か月の乳児が嘔吐し，4時間ほどで胆汁性嘔吐を認めたので，かなり頻回の嘔吐なのか，消化管の閉塞によるものかは当初は不明であるが，単純エックス線写真から後者が示唆される。腹部超音波像から結腸重積が考えられる。小腸閉塞所見，血液検査より著明な炎症反応がみられ，腹膜炎症状や意識障害やショック症状など全身状態が不良であるため緊急治療が必要である。

診断名 腸重積症

選択肢考察
×a　急性腹症として，早急な対応が求められる。
×b　感染に伴うこともあるが，有効な治療手段にはならない。
×c　合併症のない早期の腸重積の治療である。

A 医学各論　**107**

×d　姑息的な対応である。

○e　経過は 24 時間を過ぎて合併症により重症化しており，緊急手術を要する。

解答率　a 0.0%，b 0.1%，c 21.3%，d 0.2%，e 78.2%

関連知識　腸重積症の病因として，上気道感染，ロタウイルスや腸管アデノウイルスなどの腸管感染に伴う回腸 Peyer 板の肥厚や腸間膜リンパ節の腫脹が誘因となることがある。また消化管手術後に後腹膜の神経や神経節の障害による消化管運動への影響も示唆されている。さらに Meckel 憩室，腸管重複症，腸管ポリープ，悪性リンパ腫や IgA 血管炎などを基礎疾患として発症することもある。

正　解　e　**正答率** 78.2%

受験者つぶやき
・板状硬の所見があり，緊急性が高いように感じました。
・落ち着いて時間経過を見て解答を選択しました。

Check ■ ■ ■

119A-68　3 歳の男児。言葉の遅れを心配した両親に連れられて来院した。有意語は 2 歳 6 か月に出現したが，2 語文はなく，独特の抑揚のある発語やオウム返しがみられるという。保育園では集団行動が苦手で，友達と一緒に遊ばない。いつもと異なる道で登園しようとするとかんしゃくを起こす。診察室では，視線が合いにくく，落ち着きなく歩き回り，診察に応じようとしない。

　　診察時の適切な対応はどれか。

a　押さえつけて診察する。

b　自由に行動させて観察する。

c　着席するよう厳しく指示する。

d　しつけが悪いと両親を注意する。

e　行動が落ち着いた時期の再受診を両親に指示する。

アプローチ　①3 歳の男児。言葉の遅れを心配した両親と来院 ━━➤ 両親が育児に参加し，愛着形成も感じられる。

②有意語は 2 歳 6 か月に出現，2 語文はなく，独特の抑揚のある発語やオウム返しがみられる ━━➤ 通常は 1 歳から有意語が観察されるため，おそらく 1 歳 6 か月健診で要観察とされている可能性が高い。抑揚が独特な発語やオウム返しは自閉スペクトラム症/自閉症スペクトラム障害〈ASD〉を強く示唆する。

③保育園では集団行動が苦手で，友達と一緒に遊ばない。いつもと異なる道で登園しようとするとかんしゃくを起こす ━━➤ 対人関係や社会的なやりとりの障害があり，暗黙のルールなどを理解することが困難である。

④診察室では，視線が合いにくく，落ち着きなく歩き回り，診察に応じようとしない ━━➤ 発達障害のある子供は，初めての場所や人が苦手である。

鑑別診断　この 3 歳男児の特異的なパターン（言葉の遅れ，オウム返し，独特な抑揚，集団行動の苦手

さ，こだわり，視線が合いにくい，落ち着きのなさ）から，ASDを中心に発達障害の可能性が考えられる。運動発達に遅れがなく視線もよく合うのに言語発達遅延のみが目立つのであれば難聴の可能性も鑑別すべきである。

診断名 自閉スペクトラム症〈ASD〉

選択肢考察
×a，×c　この年齢の，特に発達特性のある子供に対して，無理に押さえつけたり，厳しく指示したりするのは事態のさらなる悪化を招くだけで，不適切である。
○b　危険のない範囲である程度自由に行動することで，緊張がほぐれ，本来の姿を観察することが可能となる。
×d，×e　本人の特性をしつけが悪いと両親を責める，落ち着いた時期の再受診を指示する，などはいずれも適切な受診行動の萎縮につながり，その結果適切な評価や支援の機会を逃す可能性が高い。

解答率 a 0.0％，b 98.4％，c 0.0％，d 0.1％，e 1.3％

関連知識　一般に発達障害のある子供は，初めての場所や人が苦手，落ち着きがなく多動な傾向，指示や話の内容に集中できない，音や触り心地に対して反応が極端である，などの特徴がある。待合室では落ち着いて待てるように必要があれば隔離室などを配慮し，診察室に呼びいれる際に直接声をかけることも考慮する。「椅子に座ってみましょう」といった指示が理解できるのか，指示に従えない場合には保護者がどのように接するのか，椅子に座ることはできてもあっという間に椅子で回りだして落ちてしまうのか，などは重要なポイントである。

正解 b　**正答率** 98.4％

受験者つぶやき
・まずは観察だと思いました。
・このような問題は「指示する」，「注意する」は誤答であることが多いように思います。

Check ■■■

119A-69　63歳の男性。眼瞼下垂を主訴に来院した。1か月前から物が二重に見えることを自覚していた。夕方になると眼瞼下垂がみられる。その他に自覚症状はない。血中抗アセチルコリン受容体抗体が陽性であった。胸部単純CT（**別冊** No.31）を別に示す。
　適切な対応はどれか。
　a　抗癌化学療法
　b　定位放射線治療
　c　縦隔リンパ節生検
　d　シクロスポリン投与
　e　胸腺腫を含む拡大胸腺摘出術

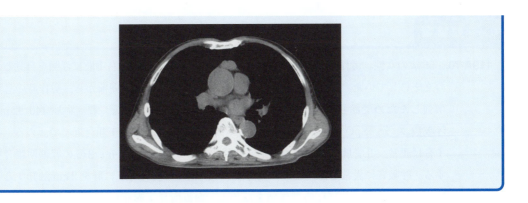

アプローチ　①夕方に悪化する眼瞼下垂と複視を訴える患者
　　　　　　②抗アセチルコリン受容体抗体陽性

画像診断

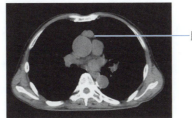
　　　　　　　　　　　　　　　　　── 胸腺腫

前縦隔に境界鮮明で辺縁整の腫瘤を認める。CT濃度は筋肉より
やや低い程度で，内部は均一である。重症筋無力症に合併している
ことから胸腺腫を強く疑う。直ちに悪性（悪性胸腺腫・胸腺癌）を
疑う所見はない。

鑑別診断　「アプローチ」①，②から，重症筋無力症の診断基準を満たす。

診断名　重症筋無力症〈MG〉（眼筋型），胸腺腫

選択肢考察　×a，×b　CT所見からは良性の胸腺腫の可能性が高い。切除が第一である。

　　　　　×c　縦隔リンパ節生検は診断に寄与しない。

　　　　　×d　非ステロイド性免疫抑制剤であるシクロスポリンは，全身型MG患者において筋力改
　　　　　　　善とステロイド減量を目的に使用される。眼筋型では推奨されない。

　　　　　○e　胸腺腫を合併するMGでは，眼筋型であっても胸腺摘除の適応である。

解答率　a 0.1％，b 0.2％，c 0.5％，d 2.8％，e 96.4％

正解　e　**正答率** 96.4％

受験者つぶやき
・典型的な重症筋無力症です。摘出以外の薬物治療もそろそろ聞かれるかもしれません。
・重症筋無力症の臨床症状と画像から診断をつけました。

119A-70 56歳の女性。労作時の息切れを主訴に来院した。6か月前に右下肢に浮腫を自覚したがそのままにしていた。2か月前から両下肢に浮腫が出現し，1週間前から，労作時の息切れが増強したため受診した。意識は清明。体温 36.7℃。脈拍 80/分，整。血圧 146/92 mmHg。呼吸数 30/分。SpO$_2$ 95％（room air）。座位で頸静脈の怒張を下顎付近まで認める。心音はⅠ音は正常，Ⅱ音肺動脈成分の亢進，胸骨左縁第3肋間に Levine 2/6 の収縮期雑音を聴取する。呼吸音に異常を認めない。腹部は平坦，軟で，肋骨弓下に肝を2cm 触知する。脾は触知しない。両下肢に圧痕性浮腫を認める。血液所見：赤血球 504万，Hb 15.1 g/dL，Ht 46％，血小板 13万，PT-INR 1.2（基準 0.9〜1.1），D ダイマー 10.3 μg/mL（基準 1.0 以下）。血液生化学所見：アルブミン 4.1 g/dL，総ビリルビン 1.9 mg/dL，AST 31 U/L，ALT 11 U/L，尿素窒素 10 mg/dL，クレアチニン 0.6 mg/dL，BNP 98 pg/mL（基準 18.4 以下）。CRP 1.0 mg/dL。心電図（**別冊 No. 32A**）と胸部エックス線写真（**別冊 No. 32B**）とを別に示す。心エコー検査で，左室駆出率は 68％，三尖弁閉鎖不全を認め，推定肺動脈収縮期圧は 60 mmHg であった。

診断のために行う検査はどれか。**2つ選べ。**

a 胸部造影 CT
b 気管支鏡検査
c 冠動脈造影検査
d 経食道心エコー検査
e 肺血流シンチグラフィ

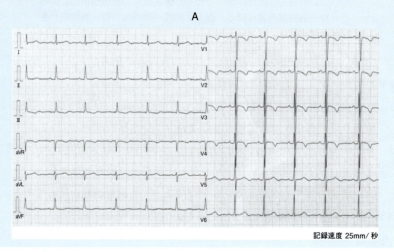

A 医学各論　111

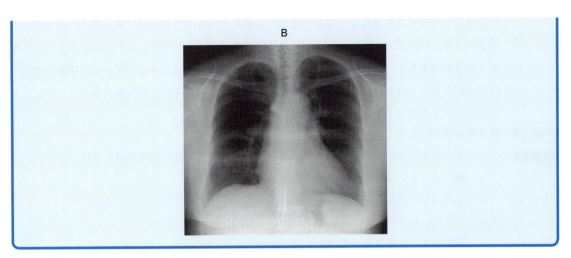

アプローチ

① 56歳の女性 → 中高年者に起こる心肺疾患を疑う。
② 2か月前から両下肢の浮腫 → 下肢静脈の還流障害を疑う。
③ 1週間前から労作時の息切れ → 心肺機能不全の出現を示唆
④ 呼吸数 30/分，SpO$_2$ 95％（room air） → 頻呼吸あり，軽度の低酸素血症を認める。
⑤ 座位で頸静脈の怒張 → 右心不全を示唆
⑥ Ⅱ音肺動脈成分の亢進 → 肺高血圧症の存在を疑う。
⑦ 胸骨左縁第3肋間に Levine 2/6 の収縮期雑音 → 肺動脈弁口での収縮期心雑音
⑧ 呼吸音に異常を認めない → 肺の換気障害をきたす病変はない。
⑨ 肋骨弓下に肝を 2 cm 触知 → 右心不全を示唆
⑩ D ダイマー 10.3 μg/mL → 循環系内に多量の血栓形成が起こっている。
⑪ アルブミン 4.1 g/dL → 低蛋白血症による浮腫は否定される。
⑫ BNP 98 pg/mL → 心不全の存在を示唆
⑬ 左室駆出率 68％ → 左室収縮機能は正常
⑭ 三尖弁閉鎖不全を認め，推定肺動脈収縮期圧は 60 mmHg → 高度の肺高血圧症を認める。

画像診断

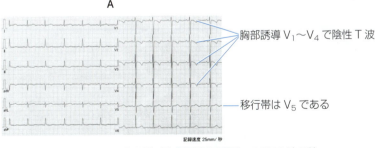

A：胸部誘導の V$_1$～V$_4$ で陰性 T 波を認め，移行帯（胸部誘導心電図にて QRS 波の陰性波優位から陽性波優位へ変わる誘導部位を指す）は V$_5$ で心室は時計方向回転〈clockwise rotation〉を呈し，右心負荷を示唆。
B：心陰影の拡大を認めるが，心輪郭に慢性的な弁膜疾患の特徴的所見はなく，肺血管陰影にも異常がない。肺野には換気障害をきたすような異常な病変所見はない。

鑑別診断　本例は，半年前からの下肢の浮腫が先行し，比較的急激に右心不全症状と軽い低酸素血症をきたしている。血液検査結果から浮腫の原因として腎不全，低蛋白血症は否定され，D ダイマ

一高値が下肢深部静脈血栓症の存在を濃厚に示唆している。右心不全は肺動脈への血栓塞栓の進展により，低酸素血症は肺の換気血流量比の不均衡によると考えられ，肺血栓塞栓症を最も疑う臨床経過である。本症の多くは発症時に胸痛を伴い，低酸素血症，ショック状態や突然死の危険性がある。急性心筋梗塞，急性大動脈解離とともに致死的三大胸痛疾患の一つで，迅速な鑑別診断と適切な治療選択が患者救命に肝要である。

| 診 断 名 | 急性肺血栓塞栓症 |

| 選択肢考察 | ○ a | 下大静脈以下の静脈系および肺動脈内血栓の存在と範囲の早期診断に有用。 |

× b　胸部エックス線写真上，気道系の異常は認められない。

× c　心電図上，虚血性心疾患は否定的。

× d　心エコー検査で，既に心機能異常の情報は得られている。

○ e　肺血管床の血流途絶の分布と範囲の診断に有用。

| 解 答 率 | a 93.2%，b 0.3%，c 8.1%，d 27.3%，e 70.7% |

関連知識　急性肺血栓塞栓症の治療は，①右心不全および呼吸不全に対する急性期治療と，②肺塞栓の再発防止の2点からなる。①は大量の肺血栓の縮小が循環動態安定化に必要な場合で，ヘパリンの静脈内投与あるいはワルファリンの経口投与による抗血栓療法とともに組織プラスミノーゲン・アクチベーター〈t-PA〉の全身性あるいは肺動脈内投与による肺血栓溶解療法を行う。カテーテルを用いて肺動脈内血栓を吸引あるいは破砕する方法もある。これらの治療によっても循環動態維持が困難な場合，人工心肺下の外科的肺塞栓摘除術も考慮される。②は静脈内血栓の再発防止の目的で，ワルファリンあるいは DOAC と呼ばれる経口抗トロンビン薬あるいは抗 FXa 薬による長期抗凝固療法がある。血栓が静脈内から遊出する危険性がある例や抗凝固療法が困難な例では下大静脈フィルターを挿入する場合もある。

| 正 解 | a，e | 正答率 66.2% |

受験者つぶやき
・シンチを選び，エコーか CT かで迷いました。
・迷いましたが，ひとつひとつの所見を整理していき，関連のありそうな検査を2つ選びました。

Check ☐ ☐ ☐

119A-71　54歳の女性。右前額部から鼻背にかけての疼痛を伴う皮疹を主訴に来院した。2日前から右前額部のピリピリする疼痛を自覚していた。昨夜から，前額部から右上眼瞼および鼻背に水疱を伴う集簇した皮疹が出現した。

患者への説明で正しいのはどれか。**2つ選べ。**

a　「眼科の受診が必要です」

b　「水疱を破る必要があります」

c　「昔かかった麻疹によるものです」

d　「シャワーを浴びるのは控えましょう」

e　「皮疹から他人に感染する可能性があります」

アプローチ　①54歳の女性 ━━▶ 50歳以上の女性

A　医学各論　　**113**

②疼痛を伴う皮疹 ⟶ 毛包炎，丹毒，接触皮膚炎，関節性乾癬，結節性紅斑，汗疱，単純疱疹，帯状疱疹，毛虫皮膚炎など

③水疱を伴う集簇した皮疹 ⟶ 単純疱疹，帯状疱疹，汗疱，接触皮膚炎，毛虫皮膚炎，水疱性類天疱瘡など

④2日前から痛みを自覚，昨夜から水疱が出現 ⟶ 痛みが先行する水疱：単純疱疹や帯状疱疹，毛虫皮膚炎など

⑤前額部から右上眼瞼および鼻背に出現 ⟶ 右側中心の顔面やや広い範囲に及ぶ。

鑑別診断　「アプローチ」②，③から接触皮膚炎，毛虫皮膚炎，汗疱，単純疱疹，帯状疱疹などが考えられ，④から単純疱疹，帯状疱疹，毛虫皮膚炎に絞られてくる。ただし⑤から毛虫皮膚炎の可能性は低く，また1本の神経領域ではなく，神経支配領域が広いことから帯状疱疹が最も考えられる。帯状疱疹は50歳以上で急増し，かつ男性より女性の罹患頻度が多い（①に該当）。

診断名　帯状疱疹

選択肢考察
○a　鼻背部は三叉神経第1枝に支配されており，かつその第1枝は結膜や角膜にも走行している。その結果，角膜炎や虹彩毛様体炎などの眼病変（Hutchinson徴候）を起こしやすいため，早めに眼科を受診させる必要がある。

×b　破る行為に伴い細菌感染のおそれがあり，行ってはいけない。**禁忌肢**の可能性あり。

×c　水痘発症後，ウイルスが脊髄後根神経節に潜伏し，加齢やストレスなどが誘因となって再活性化して発症する。

×d　患部を清潔に保つことで細菌による二次感染を防ぐことができる。

○e　水痘に罹患していない人は，水疱液への直接接触か水疱から放出されたウイルスを吸い込むことでも感染が成立する。

解答率　a 83.9%，b 13.3%，c 0.5%，d 10.5%，e 91.2%

関連知識　帯状疱疹発症予防のためにはあらかじめワクチン接種を行っておく必要がある。50歳以上に対して，水痘予防で使われた生ワクチンもしくは遺伝子組み換え技術で作成したサブユニットワクチンの接種が可能である。接種による発症阻止率，効果の持続期間は，ともにサブユニットワクチンの方が優れている。

コメント　症状から帯状疱疹を推定することは容易と思われる。顔に発症した場合には，Hutchinson徴候があれば眼科医の診察が，また耳介周囲の発赤や耳痛，味覚障害や舌のしびれを伴う場合にはRamsay Hunt症候群による難治性顔面麻痺を防ぐために早めの耳鼻科受診が必要になる。

正解　**a，e**　**正答率** 75.5%

受験者つぶやき
・汎発性じゃなさそうだし，感染性はないだろうと真っ先に消しましたが，水ぶくれによる接触感染がありました。空気感染だけ考えてしまいました。
・「ピリピリする」をヒントに診断しました。

114 国試119 ― 第119回医師国家試験問題解説書

A

医学各論

Check ☐☐☐

119A-72 64歳の男性。呼吸困難を主訴に来院した。3年前から労作時の呼吸困難が出現し自宅近くの診療所から吸入抗コリン薬を処方されている。1か月前から呼吸困難が増強したため紹介受診した。吸入薬は医師の指示どおり吸入できている。職業は60歳まで公務員で以後は無職。喫煙は20歳から61歳まで20本/日。身長168cm，体重41kg。体温36.2℃。脈拍68/分，整。血圧146/78mmHg。呼吸数20/分。SpO_2 94%（room air）。6分間歩行試験でSpO_2の最低値は92%（room air）であった。眼瞼結膜と眼球結膜とに異常を認めない。甲状腺腫大を認めない。気管の短縮を認める。心音に異常を認めない。両側胸部で呼吸音の減弱を認める。下腿に浮腫を認めない。血液所見：赤血球524万，Hb 15.6g/dL，白血球7,800（桿状核好中球10%，分葉核好中球50%，好酸球1%，単球9%，リンパ球30%），血小板21万。血液生化学所見に異常を認めない。CRP 0.1mg/dL。動脈血ガス分析（room air）：pH 7.41，$PaCO_2$ 42 Torr，PaO_2 88 Torr，HCO_3^- 24 mEq/L。呼吸機能検査：%VC 85%，FEV_1% 50%。胸部エックス線写真で両側横隔膜の平底化および両肺の過膨張を認める。

　適切な対応はどれか。**2つ選べ。**

　　a　抗菌薬の投与　　　　　　　　　b　免疫抑制薬の投与
　　c　呼吸リハビリテーション　　　　d　ネーザルハイフロー療法
　　e　長時間作用性β_2刺激薬吸入の追加

アプローチ ①3年前から労作時呼吸困難が出現

②吸入抗コリン薬を処方されている。

③1か月前から呼吸困難が増強した━━COPDに対する治療を強化する場合には，長時間作用性β_2刺激薬の追加，もしくは吸入を両者の合剤へ変更することを検討する。

④喫煙は20歳から61歳まで20本/日

⑤6分間歩行試験でSpO_2の最低値は92%（room air）であった━━酸素投与は不要

⑥両側胸部で呼吸音の減弱を認める。

⑦CRP 0.1mg/dL━━感染を契機としたCOPDの増悪は否定的

⑧呼吸機能検査：%VC 85%，FEV_1% 50%━━閉塞性換気障害

⑨胸部エックス線写真で両側横隔膜の平底化および両肺の過膨張を認める━━これらは肺気腫の典型的な画像所見である。

鑑別診断 　症例文に疾患名は明示されていないが，明らかにCOPDを示した所見が並べられている。エックス線画像から肺気腫が示唆される。

診断名 慢性閉塞性肺疾患〈COPD〉

選択肢考察 ✕ a　COPDの急性増悪の誘因としては感染症が多い。しかし，本例では発熱や膿性痰などの感染徴候はなく，炎症反応も正常範囲内であるため抗菌薬の適応ではない。

✕ b　本疾患は自己免疫疾患ではなく，免疫抑制薬の適応はない。

◯ c　COPDの管理では，ベースとなる薬物療法に呼吸リハビリテーションを組み合わせることで，労作時呼吸困難の軽減や運動耐容能の改善が期待できる。

×d　ネーザルハイフロー療法は鼻腔内に高流量の酸素空気混合ガスを投与し呼吸不全の改善を得る治療であり，高濃度で正確なFiO_2を設定できる特徴がある。本例では6分間歩行試験でもSpO_2は90％以上を維持しており，動脈血ガス分析でもPaO_2 88 Torrであるため，現時点でネーザルハイフロー療法を含めた酸素投与は必要ない。

○e　COPD安定期の薬物療法は吸入気管支拡張薬が中心であり，吸入抗コリン薬が第一選択薬として用いられることが多いが，コントロールが不十分な場合には長時間作用性β_2刺激薬を併用する。

解答率　a 9.6％，b 0.9％，c 91.8％，d 4.9％，e 92.5％

関連知識　COPDの安定期管理においては，まずは禁煙が必要である。そのうえで吸入気管支拡張薬を主体とした薬物療法を行う。薬物療法においては重症度に応じて適宜吸入薬を併用していく。また薬物療法に併行して呼吸リハビリテーションを行うことでQOLの改善が期待できるとともに，感染予防としてのワクチン接種も励行されている。

正解　c，e　**正答率** 85.9％

受験者つぶやき
・COPDの慢性治療はLABA，LAMAです。
・不要な抗菌薬を使わないことがメッセージである問題が増えているように思います。

Check ■ ■ ■

119A-73　52歳の女性。暗いところで見えにくいことを主訴に来院した。既往歴に特記すべきことはない。姉も同様の症状がある。視力は右0.3（1.0×－1.5 D），左0.2（0.9×－2.0 D）。両眼の眼底写真（**別冊 No. 33**）を別に示す。

診断に有用なのはどれか。**2つ選べ**。

a　色覚検査　　　　　　b　視野検査　　　　　　c　調節検査
d　両眼視機能検査　　　e　網膜電図検査〈ERG〉

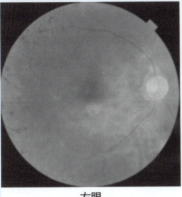
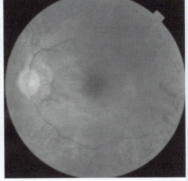
右眼　　　　　　　　　　　左眼

アプローチ
①52歳の女性 → 中年女性
②暗いところで見えにくい → 夜盲
③姉も同様の症状がある → 家族歴あり

④視力は右 0.3（1.0×−1.5 D），左 0.2（0.9×−2.0 D）──→ 視力は軽度近視だが悪くはない．

画像診断

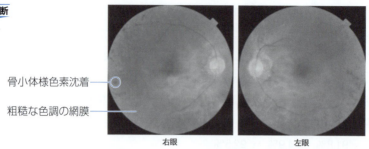

骨小体様色素沈着
粗糙な色調の網膜

両眼とも，アーケード血管より外側の網膜が全周で粗糙な色調を呈し，ところどころに骨小体様色素沈着を認める．

鑑別診断 この症例では，進行性の夜盲と網膜外周の骨小体様色素沈着を認めることから，網膜色素変性症〈RP〉が最も疑われる．RPは遺伝性疾患で，夜盲を初発症状とし，進行性の視野狭窄と視力低下を特徴とする．

鑑別疾患として，杆体-錐体ジストロフィー〈RCD〉が挙げられる．RCDはRPと類似するが，杆体に加えて錐体機能も早期に障害されるため，RPよりも視力低下が早期に進行する点が異なる．

先天性停在性夜盲〈CSNB〉も考慮されるが，CSNBは進行しない点でRPやRCDと異なる．視力は比較的良好である．

また，コロイデレミアはX連鎖性遺伝で，主に男性に発症し，夜盲と脈絡膜の進行性萎縮を特徴とする．網膜の色素沈着は目立たず，眼底では脈絡膜の透見像が特徴的である．本症例は女性であり，可能性は低いが，家族歴などを考慮する必要がある．

確定診断には網膜電図検査〈ERG〉，光干渉断層計〈OCT〉，遺伝子検査が有用であり，詳細な検査により適切な診断を行うことが重要である．

診断名 網膜色素変性症

選択肢考察
× a 夜盲では色覚異常は初期に目立たず，診断には不要．
○ b RPやRCDでは求心性視野狭窄が特徴的．進行の評価に必須である．
× c 調節力は夜盲とは無関係で，検査の必要なし．
× d 斜視や立体視の評価に使う検査で，夜盲の診断には関係ない．
○ e RPは初期では錐体優位の機能低下，中期では杆体・錐体ともに応答低下，進行期では no-recordable となる．ERGは診断に最も重要な検査である．

解答率 a 3.5%，b 96.5%，c 0.9%，d 2.2%，e 96.6%

関連知識 網膜色素変性症は，遺伝性の進行性網膜疾患であり，主に夜盲と視野狭窄を特徴とする．光受容体のうち杆体細胞が初期に障害され，次第に錐体細胞も影響を受ける．遺伝形式は常染色体顕性・潜性，X連鎖性など多様で，原因遺伝子も多数同定されている．現在，特定の遺伝子変異に対する遺伝子治療が実用化されつつあり，今後適応が拡大する可能性がある．根本的治療法の確立に向け，人工網膜や細胞移植などの研究も進展している．

正解 b, e　**正答率** 93.3%

A 医学各論

受験者つぶやき
・夜盲といえば網膜色素変性です。
・夜盲がある疾患は多くないのですぐに診断に至ることができました。

Check ■ ■ ■

119A-74 40歳の女性。強い呼吸困難を主訴に救急車で搬入された。2か月前から浮腫，2週間前から労作時の息切れを自覚し，2日前から夜間の起座呼吸を認めるようになったため家族が救急車を要請した。既往歴や家族歴に特記すべきことはない。数年前から健康診断を受診していない。心拍数 92/分，整。血圧 100/68 mmHg。頸静脈の怒張を認める。心尖拍動が左方に偏位し，その部位にⅢ音と汎収縮期雑音とを聴取する。胸部に coarse crackles を聴取する。右肋骨弓下に肝を 2 cm 触知し，両側下腿前面に浮腫を認める。血液所見：赤血球 385 万，Hb 12.1 g/dL，白血球 4,600。血液生化学所見：総蛋白 6.8 g/dL，総ビリルビン 1.4 mg/dL，AST 48 U/L，ALT 56 U/L，CK 28 U/L（基準 41〜153），クレアチニン 0.8 mg/dL，BNP 880 pg/mL（基準 18.4 以下）。胸部エックス線写真（**別冊 No. 34**）を別に示す。心エコー検査では左室拡張末期径 68 mm，左室駆出率 28%，心内短絡は認めない。

この患者でみられる血行動態の所見はどれか。**2 つ選べ。**

a 肺動脈楔入圧上昇　　　　　　　b 平均肺動脈圧上昇
c 左室-大動脈圧較差　　　　　　 d dip and plateau 心内圧曲線
e 肺体血流量比（Qp/Qs）の増加

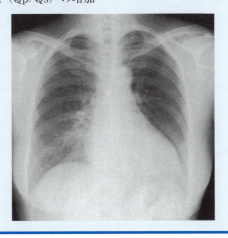

アプローチ
①40歳の女性 ⟶ 比較的若い人にも起こる疾患を疑う。
②2週間前から労作時息切れ ⟶ 比較的急に発症している心肺機能不全を示唆
③2日前から夜間の起座呼吸 ⟶ 発症後，短期間に肺うっ血によると推測できる心不全症状をきたしている。
④頸静脈の怒張 ⟶ 右心系のうっ血を伴っている。
⑤心尖拍動が左方偏位 ⟶ 左室の肥大拡張を示唆
⑥心尖部にⅢ音と汎収縮期雑音聴取 ⟶ 重症僧帽弁逆流の存在を示唆
⑦胸部に coarse crackles 聴取 ⟶ 肺うっ血を疑う。

⑧右肋骨弓下に肝を 2 cm 触知 ⟶ 右心不全を伴っている。
⑨両側下腿前面の浮腫 ⟶ 右心不全を疑う。
⑩ BNP 880 pg/mL ⟶ 心不全の存在を疑える。
⑪心エコー検査で左室拡張末期径 68 mm および左室駆出率 28% ⟶ 左室の容量負荷による高度の収縮機能の低下を認める。

画像診断

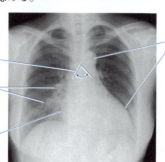

左第1弓，第4弓の突出
気管分岐角度の開大はない
肺門血管陰影の増強と右中下肺野に水平に走る肺静脈陰影の増強を認める
右第2弓の軽度突出

胸部エックス線写真では心胸比約 60% で，心陰影の拡大を認める。左第 1 弓および第 4 弓，右第 2 弓の突出を認め，左第 2，3 弓の突出および気管分岐角度の開大がないことから左心房の拡大はなく，慢性僧帽弁疾患は考えられない。僧帽弁腱索断裂や感染性心内膜炎などによる急性僧帽弁逆流の可能性が高い。右肺門の血管陰影の増強と水平に走る肺静脈陰影の増強を認め，肺うっ血を疑える。

鑑別診断　僧帽弁閉鎖不全症〈MR〉には弁構造の先天異常，退行性変性，リウマチ熱，全身性結合織異常などによる慢性 MR と，感染性心内膜炎や腱索あるいは乳頭筋断裂などによる急性 MR がある。慢性 MR では左心房および肺動脈の拡張により胸部エックス線写真上の心輪郭は左第 2，3 弓が突出した僧帽弁型〈mitral configuration〉を呈する。一方，急性 MR では左房の拡張は軽度で，著しい左房圧の亢進により肺静脈圧，肺動脈圧は上昇し，右心不全に陥る。胸部エックス線写真では典型的僧帽弁型心陰影を呈することはない。本例では左第 1，4 弓の突出があり，むしろ大動脈弁型〈aortic configuration〉で，急性 MR の原因は高血圧症が関与した腱索断裂によると推察できる。

診断名　急性僧帽弁閉鎖不全症〈MR〉

選択肢考察
○ a　左室駆出率の著しく低下した重症僧帽弁逆流疾患では左房圧上昇がある。
○ b　肺静脈圧も上昇し，肺動脈血管抵抗も亢進している。
× c　大動脈弁疾患ではない。
× d　心室拡張が拘束される慢性収縮性心膜炎における心内圧曲線の特徴的所見である。
× e　左右短絡を有する心臓血管疾患ではない。

解答率　a 89.5%，b 75.0%，c 14.6%，d 6.2%，e 14.4%

関連知識　本邦では，リウマチ熱後の後遺症として生じる弁の変性・石灰化で慢性経過をとるリウマチ性弁膜症は激減し，近年では加齢に伴う弁の変性・石灰化による弁膜症が増加している。特に石灰化大動脈弁狭窄症の高齢患者に対し，侵襲の少ない経カテーテル的大動脈弁植え込み術〈TAVI〉が盛んに行われている。僧帽弁については，弁尖，腱索の変性で起こる弁構造の異常による MR と，心筋梗塞や拡張型心筋症などで弁構造は保たれているが左室・弁輪拡大に伴って起こる二次的 MR がある。これらに対しても経カテーテル的僧帽弁クリップ法によっ

て前尖後尖を結合し逆流度の低減を図る方法がある。

正解 a，b　正答率 66.2%

受験者つぶやき
- Ⅱ音聴取しないのに肺動脈圧上昇するのかなと思ってしまいました。
- まずひとつひとつの所見を確認し，各選択肢が正しいかどうかを順番に見ていきました。

Check ■■■

119A-75　体重 50 kg，飲水量 1,200 mL/日，食事からの水分摂取量 1,000 mL/日，尿量 1,000 mL/日，不感蒸泄 15 mL/kg/日，代謝水 5 mL/kg/日，便中水分量 100 mL/日，輸液なし，として水分出納〈イン・アウト〉バランスを求めよ。

解答：① ② ③ mL/日

① 0 1 2 3 4 5 6 7 8 9
② 0 1 2 3 4 5 6 7 8 9
③ 0 1 2 3 4 5 6 7 8 9

選択肢考察　水分出納〈イン・アウト〉バランスを求める問題である。

①イン→まずは飲水量＋食事からの水分摂取量＋代謝水＝1,200＋1,000＋(50×5)＝2,450 mL が体に追加される水分である。なお，代謝水は体内で栄養素が代謝される際に生じる水分のことである。(例えば高校生物の復習となるが，ブドウ糖は解糖系，クエン酸回路，電子伝達系を通して差し引き $6H_2O$ の水が発生する。)

②アウト→尿量＋不感蒸泄＋便中水分量＝1,000＋(50×15)＋100＝1,850

③イン・アウトバランス＝イン－アウト＝2,450－1,850＝600

したがって 600 mL/日が解答となる。

関連知識　イン・アウトバランスは上記以外にその他の水分喪失量として，発汗，下痢，嘔吐，ドレーンからの水分喪失などもありうるため，0 よりもややプラスとなる程度に設定して 1 日必要水分量を計算することが多い。

コメント　代謝水をきちんとインに入れて間違えないように計算すれば，容易である。

正解　①6　②0　③0　正答率 6.7%

受験者つぶやき
- 話題になった一問です。あの並びで代謝水がインなのは意地悪ですが，ご飯などを食べて発生するものを考えれば確かにインなのでしょう。正答率が低かったですが，リバイバルされることは大いにありそうです。昨年の第 118 回国試は取り組みやすい問題が多かったので，予想に反した A ブロックの難易度で会場はかなり騒然としていました。切り替えが上手くいかなかった人はその後にかなり影響していたと思います。
- 代謝水の扱いがわかりませんでした。

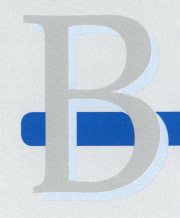

B問題 必修の基本的事項 50問

必修一般 25問
必修臨床 15問
必修長文 10問

必修の
基本的事項

B 必修の基本的事項 **123**

B 必修の基本的事項

Check ■ ■ ■

119B-1 疾患とその俗称の組合せで正しいのはどれか。

a 鶏 眼 ——————— うおのめ

b 色素性母斑 ——————— とびひ

c 水 痘 ——————— みずいぼ

d 麦粒腫 ——————— そばかす

e 風 疹 ——————— はしか

選択肢考察 ○a 鶏眼は "うおのめ" で "たこ" が胼胝である。

×b 色素性母斑は "ほくろ" や "黒子" で "とびひ" は伝染性膿痂疹である。

×c 水痘は "みずほうそう" で "みずいぼ" は伝染性軟属腫である。迷

×d 麦粒腫は "ものもらい" で "そばかす" は雀卵斑である。

×e 風疹は "三日はしか" で "はしか" は麻疹である。

解 答 率 a 44.8%，b 0.2%，c 30.2%，d 3.2%，e 21.6%

関連知識 　疾患の俗称は，歴史的に習慣として呼ばれている名称で，日常会話に使われている病気の呼び名である。疾患の固有名詞として本来の医学用語と対比して正確に使い分けることが大切で，似て非なる表現の疾患どうしを間違いなく覚える必要がある。

コメント 　北海道では帯状疱疹を "つずらご" と言うように，地域により独自に用いられている俗称もある。

正 解 a **正答率** 44.8%

受験者つぶやき
・鶏と魚が最後まで一緒だとは思えませんでした。
・常識的な日本語の知識に関する問題でした。

Check ■ ■ ■

119B-2 根拠に基づいた医療〈EBM〉を実践する過程に**含まれない**のはどれか。

a 患者への適用 　　　　　　　 b 文献情報の収集

c 文献の批判的吟味 　　　　　 d 患者の問題の定式化

e 個人の経験に依存した判断

選択肢考察 ○a 実践というのだから，まさに患者への適用なくして EBM の意味はない。

○b 文献データベースから系統的かつ網羅的に検索，収集することが望ましい。

○c クリティカルアプレイザルとも言う。論文を網羅検討したシステマティックレビューですら，その原論文まで遡り，論文の質を自らチェックすることがときに（常にと言いたい）必要である。

○d 定式化の手法として PICO（PECO ともいう）がある。どんな患者（P）で，どんな介入（治療・検査 I）を，別の何（治療・診断）と比較（C）し，どんな結果になる（O）

のか，を明確にする整理法。

×e 個人の経験には通常バイアスが含まれている。それだけに「依存する」判断は客観性・一般性を欠き，EBMとは相容れない。

解答率 a 0.1％, b 0.1％, c 0.1％, d 0.6％, e 99.0％

関連知識 今日では，大学病院のようなアカデミアであっても，地域医療を担う診療所であっても，文献を批判的に吟味（クリティカルアプレイザル）したりメタアナリシスを行ったりして得られたエビデンスを，その推奨の強さで評価し，日々の臨床に役立てる点は共通である。また，近年，学会主導で多くの診療ガイドラインが作成されているが，それらの多くはこうした手法で編纂されている。その場合，患者における課題を，共有できるクリニカルクエスチョン〈CQ〉として抽出することが重要である。患者における臨床上の目下の課題の構成要素を，1つの疑問文で表現する。例えば，「進展型小細胞肺癌（PS 0-2，70歳以下）における最適な一次治療は何か？」など。医師はそれらを参考にしながら，個々の患者に最適な治療法を適用する。これがいわゆる標準治療といわれる。

コメント EBMという言葉は広く知られているが，本問が示唆しているように，医師それぞれがその正しい理解と適用法を身につけることは重要だ。また，個人の経験に「依存した」判断は独断のリスクが高く，本問では選択肢eは不適切となる。しかし，もし，「依存した」という文言がなければ，必ずしも間違いとはいえない。なぜなら医師の臨床経験をEBMに基づいて患者に適用することは，EBMの原則に反するものではないからだ。むしろ，医師の臨床経験を完全に除外する方がおかしい。AIの進化と普及により，データ分析に基づく支援ツールはさらに充実してくるだろうが，医師としてのプロフェッショナリズム，職能の根本は，患者とともに治療方針を決定していく，個々の医師の最終判断や行動にある。単にガイドラインやAIの推奨を自動的に適用することではないことを忘れてはならない。

正解 e **正答率** 99.0％

受験者つぶやき
・経験は根拠とは違います。
・遠い昔に統計の授業でやったことを思い出して解きました。

Check ■■■

119B-3 在宅医療で正しいのはどれか。
a 緩和ケアは在宅医療の中で実施できる。
b 緊急時に行う在宅医療は訪問診療と呼ばれる。
c 使用した注射針は一般廃棄物として処理する。
d 我が国では病院よりも在宅で死亡する場合が多い。
e 訪問看護を利用する場合は介護保険よりも医療保険が優先される。

選択肢考察
○a ホスピスや病院の緩和ケア病棟などがあるが，通院が困難な状況で，痛みやその他のつらい症状を和らげることは在宅医療における大きな目的の一つである。
×b 在宅医療は，①予定した日時に患家へ定期的に訪問し診察する場合と，②急に具合が悪

B 必修の基本的事項　125

くなった場合など連絡を受けて訪問し診察する場合があり，①は訪問診療，②は（緊急）往診と呼ぶことが一般的である。

× c 在宅医療においても一般の診療施設（診療所や病院など）と同様，使用した注射針などは医療廃棄物として処理する。

× d 統計上，1975年以前は自宅など在宅での死亡が多かったが1980年以降は病院での死亡が多く，2009年には78.4％が病院での死亡，12.4％が自宅での死亡となっている。

× e 65歳以上で介護認定を受けている場合は通常，介護保険が優先される。

解答率 a 97.6％，b 0.3％，c 0.1％，d 0.6％，e 1.4％

関連知識 日本緩和医療学会によれば，WHOの定義として緩和ケアとは，痛みやその他の身体的・心理的社会的・スピリチュアルな問題を早期に見いだして的確に評価を行い対応することで苦痛を予防し和らげることを通じて，生命を脅かす病に関連する問題に直面している患者とその家族のQOLを向上させるアプローチである。在宅訪問診療の現場では主に癌性疼痛や整形外科領域の慢性疼痛が対象となる。

コメント 訪問診療を受ける対象は，自宅療養をしていて通院が困難な場合である。一般に訪問診療が必要な高齢者の場合，通院の問題だけでなく介護が必要な場合が多く，併せて考える必要がある。そのような場合，一般には居住している市町村から要介護認定を受け（要支援1～2および要介護1～5の7段階），それに応じた介護サービスを受けることができる。介護認定を受けるためには担当医師の主治医意見書が必要となる。

正解 a **正答率** 97.6％

受験者つぶやき
・在宅で緩和ケアが行われているのは当然だと思いました。
・緩和ケアは最近よく出ている気がします。

Check ■■■

119B-4 老人性難聴で正しいのはどれか。
a 耳鳴は伴わないことが多い。
b 聴力低下は高音から始まる。
c 伝音難聴を示すことが多い。
d 補聴器の使用は極力避ける。
e 純音聴力検査で左右非対称性の難聴を示す。

選択肢考察
× a 耳鳴を伴うことが多い。
○ b 加齢性難聴は高音部から聴力低下が起き，中音部，低音部と徐々に悪化する。
× c 内耳障害による難聴で，感音難聴である。
× d 難聴は孤立感・うつ傾向，認知症の原因となるため，補聴器を積極的に勧める。
× e 両側性に障害が起こり，左右対称性の感音難聴となる。

解答率 a 1.2％，b 98.2％，c 0.2％，d 0.0％，e 0.2％

関連知識 老人性難聴は，内耳障害が主病変となる。内耳有毛細胞障害は基底回転付近すなわち高音部

から障害される。内耳障害が主病変であるため感音難聴を生じる。伝音難聴と異なり手術などで聴力を改善することができないため，補聴器が必要となる。

正解 b 正答率 98.2%

受験者つぶやき
・高音中心の難聴なので，低い声で話すことがポイント，そして感音難聴だが補聴器の適応になることを押さえておきましょう。
・オージオグラムなどでもよく問われていたと思います。

Check ■ ■ ■

119B-5 都道府県が**設置主体でない**のはどれか。
　a　児童相談所　　　　　　　　b　医療安全支援センター
　c　精神保健福祉センター　　　　d　地域医療支援センター
　e　地域包括支援センター

選択肢考察
○a 「児童福祉法」に基づき，子どもの虐待や福祉に関する問題に対応する専門機関。子どもの保護や支援を行う。都道府県と指定都市に設置義務あり。
○b 「医療法」に基づき，医療事故やトラブルに対応し，患者と医療機関の間の調整を行う施設。安全な医療提供をサポートする。都道府県に設置義務あり。
○c 「精神保健福祉法」に基づき，精神保健および精神障害者の福祉を支援するための相談・支援を行う施設。都道府県に設置義務あり。
○d 「医療法」に基づき，地域の医療提供体制を強化するために，医師や医療従事者の研修や支援を行う施設。都道府県，保健所を設置する市および特別区において設置が努力義務とされている。日本全国で380か所以上設置されている。
×e 地域包括支援センターは市町村が設置主体となり，保健師・社会福祉士・主任介護支援専門員等を配置して，住民の健康の保持および生活の安定のために必要な援助を行う。

解答率　a 2.7%，b 1.2%，c 0.3%，d 1.2%，e 94.5%

正解 e 正答率 94.5%

受験者つぶやき
・地域包括支援センターは介護保険法に基づくので市町村が設置主体です。都道府県といえば，精神や児童の施設です。
・過去問を解いていて間違えることが多かったので，都道府県・市区町村・その他等設置主体ごとにまとめていました。

Check ■ ■ ■

119B-6 改訂長谷川式簡易知能評価スケールの項目に**含まれない**のはどれか。
　a　計算　　　　　　b　見当識　　　　　c　物品記銘
　d　数字の逆唱　　　e　立方体の模写

選択肢考察

○ a 計算については「100から7を順番に引いてください」という課題で評価され，順次，5回引いてもらう。最初の答えが不正解の場合，そこで打ち切る。

○ b 見当識は「今日は，何年の何月何日何曜日ですか」で時間の見当識が，「私たちが今いる所はどこですか」で場所の見当識が評価される。

○ c 物品記銘については「これから5つの品物（例えば，時計，鍵，ペン，硬貨，ホチキスなど）を見せます。これらを隠しますので何があったか言ってください」と指示し，即時記憶を評価する。

○ d 数字の逆唱については「これから言う数字を逆から言ってください」と指示し，3桁の逆唱で評価する。

× e 立方体の模写はこの評価スケールには含まれず，Mini-Mental State Examination〈MMSE〉で行われる課題の一つで，構成障害，視空間失認の評価に用いられる。

解答率 a 0.3%，b 1.0%，c 1.7%，d 2.0%，e 94.8%

関連知識 改訂長谷川式簡易知能評価スケールは認知症のスクリーニング検査で，①年齢，②見当識，③言葉の記銘，④計算，⑤数字の逆唱，⑥言葉の遅延再生，⑦物品の記銘，⑧言語の流暢性の各下位検査からなる。30点満点で20/21点をカットオフ値とすると認知症の弁別能は感度0.90，特異度0.82といわれている。注意すべきは，③から⑥への連続課題が記憶のプロセスである記銘―保持―再生（遅延再生）を評価している点で，⑥は Alzheimer 型認知症の早期から侵されやすい。

正解 e　正答率 94.8%

・直前で問診項目にざっと目を通しておいて良かったです。模写のほか，現在の総理大臣の名前などの社会常識も項目には含まれないです。
・一番複雑で時間がかかりそうなものを選びました。

Check ■■■

119B-7 医師の言葉がけで最も共感的なのはどれか。

a 「夜は眠れていますか」　　　b 「元気を出してくださいよ」
c 「痛み止めを処方しますね」　d 「私がなんとかしましょう」
e 「心身ともにおつらいですね」

選択肢考察

× a 睡眠の状態を問うているだけの閉鎖型質問である。患者の感情面に触れる言葉はない。

× b 励ましているだけで，患者の感情面に触れる言葉はない。

× c 処方の内容を述べているだけで，患者の感情面に触れる言葉はない。

× d 患者に対して協力的な態度を示しているが，患者の感情面に触れる言葉はない。

○ e 患者の感情面に触れる言葉，「おつらいですね」があるので，共感的態度である。

解答率 a 0.0%，b 0.1%，c 0.1%，d 0.0%，e 99.7%

関連知識 共感的態度とは，理解的態度に加え，感情面に触れる言葉，例えば「おつらかったでしょうね」，「さぞかし悲しかったですよね」などを発することで表すことができる。

正解 e　正答率 99.7%

受験者つぶやき
・それはおつらいですね，は OSCE で必ず患者に言うべきとされている言葉です。
・似たような過去問があったと思います。

Check ■■■

119B-8　細菌培養検査の検体に**適さない**のはどれか。
　a　中間尿　　　　　　　　　　　b　尿道分泌物
　c　導尿で採取した尿　　　　　　d　腎瘻造設時に採取した尿
　e　尿道留置カテーテルの集尿袋内の尿

選択肢考察
　○ a　検体として問題ない。
　○ b　特に細菌の培養には影響しない。
　○ c　導尿の操作を清潔に行っていれば問題ない。
　○ d　腎瘻造設は清潔操作で行うので問題ない。
　× e　集尿袋内では細菌が増殖する可能性があり不適切である。

解答率　a 1.8%，b 7.2%，c 2.1%，d 12.8%，e 76.0%

関連知識
・細菌培養検査では，いかにしてコンタミネーション（常在菌，雑菌等の混入等）を防ぐのかが重要である（類似問題：99B-24）。
・適切な検体（尿）の採取に際しては，まず陰部，尿道，尿道口の常在菌等が混入しないように注意する。特に女性の場合，外陰部や外尿道口付近を清拭してから採尿する。
・出始めの尿（初尿）は廃棄し，排尿を止めずに中間部分の尿（中間尿）を清潔な容器に採取し，提出する。
・採取後，速やかに（1〜2時間以内）検体を提出する。やむをえず保存する場合は冷蔵庫（4℃）で保存する。尿には糖，蛋白が含まれている場合があり，このような尿では細菌の増殖が速いためそのように対処する。

正解 e　正答率 76.0%

受験者つぶやき
・集尿袋は床に近いところにあるので，ここから培養することはないのではと思いました。
・一番雑菌が繁殖していそうなものを選びました。

Check ■■■

119B-9　胸部の模式図（**別冊** No. 1）を別に示す。
　大動脈弁狭窄症で聴取される収縮期雑音の最強点はどれか。
　a ①　　　b ②　　　c ③　　　d ④　　　e ⑤

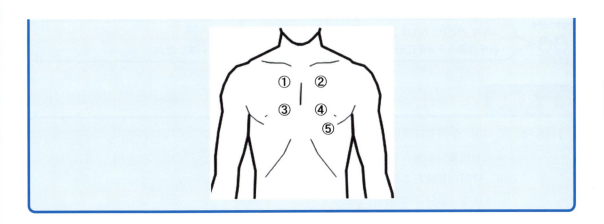

画像診断

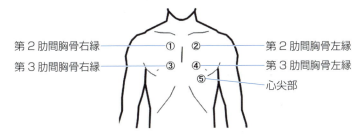

選択肢考察

○ a ①：第2肋間胸骨右縁は，大動脈弁の上方に位置している．大動脈弁狭窄症の際は，狭い弁口を通過する収縮期血流が弁位で乱流を形成し，比較的荒々しい音として聴取され，頸部方向に放散する雑音となる．

× b ②：第2肋間胸骨左縁は，肺動脈弁の上方に位置している．肺動脈弁狭窄症を呈する疾患の乱流として聴取される．先天性肺動脈弁狭窄症の直接的な狭窄病変や，心房中隔欠損症等の先天性心疾患での肺動脈血流増加による相対的肺動脈弁狭窄症で聴取される．

× c ③：第3肋間胸骨右縁は，教科書的には心雑音の最強点として記載されることはないが，上行大動脈が拡大したり大動脈弁輪拡大などで大動脈弁自体が右方にシフトするような疾患だと，拡張期雑音最強点も右方にシフトすることがある．

× d ④：第3肋間胸骨左縁は，大動脈弁や肺動脈弁の下方に位置している．大動脈弁や肺動脈弁の閉鎖不全症があると，大血管からそれぞれの心室（左室，右室）へ逆流する比較的高調の拡張期雑音の最強点となる．また心室中隔欠損症では左室から右室あるいは，右室流出路から肺動脈へ向けてのシャント血流が後方にある左室から前胸壁に向かってくるため，著明な収縮期雑音として聴取される．

× e ⑤：心尖部は僧帽弁で発生する収縮期・拡張期の乱流が聴取される．すなわち僧帽弁閉鎖不全症では汎収縮期の逆流性雑音が聴かれ，僧帽弁狭窄症ではドロドロとした拡張期音（rumble）を聴取する．

解答率 a 93.4%，b 2.9%，c 2.8%，d 0.7%，e 0.1%

コメント 弁膜症や先天性心疾患のシャント音は聴診である程度予測がつき，診断検査手段が進歩して手軽に施行できるようになった現代でも有用である．疾患と最強点の位置，音の性状，心サイクルのタイミングについては，まとめて確認しておこう．

正解 a **正答率** 93.4%

受験者つぶやき
・AS が 2RSB，AR は 3LSB は押さえておくところです。
・臨床問題の文章中に出てくるものを確認して覚えるようにしていました。

Check ■ ■ ■

119B-10 我が国の医療保険制度で正しいのはどれか．
a 外国籍でも加入できる．
b 財源は保険料より公費が多い．
c 療養の給付は現金給付である．
d 予防接種は保険給付の対象である．
e 保険医療機関は調剤を行う院外薬局を指定する．

選択肢考察

○ a 健康保険に加入している会社等に常時使用される従業員（被用者）は，国籍や性別，賃金の額等に関係なく，被保険者となる．被用者以外であっても，日本での在留期間が3か月を超えるものは国民健康保険に加入しなければならない．

× b 実効給付率を財源別に見ると，保険料分が約53％，公費分が約32％となっている（2021年度）．

× c 療養の給付は医療の現物給付であって，現金給付ではない．

× d 予防接種は病気に対する治療ではないため，健康保険は適用されない．予防接種法の任意接種は全額自己負担となり，定期接種は公費負担（一部自己負担あり）となる．

× e 保険医療機関が調剤を行う院外薬局を指定することはできない．院外処方箋はどこの保険薬局でも調剤可能で，患者が自由に選定できる．利益誘導や癒着にならないよう，特定の保険薬局への誘導の禁止は「保険医療機関及び保険医療養担当規則」に規定されている．

解答率 a 82.1％，b 12.5％，c 2.4％，d 1.8％，e 1.1％

関連知識 ＜実効給付率＞
　患者が病院の窓口で支払う金額（自己負担額）は，平均的には，受けた医療にかかった費用（医療費）の約15％程度である．その他の部分は医療保険制度から支払われることになるが，この医療保険でまかなわれる割合（約85％）を「実効給付率」という．

正解 a　**正答率 82.1％**

受験者つぶやき
・昨今の訪日外国人による医療費踏み倒し問題が背景なのかなと思いました．
・膨大ですが公衆衛生の過去問は選択肢をすべて確認しておくと自信を持って解けると思います．

B 必修の基本的事項　131

119B-11 毛細血管内血液の還元ヘモグロビン濃度が5g/dL以上になると出現し，皮膚や粘膜が暗紫色になるのはどれか。

　　a 黄疸　　　　　b 紅斑　　　　　c 紫斑
　　d 網状皮斑　　　e チアノーゼ

選択肢考察
× a 黄疸は高ビリルビン血症で皮膚や粘膜が黄色化した状態である。
× b 紅斑は皮膚の血流豊富が原因で皮膚が赤くなる状態である。
× c 紫斑は皮下組織内の出血により皮膚が紫色になる状態である。
× d 網状皮斑は末梢循環障害により皮膚が網目状に紫紅色になる状態である。
○ e チアノーゼは毛細血管内血液の還元ヘモグロビン濃度の上昇で出現する。

解答率 a 0.1％，b 0.1％，c 0.0％，d 0.1％，e 99.6％

関連知識
・黄疸はビリルビン値が約2～3mg/dLでみられる。
・紅斑と紫斑の鑑別は，皮膚を圧迫して色調が消退するのが紅斑で，消退しないのが紫斑である。
・チアノーゼの特徴は，貧血や大量出血ではヘモグロビンが減少するため還元ヘモグロビン量も少なくチアノーゼが出にくいが，多血症ではヘモグロビン量が多いため軽度の酸素飽和度低下でもチアノーゼが出現しやすい。

コメント チアノーゼには，呼吸循環器系の障害で動脈血の酸素飽和度が低下して起こる中枢性チアノーゼ，末梢循環不全や低温などにより静脈血の酸素飽和度が低下して出現する末梢性チアノーゼと，異常ヘモグロビンによる血液性チアノーゼがある。

正 解 e　**正答率** 99.6％

 ・チアノーゼなど，なんとなく使ってしまう言葉も一度定義を確認しておくと忘れないと思います。

119B-12 思春期の脊柱側弯症の身体診察でみられないのはどれか。

　　a 肋骨隆起　　　　　　　　b 胸椎の叩打痛
　　c 片側肩甲骨の突出　　　　d 肩の高さの左右差
　　e ウエストラインの非対称

選択肢考察
○ a 肋骨隆起は思春期側弯症の典型的所見であり，胸椎カーブでみられる。
× b 胸椎の叩打痛は胸椎骨折などでみられる所見である。思春期側弯症ではみられない。
○ c 思春期側弯症の診察で重要な所見であり，翼状肩甲骨〈winged scapula〉といわれる。
○ d 思春期側弯症の診察で重要な所見である。
○ e これも思春期側弯症の診察で重要な所見である。

132 国試119 ― 第119回医師国家試験問題解説書

解答率 a 4.7%，b 91.8%，c 0.9%，d 0.5%，e 2.1%

関連知識 　脊柱側弯症は機能的側弯症と構築性側弯症に分けられる。機能的側弯症は，疼痛や下肢長差などによる側弯症で，その原因を除外すれば消失する。一方，構築性側弯症は自家矯正が完全にできない側弯であり，椎体前方が凸側方向に向くような側弯であり，成長期に見つかる側弯症である。

　特発性側弯症は全脊柱側弯症の 70～80% を占め，成長期に見つかり，特に 10 歳以降の思春期に発症するものを思春期特発性側弯症という。男女比は 1：4 で，右凸胸椎カーブが多く，若年時に発見されるほど進行しやすい。診察では視診が重要であり，起立位で後方から背部を観察し，両肩の高さや両ウエストラインの左右差を調べる。患者を立位のままお辞儀させ肩甲骨，肋骨，腰部の高さ（翼状肩甲骨〈winged scapula〉，肋骨隆起〈rib hump〉，腰部隆起〈lumbar hump〉）を観察する。単純エックス線立位像で Cobb 角を測定し，腸骨稜骨端核により骨年齢を評価（Risser grade）し側弯の進行を予測する。治療は基本的には装具療法であり，Cobb 角 25～45 度，Risser 0～2 が適応となる。Cobb 角 45 度以上は進行の防止と矯正の目的のため手術療法の適応となる。

コメント 　側弯症の診察は学校健診で行われており，基本的な診察のポイントを理解しておくことが大切である。

正　解　**b**　**正答率** **91.8%**

受験者つぶやき
・骨格の問題なので骨そのものが痛いことはないだろうと思いました。
・左右差ではないものを選びました。

Check ■ ■ ■

119B-13 　女子の思春期で正しいのはどれか。
　a　初経は排卵性の月経である。
　b　思春期まで卵胞数は増加する。
　c　初経前にゴナドトロピンは低下する。
　d　大量のエストロゲンは骨端線を閉鎖させる。
　e　二次性徴は陰毛発育，乳房発育，初経の順に進む。

選択肢考察 ×a　初経の多くは無排卵性であり，初経から 3 年を経過すると月経周期が安定し，毎月排卵するようになる。

×b　卵胞数は胎生期に最も多く（約 600 万～700 万個），出生時に 100 万～200 万個ほどに減少し，思春期までにさらに減少し生涯を通じて増加することはない。毎月 1 回の排卵には約 1,000 個消費され，10 歳代で 30 万個，20 歳代で 10 万個，30 歳代で 2 万～3 万個となる。

×c　思春期には視床下部-下垂体-卵巣系が活性化し，ゴナドトロピン（LH・FSH）は上昇する。低下した状態は中枢性性腺機能低下症から思春期遅発症を生じる。

○d　エストロゲンは骨端線の閉鎖を促進し，思春期後期に成長が停止する要因となる。

×e　二次性徴は，男児では外陰部（精巣・陰茎など）の発育→陰毛→声変わり，女児では乳房発育→陰毛→月経，の順に進行する。

解答率 a 11.9%，b 3.9%，c 5.4%，d 77.7%，e 1.1%

関連知識　思春期とは，中学校から青年期，または骨端線が閉鎖する（身長の伸びが止まる）までの期間である。思春期の女児では平均11歳前後で最大身長速度に到達し，年平均8 cm程度伸びる。

正　解　d　**正答率** 77.7%

受験者つぶやき
・エストロゲンによる骨端線閉鎖で身長が伸びなくなります。
・LHサージと同じような原理かなと想像しました。

Check ☐☐☐

119B-14　在宅医療・介護のサービスで医師の指示が**必要でない**のはどれか。
　　a　訪問介護　　　　　　　　　　　b　訪問看護
　　c　訪問栄養指導　　　　　　　　　d　訪問薬剤管理指導
　　e　訪問リハビリテーション

選択肢考察　×a　訪問介護には手順書（サービス指示書）があり，サービス提供責任者が介護職員に発行する。介護サービスには，身体介護，生活援助，通院等乗降介助がある。

○b　訪問看護を受けるには担当医師（病院医師あるいは訪問診療を行う医師）から訪問看護指示書を発行してもらう必要がある。

○c　訪問栄養指導は，低栄養や嚥下障害などがあり摂食や食事内容に注意が必要な症例において，在宅の場合，居宅療養管理指導を担当医師が管理栄養士に指示する。

○d　在宅で療養を行っている通院困難な患者に対し，処方医の指示に基づき管理計画を立て，薬剤師が訪問して服薬等の管理，指導，残薬管理等を行うもので，医師の指示書と医師への報告が義務付けられている。

○e　訪問リハビリテーションが在宅療養の患者に必要と判断された場合，担当医師が療法士（理学療法士，作業療法士，言語聴覚士）に指示書を発行する。

解答率 a 97.8%，b 0.2%，c 0.3%，d 1.2%，e 0.4%

関連知識　在宅療養をしている患者の療養の中心をなすのは在宅医療であるが，要介護状態を支えるには訪問診療のほか，訪問介護，訪問看護，訪問薬局，訪問リハビリなどの連携が必要であり，個々の症例においてどのサービスの必要性が高いかを取捨選択するのが担当ケアマネジャー〈介護支援専門員〉である。

コメント　一般には，在宅で療養をする場合（多くは高齢者であるが），医療がその中心となり，要介護度や病状に合わせて在宅でのサービスを取捨する。加齢とともに要介護度が高まれば「区分変更」（介護認定の見直し，主治医意見書を更新）を行い介護度を上げ，同時に使える点数（費用）も増え，必要となるサービスを増やすことができる。

正　解　a　**正答率** 97.8%

受験者つぶやき
・介護に医師の指示は不要です。
・介護には医師の指示はいらないと思いました。

Check ■■■

119B-15 消化管位置異常のない患者で上部内視鏡検査を開始する際にとらせる体位はどれか。
a 右側臥位 b 起座位 c 仰臥位
d 砕石位 e 左側臥位

選択肢考察
× a 右側臥位では嘔吐反射が出た場合に逆流しやすく，また右気管支に誤嚥しやすい。
× b 心不全など呼吸苦があるときにテーブルなどにもたれかかる姿勢である。
× c 側臥位に比べて唾液を誤嚥しやすい。
× d 肛門や直腸の診断や治療時に行う。泌尿器科や産婦人科でも行われる。
○ e 一般的には左側臥位で行われる。

解答率 a 11.0%，b 2.9%，c 7.0%，d 0.0%，e 79.0%

関連知識　胃内容物は大弯にたまりやすく，左側臥位では他の体位に比べて逆流しにくくなる。内視鏡的逆行性胆管膵管造影検査は腹臥位で行うことが多いが，これは鎮静下で逆流した胃内容物が気管ではなく口から出やすくするためである。

正解 e 正答率 79.0%

受験者つぶやき
・実習での内視鏡見学で，患者に対して左側に立っていたなぁと思い出しました。
・左右で迷ったのですが，胃が下の方が良い気がしました。

Check ■■■

119B-16 急性中耳炎の症状で緊急に画像検査が必要なのはどれか。
a 耳痛 b 耳漏 c 頭痛
d 難聴 e 発熱

選択肢考察
× a 鼓室内の炎症，膿汁貯留により鼓膜が圧迫され痛みを起こす。
× b 鼓室内に貯まった膿汁の圧力で鼓膜に穴が開き耳漏となる。
○ c 鼓室内の炎症が頭蓋内に波及し頭痛を起こす。硬膜外膿瘍，細菌性髄膜炎など。
× d 鼓室内に膿汁などが貯まり伝音難聴を起こす。
× e 上気道炎が原因で発症し，上気道炎による発熱，中耳の炎症での発熱を起こす。

解答率 a 0.3%，b 11.2%，c 69.2%，d 19.0%，e 0.3%

関連知識　急性中耳炎では上気道の炎症が耳管経由で鼓室内に炎症を起こす。鼻汁，咽頭痛，発熱に引き続き耳症状が起こる。耳症状は耳痛，発熱，聞こえの悪さ（乳幼児では訴えないことが多い），耳鳴などである。中耳の炎症が頭蓋内に波及すると頭痛を訴える。硬膜外膿瘍，細菌性髄膜炎，S状静脈洞血栓などの重篤な病態をきたすことがある。頭部CTが必要となる。

正　解　c　**正答率** 69.2%

受験者つぶやき
・聴力が落ちたらやばい，と思ったのですが，頭痛は髄膜炎リスクなどがあるなぁと後で反省しました。
・一番脳と関連がありそうなのを選びました。

Check ■■■

119B-17　透析導入されていない保存期末期腎不全患者の食事療法で制限が**必要ない**のはどれか。
　a　リン　　　　　　b　食　塩　　　　　c　蛋白質
　d　カリウム　　　　e　エネルギー

選択肢考察
○a　高リン血症は腎機能の低下に伴って次第に顕在化する。末期腎不全ではリンの摂取量を減らす必要がある。
○b　腎機能低下例では塩分の制限が必要である。厳格な減塩食を行うことで，高血圧の改善も期待される。
○c　腎機能低下例では種々の程度の蛋白制限が必要である。保存期の末期腎不全例では，0.6〜0.8 g/標準体重（kg）/日の蛋白制限が行われる。
○d　末期腎不全では高カリウム血症をきたすことがあり，食事療法によるカリウム摂取量の制限は重要である。高カリウム血症は重症不整脈の原因になることがある。
×e　肥満や糖尿病がなければ，慢性腎不全でエネルギー（カロリー）を制限する必要はない。

解答率　a 32.8%，b 1.6%，c 0.8%，d 0.9%，e 63.9%
関連知識　蛋白摂取量の制限は高窒素血症の是正や高リン血症，高カリウム血症，さらに高尿酸血症の改善にも有用である。また，蛋白制限を行う場合にはより蛋白価の高い食品を選択する必要がある。しかし，蛋白摂取量の制限によってカロリーの不足をきたすことがないようにしなければならない。

正　解　e　**正答率** 63.9%

受験者つぶやき
・なんかやせ細っているイメージでカロリー制限はしない，と思いました。
・透析の栄養管理については目を通してありました。

Check ■■■

119B-18 動脈採血に最も適しているのはどれか。

a 総頸動脈
b 鎖骨下動脈
c 尺骨動脈
d 大腿動脈
e 膝窩動脈

選択肢考察

× a 総頸動脈から採血することはない。圧迫止血しにくく、血腫ができると窒息する場合もあるからである。
× b 鎖骨があるため、圧迫止血ができないので血腫が生じる可能性がある。また誤って肺を穿刺する可能性がある。
× c 末梢側では、橈骨動脈よりも尺骨動脈の方が細く、触れにくい。
○ d 比較的血管が太く、穿刺しやすい。部位を選べば、背側に骨があり、容易に圧迫止血することができる。
× e 穿刺・止血の間、うつぶせになってもらう必要がある。

解答率 a 0.2%、b 0.2%、c 3.6%、d 95.7%、e 0.1%

関連知識 動脈穿刺の部位としては、橈骨動脈、大腿動脈、上腕動脈、足背動脈が用いられることが多い。

正解 d　正答率 95.7%

受験者つぶやき
・大腿動脈以外は聞いたことがありませんでした。
・障害して危険な状態に陥りそうなものがないところを選びました。

Check ■■■

119B-19 めまいを呈する疾患とその特徴の組合せで**誤っている**のはどれか。

a Ménière 病 ——— 難聴
b 小脳梗塞 ——— 運動失調
c 聴神経腫瘍 ——— 聴力低下
d 脳幹出血 ——— 視力低下
e パニック症 ——— 動悸

選択肢考察

○ a Ménière 病は、めまい・吐き気・耳鳴り・難聴を伴う。
○ b 小脳梗塞は、めまい・吐き気・運動失調（歩行障害、四肢の協調運動障害、眼振）を伴う。
○ c 聴神経腫瘍は、めまい・耳鳴り・聴力低下を伴う。
× d 脳幹出血では、動眼神経、滑車神経、外転神経および内側縦束の障害による眼球運動障害や複視が起こりうる。視力低下ではない。
○ e パニック症は、めまい・動悸・発汗・震えを伴う。

解答率 a 1.4%、b 0.2%、c 0.9%、d 96.7%、e 0.6%

B 必修の基本的事項　137

関連知識　脳幹は中脳・橋・延髄からなり，中脳からは動眼神経・滑車神経，橋からは三叉神経・外転神経・顔面神経・内耳神経が，延髄からは舌咽神経・迷走神経・副神経・舌下神経が分岐する。視神経（視力に影響）と嗅神経は脳幹から分岐しない。

正解　d　**正答率** 96.7%

受験者つぶやき
・脳幹出血は視力どころの問題ではないと思いました。
・1つずつ確認していきました。知識としては基本的なものだと思います。

Check ■■■

119B-20　妊婦が胎動を感じ始める妊娠週数はどれか。
a 4　　b 12　　c 20　　d 28　　e 36

選択肢考察
× a 妊娠4週に妊婦が感じる妊娠の徴候は，月経の遅れ以外にはほとんど認めないが，早い人では悪阻が始まることもある。
× b 妊娠12週未満が器官形成期で，重要な器官の形成が終了する。
○ c 胎動は妊娠18〜20週ころから感じ始めることが多い。
× d 循環血液量は妊娠初期から増加し，妊娠28〜32週ころに最大となる。
× e 妊娠36週ころになると児が骨盤内に入り，胃の圧迫感の軽減を感じる。

解答率　a 0.7%，b 20.0%，c 73.4%，d 5.6%，e 0.1%

関連知識　胎児死亡の前に胎動の減少や消失を感じることがあり，胎動の減少や消失を主訴に受診した妊婦には，ノンストレステスト〈non-stress test：NST〉，血流計測，羊水量計測，biophysical profile scoring〈BPS〉，コントラクションストレステスト〈contraction stress test：CST〉などで胎児健常性〈well-being〉を評価する。

正解　c　**正答率** 73.4%

受験者つぶやき
・過去問演習で意外と遅いんだよなぁと印象に残っていたので解けました。
・ある程度大きくなってからだと思いました。

Check ■■■

119B-21　血中FSH 54 mIU/mL（基準5.2〜14.4），血中エストラジオール 10 pg/mL（基準25〜75）の場合，続発性無月経の原因部位はどれか。
a 視床　　b 視床下部　　c 下垂体
d 副腎　　e 卵巣

選択肢考察
× a 視床は間脳の一部で，視覚・聴覚などを大脳皮質へ中継する。続発性無月経の原因部位とはならない。
× b 視床下部は間脳の一部で，GnRH〈ゴナドトロピン放出ホルモン〉を産生し，下垂体からのゴナドトロピン（LH，FSH）産生を促すので，続発性無月経の原因であればFSHは

低値となる。

×c 下垂体は視床下部の下に存在し，ゴナドトロピンを産生するので，続発性無月経の原因であればFSHは低値となる。

×d 副腎は腎臓の上部に存在し，コルチゾール，アルドステロン，カテコラミンなどを産生する。続発性無月経の原因部位とはならない。

○e 卵巣はエストロゲン（子宮内膜への生物学的活性が最も強いのがエストラジオール）とプロゲステロンを産生するので，続発性無月経の原因であればエストラジオールは低値が持続し，ポジティブフィードバック機構が持続するためFSHは高値となる。

解答率 a 0.1%，b 0.2%，c 0.7%，d 0.6%，e 98.4%

関連知識 月経周期のホルモンの変化を知ることは重要である。月経期には卵巣からのエストロゲンとプロゲステロンの産生が低下して，ポジティブフィードバック機構で視床下部からGnRHが産生される。GnRHの作用で下垂体からゴナドトロピン（LH，FSH）が産生される。FSHの作用で卵巣の卵胞からエストロゲン（エストラジオール）が産生され，LHサージで成熟卵胞から排卵が起こる。エストロゲンの増加によるネガティブフィードバック機構で視床下部からのGnRH産生は抑制される。排卵後は成熟卵胞が黄体となり黄体からプロゲステロンが産生される。妊娠しなければエストロゲンとプロゲステロンの産生が急激に低下し，子宮内膜が剥離して月経となる。したがって，続発性無月経の原因部位としては，月経に関連するホルモン産生臓器（視床下部，下垂体，卵巣）と子宮内膜の存在する子宮が挙げられ，機能不全となるホルモン産生臓器の部位によりホルモン値の変化も異なる。

正解 e **正答率** 98.4%

受験者つぶやき
・下垂体機能は正常なので卵巣そのものの問題であると判断しました。
・更年期と同じだと覚えていました。

Check ■ ■ ■

119B-22 個人情報の医療機関から第三者への提供で，本人の同意が必要なのはどれか。

a 患者の職場からの照会への回答

b 調剤薬局からの疑義照会への回答

c 健康保険の審査支払機関からの照会への回答

d 市役所からの生活保護受給者に係る病状調査への回答

e 医療事故発生時の医療事故調査・支援センターへの報告

選択肢考察 ○a 具体的に何の照会を求められているか明確ではないが，患者の診断名や病状などは本人の同意がないと，医師の守秘義務違反（刑法）にもなる。

×b 調剤薬局からの疑義の内容が明確ではないが，調剤薬局からの照会ということで，薬の量や種類などであれば，特に個人情報には当たらないし，患者の健康状態にも関係することなので，本人の同意は必要ない。

×c 健康保険の審査支払からの照会なので，診療報酬の点数に関するようなことと考えら

B　必修の基本的事項　　**139**

れ，患者の個人情報には当たらない。

×　d　病状調査は患者の個人情報に該当するが，生活保護受給に係る内容なので，照会に応じて正しい病状を伝えなければ，生活保護のシステムが成り立たない。

×　e　医療事故調査・支援センターは医療法に基づき設置されている機関である。基本的に死亡事故に関して医療事故調査を行う。事故発生に関する患者の情報を正確に知ることができなければ，正しい調査結果は得ることができないので，本人・家族・遺族の同意は必要ない。

解答率　a 99.0%，b 0.1%，c 0.2%，d 0.3%，e 0.3%

関連知識　個人情報保護法における「個人情報」とは，原則，生存する個人に関する情報で，氏名，生年月日，住所，顔写真など，特定の個人を識別できる情報を指す。これには，他の情報と容易に照合することができ，それにより特定の個人を識別することができるようになるものも含まれる。

正　解　a　**正答率 99.0%**

受験者つぶやき
・職場は医療機関ではないので情報開示は許可なくできないと思いました。
・似たような過去問があったと思います。

Check ■ ■ ■

119B-23　乳児で緊急処置を要するバイタルサインはどれか。

a　体　温 ——— 38.0℃
b　脈　拍 ——— 52/分
c　血　圧 ——— 76/52 mmHg
d　呼吸数 ——— 36/分
e　SpO$_2$ ——— 96%（room air）

選択肢考察　×　a　乳児の場合，36.5〜37.5℃ が基準値であるが，緊急処置は要さない。

○　b　乳児の脈拍は 100〜160/分が基準値であり，緊急処置を要する。

×　c　乳児の血圧は 70〜100/35〜55 mmHg が基準値であり，特に問題はない。

×　d　乳児の呼吸数は 30〜50/分が基準値であり，特に問題はない。

×　e　乳児の SpO$_2$ は 95〜100% が基準値であり，特に問題はない。

解答率　a 4.6%，b 92.9%，c 0.9%，d 1.4%，e 0.2%

関連知識　小児のバイタルサイン（心拍数，呼吸数，血圧，体温，SpO$_2$）は年齢によって大きく変化し，成人とは異なる特徴を持つ。以下に年齢別の表を挙げる。

年齢	心拍数 (bpm)	呼吸数 (/min)	収縮期血圧 (mmHg)	拡張期血圧 (mmHg)	体温 (℃)	SpO$_2$ (%)
新生児（0〜28日）	100〜180	40〜60	60〜80	30〜45	36.5〜37.5	90〜100 （出生直後は 90〜95）
乳児（1〜12か月）	100〜160	30〜50	70〜100	35〜55	36.5〜37.5	95〜100
幼児（1〜3歳）	90〜150	24〜40	80〜110	40〜60	36.5〜37.5	95〜100
学童（4〜12歳）	70〜120	18〜30	90〜120	50〜80	36.5〜37.5	95〜100
青年（13歳以上）	60〜100	12〜20	100〜130	60〜90	36.5〜37.5	95〜100

コメント 小児のバイタルサインについて年齢別に理解しておきたい。
正解 b 正答率 92.9%

受験者つぶやき
・試験直前に新生児，乳幼児のバイタルサインをざっくり見ておいてよかったです。
・小児のバイタルの問題は問われ方は様々ですが比較的よく出ていると思います。

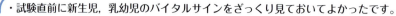

119B-24 我が国で心臓死の後に移植で提供できる臓器はどれか。

　a　肺　　　　　　b　角膜　　　　　　c　肝臓
　d　小腸　　　　　e　心臓

選択肢考察
×a　脳死下あるいは生体から移植が行われる。
○b　心停止後も移植が可能である。
×c　脳死下あるいは生体から移植が行われる。
×d　脳死下あるいは生体から移植が行われる。
×e　脳死下でしか移植は行われない。

解答率 a 1.6%，b 93.2%，c 2.0%，d 1.7%，e 1.3%

関連知識 心停止後も移植が可能なのは角膜，腎臓と膵臓である。
　以前は，「角膜及び腎臓の移植に関する法律」で，心停止後に角膜と腎臓の移植が可能であることが法で定められていた。しかし，「臓器の移植に関する法律」が制定されてから，「角膜及び腎臓の移植に関する法律」は撤廃された。

コメント 臓器移植に関する基本的な出題である。臓器移植に関する基礎知識や歴史を理解していれば容易に解答できる。

正解 b 正答率 93.2%

受験者つぶやき
・血流が必要な肝臓，小腸，肺，心臓は心臓死では移植不可だと思いました。
・移植に関する問題が増えているように思います。

B 必修の基本的事項　　**141**

B

必修の基本的事項

Check ■ ■ ■

119B-25　診療所長の医師が，実際には行っていない従業員への診療の報酬を繰り返し請求していたことが発覚した。厚生労働大臣はこの医師の保険医登録を取り消す処分を行った。

処分にあたって最も問題とされたのはどれか。

a　情報開示　　　　　b　法の遵守　　　　　c　労働者保護

d　経営の健全性　　　e　情報セキュリティ

選択肢考察　×a　問題文中に「情報開示」に違反するような内容は記されていない。

○b　実際には行っていない診療に対する報酬を請求していることから，詐欺罪（刑法）に相当する。よって，法の遵守がなされていない。

×c　問題文中に「労働者保護」に違反するような内容は記されていない。

×d　問題文中にお金をだまし取っていることは記されているが，「経営が健全でない」ことを示唆する内容は記されていない。

×e　この場合，詐欺行為が発覚したことをもって「情報セキュリティ」の甘さが問題とされることはない。

解答率　a 0.3%，b 94.5%，c 0.7%，d 4.4%，e 0.1%

関連知識　保険医の資格は「健康保険法」に規定されており，保険医は保険診療の前提として医師法・医療法・薬事法等を遵守する必要がある。

正　解　b　正答率 94.5%

受験者つぶやき
・法的に明らかにやばいと思いました。
・他の選択肢が関連のないものが多く，消去法で解きました。

Check ■ ■ ■

119B-26　65歳の男性。糖尿病のため教育入院中である。医師が病棟の廊下を歩いているときに，病室内から大きな音が聞こえた。急いで病室へ駆けつけると，患者がベッドサイドに倒れており，呼びかけに対して反応がない。

まず行うべき対応はどれか。

a　応援を呼ぶ。　　　　　　　　　b　頸椎を固定する。

c　胸骨圧迫を開始する。　　　　　d　呼吸の有無を確認する。

e　頸動脈の拍動を確認する。

アプローチ　①糖尿病患者 ━━➤ 心筋梗塞，脳梗塞などの血管イベントの発症リスクが高い。

②大きな音がして急いで駆けつけた ━━➤ 突然発症した。

③呼びかけに反応がない ━━➤ Japan Coma Scale〈JCS〉Ⅲの意識レベル

診断名　原因は特定できないが，重篤な意識障害

選択肢考察　○a　まず事態に対応するため，人手・器具などが必要となる。

× b 頸椎損傷時には必要となるが，本症例ではまず行う対応ではない。
× c 心停止を確認してから行う。
× d，× e 応援要請しながら，頸動脈の拍動を確認して心停止の有無を判断する。同時に呼吸の有無を確認し，呼吸があれば気道確保，なければ人工呼吸を開始する。

解答率 a 92.5％，b 0.2％，c 0.1％，d 5.8％，e 1.3％

関連知識 倒れている人を見つけたら意識を確認し，意識がなければ蘇生を開始する。蘇生には人手と器具（自動体外式除細動器〈AED〉，挿管器具など）が必要なのでまず応援を要請する。以前は，呼吸の有無を確認（気道 A：Airway）→呼吸がなければ人工呼吸開始（呼吸 B：Breathing）→心停止を確認して胸骨圧迫（循環 C：Circulation）であったが，現在は C→A→B に変更されている。AED が届いたら速やかに装着する。

正　解 a **正答率** 92.5％

受験者つぶやき
・呼吸がある場合なら応援呼び損かなと思い d を選んでしまいましたが，OSCE でまずは人を呼んで救急車と AED をお願いしたのを忘れていました。
・まずは応援を呼ぶ，だと思いました。

Check ■ ■ ■

119B-27 9か月の男児。9～10か月健康診査のために両親に連れられて来院した。在胎 38 週，体重 2,890 g，頭位自然分娩で出生した。身長 72.2 cm，体重 8,520 g。座位は安定しているが，①座った状態から立位への移行はできない。つかまり立ちはできるが，②独りで歩けない。小さな玩具をつまむことができるが，③積み木を積むことはできない。自分の手を見つめるが，④視線が合わない。「アー」「ウー」などの発声はあるが，⑤「ママ」「パパ」などの意味のある言葉は言わない。
　下線部のうち，発達の遅れが考えられるのはどれか。
　　a ①　　　b ②　　　c ③　　　d ④　　　e ⑤

アプローチ ①9～10か月健康診査に来た9か月男児，在胎38週，体重2,890 g，頭位自然分娩で出生 ➡ 早産や低出生体重児ではなく，分娩のトラブルもない。

②身長 72.2 cm，体重 8,520 g ➡ 発育は順調。

③座位は安定しているが，座った状態から立位への移行はできない ➡ 9～10か月では座った状態で後ろに振り向けるほど安定しているが，自らが立ち上がってのつかまり立ちは難しい（下線部①は正常）。

④つかまり立ちはできるが，独りで歩けない ➡ 9～10か月ではつかまらせれば立っている，柵などをつかんで伝い歩きをすることは可能だが，独りで立てるようになるのは 12 か月ごろである（下線部②は正常）。

⑤小さな玩具をつまむことができるが，積み木を積むことはできない ➡ 物を持ち替えることができるのは 6～7 か月，積み木を 2～3 個積めるのは 1 歳 6 か月ごろである（下線部③は正常）。

B　必修の基本的事項　143

⑥自分の手を見つめるが，視線が合わない ➡ ～4か月で自分の手を見つめ，両手を合わせる
ことが可能である。母の顔をじっと見つめ視線が合うのも 3～4 か月から可能である（下線
部④は発達の遅れを示唆）。

⑦「アー」「ウー」などの発声はあるが，「ママ」「パパ」などの意味のある言葉は言わない
➡ 喃語を反復するのは 6～7 か月，有意語（意味のある言葉）は 12 か月前後で可能である
（下線部⑤は正常）。

鑑別診断　視線が合わないのは自閉スペクトラム症/自閉症スペクトラム障害〈ASD〉や知的発達症な
どの発達の問題が示唆されるため，注意が必要である。定期的な経過観察や専門機関への相談
を計画すべきであり，言葉の遅れを主訴とする難聴や精神発達遅滞を慎重に鑑別する。

診断名　要観察（ASD，知的発達症などの可能性）

選択肢考察　×a，×b，×c，○d，×e　「アプローチ」を参照。

解答率　a 1.2%，b 0.2%，c 0.8%，d 97.4%，e 0.5%

関連知識　発達には個人差があるため，注意が必要である。原始反射と運動発達（随意運動）は密接に
関連しており，Moro 反射の消失➡頸定，手の把握反射の消失➡物に手を伸ばして自由につか
む，緊張性頸反射の消失➡寝返りをする，足の把握反射の消失➡自力で立つ，となる。

正解　d　**正答率** 97.4%

受験者つぶやき
・視線が合わないのはまずいな，と思いました。
・小児の発達に関する問題もよく出ているので，おおよその年齢と発達の段階を覚えておくと良いと
思います。

Check ■ ■ ■

119B-28　78 歳の男性。安静時の強い呼吸困難のため，家族とともに救急外来を受診した。呼吸困
難のため本人からは病歴の情報を十分に得ることができない。家族によると，昨日から体動
時の呼吸困難を訴えていた。慢性閉塞性肺疾患のため 5 年前から自宅近くの診療所で在宅酸
素療法（1 L/分）が導入され，来院時は，1 L/分の酸素を吸入している。意識は清明。体温
36.8℃。脈拍 96/分，整。血圧 130/80 mmHg。呼吸数 28/分。SpO_2 87%（鼻カニューラ
1 L/分　酸素投与下）。体格はやせ型。吸気時に肥大した胸鎖乳突筋が特に目立ち，口すぼ
め呼吸をし，喘鳴が著明である。動脈血ガス分析（鼻カニューラ 1 L/分　酸素投与下）：pH
7.35，$PaCO_2$ 55 Torr，PaO_2 50 Torr，HCO_3^- 30 mEq/L。

初期対応で適切な酸素投与方法はどれか。

a　リザーバー付マスク 15 L/分　　　b　リザーバー付マスク 10 L/分

c　鼻カニューラ 5 L/分　　　　　　d　鼻カニューラ 2 L/分

e　鼻カニューラ 0.5 L/分

アプローチ　①安静時の強い呼吸困難 ➡ 呼吸不全

②慢性閉塞性肺疾患の既往

③5 年前から在宅酸素療法（1 L/分）➡ 慢性閉塞性肺疾患の中でも終末期の可能性

④やせ型，口すぼめ呼吸 ⟶ ②の特徴である。

⑤喘鳴 ⟶ 喘息，慢性閉塞性肺疾患の急性増悪

⑥鼻カニューラ 1 L/分で SpO_2 87% ⟶ 低酸素血症

⑦動脈血ガス分析：pH 7.35，$PaCO_2$ 55 Torr，PaO_2 50 Torr ⟶ CO_2 高値で，さらに上昇すると CO_2 ナルコーシスのリスクがある。

鑑別診断 「アプローチ」①から気管支喘息，慢性閉塞性肺疾患〈COPD〉の悪化を考える。③，④から COPD と確定。⑤，⑥から COPD 急性増悪を考える。⑦から CO_2 の蓄積が起こっており，これ以上高くなると CO_2 ナルコーシスになるリスクがある。高流量の酸素投与は CO_2 ナルコーシスを引き起こす可能性が高い。

診断名 慢性閉塞性肺疾患〈COPD〉急性増悪

選択肢考察 ×a，×b 高流量の酸素投与は CO_2 ナルコーシスを引き起こす。
×c，○d SpO_2 90% 以上にする。1 L ずつ酸素投与量を上げていき，CO_2 ナルコーシスを回避する。
×e さらに低酸素血症になるので不十分である。

解答率 a 0.0%，b 0.7%，c 0.5%，d 95.4%，e 3.2%

正解 d　正答率 95.4%

・過去問にもありました。CO_2 ナルコーシスを防ぐために高流量は避け，なおかつもと元の流量より下げないことがポイントです。
・出題の意図が同じような過去問があったと思います。

Check ■ ■ ■

119B-29 30 歳の初妊婦（1 妊 0 産）。市販の妊娠検査薬が陽性であったため来院した。2 年前に糖尿病と診断され，1 年前から自宅近くの診療所でインスリン治療を受けている。最終月経は 7 週間前。月経周期は 28 日型，整。尿所見：蛋白（－），糖（－），ケトン体（－）。血液生化学所見：血糖 92 mg/dL，HbA1c 6.0%（基準 4.9〜6.0）。経腟超音波検査で子宮内に頭殿長〈CRL〉2.0 cm の心拍動を有する胎児を認めた。妊婦は糖尿病に伴う胎児形態異常を心配している。

この妊婦への説明で適切なのはどれか。

a 「人工妊娠中絶を勧めます」
b 「胎児の形態異常は超音波検査で分かります」
c 「インスリンから経口糖尿病薬に変更しましょう」
d 「75 g 経口ブドウ糖負荷試験で耐糖能の再評価をしましょう」
e 「胎児形態異常のリスクは糖尿病ではない方とほとんど変わりません」

アプローチ ①30 歳の初妊婦（1 妊 0 産）
②2 年前に糖尿病と診断 ⟶ 糖尿病合併妊娠
③1 年前より近医でインスリン治療

④最終月経 7 週前，月経周期 28 日型，整 → 妊娠 7 週

⑤尿所見 → 異常なし

⑥血糖値 92 mg/dL，HbA1c 6.0% → 正常範囲内

⑦経腟超音波検査で CRL 2.0 cm，心拍動（＋） → 正常妊娠

鑑別診断　「アプローチ」②より糖尿病合併妊娠と診断される．参考までに鑑別点を以下に示す．

・妊娠糖尿病：妊娠中に発症した糖尿病であり，②より否定的．

・Overt Diabetes in Pregnancy（妊娠中に発見された"明らかな糖尿病"）：妊娠前から発症していたにも関わらず，妊娠してから発見された糖尿病であり，同様に②より否定的．

診断名　糖尿病合併妊娠

選択肢考察

×a　糖尿病合併妊娠であるが，妊娠が母体の健康状態を著しく害する状態ではなく，人工妊娠中絶の適応ではない．

×b　超音波検査は胎児形態異常のスクリーニングに用いられるが，母体の腹壁が厚い場合や発見しにくい心奇形（部分肺静脈還流異常，軽度の異常）などすべての胎児形態異常が発見されるものではない．

×c　インスリンは胎盤を通過しないため，妊娠中の薬物療法はインスリンで行う．

×d　妊娠前に糖尿病と診断されており，妊娠中の再評価は必要ない．

○e　胎児形態異常を予防するため，妊娠前の HbA1c＜6.5％ が推奨されている．

解答率　a 0.1％，b 19.8％，c 0.1％，d 12.6％，e 67.5％

関連知識　糖尿病合併妊娠におけるプレコンセプション・ケアの重要性は以前より指摘されており，妊娠前の HbA1c＜6.5％ が推奨されている．逆に HbA1c≧7.4％ の症例では胎児形態異常の発生率が有意に上昇する．

正解　e　**正答率** 67.5％

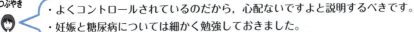

・よくコントロールされているのだから，心配ないですよと説明するべきです．
・妊娠と糖尿病については細かく勉強しておきました．

Check ■ ■ ■

119B-30 80歳の女性。意識障害のため救急車で搬入された。家族によると，1週間前に左大腿に痛みを訴え，市販の痛み止めの内服と湿布薬貼布で様子をみていた。2日前の夜に39.0℃の発熱を認め，昨日悪寒が出現した。本日，呼吸が荒くなり，意識がもうろうとしてきたため家族が救急車を要請した。来院時，意識レベルはJCS Ⅱ-30。不穏状態である。身長148 cm，体重58 kg。体温39.0℃。心拍数144/分，整。血圧70/40 mmHg。呼吸数40/分。SpO_2 94％（フェイスマスク6 L/分 酸素投与下）。左大腿部が腫脹し，皮膚表面は硬く暗赤色である。血液所見：赤血球375万，Hb 11.8 g/dL，Ht 35％，白血球3,000，血小板7.7万，PT-INR 1.3（基準0.9〜1.1）。血液生化学所見：総蛋白5.1 g/dL，アルブミン1.9 g/dL，AST 47 U/L，ALT 62 U/L，LD 253 U/L（基準124〜222），CK 58 U/L（基準41〜153），尿素窒素32 mg/dL，クレアチニン0.6 mg/dL，Na 130 mEq/L，K 3.9 mEq/L。CRP 28 mg/dL。動脈血ガス分析（フェイスマスク6 L/分 酸素投与下）：pH 7.51，$PaCO_2$ 18 Torr，PaO_2 80 Torr，HCO_3^- 15 mEq/L。心電図は洞調律。胸部エックス線写真に異常を認めない。大腿部単純CT（**別冊** No. 2）を別に示す。

初期対応で**適切でない**のはどれか。

a　胃管留置　　　　b　気管挿管　　　　c　赤血球輸血
d　血液培養検査　　e　乳酸リンゲル液輸液

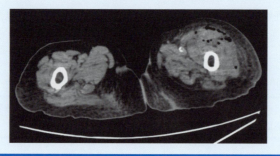

アプローチ
①左大腿に痛み，左大腿部が腫脹し，皮膚表面は硬く暗赤色 ⟶ 大腿部の感染
②意識レベルはJCS Ⅱ-30，不穏状態 ⟶ 意識障害，誤嚥の可能性
③39.0℃の発熱，CRP 28 mg/dL ⟶ 炎症性疾患
④Hb 11.8 g/dL，Ht 35％ ⟶ 軽度貧血
⑤血圧70/40 mmHg，心拍数144/分，HCO_3^- 15 mEq/L ⟶ ショック状態，代謝性アシドーシス
⑥フェイスマスク6 L/分の酸素投与下でPaO₂ 80 Torr ⟶ 高度の酸素化障害
⑦pH 7.51，$PaCO_2$ 18 Torr ⟶ 呼吸性アルカローシス
⑧血小板7.7万，PT-INR 1.3，総蛋白5.1 g/dL，アルブミン1.9 g/dL，AST 47 U/L，ALT 62 U/L ⟶ 既往歴の記載はないが特記するものがないと考えると，多臓器不全，DICが進行中である。

画像診断

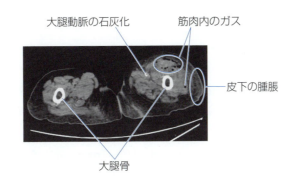

左大腿部の大腿四頭筋内のガス貯留と皮下組織の腫脹がみられる。

鑑別診断 「アプローチ」①，③および画像所見から大腿四頭筋壊死性筋膜炎よりさらに進行したガス壊疽が強く疑われる。⑤，⑧より敗血症性ショックから多臓器不全に陥っており，②，⑥，⑦から呼吸管理を含む集中治療を早急に開始し，同時に起因菌の同定が必要である。

診断名 左大腿四頭筋のガス壊疽による敗血症性ショック

選択肢考察
○〜△ a 意識障害があり，嘔吐による誤嚥防止のため胃管留置を行うが，挿入時に嘔吐を誘発する危険性もあるので気管挿管を優先させるべきである。初期対応としての必要性は高くないと思われる。

○ b フェイスマスクで6 L/分の酸素投与では吸入酸素濃度は約50%となり，PaO_2 80 Torrは高度の酸素化障害である。また代謝性アシドーシスに対して代償性過呼吸となっている。呼吸不全が進行中で，気管挿管による呼吸管理が必要である。

× c Hb 11.8 g/dLは輸血の適応ではない（通常，適応はHb 7 g/dL以下）。

○ d 敗血症治療方針決定のため，抗菌薬投与前に2セット以上の血液培養検査を行う。

○ e 敗血症性ショックでは初期に30 mL/kgの輸液が推奨される。また，発熱などにより循環血液量の減少もあるので，細胞外液補充液（乳酸リンゲル液など）が有用である。

解答率 a 10.5%, b 0.5%, c 84.6%, d 0.2%, e 4.2%

関連知識 ガス壊疽は，クロストリジウム属の細菌（ウェルシュ菌など）や，それ以外の連鎖球菌や大腸菌などの感染が原因となる。感染部位の激痛，腫脹，発赤から始まり，急速に進行して数時間で高熱や血圧低下，呼吸困難といった敗血症性ショックを発症し，多臓器不全から死に至ることもある。治療は，呼吸・循環の全身管理と抗菌薬投与，デブリドマンなどの外科的処置が最優先される。

敗血症は，感染に対する生体反応が調節不能になり引き起こされる状態である。急速に進行してショックから死亡することもあるので迅速な診断が必要である。感染症が疑われ，意識障害・収縮期血圧100 mmHg以下の低血圧・22/分以上の呼吸促迫の3項目のうち2項目以上あれば敗血症を疑う。

正解 c **正答率** 84.6%

・貧血所見はなく，輸血は不要だと思いました。
・輸血製剤の適応基準はまとめて勉強しておくと良いと思います。

148 国試119 － 第119回医師国家試験問題解説書

B

必修の基本的事項

Check ☐ ☐ ☐

119B-31 76歳の男性。高血糖高浸透圧症候群のため1週間前から入院中である。本日，訪室した際に，呼びかけに反応がなかった。糖尿病以外の既往歴はなく，入院時の血糖は785 mg/dL であったが，大量輸液とインスリン皮下注射で改善していた。直近数日の血糖は100～150 mg/dL であった。意識レベルは JCS Ⅲ-100。体温 36.2℃。心拍数 108/分，整。血圧 138/82 mmHg。呼吸数 18/分。SpO₂ 99%（room air）。瞳孔は左右対称で対光反射は正常。顔面神経麻痺を認めない。指示には従えないものの四肢を動かしており，明らかな麻痺は認めない。

まず行うべき検査はどれか。

a 血糖測定
b 脳波検査
c 頭部単純CT
d 脳脊髄液検査
e 動脈血ガス分析

アプローチ
① 76歳の男性 ⟶ 高齢男性

② 1週間前より高血糖高浸透圧症候群で入院中 ⟶ 入院時の血糖値は785 mg/dL と著しく高値

③ 大量輸液とインスリン皮下注射にて血糖値は改善 ⟶ 直近の血糖値は100～150 mg/dL。急速な血糖値の改善が示唆される。

④ 呼びかけに反応なし，意識レベル JCSⅢ-100 ⟶ 急速な血糖値の改善との関連性は？

⑤ 体温 36.2℃，心拍数 108/分，血圧 138/82 mmHg，呼吸数 18/分，SpO₂ 99%（room air）
⟶ 体温は平熱で血圧の低下なく，呼吸状態に特記すべき所見なし。軽度の頻脈があり脱水の可能性はどうか。

⑥ 瞳孔左右対称，対光反射正常，顔面神経麻痺はなく明らかな麻痺はなし ⟶ 脳血管障害や脳ヘルニアなどによる脳実質や脳幹部の損傷を強く疑う所見なし

鑑別診断
高血糖高浸透圧症候群は意識障害をきたしうる病態であるが，本例は治療後，血糖値は改善しており，意識障害をきたした日の前日までは意識レベルに問題がなかったことが推察される。したがって高血糖高浸透圧症候群そのものによる意識障害は否定的と考えられる。「アプローチ」③のように大量輸液とインスリン皮下注射で血糖値は改善し，直近数日の血糖値は100～150 mg/dL と安定していた。しかしながら血糖値改善後の数日間，実際にどのような治療を行っていたのか（インスリンを適切に減量あるいは中止したかどうか）不明である。したがってここではまず，低血糖による意識障害を疑う必要がある。治療中に新規の脳梗塞などの脳血管障害をきたした可能性も考えられるが，⑥の記載のとおり明らかな麻痺を認めておらず，積極的に疑う状況にはない。なお，本例では③の記載のように比較的急速に血糖値が改善されており，それに基づく脳浮腫も鑑別する必要がある。

診断名 高血糖高浸透圧症候群，脳浮腫

選択肢考察
○a インスリンが適切に減量あるいは中止されていたがどうか不明である。したがってまずは低血糖の可能性を考え，血糖値を測定すべきである。

×b 臨床所見よりてんかん発作等を積極的に疑う状況ではなく，ここでは他の検査が優先される。

×c　治療による急速な血糖低下に伴い脳浮腫を生じることがあり，頭部CTが必要な場合もあるが，ここでは血糖値の測定が優先されるべきである。

×d　髄膜炎を疑わせるような臨床所見の記載はなく，他の検査が優先される。

×e　アシドーシスによる脳浮腫を鑑別するために動脈血ガス分析を行うことは有用である。しかしながらまずは低血糖の有無の確認が優先される。

解答率　a 98.1%，b 0.2%，c 0.7%，d 0.0%，e 1.0%

関連知識　高血糖高浸透圧症候群〈hyperosmolar hyperglycemic syndrome：HHS〉は特に高齢2型糖尿病患者に多く，薬剤（ステロイド薬や利尿薬など），高カロリー輸液，感染症などが誘因となり発症する。通常，尿ケトン体は陰性で重度の脱水を伴い，著しい高血糖（通常，血糖値>600 mg/dL）と高浸透圧血症（通常，血漿浸透圧>350 mOsm/kg，有効浸透圧>320 mOsm/kg）が特徴である。臨床症状は意識障害のほか，片麻痺，けいれん，髄膜刺激症状，精神症状などを呈することが多く，脳血管障害との鑑別が必要とされる。治療の中心は十分な輸液による脱水の改善と点滴によるインスリン投与である。急激な血糖低下は，おそらく浸透圧の変化によるものと考えられる脳浮腫の原因となるため，血糖低下速度には十分な注意が必要である（具体的な決まりはないが最大でも血糖値の低下度が100 mg/dL/hを超えないようにする）。またインスリン点滴中は血清カリウム値の低下に対するモニタリングも重要である。なお，本病態は以前は非ケトン性高浸透圧性昏睡と呼ばれていたが，最近ではHHSあるいは高浸透圧高血糖状態と呼ばれることが多い。

正解　a　**正答率** 98.1%

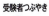
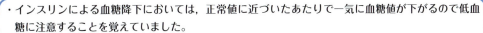

・インスリンによる血糖降下においては，正常値に近づいたあたりで一気に血糖値が下がるので低血糖に注意することを覚えていました。
・血糖の異常値が出ていたので「まず」は血糖の確認だと思いました。

Check ■ ■ ■

119B-32　75歳の男性。下行結腸癌術後，肝転移のため在宅療養中である。3年前に下行結腸癌で手術を受けた。1年前に肝転移を診断されたが，薬物による抗癌治療は選択しなかった。1か月前から食欲不振が出現し，在宅で1日1,500 mLの維持輸液が開始された。その後徐々にベッド上で過ごすことが多くなり，2週間前から両下腿の浮腫が増悪している。最近では喀痰が増えてきて，心配した妻から主治医が相談を受けた。妻と2人暮らしで，患者本人と妻は自宅での療養の継続と自宅での看取りを希望している。身長165 cm，体重52 kg。体温36.2℃。脈拍92/分，整。血圧90/60 mmHg。呼吸数18/分。SpO₂ 96%（room air）。呼吸音は両側胸部で減弱しており，coarse cracklesと軽度のwheezesを聴取する。心窩部に径4 cmの有痛性の腫瘤を触知する。両下腿に著明な浮腫を認める。

まず行うのはどれか。

a　酸素投与
b　輸液の減量
c　緊急血液透析
d　薬物による抗癌治療
e　下大静脈フィルター留置術

アプローチ ①下行結腸癌術後，肝転移のため在宅療養中 ➡ 進行癌で在宅緩和ケアの状況か。

②1年前に肝転移を診断されたが，薬物による抗癌治療は選択しなかった ➡ 癌に対する治療はしていない。

③1か月前から食欲不振が出現し，在宅で1日1,500 mL の維持輸液が開始された ➡ 緩和ケアにおける食欲不振で1,500 mL の輸液は多すぎるのではないか。

④2週間前から両下腿の浮腫が増悪している。最近では喀痰が増えてきた ➡ 点滴が多すぎて，体液過剰になっているのではないか。

⑤SpO₂ 96%（room air）。呼吸音は両側胸部で減弱しており，coarse crackles と軽度の wheezes を聴取する ➡ 酸素飽和度は保たれているので酸素投与は不要。呼吸音は肺水腫，心不全などでも矛盾しない。

⑥心窩部に径4 cm の有痛性の腫瘤を触知 ➡ 肝転移を触知

鑑別診断 「アプローチ」④から下腿浮腫があり，下肢の深部静脈血栓症からの肺塞栓症も考えられるが，呼吸苦などの呼吸器症状も軽微で，⑤で酸素飽和度も保たれており，考えにくい。②から抗癌剤治療もしておらず，体液過剰の原因としての薬剤性の急性腎不全も考えにくい。まずは単純に過剰輸液ではないかと考えられる。

診断名 終末期過剰輸液

選択肢考察 ×a 酸素飽和度は正常範囲で，酸素投与は不要。

○b 「アプローチ」③，④に示したように，これが正しい。

×c バイタルは正常で，緊急の除水の必要はなく，終末期で在宅療養中でもあり，透析は不適応。

×d 抗癌剤治療は選択していない。

×e 下肢の深部静脈血栓症では肺塞栓のリスクが高い場合には下大静脈フィルター留置術を行うが，本例では当てはまらない。

解答率 a 3.8%，b 95.0%，c 0.4%，d 0.1%，e 0.7%

関連知識 日本緩和医療学会の「終末期がん患者の輸液療法に関するガイドライン（2013年版）」によると，「終末期において，輸液を行う場合には輸液量を500～1,000 mL の範囲におくことが妥当」とある。実際には点滴による拘束感や輸液の漏れを嫌ったり，針の穿刺による痛みもあることから，食欲不振があっても在宅緩和ケアでは点滴をしないこともある。

コメント 過剰輸液で終末期の癌患者に苦痛を与えることがないように，くれぐれも留意してほしい。現在もまれに過剰輸液の指示が病院担当医からくることがある。

正解 b **正答率** 95.0%

受験者つぶやき
・下腿浮腫の増悪と wheezes の聴取から，輸液量が多いと考えました。
・自信はなかったですが，体液貯留が強調されている気がしました。

B 必修の基本的事項　**151**

Check ■ ■ ■

119B-33　70歳の男性。小規模の鉄工所に勤務している。勤務中に自分の不注意で機械に手を挟まれて，大きなけがを負ったため病院を受診した。勤務先の鉄工所は安全教育を定期的に行っていた。

　　正しいのはどれか。

a　全額自己負担となる。　　　　　　b　医療扶助の給付対象となる。

c　健康保険の給付対象となる。　　　d　後期高齢者医療制度の給付対象となる。

e　労働者災害補償保険の給付対象となる。

アプローチ　①70歳の男性━━ 前期高齢者

②小規模の鉄工所に勤務━━ 会社員

③勤務中に自分の不注意で機械に手を挟まれて，大きなけがを負ったため病院を受診した━━
業務上の負傷

④勤務先の鉄工所は安全教育を定期的に行っていた━━ 鉄工所は安全対策を行っている。

鑑別診断　「アプローチ」②より，会社員なので，被用者保険に加入している。また，収入があるので，生活保護は受けていない。③より，業務上の負傷のため，労働災害であり，労働者災害補償保険〈労災保険〉の給付対象である。

選択肢考察　× a　労働者災害補償保険による療養（補償）給付により，自己負担はない。

× b　労働災害であり，生活保護ではないので，医療扶助の給付対象ではない。

× c　労働災害なので，健康保険の給付対象ではない。

× d　前期高齢者であり，労働災害なので，後期高齢者医療保険の対象ではない。

○ e　自分の不注意であっても業務上の負傷は労働災害であり，労働者災害補償保険〈労災保険〉の給付対象である。

解答率　a 0.1％, b 0.1％, c 0.7％, d 0.2％, e 99.0％

関連知識　労働者災害補償保険〈労災保険〉では，業務災害および通勤災害に対して保険給付が行われる。また，労災保険の保険料は事業主が全額を負担し，療養給付（補償）があるため，医療費の自己負担はない。

正　解　e　**正答率** 99.0％

受験者つぶやき

・勤務中の事故なので労働災害に該当すると考えました。

・ひとつひとつの単語を理解していれば消去法で解けると思います。

152 国試119 ― 第119回医師国家試験問題解説書

B

必修の基本的事項

Check ■ ■ ■

119B-34　以下は，50歳の男性が，ある疾患で入院し，退院後に語った内容である。

　　「先日，ある病気になって入院したんです。2週間くらいだるさが続いたので，かかりつけの診療所を受診したら総合病院に紹介してくれました。総合病院を受診したら，すぐに入院するよう言われて。ちょっと風邪が長引いているのかな，くらいの軽い気持ちで受診したので，気が動転してしまって，何がなんだかわからないまま入院になりました。入院後は，血液や尿の検査，CTなどの検査を受けて，診断がついて，点滴で治療を受けて良くなりました。適切な診断と治療をしてくださった医師や入院生活を支えてくださった医療スタッフの皆さんには感謝しています。

　　ただ，少し不満もあって，総合病院を受診したときに，医師の話がよく理解できなくて，状況がのみ込めずに不安でした。入院という言葉で気が動転してしまった上に，医師が専門用語をたくさん使うので，頭が混乱してしまいました。医師には患者の心理状態や理解力にも気を配って欲しいと思いました。

　　あと，入院したことで仕事への心配もありました。総合病院では，まず病気を治すことが最優先だと言われ，仕事に関する相談にもあまり応じてもらえませんでした。適切に治療してくださって，今は元気になったので，贅沢な悩みかもしれませんが…」

　　この事例で，問題があった医療の質の要素はどれか。
　　a　安全性　　　　b　公平性　　　　c　適時性　　　　d　有効性　　　　e　患者中心性

アプローチ　①かかりつけの診療所を受診したら総合病院に紹介してくれました ➡ 公平性

　②受診したら，すぐに入院するように言われ ➡ 適時性

　③診断がついて，点滴で治療を受けて良くなりました ➡ 有効性

　④適切な診断と治療をしてくださった ➡ 安全性

　⑤医師の話がよく理解できなくて，状況がのみ込めずに不安。医師が専門用語をたくさん使うので，頭が混乱。医師には患者の心理状態や理解力にも気を配って欲しい ➡ 患者中心性に欠ける。

選択肢考察　具体的な疾患は明らかにされていないが，50歳という壮年，働き盛りの男性が急性疾患に罹患し，入院（非日常）を経験したエピソードである。

　日本の医療制度の良き点である，アクセスの良さ（公平性），病診の連携，タイムリーな検査と治療（適時性，有効性）については患者の理解，感謝を得たが，わかりやすい診断や治療の説明，そして，働き盛りという背景から仕事への影響について配慮がなかったことに不満が表明された。

　×a　診断，治療とも適切で，その過程でインシデントを含む医療事故は一切発生しなかった。医療安全は確保されていたといえる。

　×b　どのような医療機関でも受診できるアクセスの良さは，公平性の象徴といえる。

× c　イギリスNHSのように待ち時間なく，すぐに入院治療が開始できる，まさに適時性が保障されていた。

× d　診断，治療が適切で，良好な臨床転帰をたどった。有効な医療であったと考えられる。

○ e　残念ながら，患者の隠れたニーズに対して，敏感に反応することはできなかったようだ。患者中心性には課題があったと言わざるをえない。

解答率　a 0.1%，b 0.4%，c 0.4%，d 0.0%，e 99.0%

関連知識　WHOは，医療の質を表す主な項目として，effective〈有効性〉・safe〈安全性〉・efficient〈効率性〉・timely〈適時性〉・people centered〈患者中心〉・equitable〈公平性〉・integrated〈統合性（継続性）〉等を挙げている（https://www.who.int/health-topics/quality-of-care#tab=tab_1）。

ただ治るだけでなく，どう治るのか，さらに個人の要望と地域の文化を考慮した医療の提供，性別・人種・民族・生まれ・居住地・社会経済的状況に左右されない医療の提供，と列挙していくと，医療の質の守備範囲がどんどん広がって大変な時代になってきた。

なお，患者中心性と近しい概念に，少し前まで，患者満足度という言葉があったが，近年ではpatient experience〈PX〉と形を変えて，その定量化で医療機関の質を評価するという動きも我が国にある。

コメント　本問は常識的に解答できたことだろう。ただ，ここで改めて患者中心，全人的に考えるとはどういうことか？　を考慮し，疾患を治療するときに患者の社会的背景（働き盛り，全くの医療素人など）まで突っ込んで考えるようになれれば，一皮剥けた臨床医への道につながる。本問の教訓としていただければと思う。

正解　e　**正答率** 99.0%

・話がよく理解できなかった，相談に応じてくれなかったということから医学的対応以外での問題を読み取りました。
・問題文中の節々にヒントになる単語が転がっていたように思います。

Check ■ ■ ■

119B-35　A 25-year-old man presented with abdominal pain which started two days ago. Yesterday, the pain was periodic and located around the periumbilical area. Today, the pain is persistent and localized in the right lower abdomen. His body temperature is 37.7℃, pulse rate 90/min, blood pressure 120/62 mmHg, and respiratory rate 16/min. Physical examination shows rebound tenderness at the right lower abdomen.

Which one of the following should be performed next?

 a　Abdominal CT
 b　Central venous (CV) catheterization
 c　Gastrointestinal endoscopy
 d　Magnetic resonance cholangiopancreatography (MRCP)
 e　Nasogastric tube insertion

アプローチ 全訳を示す。

「25歳男性が2日前から始まった腹痛で来院した。昨日，痛みは周期的で臍周辺に位置していたが，今日になって痛みは持続的になり右下腹部に限局している。体温37.7℃，脈拍90/分，血圧120/62 mmHg，呼吸数16/分。身体所見では右下腹部に反跳痛を認めた。
次になすべきものは以下のいずれか？」

① 25歳男性の腹痛 → 癌や産婦人科的疾患は除外される。
② 周期的な臍周辺痛が持続的右下腹部痛に変化 → 典型的な急性虫垂炎の経過であるが，回盲部に好発する疾患としては，急性虫垂炎，虫垂癌，Crohn病，大腸憩室炎，カルチノイド，悪性リンパ腫，腸結核などが鑑別の対象となる。年齢的に悪性腫瘍は考えにくく，Crohn病や腸結核であれば以前からの下痢症状などの病歴が欲しいところである。
③ 37.7℃の体温と反跳痛 → 周囲腸間膜や壁側腹膜にまで及ぶ炎症性疾患が疑われる。

鑑別診断 「アプローチ」での考察から，頻度的に多い急性虫垂炎を念頭に検査を進めるべきである。

診断名 急性虫垂炎の疑い

選択肢考察
○ a 腹部CTで虫垂の腫脹，虫垂内異物，腹水などの確認を行う。
× b 中心静脈カテーテルは絶飲食が長期に及ぶ場合に行う。
× c 痛みの部位が既に臍周辺から右下腹部へ移動しているため上部消化管内視鏡は論外だが，下部消化管内視鏡も送気などが刺激になるため行わない。
× d MRCPは肝胆膵疾患を疑う際の検査である。
× e 経鼻胃管挿入はイレウスの際の処置であり，本症例に適応はない。

解答率 a 99.6％，b 0.2％，c 0.1％，d 0.0％，e 0.0％

関連知識 急性虫垂炎であればまずは絶飲食で点滴，抗生剤投与を行い，反応が悪ければ手術が考慮されるべきである。

コメント 119E-45, 46にもほぼ同じような急性虫垂炎の日本語での出題があり，相互に解説を参考にしてもらいたい。本書の「はじめに」にも書いたが，単年度においてすら重要疾患は重複して出題されている。

正解 a　正答率 99.6％

・虫垂炎であると判断しました。
・英語問題は症例自体はシンプルなことが多いので，落ち着いてキーワードを拾うことが大事だと思います。

B　必修の基本的事項　　**155**

Check ■ ■ ■

119B-36　82歳の女性。膵癌肝転移のため緩和ケア病棟に入院中である。1週間前から食欲が低下し，徐々に食事摂取量が減少している。体重の変化はない。意識は清明。身長150cm，体重36kg。体温36.2℃。脈拍80/分，整。血圧108/58mmHg。皮膚のツルゴールは低下している。口腔内の衛生状態は不良で，乾燥している。腹部は平坦，軟である。下腿に浮腫を認めない。血液所見：赤血球320万，Hb 9.2g/dL，Ht 30%，白血球8,200，血小板23万。血液生化学所見：総蛋白5.8g/dL，アルブミン2.8g/dL，AST 24U/L，ALT 28U/L，尿素窒素28mg/dL，クレアチニン1.0mg/dL。栄養サポートチーム〈NST〉に介入依頼を行うことになった。

　この患者に対するNSTの活動で正しいのはどれか。

　a　胃瘻造設を提案する。

　b　口腔ケアの実施を提案する。

　c　緩和ケアチームとは独立して活動する。

　d　体重が4kg以上減少してから介入する。

　e　栄養療法の実施にあたり主治医の許諾は不要である。

アプローチ　①82歳 → 高齢

②膵癌終末期

③皮膚のツルゴールは低下 → 脱水

④1週間前から食欲が低下し，徐々に食事摂取量が減少 → 症状進行

⑤口腔内の衛生状態は不良で，乾燥している → 口腔ケアの必要性あり

⑥赤血球320万，Hb 9.2g/dL，Ht 30% → 軽度貧血

⑦総蛋白5.8g/dL，アルブミン2.8g/dL → 低アルブミン血症

⑧尿素窒素28mg/dL，クレアチニン1.0mg/dL → BUNとクレアチニンが，いずれもやや高く，軽度脱水が考えられる。

⑨栄養サポートチーム〈NST〉に介入依頼 → チーム医療

診断名　膵癌終末期

選択肢考察　×a　82歳という高齢で膵癌終末期の患者には，胃瘻造設の苦痛を与えるよりも，このままやや脱水気味に管理する方が心臓への負担や気道分泌物の減少につながる。

　○b　口腔内の衛生状態が不良で乾燥しているため，まず口腔ケアの実施を提案する。医師は医師以外の他の専門職腫（看護師，薬剤師，ソーシャルワーカー，心理師，NST）とコミュニケーションをとり，協力するように努めなければならない。

　×c　緩和ケアでは痛みや諸症状の緩和のみならず，心理的，社会的，スピリチュアルな問題を解決するため，集学的な「チーム医療（multidisciplinary approach）」が必要で，医療チームで情報を共有する。

　×d　1週間前から食欲が低下し，徐々に食事摂取量が減少しているため，体重が4kg以上減少するのを待つとさらに全身状態が悪化する。

×e　主治医とは絶えず情報を共有するために，栄養療法についての主治医の許諾は必要である。

解答率　a 2.7%，b 97.0%，c 0.2%，d 0.0%，e 0.1%

関連知識　＜緩和ケアとチーム医療＞

　緩和ケアでは「選択肢考察c」で述べたように，医療チーム内で絶えず情報を共有する必要がある。このため医師は医師以外の他の専門職腫（看護師，薬剤師，ソーシャルワーカー，心理師）とコミュニケーションをとり，協力していく。

正　解　b　**正答率** 97.0%

受験者つぶやき
・口腔内の衛生状態は不良というところから判断しました。
・わざわざ「口腔内の衛生状態は不良」と書いてあったので，それと関連するものを選びました。

Check ■ ■ ■

119B-37　53歳の男性。突然生じた強い左背部痛を主訴に救急車で搬入された。2年前から痛風で尿酸排泄促進薬を内服している。身長175cm，体重91kg。体温36.0℃。心拍数76/分，整。血圧162/92mmHg。呼吸数16/分。腹部は平坦，軟で，肝・脾を触知しない。左肋骨脊柱角に叩打痛を認める。尿所見：蛋白1+，糖（－），潜血3+，沈渣に赤血球多数/HPF，白血球1〜5/HPF。腹部超音波検査で左水腎症を認める。腹部エックス線写真で異常を認めない。

　次に行うべき検査はどれか。

　a　FDG-PET　　　　　b　膀胱鏡検査　　　　　c　腹部単純CT
　d　膀胱造影検査　　　　e　腎シンチグラフィ

アプローチ　①53歳の男性に突然生じた強い左背部痛 ➡ 心臓，大動脈疾患，尿管結石の疝痛発作が考えられる。

②2年前から痛風で尿酸排泄促進薬 ➡ 高尿酸尿症，尿酸結石のリスク因子

③左肋骨脊柱角に叩打痛 ➡ 左腎の炎症や水腎症を疑う。

④尿所見：潜血3+，沈渣で赤血球多数/HPF，白血球1〜5/HPF ➡ 尿路感染症は否定的

⑤腹部超音波検査で左水腎症 ➡ 尿路通過障害あり

⑥腹部エックス線写真で異常を認めない ➡ カルシウム結石などエックス線陽性（エックス線非透過性）の病変は否定的

鑑別診断　まず検査所見として「アプローチ」⑤の水腎症をきたす疾患には，尿管結石，尿管腫瘍，何らかの尿管狭窄がある。⑥の腹部エックス線写真で結石陰影を認めないことから，エックス線陰性結石と尿管腫瘍の鑑別はできない。ただ，①の突然の発症と②の尿酸排泄促進剤の内服からは，エックス線陰性結石である尿酸結石が最も疑われる。結石と腫瘍の鑑別が必要となる。

診断名　左尿管結石（尿酸結石）の疑い

選択肢考察　×a　本検査の保険適用は「病理組織学的に悪性腫瘍と確認されている」など極めて厳格であり，初期検査で施行されることはない。

B 必修の基本的事項　**157**

×b　肉眼的血尿もなく，現時点で行う意味はない。

○c　尿酸結石など，腹部エックス線写真で陰性結石であっても単純 CT では必ず"白く"描出される。水腎症があるので，頭側から腎盂⇨拡張した尿管を追っていくことで，尿管閉塞部に結石を同定可能である。もし"白い"結石がなく，軟部組織陰影であれば尿管腫瘍を疑うことになり，造影 CT や逆行性尿管造影の適応となる。

×d　膀胱損傷や，糞尿など消化管との瘻孔が疑われる場合に行われることがある。膀胱尿管逆流の確認には「排尿時」膀胱造影が必要となる。

×e　長期に水腎症があった場合などの残存腎機能の確認には Tc-DMSA シンチが，腎盂尿管移行部狭窄症の診断のためには MAG3 や DTPA のシンチが行われる。

解答率　a 0.0%，b 0.1%，c 99.4%，d 0.1%，e 0.2%

関連知識　尿管結石は一過性に留まり尿管閉塞をきたすが，生理的尿管狭窄部位である腎盂尿管移行部，腸骨血管との交叉部，尿管膀胱移行部で留まることが多い。

コメント　「次に行うべき」という検査の順序を考える問題が多く出題されている。
FDG-PET 検査は転移や再発が不明の悪性腫瘍のほか，てんかんや心疾患，大型血管炎など保険適用は限られているので，実際の診療現場でも安易に施行できない。

正　解　c　**正答率 99.4%**

受験者つぶやき
・「腹部エックス線で異常なし」はエックス線に写らない結石があるという意味だと思いました。
・エックス線に写らない尿管結石を考えました。

Check ■ ■ ■

119B-38　80歳の男性。誤嚥性肺炎のため入院中である。入院翌日から①食事が再開され，その後，肺炎は改善し，入院7日目の昨日，②末梢静脈ラインからの点滴治療が終了となった。患者のベッド周囲には③離床センサーが設置され，患者はトイレ歩行時にナースコールで看護師を呼び，④看護師見守りの下で，⑤スリッパを履き，トイレまで歩いている。
　下線部のうち，この患者の転倒のリスクファクターはどれか。
　a　①　　　　　b　②　　　　　c　③　　　　　d　④　　　　　e　⑤

アプローチ　①80歳，誤嚥性肺炎のため入院中━━➤高齢者は転倒転落リスクの高頻度対象
②食事が再開━━➤嚥下機能をチェックしても，誤嚥リスクに備えねばならない。
③末梢静脈ラインからの点滴治療が終了━━➤点滴ライン自己抜去などのライン関連リスクはなくなる。
④離床センサーが設置━━➤ベッドからの転落リスク，徘徊リスクのチェックができる。
⑤看護師見守り━━➤医療者による危険時の支援ができる。
⑥スリッパを履き━━➤スリッパは滑りやすく，スリップ転倒を引き起こすリスクが高い。また，すり足になりやすく，そのため転倒しやすくなる。

選択肢考察　非常によい経過をたどった高齢の誤嚥性肺炎患者である。早期の離床が図られ日常生活への復帰支援も看護師によって迅速に始まった。それだけに転倒転落など自発行動に起因する事故

にも注意を払わねばならない。

× a　嚥下機能がチェックされ食事再開したと考えても，誤嚥の再発リスクがなくはない。が，転倒リスクではない。

× b　点滴が終了しライン抜去したことで，チューブカニューレ関連のリスクがなくなった。

× c　離床センサーは転落を早期発見することができ転倒につながる自律的徘徊をチェックできる。リスクファクターではなく，転倒リスクに対応する対策機器である。

× d　見守ることで，患者の行動をチェックし，万が一のとき迅速にサポートできる，リスクに対応する予防措置であり，リスクファクターではない。

○ e　スリッパは脱げやすく，またスリップしやすく，転倒リスクのある履物である。

解答率　a 0.9%，b 1.4%，c 0.3%，d 0.1%，e 97.3%

関連知識　近年，医療事故については，事故そのものばかりか，その一歩手前でおさまった「ヒヤリハット」，すなわちインシデントの集計などのデータ収集とその分析による予防活動が日常化している。厚生労働省の音頭取りにより重要事例情報分析が定期的に行われ，公開されている (https://www.mhlw.go.jp/topics/bukyoku/isei/i-anzen/1/syukei4/6.html)。それを見てもわかるとおり，静注与薬，与薬，チューブカニューレと並んで，転倒・転落事故が多く報告されている。ちなみに，転倒・転落では患者本人の自発的行動によるものも多い。医療者だけが注意していても事故は防げぬこともある。つまり，患者本人ならびに家族に対するリスク周知，そして，医療者がその危険行動をみつけたときには適切に指示し，行動を改めさせることも大切である。医療事故の予防には，患者本人も含む取組が必要であることを知っておいてほしい。

正解　e　正答率 97.3%

受験者つぶやき
・スリッパは歩きづらいだろうなと考えました。
・最も「転倒」と関係の深そうなものを選びました。

Check ■ ■ ■

119B-39　39歳の女性。乳癌のため入院中である。4年前に乳癌と診断され，骨転移と肺転移を認めている。呼吸困難のため1か月前に入院となった。SpO₂ 92% 前後（鼻カニューラ 3 L/分 酸素投与下）で推移している。癌性疼痛緩和目的でオピオイドを含む数種類の鎮痛薬を点滴で使用している。数か月の余命と告知されている。本人は1か月後に予定されている子供の卒業式に出席することを希望している。

この患者への対応で正しいのはどれか。
a　家族の意向の確認は不要である。　　b　酸素投与中は出席を見合わせる。
c　移動に消防署の救急車を依頼する。　d　学校への連絡は方針確定後に行う。
e　多職種の関係者で対応を検討する。

アプローチ　①39歳の女性 → 壮年のため，子供が若年であることが予想される。
②4年前に乳癌と診断され，骨転移と肺転移で，呼吸困難あり

③SpO₂ 92%前後 ⟶ 酸素化不良

④癌性疼痛緩和目的でオピオイドを点滴 ⟶ 意識障害や呼吸抑制に注意が必要

⑤数か月の余命と告知 ⟶ 患者の希望を重視

診断名 乳癌終末期

選択肢考察
× a 家族の心配や不安を考えると，家族の意向の確認は，本人とともに必須である。
× b 携帯用酸素が使用可能である。酸素投与中でも出席を見合わせる必要はない。
× c 消防署の救急車などの緊急用の公的なサービスを私的な用途に使うのは避ける。移動のためには，酸素の設備がある民間の寝台車があるので，これらを考慮する。
× d 学校の建物の構造上の問題があるので，学校への連絡は方針確定前にできるだけ早く行っておく。
○ e この患者は，余命数か月と告知されながらも子供の卒業式に出席することを希望しているため，患者の希望を尊重し，多職種の関係者（医師，看護師，栄養士，ソーシャルワーカーなど）で対応を検討する。これにより，患者が安全かつ快適に卒業式に出席できるよう調整することが可能となる。

解答率 a 0.1%, b 0.0%, c 0.0%, d 0.1%, e 99.7%

関連知識 ＜がん対策推進基本計画（平成30年3月）＞
「安全かつ安心で質の高いがん医療を提供するため，多職種によるチーム医療の推進が必要である」と記載がある。

正解 e　正答率 99.7%

・多職種で検討して悪いことはないだろうと考えました。
・多職種は正答肢であることが多いように思います。

Check ■■■

119B-40 70歳の男性。労作時の息切れを主訴に来院した。2か月前から咳嗽が持続している。2週間前からは労作時の息苦しさも出現してきたため受診した。体温36.4℃。脈拍72/分，整。血圧130/76 mmHg。呼吸数18/分。SpO₂ 96%（room air）。胸部エックス線写真で右上縦隔に腫瘤陰影を認め，気管を圧排し，気管内腔の狭窄を認める。肺野に異常は認めない。
胸骨右縁付近で予測される聴診所見はどれか。
a 喘鳴
b 水泡音
c 捻髪音
d 胸膜摩擦音
e 呼吸音減弱

アプローチ
①70歳 ⟶ 高齢者
②労作時の息切れ ⟶ 慢性閉塞性肺疾患，間質性肺炎が鑑別に挙がる。
③胸部エックス線写真で右上縦隔に腫瘤陰影，肺野に異常なし ⟶ 縦隔に病変がある。
④気管圧排・狭窄 ⟶ 喘鳴を聴取する。

鑑別診断 「アプローチ」①，②から慢性閉塞性肺疾患，間質性肺炎が鑑別に挙がる。③，④から縦隔腫瘍が疑われる。

診断名	上縦隔腫瘍

選択肢考察	○ a	気管が圧排・狭窄しているので喘鳴を聴取する可能性が高い。
	× b	肺炎や心不全で聴取する。
	× c	間質性肺炎で聴取する。
	× d	胸膜炎で聴取する。
	× e	無気肺，気胸，胸水貯留で聴取する。

解答率 a 81.5%，b 0.1%，c 0.0%，d 0.1%，e 18.1%

関連知識　喘鳴は気道が狭窄した状態で起こる。気管支喘息，慢性閉塞性肺疾患の急性増悪，腫瘍などによる気管圧排で聴取することが多い。

正　解　a　**正答率** 81.5%

受験者つぶやき
・肺野に異常は認めないから crackles はなく，気管が圧排されていることから喘鳴を聴取すると考えました。
・「気管内腔の狭窄」とあったので気管支喘息と同じかなと思いました。

Check ■ ■ ■

次の文を読み，41，42 の問いに答えよ。

48 歳の男性。健康診断で脂質異常を指摘され来院した。研修医が診察を行った。

現病歴：2 年前から脂質異常を指摘されていたが自覚症状はなくそのままにしていた。①この 1 年間で体重が 5 kg 増加したこともあり受診した。

既往歴：5 年前から高血圧症に対して治療中。

生活歴：②妻（アレルギー性鼻炎で治療中），長男と 3 人暮らし。喫煙歴はない。③飲酒は機会飲酒。

家族歴：④父が 45 歳時に心筋梗塞で死亡。

現　症：意識は清明。身長 173 cm，体重 81 kg。体温 36.2℃。脈拍 80/分，整。血圧 144/98 mmHg。呼吸数 16/分。SpO₂ 98%（room air）。眼瞼結膜と眼球結膜とに異常を認めない。心音と呼吸音とに異常を認めない。腹部は平坦，軟で，肝・脾を触知しない。⑤アキレス腱の肥厚を認める。

検査所見：血液所見：赤血球 489 万，Hb 14.9 g/dL，Ht 43%，白血球 8,900，血小板 23 万。血液生化学所見：総蛋白 7.1 g/dL，アルブミン 3.8 g/dL，総ビリルビン 1.1 mg/dL，AST 37 U/L，ALT 39 U/L，LD 155 U/L（基準 124～222），CK 88 U/L（基準 59～248），尿素窒素 14 mg/dL，クレアチニン 1.0 mg/dL，尿酸 7.8 mg/dL，血糖 90 mg/dL，HbA1c 5.6%（基準 4.9～6.0），トリグリセリド 185 mg/dL，HDL コレステロール 30 mg/dL，LDL コレステロール 172 mg/dL。CRP 0.3 mg/dL。

119B-41　下線部のうち，診察した研修医が指導医へ報告する際に**重要でない**のはどれか。

　　　　a　①　　　　　b　②　　　　　c　③　　　　　d　④　　　　　e　⑤

119B-42　生活習慣改善の必要性を説明したところ，患者から「来週から通勤時に歩こうと思います」と発言があった。

　　　　この言動の行動変容ステージはどれか。

　　　　a　無関心期　　　b　関心期　　　c　準備期　　　d　実行期　　　e　維持期

B　必修の基本的事項　**161**

アプローチ　①2年前から脂質異常症を指摘されていたが放置 ➡ 動脈硬化症のリスクに注意する。

②1年間で体重が5kg増加 ➡ 食生活（過食や運動不足）の確認や甲状腺ホルモン異常（機能低下症）の鑑別が必要である。

③5年前から高血圧症に対して治療中，血圧144/98mmHg ➡ 血圧管理は不十分であり，「アプローチ」①と同様に動脈硬化症のリスクに注意する。

④喫煙歴なし，機会飲酒 ➡ 嗜好品による動脈硬化症のリスクは小さい。

⑤父が45歳時に心筋梗塞で死亡 ➡ 第一度近親者（父）に早発性冠動脈疾患の家族歴がある。

⑥身長173cm，体重81kg ➡ BMI 27.1と軽度の肥満がある。

⑦アキレス腱の肥厚あり ➡ 内科疾患（家族性高コレステロール血症や脳腱黄色腫症など）や整形外科的疾患（アキレス腱断裂後など）を考える。

⑧AST 37U/L，ALT 39U/L，尿酸7.8mg/dL ➡ 軽度の肝機能障害と高尿酸血症を認める。

⑨トリグリセリド185mg/dL，HDLコレステロール30mg/dL，LDLコレステロール172mg/dL ➡ Ⅱb型脂質異常症を認める。

鑑別診断　脂質異常症，高血圧症，肥満症，肝機能障害，高尿酸血症などがみられ，家族歴，アキレス腱肥厚，高LDL-C血症より家族性高コレステロール血症と診断される。

診断名　家族性高コレステロール血症〈FH〉

[41]

選択肢考察　○a　①：体重の増加は血圧や血清脂質値，肝機能や尿酸値に影響している可能性がある。

×b　②：FHは遺伝性疾患であり，妻との関連はない。

○c　③：飲酒量は血清脂質値に影響するため，重要な情報である。

○d　④：第一度近親者の早発性冠動脈疾患の家族歴は成人FHの診断基準の一つである。

○e　⑤：腱黄色腫（手背，肘，膝等またはアキレス腱肥厚）あるいは皮膚結節性黄色腫は成人FHの診断基準の一つである。

解答率　a 0.2%，b 99.2%，c 0.4%，d 0.1%，e 0.0%

[42]

×a　6か月以内に行動を変えようと思っていない時期を指す。

×b　何らかの問題を自覚し，6か月以内に行動を変えようと思っている時期を指す。

○c　1か月以内に行動を変えようと思い，具体的に情報収集したり，行動計画を立てたりする時期を指す。

×d　実際に行動を変えて6か月未満の時期を指す。

×e　実際に行動を変えて6か月以上たった時期を指す。

解答率　a 0.0%，b 0.4%，c 99.3%，d 0.1%，e 0.1%

関連知識　家族性高コレステロール血症〈FH〉（ヘテロ）は，高LDL-C血症，早発性冠動脈疾患，腱・皮膚黄色腫を3主徴とする常染色体顕性〈優性〉遺伝性疾患である。一般人口の約300人に1人と比較的頻度は高く，極めて冠動脈疾患の発症リスクが高いため，早期の診断と高LDL-C血症に対する治療が重要である。成人（15歳以上）FHヘテロ接合体は，他の原発性脂質異常症や続発性脂質異常症を除外したうえで，①高LDL-C血症，②腱黄色腫あるいは皮膚結節性黄色腫，③FHあるいは早発性冠動脈疾患の家族歴（第一度近親者）の3つのうち，

２項目以上を満たす場合に診断される。FH の診断に遺伝学的検査は必須ではないが，原因として LDL 受容体・アポリポ蛋白 B-100・PCSK9〈Proprotein Convertase Sub tilisin/Kexin type 9〉などの病原性遺伝子変異が知られている。

コメント　FH の詳細な診断基準は日本動脈硬化学会の動脈硬化性疾患予防ガイドライン 2022 に記載されている（①未治療時の LDL-C 値 180 mg/dL 以上，②アキレス腱肥厚：エックス線撮影により男性 8 mm 以上，女性 7.5 mm 以上，あるいは超音波検査により男性 6 mm 以上，女性 5.5 mm 以上，③早発性冠動脈疾患：男性 55 歳未満，女性 65 歳未満で発症した冠動脈疾患）。

行動変容には選択肢の５つのステージがある。その時点で最も合致するステージングの見極めとそれぞれのステージに合わせて望まれる対応を行うことが効果的な行動変容につながる。

正　解　［41］**b**　**正答率 99.2%**　　［42］**c**　**正答率 99.3%**

受験者つぶやき
［41］・感染性疾患でなければ患者以外の情報は重要でないだろうと考えました。
　　　・感染症ではなさそうだったので妻は関係ないと思いました。
［42］・１か月以内に行動変容しようとしているので準備期と判断しました。
　　　・行動変容のステージに関する問題は過去問でも良く問われていました。

Check ■ ■ ■

次の文を読み，43，44 の問いに答えよ。

54 歳の男性。脳ドックで異常を指摘され来院した。

現病歴：自覚症状はなかったが，今回初めて脳ドックを受診した。

既往歴：健康診断で血圧が高いと指摘をされていたがそのままにしていた。

生活歴：喫煙歴はない。飲酒は機会飲酒。週末はジムに通っている。妻と２人の子供の４人暮らし。

家族歴：母が 62 歳時に大腸癌で手術を受けた。

現　症：意識は清明。身長 166 cm，体重 72 kg。体温 36.4℃。脈拍 80/分，整。血圧 140/80 mmHg。呼吸数 16/分。SpO₂ 98%（room air）。左頸部に血管雑音を聴取する。心音と呼吸音とに異常を認めない。腹部に異常を認めない。神経診察で異常を認めない。

検査所見：尿所見：蛋白（－），糖（－），潜血（－）。血液所見：赤血球 450 万，Hb 16.2 g/dL，Ht 50%，白血球 4,600，血小板 32 万。血液生化学所見：総蛋白 7.1 g/dL，アルブミン 3.6 g/dL，総ビリルビン 0.6 mg/dL，AST 23 U/L，ALT 12 U/L，LD 184 U/L（基準 124〜222），尿素窒素 20 mg/dL，クレアチニン 1.0 mg/dL，尿酸 6.8 mg/dL，空腹時血糖 105 mg/dL，HbA1c 5.2%（基準 4.9〜6.0），トリグリセリド 140 mg/dL，HDL コレステロール 42 mg/dL，LDL コレステロール 196 mg/dL，Na 140 mEq/L，K 4.2 mEq/L，Cl 103 mEq/L，Ca 9.8 mg/dL。CRP 0.1 mg/dL。頭部単純 MRI で明らかな異常を認めない。頸部 MRA（**別冊 No. 3**）を別に示す。

B　必修の基本的事項

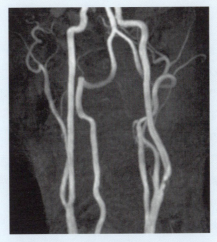

119B-43 この患者で発症する可能性が最も高いのはどれか。
　　a　Parkinson病　　b　一過性脳虚血発作　　c　緊張型頭痛
　　d　くも膜下出血　　e　髄膜炎

119B-44 病状の進行に関わるリスクファクターのうち，この患者が有するのはどれか。
　　a　飲酒　　b　運動不足　　c　家族歴
　　d　脂質異常症　　e　糖尿病

アプローチ
①脳ドックで異常 ➡ どのような病変か？
②54歳の男性 ➡ 中年男性
③健康診断で高血圧を指摘されていたがそのまま放置 ➡ 動脈硬化性疾患の発症リスク
④左頸部に血管雑音を聴取 ➡ 頸動脈狭窄の可能性は？
⑤空腹時血糖 105 mg/dL，HbA1c 5.2% ➡ 糖尿病の診断基準を満たさない。
⑥LDLコレステロール 196 mg/dL ➡ 高LDLコレステロール血症

画像診断

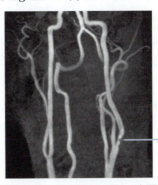

――左内頸動脈起始部：狭窄病変

左内頸動脈起始部に狭窄病変を認め，左頸部で聴取された血管雑音はこの病変を反映したものと考えられる。

鑑別診断　　本例は血液検査より高LDLコレステロール血症の存在が明らかであり，「画像診断」のように頸部MRAにて内頸動脈の狭窄を認めることより高LDLコレステロール血症に基づく動脈硬化症と診断できる。本例では脂質異常症の家族歴の記載はないが，血中LDLコレステロール値が 196 mg/dL（>180 mg/dL）と高値であり，家族性高コレステロール血症の可能性も

考慮する必要がある。

診断名 高LDLコレステロール血症，頸部動脈硬化症

[43]

選択肢考察
- × a 本例では直接の関連性は否定的である。
- ○ b 頸動脈硬化巣の病変が剥がれて血流により脳中枢部へ運ばれると，一過性脳虚血発作や脳梗塞をきたす危険性がある。
- × c 本例では直接の関連性はない。
- × d 提示されたMRA上は明らかな脳動脈瘤を認めない。画像範囲が限局的であるため，他の部位での脳動脈瘤の存在は否定できないが，頸動脈狭窄病変があり，まずは一過性脳虚血発作や脳梗塞のリスクを第一に考えるべきである。
- × e 本例では髄膜炎の発症リスクは考えにくい。

解答率 a 0.1％，b 99.3％，c 0.1％，d 0.4％，e 0.0％

[44]

選択肢考察
- × a 本例では飲酒は機会飲酒であり，動脈硬化の危険因子とは考えにくい。
- × b 適度（30分/日以上）の有酸素運動は動脈硬化の予防効果が期待できる。本例では週末にジムに通っており，運動量として不十分な可能性はあるものの重要なリスクファクターとは考えにくい。
- × c 高LDLコレステロール血症があり，家族性高コレステロール血症を鑑別する必要があるが，家族歴に脂質異常症の記載がない。
- ○ d 高LDLコレステロール血症があり，本例においては動脈硬化症進展の重要なリスクファクターであると考えられる。
- × e 本例は糖尿病の診断基準を満たしていない。

解答率 a 0.3％，b 0.9％，c 0.3％，d 97.6％，e 0.9％

関連知識 動脈硬化の簡便な画像検査の一つとして頸動脈超音波検査があり，内膜中膜複合体肥厚度〈intima-media complex thickness：IMT〉，プラーク厚（1.1 mm以上の限局性の隆起病変），プラークの性状，狭窄の程度等について評価する。CTは被曝の問題はあるが動脈壁の石灰化の評価に優れており，造影CTは動脈瘤の有無の評価にも有用である。またmulti-detector row CT〈MDCT〉は冠動脈疾患の評価に有用性が高い。MRAは被曝の問題が回避でき，全身の大動脈の狭窄，閉塞病変の評価が可能で，侵襲的な血管造影の代用として非造影MRAを施行することができる（しかしながら，詳細な病変の評価のために血管造影が必要となる場合もある）。

正解 [43] b 正答率 99.3％　　[44] d 正答率 97.6％

受験者つぶやき
[43]・内頸動脈起始部の狭窄からTIAを考えました。
　　　・「左頸部に血管雑音」を見て答えを選びました。
[44]・LDLコレステロール高値でした。
　　　・生活習慣病がリスクとなる疾患はまとめて勉強していました。

B 必修の基本的事項 165

Check ■ ■ ■

次の文を読み，45，46 の問いに答えよ。

70 歳の女性。心窩部痛を主訴に来院した。

現病歴：1 週間前から空腹時に軽度の心窩部痛を自覚していたが，昨日から増悪したため受診した。悪心はなく，食欲は保たれている。その他の症状として，1 か月前から持続性の腰痛がある。

既往歴：10 年前から高血圧症でカルシウム拮抗薬を服用している。

生活歴：喫煙歴はない。食生活や体重に変化はない。

現　症：意識は清明。身長 154 cm，体重 55 kg。体温 36.0℃。脈拍 96/分，整。血圧 108/56 mmHg。呼吸数 22/分。SpO_2 99%（room air）。眼瞼結膜は貧血様である。眼球結膜に黄染を認めない。甲状腺と頸部リンパ節を触知しない。心基部に Levine 1/6 の収縮期雑音を聴取する。呼吸音に異常を認めない。腹部は平坦。腸雑音に異常を認めない。心窩部に圧痛を認める。肝・脾を触知しない。

医療面接は以下のように続いた。

医　師「①お酒は飲まれますか」

患　者「全く飲みません」

医　師「②便の色はどうですか」

患　者「流してしまって見ていないです」

医　師「③健康診断は受けていますか」

患　者「受けていません」

医　師「④血圧の薬以外に何か服用をされていますか」

患　者「腰痛に対して 1 か月前から市販の鎮痛薬を飲んでいます」

医　師「⑤自分の病気についてどう考えていますか」

患　者「父が胃癌で亡くなったので，自分も胃癌なのではないかと心配です」

119B-45　下線部のうち，解釈モデルを問う質問はどれか。

　　a　①　　　　　b　②　　　　　c　③　　　　　d　④　　　　　e　⑤

119B-46　この患者の直腸指診で得られる便の性状で可能性が高いのはどれか。

　　a　脂肪便　　　b　水様便　　　c　粘血便　　　d　灰白色便　　　e　タール便

アプローチ　①高齢女性の心窩部痛━━▶消化管系，肝胆膵系，心血管系，呼吸器系，縦隔内，皮膚・骨・筋・神経系，腫瘍性，内分泌・代謝性，心因性疾患など広範な疾患・状態を念頭に置く。

②1 週間前から心窩部痛，昨日から増悪━━▶急性に発症，急速に悪化

③食欲保たれ，体重変化なく，甲状腺触知せず。身長 154 cm，体重 55 kg━━▶BMI 23.2。慢性消耗性疾患，内分泌疾患（甲状腺機能亢進症）・代謝性疾患，摂食障害は否定的

④体温 36.0℃，脈拍 96/分，整。血圧 108/56 mmHg。呼吸数 22/分。SpO_2 99%（room air）━━▶バイタルサイン異常なし

⑤眼瞼結膜は貧血様━━▶貧血の存在

⑥心基部 Levine 1/6 収縮期雑音 ➡ 高齢者の大動脈弁硬化や心拍出量増加による血流量増加

⑦眼球結膜黄染なく，呼吸音・腸雑音異常なし ➡ 黄疸なく，呼吸器・下部消化管病変の可能性は低い。

⑧心窩部に圧痛 ➡ 胃・十二指腸・胆・膵領域の炎症性病変を疑う。

⑨腰痛で1か月前から市販の鎮痛薬内服 ➡ 非ステロイド性抗炎症薬〈non-steroidal anti-inflammatory drug：NSAID〉の内服を疑う。

鑑別診断　「アプローチ」①，③，⑦，⑧から全身性，内分泌・代謝性，悪性疾患は否定的で，④，⑦，「喫煙歴なし」から心血管系，呼吸器系疾患，肝胆道系疾患は否定的で，飲酒歴の記載がないことから膵疾患も否定的である。腹部触診所見に赤い発疹・水疱の記載がないことから帯状疱疹は否定的である。高齢者の持続性腰痛の原因は変形性脊椎症・腰部脊柱管狭窄症・脊椎圧迫骨折が最も多いが，現時点の情報からは診断できない。

　⑤から貧血が存在し，⑥から貧血による心拍出量増加が収縮期雑音の原因と推察される。⑨から鎮痛薬（NSAID）の内服が推測され，内服開始から約3週間で②，⑧がみられたことから薬物起因性の急性の胃潰瘍，十二指腸潰瘍の発生が最も考えられ，⑤，⑥から潰瘍からの消化管出血が推測される。

診断名　薬物（NSAID）による急性の胃潰瘍，十二指腸潰瘍

[45]

選択肢考察　× a　個人的・社会的情報（飲酒歴）を聞く閉鎖型質問である。

× b　医学的情報（便色調）を聞く中立型質問である。

× c　個人的・社会的情報（健康診断歴）を聞く閉鎖型質問である。

× d　医学的情報（服薬歴）を聞く中立型質問である。

○ e　自分の病気についての思い（解釈モデル）を患者自身の言葉で聞き出す開放型質問である。

解答率　a 0.0％，b 0.1％，c 0.2％，d 0.1％，e 99.5％

[46]

選択肢考察　× a　淡黄色・脂っぽい軟便で，慢性膵炎など脂肪吸収不良をきたす疾患でみられるため可能性は低い。

× b　水分含有量90％以上の水のような便で，感染性腸炎や過敏性腸症候群などでみられるため可能性は低い。

× c　粘液と血液が混入している便で，潰瘍性大腸炎などでみられるため可能性は低い。

× d　白色調・灰白色調の便で，胆道閉塞やロタウイルス感染などでみられるため可能性は低い。

○ e　コールタール様の黒色便で，上部消化管から出血した血液（ヘモグロビン）が胃酸により塩酸ヘマチンに変化しコーヒー残渣様になるため最も可能性が高い。

解答率　a 0.7％，b 0.2％，c 1.1％，d 0.0％，e 97.9％

関連知識　患者自身の言葉で「原因・見通しや治療への期待感など自分の病気についての思い（解釈モデル）」を明らかにすることは診療上で重要である。共用試験のうち OSCE の医療面接は実技が中心であるが，医学医療教育に関する理論の理解と語彙の習得も必要である。

B　必修の基本的事項　**167**

　　設問の医療面接では個人的・社会的・医学的な医療情報を得るために，①，③は「Yes」or「No」で答える閉鎖型質問，②，④は「便の色」「内服薬」など1つの答えしか要求しない中立型質問を用いている。一方，⑤は患者自身の思いを自由に話してもらえる開放型質問で，「解釈モデル」を問うのに最も適している。

　　高齢者の腰痛は慢性疼痛で NSAID 服用機会が多い。NSAID による胃潰瘍発生率は 10〜15％，十二指腸潰瘍は 2〜5％ で，胃潰瘍が多い。自覚症状に乏しい（約半数が無症状）が，内服開始から3か月以内に消化管出血のリスクが高く，下血（タール便）や貧血（消化管出血による）などがみられる。

コメント　　OSCE は実技だけでなく，理論・語彙などの理解も必要である。

正　解　［45］**e**　**正答率 99.5%**　　　［46］**e**　**正答率 97.9%**

受験者つぶやき

［45］・解釈モデルなので，患者自身が考えていることを質問するものを選びました。
　　　・解釈モデルに関する問題はよく出ていると思います。
［46］・心窩部痛と貧血所見から，上部消化管出血を考えました。
　　　・心窩部痛と貧血から消化管出血だと考えました。

168 国試119 ― 第119回医師国家試験問題解説書

Check ■ ■ ■

次の文を読み，47，48 の問いに答えよ。

52 歳の男性。全身倦怠感と発汗を主訴に来院した。

現病歴：2 週間前から全身倦怠感を自覚し，2 日前に職場の近くの診療所で血液検査を受けた。アルコール性肝障害と診断され，入院治療のため紹介受診した。今朝から発汗を自覚している。診察室に入室後は，手が震えて問診票にうまく記入できなかったことを気にしている。

既往歴：特記すべきことはない。

生活歴：職業は会社員。喫煙は昨年まで加熱式たばこを 20 本/日。飲酒は仕事帰りに居酒屋でビール中ジョッキ 2〜3 杯/日，休日は自宅で 350 mL の缶チューハイを 3〜4 本/日。最近はアルコール度数の高いものを選んで買っていた。休日に朝から飲酒していることを妻から注意されたことがある。2 日前に診療所を受診した後からは禁酒している。

家族歴：特記すべきことはない。

現 症：意識は清明。身長 172 cm，体重 73 kg。体温 36.8℃。脈拍 108/分，整。血圧 132/80 mmHg。皮膚は軽度湿潤しているが皮疹などは認めない。眼瞼結膜と眼球結膜とに異常を認めない。甲状腺腫と頸部リンパ節とを触知しない。心音と呼吸音とに異常を認めない。腹部は平坦，軟で，波動を認めない。肝・脾を触知しない。

検査所見：尿所見：蛋白（−），糖（−），潜血（−）。血液所見：赤血球 452 万，Hb 14.5 g/dL，白血球 8,600，血小板 20 万，PT-INR 1.0（基準 0.9〜1.1）。血液生化学所見：総蛋白 7.2 g/dL，アルブミン 4.6 g/dL，IgG 1,210 mg/dL（基準 861〜1,747），IgA 682 mg/dL（基準 93〜393），IgM 96 mg/dL（基準 33〜183），総ビリルビン 0.8 mg/dL，AST 482 U/L，ALT 416 U/L，ALP 198 U/L（基準 38〜113），γ-GT 682 U/L（基準 13〜64），尿素窒素 16 mg/dL，クレアチニン 0.8 mg/dL，尿酸 6.4 mg/dL，血糖 110 mg/dL，TSH 2.0 μU/mL（基準 0.2〜4.0），FT_4 1.8 ng/dL（基準 0.8〜2.2）。免疫血清学所見：HBs 抗原陰性，HCV 抗体陰性。腹部超音波検査で脂肪肝を認める。

119B-47 この患者に認められるのはどれか。

    a 黄 疸　　　　　b 振 戦　　　　　c 腹 水

    d 肝腫大　　　　　e 手掌紅斑

119B-48 アルコール性肝障害の診断で入院となった。

    投与すべき薬剤はどれか。

    a 降圧薬　　　　　b 血糖降下薬　　　　c 抗甲状腺薬

    d 尿酸降下薬　　　　e ベンゾジアゼピン系薬

アプローチ　①今朝から発汗を自覚……診察室に入室後は，手が震え……2 日前に診療所を受診した後からは「禁酒」（正確には断酒）➡️ アルコール離脱振戦

    ②飲酒は仕事帰りに居酒屋でビール中ジョッキ 2〜3 杯/日，休日は自宅で 350 mL の缶チューハイを 3〜4 本/日。最近はアルコール度数の高いもの➡️ 長期間で大量の摂取

    ③休日に朝から飲酒していることを妻から注意された➡️ 朝酒はアルコール依存症のリスク

    ④ AST 482 U/L，ALT 416 U/L，ALP 198 U/L，γ-GT 682 U/L ➡️ 肝機能障害あり

⑤HBs抗原陰性，HCV抗体陰性 → ウイルス性肝炎は否定的
⑥腹部超音波検査で脂肪肝を認める → 高脂血症も考えられる。

鑑別診断 肝機能障害の鑑別診断として，アルコール性肝障害，脂肪肝，ウイルス性肝炎が挙げられる。「アプローチ」⑤からウイルス性肝炎は否定され，④，⑥からアルコール性肝障害と脂肪肝が考えられるが，症例文でアルコール性肝障害と診断されている。①〜④からアルコール依存症とアルコール離脱と診断される。

診断名 アルコール性肝障害，アルコール依存症，アルコール離脱

[47]

選択肢考察
× a　眼瞼結膜と眼球結膜に異常を認めないため，黄疸は認められない。
○ b　断酒して2日後に手の震えが出現しており，離脱振戦は認められる。
× c　腹部は平坦・軟で波動を認めないため，腹水は認められない。
× d　肝・脾を触知しないため，肝腫大は認められない。
× e　皮膚は軽度湿潤しているが皮疹などは認めないため，手掌紅斑は認められない。

解答率 a 0.0%，b 98.8%，c 0.1%，d 0.6%，e 0.3%

[48]

× a　血圧に問題なく，降圧薬は不適切である。
× b　尿糖と血糖値に問題なく，血糖降下薬は不適切である。
× c　甲状腺腫を触知せず，TSHとFT$_4$の甲状腺ホルモンは正常であるため，抗甲状腺薬は不適切である。
× d　尿酸値は正常であり，尿酸降下薬は不適切である。
○ e　アルコール離脱振戦に対して，ベンゾジアゼピン系薬は適切である。

解答率 a 0.1%，b 0.2%，c 0.1%，d 0.1%，e 99.4%

関連知識

アルコール離脱症候群

	アルコール離脱 （早期離脱）	アルコール離脱せん妄 （後期離脱）
発現ピーク	中止して2日目	中止して3日目
意識障害	なし	あり
主症状	手指振戦 自律神経症状	せん妄
治療	ベンゾジアゼピン系薬剤，ビタミンB$_1$	
予後	1週間で改善	

正解 [47] b　正答率 98.8%　[48] e　正答率 99.4%

[47]・手が震えていたところから離脱症状による振戦などを考えました。
　　・「手が震えて」と書いてあったのでそれを選びました。
[48]・アルコール依存症に対してのみベンゾジアゼピンをあえて投与します。
　　・アルコール依存症の対応に関してはVit B$_1$とベンゾジアゼピンと覚えていました。

B

必修の基本的事項

Check ☐ ☐ ☐

次の文を読み，49，50 の問いに答えよ。

18 歳の女子。昼夜逆転の生活が続いているため両親に連れられて来院した。

現病歴：幼少時に発達の遅れや偏りは指摘されていない。高校 1 年生までは成績優秀だったが，2 年生のころから意欲や集中力が低下し，成績が落ちた。3 年生から不登校となり，高校中退後は引きこもりがちな生活を送っている。両親によると最近，自室から独り言や笑い声が聞こえる。

既往歴：特記すべきことはない。

生活歴：両親と 3 人暮らし。喫煙歴と飲酒歴はない。

家族歴：父がうつ病。

現　症：意識は清明。身長 164 cm，体重 60 kg。体温 36.0℃。脈拍 72 分，整。血圧 122/66 mmHg。呼吸数 15/分。SpO$_2$ 99%（room air）。神経診察で異常を認めない。診察室ではそわそわと落ち着きなく歩き回り，質問に対して的外れな回答をすることもあり，会話が成立しにくい。「何となく悪いことが起きそうな気がする」「世界がなくなってしまう」「知らない人が自分を見ている」と言う。

119B-49 この患者でみられる症状はどれか。

    a　心　気　　　　　　b　妄　想　　　　　　c　強迫観念

    d　対人恐怖　　　　　e　予期不安

119B-50 診断はどれか。

    a　うつ病　　　　　　b　統合失調症　　　　c　パーソナリティ症

    d　自閉スペクトラム症　e　双極症〈双極性障害〉

アプローチ　①幼少時に発達の遅れや偏りなし━━▶発達障害関係の病状は否定的

    ②成績優秀だったが急に意欲低下，集中力低下━━▶急性から亜急性の発症であり，意欲低下，感情の平板化は統合失調症の症状の一つである。

    ③不登校となり，高校中退後は引きこもりがちな生活━━▶無為，自閉は統合失調症の症状の一つである。

    ④自室から独り言や笑い声が聞こえる━━▶独語，空笑は統合失調症の症状の一つである。

    ⑤父がうつ病━━▶遺伝性は本例にはあまり関係がない。

    ⑥神経診察で異常を認めない━━▶脳内の器質性の疾患などは否定的

    ⑦そわそわと落ち着きなく歩き回り，質問に対して的外れな回答をする━━▶まとまりのない行動，まとまりのない発語はいずれも統合失調症の症状の一つである。

    ⑧「何となく悪いことが起きそうな気がする」━━▶妄想知覚ほどはっきりした症状ではなく，何となく不安というレベルの症状を妄想気分という。

    ⑨「世界がなくなってしまう」━━▶世界没落体験。妄想知覚の一つである。

    ⑩「知らない人が自分を見ている」━━▶注察妄想

鑑別診断　「アプローチ」②〜④，⑦〜⑩でみられる症状から，下記「関連知識」で挙げた項目の要件を満たしており，統合失調症と診断される。

診断名　統合失調症

[49]

選択肢考察
× a　心気は統合失調症でもみられることはあるが，主として心気症やうつ病の心気妄想などとしてみられる。
○ b　妄想は統合失調症の症状の一つである。
× c　不潔恐怖，縁起恐怖などの強迫観念は，主として強迫性障害でみられる症状である。
× d　対人恐怖は社交不安障害で主としてみられる。
× e　予期不安は主にパニック障害などでみられる。

解答率　a 0.7%，b 98.5%，c 0.0%，d 0.0%，e 0.7%

[50]

選択肢考察
× a　うつ病では抑うつ気分，不眠，食欲不振などをきたす。本例のように会話が成立しにくいということはない。
○ b　妄想知覚，陰性症状などを認め，統合失調症である。
× c　パーソナリティ症の診断は成長が終わって人格が固まった状態であることが前提となる。本例は18歳であることもあり，亜急性の発症であることからもパーソナリティ症とはいえない。
× d　音や光刺激への過敏性，興味の偏りなどの自閉スペクトラム症の特徴は本例ではみられない。
× e　本例には明らかな躁病エピソードの記載はないため双極症〈双極性障害〉ではない。

解答率　a 0.4%，b 98.6%，c 0.2%，d 0.4%，e 0.3%

関連知識　米国精神医学会の診断基準DSM-5によれば，統合失調症の症状は陽性症状と陰性症状に分けられている。陽性症状として，1．妄想，2．幻覚，3．まとまりのない発語，4．まとまりのない緊張病性の行動が挙げられ，5．陰性症状として感情の平板化，意欲低下，集中力低下，などが挙げられる。これらのうち1．～3．のいずれかを含む2つ以上の症状があることが診断のために必要である。

コメント　本例には挙げられていない幻覚症状についても勉強しておくとよい。

正解　[49] b　正答率 98.5%　　[50] b　正答率 98.6%

受験者つぶやき

[49]・統合失調症の症状を考えました。
　　・統合失調症だと考え，それに出現する症状であることを確認しました。
[50]・統合失調症と考えました。
　　・年齢や現病歴，診察時の行動から統合失調症だと考えました。

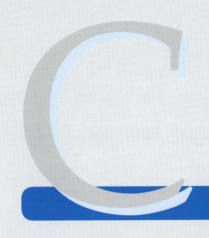

C問題 医学総論／長文問題 75問

一般総論 35問
臨床総論 23問
長文問題 15問
臨床/計算問題 2問

医学総論
長文問題

Check ■■■

119C-1 健康日本21（第3次）で目標と**されていない**のはどれか。

a 健康経営の推進
b 救命救急センター数の増加
c メンタルヘルス対策に取り組む事業場の増加
d 利用者に応じた食事提供をしてくれる特定給食施設の増加
e 「居心地がよく歩きたくなる」まちなかづくりに取り組む市町村数の増加

選択肢考察

○ a 保険者とともに健康経営に取り組む企業数が指標となっている。
× b 救急医療は医療計画の記載事項であり，健康日本21の目標にはない。
○ c 社会とのつながり・こころの健康の維持および向上の項目として目標が定められている。
○ d 健康的で持続可能な食環境づくりのための戦略的イニシアチブの推進が定められている。
○ e 自然に健康になれる環境づくりの項目として目標が定められている。

解答率 a 4.2％，b 84.6％，c 0.2％，d 9.9％，e 1.0％

関連知識 健康日本21（第3次）の計画期間は2024（令和6）年度から2035（令和17）年度とされており，基本的な方向性として，①健康寿命の延伸・健康格差の縮小，②個人の行動と健康状態の改善，③社会環境の質の向上，④ライフコースアプローチを踏まえた健康づくりの4つが挙げられている。各項目にはより細分化された具体的な内容とその数値目標が定められている。

本問の選択肢は，③社会環境の質の向上の項目をもとに作成されている。この項目は「③-1 社会とのつながり・こころの健康の維持および向上」，「③-2 自然に健康になれる環境づくり」，「③-3 誰もがアクセスできる健康増進のための基盤整備」に分かれており，それぞれにより具体的な目標値が設定されている。

コメント 健康日本21に関連して，社会環境について細かく問われたのは初めてだと思われる。生活習慣や生活習慣病関連の目標以外に社会環境に関連する目標が設定されていることも再確認する必要がある。

正解 b　**正答率** 84.6％

・救急医療は県で行う取り組みなので日本全体での取り組みに盛り込まれないと考えました。
・各制度はイメージをもっておくと，覚えきれていなくてもなんとなく違うものを選択できることが多いです。

119C-2 日本，韓国，イタリア，スウェーデン，ドイツの老年人口の割合の推移（**別冊** No. 1）を別に示す。

日本はどれか。

a ①　　b ②　　c ③　　d ④　　e ⑤

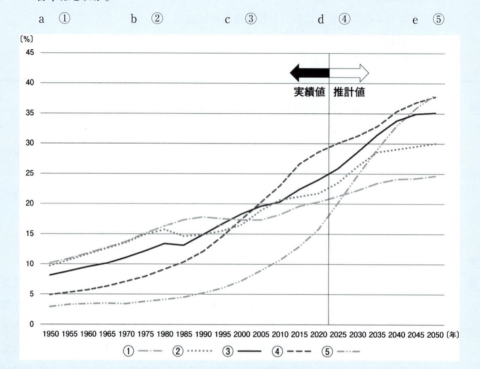

画像診断

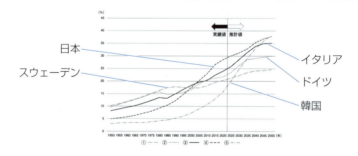

選択肢考察

- ✕ a ①はスウェーデンである。1980年代までは老年人口割合が最も高かった。
- ✕ b ②はドイツである。欧州の中でも老年人口割合は高い方である。
- ✕ c ③はイタリアである。現時点（2025年）で，欧州の中で最も老年人口割合が高い。
- 〇 d ④は日本である。2025年時点で最も老年人口割合が高い国である。
- ✕ e ⑤は韓国である。東アジア諸国の高齢化のスピードは極めて速く，韓国も激しい少子化の影響で今後の老年人口割合は著しく上昇する。2050年ころには日本の割合を抜くものとみられている。

解答率　a 1.1%，b 1.3%，c 12.5%，d 84.7%，e 0.4%

関連知識　世界の地域の中で東南アジアを含めて東アジアの高齢化のスピードは群を抜いている。今後

C 医学総論／長文問題　**177**

30年の間に日本の老年人口割合を抜くと予想されているのは，韓国，台湾，シンガポールなどすべて東アジア諸国である。

コメント　日本が世界でも最も老年人口割合が高いのは周知の事実である。20世紀まではヨーロッパ諸国の老年人口割合が高かったが，今後は東アジア諸国が急速に高齢化する。

正解　d　**正答率** 84.7%

受験者つぶやき
・日本の老年人口割合が30%近くである覚えがあったので選べました。
・日本が現在老年人口トップであることは覚えていました。

C

医学総論

Check ■ ■ ■

119C-3　精神保健福祉センターの業務はどれか。
　　a　要介護認定　　　　　　　　　b　障害年金の認定
　　c　麻薬の取り締まり　　　　　　d　心神喪失者の精神鑑定
　　e　精神医療審査会の事務

選択肢考察　×a　介護保険の保険者である市町村に設置される介護認定審査会が行う。
　　　　　　　×b　日本年金機構が認定を行う。
　　　　　　　×c　麻薬の取り締まりは，警察，厚生労働省麻薬取締部が中心的な役割を担うが，このほか，税関（財務省），海上保安庁（国土交通省），出入国在留管理庁（法務省）も関与する。
　　　　　　　×d　裁判所や検察，警察からの依頼を受け，鑑定医が精神鑑定を行う。
　　　　　　　○e　精神保健福祉センターが行う。

解答率　a 0.1%，b 0.5%，c 0.0%，d 0.5%，e 98.8%

関連知識　精神保健福祉センターは，精神保健福祉法に基づき設置される都道府県（指定都市）の精神保健福祉に関する技術的中核機関である。それに対して保健所は，地域保健法に基づき設置される地域保健対策の広域的・専門的・技術的推進のための拠点である。

　精神保健福祉センターは以下の業務を行う。

1. 企画立案
2. 技術指導および技術援助
3. 人材育成
4. 普及啓発
5. 調査研究
6. 精神保健福祉相談
7. 組織育成
8. 精神医療審査会の審査に関する事務
9. 自立支援医療（精神通院医療）および精神障害者保健福祉手帳の判定

コメント　精神医療審査会は，精神科病院に入院している患者の人権を守るために設置された第三者機関であり，精神保健福祉法に基づいて都道府県，政令指定都市に設置される。主に医療保護入

院や措置入院の適法性，患者からの退院請求や処遇改善の申し立て，病院管理者による入院継続の妥当性の審査を行う。

正解 e　正答率 98.8%

- 精神障害者の判定はセンター，発行は知事，申請は市町村です。
- 過去問でも問われていた知識だと思います。

Check ■ ■ ■

119C-4 地域住民の喫煙者割合を把握するため質問紙調査を行う。
偶然誤差と関連するのはどれか。

　a　喫煙の定義　　　　b　記名の有無　　　c　質問の妥当性
　d　調査対象者数　　　e　無作為抽出の有無

選択肢考察

× a　定義が明確でないと誤った解釈がされる可能性がある。調査の精度に関連するが，偶然誤差に関連しない。

× b　記名の有無は調査の一部であり，回答者の正直さやプライバシーを守るための要素であるが，偶然誤差に関連するものではない。

× c　質問が妥当であるかどうかは，調査の結果の信頼性や有効性に影響するが，偶然誤差に関連するものではない。

○ d　偶然誤差（ランダム誤差）は，調査の結果に無作為に現れるばらつきである。調査対象者数が少ないと，サンプルのばらつきが大きくなるため，偶然誤差が大きくなる。逆に，調査対象者数を増やすことで，偶然誤差は減少する。

× e　無作為抽出を行わないと，調査結果が偏ることがあるが，偶然誤差には直接関連しない。

解答率　a 0.8%，b 1.4%，c 0.8%，d 91.6%，e 5.3%

関連知識　＜系統誤差＞
- 定義：調査結果に一貫した偏りが生じる誤差。
- 原因：調査の設計や方法に起因し，常に同じ方向に誤差が生じる。
- 例：測定器具が正確でない（例えば，体重計の設定ミス）。質問の仕方に偏りがある（例えば，質問が誘導的）。サンプルが特定の集団に偏っている（例えば，特定の病院の患者だけを調査対象にする）。
- 影響：結果がある方向に偏り，調査の精度が低下する。
- 対策：研究デザインを見直す，無作為抽出を使用する，測定器具の校正を行う。

＜偶然誤差〈ランダム誤差〉＞
- 定義：調査結果に無作為に現れるばらつき。
- 原因：サンプルの個人差や測定値のランダムな変動に起因する。
- 例：測定者の感覚の違いや一時的な環境要因（例えば，体重計の設置場所に発生する微細なゆれ）。サンプル数が少ないため，データのばらつきが大きくなる。

C 医学総論／長文問題　　179

・影響：結果にばらつきが生じるが，方向が特定できないため系統的な偏りとはならない。

・対策：サンプルサイズを増やす，繰り返し測定を行う，統計的に処理して誤差を最小化する。

正　解　d　**正答率** 91.6%

受験者つぶやき

・偶然誤差はデータの n 数と関与します。系統誤差との違い，調整方法などについて整理しておくとよいです。

・かなり似た問題が過去問にありました。

Check ■■■

119C-5　児童虐待の防止などに関する法律で児童虐待の定義に**規定されていない**のはどれか。

a　性的虐待　　　　　　b　経済的虐待　　　　　c　身体的虐待

d　心理的虐待　　　　　e　ネグレクト

選択肢考察　児童虐待の定義は，『児童虐待防止法』第2条で規定されている。

○a　第2条第2項「児童にわいせつな行為をすること又は児童をしてわいせつな行為をさせること」に該当する。

×b　経済的虐待は虐待被害者の財産を不当に処分したり，虐待被害者から不当に財産上の利益を得ることであるが，通常は児童は財産を所有していないこともあり，経済的虐待については定義に含まれていない。

○c　第2条第1項「児童の身体に外傷が生じ，又は生じるおそれのある暴行を加えること」に該当する。

○d　第2条第4項「児童に対する著しい暴言又は著しく拒絶的な対応，児童が同居する家庭における配偶者に対する暴力……その他の児童に著しい心理的外傷を与える言動を行うこと」に該当する。

○e　第2条第3項「児童の心身の正常な発達を妨げるような著しい減食又は長時間の放置……その他の保護者としての監護を著しく怠ること」に該当する。

解答率　a 0.9%，b 92.2%，c 0.0%，d 1.5%，e 5.3%

関連知識　＜高齢者・配偶者虐待の定義＞

1）高齢者虐待（『高齢者虐待防止法』第2条）

・身体的虐待（外傷が生じ，又は生じるおそれのある暴行を加えること）

・ネグレクト（衰弱させるような著しい減食又は長時間の放置）

・心理的虐待（著しい暴言又は著しく拒絶的な対応，その他の高齢者に著しい心理的外傷を与える言動）

・性的虐待（わいせつな行為をする又はわいせつな行為をさせる）

・経済的虐待（高齢者の財産を不当に処分したり，高齢者から不当に財産上の利益を得る）

2）配偶者虐待（『DV防止法』第1条）

法律上は「配偶者からの身体に対する暴力又はこれに準ずる心身に有害な影響を及ぼす言動」と定義されるのみであるが，実務上は身体的暴力，性的暴力，精神的暴力，経済的暴力，

社会的暴力に分類するのが一般的。

正解 b **正答率** 92.2%

受験者つぶやき
・経済的虐待以外は明らかに聞いたことがありました。
・児童虐待として聞いたことのないものを選びました。

Check ■ ■ ■

119C-6 介護保険による機能訓練で正しいのはどれか。
a 介護福祉士が実施する。　　　　　b 利用者は減少している。
c 医師の指示が必要である。　　　　d 家事動作訓練が含まれる。
e 特定機能病院で実施される。

選択肢考察 ×a 通所介護（デイサービス）で機能訓練を実施する機能訓練指導員は，次のいずれかの資格を有する必要があり，これに介護福祉士は含まれない。①理学療法士，②作業療法士，③言語聴覚士，④看護職員，⑤柔道整復師，⑥あん摩マッサージ指圧師，⑦はり師・きゅう師（一定の実務経験を有するもの）。

×b 高齢化社会の進行に伴い，身体機能や生活機能の維持を目的に行われるデイサービスで行われる機能訓練の利用者数は増加している。

×c 通所リハビリテーション（デイケア）で行われるリハビリテーションは，機能の維持，回復を目的としており，医師の指示のもと理学療法士，作業療法士，言語聴覚士が行うが，デイサービスで行われる機能訓練はこの限りではない。迷

○d 機能訓練は利用者個人の身体機能や生活機能の維持を目的とした訓練であり，利用者のニーズを聞いたうえで，それぞれの生活機能や環境に合わせて訓練メニューが設定される必要があり，ニーズがあれば家事動作訓練も含まれる。

×e 特定機能病院とは高度先端医療行為に対応する急性期病院として厚生労働大臣が承認したもので，大学本院付属病院をはじめとして令和6年10月時点で88病院が承認されているが，生活期での介護保険による機能訓練は行われない。

解答率 a 5.7%，b 0.1%，c 36.4%，d 57.3%，e 0.3%

関連知識 介護保険による要介護者に対する介護給付のうち，利用者が通う通所サービスには通所介護（デイサービス）と通所リハビリテーション（デイケア）の2つがある。前者は居宅要介護者が介護老人福祉施設や老人デイサービスセンターに通い，入浴，排泄，食事等の介護と身体機能や生活機能維持を目的とした機能訓練を行うサービスである。また後者は，居宅要介護者が介護老人保健施設や病院，診療所に通い，心身機能の維持回復を図って日常生活の自立を目指して理学療法や作業療法，言語聴覚療法を医師の指示のもとに行うサービスである。

コメント 2000年に開始された介護保険制度による利用者数は毎年増加を続け，四半世紀を経て当初の3倍の約600万人に達している。超高齢社会を迎えた日本においては，医療と介護の両輪で国民を支えていく必要があり，介護保険についての知識は医師として必須のものとなっている。

正解 d **正答率** 57.3%

C 医学総論／長文問題　181

受験者つぶやき
・機能訓練はリハビリだから医師の指示いるだろ，と思ってしまいましたが，介護保険と関連するので必要ではないようです．家事動作訓練が間違いになるわけがないので，選択肢はちゃんと読むべきでした．
・「介護保険による」がわざわざ書かれていたので，介護保険らしいものを選びました．

Check ■■■

119C-7 介護保険で正しいのはどれか．
　　a 保険料は79歳まで支払う．　　b 保険料は全市町村で同じである．
　　c 保険料は65歳から納付義務がある．　　d サービス利用で自己負担は生じない．
　　e 所得によって支払う保険料が異なる．

選択肢考察
×a　40歳から保険料納付義務を生じ，年齢上限はない．
×b　市町村により保険料は異なる．
×c　40歳から保険料納付義務を生じる．
×d　原則1割（一定以上の所得者は2〜3割）の自己負担を支払う．
○e　所得によって支払う保険料は異なる．

解答率　a 1.1％，b 0.2％，c 0.1％，d 0.9％，e 97.5％

関連知識　介護保険の被保険者は，第1号被保険者（65歳以上），第2号被保険者（40〜64歳）である．40歳から保険料の納付義務を生じる．介護サービスを利用した場合，利用者（被保険者）の自己負担は原則1割である．残りの9割について，その50％は公費で，50％は第1号被保険者と第2号被保険者により支払われる保険料でまかなわれる．

コメント　介護保険の保険者（運営主体）は市町村であり，当該市町村の介護保険での給付金額の多寡により保険料は異なる．同じ市町村では所得が多いほど，支払い保険料は高くなる．

正　解　e　正答率 97.5％

受験者つぶやき
・介護保険の開始年齢，後期高齢者医療制度との違いについても押さえておくと良いと思います．
・過去問でも問われていた知識だと思います．

Check ■■■

119C-8 病院搬入時にショックを合併する鈍的外傷患者のエックス線撮影で，胸部とともに撮影する部位はどれか．
　　a 頭部　　b 頸椎　　c 腹部　　d 骨盤　　e 大腿骨

選択肢考察
×a　鈍的外傷でショックを呈する場合には，出血源を探すのが最優先である．頭部外傷によって出血性ショックをきたすとしたら，エックス線よりも頭皮，耳，鼻，口からの外出血をまず確認する．
×b　四肢麻痺の存在，腹式呼吸では頸髄損傷に伴う頸椎の脱臼や骨折の確認のために必要と

なるが，ショックがあれば画像診断よりもとりあえず頸椎保護を優先し，ショックの原因検索を行う。

× c　ショックの原因となる腹腔内出血は，primary survey の中で超音波を用いた FAST〈Focused Assessment with Sonography for Trauma〉で確認する。

○ d　ショックをきたす不安定型骨盤骨折の有無は primary survey の中でポータブルエックス線撮影にてすばやく確認する必要がある。

× e　大腿骨からの外出血を認めた場合には，まず圧迫止血を行い，骨折などの確認のためのエックス線撮影は secondary survey で確認する。

解答率　a 1.0%，b 1.4%，c 3.0%，d 94.3%，e 0.2%

関連知識　本邦における外傷初期診療のスタンダードである JATEC™ における標準的診療手順では，ショックを伴う鈍的外傷患者が搬入されたら，primary survey で A：airway（気道の開通），B：breathing（呼吸管理），C：circulation（循環管理），D：dysfunction of Central Nervous System〈CNS〉（中枢神経障害の評価），E：exposure/environmental control（全身の露出と保温）を開始し，並行してショックの原因検索とその蘇生（正常化）を目指す。その中で，C の異常の確認のために，大量血胸（＋多発肋骨骨折）および不安定型骨盤骨折の有無については，初療室のストレッチャー上でポータブルエックス線撮影により確認する。

コメント　外傷患者のショックの原因としては出血性ショックが最も多いが，胸部・骨盤エックス線とともに A で気道閉塞，B で低酸素血症と緊張性気胸，C の FAST で心タンポナーデと腹腔内液体貯留の確認が標準化されている。

正　解　d　**正答率** 94.3%

受験者つぶやき
・外傷による出血性ショックなので骨盤骨折は検索する必要があると考えました。
・骨盤骨折は出血量が多いと勉強していました。

Check ■ ■ ■

119C-9　医師法で 5 年間の保存義務が規定されているのはどれか。
　　a　紹介状　　　　　　b　処方箋　　　　　　c　診療録
　　d　看護記録　　　　　e　エックス線写真

選択肢考察　× a　地域医療支援病院に対し，医療法で 2 年間の保存が求められている。

× b　薬局に対し，薬剤師法で 3 年間の保存が求められている。

○ c　病院または診療所の管理者，作成医師に対し，医師法で 5 年間の保存が求められている。

× d　地域医療支援病院，特定機能病院に対し，医療法で 2 年間の保存が求められている。

× e　病院に対し，医療法で 2 年間の保存が求められている。

解答率　a 0.1%，b 1.2%，c 98.1%，d 0.2%，e 0.2%

関連知識　処方箋に関しては，現在保存期間を 5 年間に延長することが厚生労働省によって検討されている。

C 医学総論／長文問題 **183**

コメント 現在のところ，診療録の保存期間が最も長い。

正 解 c **正答率** 98.1%

受験者つぶやき
・カルテは医師法で5年，処方箋は発行は医師法，保存は薬剤師法で3年，その他の診療に関する記録は医療法で2年，ただし生物学的製剤記録は20年です。
・過去問で保存義務に関する問題があり，一通り勉強していました。

Check ■ ■ ■

119C-10 尿所見で，潜血3+，沈渣に赤血球1〜4/HPFを示すのはどれか。

　　a　腎梗塞　　　　　　　　　　　b　膀胱癌
　　c　尿路結石　　　　　　　　　　d　自己免疫性溶血性貧血
　　e　膜性増殖性糸球体腎炎

選択肢考察 ×a　腎動脈の閉塞による血流障害により，腎組織が壊死する疾患である。これより，尿沈渣では赤血球が検鏡される。

×b　膀胱内に癌組織が増生するため，血尿をきたし，尿沈渣で赤血球が検鏡される。

×c　尿路結石では，結石により尿管の粘膜が傷つけられ，肉眼的血尿または顕微鏡的血尿をきたし，尿潜血は陽性となる。

○d　急激な溶血が起こるとヘモグロビン尿をきたし，尿潜血は陽性となる。しかし，血尿ではなくヘモグロビン尿のため，尿沈渣では赤血球は検鏡されない。

×e　膜性増殖性糸球体腎炎〈MPGN〉では糸球体の構造変化と炎症をきたすことから，蛋白尿に加えて血尿をきたす。よって，尿潜血反応陽性に加えて尿沈渣では赤血球が検鏡される。

解 答 率 a 9.1%，b 5.4%，c 11.0%，d 67.6%，e 6.9%

関連知識 ＜血尿と血色素尿〈ヘモグロビン尿〉との違い＞

　尿が赤く見える点では共通しているが，血尿は尿中に赤血球が浮遊している状態である。これに対して，血色素尿は赤血球が血管内で破壊されて，ヘモグロビンが糸球体でろ過されて尿中に排泄されている状態である。よって，尿を遠心分離すると，血尿の場合では赤血球が沈殿して上澄みは透明になるが，血色素尿では尿の上澄みは赤色のままである。血尿は尿路系の「出血」であり，血色素尿は赤血球の崩壊，すなわち「溶血」に起因する。

＜肉眼的血尿と顕微鏡的血尿＞

　肉眼的血尿は赤色で，肉眼でも明らかに血液が混じっている状態である。これに対して，顕微鏡的血尿の色調は通常と変わらず，尿沈渣で赤血球が検出される。顕微鏡的血尿をきたす代表的疾患は，糸球体腎炎，尿路感染症，尿路結石，尿路系腫瘍の初期段階や軽微の病態時で認められる。

コメント 本設問は，尿潜血3+かつ沈渣で赤血球1〜4/HPF（正常）＝「血色素尿」と読み取れれば，容易に解答できるであろう。

正 解 d **正答率** 67.6%

- 尿潜血反応は陽性ですが赤血球は混じっていないので，ヘモグロビン尿やミオグロビン尿が考えられます。
- ビリルビン尿のことだと思いました。

Check ■■■

119C-11 思路障害はどれか．

 a 強迫観念   b 思考吹入   c 心気妄想
 d 広場恐怖   e 滅裂思考

選択肢考察
× a 強迫性障害〈強迫症〉で意志に反して浮かぶ不合理な観念で，その考えがおかしいと自覚できる思考体験の障害を認める．
× b 統合失調症に認める，他者の考えが自分に吹き込まれている，考えが入ってくるという思考体験の障害である．
× c うつ病などのうつ状態では自分が重大な病気になっていると考える心気妄想を認める．
× d パニック障害〈パニック症〉では，逃げ出せない，助けてもらえない状況を回避する広場恐怖を認める．
○ e 統合失調症に認める連合弛緩の重症なものを滅裂思考といい，考えのまとまりを欠く状態である．

解答率 a 2.6％，b 7.7％，c 1.7％，d 0.3％，e 87.7％

関連知識 思路障害とは思考障害のうち，思考の過程に問題があるものをいう．遅かったり（思考制止：うつ状態で出現する），寄り道をしながら進んだり（観念奔逸：躁状態で出現する），どこかに脱線していったり（連合弛緩，滅裂思考：統合失調症で出現する）する．思考障害のうち，思考の内容が障害された場合は妄想が生じる．思考の体験が障害された場合，作為思考や思考奪取や思考吹入などが生じる．

正解 e　正答率 87.7％

- 思路障害＝思考過程の異常であり，思考制止，思考途絶，連合弛緩，滅裂思考などがあります．
- 思考の路がおかしいものと読み直して考えました．

Check ■■■

119C-12 乳児の運動発達評価のうち，微細運動を評価する所見はどれか．

 a 首がすわる．   b 手をみつめる．   c 寝返りをする．
 d バイバイをする．   e ガラガラをつかむ．

選択肢考察
× a 首がすわるのは3～4か月で，粗大運動発達の評価項目である．
× b 手をみつめるのは2～3か月で，知的発達の評価項目である．
× c 寝返りをするのは6～7か月で，粗大運動発達の評価項目である．

×d　バイバイをするのは1歳ころで，知的発達・言語発達の評価項目である。
○e　ガラガラをつかむのは3～4か月ころで，微細運動発達の評価項目である。

解答率 a 0.2％，b 2.5％，c 0.1％，d 5.4％，e 91.7％

関連知識 ＜乳幼児の微細運動の発達（母子健康手帳より）＞
- ガラガラを持たせるとつかむのは，3～4か月ころ
- 体のそばにあるおもちゃに手を伸ばしてつかむのは，6～7か月
- コップを持って水を飲むのは，1歳半
- スプーンを使って自分で食べるのは，2歳
- クレヨンなどで丸（円）を書くのは，3歳

正解 e　正答率 91.7％

受験者つぶやき
- a，cは粗大運動，b，dは社会性の発達と考えました。
- 一番細かく繊細な運動を選びました。

Check □□□

119C-13 医療保険で利用可能なのはどれか。
a　住宅改修　　　b　訪問診療　　　c　介護医療院
d　福祉用具貸与　　e　ショートステイ

選択肢考察
×a　介護保険で行われる。
○b　訪問看護は医療保険・介護保険の双方で行われるが，訪問診療は医療保険のみである。
×c　介護保険の施設サービスとして利用できる。
×d，×e　介護保険の居宅サービスとして提供されている。

解答率 a 0.5％，b 97.2％，c 1.2％，d 0.8％，e 0.3％

関連知識 在宅医療には医療保険で提供されるものと，医療保険・介護保険の双方で提供されるものがあり，介護保険が適用されるものは介護保険が優先される。医療保険で提供されるものは訪問診療，往診，訪問歯科診療，自己注射，在宅酸素療法などであり，医療保険・介護保険の双方で提供されるものとしては訪問看護，訪問リハビリテーション，訪問薬剤管理指導，訪問栄養食事指導がある。

コメント 介護保険のサービス内容について理解できていれば正解できる問題であり，介護サービスについても整理しておきたい。

正解 b　正答率 97.2％

受験者つぶやき
- 他の選択肢は介護保険で利用可能と考えました。訪問診療と往診の違いもチェックしておくと良いと思います。
- 医療と介護の比較だと思い，医師が関与するものは医療だと考えました。

Check ■ ■ ■

119C-14 感染症法に基づき就業制限の通知をできるのはどれか。

a 産業医　　　　b 事業者　　　　c 主治医
d 感染症専門医　　e 都道府県知事

選択肢考察

× a 産業医は健康診断の結果，勤労者の就業判定を行う。その判断には就業制限も含まれる。しかし，それは労働安全衛生法に基づくもので，事業者へ報告するものである。

× b 事業者は就業上の措置の判断材料の一つとして産業医の就業判定結果を用い，就業制限とし勤労者に通知することがある。だが，この措置も労働安全衛生法に基づく。感染症法ではない。また，その通知に強制力はなく，措置はあくまで勤労者との話し合いで決まるものである。

× c 主治医はあくまで患者の状態を鑑み，患者自身に就業可否についてアドバイスをするだけである。

× d 専門医資格はそもそも法定資格ではなく，その権限が法律で定められたものでもない。

○ e 感染症法第18条第1項に都道府県知事による就業制限の通知が明示されている。

解答率 a 1.4％，b 5.7％，c 11.3％，d 0.2％，e 81.3％

関連知識　就業制限という措置や勧告は，勤労者や患者自身の保護を目的にする場合と，社会の防御を目的とする場合とがある。産業医は勤労者，患者主治医は患者を守り，そして社会防御の判断をするのは医師ではなく行政となる。その義務と権限が感染症法に都道府県知事の役割として定められ，その解釈が各県によって異なっていたことはつい先日までのコロナパンデミックで如実になったことが記憶に新しい。都道府県知事には感染症対策について大きな権限が与えられている。

コメント　感染症に対する医師の報告義務，二類，五類などの分類と併せて，全数把握と定点把握の違いなどを組み合わせ理解しておいてほしい。今後の日常臨床上，また，いつか再来するだろう次のパンデミックの際に役立つことだろう。

正　解 e　正答率 81.3％

・a，c，dは医師で括ることができると考えましたが，事業者か知事かは選べませんでした…。
・都道府県知事の権限についてまとめて覚えていました。

119C-15 正常の血清蛋白電気泳動を以下に示す。

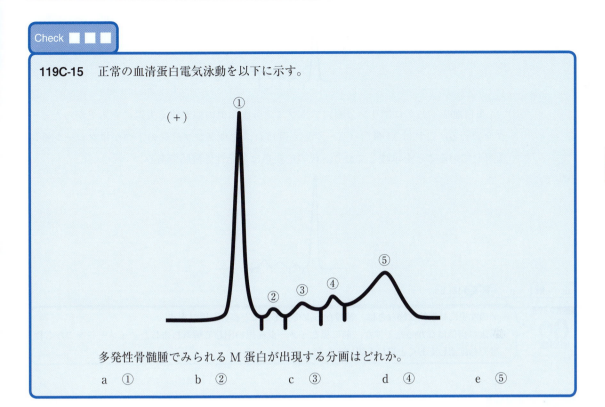

多発性骨髄腫でみられる M 蛋白が出現する分画はどれか。

a ①　　b ②　　c ③　　d ④　　e ⑤

選択肢考察

× a ①：アルブミン分画。主な蛋白成分はアルブミンである。

× b ②：α_1-グロブリン分画。主な蛋白成分は α_1-アンチトリプシンである。

× c ③：α_2-グロブリン分画。主な蛋白成分はハプトグロビンと α_2-マクログロブリンである。

× d ④：β-グロブリン分画。主な蛋白成分はトランスフェリンと β-リポプロテインである。

○ e ⑤：γ-グロブリン分画。主な蛋白成分は IgG，IgA，IgM であり，多発性骨髄腫における M 蛋白はこの分画に出現する。

解答率　a 4.6%，b 0.2%，c 0.5%，d 4.5%，e 90.2%

関連知識　問題文には正常の血清蛋白電気泳動パターンが示されているが，①から⑤の各分画の主な蛋白成分は「選択肢考察」に示したようになっている。

以下に，主な疾患における蛋白分画パターンとその臨床的意義を記載する。

1) ネフローゼ症候群：総蛋白量の低下，アルブミン分画の著しい低下，および α_2-グロブリン分画の著しい上昇が認められる。また，高脂血症を反映して β-グロブリン分画が上昇することもある。

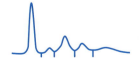

2) 肝硬変：アルブミン分画は著しく低下する一方，γ-グロブリン分画は著しく上昇する。また，β-グロブリン分画と γ-グロブリン分画の境界がはっきりしない状態となり，これを β-γ ブリッジと呼び，肝硬変に特徴的とされている。

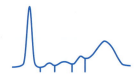

3) M蛋白血症：γ-グロブリン分画にアルブミン分画類似の幅が狭く尖鋭に立ち上がったピークを認める。これはM蛋白（ピーク）と呼ばれ、免疫グロブリンの1つが単クローン性に上昇していることを示唆しており、代表的疾患は多発性骨髄腫である。

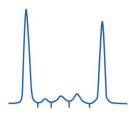

正解 e　**正答率** 90.2%

受験者つぶやき
・その疾患に特徴的な図などは、普段からよく見ておくと良いと思います。
・あまり自信はなかったですが、前に見たイメージを思い出して解答しました。イメージをつかむ程度でも確認しておくと良いと思いました。

Check ■■■

119C-16 生物濃縮を受けやすい物質の特徴はどれか。
　a 沸点が高い。　　　　　　　b 水溶性である。
　c 急性毒性が強い。　　　　　d 化学的に不安定である。
　e 生体内で代謝されやすい。

選択肢考察
〇a 沸点が高い物質は低揮発性で、環境中に長期間残留しやすく、食物連鎖での濃縮が起こりやすい。
×b 水溶性の物質は体外に速やかに排泄され、蓄積されにくい。
×c 急性毒性の強い物質は、蓄積・濃縮以前に生体を死滅させ、生物濃縮まで結びつきにくい。
×d 化学的に不安定な物質は、熱や光、その他様々な条件により分解されやすく、濃縮されにくい。
×e 生体内で代謝されると、代謝後に速やかに体外に排泄され、体内蓄積が起こりにくい。

解答率 a 57.7%、b 22.6%、c 2.5%、d 6.5%、e 10.6%

関連知識　高沸点・低揮発性の性質は、環境中での持続性と蓄積リスクが高い。生物濃縮は、特に脂溶性かつ分解されにくい有機汚染物質で顕著である。生物濃縮の3条件として、難分解性、高蓄積性（神経・肝・脂肪組織に蓄積）、慢性毒性、などが挙げられる。

コメント　環境中での残留性が高い物質は、長期的な健康リスクとなるため、規制や管理の重要性が指摘されている。

正解 a　**正答率** 57.7%

C 医学総論／長文問題   189

受験者つぶやき
・生物濃縮を起こす物質は難分解性，高蓄積性，慢性毒性の物質です。
・長く体内に残りそうなものを選びました。

Check ■■■

119C-17 胃から吸収されるのはどれか。
a 鉄　　　　　　　b 葉酸　　　　　　c 脂肪酸
d エタノール　　　e グルコース

選択肢考察
× a 食物中の鉄は十二指腸から空腸上部で吸収される。
× b 食物中の葉酸は十二指腸や空腸で吸収される。
× c 食物中の脂肪酸は小腸絨毛上皮細胞で吸収される。
○ d エタノールは胃で約20％，小腸で約80％が吸収される。
× e グルコースは小腸絨毛上皮細胞で吸収される。

解答率 a 3.7％，b 5.1％，c 0.2％，d 90.3％，e 0.7％

関連知識
動物性食品に多く含まれるヘム鉄（2価の鉄イオン（Fe^{2+}））はそのままの形で，植物性食品に多い非ヘム鉄（3価の鉄イオン（Fe^{3+}））は胃酸の作用でFe^{3+}がFe^{2+}に変換されてから十二指腸・空腸上部で吸収される。ヘム鉄の方が吸収良好である。

食物中の葉酸は胃酸・消化酵素などによりモノグルタミン酸型に変換されてから十二指腸・空腸で吸収される。DNA・RNAなどの生合成を介して赤血球産生や細胞産生・再生を促す。欠乏により巨赤芽球性貧血や胎児先天異常（神経管閉鎖不全）などが発生する。

食物中の脂肪酸のうち，長鎖脂肪酸は膵リパーゼ・胆汁酸による分解後ミセル形成されて小腸絨毛上皮細胞で吸収されリンパ管・胸管・大循環を経て肝臓へ送られ，中鎖脂肪酸はミセル形成なく小腸絨毛上皮細胞から吸収され毛細血管・門脈を経て肝臓へ送られる。

エタノール（国際純正・応用化学連合〈IUPAC〉名）は，エチルアルコール（慣用名）と同じもので，胃で約20％が緩徐に吸収され，小腸では約80％が速やかに吸収される。胃から小腸への排出が速い場合や胃切除後では吸収が早くなり，血中アルコール濃度が高くなる。

グルコース（ブドウ糖）は，糖質が最終的に小腸上皮膜内で膜消化により分解された単糖で，小腸絨毛上皮細胞から能動輸送で吸収され，毛細血管・門脈を経て肝臓へ送られる。

コメント 各栄養素の摂取・分解・吸収・輸送経路などを一覧にしてまとめておくと良い。

正解 d　正答率 90.3％

受験者つぶやき
・110E-4と全く同じ問題です。過去問を丁寧に演習することが何よりも大事だと思いました。
・胃ではほとんど栄養分は吸収されないがアルコールだけ吸収されると聞いた覚えがありました。

Check ■ ■ ■

119C-18 Which of the following diseases does **NOT** cause person-to-person transmission?

a　Malaria　　　　　　　　　　　b　Measles

c　Meningococcal meningitis　　d　Pertussis

e　Syphilis

選択肢考察

×a　マラリア。ハマダラカを介してマラリア原虫が感染する。蚊媒介感染症であり，人-人感染は起こさない。4類感染症。

○b　麻疹。感染経路は空気感染。直ちに届出を行う必要がある5類感染症。

○c　髄膜炎菌性髄膜炎。感染経路は飛沫感染で，集団発生することもある。麻疹と同様に直ちに届出を行う必要がある5類感染症。

○d　百日咳。感染経路は飛沫感染。7日以内に届出を行う必要がある5類感染症。

○e　梅毒。感染経路は性的接触を介した接触感染。7日以内に届出を行う必要がある5類感染症。

解答率　a 96.1%，b 0.4%，c 2.1%，d 0.6%，e 0.7%

関連知識　英文の問題文は人-人感染を起こさない感染症の選択を求めており，感染経路を問う問題である。感染経路と感染症法上の分類は関連付けて覚えておくことが望ましい。1〜3類に含まれない感染症のうち，蚊やダニなどの動物媒介感染症は一般的に4類感染症に分類される。5類感染症には全数把握の感染症と定点把握の感染症がある。5類の全数把握感染症のうち，麻疹・風疹・侵襲性髄膜炎菌感染症の3種類については直ちに届け出る必要があり，その他の5類の全数把握感染症については7日以内の届出が義務付けられている。

正　解　a　**正答率** 96.1%

受験者つぶやき
・person-to-person で人-人感染と気付きました。
・マラリアは人から人には感染しないと思いました。

Check ■ ■ ■

119C-19 母子保健法で規定されているのはどれか。

a　定期予防接種　　　　　　　　b　児童虐待に係る通告

c　人工妊娠中絶の要件　　　　　d　低出生体重児の届出

e　就学時健康診断の実施

選択肢考察

×a　予防接種法で規定される。

×b　児童虐待防止法では，児童虐待を受けたと思われる児童を発見した者は，速やかに市町村，児童相談所，福祉事務所に通告しなければならないと規定されている。児童相談所虐待対応ダイヤル「189」は通話料無料で最寄りの児童相談所につながる全国共通の電話番号である。

× c 人工妊娠中絶は母体保護法に基づき妊娠22週未満を対象に実施される。

○ d 母子保健法に基づき，出生体重が2,500g未満では市町村に届け出る必要がある。これにより退院後の児の健康管理など，保健センターのサポートを得ることができる。

× e 就学時健康診断は，学校保健安全法に基づき，小学校就学する直前（前年度の11月30日まで）に行われる健康診断である。特別支援教育の必要を判断するための知能検査が含まれていることが特徴である。

解答率 a 1.4%，b 0.3%，c 1.1%，d 95.4%，e 1.7%

関連知識 母子保健法では，

・母子に関する知識の普及
・妊産婦と乳幼児を対象とした健康診査と保健指導
・妊娠の届出と母子健康手帳の交付
・妊産婦および新生児や未熟児の訪問指導
・低出生体重児の届出
・養育医療の給付
・こども家庭センターの設置など

が規定されている。

コメント 低出生体重児の区分，

・低出生体重児：出生体重2,500g未満
・極低出生体重児：出生体重1,500g未満
・超低出生体重児：出生体重1,000g未満

も覚えておくとよい。

正解 d **正答率** 95.4%

受験者つぶやき
・「母子」や「児童」に関連するものは混同しがちなので，一度整理しておくと良いと思います。
・母子保健法に規定されているものはそれほど多くないので確認してありました。

Check ☐☐☐

119C-20 Parkinson病の症候で，等間隔の線をまたぐ歩行訓練が有効なのはどれか。

a 加速歩行　　　b 姿勢異常　　　c すくみ足
d 突進現象　　　e 静止時振戦

選択肢考察

× a 加速歩行は歩いているうちにどんどん加速し，場合によっては前方へ転倒してしまう現象である。治療はなかなか難しいが，「歩く際に顔を前に向けて背筋はなるべく伸ばす。踵から先に着地するように意識すること」などと指導すると改善する例もある。

× b 首が下がり脊柱が屈曲する前傾姿勢は，Parkinson病の特徴的な立位姿勢である。疾患自体以外にドパミンアゴニストによる副作用でも生じる。姿勢を意識するように指導するがなかなか改善は難しいことが多い。

○ c すくみ足とは両足が床に貼り付いたように前に出しにくくなり，一歩目がなかなか踏み

出せない現象。Parkinson病では内発性随意運動障害が認められ，すくみ足以外にも発話や書字や歯磨き動作などの上肢の運動でも認められる。「等間隔の線を引いてまたがせる」「1，2，1，2，……と声かけする」など外部からの合図で外発性随意運動を誘発するようにすると改善する。また，いったん後ろへ下肢を引かせてから歩き出させると前に足が出ることもある。

× d　選択肢aの加速歩行とほぼ同じ現象である。

× e　Parkinson病の振戦は，主として安静静止時に四肢や顔面，頸部に生じる。意識的に手足を動かしている最中には振戦が抑えられるため，本態性振戦のようにコップの水をこぼすなどの訴えはあまりない。

解答率　a 13.7%，b 0.6%，c 78.5%，d 6.9%，e 0.2%

関連知識　日常生活の中で平地ではすくみ足で歩行がおぼつかないParkinson病患者が，階段では段差が目印になり上ることができることがよくあり，逆説的歩行という。神経疾患の現病歴聴取の際，階段昇降は重要な項目である。痙性麻痺では降りることが上ることより難しい。筋力低下では上ることが降りることより早期から難しくなる。

　　抗Parkinson薬により振戦や筋強剛，寡動は比較的治療しやすいが，姿勢保持反射障害による転倒やすくみ足，突進現象の治療に難渋することは多い。本問のような生活指導も臨床では非常に重要である。

コメント　選択肢aとdはほぼ同じ現象であり，選択肢作成に窮した結果かと思うがきれいな作問ではない。

正解　c　**正答率** 78.5%

受験者つぶやき
・すくみ足の改善には視覚や聴覚による刺激が有効です。等間隔の線＝視覚による刺激と考えました。
・歩幅を均等にすることで改善しそうなものを選びました。

Check ☐☐☐

119C-21　抗原提示能をもつのはどれか。

　　a　T細胞　　　b　血小板　　　c　好酸球　　　d　好中球　　　e　樹状細胞

選択肢考察　× a　T細胞の細胞膜上のT細胞受容体〈TCR〉は，樹状細胞などの抗原提示細胞上の「抗原-MHCクラスⅡ複合体」との結合を介して活性化される。

× b　血小板は骨髄中の巨核球の細胞質の断片化したもので，血小板同士が「凝集」することで止血能を発揮するが，抗原提示能は有さない。

× c　好酸球は主に寄生虫やアレルギー反応に関与するが，抗原提示能は有さない。

× d　好中球はMHCクラスⅡ分子を細胞表面上に発現しておらず，抗原提示能を有さない。

○ e　樹状細胞は全身の組織や器官に存在し，貪食能を有する。病原体や異物を貪食し，分解して抗原ペプチドを生成し，さらに抗原ペプチドとMHCクラスⅡ分子を結合して，細胞表面に抗原ペプチドを提示する。

解答率　a 1.6%，b 0.0%，c 0.2%，d 0.7%，e 97.4%

関連知識 抗原提示細胞〈APC〉は①〜③の共通機能をすべて有する。①細胞表面にMHCクラスⅡ分子を発現している。②貪食能を有し，異物を細胞内に取り込み，ペプチド断片に分解処理することで抗原ペプチドを生成する。③抗原ペプチドとMHCクラスⅡ分子を結合し，細胞表面に提示する。この3つの共通機能を有する細胞には，樹状細胞，マクロファージ，B細胞がある。

コメント 抗原提示細胞は，樹状細胞，マクロファージ，Bリンパ球の3種類と記憶すると良い。皮膚表皮に存在する樹状細胞は，ランゲルハンス細胞〈Langerhans cell〉と，肝臓のマクロファージはクッパー細胞〈Kupffer cell〉と呼ばれている。

正解 e　**正答率** 97.4%

受験者つぶやき
・抗原提示能を持つのはB細胞，マクロファージ，樹状細胞。貪食能を持つのは好中球，マクロファージ，樹状細胞です。
・時々こういう基本的な問題が出ていたので，過去問を解いてわからないものは確認していました。

Check □□□

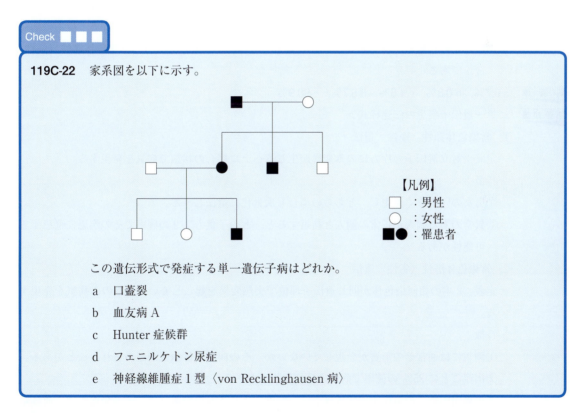

119C-22　家系図を以下に示す。

【凡例】
□：男性
○：女性
■●：罹患者

この遺伝形式で発症する単一遺伝子病はどれか。
a　口蓋裂
b　血友病A
c　Hunter症候群
d　フェニルケトン尿症
e　神経線維腫症1型〈von Recklinghausen病〉

画像診断 家系図を見ると，病気の女性から誕生した息子が100%病気を発症するわけではなく，病気でない正常の息子も存在することより，X連鎖潜性〈劣性〉遺伝は否定される。また血族結婚で誕生した子供は存在せず，病気を発症した人が不均一に存在することより，常染色体潜性〈劣性〉遺伝形式をとる疾患である可能性も低いと考えられる。さらに，病気を有する親から約50%の確率で病気を発症した子供が誕生していることより，常染色体顕性〈優性〉遺伝形式をとる疾患であった可能性が最も高いと推察される。

選択肢考察 ×a　口蓋裂は，口蓋に裂隙が形成され，開鼻声や中顔面の劣成長を伴う疾患で，口唇裂や顎

裂を合併することがあり，約 500 人に 1 人発症する。多因子遺伝と環境要因の両方が関与すると考えられている。

× b　血友病 A は，第Ⅷ因子の欠損ないし活性低下により生じる疾患で，患者は通常男性で，筋肉内出血や関節内出血を生じ，X 連鎖潜性〈劣性〉遺伝形式をとる。

× c　Hunter 症候群は，X 染色体短腕にある IDS 遺伝子の異常により，リソソーム内で働くムコ多糖の分解に関与する 12S 酵素を合成できなくなる疾患で，ムコ多糖が全身の細胞内に蓄積する。発症頻度は約 5 万人に 1 人とされ，遺伝様式は，X 連鎖潜性〈劣性〉遺伝である。

× d　フェニルケトン尿症は，フェニルアラニン水酸化酵素の欠損ないし活性低下により，フェニルアラニンをチロシンに分解できず，尿中や汗中に大量にフェニルアラニンが分泌される疾患で，けいれんや精神発達遅滞，髪の毛や皮膚の色素欠乏などを認める。遺伝形式は常染色体潜性〈劣性〉遺伝である。

○ e　神経線維腫症 1 型〈von Recklinghausen 病〉は，17 番染色体に存在する NF 遺伝子異常により，細胞増殖が阻害され，カフェ・オ・レ斑や神経線維腫という皮膚，皮下の病変のほかに神経系，骨・眼などにも病変を引き起こす。遺伝形式は，常染色体顕性〈優性〉遺伝である。

解 答 率　a 0.7%，b 0.8%，c 1.8%，d 5.7%，e 90.9%

関連知識　<単一遺伝子疾患の伝達様式>

1. 常染色体顕性〈優性〉遺伝
・定義：対立遺伝子の片方にのみ変異が生じるヘテロ接合の状態で病気を発現する。
・特徴：
　①男女の区別なく罹患し，どちらの場合も次世代に遺伝しうる。
　②異常のある個人が正常の個人と結婚すると，どの子供も 1/2 の確率でその疾患に罹患する可能性がある。

2. 常染色体潜性〈劣性〉遺伝
・定義：2 本の相同染色体が同じ遺伝子部位で突然変異を起こしているときのみ病気を発現する。
・特徴：
　①両親には通常その形質が発現していないが，その同胞には病気が認められることがある。
　②出産ごとに 25% の確率で病気の発症危険率がある。
　③母集団内でその遺伝子突然変異が低い頻度で生じるものであれば，その発端者は，血族結婚をした両親の子供である可能性が高い。
・常染色体顕性〈優性〉遺伝を示す疾患との違い：
　①発現してくる異常は，常染色体顕性〈優性〉遺伝の場合よりも均一な傾向がある。
　②発症年齢が早いことが多い。

3. X 連鎖〈伴性〉遺伝性疾患
・定義：X 染色体上の遺伝子が変異することで発症する。
・特徴：

①疾患はヘテロ接合体の女性キャリアによって実際には息子のみに伝わる．息子は，X染色体に関して半接合性である．
②ヘテロ接合体の女性において，対になっている反対側の対立遺伝子が正常遺伝子の場合は，表現上完全な異常を示すことはまれ．
③罹患男性は，息子に疾患を伝えることはないが，娘はすべてキャリアになる．罹患女性は，息子に100％病気の遺伝子を引き継ぐことになる一方，ヘテロ接合体女性の息子は，50％の確率で突然変異遺伝子を息子に引き継ぐことになる．

コメント 単一遺伝子の異常（突然変異）は，Mendelの法則に従って遺伝する．現在知られている疾患の数は5,000以上にも達すると報告されているが，全部合わせると，入院成人全体の約1％，入院小児全体の約6～8％を占めている．

高等学校の生物で履修したMendelの法則の詳細な内容が問われていて，それぞれの遺伝形式の変異遺伝子の伝播の仕方について正確に理解できているかが問題解決の分かれ目になる．

正解 e **正答率** 90.9％

受験者つぶやき
・家系図で，男女それぞれに罹患者がいる点から常染色体顕性遺伝と考えました．代表的な単一遺伝子病とその遺伝形式は暗記のみで解けるので，超直前期に一対一対応で覚えました．最後のひと押しに救われました．
・各遺伝形式の主な疾患はまとめて覚えておくべきです．

Check ■■■

119C-23 Bell麻痺の症状で**誤っている**のはどれか．
a 口角の下垂　　　b 前頭筋の麻痺　　　c 聴覚過敏
d 複視　　　　　　e 味覚障害

選択肢考察
○a，○b　顔面表情筋の麻痺で生じる．
○c　アブミ骨筋反射の低下で生じる．
×d　眼筋麻痺，眼球運動に影響する神経麻痺によって生じる．
○e　鼓索神経の障害で生じる．

解答率 a 0.1％，b 1.3％，c 18.5％，d 78.6％，e 1.4％

関連知識 顔面神経麻痺は「顔が曲がっている」，「眼が閉じにくい」，「水が口からこぼれる」，「口の動きが悪くなる」など，顔の表情をつくる筋肉が動きづらくなる疾患で，その60％以上を占めるのがBell麻痺と言われている．顔面神経麻痺を生じると，味覚を伝える神経（鼓索神経），涙や唾液の分泌を調節する神経，大きな音から耳を守るために鼓膜を緊張させる反射を起こす神経（アブミ骨筋神経）なども障害され，表情筋の麻痺だけではなく，味覚の障害，涙や唾液の分泌低下，音が響く聴覚の障害などの様々な症状が伴うことがある．

正解 d **正答率** 78.6％

受験者つぶやき
・顔面神経が聴覚に関係することは想像しづらいですが，アブミ骨筋に作用します．複視は動眼神経や滑車神経，外転神経など，眼球運動に関わる神経の障害で出現します．

・顔面神経麻痺の症状を考えて答えました。

Check ■■■

119C-24 持続可能な開発のための 2030 アジェンダ〈SDGs〉の１つであるゴール 3「あらゆる年齢のすべての人々の健康的な生活を確保し，福祉を促進する」で具体的な目標となっているのはどれか。

a 水・衛生へのアクセス
b 国内および国家間の不平等の是正
c 社会的な健康規定要因への取り組み
d グローバル・パートナーシップの活性化
e ユニバーサル・ヘルス・カバレッジ〈UHC〉の達成

選択肢考察
×a 水へのアクセスはゴール 6「安全な水とトイレを世界中に」で謳われている。
×b ゴール 10「人や国の不平等をなくそう」で謳われている。
×c SDGs の中には記載されていない。
×d ゴール 17「パートナーシップで目標を達成しよう」で謳われている。
○e ターゲット 3-8 で謳われている。

解答率 a 14.5%，b 1.8%，c 9.3%，d 0.8%，e 73.6%

関連知識 ターゲット 3-8 は「すべての人が，お金の心配をすることなく基礎的な保健サービスを受け，値段が安く，かつ質の高い薬を手に入れ，予防接種を受けられるようにする（ユニバーサル・ヘルス・カバレッジ）。」と記されている。

コメント SDGs のゴール 3 の内容は確認しておくこと。

正解 e　**正答率** 73.6%

・118 回からの新出題基準で UHC が追加されました。新しく追加されたものはキーワードとその意味だけでも把握しておくと得点につながります。
・「すべての人々」なので「ユニバーサル」を選びました。

C　医学総論／長文問題

Check ☐ ☐ ☐

119C-25　（　ア　）とは，障害者が健常者と同じように家庭や地域で共に生活することを目指す理念である。その手段として物理的，社会的障壁の除去を目的とする（　イ　），障害の有無にかかわらず誰もが快適な環境を目指す（　ウ　）などがある。

ア〜ウの組合せで正しいのはどれか。

	（ア）	（イ）	（ウ）
a	リハビリテーション	バリアフリー	ノーマライゼーション
b	リハビリテーション	ユニバーサルデザイン	バリアフリー
c	ノーマライゼーション	バリアフリー	ユニバーサルデザイン
d	ノーマライゼーション	ユニバーサルデザイン	バリアフリー
e	ノーマライゼーション	リハビリテーション	ユニバーサルデザイン

選択肢考察
× a　リハビリテーションは治療的アプローチであり，共生社会の理念ではない。
× b　ユニバーサルデザインとバリアフリーは重要だが，手段の位置付けが逆になっている。上記同様，理念としてはリハビリテーションは不適切。
○ c　ノーマライゼーションは障害者と健常者がともに生活する社会を目指す理念であり，その手段として物理的・社会的障壁を除去するバリアフリーと，誰もが利用しやすい環境を提供するユニバーサルデザインが適している。
× d　手段の位置付けが逆になっており，正しい組合せとはならない。
× e　上記同様，理念部分にリハビリテーションを用いるのは不適切。

解答率　a 1.3％，b 0.1％，c 97.6％，d 0.6％，e 0.4％

関連知識　ノーマライゼーションの理念には，障害者の社会における一般市民と同等の生活の実現，障害者の社会的自立，障害者のQOLの向上，社会における理解の促進等がある。バリアフリーの4分野として，物理的バリア，制度的バリア，文化・情報面のバリア，意識面のバリアなどがある。ユニバーサルデザインの7原則として，公平である，自由度が高い，単純で直感的，わかりやすい，安全性，身体的負担が少ない，利用スペースの確保，などがある。

コメント　現代のインクルーシブな社会実現には，理念と具体的対策の両面が重要であり，用語の正確な理解が求められる。

正解　c　正答率 97.6％

受験者つぶやき
・ノーマライゼーション，バリアフリー，ユニバーサルデザインは具体例を問われることもあるので，この問題を通して言葉の意味を確認しておくと，どのタイプの問題にも対応できると思います。
・選択肢を見ずに3つから適切な言葉を選んでから選択肢を見ました。

Check ■■■

119C-26 自己抗体と臓器障害の組合せで正しいのはどれか．

a 抗MDA5抗体 ——————————————— 間質性腎炎
b 抗Mi-2抗体 ———————————————— 蝶形紅斑
c 抗SS-A抗体 ———————————————— 皮膚硬化
d 抗TIF1-γ抗体 ——————————————— 硬化性胆管炎
e 抗アミノアシルtRNA合成酵素抗体〈抗ARS抗体〉——— 間質性肺炎

選択肢考察

× a 無筋症性皮膚筋炎で検出される特異的自己抗体である．予後不良の急速進行性間質性肺炎を発症する．

× b 皮膚筋炎に特異的に検出される自己抗体である．ヘリオトロープ疹やGottron徴候がみられる．

× c Sjögren症候群で高頻度に検出されるが，他の膠原病でも検出されることが多い．口腔や眼球の乾燥症状がみられる．

× d 皮膚筋炎に特異的に検出される自己抗体である．悪性腫瘍の合併が多い．

○ e 多発性筋炎・皮膚筋炎で検出される筋炎特異的自己抗体である．間質性肺炎の併発を高頻度に認める．

解答率 a 12.6％，b 1.8％，c 1.2％，d 0.6％，e 83.7％

関連知識 多発性筋炎・皮膚筋炎では検出される自己抗体と併発する臓器障害に一定の関連がみられる．抗MDA5抗体：急性間質性肺炎，抗Mi-2抗体：ヘリオトロープ疹やGottron徴候などの皮膚症状，抗TIF1-γ抗体：悪性腫瘍の併発，抗ARS抗体：間質性肺炎，などである．

コメント 多発性筋炎・皮膚筋炎では複数の自己抗体が検出される頻度は低い．また検出される自己抗体は診断に有用であるのみならず，予後に大きく関係する．さらに併発する臓器障害の早期発見にも有用である．

正解 e　正答率 83.7％

・間質性腎炎を間質性肺炎と読み間違いそうになりました．解けたはずの問題での失点ほど悔しいものはないので，選択肢は最後まで丁寧に読むべきです．
・自己抗体に関しては最近よく問われていたのでまとめて勉強してありました．

Check ■■■

119C-27 薬害エイズ事件で，医原性免疫不全症の原因となった非加熱濃縮血液製剤を用いて治療されていた疾患はどれか．

a 血友病　　　　b 多発性骨髄腫　　　c 無菌性髄膜炎
d 成人T細胞白血病　　e Creutzfeldt-Jakob病

選択肢考察

○ a 主に血友病患者で薬害エイズ事件が発生した．

×b, ×c, ×d, ×e　薬害エイズ事件とは関連性がない。

解答率　a 65.2%, b 11.0%, c 0.4%, d 16.1%, e 7.2%

関連知識　薬害エイズ事件とは，1980年代初め，血友病などの血液凝固因子異常症の患者（主には血友病）に対してヒト免疫不全ウイルス〈HIV〉が混入していた非加熱濃縮血液製剤が投与され，その結果 HIV 感染症や AIDS を発症してしまった薬害事件である。

正解　a　正答率 65.2%

受験者つぶやき
・全くわかりませんでしたが，血液製剤を治療に使うとすれば血友病なのかなと思い，選択しました。
・全くわからなかったので，血液と関係のありそうな疾患を選びました。

Check ■ ■ ■

119C-28　妊娠中期に低下するのはどれか。
　　a　白血球数　　　　b　一回換気量　　　c　大腿静脈圧
　　d　インスリン抵抗性　　e　血清クレアチニン値

選択肢考察
×a　白血球数は増加する。
×b　一回換気量は増加する。
×c　大腿静脈圧は増加する。
×d　インスリン抵抗性は増大する。
○e　血清クレアチニン値は低下する。

解答率　a 1.1%, b 19.4%, c 4.4%, d 0.3%, e 74.7%

関連知識　妊娠により母体は様々な生理的変化を起こす。妊娠中に約10 kg の体重増加をきたすが，これは子宮とその内容物だけでなく，循環血液量の増大，脂肪の蓄積などに起因する。

　心・血管系では循環血液量の増加に伴い心負荷が増大する。増大した子宮が腹部の静脈を圧迫することにより下肢の静脈血が流れにくくなり，静脈圧の上昇と静脈の拡張が起きる。

　血液凝固系では赤血球自体は増加するがそれ以上に血漿成分が増加するので希釈され，検査値としての赤血球数とヘモグロビン値は低下して見かけ上の貧血となる。一方で白血球は血漿成分の増加以上に増加するため，検査値としても白血球数は増加し，妊娠中は感染の指標となりにくい。分娩時の出血に備えて凝固系は亢進しているため血栓症の発症リスクが高くなる。

　呼吸器系では横隔膜が挙上されて機能的残気量，残気量は減少し，一回換気量は増加する。

　消化器系では胃・腸管が増大した子宮に圧排され，ホルモンの影響で腸管の運動性が低下し便秘になりやすい。

　泌尿器系では糸球体濾過率，腎血漿流量が増加し，血清クレアチニン，尿素窒素は低下する。

　内分泌系ではインスリン抵抗性の増大により内因性インスリン分泌の増加を必要とするため，膵臓のインスリン分泌予備能が乏しいと妊娠糖尿病を発症しやすくなる。

正解　e　正答率 74.7%

受験者つぶやき
・妊娠すると糸球体濾過量が増えるので，血清クレアチニン値は減少すると考えました。
・妊娠中の変化はよく問われているのでまとめて勉強しておきましょう。

> **Check** ☐ ☐ ☐
>
> **119C-29** ホルモン受容体異常症はどれか。
>
> a 骨軟化症 b Basedow 病
> c 慢性甲状腺炎 d 副甲状腺機能亢進症
> e 偽性副甲状腺機能低下症

選択肢考察

× a 骨軟化症は骨の石灰化障害により骨脆弱性をきたす疾患であり，骨への Ca と P の供給障害が原因となる．先天的に発症し，小児期に症状がみられる場合をくる病，後天的に発症し，成人期に症状がみられる場合を骨軟化症と呼ぶ．病因はいくつかあるが，ホルモン受容体に異常があるわけではない．

× b Basedow 病は，TSH 受容体に対する抗体が産生され，TSH 受容体を刺激し続けることで甲状腺ホルモンが過剰産生・分泌されてしまう自己免疫疾患の一つである．受容体自体に異常があるわけではないため，ホルモン受容体異常症には該当しない．

× c 慢性甲状腺炎も自己免疫疾患の一つであり，甲状腺に対する自己抗体が産生され，甲状腺に慢性炎症が生じる疾患である．一部において甲状腺機能低下症を呈するが，いずれにおいてもホルモン受容体には異常はない．

× d 原発性/続発性副甲状腺機能亢進症があるが，いずれにおいても副甲状腺ホルモン〈PTH〉が過剰産生されている状態であり，ホルモン受容体に異常は認められない．

○ e 偽性副甲状腺機能低下症とは，PTH が正常に分泌されているにもかかわらず，PTH に対して抵抗性を示し，低 Ca 血症や高 P 血症など，副甲状腺機能低下症と同様の症状を呈する病態である．PTH の受容体である PTH/PTHrP 受容体と Gsα 蛋白の活性低下が原因とされているため，ホルモン受容体異常症に該当する．

解答率 a 2.6％，b 23.4％，c 2.2％，d 1.6％，e 70.1％

関連知識 ホルモン受容体異常症としては偽性副甲状腺機能低下症が最も典型的であり，その他，甲状腺ホルモン不応症やインスリン受容体異常症などが挙げられる．

正解 e 正答率 70.1％

受験者つぶやき
・偽性副甲状腺機能低下症については，Ca, P, PTH の動態についてしか知らず，選べませんでした…．頻出の疾患は，その機序もセットで軽く把握しておいてもよいのかもしれません．
・「偽性」なのでホルモンはあるが受容体側に異常があるのではないかと考えました．

C　医学総論／長文問題　**201**

Check ☐ ☐ ☐

119C-30　下血を認め**ない**のはどれか。

a　大腸癌　　　　　　　　　　　　b　潰瘍性大腸炎

c　虚血性大腸炎　　　　　　　　　d　過敏性腸症候群

e　非閉塞性腸管虚血症〈NOMI〉

選択肢考察　○a　血便でみつかることも便潜血検査でみつかることもある。

○b　初期症状は腹痛，下痢と下血である。

○c　突然の左下腹部痛と下血で発症することが多い。

×d　腹部膨満感，腹痛，下痢，便秘などの症状があり，下血はみられない。

○e　急激な腹痛，嘔吐，下血などの症状があり，進行すると腸管壊死が起こり腹膜炎になる。

解答率　a 0.1％，b 0.1％，c 0.2％，d 96.6％，e 2.8％

関連知識　　下血を認める疾患としては，そのほかに大腸ポリープ，大腸憩室症，Crohn 病，感染性大腸炎，薬剤性腸炎，Meckel 憩室などがある。

正　解　d　**正答率** 96.6％

受験者つぶやき
・過敏性腸症候群は排便で改善するエピソードが有名です。
・過敏性腸症候群は器質的な異常がないので血便は出ないと思いました。

Check ☐ ☐ ☐

119C-31　反復使用した場合，身体依存を形成するのはどれか。

a　LSD　　　　　　　　b　大　麻　　　　　　　c　コカイン

d　アンフェタミン類　　e　ベンゾジアゼピン系薬

選択肢考察　×a　LSD，メスカリン，シロシビンなどの幻覚発現薬は身体依存は形成しない。

×b　大麻は身体依存は形成せず，また耐性も形成しない。

×c　コカインは身体依存は形成せず，また耐性も形成しない。

×d　メチルフェニデートやメタンフェタミンなどのアンフェタミンは身体依存は形成しない。

○e　ベンゾジアゼピン系薬は WHO の依存形成薬物の分類ではバルビツレートに分類されている。

解答率　a 1.8％，b 1.4％，c 2.2％，d 6.4％，e 88.2％

関連知識　　依存性薬物は精神依存，身体依存，耐性形成に分けて有無を覚える。まずそもそも依存性薬物はすべて精神依存を有しており，有無に関しては覚えなくても当然有以外の選択肢はない。大麻およびコカインは耐性形成を生じない。身体依存を形成するのはオピオイド，アルコール，バルビツレート（ベンゾジアゼピン含む）の３つである。

コメント　　例外的な文献は参考にせず，WHO による依存形成薬物の分類を参考にして答えよう。分類を最初からすべて覚えようとはしなくてよく，まずは身体依存と耐性の有無から覚え，極めて

余裕がある人のみそれぞれの程度を覚えていけばいいであろう。

正解 e　**正答率** 88.2%

受験者つぶやき
・ベンゾジアゼピン系，バルビツール系，オピオイド，アルコール，ニコチンは身体依存，精神依存，耐性のすべてを形成します。
・乱用される薬物のうち医療で用いられる薬剤が身体依存を形成しやすいと覚えていました。

Check ■■■

119C-32 介護保険制度における主治医意見書に必ず記載するのはどれか。2つ選べ。
a　家族歴　　　b　診断名　　　c　アレルギー歴
d　ワクチン接種歴　　e　日常生活の自立度

選択肢考察　×a，×c，×d　記載事項にはない。
○b，○e　記載する必要がある。

解答率　a 0.4%，b 97.9%，c 1.7%，d 1.0%，e 98.8%

関連知識　介護認定を受ける際には主治医意見書が必要であり，二次判定の介護認定審査会にて重要な資料となる。記載項目としては以下の項目がある。1. 傷病に関する意見，2. 特別な医療，3. 心身の状態に関する意見，4. 生活機能とサービスに関する意見，5. 特記すべき事項。「傷病に関する意見」には診断名を記載するようになっており，生活機能低下の直接の原因になっている傷病名を最初に記載することとなっている。また，「心身の状態に関する意見」に日常生活の自立度を記載することとなっており，障害高齢者の日常生活自立度（寝たきり度）と認知症高齢者の日常生活自立度に分けて記載するようになっている。

コメント　主治医意見書の記載項目を暗記するのは難しいが，介護認定に必要な項目を考えれば正解できると思われる。

正解 b，e　**正答率** 96.9%

受験者つぶやき
・主治医意見書は要介護認定を受けるために必要なものなので，患者さんの現在の問題点メインで記載するのでは，と思いました。また，訪問調査での認定調査票と，主治医意見書のそれぞれに記載される項目は頻出なので，整理しておくと良いと思います。
・介護保険に関係のありそうなものを選びました。

Check ■ ■ ■

119C-33 一般的な左冠動脈造影像（**別冊 No. 2A**）と右冠動脈造影像（**別冊 No. 2B**）を別に示す。
心室中隔を灌流している冠動脈はどれか。**2つ選べ。**

a　対角枝
b　右冠動脈
c　左回旋枝
d　左主幹部
e　左前下行枝

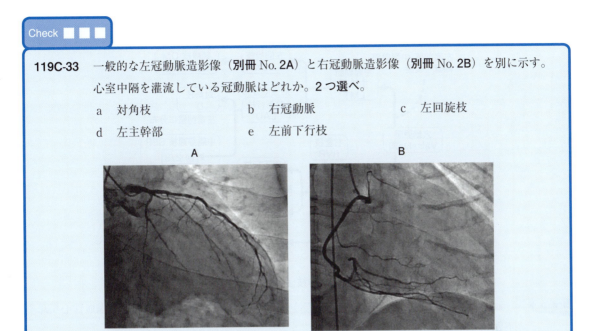

画像診断

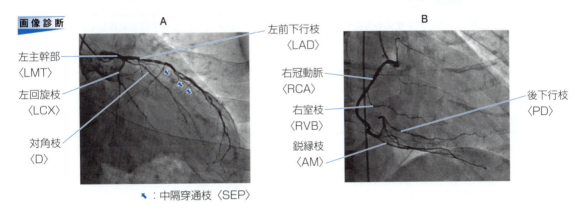

左冠動脈〈LCA〉造影
第1斜位

右冠動脈〈RCA〉造影
第1斜位

選択肢考察
× a　対角枝は左室前壁に分布する。(迷)
○ b　右冠動脈は右室壁・刺激伝導系・中隔の後1/3部に分布する。
× c　左回旋枝は左室の側壁に分布する。
× d　左主幹部はすぐに前下行枝と左回旋枝に分かれる。
○ e　左前下行枝は左室前壁と中隔の前2/3部に分布する。

解答率　a 41.3%，b 67.2%，c 4.7%，d 3.1%，e 83.4%

関連知識 心臓の各領域を灌流する血管の概略を示す。

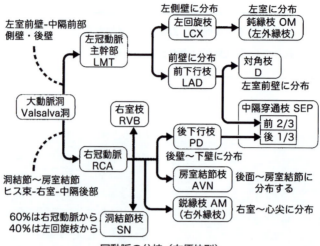

冠動脈の分枝（右優位型）

コメント 冠動脈の3主要枝（RCA・LAD・LCX）とその分布域についての知識は，虚血性心疾患や不整脈の診断に有用である。

正解 b，e　**正答率** 51.9%

受験者つぶやき
・実習でのカテ見学を通して，右冠動脈が長く，前下行枝とともに心室中隔を栄養しているパターンを学習していたので，迷わず選ぶことができました。
・心筋梗塞と関連させてどこをどの血管が栄養しているか勉強していました。

Check ☐☐☐

119C-34 抗リン脂質抗体症候群の徴候はどれか。2つ選べ。
　　a　脳梗塞　　　　　　　b　不育症　　　　　　c　早発閉経
　　d　指尖陥凹性瘢痕　　　e　口腔粘膜再発性潰瘍

選択肢考察
○a　抗リン脂質抗体症候群〈APS〉では，動脈血栓症（脳梗塞など）も静脈血栓症（深部静脈血栓症，肺血栓塞栓症など）もみられうる。
○b　APSは，若年女性では習慣流産，不育症も診断契機になる。胎盤に血栓が形成される。狭義の不妊症ではなく，妊娠しても不育症（流産）となる。
×c　早発閉経は自己免疫性疾患（抗DNA抗体などの関連か）でみられうる。
×d　強皮症の皮膚症状の一つ。
×e　Behçet病の症状としては口腔粘膜再発性潰瘍，外陰部潰瘍，皮膚症状（結節性紅斑，痤瘡様皮疹など），眼症状（ぶどう膜炎）などがある。

解答率 a 96.7%，b 98.2%，c 0.6%，d 1.9%，e 2.4%

関連知識 ＜抗リン脂質抗体症候群の診断＞
　1．臨床症状の存在
　　1）血栓症

2）習慣流産，不育症
2. 下記の抗リン脂質抗体のいずれか1つ以上が陽性
1）抗カルジオリピン抗体
2）抗 β_2 glycoprotein I〈β_2 GPI〉抗体
3）ループスアンチコアグラント〈lupus anticoagulant：LA〉

コメント APSでは血小板数低下，APTT延長（LA陽性の場合），梅毒反応の生物学的偽陽性〈BFP〉もみられやすい。

正解 a，b　**正答率** 95.0%

受験者つぶやき
・抗リン脂質抗体症候群は血栓傾向をきたすので，それによって脳梗塞や不育が起こると考えました。
・流産と脳梗塞のイメージがありました。

Check ■ ■ ■

119C-35 肝内胆管癌のリスクファクターはどれか。3つ選べ。
a　飲酒　　　　　　b　肝内結石　　　　c　経口避妊薬
d　塩素系有機溶剤　　e　原発性硬化性胆管炎

選択肢考察
× a　飲酒はDNA修復と酸化ストレスにより発癌の危険を高め，様々な癌腫のリスクファクターとなっているが，直接的な肝内胆管癌発生のリスクを高めるかどうかは証明されていない。アルコール性肝炎や肝硬変は肝内胆管癌のリスクを高める。（迷）
○ b　肝内結石は慢性的な胆管炎による上皮の異形成から，肝内胆管癌のリスクを高める。
× c　経口避妊薬はエストロゲンとプロゲスチンを含むホルモン剤で，乳癌・子宮体癌・肝腺腫のリスクをわずかに高める。
○ d　インク洗浄液として使用されていた塩素系有機溶剤により，2012年に大阪の印刷工場で胆管癌が集団発生した。職業性胆管癌として，厚生労働省が認定した。
○ e　胆管の慢性炎症と線維化により肝内胆管癌のリスクを高める。

解答率 a 54.4%，b 88.7%，c 2.9%，d 68.5%，e 84.2%

関連知識 肝内胆管癌は，肝内の胆管上皮から発生する悪性腫瘍であり，予後不良な疾患である。その発症には慢性炎症，胆汁うっ帯，線維化・肝硬変などが関与している。選択肢以外のリスクファクターとしては先天性胆道拡張症やCaroli病などの胆管拡張症，慢性肝炎・肝硬変，東南アジアや中国南部に多い肝吸虫などがある。

正解 b，d，e　**正答率** 43.2%

受験者つぶやき
・PSCとPBCのどちらが肝内胆管癌のリスクになるのか混乱してしまいました。AIH，PSC，PBCは抗体，合併症，治療法について簡単にまとめておくことをおすすめします。
・胆管癌のリスクファクターは過去問でも問われていて勉強していました。

119C-36　73歳の男性。息切れの増強を主訴に来院した。喫煙は20歳から70歳まで20本/日であったが、3年前から息切れのため禁煙している。既往歴に特記すべきことはない。職業歴に工場や鉱山での勤務歴がある。意識は清明。身長162 cm、体重52 kg。体温36.4℃。脈拍76/分、整。血圧142/76 mmHg。呼吸数20/分。SpO$_2$（room air）は自立歩行で診察室入室直後は86％、安静座位で深呼吸後は89％。心音に異常を認めない。呼吸音は両側の背部でfine cracklesを聴取する。呼吸機能検査：％VC 88％、FEV$_1$％ 67％、％DLco 70％。鼻カニューラ2 L/分酸素投与下での6分間歩行試験でSpO$_2$は90％以上を維持していた。簡易睡眠無呼吸検査の結果、軽度の睡眠時無呼吸が明らかとなった。心エコー検査で中等度の肺高血圧を認める。胸部エックス線写真（別冊 No. 3A）と胸部単純CT（別冊 No. 3B）とを別に示す。胸部CTで明らかな肺癌の合併を認めない。

この患者に対する在宅酸素療法で期待される効果はどれか。

a　肺拡散能の改善
b　肺癌の発症抑制
c　細菌性肺炎の併発予防
d　労作時呼吸困難の改善
e　睡眠時無呼吸発作の減少

A
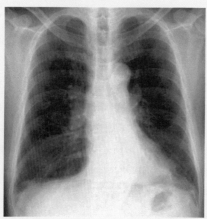

B
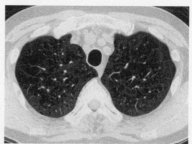
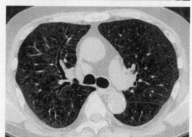
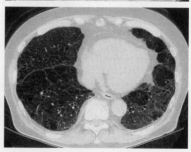

アプローチ

①73歳 → 高齢者。慢性疾患，悪性疾患の可能性

②重喫煙者 → 慢性閉塞性肺疾患〈COPD〉，間質性肺炎，肺癌を想起

③労作時，安静時ともに低酸素血症 → 低酸素血症。上記疾患および肺炎が考えられる。

④FEV_1% 低下 → COPD，気管支喘息

⑤聴診で fine crackles → 間質性肺炎

⑥%DLco 低下 → 拡散障害。間質性肺炎の可能性

⑦軽度の睡眠時無呼吸 → 軽度は肥満の改善，マウスピースで治療

画像診断

A

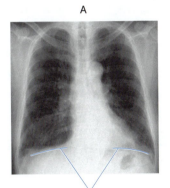

両側横隔膜平坦化

両下肺野にすりガラス影を認める。

B

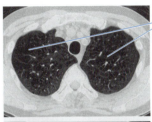

気腫性変化：CT 画像で黒く抜けている部分

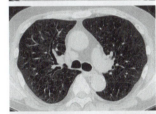

両肺に気腫性変化

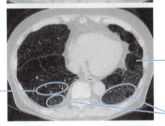

気管支の拡張　気腫性変化　間質影

両肺気腫性変化。下葉に向かうに従い間質影を胸膜直下に認める。間質性肺炎に矛盾しない画像。

鑑別診断

「アプローチ」①〜④から COPD を考える。⑤，⑥は間質性肺炎の所見である。

診断名

間質性肺炎，慢性閉塞性肺疾患〈COPD〉

選択肢考察

× a　在宅酸素療法では拡散障害は改善しない。

× b　肺癌の発症は抑制されない。

× c　細菌性肺炎の予防にはならない。

○ d　酸素投与で労作時の呼吸困難が改善し QOL も向上する。

× e　CPAP 療法などの治療が睡眠時無呼吸を改善する。

解答率

a 1.1%，b 0.2%，c 0.1%，d 92.1%，e 6.3%

関連知識

間質性肺炎や COPD の在宅酸素療法は，酸素投与によって低酸素血症が改善し，労作時の息切れの改善と，その結果による活動性の増加・QOL の改善を得ることができる。

CPAP 療法は 1 時間当たりの無呼吸低呼吸指数〈AHI〉が 40 以上の場合，保険適用となる。

正解 d　**正答率** 92.1%

・在宅酸素療法は酸素を吸入しているだけなので，病態そのものの改善には寄与しないと考えました．
・在宅酸素療法は疾患の治療というより症状の改善というイメージがありました．

Check ☐☐☐

119C-37 7歳の男児．嘔吐と下痢を主訴に母親に連れられて来院した．2日前から38℃の発熱，嘔吐及び1日8回の水様下痢が持続しており，経口水分摂取が困難なため入院した．入院時検査で便中ノロウイルス抗原が陽性であった．研修医がビニールエプロン，サージカルマスク，アイガード及びディスポーザブル手袋を着用し病室で診察をしていたところ，患児がプラスチック製テーブルの上に少量嘔吐した．研修医は嘔吐後の患児の状態が安定していることを確認後，①ペーパータオルで吐物を拭き取り，②ペーパータオルをビニール袋に入れて密封後に③医療廃棄物用のごみ箱に捨て，テーブルの上を④アルコール綿で拭いて消毒した．その後，ディスポーザブル手袋，アイガード，ビニールエプロン，サージカルマスクを医療廃棄物用のごみ箱に捨て，⑤自分の手を石鹸を用いて流水で洗浄した．
　下線部のうち，対応で誤っているのはどれか．
　　a ①　　b ②　　c ③　　d ④　　e ⑤

アプローチ
① 7歳の男児，嘔吐と下痢を主訴，経口水分摂取が困難なため入院 ⟶ 感染経路別の院内感染対策が必要である．
② 便中ノロウイルス抗原が陽性 ⟶ 空気感染は「飛沫核感染」「塵埃感染」「エアロゾル感染」に分類される．飛沫核感染の病原体として肺結核，麻疹ウイルスや水痘・帯状疱疹ウイルスが挙げられる．ノロウイルスやレジオネラ感染症は，塵埃や気流を吸い込むことにより発症する塵埃感染である．
③ 患児がプラスチック製テーブルの上に少量嘔吐 ⟶ 少量の吐物であってもしっかり消毒しないと，乾燥したノロウイルスが換気によって舞い上がり，塵埃感染を起こす可能性がある．

診断名 ノロウイルス感染症

選択肢考察
○a 嘔吐物にペーパータオルをかぶせ，そこに嘔吐物と同量の次亜塩素酸ナトリウムを静かにかけることで塵埃の発生を抑えられる．
○b 拭き取った嘔吐物や使用したペーパータオルはすぐビニール袋に入れ，ノロウイルスを失活化させるために次亜塩素酸ナトリウム消毒液を注ぐ．
○c 医療廃棄物の中でも，感染性一般廃棄物に分類される．
×d ノロウイルスはエンベロープを持たないため，アルコールでは十分に消毒できない．そのため，次亜塩素酸ナトリウムによる消毒が推奨される．漂白作用があるものの，プラスチック製テーブルへの使用には問題ない．
○e 次亜塩素酸ナトリウムは皮膚への刺激が強いため，汚染された手の消毒には流水と石鹸を使用する．

解答率 a 0.1％，b 0.2％，c 1.5％，d 97.9％，e 0.3％

関連知識 手や指についたウイルスの対策は，洗い流すことが最も重要である．手や指に付着している

C 医学総論／長文問題　**209**

ウイルスの数は，流水による 15 秒の手洗いだけで 1/100 に，石鹸やハンドソープで 10 秒もみ洗いし流水で 15 秒すすぐと 1 万分の 1 に減らせると報告されている。手洗いがすぐにできない状況では，アルコール消毒液も有効である。しかし，アルコールはウイルスのエンベロープを壊すことで消毒しているため，ノロウイルス対策としては不十分である。

正解　d　**正答率** 97.9%

受験者つぶやき
・ノロウイルスにはアルコールが無効で次亜塩素酸が有効，これは頻出です。
・特徴的な感染対策はまとめておくと良いと思います。

Check ■ ■ ■

119C-38　41 歳の初産婦（1 妊 0 産）。妊娠 40 週 4 日，陣痛発来のため入院した。陣痛発来から 16 時間後に子宮口が全開し，3 時間経過した。身長 160 cm，体重 65 kg。体温 36.9℃。血圧 138/84 mmHg。陣痛間欠時は閉眼し，陣痛発作時にのみ唸り声をあげる。神経診察で異常を認めない。陣痛周期は 5〜6 分，持続時間は 20 秒であった。児頭下降度は SP±0 cm，2 時方向に小泉門を触知した。胎児心拍数陣痛図で，胎児心拍数基線は 140 bpm，基線細変動は中等度，徐脈はなく，一過性頻脈を認める。

次に行うのはどれか。

a　吸引分娩　　　　　b　経過観察　　　　　c　帝王切開
d　胎児圧出法　　　　e　子宮収縮薬投与

アプローチ　①41 歳の初産婦（1 妊 0 産）➡ 高年初産婦

②妊娠 40 週 4 日，陣痛発来のため入院 ➡ 予定日超過ではあるが，特に問題なし

③陣痛発来から 16 時間後に子宮口が全開し，3 時間経過 ➡ 分娩経過が長く，微弱陣痛が疑われる。

④身長 160 cm，体重 65 kg。体温 36.9℃。血圧 138/84 mmHg ➡ 発熱はなく，臨床的に特に問題なし

⑤陣痛発作時にのみ唸り声をあげる。神経診察で異常を認めない ➡ 緊急性はない。

⑥陣痛周期は 5〜6 分，持続時間は 20 秒 ➡ 微弱陣痛が疑われる。

⑦児頭下降度は SP±0 cm，2 時方向に小泉門を触知 ➡ 児頭は骨盤入口部に嵌入し始め，矢状縫合は斜径となっている。回旋異常を認めない。

⑧胎児心拍数陣痛図で，胎児心拍数基線は 140 bpm，基線細変動は中等度，徐脈はなく，一過性頻脈を認める ➡ 胎児の状態は良好で正常範囲内である。

鑑別診断　41 歳高年初産婦の陣痛発来入院である。予定日超過ではあるが，入院時には特に問題はない（「アプローチ」①，②）。しかし，③，⑥のように陣痛発来から 16 時間後に子宮口が全開し，3 時間経過しても分娩に至っていない。陣痛周期は 5〜6 分，持続時間は 20 秒なので微弱陣痛による分娩第 2 期の遷延分娩が疑われる。④，⑤，⑧から発熱や神経症状はなく，胎児心拍数陣痛図では胎児の状態は良好である。⑦のように児頭は骨盤入口部に嵌入し始め，矢状縫合は斜径となっており，回旋異常を認めない。以上のことから急速遂娩の適応ではないが，微

弱陣痛による分娩第2期遷延分娩への対応が求められる。

診断名 微弱陣痛による分娩第2期遷延分娩

選択肢考察
× a 吸引分娩の適応といえるが，児頭の下降は十分ではなく，緊急性はない。
× b 微弱陣痛を認めるのでこのまま経過をみるべきではない。
× c 母児ともに問題はなく，帝王切開の適応ではない。
× d 児頭の下降は十分ではなく，緊急性がないので，胎児圧出法の適応ではない。
○ e 微弱陣痛を認めるので子宮収縮薬を投与して陣痛促進を図るべきである。

解答率 a 0.8％，b 10.2％，c 10.3％，d 1.4％，e 76.9％

関連知識
　微弱陣痛の定義は，子宮口全開大後の分娩第2期では，陣痛周期は初産婦で4分以上，経産婦では3分30秒以上，持続時間は30秒以内とされている。本例は初産婦で，陣痛周期は5〜6分，持続時間は20秒なので，微弱陣痛といえる。

　遷延分娩の定義は，分娩開始後すなわち陣痛周期が10分以内になった時点から，初産婦では30時間，経産婦では15時間を経過しても児娩出に至らないものであるが，分娩第2期遷延の定義は，初産婦で3時間，経産婦で2時間進行がみられない場合（硬膜外麻酔下では初産婦，経産婦ともに＋1時間）をいう（産科婦人科用語集・用語解説集および産婦人科診療ガイドライン産科編2023より）。

　本例は初産婦で，子宮口全開大後3時間経過して児頭が骨盤入口部に嵌入し始めたところ（SP±0cm）であり，娩出にはまだ時間がかかりそうである。微弱陣痛による分娩第2期遷延分娩なので，熟練した術者であれば吸引分娩を行うことも可能であるが，児頭下降度がSP±0cmなのでもう少し待ちたい（児頭がSP＋2cmより下降した場合により成功が見込める）。したがって，子宮収縮薬を投与して陣痛促進を図り，その後の進行度に応じて対応を決めることが選択肢となる。

コメント
　微弱陣痛や遷延分娩は初産婦と経産婦で定義が異なるので注意する。また，子宮収縮薬投与による陣痛促進の適応，および吸引分娩や帝王切開など急速遂娩の適応についても熟知しておく。

正解 e　正答率 76.9％

・分娩停止の原因が微弱陣痛のみのときは子宮収縮薬の投与が可能です。子宮収縮薬は適応，禁忌を覚えておくと問題を解きやすくなると思います。
・分娩時の対応については毎年出るので，感覚でわかるくらいまで何度も勉強しました。

C 医学総論／長文問題　**211**

Check ■ ■ ■

119C-39　98歳の女性。家族から呼吸が止まったと往診依頼があった。5年前に脳梗塞を発症し，3年前から寝たきりとなり，訪問診療を受けている。本人の意向で積極的な治療は行わずに在宅看取りの方針であった。1か月前からほとんど食事が摂れなくなり，体重が減少してきた。2週間前から傾眠状態となり，ここ数日は体を揺すっても反応がなかった。本日未明に依頼があり，早朝に往診した。家族によると4時間前に呼吸が止まったという。診察を行い，瞳孔散大，呼吸停止および心停止を確認した。背中にはわずかに死斑が出現し，顎関節には死後硬直が出現していた。身体に外傷はなく，るいそうと脱水所見を認めた。経過と死体所見から老衰による死亡と判断した。

死亡診断書の直接死因欄に記載するのはどれか。

a 老　衰　　　　　　b 心不全　　　　　　c 脳梗塞

d 呼吸不全　　　　　e 不詳の死

アプローチ　①1か月前からほとんど食事が摂れなくなり，体重が減少。2週間前から傾眠状態 ━━➤ 身体活動や食欲の低下が徐々に進んでいる。

②ここ数日は体を揺すっても反応がない ━━➤ 生体の恒常性維持が困難になった状態。

③5年前に脳梗塞，3年前から寝たきり ━━➤ 脳梗塞を契機として寝たきりになっている。

鑑別診断　寝たきりから，身体活動や食欲の低下によって低栄養状態になり，生体の恒常性が維持できなくなったと考える。まさに老衰の状態である。したがって，直接死因は老衰である。なお，このきっかけとなったのは脳梗塞であるので，おおもとの原因である原死因は脳梗塞と考えるのが妥当である。

診断名　老衰による自然死

選択肢考察　○a　直接死因として妥当である。

×b　終末期の状態である心不全は記載しない。

×c　寝たきりになった原因である。したがって，原死因としては妥当である。

×d　終末期の状態である呼吸不全は記載しない。

×e　原因は不詳ではないので誤り。

解答率　a 97.2%，b 0.1%，c 0.7%，d 1.9%，e 0.1%

関連知識　加齢に伴って個体を形成する細胞や組織の能力が低下することで，生体の恒常性の維持が困難になり，多臓器不全の状態となって死亡するのが老衰死である。背景には，身体活動や食欲の低下，低栄養および体重減少，うつ状態，認知機能の低下がある。

コメント　脳梗塞も誤りではない。しかし，経過から直接死因とするならば老衰の方が妥当であろう。原死因は脳梗塞と考えられる。

正　解　a　**正答率 97.2%**

受験者つぶやき
・死亡診断書に「心不全や呼吸不全は死因として記載してはいけない」と注意書きがあります。
・死亡診断書の書き方は過去問でも問われていたと思います。

Check ■ ■ ■

119C-40 45歳の男性。労作時の息苦しさを主訴に来院した。3年前からカバンを持ったときに手を離しにくく，1年前からペットボトルのふたが開けにくいと感じるようになった。1か月前からわずかな労作でも息苦しさを感じるようになった。喫煙歴はない。意識は清明。身長168 cm，体重 48 kg。体温 36.5℃。脈拍 68/分，整。血圧 118/70 mmHg。呼吸数 16/分。SpO₂ 96%（room air）。心音と呼吸音とに異常を認めない。腹部は平坦，軟。下腿に浮腫を認めない。胸鎖乳突筋の萎縮を認める。徒手筋力テストで筋力の低下があり，両下肢遠位筋は萎縮し，四肢の腱反射は低下している。母指球のハンマー叩打でミオトニアを認める。動脈血ガス分析（room air）：pH 7.36，PaCO₂ 47 Torr，PaO₂ 79 Torr，HCO₃⁻ 26 mEq/L。胸部エックス線写真に異常を認めない。

別に示す呼吸機能検査でのflow-volume曲線（別冊 No.4 ①〜⑤）のうち，この患者で予想されるのはどれか。

a ①　　b ②　　c ③　　d ④　　e ⑤

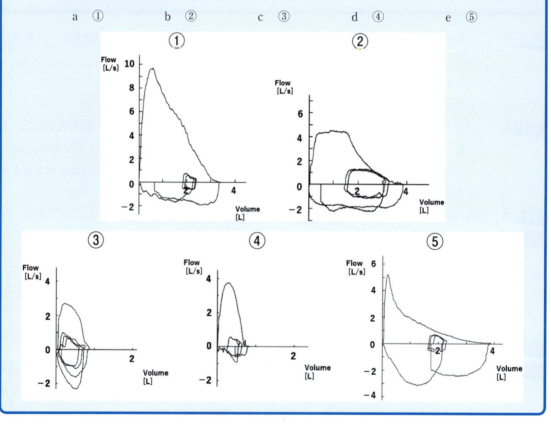

アプローチ
①労作時の息苦しさ ⟶ 心疾患？ 呼吸器疾患？ 呼吸筋の問題？
②手を離しにくい ⟶ grip myotonia?
③ペットボトルのふたが開けにくい ⟶ 上肢遠位筋の筋力低下
④胸鎖乳突筋の萎縮・両下肢遠位筋の萎縮 ⟶ 筋強直性ジストロフィーの筋萎縮のパターン
⑤母指球のハンマー叩打でミオトニア ⟶ 叩打ミオトニアは筋強直性ジストロフィーに特徴的である。

鑑別診断	「アプローチ」①〜⑤から，筋強直性ジストロフィーの呼吸筋障害による労作時呼吸困難と判断する。
診断名	筋強直性ジストロフィー
選択肢考察	×a ①：正常パターン。最大呼気流量が10 L/s近くあり，呼気曲線もほぼ直線である。

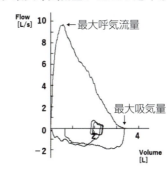

×b ②：呼気曲線が台形になっており，上気道狭窄パターンである。

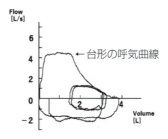

○c ③：最大呼気流量が3 L/s弱で，最大吸気量が1 L弱である。神経筋疾患や肺線維症などの拘束性換気障害のパターンである。吸気流量は2 L/sあり，吸気時の気道狭窄はない。

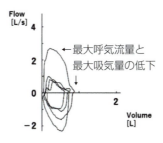

×d ④：最大呼気流量の低下と最大吸気量の低下は拘束性障害を疑うが，吸気流量が0.5 L/sと極めて遅い。肺のコンプライアンス低下と同時に胸郭内気道狭窄も生じている。アナフィラキシー等の病態を疑う。

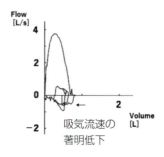

吸気流速の著明低下

× e ⑤：呼気流速の低下と下に凸の呼気曲線を認め，最大吸気量は保たれている。COPDのパターンである。

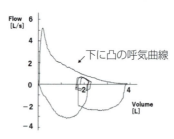

下に凸の呼気曲線

解答率　a 1.5％，b 9.0％，c 46.1％，d 31.0％ 迷，e 12.3％

関連知識　筋強直性ジストロフィーは，成人発症の筋ジストロフィーでは最多である。呼吸筋力低下に伴う拘束性換気障害を呈するが，中枢性の呼吸調節異常も合併するため，肺活量低下に比べ，血液ガス検査での CO_2 貯留が早期から認められる。睡眠時無呼吸症候群の合併も多い。

正解　c　正答率 46.1％

受験者つぶやき
・ミオトニアや筋力低下といったキーワードから疾患名は筋強直性ジストロフィー，筋萎縮しているため吸気時，呼気時の両方ができなくなるのでは，と考えましたが，フローボリューム曲線の吸気時の線の読み方がよくわかっておらず，c，dの2択から1つに絞れませんでした…。
・流量と肺気量がどうなるかを考えてから適切なグラフを選択しました。

Check ■■■

119C-41　55歳の男性。建設作業員として勤務中，高所から転落して頭部を強打したため救急車で搬入された。急性硬膜下血腫と診断され，血腫除去術を受けた。左下肢に麻痺があるが，高次脳機能に問題はなく，杖を使って歩行できるようになったため，退院後の復職を検討している。在籍している会社からは，資材管理部門への配置転換を提案されている。
　　この患者の生活機能に関する評価を国際生活機能分類〈ICF〉で行った場合，会社の提案はどれに相当するか。
　　a　活　動　　　　　b　参　加　　　　　c　環境因子
　　d　個人因子　　　　e　心身機能・身体構造

アプローチ　①55歳の男性 ⟶ 中年の男性

②建設作業員 ⟶ 会社員

③勤務中，高所から転落して頭部を強打したため救急車で搬入 ⟶ 業務上の負傷

④左下肢に麻痺があるが，高次脳機能に問題なく，杖を使って歩行できる ⟶ 急性硬膜下血腫の後遺症

⑤退院後の復職を検討している ⟶ 通勤は可能であり，復職への意欲がある。

⑥資材管理部門への配置転換を提案されている ⟶ 会社は建設作業員としての復帰は難しいと考えている。

鑑別診断　「アプローチ」④の「左下肢に麻痺があるが，高次脳機能に問題なく」は，国際生活機能分類〈ICF〉の「心身機能・身体構造」に該当する。「杖を使って」は，「環境因子」に該当する。「歩行できる」は，「活動」に該当する。⑤の「退院後の復職を検討している」は，「個人因子」に該当する。⑥は，就労環境に関する内容なので「環境因子」に該当する。

診断名　急性硬膜下血腫の後遺症の左下肢麻痺（建設作業員として復職を希望）

選択肢考察
× a 「歩行できる」は，「活動」に該当する。
× b 会社の提案，すなわち「資材管理部門への配置転換」は，「参加」には該当しない。（迷）
○ c 「資材管理部門への配置転換」は，「環境因子」に該当する。
× d 「退院後の復職を検討している」は，「個人因子」に該当する。
× e 「左下肢に麻痺があるが，高次脳機能に問題なく」は，「心身機能・身体構造」に該当する。

解答率　a 4.8%，b 45.4%，c 47.9%，d 0.2%，e 1.7%

関連知識　国際生活機能分類〈ICF〉の生活機能モデルでは，生活機能の3レベル（「心身機能・身体構造」，「活動」，「参加」）は各々が単独に存在するのではなく，相互に影響を与え合い，また「健康状態」，「環境因子」，「個人因子」からも影響を受けることを示している。

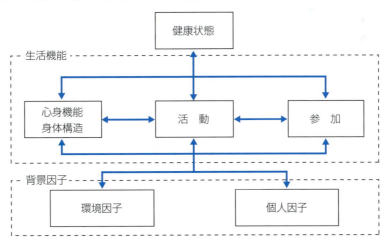

国際生活機能分類〈ICF〉モデル

正解　c　**正答率** 47.9%

・配置転換ということは，本人の働き方に制限がかかってしまう，つまり「参加」に関して障害があると考えてしまいました。
・ICFに関しては機能・活動・参加以外について問う問題も増えているように思います。

119C-42 37歳の女性。めまいと右耳の難聴を主訴に来院した。6か月前から回転性めまい発作を繰り返している。めまいの持続時間は30分から2時間程度で，めまいの際には，悪心，右耳の耳鳴および難聴を伴う。

別に示すオージオグラム（**別冊** No.5①〜⑤）のうちこの患者のオージオグラムはどれか。

a ①   b ②   c ③   d ④   e ⑤

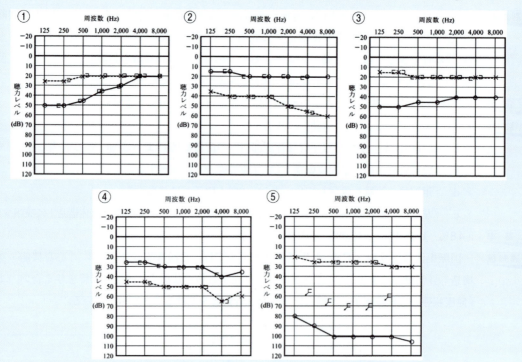

アプローチ
①主訴はめまいと右耳の難聴 ⇒ めまいに難聴を伴う疾患
②回転性めまい発作を繰り返している ⇒ 繰り返すめまい発作の既往
③めまいの持続時間は30分から2時間程度 ⇒ 持続時間は数時間程度
④めまいに右耳の耳鳴および難聴を伴う ⇒ めまいに蝸牛症状を伴っている。

鑑別診断 めまいを起こす疾患が鑑別診断に挙げられる。鑑別のポイントは持続時間，繰り返すかどうか，蝸牛症状が伴っているかをチェックする。良性発作性頭位めまい症では数秒から数分繰り返すが，蝸牛症状はない。前庭神経炎では数日以上のめまいが持続し，繰り返さず，蝸牛症状はない。めまいを伴う突発性難聴では数日程度のめまいで，繰り返さないなどの特徴がある。

この症例では数時間の繰り返すめまいがあり，蝸牛症状を伴うことから，Ménière病が最も考えられる。本症の聴力検査では低音域の感音難聴を呈する。

診断名 Ménière病（右）

選択肢考察
○ a 右低音障害型感音難聴である。
× b 左水平型感音難聴である。
× c 右水平型感音難聴である。

×d　左水平型感音難聴である。
×e　右聾である。

解答率　a 95.1％，b 0.7％，c 2.4％，d 0.2％，e 1.6％
正解　a　**正答率** 95.1％

受験者つぶやき
・「めまいと片耳の難聴」からMénière病を考えました。低音域に優位な感音難聴はMénière病のオージオグラムの特徴です。
・それぞれがどんな疾患のオージオグラムかを考えてから，問題文中の所見と合うものを選びました。

Check ■■■

119C-43　30歳の女性（0妊0産）。挙児を希望して産婦人科を受診した。月経周期は30〜60日，不整。3年前から高血圧症でカルシウム拮抗薬を内服している。仕事は小学校の教師。1年前に結婚した。身長160 cm，体重90 kg。脈拍72/分，整。血圧130/80 mmHg。
　この患者の妊娠に向けた助言で適切なのはどれか。
　a　休職
　b　体重の減量
　c　妊娠の断念
　d　降圧薬の中止
　e　体外授精の開始

アプローチ
①30歳の未経妊婦（0妊0産）→妊娠歴なしの挙児希望
②月経周期は30〜60日と不整→排卵障害が疑われる。
③3年前から高血圧症でカルシウム拮抗薬内服中→20歳代から高血圧なので，遺伝性もしくは生活習慣病が疑われる。
④小学校の教師で1年前に結婚→不妊歴は短いが，妊娠しない期間が1年以上あるので不妊症といえる。
⑤身長160 cm，体重90 kg。脈拍72/分，整。血圧130/80 mmHg→BMIは35.2であり，高度肥満を認めるが，血圧は比較的安定している。

鑑別診断　日本の定義では，妊娠を望む健康な男女が避妊をしないで性交していたにもかかわらず1年間妊娠しない場合を不妊症という。この患者は1年前に結婚しているが挙児希望なので，不妊症といえる（「アプローチ」①，④）。不妊症の原因は多々あるが，②からは排卵障害が疑われ，③，⑤からは高度肥満による生活習慣病が疑われる。排卵障害の原因には肥満や極端な体重減少，男性ホルモンが高くなる多嚢胞性卵巣症候群，甲状腺の機能異常やプロラクチンの分泌異常，心身のストレスなど様々な要因がある。この患者の場合，②，③，⑤から高度肥満と関連する多嚢胞性卵巣症候群である可能性が高い。

診断名　多嚢胞性卵巣症候群による排卵障害の疑い

選択肢考察
×a　休職の必要性はない。
○b　体重の減量は必須である。
×c　妊娠を断念する必要はない。
×d　降圧薬を中止すべきではない。
×e　体外授精は時期尚早である。

解答率 a 0.2%，b 98.5%，c 0.1%，d 0.7%，e 0.4%

関連知識　　多嚢胞性卵巣症候群〈polycystic ovary syndrome：PCOS〉とは，生殖年齢女性の5～8%に発症し，月経異常や不妊の主要な原因の一つである。アンドロゲン過剰，黄体形成ホルモン〈luteinizing hormone：LH〉高値，卵巣の多嚢胞性変化のほか，肥満や男性化など多彩な症候を伴う。日本産科婦人科学会では2007年に，1. 月経異常，2. 多嚢胞卵巣，3. 血中男性ホルモン高値またはLH基礎値高値かつFSH基礎値正常のすべてを満たす場合をPCOSと定義したが，同学会の生殖・内分泌委員会は2024年に，1. 月経周期異常，2. 多嚢胞卵巣またはAMH〈抗Müller管ホルモン〉高値，3. アンドロゲン過剰症またはLH高値のすべてを満たす場合をPCOSと定義した。月経周期異常は無月経，希発月経，無排卵周期症のいずれかであり，多嚢胞卵巣は超音波断層検査で両側卵巣に多数の小卵胞がみられ，少なくとも一方の卵巣で直径2～9 mmの小卵胞が10個以上存在するもの（ネックレスサイン）とする。細かい診断基準は省略するが，肥満を伴う患者は，減量により月経不順の改善を認めることが知られているので，薬物療法も必要ではあるが，まずは減量を行い，生活習慣病を改善することが大切である。具体的には，BMI 25以上の肥満例では生活習慣病の予防のため2～6か月間，5～10 kgの減量を指導することとされている。

コメント　　多嚢胞性卵巣症候群は若い女性に比較的多くみられるので，理解を深めておくと良い。また，男女とも不妊症の原因を習熟しておく。

正　解　b　**正答率 98.5%**

受験者つぶやき
・BMI≧35は高度肥満です。肥満は妊娠糖尿病や妊娠高血圧症のリスクになるので，早急に改善が必要と考えました。
・侵襲や生活への影響が少ないところから始めると考えました。

Check ■ ■ ■

119C-44　40歳の女性。性器出血の持続を主訴に来院した。5日前から性器出血を認め，2日前から下腹部痛も伴うようになった。最終月経は4週間前。月経周期は30～60日，不整，持続5日間。身長153 cm，体重50 kg。体温36.5℃。脈拍80/分，整。血圧118/64 mmHg。呼吸数18/分。腹部は平坦，軟で，肝・脾を触知しない。

最初に行う対応はどれか。

a　腹部単純CT　　　　b　妊娠反応検査　　　　c　経腟超音波検査
d　子宮内膜組織診　　　e　プロゲステロン投与

アプローチ　①40歳の女性。性器出血の持続 ━━▶ 妊娠可能年齢者の性器出血は妊娠流産，子宮腫瘍を疑う。
②5日前から性器出血，2日前から下腹部痛 ━━▶ 月経などの子宮収縮による痛みも考慮する。
③最終月経は4週間前 ━━▶ 月経不整のため月経が遅れることがあるが，妊娠4週の可能性もある。
④月経周期は30～60日，不整，持続5日間 ━━▶ 無排卵周期症や黄体機能不全などを考える。
⑤身長153 cm，体重50 kg ━━▶ BMIは21.4，普通体重
⑥体温36.5℃，脈拍80/分，整。血圧118/64 mmHg。呼吸18/分 ━━▶ バイタルサイン正常

⑦腹部は平坦，軟，肝・脾を触知しない ⟶ 腹膜炎はなく，肝脾腫もない。

鑑別診断　月経周期が不順な成人女性の有痛性出血（「アプローチ」①，②，④）では，不順な月経が始まったと推測することもできる（③，④）。一方で，妊娠4週の可能性もあることを忘れない。⑤より，極端な体重の増減（減少・増加）による月経不順でもない。⑥より，バイタルサインに影響を与えるほどの多量出血ではない。⑦より，腹部腫瘤による性器出血や腹膜炎でもない。

診断名　月経不順

選択肢考察
× a　腹部の腫瘍性病変の検索には有用。エックス線被曝を考えると最初に行う検査としての優先順位は低い。
○ b　妊娠週数は最終月経の開始日を妊娠0週0日とするので，「最終月経は4週前」は妊娠4週の可能性があることを示唆している。また，性器出血や下腹部痛がある場合，妊娠可能な年齢者には妊娠反応検査（尿中hCG定性検査）は必須といえる。
× c　妊娠反応陽性であれば経腟超音波で胎嚢を確認する。子宮体部に胎嚢を認めなければ異所性妊娠の可能性を考慮し，血中hCG測定を行う。測定値が高値であれば異所性妊娠の可能性が高くなる。
× d　経腟超音波検査で，子宮内膜の増殖を認める場合，内膜の異型度を調べる目的で行う。
× e　破綻出血に対して止血効果はあるが，最初に行う対応ではない。

解答率　a 0.4％，b 94.8％，c 4.5％，d 0.3％，e 0.0％

関連知識　生殖年齢女性に骨盤CTを行うときの問題点としてはエックス線被曝がある。健康診断での胸部エックス線の被曝線量は0.01 mGy以下，同骨盤部は1.1 mGyであり，骨盤CTでの被曝線量は25 mGyと言われている。本邦の「産婦人科診療ガイドライン産科編2023」には，受精後10日までの被曝では奇形発生の上昇はなく，受精後11週〜妊娠10週では50 mGy未満では奇形発生率を上昇させない，また妊娠9〜26週での100 mGy未満の被曝線量では胎児中枢神経障害に影響ない，との記載がある。1回の検査では先天異常の発生率が高くなることはないと考えられるが，鑑別診断のために安易に行う検査ではない。ただし，バイタルサインが異常で生命への危険な状態のときに必要ならば，検査をためらうべきではない。

正解　b　**正答率** 94.8％

受験者つぶやき
・年齢や異所性妊娠を疑う所見，そして最初に行う対応として最も簡便なもの，という点から妊娠反応検査が必要と考えました。
・妊娠可能年齢の腹痛ではまず妊娠反応検査をしておいて間違いはないと思います。

220 国試119 ― 第119回医師国家試験問題解説書

C
医学総論

Check ■ ■ ■

119C-45 10か月の男児。発熱を主訴に母親に連れられて夜間救急外来を受診した。在胎40週，身長49 cm，体重3,150 g，頭囲33 cmで出生した。母子健康手帳で乳児健診の記録はなく，定期予防接種は行われていない。5日前から39℃台の発熱が続き，3日前に3分間のけいれんを起こしたが，医療機関の受診はしていなかった。100 mLのミルクを1日4回与えているとのことである。身長63 cm，体重6,500 g，体温37.2℃，心拍数120/分，整。SpO₂ 98%（room air）。表情は乏しく，活気も少ない。皮膚のツルゴールは低下している。体表に外傷やあざは認めない。おむつ内には乾いた便が付着しており，臀部は赤くかぶれてびらんがある。衣類は汚れが目立っていた。胸部聴診および腹部触診で異常を認めない。

適切な対応はどれか。

a 入院させる。　　　　　　　　　　b 警察へ通報する。

c 自宅で経過観察させる。　　　　　d 家族に育児への協力を促す。

e 明日かかりつけ医を受診させる。

アプローチ ①生後10か月の男児━━▶乳児

②在胎40週，身長49 cm，体重3,150 g，頭囲33 cm━━▶周産期は特に異常なし

③乳児健診の記録はなく，定期予防接種は行われていない━━▶医療ネグレクト

④5日前から39℃台の発熱が続き，3日前に3分間のけいれん，医療機関の受診はしていなかった━━▶感染症に罹患している可能性および医療ネグレクト

⑤100 mLのミルクを1日4回与えている━━▶10か月であれば通常1回150〜200 mLくらい，また離乳食も始めていない。明らかに経口摂取量不足で，身体的ネグレクト

⑥身長63 cm，体重6,500 g━━▶いずれも−2 SD以下で成長障害の可能性

⑦体温37.2℃，心拍数120/分，整。SpO₂ 98%━━▶ほぼ正常

⑧表情は乏しく，活気も少ない。皮膚のツルゴールは低下━━▶栄養不足，脱水の可能性あり

⑨体表に外傷やあざは認めない━━▶身体的虐待は明らかではない。

⑩臀部は赤くかぶれてびらんがある。衣類は汚れが目立っていた━━▶おむつや衣類の交換が行われていない。身体的ネグレクト

鑑別診断 「アプローチ」②から周産期に異常はなかったが，③〜⑩から定期的な健診や必要な医療機関の受診をさせていない医療ネグレクトと，乳児に十分な栄養も与えていない，衣類の交換なども行われていない身体的ネグレクトがあることから育児放棄〈ネグレクト〉が疑われる。

診断名 育児放棄〈ネグレクト〉

選択肢考察 ○a 児に成長障害，脱水が認められることから適切である。

×b 通報は必要であるが，児童福祉法に基づき児童相談所へ通報する。

×c 自宅に帰してはならない。

×d 育児放棄〈ネグレクト〉が疑われるので，適切ではない。

×e 現時点で医療の介入が必要である。

解答率 a 86.6%，b 7.2%，c 0.1%，d 6.1%，e 0.1%

C 医学総論／長文問題　221

関連知識　育児放棄〈ネグレクト〉とは，保護者が子供に対して必要な世話や保護を怠ることを指す。これは児童虐待〈child abuse and neglect：CAN〉の一形態であり，子供の健康や発達に深刻な影響を及ぼす。育児放棄には，身体的ネグレクト（食事を与えない，清潔な衣服を用意しない，住居が極端に不衛生），教育的ネグレクト（学校に通わせない，学習の機会を与えない，無関心など），医療ネグレクト（予防接種を受けさせない，必要な医療を受けさせない），情緒的ネグレクト（愛情を示さない，無視する，精神的なケアを怠る，子供の感情や要求に応えない），監護放棄（幼い子供を一人にする，長時間放置する，家から締め出すなど）のような形態がある。育児放棄が疑われる場合の対応は，児童相談所への通報，医療機関・学校・保健所との連携，支援制度の活用が重要である。

コメント　状況から適切な対応を問われている。育児放棄〈ネグレクト〉についての知識をまとめておきたい。

正解　a　**正答率** 86.6%

受験者つぶやき
・脱水がある点からまずは入院が必要と考えました。
・とりあえず児の安全確保だと思いました。

Check ■■■

119C-46　24歳の女性。自傷行為を繰り返すためパートナーに付き添われて来院した。パートナーの言動に不満があると，怒鳴るなどの行為が止まらず，衝動的に市販の総合感冒薬を過量に服用したり，前腕をカミソリで自傷したりする。大学院を卒業後，研究職に就いている。
　　この患者に行う心理検査はどれか。
　　a　Rorschach テスト
　　b　前頭葉機能検査〈FAB〉
　　c　Wechsler 成人知能検査
　　d　リバーミード行動記憶検査
　　e　Mini-Mental State Examination〈MMSE〉

アプローチ
①パートナーの言動に不満があると，怒鳴るなどの行為が止まらず　→　情緒不安定
②衝動的に市販の総合感冒薬を過量に服用したり，前腕をカミソリで自傷したりする　→　繰り返す自傷行為
③大学院を卒業後，研究職に就いている　→　高い知能で就労

鑑別診断　鑑別すべき疾患として，境界性パーソナリティ障害，統合失調症，知的障害が挙げられる。「アプローチ」①，②より境界性パーソナリティ障害が考えられる。③より知的障害は否定される。明らかな幻覚妄想の症状はみられず，統合失調症は否定される。

診断名　境界性パーソナリティ障害

選択肢考察
○ a　Rorschach テストは，パーソナリティ検査としてパーソナリティ特性や病態水準を評価するため，適切である。
× b　FAB は，脱抑制など前頭葉の障害が疑われる場合に施行される。本症例の衝動性はパ

ートナーとの関係に限定されるため，不要である。
× c　Wechsler成人知能検査〈WAIS-IV〉は，既に高い知能であることが推定されるため，不要である。
× d　リバーミード行動記憶検査は，記憶機能に特化したスクリーニング検査であるが，特に記憶に問題はないため，不要である。
× e　MMSEは，認知症のスクリーニング検査であるが，特に全般的な認知機能に問題はないため，不要である。

解答率　a 90.5％，b 3.8％，c 4.2％，d 1.0％，e 0.4％

関連知識　＜Rorschachテストの特徴＞
　左右対称のインクの染みの模様が何に見えるかを答える投影法である。図版は，1枚5分で合計10枚，色付きもある。
　なお，この検査に限らず，心理検査は，診断の確定ではなく，あくまでも診断の補助を目的として施行される。
　下掲図は，国試113 F-28で実際に出題された図版である。

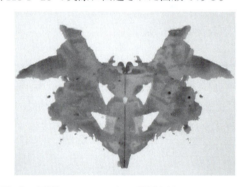

コメント　この設問の選択肢は，国試117 F-24を一部流用している。
正解　a　正答率 90.5％

受験者つぶやき
・心理検査はその目的と方法（自記式か質問式か）をざっくり把握しておくと良いと思います。
・人格の障害だと考え，それと関係する検査を選びました。

Check ■■■

119C-47　58歳の女性。既往歴に特記すべきことはない。昨日，交通事故で死亡した息子の通夜があった。息子の傍にいたいと言って棺が安置されている部屋に行ったまま，朝になっても帰ってこないのを不審に思った夫が部屋に行ったところ，棺内に上半身を入れた状態で死亡しているのを発見した。
死因で考えられるのはどれか。
　a　トルエン中毒
　b　硫化水素中毒
　c　一酸化炭素中毒
　d　二酸化炭素中毒
　e　ホルマリン中毒

アプローチ　①棺内に上半身を入れた状態で死亡 → 亡くなった人のお棺には，死後変化の進行を抑えるた

め，ドライアイスが入れられている。したがって，ドライアイスが気化して生じた二酸化炭素を吸引した疑い。高濃度の二酸化炭素を吸入すると短時間で意識を消失する。

鑑別診断 亡くなった息子が安置されているお棺にはドライアイスが入っていることが考えられる。ホルマリンは，解剖などを行って摘出された臓器が一定期間保管されている液体であるが，お棺内にあることは考えられない。そのほかの，トルエン，硫化水素，一酸化炭素が，設問文の環境下で発生することは考えられない。

診断名 二酸化炭素中毒死

選択肢考察 ×a，×b，×c，×e 状況から考えられない。
○d ドライアイスが気化した二酸化炭素の吸引による。

解答率 a 1.1%，b 9.3%，c 12.5%，d 51.7%，e 25.3%

関連知識 空気中に含まれる二酸化炭素は0.04%であるが，空気中の濃度が3%程度でめまいが出現し，10%では視覚障害，耳鳴り，震えが生じて，1分間の吸入で意識を消失するという。30%の吸入では，ほぼ即時に意識が消失する。

コメント 状況から，ドライアイスの存在と気化した二酸化炭素の吸入が想起できるかがポイントとなる。

正解 d　**正答率** 51.7%

・消去法でなんとか選びましたが，試験後，棺にはドライアイスを入れることを思い出しました。
・ドライアイスが入っていることを知らず，答えられませんでした。

Check ■■■

119C-48 31歳の初妊婦（1妊0産）。妊娠34週4日，里帰り分娩目的で地元の産科診療所を紹介され受診した。既往歴と家族歴に特記すべきことはない。腹部超音波検査で胎児は頭位，推定体重1,500 g，羊水指数〈AFI〉は3 cmであった。
次に行うべき検査はどれか。
a　羊水検査
b　胎児MRI
c　胎児心拍数モニタリング
d　75 g経口ブドウ糖負荷試験
e　成人T細胞白血病ウイルス検査

アプローチ ①妊娠34週4日 → 早産の危険性
②腹部超音波検査で頭位 → 胎児の体位は正常
③推定体重1,500 g → 妊娠34週の正常児体重は1,800〜2,500 g程度であるので，低体重。
④羊水指数〈AFI〉は3 cmであった → AFIが5 cm未満は羊水過少を意味する。

鑑別診断 「アプローチ」③，④より，羊水過少を伴う胎児発育不全である。
鑑別すべき他の疾患としては前期破水がある。前期破水とは，陣痛発来前に卵膜が破れ羊水が漏出することである。診断は腟鏡を用い羊水を確認することで容易であるが，高位破水では羊水が確認できないこともあり，診断が難しい場合がある。このような場合は，羊水中に存在するインスリン様成長因子結合蛋白1型〈IGFBP-1〉を指標として検査することで診断が可

能である。

診断名 羊水過少を伴う胎児発育不全〈FGR〉

選択肢考察
× a 胎児先天異常がある場合，羊水過少になることがある。しかし，今回は既に34週であることより優先度は低い。
× b 胎児疾患診断に有用であるが，胎児発育不全の診断には必ずしも有用ではない。
◯ c 胎児の状態を直ちに評価できる。
× d 妊娠糖尿病合併の場合，胎児発育不全になることはあるが，羊水は過多になる。
× e 成人T細胞白血病ウイルスに妊娠中感染しても胎児発育不全や羊水過少にはならない。

解答率 a 0.5％，b 1.7％，c 97.2％，d 0.3％，e 0.2％

関連知識 胎児発育不全〈FGR〉とは，何らかの理由で子宮内での胎児の発育が遅延あるいは停止したために，在胎週数に相当した胎児の発育がみられない状態のことをいう。原因としては，母体要因，胎児要因，胎盤・臍帯因子などがある。羊水過少の原因としては，羊水の流出，胎児腎尿路系の器質的異常，胎児発育不全などがある。

コメント 胎児心拍数モニタリングは簡便で，すぐ胎児の状態を把握できる。

正解 c 正答率 97.2％

受験者つぶやき
・羊水過少による胎児機能不全がないか調べるために胎児心拍数モニタリングが必要と考えました。
・基本的な検査からすべきだと考えました。

Check ■■■

119C-49 日齢0の女児。妊娠経過は異常なく，在胎40週1日，体重2,260 g，身長42 cm。Apgarスコア6点（1分），8点（5分）で自然分娩で出生した。出生後，後頭部の突出，耳介低位，口唇口蓋裂，小顎，背中の多毛および筋緊張の低下を認めた。心エコー検査で心室中隔欠損と動脈管開存症を認めた。今後両親に説明の上，染色体検査を予定している。顔貌の写真（別冊No. 6A）と手指の写真（別冊No. 6B）とを別に示す。

予想される染色体検査の結果はどれか。

a 45, X
b 46, XX
c 47, XXX
d 47, XX, +18
e 47, XX, +21

A
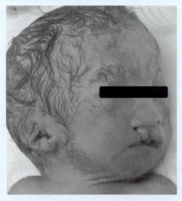

B
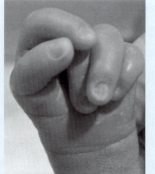

アプローチ
①日齢0の女児
②妊娠経過は異常なく，在胎40週1日，体重2,260 g，身長42 cm ➡ 低出生体重児
③後頭部の突出，耳介低位，口唇口蓋裂，小顎，背中の多毛 ➡ 多発する外表奇形
④筋緊張の低下
⑤心エコー検査で心室中隔欠損と動脈管開存症 ➡ 内臓奇形

画像診断

A
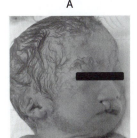
耳介低位・口唇口蓋裂・小顎を認める（「アプローチ」③の所見がみられる）。

B
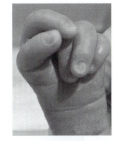
第4指が第3指にオーバーラップしている変形（握りしめた手の形）は，18トリソミーに特徴的な所見である。

鑑別診断 本症例は後頭部の突出，耳介低位，口唇口蓋裂，小顎の顔貌と背中の多毛など多発する外表奇形，心疾患を含めた内臓奇形，画像で提示された握りしめた手（第4中指が第3指に重なっている）の特徴から18トリソミーが疑われる。確定診断には染色体検査を実施する必要がある。

診断名 18トリソミーの疑い

選択肢考察
× a 45, X は Turner 症候群であり，本例では翼状頸・外反肘を認めず異なる。
× b 46, XX は正常女性である。
× c 47, XXX（トリプルX症候群）であれば外表奇形は軽度である。
○ d 47, XX, ＋18 は経過・所見から本症例では最も考えられる。
× e 47, XX, ＋21 は Down 症候群であり，顔貌の所見が異なる。

解答率 a 0.1％，b 0.2％，c 0.1％，d 93.9％，e 5.6％

関連知識 18トリソミー〈Edwards症候群〉は，18番染色体が通常2本のところ，3本あることによって起こる先天性の疾患である。

＜18トリソミーの特徴＞
・成長・発達：発達の遅れ，低体重
・顔貌：特徴的な顔貌（小さな顎，低い位置にある耳，後頭部の突出など）
・手足：手足の変形（握りしめた手の形，足の指の重なりなど）
・内臓：心臓，腎臓（膀胱尿管逆流），消化器などの先天的な異常
・神経：重度の知的障害
・その他：呼吸障害，哺乳不良

正解 d 正答率 93.9％

受験者つぶやき
・小顎は18トリソミー，小頭，小眼球は13トリソミーです。
・写真や文章からこの染色体異常に特徴的な顔貌だと考えました。

119C-50 59歳の女性。がん検診で便潜血反応陽性を指摘され来院した。便通異常の自覚はない。意識は清明。身長152cm，体重46kg。体温36.1℃。脈拍64/分，整。血圧136/82mmHg。眼瞼結膜と眼球結膜とに異常を認めない。頸部リンパ節を触知しない。心音と呼吸音とに異常を認めない。腹部は平坦，軟で，肝・脾を触知しない。腸雑音に異常を認めない。四肢に浮腫を認めない。下部消化管内視鏡検査のS状結腸像（別冊 No.7）を別に示す。生検組織の病理検査で高分化腺癌と診断された。患者から「私の病気の場合，どこに転移しやすいのでしょうか」との質問があった。

この患者で最も転移の可能性が高い臓器はどれか。

a 脳　　b 肺　　c 肝臓　　d 骨髄　　e 副腎

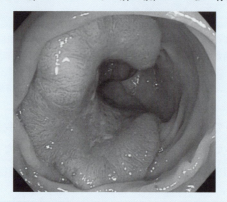

アプローチ
①がん検診で便潜血反応陽性を指摘
②下部消化管内視鏡検査のS状結腸像，生検組織の病理検査で高分化腺癌

画像診断

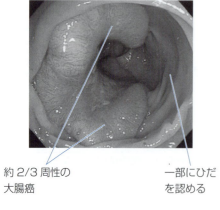

約2/3周性の大腸癌
一部にひだを認める

S状結腸に約2/3周性の中央に陥凹を伴う潰瘍限局型（肉眼的分類2型）の大腸癌を認める。

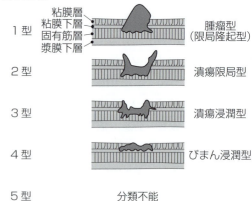

肉眼的分類
1型　腫瘤型（限局隆起型）
2型　潰瘍限局型
3型　潰瘍浸潤型
4型　びまん浸潤型
5型　分類不能

診断名　大腸癌

選択肢考察　×a，×b，○c，×d，×e　大腸癌の転移で特に多いのが，肺や肝臓，脳，骨といった血流が多い場所への血行性転移だが，結腸癌で最も多いのは肝臓である。腸からの静脈血が

C　医学総論／長文問題　**227**

最初に肝臓を通過するため，大腸癌細胞が肝臓に一番転移しやすいと考えられている。

解答率 a 0.1％，b 15.4％，c 84.0％，d 0.2％，e 0.1％

関連知識 ＜大腸癌の疫学＞

・大腸は大腸癌取扱い規約（大腸癌研究会編，2018）により，結腸〔盲腸（C），上行結腸（A），横行結腸（T），下行結腸（D），S状結腸（S）〕，直腸〔直腸S状部（RS），上部直腸（Ra），下部直腸（Rb）〕，虫垂（V），肛門管（P），〈附〉肛門周囲皮膚（E）に分けられる。

・発生頻度は，直腸が 41.2％ と最も多く，続いて S状結腸 27.5％，上行結腸 11.9％，横行結腸 8.0％，盲腸 5.8％，下行結腸 4.7％ の順で，結腸癌の中では S状結腸癌が最多である。

＜結腸癌と直腸癌の転移部位＞

　大腸癌は全身のどこにでも転移する。中でも転移しやすいのは肝臓や肺，腹膜，脳，骨といった血流が多い場所だが，大腸癌の中でも「結腸癌」と「直腸癌」では転移しやすい部位が異なる。結腸癌では肝臓での再発が最も多く起こるのに対して，直腸癌では肺と肝臓への転移がほぼ同じ頻度で，局所再発も起こりやすい。

正　解 　c　**正答率 84.0％**

受験者つぶやき
・S状結腸癌なので，下腸間膜静脈→門脈→肝臓に転移すると考えました。
・血管の流れ的に転移しやすそうだと考えました。

119C-51 19歳の女性。無月経と倦怠感を主訴に来院した。1年前から体重の減量を目的に食事を減らすようになった。6か月前から月経がなく，1か月前から倦怠感を自覚しているため心配した母親とともに受診した。1年前と比較して体重は約10kg減少している。本人は減量に満足しておらずもう少し体重を減らしたいと考えている。意識は清明。身長160cm，体重40kg。体温36.0℃。脈拍56/分，整。血圧88/50mmHg。るいそうと下腿の軽度の圧痕性浮腫を認める。尿所見：蛋白（－），糖（－），ケトン体1＋。妊娠反応陰性。血液所見：赤血球410万，Hb 12.0g/dL，Ht 40％，白血球3,200，血小板12万。血液生化学所見：AST 20U/L，ALT 18U/L，血糖82mg/dL，TSH 3.6μU/mL（基準0.2～4.0），LH 3mIU/mL（基準1.8～7.6），FSH 4mIU/mL（基準5.2～14.4），FT_3 2.0pg/mL（基準2.3～4.3），FT_4 1.2ng/dL（基準0.8～2.2），エストラジオール10pg/mL（基準25～75）。経腟超音波検査で子宮の軽度萎縮を認める。

対応で**適切でない**のはどれか。

a　栄養管理　　　　　b　心理療法　　　　　c　家族への支援
d　女性ホルモン投与　e　甲状腺ホルモン投与

アプローチ
① 19歳の女性 ━━ 思春期・若年成人が抱える産婦人科疾患を考える。

② 無月経と倦怠感を主訴 ━━ 続発性無月経の原因は何か？

③ 1年前から体重の減量を目的に食事を減らす ━━ 意識的に体重減少を求めている。

④ 6か月前から月経がなく，1か月前から倦怠感 ━━ 倦怠感と続発性無月経との関連性は何か？

⑤ 心配した母親とともに受診 ━━ 本人には病識がないため親が連れてきた。

⑥ 体重は10kg減少している ━━（減少した体重）10kg/（元の体重）50kg＝20％の体重減少

⑦ もう少し体重を減らしたいと考えている ━━ 体重低下に病識がない。

⑧ 身長160cm，体重40kg ━━ BMI 15.7（低体重，やせ型）

⑨ 意識は清明。体温36.0℃。脈拍56/分，整。血圧88/50mmHg ━━ 低血圧，脈拍は低下傾向

⑩ るいそうと下腿の軽度の圧痕性浮腫，尿ケトン体1＋ ━━ 栄養摂取不足による反応

⑪ 尿所見：蛋白（－），糖（－），妊娠反応陰性 ━━ 妊娠由来の無月経ではない。

⑫ 血液所見 ━━ 汎血球減少にはなっていない。

⑬ 血液生化学所見 ━━ 肝機能障害はないが，血糖は低め，FT_3は低値

⑭ エストラジオール10pg/mL ━━ エストロゲンは低値で，無月経と整合性がある。

⑮ 経腟超音波検査で子宮の軽度委縮を認める ━━ エストロゲン低値による形態的変化

鑑別診断　　思春期・若年成人の続発性無月経の原因として，体重減少が考えられる（「アプローチ」①～③）が，本人に体重減少への病識がない（③，⑤，⑦）と推測する。20％の体重減少による身体症状としてBMIの低下，徐脈，低血圧ならびに低栄養状態としてのるいそうと浮腫も出現してきた（②，④，⑥，⑧～⑩）。尿検査と血液検査（⑪～⑬）から飢餓状態が示唆され，⑭，⑮よりエストロゲンは基準値を下回り，無月経の原因と判断でき，子宮萎縮という形態的変化とも合致する。以上より，体重減少が続発性無月経の原因と考えられ，慢性消耗性疾患や

過剰な運動が背景にはなく，やせることに意識が向いているため，神経性やせ症と診断できる。

診断名 神経性やせ症（以前は神経性食欲不振症または神経性食思不振症と呼ばれていた）

選択肢考察
- ○ a 栄養面の治療が必要である。
- ○ b 精神面の治療も必要である。
- ○ c 家族が疲弊しないよう，支援体制を構築する。
- ○ d 無月経の治療も開始する。
- × e FT_3 低下はわずかで，FT_4 は基準内で絶対的な欠乏ではないので，補充は必須ではない。

解答率 a 0.1％，b 0.0％，c 0.2％，d 3.6％，e 95.9％

関連知識
- 体重減少を伴う無月経においては，単純性体重減少性無月経と神経性やせ症の鑑別が必要だが，重要な鑑別点は病識と治療意欲の有無にある。前者は病識・治療意欲はともにあるが，後者は病識がなく治療意欲に乏しいのが特徴。
- 神経性やせ症〈AN：anorexia nervosa〉には，精神科的治療が不可欠であり，1)～3) が主となる。
  1) 栄養面の治療：経管栄養，経静脈栄養（点滴，中心静脈栄養）
  2) 精神面の治療：支持療法，認知行動療法，対人関係療法
  3) 無月経の治療：体重回復により改善することが多い，ホルモン療法（カウフマン療法）
- 「神経性やせ症（AN）初期診療の手引き」では初期対応の項目に以下の記載がある。
  (1) AN を疑うべき身体所見……気分不良や体調不良で説明できない痩せとして，低体重（成人）：BMI 17 未満，急な体重変動：1 か月に 8％ 以上の増減，徐脈，無月経や月経異常（女性）などがあり，ほかに，(2) 疑うべき血液検査所見，(3) 疑うべき病歴・行動，(4) 問診の注意点（患者本人・家族），(5) 聴取するべき項目，(6) 鑑別するべき疾患……呼吸障害，悪性腫瘍，内分泌疾患，コントロール不良の糖尿病，うつ病・強迫神経症，回避・制限性食物摂取症などがある。

正解 e　**正答率** 95.9％

受験者つぶやき

- 神経性やせ症では，体を省エネモードにするためにあえて甲状腺ホルモンを低下させているので，甲状腺ホルモン投与は逆効果だと思いました。
- 甲状腺ホルモンの低下は FT_3 のみ軽度だったので不要だと思いました。

Check ■ ■ ■

119C-52 8歳の女児。12月1日（金）午後6時から発熱を認めたため，12月2日（土）に母親に連れられて来院した。抗原検査でインフルエンザAと診断され，抗インフルエンザ薬を処方された。12月3日（日）には解熱し，症状が改善した。12月のカレンダーを以下に示す。

12月カレンダー

月曜日	火曜日	水曜日	木曜日	金曜日	土曜日	日曜日
				1 発熱	2 抗原検査 陽性	3 解熱
4 a	5 b	6 c	7 d	8 e	9	10

登校が可能になるのはどれか。

a 4日（月）　　　　b 5日（火）　　　　c 6日（水）

d 7日（木）　　　　e 8日（金）

アプローチ　①8歳 ➡ 小学生

②12月1日から発熱・インフルエンザ発症 ➡ 発症0日

③12月2日に抗原検査陽性。抗インフルエンザ薬内服 ➡ 発症1日

④12月3日に解熱する ➡ 発症2日

診断名　インフルエンザA

選択肢考察　現在，学校保健安全法では「発症した後5日を経過し，かつ，解熱した後2日（幼児にあっては，3日）を経過するまで」をインフルエンザによる出席停止期間とする（ただし，病状により学校医その他の医師において感染のおそれがないと認めたときは，この限りではない）。

×a　12月4日：発症3日，解熱1日。上記解説により，まだ登校不可。

×b　12月5日：発症4日，解熱2日。まだ登校不可。

×c　12月6日：発症5日，解熱3日。まだ登校不可。迷

○d　12月7日：発症6日，解熱4日。登校可となる。

×e　12月8日：発症7日，解熱5日。既に登校可。

解答率　a 0.1%，b 3.5%，c 41.7%，d 51.6%，e 3.1%

関連知識　一般的に，インフルエンザ発症前日から発症後3～7日間は鼻やのどからウイルスを排出する。このため，ウイルスを排出している間は，外出を控える必要がある。排出されるウイルス量は解熱とともに減少するが，解熱後もウイルスを排出するといわれ，排出期間の長さには個人差がある。

正解　d　**正答率** 51.6%

C 医学総論／長文問題　231

受験者つぶやき
- インフルエンザは発症から5日，かつ解熱後2日を過ぎてから登校が許可されます。本問では発症した日（12月1日）を第0病日，12月6日を第5病日とし，第6病日である12月7日から登校してよいと考えました。
- ○日目の数え方まで勉強できていませんでした。

Check ■■■

119C-53　医師と保護者との会話を以下に示す。

父親：「5歳の男の子です。幼稚園の先生から『4月から年長組になったので，小学校に入学するまでに接種すべき予防接種があります。夏休みに接種に行ってください』と言われたので，来ました」
医師：「これまでの予防接種歴はどうですか」
父親：「定期接種はすべて接種しています」
医師：「直近の予防接種はいつですか」
父親：「昨年の夏休みです」

この児に接種すべき予防接種はどれか。

a　MRワクチン
b　水痘ワクチン
c　髄膜炎菌ワクチン
d　小児用肺炎球菌ワクチン
e　インフルエンザ桿菌ワクチン

アプローチ
①5歳で幼稚園の年長組で，小学校に入学するまでに接種すべき予防接種 → 定期接種のワクチンは，安全性の観点から接種時期が厳格に決められている。
②これまでの定期接種はすべて接種しています → ワクチン接種は順調であり，小学校入学までに接種すべきワクチンを想起する。

選択肢考察
○a　measles〈麻疹〉とrubella〈風疹〉の混合ワクチンであり，2006年から定期接種とされた。対象者はⅠ期として生後12～24か月の者，Ⅱ期として5歳～小学校就学前1年間の7歳未満の者，と合計2回が決められている。
×b　水痘ワクチンは2014年から1～3歳を対象に合計2回が定期接種化され，その後は小児の流行が激減した。
×c　髄膜炎菌〈Neisseria meningitidis〉のワクチンは任意接種となっている。近年我が国で髄膜炎菌性髄膜炎の発生は大変少なくなっている。ただ世界的には，髄膜炎ベルトとしてアフリカ諸国で流行がみられるとともに，先進国でも散発的に患者が発生することがある。そのため髄膜炎菌ワクチンは，アフリカの髄膜炎ベルト地域を含めた流行地に渡航する者，米国等の留学先でワクチン接種を要求されている者などに任意で接種する。
×d　小児用肺炎球菌ワクチンは2013年から定期接種となった。生後2か月から接種できる。標準的なスケジュールは，生後2か月で接種したら4週間隔で3回，生後12～15か月に

4回目を追加接種する。

× e　インフルエンザ菌 b 型〈*Haemophilus influenzae* type b：Hib〉による細菌性髄膜炎の予防効果が高い。2013 年から定期接種となった。標準的なスケジュールは，小児用肺炎球菌ワクチンと同様に生後 2 か月で接種したら 4 週間隔で 3 回，生後 12～15 か月に 4 回目を追加接種する。2024 年 4 月からは，従来の Hib ワクチンと四種混合ワクチンを混合した五種混合ワクチンが導入された。

解答率　a 38.7%，b 16.8%，c 22.6%，d 20.4%，e 1.5%

関連知識　ワクチンデビューは生後 2 か月より B 型肝炎，ロタウイルス，小児用肺炎球菌，五種混合の 5 つのワクチンを同時接種で受けることが勧められる。ただし接種後に，好ましくない反応を認めることがある。ワクチンとは別の原因によって，偶発的に出現した体調不良も含めた反応は「有害事象」と呼ばれ，この「有害事象」のなかにワクチンが原因となって起こる「副反応」が含まれる。しかしワクチンによる「副反応」と，ワクチン以外の原因による「有害事象」を明確に区別することは困難である。そのためワクチンの安全性に関しては，日頃から適切な知識の普及啓発，リスクコミュニケーションに努めることが不可欠である。

正　解　a　**正答率** 38.7%

受験者つぶやき

・ワクチンには 1 回で終了のものや，期間をあけてもう 1 回必要なものなど色々あります。直前に小児のワクチンのスケジュールをなんとなく見ていて，MR の 1 回目と 2 回目の特殊な間のあき方が印象に残っていたので，奇跡的に答えられました。
・接種時期まで細かく勉強できていませんでした。

Check ■ ■ ■

119C-54　68 歳の女性。腰背部痛を主訴に来院した。本日，起床時に転倒し尻もちをついた後から，腰背部の痛みのため体動困難となったため受診した。40 歳時から関節リウマチでメトトレキサートとグルココルチコイドを内服している。意識は清明。身長 152 cm，体重 46 kg。体温 36.7℃。脈拍 80/分，整。血圧 144/88 mmHg。呼吸数 16/分。両下肢に感覚障害や運動障害を認めない。背部正中に叩打痛を認める。

最も考えられる疾患はどれか。

a　尿管結石　　　　　b　強直性脊椎炎　　　　c　脊椎圧迫骨折
d　腰部脊柱管狭窄症　　e　腰椎椎間板ヘルニア

アプローチ　①68 歳の女性。起床時に転倒し尻もちをついた後から，腰背部の痛みのため体動困難 ➡ 比較的高齢の女性における軽微な外力での外傷性疾患

②40 歳時から関節リウマチでメトトレキサートとグルココルチコイドを内服 ➡ 高齢の女性であることと長期間のステロイド内服をしていることから骨粗鬆症の可能性が高い。

③意識は清明。身長 152 cm，体重 46 kg。体温 36.7℃。脈拍 80/分，整。血圧 144/80 mmHg。呼吸数 16/分 ➡ やや高血圧だがバイタルサインは正常

④両下肢に感覚障害や運動障害を認めない ➡ 下肢に神経障害はなさそう。

⑤背部正中に叩打痛を認める ➡ 背部中央の疾患を考慮

鑑別診断 「アプローチ」①，②，⑤から骨粗鬆症を合併する高齢者が，軽微な外力での外傷後に背部中央に痛みが出現して体動困難になったことより脊椎圧迫骨折を考える。

診断名 脊椎圧迫骨折

選択肢考察
- × a 尿管結石の腰背部痛は背部中央に生じることは少ない。
- × b 強直性脊椎炎は男性に多く生じる慢性疾患であり，可能性は低い。
- ○ c 高齢者の女性の転倒により生じた腰背部痛の場合，まず考慮すべき疾患である。
- × d 高齢者に多いが，特徴的な症状である間欠性跛行など下肢の神経障害を伴うことが多い。
- × e 比較的若年者に多く，下肢痛など下肢の神経障害を伴うことが多い。

解答率 a 0.1%，b 0.1%，c 99.4%，d 0.1%，e 0.3%

関連知識 脊椎圧迫骨折は骨粗鬆症がある高齢者の転倒などによって生じる軽微な外力での外傷である。腰背部痛があり体動困難となることが多い。診断はエックス線で行われるが，受傷後早期や圧迫骨折の程度が小さい場合は CT や MRI が有用である。治療は一般的にはコルセットを着用して離床，リハビリテーションを行う。

正解 c **正答率** 99.4%

受験者つぶやき
- グルココルチコイドは骨粗鬆症のリスクです。d と e は両下肢の感覚障害や運動障害がない点から除外しました。
- 年齢と薬剤使用歴から最も考えられるものを選びました。

Check ☐☐☐

119C-55 44歳の男性。健康診断で初めて血圧高値を指摘され来院した。健康診断時の血圧は 138/88 mmHg であった。体重は 20 歳ごろから変わっていない。既往歴に特記すべきことはない。喫煙歴はない。飲酒は月1回で日本酒 0.5 合（アルコール濃度 15%）/回。健康診断後から毎日ジョギングを1時間している。身長 162 cm，体重 58 kg。BMI 22.0。脈拍 68/分，整。血圧 134/82 mmHg。心音と呼吸音とに異常を認めない。腹部は平坦，軟で，肝・脾を触知しない。下肢に浮腫を認めない。尿所見：蛋白（－）。血液生化学所見：クレアチニン 0.7 mg/dL，尿酸 6.4 mg/dL，空腹時血糖 80 mg/dL，HbA1c 5.4%（基準 4.9〜6.0），総コレステロール 196 mg/dL，トリグリセリド 100 mg/dL，HDL コレステロール 68 mg/dL。食事内容の評価で，食塩摂取量 5.5 g/日，野菜摂取量 200 g/日。

この患者の生活習慣に対する指導で適切なのはどれか。

- a 「飲酒はやめましょう」
- b 「塩分を控えましょう」
- c 「体重を減らしましょう」
- d 「運動量を増やしましょう」
- e 「野菜を多く摂りましょう」

アプローチ
①血圧 134/82 mmHg ➡ 高値血圧で高血圧ではない。
②体重は 20 歳ごろから変わっていない ➡ 生活習慣病になりにくい体重推移である。
③飲酒は月1回，日本酒 0.5 合 ➡ 適量である。

④毎日ジョギングを1時間 ⟶ 18歳～64歳では十分な運動習慣である。

⑤食塩摂取量 5.5 g/日 ⟶ 成人の適量を満たしている。

⑥野菜摂取量 200 g/日 ⟶ 一日の野菜摂取量の目標値より少ない。

診断名 高値血圧

選択肢考察
× a 「飲酒はやめましょう」は現在の飲酒量が適量範囲内のため誤りである。
× b 「塩分を控えましょう」は現在の食塩摂取量が適正のため誤りである。
× c 「体重を減らしましょう」は20歳ごろの体重から変わっていないのは適正のため誤りである。
× d 「運動量を増やしましょう」は現在の運動量で十分なため誤りである。
○ e 「野菜を多く摂りましょう」は現在の野菜摂取量が少ないため正しい。

解答率 a 0.5％, b 1.2％, c 0.2％, d 0.4％, e 97.8％

関連知識
・正常血圧は 120/80 mmHg 未満，正常高値血圧は 120～129/80 mmHg 未満，高値血圧は 130～139/80～89 mmHg で，高血圧が 140/90 mmHg 以上である。
・「節度ある適度な飲酒」は1日平均純アルコールで約 20 g 程度（酒1合 180 mL）である。
・適正の食塩摂取量は成人男性 7.5 g 未満，女性 6.5 g 未満である。高血圧の予防・治療には 6 g 未満が目標。
・20歳の体重が中年期に 5 kg 以上増えると2型糖尿病，高血圧，心血管疾患，がんなどの発症率が上昇する。
・18～64歳の運動量は息がはずみ汗をかく程度の運動を週合計 60 分が良いとされている。
・野菜摂取量は1日 350 g を目標とする。

コメント 生活習慣病のリスクになる項目を整理して覚えることが重要である。

正解 e 正答率 97.8％

・野菜は1日 350 g 必要ですが，それがわからなくても，野菜を多く摂って悪いことはないので誤答選択肢にはなりえないとも思いました。
・消去法で選びました。野菜の適量は覚えていませんでしたが，多く摂って悪いことはないだろうと思いました。

119C-56 生後18時間の女児。在胎39週、体重2,900g、Apgarスコア8点（1分）、9点（5分）で頭位自然分娩で出生した。妊娠・分娩経過に異常はなかった。体温37.1℃。脈拍140/分、整。呼吸数48/分。SpO₂ 96%（room air）。皮膚は赤く、チアノーゼは認めない。心音と呼吸音とに異常を認めない。腹部は平坦、軟で右肋骨弓下に肝を1cm触知するが、脾は触知しない。生後1時間から授乳を母乳で開始し、生後6時間にビタミンKを内服した。嘔吐は認めない。生後18時間に初めて排泄した便の写真（別冊No.8）を別に示す。

適切な対応はどれか。

a　補　液
b　母乳継続
c　経鼻胃管留置
d　ビタミンK製剤静注
e　アレルギー用人工乳開始

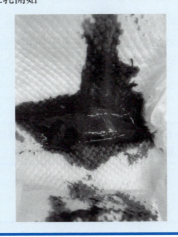

アプローチ
①生後18時間の女児 → 新生児
②在胎39週、体重2,900g、Apgarスコア8点、9点で頭位自然分娩 → 特に異常なし
③体温37.1℃。脈拍140/分、整。呼吸数48/分。SpO₂ 96%（room air）→ 特に異常なし
④皮膚は赤く、チアノーゼは認めない。心音と呼吸音とに異常を認めない → 特に異常なし
⑤腹部は平坦、軟で右肋骨弓下に肝を1cm触知する → 1〜2cmは正常範囲
⑥生後1時間から授乳を母乳で開始、生後6時間にビタミンKを内服、嘔吐は認めない → 特に消化管閉塞を疑う所見なし

画像診断

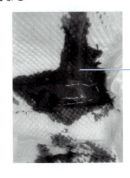

黒緑色で正常な胎便

鑑別診断	「アプローチ」①より生後18時間の新生児で，②〜⑥から特に異常はないと考えられる。
診断名	正常新生児
選択肢考察	×a 嘔吐はなく，補液の必要はない。
	○b 正しい。特に異常はなく母乳を継続する。
	×c 嘔吐はなく，経鼻胃管留置の必要はない。
	×d 胆汁うっ滞が疑われる場合，ビタミンKの静注が行われる。
	×e 血便もなくアレルギーを疑う所見はない。
解答率	a 0.8%，b 95.4%，c 0.1%，d 3.0%，e 0.6%
関連知識	新生児の便は，生後の経過や栄養（母乳・ミルク）によって変化する。しかし，一部の便の異常は消化管疾患や代謝異常のサインとなるため，注意が必要である。胎便は生後0〜2日で認められ，黒緑色で粘り気がある。移行便は生後2〜5日の胎便から普通便への移行期に認められ，緑黄色〜黄褐色でやや水っぽい。その後，母乳栄養児の便は黄色〜黄緑色で，軟らかく，水っぽい。人工栄養児の便は黄褐色でやや固めである。新生児の異常な便としては以下のようなものがある。白色・灰白色便は胆道閉鎖症や胆汁うっ滞で認められる。血便は壊死性腸炎，中腸軸捻転，アレルギーなどで認められる。水様便は乳糖不耐症などで認められる。
コメント	新生児でみられる所見について確認しておきたい。
正解	b 正答率 95.4%

受験者つぶやき
・バイタル異常なし，便色異常なしから，現状から変更する必要はないと考えました。
・普通の胎便なので特別な処置はいらないと思いました。

Check ■■■

119C-57 62歳の男性。右眼の視野に見えにくい部分があることを主訴に来院した。既往歴として10年前に気管支喘息重積状態となり入院した。3年前から喘息発作を繰り返しており，総合病院の呼吸器内科外来に通院している。視力は右0.1（1.0×−3.0 D），左0.2（1.0×−2.5 D），眼圧は右27 mmHg，左20 mmHg。両眼の前眼部，中間透光体に異常を認めない。右眼の眼底写真（別冊 No. 9A）と視野検査の結果（別冊 No. 9B）とを別に示す。

適切な点眼薬はどれか。

a 抗菌薬　　　　　　　　　　b β遮断薬
c 副交感神経刺激薬　　　　　d 副腎皮質ステロイド薬
e プロスタグランディン関連薬

C 医学総論／長文問題

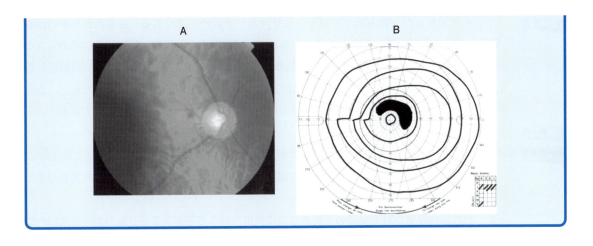

アプローチ

① 62歳の男性 ➡ 中高年で発症

② 右眼の視野に見えにくい部分がある ➡ 視力低下ではなく視野異常の訴え

③ 既往歴に喘息 ➡ 眼科領域で使用禁忌薬剤がある。

④ 視力は左右とも矯正で（1.0）➡ 視力低下はない。

⑤ 眼圧は右 27 mmHg, 左 20 mmHg ➡ 右が高値で緑内障の疑い

画像診断

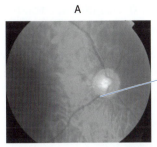

視神経乳頭 7 時部の血管が屈曲。同部位の rim が菲薄化していることを示唆

　眼底写真は豹紋状眼底であり，視神経線維層欠損を評価することは困難であるが，視神経乳頭 7 時部の血管が屈曲しており，同部位の rim が菲薄化していることを示唆している（乳頭陥凹の評価はオレンジ色の部分で評価するわけではなく，血管の走行，屈曲で判断する）。黄斑部は不明であるが，後極網膜に明らかな異常は認められない。緑内障が疑われる。

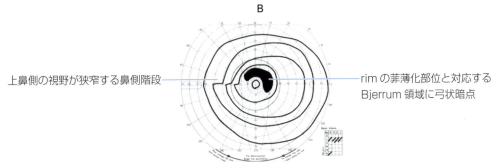

上鼻側の視野が狭窄する鼻側階段　　　　rim の菲薄化部位と対応する Bjerrum 領域に弓状暗点

　動的視野検査では，上鼻側の視野が狭窄する鼻側階段，また rim の菲薄化部位と対応する Bjerrum 領域に弓状暗点を呈している。典型的な緑内障視野異常。

鑑別診断 中高年に発症した，視力低下ではなく視野異常が主訴の疾患である。眼底出血などの眼底（網膜）疾患でも視野異常をきたすことがあるが，眼底写真上，網膜に特に異常は認められない。眼圧も高値であり，視神経の形態，視野異常から緑内障が最も示唆される。（前眼部に特記所見がないのであれば，原発開放隅角緑内障と考える）。緑内障の治療としては最初に点眼薬を使用するが，その中には禁忌となる全身疾患があり，喘息はその代表的疾患である。

診断名 緑内障

選択肢考察
× a 細菌性の感染症ではないため使用は不適切。
× b 眼圧下降を目的とした緑内障治療点眼薬であるが，喘息症状を悪化させる可能性があるため，本例においては**禁忌**。
× c 急性緑内障発作時や発作の予防を目的に使用されることがあるが，原発開放隅角緑内障に対する治療薬としては不適切。
× d 副腎皮質ステロイドは眼圧を上昇させるリスクのある薬剤であり，炎症を示唆する所見のない本例に対する使用は不適切。
○ e 優れた眼圧下降効果を有し，緑内障診療ガイドライン第5版において第一選択薬とされている。最も適切な治療薬である。

解答率 a 0.4%，b 0.3%，c 9.8%，d 1.4%，e 87.7%

関連知識 視野異常と高眼圧，この2点で緑内障が最も疑われる。緑内障の治療は，第一に点眼治療，その他に降眼圧内服薬，レーザー，手術がある。点眼薬は非常に種類が多い。その中でβ遮断薬は古くからある緑内障点眼薬であるが，喘息，心疾患のある患者は禁忌となっている。現在は点眼回数が1回で済むプロスタグランジン関連薬が第一選択。

コメント 視野異常と高眼圧から緑内障の診断はつけやすいと思うが，眼底写真から緑内障と読みとるのは，少し受験者には難しそうであった。

正解 e　**正答率** 87.7%

・開放隅角緑内障はβ遮断薬やプロスタグランジン関連薬点眼で治療しますが，本問の患者さんは気管支喘息の既往があるのでβ遮断薬は禁忌です。
・視野異常，眼圧亢進等から診断しました。

C 医学総論／長文問題 **239**

Check ■ ■ ■

119C-58 82歳の男性。全身倦怠感を主訴に来院した。2週間前から全身倦怠感が持続し2日前に家族から顔色不良を指摘されたため受診した。意識は清明。体温 36.6℃。脈拍 98/分，整。血圧 138/80 mmHg。血液所見：赤血球 174万，Hb 5.4 g/dL，Ht 16%，網赤血球 1%，白血球 1,800（分葉核好中球 20%，好酸球 1%，単球 2%，リンパ球 77%），血小板 8.2万。貧血に対して濃厚赤血球輸血を行ったが，輸血開始から2時間経過したところで呼吸困難を訴えた。意識は清明。体温 37.0℃。脈拍 132/分，整。血圧 98/62 mmHg。呼吸数 18/分。SpO_2 90%（room air）。再度行った血液型検査では不適合を認めず，不規則抗体は陰性で交差適合試験〈クロスマッチ〉で異常を認めなかった。

原因で考えられるのはどれか。**2つ選べ。**

a アナフィラキシー b 間質性肺炎

c ヘモクロマトーシス d 輸血関連急性肺障害

e 輸血後 GVHD

C
医学総論

▶臨床eye **Step 1** 82歳の男性 全身倦怠感

全身倦怠感を主訴とする疾患としては，感染症，貧血，甲状腺機能低下症，糖尿病，心疾患，腎疾患，さらには精神疾患のうつ病など多岐にわたる。本例は高齢者であり，様々な疾患を念頭に置いた病歴聴取・診察が必要である。

Step 2 病歴，身体所見

①2週間前から全身倦怠感が持続 ⟶ 慢性の経過

②2日前に家族から顔色不良を指摘された ⟶ 貧血の進行を示唆

③脈拍 98/分，整 ⟶ 頻脈

本例は2週間の経過で，全身倦怠感・顔色不良・頻脈が進行している。血圧は正常範囲であるが頻脈を認めている。徐脈を認める甲状腺機能低下症は除外される。貧血・心疾患，また未診断であれば腎疾患も推定される。

Step 3 検査所見

④血液所見：赤血球 174万，Hb 5.4 g/dL，Ht 16%，網赤血球 1% ⟶ 赤血球の造成不良の貧血

⑤白血球 1,800（分葉核好中球 20%，好酸球 1%，単球 2%，リンパ球 77%）⟶ 好中球減少

⑥血小板 8.2万 ⟶ 血小板減少

⑦濃厚赤血球輸血開始から2時間経過したところで呼吸困難

⑧脈拍 132/分，整。血圧 98/62 mmHg ⟶ 頻脈の増悪，血圧低下

⑨呼吸数 18/分。SpO_2 90%（room air）⟶ 低酸素血症・呼吸窮迫

⑩再度行った血液型検査では不適合を認めず，不規則抗体は陰性で交差適合試験〈クロスマッチ〉で異常を認めなかった ⟶ ABO，Rh などを含めた不適合輸血製剤による増悪ではない。

> **Step 4** 総合考察
> 　全身倦怠感・頻脈を主訴に来院し，汎血球減少から再生不良性貧血と診断される。輸血を実施して 2 時間で急激な血圧低下・頻脈と呼吸困難の増悪を認めた。皮膚に発疹を認めてはいないがアナフィラキシー，輸血関連急性肺障害が推定され，緊急対応が必要である。

診 断 名　再生不良性貧血，輸血関連急性肺障害，アナフィラキシーの疑い

選択肢考察
- ○ a　皮疹や膨疹を認めていないが，輸血により急激な頻脈に伴う呼吸困難・SpO_2 の低下を認めており，アナフィラキシーが考えられる。
- × b　間質性肺炎であれば慢性の経過での呼吸状態の悪化，fine crackles が存在する。
- × c　ヘモクロマトーシスは慢性の経過で呼吸苦・全身倦怠感の増悪がみられるため異なる。
- ○ d　輸血関連急性肺障害では輸血後 6 時間以内に低酸素血症・頻脈・呼吸困難が生じ，本例の原因として考えられる。
- × e　輸血後 GVHD は急性の場合，輸血数日後から皮膚の黄染・皮疹・下痢などの消化器症状を生じ，経過からは異なる印象である。

解 答 率　a 85.9％，b 2.1％，c 2.9％，d 98.6％，e 10.1％

関連知識　輸血関連急性肺障害は，輸血後 6 時間以内に起きる肺水腫などのメカニズムで生じる呼吸障害である。輸血された血液中の抗体が，肺の血管内皮細胞を障害することで肺水腫を引き起こし，呼吸困難・低酸素血症・頻脈を生じる。

コメント　過去問で類似の選択肢，場面が出題されていた。

正 解　a，d　正答率 84.6％

- アレルギーや TRALI，TACO は輸血後数時間以内に，輸血後 GVHD は輸血後 7 日以降に生じると記憶していました。
- 呼吸困難が出そうなものを選びました。

C 医学総論／長文問題

Check ■■■

次の文を読み，59〜61の問いに答えよ。

83歳の男性。意識消失を主訴に救急車で搬入された。

現病歴：15年前から高血圧症で治療中。約5年前から家族に難聴を指摘されている。3か月前から労作や安静に無関係の動悸を自覚するようになり，通院中の診療所で心室期外収縮を指摘された。本日，自宅で意識消失し倒れたことに家族が気付き，救急車を要請した。意識は数秒で回復した。家族によると，搬入時の様子はいつもと変わらないという。

既往歴：74歳時に早期胃癌に対して内視鏡治療を施行。

生活歴：喫煙は20歳から74歳まで20本/日。飲酒は焼酎のお湯割りを1合/日。長男夫婦，孫1人と4人暮らし。

家族歴：父親は72歳時に胃癌で死亡。母親は78歳時に心筋梗塞で死亡。

現　症：ベッドで臥位となっており，開眼している。難聴があるものの，大きな声で話しかけると，本日の日付や現在いる場所，自分の名前と年齢を正確に答え，医師が診察していることを理解している。身長172 cm，体重59 kg。体温35.6℃。心拍数56/分，整。血圧152/68 mmHg。呼吸数16/分。心音と呼吸音とに異常を認めない。腹部に異常を認めない。下腿に浮腫を認めない。神経診察では指示に従って四肢を動かすことができ，明らかな麻痺は認めない。

119C-59 この患者の来院時の Glasgow Coma Scale〈GCS〉はどれか。
a　E4　V5　M6　　　b　E4　V5　M5　　　c　E4　V5　M4
d　E3　V4　M6　　　e　E3　V4　M5

119C-60 この患者の診察で**適切でない**のはどれか。
a　耳元で話すようにする。　　　b　複雑な言い回しを避ける。
c　プライバシーに配慮する。　　d　本人からの問診は省略する。
e　筆談による意思疎通も併用する。

119C-61 診察中に患者は再び意識消失し，数秒後に回復した。意識消失時の心拍数は14/分，不整，血圧は90/56 mmHg，呼吸数は16/分，心電図モニターの波形（**別冊 No.10**）を別に示す。その後家族に詳細な病歴聴取をしたところ，今回のような数秒間の意識消失を5回以上認めていたことが明らかになった。

次に行うべき治療はどれか。
a　胸骨圧迫　　　　b　緊急ペーシング　　　c　リドカイン静注
d　アドレナリン静注　　e　カルディオバージョン

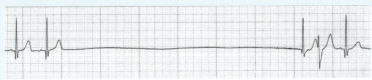

記録速度 25mm/秒

アプローチ　①83歳の男性 → 高齢男性
②意識消失 → 失神（心原性失神，神経調節性失神など），失神以外の発作（てんかん，代謝

性疾患，脳血管障害など）の可能性。

③３か月前から労作や安静に無関係の動悸 ⟶ 不整脈による失神の可能性。

④意識は数秒で回復 ⟶ 一過性意識障害の鑑別

⑤開眼している ⟶ GCS E4 である。

⑥本日の日付や現在いる場所，自分の名前と年齢を正確に答え ⟶ 見当識は保たれている。GCS V5 である。

⑦指示に従って四肢を動かすことができ ⟶ GCS M6 である。

鑑別診断　一過性意識障害は失神と失神以外の発作に分類される。失神は"血圧低下に伴う全脳の血流低下による一過性意識障害"と定義される。神経調節性失神，心原性失神が含まれる。失神以外の発作にはてんかん，脳血管障害，代謝性疾患，精神科疾患が含まれる。本例では最近，動悸症状を認めていたことより，不整脈による失神の可能性が考えられる。

診断名　不整脈による失神の疑い

[59]

選択肢考察　〇a，×b，×c，×d，×e　「アプローチ」⑤〜⑦より，E4V5M6。

解答率　a 99.7%，b 0.1%，c 0.0%，d 0.1%，e 0.0%

関連知識　Glasgow Coma Scale〈GCS〉は意識障害の評価指標の一つである。E（eye opening，開眼）1〜4点，V（best verbal response，言語）1〜5点，M（best motor response，運動）1〜6点で評価する。

＜Glasgow coma scale＞

・開眼機能（Eye opening）「E」

　4点：自発的に開眼

　3点：呼びかけると開眼

　2点：痛み刺激で開眼

　1点：痛み刺激でも開眼しない

・言語機能（Verbal response）「V」

　5点：見当識が保たれている

　4点：混乱した会話

　3点：発語はみられるが会話は成立しない

　2点：意味のない発声

　1点：発語みられず

　なお，挿管などで発声ができない場合は「T」と表記する。扱いは1点と同等である。

・運動機能（Motor response）「M」

　6点：命令に従って四肢を動かす

　5点：痛み刺激に対して手で払いのける

　4点：指への痛み刺激に対して四肢を引っ込める

　3点：痛み刺激に対して緩徐な屈曲運動（除皮質姿勢）

　2点：痛み刺激に対して緩徐な伸展運動（除脳姿勢）

　1点：運動みられず

[60]
選択肢考察 ○a，○b，○c，×d，○e　医師が診察していることを理解できているため問診を省略する理由はない。GCSで意識障害を評価するためにも問診は必要である。

解答率 a 0.3％，b 0.2％，c 0.0％，d 99.2％，e 0.1％

[61]

画像診断

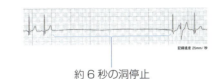

約6秒の洞停止

診断名 洞停止

選択肢考察 ×a，○b，×c，×d，×e　心電図モニターでは約6秒の洞停止を認めている。緊急ペーシングの適応である。

解答率 a 0.2％，b 89.9％，c 1.5％，d 0.2％，e 8.1％

正解 ［59］a　正答率 99.7％　　［60］d　正答率 99.2％　　［61］b　正答率 89.9％

受験者つぶやき

［59］・開眼している＝E4，会話可能＝V5，指示に従うことができる＝M6です。GCS満点が正解となる問題はほぼ経験したことがなかったので，何回も見直しました。
　　　・GCSは確実に答えられるように何度も練習しました。
［60］・患者本人をないがしろにするような選択肢は例外なく誤りです。
　　　・「本人」がいつも一番大事だと思います。
［61］・意識消失の既往がある徐脈にはペーシングが必要と覚えていました。カルディオバージョンはVT，PSVT，AFに適応があります。
　　　・「次に」とあったので，根治のためではなく，今一番必要そうな治療を選びました。

Check ■■■

次の文を読み，62〜64 の問いに答えよ。

58 歳の男性。発熱と意識障害のため救急車で搬入された。

現病歴：昨日 38.0℃ の発熱があったため仕事を休み，市販の解熱鎮痛薬を内服して自宅で様子をみていた。今朝はベッドで横になったままで呼びかけに反応がなかったため，家族が救急車を要請した。

既往歴：21 歳時に交通外傷のため左腎臓と脾臓を摘出した。

生活歴：会社員で事務作業が主体。喫煙歴はない。飲酒はビール 350 mL/日を週 2 回。52 歳の妻，20 歳台の息子 2 人と 4 人暮らし。ペットは飼育していない。ワクチン接種歴は確認できない。

家族歴：父は 78 歳時に心筋梗塞で死亡。同居している家族に特記すべきことはない。

現　症：意識レベルは JCS Ⅲ-200。身長 170 cm，体重 62 kg。体温 38.8℃。心拍数 128/分，整。血圧 76/52 mmHg。呼吸数 30/分。SpO$_2$ 91 %（リザーバー付マスク 10 L/分　酸素投与下）。皮膚は湿潤で著明な発汗を認める。眼瞼結膜と眼球結膜とに異常を認めず，頭頸部にはその他の異常も認めない。心音と呼吸音とに異常を認めない。腹部は平坦，軟で，肝を触知しない。左側腹部に手術痕を認める。両側足趾に暗紫色の色調変化を認める。下腿に浮腫を認めない。

検査所見：血液所見：赤血球 490 万，Hb 13.2 g/dL，Ht 39%，白血球 2,000（骨髄球 5%，後骨髄球 13%，桿状核好中球 38%，分葉核好中球 41%，好酸球 0%，好塩基球 0%，単球 1%，リンパ球 2 %），血小板 6.2 万，PT-INR 1.4（基準 0.9〜1.1），フィブリノゲン 426 mg/dL（基準 186〜355），D ダイマー 30 μg/mL（基準 1.0 以下）。血液生化学所見：総蛋白 5.9 g/dL，アルブミン 2.8 g/dL，総ビリルビン 2.7 mg/dL，直接ビリルビン 1.8 mg/dL，AST 197 U/L，ALT 149 U/L，LD 351 U/L（基準 124〜222），ALP 109 U/L（基準 38〜113），γ-GT 60 U/L（基準 13〜64），アミラーゼ 44 U/L（基準 44〜132），CK 460 U/L（基準 59〜248），尿素窒素 40 mg/dL，クレアチニン 2.1 mg/dL，血糖 98 mg/dL，Na 130 mEq/L，K 3.4 mEq/L，Cl 101 mEq/L，Ca 7.5 mg/dL，乳酸 28 mg/dL（基準 5〜20）。CRP 30 mg/dL。動脈血ガス分析（リザーバー付マスク 10 L/分　酸素投与下）：pH 7.33，PaCO$_2$ 28 Torr，PaO$_2$ 84 Torr，HCO$_3^-$ 18 mEq/L。

血液培養採取と同時に静脈路を確保し，輸液と抗菌薬投与を開始したが，血圧が低下した状態が続いている。

119C-62　次に投与すべきなのはどれか。

    a　血小板製剤　　　　　b　ニトログリセリン　　　c　ノルアドレナリン

    d　グルココルチコイド　　e　重炭酸ナトリウム液

119C-63　入院時に採取した血液培養が陽性となった。血液培養ボトル内容の Gram 染色標本（**別冊 No. 11**）を別に示す。

考えられる原因微生物はどれか。

    a　*Clostridium perfringens*　　　　　b　*Enterococcus faecium*

    c　*Haemophilus influenzae*　　　　　d　*Neisseria meningitidis*

    e　*Streptococcus pneumoniae*

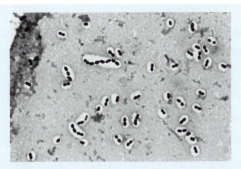

119C-64 集中治療が継続されたが患者は入院4日目に死亡した。家族に病理解剖について説明したところ承諾され，実施することとなった。

正しいのはどれか。

a 解剖終了後は遺体を家族に返還する。
b 解剖に使用した器具は全て廃棄する。
c 解剖を実施したことを警察に届け出る。
d 解剖に関わった医療従事者は予防抗菌薬を内服する。
e 死亡診断書は病理解剖報告書が完成した後に発行する。

アプローチ

①58歳の男性，発熱と意識障害で搬入 → 感染症とすれば意識障害の存在は重症の証か，あるいは髄膜炎など中枢感染症の可能性

②昨日38.0℃で仕事を休み → その前日まで普通に仕事をしていたとすれば，既往歴，生活歴，家族歴からも基本的には健康な成人男性に発症した感染症と思われる。

③今朝は呼びかけに反応がない → 一晩で急激に状況が悪化している。

④交通事故で脾摘の既往歴，ワクチン接種歴不明 → 脾摘後に重症感染症予防のためにワクチンを打つ致死的感染症がある。

⑤意識レベル JCS Ⅲ-200，体温38.8℃，心拍数128/分，血圧76/52 mmHg，呼吸数30/分，SpO_2 91%（酸素投与下）→ ショック，呼吸不全，昏睡状態であり，集中治療の適応

⑥皮膚は湿潤で著明な発汗 → 感染症による高体温，すなわち発熱

⑦両側足趾に暗紫色の色調変化 → 末梢血管レベルでは血流低下と低酸素状態が持続している。

⑧下肢に浮腫を認めない → 慢性的な心不全，腎不全，低蛋白血症は存在せず，元来健康状態であったと思われる。

⑨白血球2,000とその分画 → 白血球総数が減少し，骨髄球，後骨髄球，桿状核好中球（例えるならば「少年兵」）が出現しており，左方移動（桿状核好中球が15%以上）がある。重症の細菌感染に対処するため分葉核好中球（例えるならば「正規兵」）が血中から感染巣へ移動し消費されたことによりその数（割合ではない）が大幅に減少し，新たに骨髄から供給された幼若好中球が血中に現れている。重篤な感染症の所見である。

⑩血小板6.2万と減少，PT-INR 1.4と延長，Dダイマー高値 → 過凝固状態後の消費による凝固能の低下，線溶系の亢進は重症感染症に伴うDICの前段階といえる。

⑪AST，ALT，ビリルビン上昇 → 肝障害

⑫尿素窒素，クレアチニンの上昇 ➡ 腎障害

⑬CK上昇 ➡ 発熱に伴う震え，意識障害による体動の減少による筋肉組織の圧迫・崩壊によるものであろうか。

⑭乳酸の上昇，pH 7.33，$PaCO_2$ 低下，HCO_3^- 低下 ➡ 乳酸アシドーシス（代謝性アシドーシス）を呼吸性に代償している（過換気により CO_2 を下げている）が，この状態が続くと呼吸筋が疲労し呼吸不全に陥る危険性がある。

⑮血液培養，抗菌薬投与開始 ➡ 重症細菌感染症を考え，感染の原因菌を血中から同定しようとしつつ，同時に治療のため抗菌薬を開始している。一刻の猶予もない状態である。

⑯低 Na 血症，重症にもかかわらず比較的血糖値が低い，血圧低下継続 ➡ この3つの所見からは相対的副腎不全も関与していそうである。

鑑別診断　特に既往のない健康な成人（「アプローチ」②，⑧）に発症した急激に悪化した重症感染症（①，②，③，⑤，⑥）である。検査と治療選択（⑮）からも，感染症以外の高体温，意識障害をきたす悪性高熱（⑬）や脳血管障害などは否定的である。感染巣として考えられるのは，低酸素状態（⑤）から肺炎が考えられる（その他の情報はない）。重症感染症（⑨）とショック（⑦）に伴う乳酸アシドーシスが進行し（⑭），それによる臓器不全（⑪，⑫）と DIC（⑩）も進行しており，敗血症ガイドラインに基づく集約的治療が必要である。この症例のキーワードは④で，脾摘後の重症感染症として肺炎球菌や髄膜炎菌を原因とする脾臓摘出後重症感染症が知られており，脾摘後にはワクチンの定期接種により予防することが推奨されている。

診 断 名　敗血症性ショック，多臓器不全

[62]

選択肢考察　× a　既に DIC 状態にあり，出血傾向が出る，出血の危険性がある侵襲的治療を行う前には血小板輸血が考慮される。

× b　心原性ショックではないため，冠動脈と静脈系を拡張する適応はない。

○ c　敗血症性ショックはサイトカインほかの作用による血液分布異常性ショックであり，末梢血管拡張に対しノルアドレナリンを使って血管を収縮させて血圧を維持することがガイドラインで推奨されている。

△ d　現状では相対的副腎不全であり，ガイドラインでも使用が推奨されている。ショック状態であり，臨床的にはどちらから先に投与するかといえば，即効性のある c を選択する。c と d の2択問題でもよいぐらいである。

× e　ショックの原因は敗血症そのものであり，抗菌薬の効果が出るまで酸素化と循環を回復させる努力を続ける。それによって好気的代謝が進み乳酸アシドーシスも結果的に回復する。

解 答 率　a 0.4%，b 0.1%，c 98.1%，d 0.7%，e 0.6%

[63]

画像診断

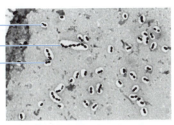

① 紫色＝Gram 陽性
② 数珠状＝連鎖
③ 球状＝球菌

①＋②＋③から，
Gram 陽性連鎖球菌

Gram 染色により濃い紫色に染色された（Gram 染色陽性の）球菌が数珠状に（または2個ずつ）つながっており，Gram 陽性連鎖球菌であることがわかる。これにより確定診断は侵襲性肺炎球菌感染症となる。

診断名 侵襲性肺炎球菌感染症〈IPD〉

選択肢考察
- × a Gram 陽性桿菌，嫌気性菌でガス壊疽の原因菌である。
- × b Gram 陽性連鎖球菌であるが，主症状は胃腸症状である。
- × c Gram 陰性桿菌である。
- × d Gram 陰性双球菌である。本症例と同様にショックと意識障害を呈し，脾摘後の重篤な敗血症性ショック，髄膜炎を起こすことがある。
- ◯ e Gram 陽性連鎖球菌であり，提示された Gram 染色標本所見と一致する。

解答率 a 0.9％，b 0.9％，c 0.5％，d 0.7％，e 97.0％

[64]

選択肢考察
- ◯ a 感染症法に基づき，診断がついたら届出を必要とする5類感染症であるが，遺体の引き取りは可能。
- × b 滅菌・消毒により再使用は可能であり，廃棄の必要はない。
- × c 意図的に感染させたなどの事件性がなければ，病理解剖の実施自体を警察に届け出る必要はない。何らかの疑問がある場合には司法解剖になる可能性があり，その際には解剖前に警察に相談すべきである。
- × d 予防抗菌薬の内服が必要なのは侵襲性髄膜炎菌感染症での飛沫感染の危険性がある人で，具体的には家族や標準予防策なしに初療にあたった医療スタッフである。病理解剖関係者は内服する必要はない。
- × e 死亡診断書は，病理解剖実施後，病理所見を記載したうえで発行する。最終的に病理解剖報告書が完成するまでには数か月以上かかるのが通例で，病名を変更した場合には，主治医は厚生労働省に報告するとともに，遺族へも再度説明することが望ましい。

解答率 a 97.7％，b 0.2％，c 0.1％，d 0.6％，e 1.4％

関連知識 肺炎球菌を原因とする感染症は，外傷などによる脾臓摘出後だけでなく，5歳未満の小児と高齢者では肺炎，髄膜炎による敗血症をきたし，本症例のように短時間で重症化することがあり，侵襲性肺炎球菌感染症〈invasive pneumococcal disease：IPD〉として，5類届出対象となっている。同様に侵襲性インフルエンザ菌感染症，侵襲性髄膜炎菌感染症も届出対象であるが，前者のうち Hib ワクチンにより小児の b 型インフルエンザ菌によるものは激減している。後者でも脾摘後，免疫不全状態，流行地への渡航歴などがあればワクチン接種によって予防す

ることが望まれる。

正解 ［62］c 正答率 98.1%　［63］e 正答率 97.0%　［64］a 正答率 97.7%

受験者つぶやき

［62］・qSOFA3 点で敗血症，かつ「適切な輸液を行っているにもかかわらず血圧低下が続いている」という状況から循環作動薬のノルアドレナリンが必要と考えました。
・輸液・抗菌薬，ノルアドレナリンという流れを覚えていました。
［63］・Gram 陽性球菌はbとeですが，bは連鎖球菌，eは双球菌です。本問の写真は双球菌と考えました。
・Gram 染色から菌を同定する問題は定期的に出題されていると思います。
［64］・病理解剖は，生前の治療が正しかったかどうかを検討するための解剖なので，誤答選択肢のような特別な措置は必要ないと考えました。
・遺体を返さないことはないと思いました。

次の文を読み，65～67 の問いに答えよ。
　30 歳の男性。左前胸部痛と呼吸困難を主訴に来院した。
現病歴：格闘技の選手。試合中に左前胸部を蹴られ，試合会場近くの病院を受診した。
既往歴：特記すべきことはない。
生活歴：一人暮らし。喫煙歴と飲酒歴はない。
家族歴：父が大腸癌。
現　症：来院時，意識は清明。身長 180 cm，体重 98 kg。体温 36.4℃。脈拍 96/分，整。血圧 102/72 mmHg。呼吸数 18/分。SpO₂ 97%（room air）。眼瞼結膜と眼球結膜とに異常を認めない。口腔内に異常を認めない。甲状腺と頸部リンパ節とを触知しない。左前胸部に痛みを訴え，皮下出血を認める。腹部は平坦，軟で，肝・脾を触知しない。神経診察で異常を認めない。
検査所見：血液所見：赤血球 489 万，Hb 14.2 g/dL，Ht 44%，白血球 11,200。血液生化学所見：総蛋白 6.9 g/dL，アルブミン 4.2 g/dL，AST 36 U/L，ALT 32 U/L，LD 338 U/L（基準 124～222）、尿素窒素 10 mg/dL，クレアチニン 0.8 mg/dL，Na 139 mEq/L，K 4.2 mEq/L，Cl 103 mEq/L。動脈血ガス分析（room air）：pH 7.43，PaCO₂ 43 Torr，PaO₂ 84 Torr，HCO₃⁻ 28 mEq/L。胸部単純 CT（別冊 No. 12）を別に示す。

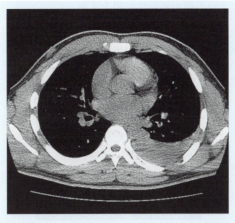

119C-65 この患者でみられる所見はどれか。

　a　呼気時間の延長
　b　左呼吸音の減弱
　c　左胸部のwheezes
　d　頸静脈の吸気時怒張
　e　左胸部打診での鼓音

119C-66 その後総合病院へ搬入された。搬入後の状態は意識清明で，体温36.4℃，脈拍132/分，整，血圧92/52mmHg，呼吸数30/分，SpO$_2$ 92%（room air）であった。酸素5L/分をマスクで投与し静脈路を確保して輸液を開始した。初回のCTから2時間後の搬送先の病院での胸部造影CTの肺野条件（**別冊 No. 13A**）と縦隔条件（**別冊 No. 13B**）とを別に示す。
　搬送先の病院での胸部CTでみられる所見はどれか。

　a　左気胸
　b　大動脈解離
　c　縦隔気腫の増加
　d　心嚢液貯留の増加
　e　左胸腔内液体貯留の増加

A　　　　　　　　　　　　　　　B

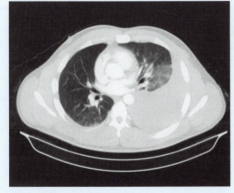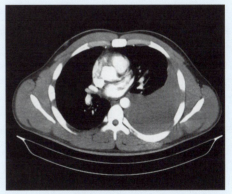

119C-67 行うべき対応はどれか。

　a　経過観察
　b　β遮断薬投与
　c　気管挿管陽圧換気
　d　胸腔ドレーン挿入
　e　非侵襲的陽圧換気〈NPPV〉

アプローチ　①30歳男性の格闘技選手が左前胸部を蹴られ，左前胸部痛と呼吸困難が出現　→胸壁，胸膜，

気道系，肺組織および心臓の外傷性疾患を考慮
②左前胸部に痛みと皮下出血を認める　→　外傷性の出血を示唆
③血液所見　→　貧血はみられず，大量の出血はないと判断

画像診断

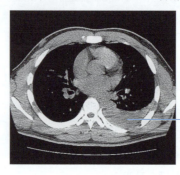

左胸腔内の液体貯留

鑑別診断　左前胸部を蹴られた後に左前胸部痛と呼吸困難が出現している。また左前胸部には皮下出血を認める。このため外傷による肋骨骨折などの胸壁疾患，血胸などの胸膜疾患，気道裂傷，肺挫傷および心疾患などが考えられる。本例では胸部単純CTで左胸腔内に液体貯留を認め，外傷性血胸と考えられる。

診断名　外傷性血胸

[65]

選択肢考察
× a　気管支喘息やCOPDなどでみられる。
○ b　胸水貯留や血胸などの胸腔内に液体の貯留する疾患でみられる。
× c　気道狭窄でみられる。
× d　収縮性心膜炎や心タンポナーデでみられる。
× e　気胸，肺囊胞およびCOPDなど肺の過膨張する疾患でみられる。

解答率　a 0.2%，b 94.3%，c 1.5%，d 2.9%，e 1.0%

[66]

アプローチ　④脈拍132/分，血圧92/52 mmHg，呼吸数30/分，SpO₂ 92%（room air）　→　呼吸不全および循環不全を呈している。

画像診断

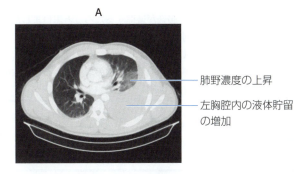

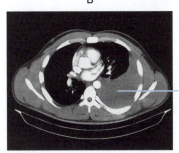

胸部造影 CT の肺野条件では左胸腔内の液体貯留の増加を認め，さらに左肺野に肺野濃度上昇を認める。外傷性血胸の増悪と考えられ，また肺挫傷も疑われる。なお気胸や縦隔気腫は認めない。胸部造影 CT の縦隔条件では大動脈解離や心嚢液貯留は認めない。

鑑別診断 左胸腔内の液体貯留が増加しており外傷性血胸の増悪と考えられる。また左肺に肺野濃度上昇を認め，肺挫傷の合併も考えられる。

診断名 外傷性血胸および肺挫傷

選択肢考察 ×a，×b，×c，×d，○e 胸部造影CTで左胸腔内の液体貯留の増加を認める。気胸，大動脈解離，縦隔気腫および心嚢液貯留は認めない。

解答率 a 1.3％，b 0.1％，c 0.1％，d 0.2％，e 98.1％

［67］

選択肢考察 ×a 呼吸不全，循環不全を呈しており，迅速な処置が必要である。
×b 頻脈は呼吸・循環不全が原因であり，β遮断薬投与の適応はない。
×c，×e 意識清明で SpO_2 92％（room air）であり，現時点で行う処置ではない。
○d 胸腔ドレーン挿入による排液を行う。

解答率 a 0.2％，b 0.1％，c 0.2％，d 98.7％，e 0.7％

関連知識 胸部外傷は日常診療でも遭遇する疾患である。胸郭，胸膜，気道系，肺組織および心臓に障害が及ぶ可能性がある。いずれの障害においても迅速な対応が必要である。

コメント 外傷性血胸の治療はまずは胸腔ドレーン挿入による排液を行う。なお出血のコントロールができないときには外科的処置が必要なことがある。

正解 ［65］ b 正答率 94.3％ ［66］ e 正答率 98.1％ ［67］ d 正答率 98.7％

受験者つぶやき ［65］・現病歴やCTで血胸が疑われます。胸腔内の血液により呼吸音は減弱し，打診では濁音が聴こえると考えました。aやcは気道の異常により生じる現象です。

252　国試119 － 第119回医師国家試験問題解説書

　　　　　　　　　・液体が貯留すれば呼吸音が減弱するだろうと思いました。
　　　　［66］・初回の CT と比較すると一目瞭然です。
　　　　　　　　・単純に画像を比較して答えました。
　　　　［67］・バイタルの悪化は胸腔内の液体貯留の増加によるものなのでドレナージが最優先と考えました。
　　　　　　　　・液体が何であれ，対応は同じだと思いました。

C

長文問題

Check ■ ■ ■

次の文を読み，68～70 の問いに答えよ。

75 歳の男性。転びやすさを主訴に来院した。

現病歴：3 年前から，就寝中に大きな声で寝言を言ったり，手足をバタバタ動かしたりしていることに妻が気付いていた。同時期から高度な便秘を自覚するようになった。1 年前から，物忘れが多くなり，日付や予定を何度も妻に確認するようになった。同時期から，①壁の模様や汚れを見て，虫が這っていると言って殺虫剤を噴霧するようになった。②入浴はひとりで可能で，③尿失禁はないが，日によっては，妻が話しかけても反応が鈍く，友人に会っても④あいさつをしなくなった。また，⑤自分が無力だと考えるようになった。1 か月前からは，動作が遅くなり，転びやすくなったため心配した家族に付き添われて受診した。

既往歴：60 歳から高血圧症で降圧薬を服用している。

生活歴：70 歳の妻と 2 人暮らし。喫煙歴はない。飲酒は機会飲酒。

家族歴：父は脳梗塞で 70 歳時に死亡。母は胃癌で 65 歳時に死亡。

現　症：意識は清明。身長 170 cm，体重 65 kg。体温 36.5℃。脈拍 68/分，整。血圧 136/82 mmHg。呼吸数 16/分。心音と呼吸音とに異常を認めない。腹部は平坦，軟で，肝・脾を触知しない。改訂長谷川式簡易知能評価スケール 16 点（30 点満点），Mini-Mental State Examination〈MMSE〉19 点（30 点満点）。脳神経に異常を認めない。四肢に筋力低下は認めない。四肢に軽度の筋強剛を認める。腱反射は正常で，Babinski 徴候は陰性。歩行はやや前傾姿勢で，歩幅は小刻みである。

119C-68　下線部のうち，高齢者機能評価簡易版〈CGA7〉の内容に**含まれない**のはどれか。

　　　　　a　①　　　　　　　b　②　　　　　　　c　③　　　　　　　d　④　　　　　　　e　⑤

119C-69　この患者で認める可能性が高いのはどれか。

　　　　　a　失　語　　　　　　　b　運動失調　　　　　　　c　感覚障害

　　　　　d　項部硬直　　　　　　e　起立性低血圧

119C-70　診断に有用なのはどれか。

　　　　　a　FDG-PET
　　　　　b　頸椎単純 CT
　　　　　c　頸部超音波検査
　　　　　d　脳血管造影検査
　　　　　e　ドパミントランスポーターシンチグラフィ

アプローチ　①75 歳，転びやすさ ⟶ 高齢者の易転倒性は神経・骨・筋疾患以外に廃用，薬物，環境など

C 医学総論／長文問題　253

多様な要因で生じるため，多角的な検討が必要である。

②就寝中の寝言，多動 ⟶ REM 睡眠行動障害を示唆する。

③高度の便秘 ⟶ 自律神経障害も視野に入れておく。

④1 年前からの物忘れ，HDS-R 16 点，MMSE 19 点 ⟶ 認知症の原因検索が必要

⑤壁の模様や汚れを見て，虫が這っている ⟶ 錯視の存在

⑥入浴はひとりで可能 ⟶ 基本的 ADL の一つ

⑦尿失禁はない ⟶ 下部尿路障害はなさそう。

⑧反応が鈍く，あいさつをしなくなった ⟶ 覚醒レベル，注意，意欲の低下を示唆

⑨自分が無力だと考えるようになった ⟶ うつ気分にある。

⑩動作が遅い，筋力低下なし，筋強剛あり，腱反射正常，Babinski 徴候陰性，歩行はやや前傾姿勢で，歩幅は小刻み ⟶ 錐体外路症状であるパーキンソニズムがみられる。

鑑別診断　全体として多彩な症状，すなわち REM 睡眠行動障害，錯視，パーキンソニズムに加え，抑うつ，頑固な便秘（自律神経障害），繰り返す転倒などがみられることから，認知症の原因疾患として Lewy 小体型認知症が考えられる。

診断名　Lewy 小体型認知症

[68]

選択肢考察　× a　「①壁の模様や汚れを見て，虫が這っている」は錯視と呼ばれる症状で，CGA7 は幻覚・妄想などの精神症状を評価するものではない。

○ b　「②入浴はひとりで可能」は基本的 ADL の一つで CGA7 に含まれ，自立しているかどうかで自立支援や介助の必要性を検討することとなる。

○ c　「③尿失禁はない」はひとりで用を足せるということで，CGA7 にある「トイレで失敗してしまうことはありませんか？」に該当する。

○ d　「④あいさつをしなくなった」は CGA7 にある意欲の項目で，自分から進んであいさつしなければ意欲の低下と評価される。

○ e　「⑤自分が無力だと考えるようになった」は CGA7 に含まれ，うつの傾向にあると解釈される。

解答率　a 99.1%，b 0.1%，c 0.4%，d 0.0%，e 0.3%

関連知識　高齢者総合機能評価は，高齢者を身体面，精神心理面，生活機能面，社会環境面からアプローチし，特に老年症候群を有する高齢者の多種多様な問題点をあぶり出し，プロブレムリストとその程度を作り上げる手段として用いられる。そのうち CGA7 は数分で実施でき，専門職を必要としないなど，最も簡便なスクリーニング検査（意欲，認知機能，基本的および手段的 ADL，情緒・気分）で，診療の一環として実践可能な評価法である。問題点があぶり出されればさらなる詳細な評価を行い，その高齢者のケアにつなげることができる。

[69]

選択肢考察　× a　失語は，言語の理解や表出といった大脳皮質の機能が失われた状態を指し，皮質下の疾患である Lewy 小体型認知症で認める可能性は低い。

× b　運動失調は小脳系，深部知覚系の障害で生じる協調運動障害であり，錐体外路障害（パーキンソニズム）をきたす Lewy 小体型認知症で認めることはない。

×c 感覚障害は広く視覚，聴覚，嗅覚，味覚を含む特殊感覚と体性感覚が含まれるが，体性感覚の表在知覚も深部知覚も Lewy 小体型認知症で侵される可能性は低い。

×d 項部硬直はくも膜下出血や髄膜炎でみられる髄膜刺激症状の一つであり，Parkinson 病でみられる頸部の筋強剛とは全くの別物。

○e 起立性低血圧は起立時にむしろ血圧が下がって脳血流低下によるめまい，失神を招くという起立性調節障害のことで，これは自律神経障害の一つである。Lewy 小体型認知症の繰り返す転倒や失神の原因となる。

解答率 a 0.2%，b 3.7%，c 0.5%，d 0.2%，e 95.3%

関連知識 Lewy 小体型認知症は，Lewy 小体が中脳黒質や青斑核などの脳幹諸核に出現するのみならず，大脳皮質や扁桃核に広く出現する神経変性疾患で，前者のみでは Parkinson 病となるが，後者では多彩な臨床症状を呈する Lewy 小体型認知症となる。Lewy 小体型認知症の臨床症状として特徴的なのは，認知機能の変動と進行性の低下，生き生きとした幻視体験，パーキンソニズム，REM 睡眠行動障害であり，その他，自律神経障害や抑うつ，妄想，アパシーや抗精神病薬に対する過敏性などがみられる。

[70]

選択肢考察 ×a FDG-PET は ^{18}F-フルオロデオキシグルコースを用いて細胞のブドウ糖代謝を画像化したもので，神経細胞の糖代謝活性の分布から診断に寄与するというものである。この検査で後頭葉の活性低下があれば Lewy 小体型認知症を支持するバイオマーカーとされているが，診断根拠にはならない。

×b 頸椎単純 CT は頸椎病変の評価に用いられる。Lewy 小体型認知症とは無関係である。

×c 頸部超音波検査は頸動脈病変の評価に用いられるもので，循環障害とは全く異なる病態の Lewy 小体型認知症に用いられることはない。

×d 脳血管造影検査は主に脳動脈病変の評価に用いられるもので，病態の異なる Lewy 小体型認知症とは無関係である。

○e ドパミントランスポーターシンチグラフィ（DAT スキャン®）は線条体にあるドパミントランスポーターを標識するアイソトープを用いてその分布を画像化したもの。Parkinson 病や Lewy 小体型認知症ではドパミン神経細胞の前シナプスにあるドパミントランスポーターが減少している。

解答率 a 0.2%，b 0.0%，c 0.0%，d 0.1%，e 99.5%

関連知識 認知症の原因疾患を診断するのに画像検査は有用で，構造変化としては CT，MRI が，機能変化としては fMRI，SPECT，PET が用いられる。Alzheimer 型認知症では海馬萎縮，血管性認知症では血管病変，前頭側頭型認知症では前頭葉と側頭葉の葉性萎縮が構造変化（CT，MRI）としてみられるのに対し，Lewy 小体型認知症に特異的な変化はない。一方，機能画像では DAT スキャン®のほか，交感神経機能をみる MIBG 心筋シンチグラフィ（心筋への取り込み低下）が Lewy 小体型認知症の指標的バイオマーカーとして診断根拠の一つとなっている。

正解 [68] **a** **正答率 99.1%** [69] **e** **正答率 95.3%** [70] **e** **正答率 99.5%**

受験者つぶやき

[68] ・CGA7には意欲，認知機能（復唱・遅延再生），IADL，ADL（入浴・排泄），情緒・気分が含まれます。幻視はCGA7には該当しないと考えました。
・CGA7に関する問題はよく出ていると思います。

[69] ・現症からLewy小体型認知症が疑われるので，自律神経症状を随伴しやすいと考えました。
・便秘など自律神経症状が出ていたので，起立性低血圧も認めるだろうと思いました。

[70] ・Parkinson病では，DATスキャン®で左右差のある集積低下が認められます。一方，Lewy小体型認知症やその他のParkinson症候群では左右差のない集積低下が認められます。
・Parkinson症状があるので関連のある検査を選びました。

256 国試119 — 第119回医師国家試験問題解説書

Check ■ ■ ■

次の文を読み，71〜73 の問いに答えよ。

85 歳の女性。悪心を主訴に来院した。

現病歴：3 日前から悪心があり，症状が悪化したため息子に付き添われて来院した。自宅近くの診療所にて，10 年前から脂質異常症の治療で①スタチンを服用していた。また，同時期から便秘症のため②酸化マグネシウムを服用していた。息子によると，最近は特に便が硬く③市販の下剤を追加で服用していたという。診療所での④最後の血液検査は 1 年前である。70 歳過ぎから⑤「腎臓の数値が高め」と言われていたという。

既往歴：75 歳時から脂質異常症と便秘のため自宅近くの診療所に通院している。

生活歴：息子と 2 人暮らし。喫煙歴はない。飲酒は機会飲酒。

家族歴：父は 75 歳時に脳梗塞で死亡。母は 85 歳時に老衰で死亡。

現　症：意識は清明であるが受け答えはやや緩慢である。身長 151 cm，体重 35 kg。体温 36.9℃。脈拍 32/分，整。血圧 92/50 mmHg。呼吸数 18/分。SpO_2 96％（room air）。皮膚は乾燥しているが，色素沈着は認めない。眼瞼結膜と眼球結膜とに異常を認めない。頸静脈の怒張を認めない。甲状腺腫大を認めない。心音と呼吸音とに異常を認めない。腹部はやや膨満，軟。腸雑音はやや減弱。圧痛はなく，肝・脾を触知しない。四肢末梢は冷たいが，チアノーゼや浮腫を認めない。神経診察で異常を認めない。

検査所見：尿所見：蛋白（−），糖（−），ケトン体（−）。血液所見：赤血球 400 万，Hb 11.5 g/dL，Ht 35％，白血球 6,300，血小板 25 万。血液生化学所見：総蛋白 6.1 g/dL，アルブミン 4.1 g/dL，総ビリルビン 0.9 mg/dL，直接ビリルビン 0.2 mg/dL，AST 28 U/L，ALT 16 U/L，LD 147 U/L（基準 124〜222），ALP 46 U/L（基準 38〜113），γ-GT 26 U/L（基準 9〜32），CK 42 U/L（基準 41〜153），尿素窒素 38 mg/dL，クレアチニン 2.4 mg/dL，尿酸 6.9 mg/dL，血糖 76 mg/dL，総コレステロール 182 mg/dL，トリグリセリド 90 mg/dL，Na 141 mEq/L，K 4.5 mEq/L，Cl 103 mEq/L，Ca 9.5 mg/dL，P 3.5 mg/dL。CRP 0.9 mg/dL。動脈血ガス分析（room air）：pH 7.38，$PaCO_2$ 42 Torr，PaO_2 92 Torr，HCO_3^- 26 mEq/L。

119C-71　追加検査では，血清 Mg 値が 8.5 mg/dL（基準 1.7〜2.2）であった。
　　　　　下線部のうち，この患者の病態の誘因で**考えにくい**のはどれか。

　　　　　a　①　　　　　b　②　　　　　c　③　　　　　d　④　　　　　e　⑤

119C-72　次に行うべき検査はどれか。

　　　　　a　脳波検査　　　　　　　b　頭部 MRI　　　　　　　c　心電図検査
　　　　　d　腹部超音波検査　　　　e　胸部エックス線撮影

119C-73　まず投与すべきなのはどれか。

　　　　　a　生理食塩液　　　　　　b　マニトール　　　　　　c　アドレナリン
　　　　　d　プレドニゾロン　　　　e　硫酸マグネシウム

アプローチ　①スタチンを服用していた ➡ 副作用の横紋筋融解症に注意
　　　　　　　②「酸化マグネシウムを服用」「市販の下剤を追加で服用」「腎臓の数値が高め」➡ 高 Mg 血

C 医学総論／長文問題

症の誘因となる

③最後の血液検査は1年前 ➡ 定期的な血液検査は行われていない。

④身長151 cm，体重35 kg ➡ BMI 15.4（低体重）

⑤脈拍32/分 ➡ 徐脈

⑥血圧92/50 mmHg ➡ 低め

⑦CK 42 U/L ➡ 基準値内であり，スタチンによる横紋筋融解症は否定的

⑧尿素窒素38 mg/dL，クレアチニン2.4 mg/dL ➡ 腎機能低下

鑑別診断 追加検査で血清Mg値が高く，悪心，徐脈，腎機能低下が認められることより，診断は容易である。問われているのはその誘因，検査，治療である。

診断名 高マグネシウム血症

[71]

選択肢考察 高Mg血症であり，その誘因を選ぶ問題である。

× a スタチンでは横紋筋融解症に注意しなくてはならないが，高Mg血症の誘因とはならない。

○ b 酸化マグネシウムの服用で，Mgが吸収され血清Mg値が上昇する。

○ c 市販の下剤でも，Mgが含まれているものを服用すると血清Mg値が上昇する。

○ d 定期的な血清Mg値の測定が必要。

○ e 腎機能が低下している場合，Mgの尿中排泄が低下する。

解答率 a 77.3%，b 0.4%，c 1.3%，d 19.9%，e 1.0%

[72]

選択肢考察 × a 脳波異常を示唆する所見がなく，優先度は低い。

× b 神経診察で異常がなく，次に行う検査ではない。

○ c PR延長，QT延長，QRS幅の拡大，P波消失，完全房室ブロックなどの心電図異常を確認する。

× d 悪心が主訴であるが，消化器の所見は乏しく，優先度は低い。

× e 心音と呼吸音とに異常を認めず，優先度は低い。

解答率 a 0.0%，b 0.4%，c 84.2%，d 15.1%，e 0.3%

[73]

選択肢考察 ○ a 生理食塩液の点滴を行ってMgの排泄を促す。

× b マンニトールは脳圧や眼圧を低下させる目的で使われる。

× c 喘息発作やショックのときに使う。

× d Mgを排泄する効果はない。

× e 酸化マグネシウムと同様に緩下薬として使われる。高Mg血症を悪化させてしまう（**禁忌肢**）。

解答率 a 98.6%，b 0.3%，c 0.2%，d 0.3%，e 0.5%

関連知識 緊急を要する場合は，グルコン酸カルシウムで心筋保護を行いつつ，血液透析を行う。

正解 [71] **a** 正答率 **77.3%** [72] **c** 正答率 **84.2%** [73] **a** 正答率 **98.6%**

[71]・スタチンの服用で血清 Mg 値が高値になるとは聞いたことがなかったので，消去法で選択しました。
・Mg 増加を説明できるかどうかを順番に確認していきました。
[72]・現時点で徐脈であること，また高 Mg 血症では房室ブロックや QRS 幅拡大が生じうるので心電図が必要と考えました。
・電解質と心電図異常はまとめて確認していました。
[73]・血圧 92/50 mmHg と低値であり，まずは昇圧が必要と考えて生食投与を選択しました。
・電解質異常では輸液が治療になることが多いと思います。

C 計算問題

Check ☐☐☐

119C-74 73 歳の男性。咳嗽と呼吸困難を主訴に来院した。6 か月前から労作時の息切れと咳嗽が出現し，徐々に増悪していた。喫煙歴はない。眼瞼結膜と眼球結膜とに異常を認めない。心音に異常を認めない。呼吸音は両側肺下部に fine crackles を聴取する。胸部エックス線写真で線状網状影を認めた。

動脈血ガス分析（room air）の結果を示す。
pH 7.46，$PaCO_2$ 38 Torr，PaO_2 68 Torr，HCO_3^- 25 mEq/L
肺胞気-動脈血酸素分圧較差〈A-aDO_2〉を求めよ。
ただし，大気圧は 767 Torr，37℃ での飽和水蒸気圧は 47 Torr，呼吸商は 0.8 とする。
また，小数点以下の数値が得られた場合には，小数第 1 位を四捨五入すること。

解答：①② Torr

① 0 1 2 3 4 5 6 7 8 9
② 0 1 2 3 4 5 6 7 8 9

アプローチ
①73 歳の男性
②咳嗽と呼吸困難 ➡ 呼吸器疾患
③6 か月前から労作時の息切れと咳嗽，徐々に増悪していた ➡ 慢性経過であるが増悪傾向
④呼吸音は両側肺下部に fine crackles を聴取する ➡ 間質性病変を示唆
⑤胸部エックス線写真で線状網状影 ➡ 間質性肺炎を示唆
⑥動脈血ガス分析（room air）：pH 7.46, $PaCO_2$ 38 Torr, PaO_2 68 Torr, HCO_3^- 25 mEq/L ➡ 明らかな低酸素血症。呼吸性アシドーシスは認めない。

鑑別診断 本例は慢性経過での咳嗽と呼吸困難の進行を認め，呼吸音は両側肺下部に fine crackles を聴取したこと，胸部エックス線写真で線状網状影を認めたことから間質性肺炎と診断される。細菌性肺炎が鑑別に挙がるが，発熱がないこと，急性の経過でないこと，湿性ラ音〈coarse crackles〉を聴取しないことから除外される。

診断名 間質性肺炎

選択肢考察 肺胞気-動脈血酸素分圧較差は，

肺胞気酸素分圧（P_AO_2）＝（大気圧〈PB〉－飽和水蒸気圧）×吸入酸素濃度（FiO_2）
－動脈血二酸化炭素分圧（$PaCO_2$）÷呼吸商

で計算される。

大気圧を 767 Torr，37℃ での飽和水蒸気圧を 47 Torr，呼吸商を 0.8 とする場合

（767－47）×0.21－68－38÷0.8＝35.7 → 36 Torr（0.21 は大気中の酸素濃度 21 ％）

コメント オーソドックスな計算問題であり，過去問でも出題されている。

正解 ①3 ②6 **正答率** 93.4 ％

受験者つぶやき
・A 問題で初見の計算式が出てきてショックでしたが，見慣れた計算問題の登場に安心しました。過去問に一度でも登場した計算式は確実に覚えておくことをおすすめします。
・計算が面倒なので，間違えないように確認して解きました。

Check ■■■

119C-75 7 歳 5 か月の男児。太っていることを心配した母親に連れられて来院した。身長 120 cm，体重 28 kg。

肥満度を求めよ。

ただし，7 歳 5 か月，男児，身長 120 cm の標準体重を 22 kg とする。

また，小数点以下の数値が得られた場合には，小数第 1 位を四捨五入すること。

解答：① ② ％

① 0 1 2 3 4 5 6 7 8 9
② 0 1 2 3 4 5 6 7 8 9

アプローチ ①7 歳 5 か月の男児 → 満 1 歳未満は乳児，満 1 歳以上〜7 歳未満は幼児，7 歳以上〜15 歳未満は小児とする。すなわち小児である。

②身長 120 cm，体重 28 kg → BMI は 19.4 であるが，小児期の肥満は肥満度で判定する。

診断名 軽度肥満

選択肢考察 幼児期以降〜小児期の肥満度は，（実測体重－標準体重）÷標準体重×100（％）で算出する。この男児の場合，（28－22）÷22×100＝27.272727…… であり，27 ％ となる。

関連知識 肥満の判定に，乳児期までは Kaup 指数（体重（g）÷身長（cm）^{2}×10：正常 15〜18）を用いることが多いが，幼児期以降は肥満度を利用する。学童期（小学校）では－10〜＋20 ％ が肥満度の基準値であり，本男児は肥満と判定される。日本小児内分泌学会では，学童の肥満度が 20 ％ 以上を軽度肥満，30 ％ 以上を中等度肥満，50 ％ 以上を高度肥満としている。

コメント 国試 115C-75 と同一問題である。

正解 ①2 ②7 **正答率** 95.4 ％

受験者つぶやき
・115C-75 と全く同じ問題です。過去問を丁寧に演習することが何よりも大事だと思いました。
・全く同じ問題が数年前に出ていました。

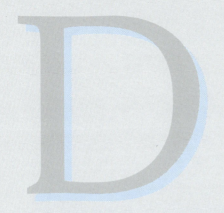

D問題 医学各論 75問

一般各論 15問
臨床各論 60問

医学各論

D 医学各論 **263**

Check ■ ■ ■

119D-1 注意欠如多動性障害〈注意欠如多動症〉〈ADHD〉で正しいのはどれか。

 a こだわりが強い。　　　　　　　 b 知能低下を伴う。

 c 独り遊びが多い。　　　　　　　 d 衝動的行動を認める。

 e 多動は次第に悪化する。

選択肢考察 × a こだわりが強いのは自閉スペクトラム症の特徴である。

 × b 知能低下を必ず認めるのは知能障害・知能発達症である。

 × c 独り遊びが多いのはコミュニケーション障害をもつ自閉スペクトラム症の特徴である。

 ○ d 衝動的行動・衝動性，多動，不注意が ADHD の主な特徴である。

 × e 多動は年齢とともに改善する。成人の ADHD では不注意が目立つようになる。

解 答 率 a 2.2%，b 0.5%，c 0.5%，d 96.0%，e 0.8%

関連知識　　ADHD は神経発達症の一つで，前頭前野の機能不全による実行機能障害に加え，報酬系の障害，情動コントロールの障害が考えられる。男性に多く，家族内で集積する傾向があり，ほかの神経発達症を合併する。12 歳以前から学校，家庭など複数の場面で多動，衝動性，不注意を認める。女性の場合，多動や衝動性は目立たず，忘れ物が多い，片付けられないなどの不注意症状が前面に立つ場合がある。

正 解 d **正答率 96.0%**

受験者つぶやき
・ADHD と知能低下に関連はありません。また，大人になるにつれて多動がある程度改善されることが特徴です。
・ADHD に特徴的な所見だと思いました。

Check ■ ■ ■

119D-2 心不全精査目的の心臓カテーテル検査の左右心室圧波形（**別冊** No. 1）を別に示す。
考えられる疾患はどれか。

 a 急性心筋炎　　　　 b 収縮性心膜炎　　　　 c 肥大型心筋症

 d 大動脈弁狭窄症　　 e 大動脈弁閉鎖不全症

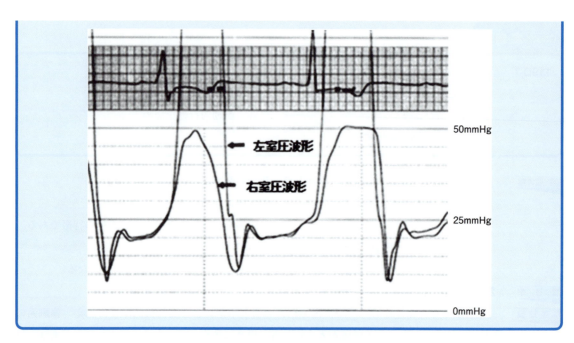

画像診断

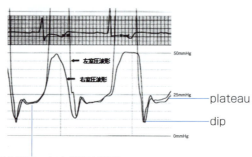

左室拡張末期圧 ≒ 右室拡張末期圧

選択肢考察 ×a，○b，×c，×d，×e 本問の圧波形は右室，左室ともに dip and plateau パターンを呈している。収縮性心膜炎では肥厚した心膜により心室が拡張できなくなるので，ある一定の圧になるとプラトーになる。また左室拡張末期圧 ≒ 右室拡張末期圧であり，その差は 5 mmHg 未満である。

解答率 a 0.3％，b 88.2％，c 5.0％，d 5.1％，e 1.3％

正解 b 　正答率 88.2％

受験者つぶやき
・左右心室圧波形といわれても dip and plateau しか知らないので焦りましたが，見覚えのある波形で安心しました。
・過去問で見たことのある図だったので自信をもって選べました。

D　医学各論　**265**

Check ■ ■ ■

119D-3　下行結腸癌に対する腹腔鏡下手術の周術期管理で**誤っている**のはどれか。

　　a　手術前 4 週間以上の禁煙

　　b　術前日の非吸収性抗菌薬の内服

　　c　術後 72 時間以上のベッド上安静

　　d　手術室搬入 2 時間前の浣腸排便処置

　　e　手術室搬入 3 時間前までの経口補水液摂取

選択肢考察　○ a　肺炎などの合併症を減らすために 4 週間以上の禁煙が推奨されている。

　　　　　　○ b　腸管内の細菌量を減らすために有用である。

　　　　　　× c　早期離床が肺合併症や静脈血栓症の予防になる。

　　　　　　○ d　直腸内の便をなくすことで術中の便漏出や術後感染の予防になる。

　　　　　　○ e　全身麻酔の 3 時間前であれば誤嚥を起こすことは少ない。手術前の禁食による脱水症状を改善するためにも用いられる。

解 答 率　a 0.1%，b 0.2%，c 99.3%，d 0.1%，e 0.2%

関連知識　　静脈血栓症の予防法はリスクにより決められており，早期離床，弾性ストッキング，間欠的空気圧迫法，ヘパリン投与などがある。リスクについても肥満，エストロゲン治療，高齢者，悪性疾患，静脈血栓症などを覚えておく。

正　解　**c**　正答率 **99.3%**

受験者つぶやき
・術後はできるだけ早期の離床，経腸栄養が肝要です。
・周術期管理に関してよく問われているように思います。

Check ■ ■ ■

119D-4　食中毒の予防で加熱が最も有効なのはどれか。

　　a　*Bacillus cereus*　　　　　　　b　*Campylobacter jejuni*

　　c　*Clostridium botulinum*　　　　d　*Clostridium perfringens*

　　e　*Staphylococcus aureus*

選択肢考察　× a　耐熱性を有する芽胞形成菌で，汚染された穀類摂取による嘔吐型が多い。嘔吐の原因である毒素も耐熱性を有する。

　　　　　　○ b　Gram 陰性のらせん桿菌で，生肉，特に鶏肉の生や加熱不十分な食材によって感染する。加熱や乾燥に弱い。

　　　　　　× c　芽胞を形成する偏性嫌気性 Gram 陽性桿菌で，熱に強い芽胞が食品内で増殖し，産生毒素を摂取し食中毒を発症する。

　　　　　　× d　Gram 陽性の嫌気性桿菌で，耐熱性芽胞が増殖する際に産生される毒素によって食中毒を発症する。

×e 食品中で菌が増殖する際にエンテロトキシン（毒素）を産生する．加熱で殺菌はできるが，毒素は不活化できない．

解答率 a 0.3%，b 77.2%，c 20.8%，d 0.7%，e 0.9%

関連知識 耐熱性を有する毒素が関与する食中毒を起こす原因として，セレウス菌〈*Bacillus cereus*〉，ボツリヌス菌〈*Clostridium botulinum*〉，ウェルシュ菌〈*Clostridium perfringens*〉，黄色ブドウ球菌〈*Staphylococcus aureus*〉による食中毒は，潜伏期が30分から1日未満（ボツリヌス菌は数時間から3日）と短い．またその症状としては，腹痛と下痢が主体のウェルシュ菌以外は嘔吐症状を伴うことが多い．そのためウイルス性腸炎であるノロウイルス感染症との鑑別が必要になる．冬期に流行するノロウイルスの場合，生牡蠣による食中毒以上にヒトからヒトへの感染様式が多い．そのため，問診では原因となりうる食材の摂取歴以外にも，嘔吐や下痢症状のあるヒトとの接触歴も確認する必要がある．

コメント 加熱によって食中毒すべてを防ぐことはできないことは知っておかなければいけない．また食品の適切な保存条件も食中毒予防には不可欠である．

正解 b **正答率** 77.2%

受験者つぶやき
・カンピロバクターといえば「生の鶏肉を食べた後のギランバレー症候群」なので，逆に加熱すれば大丈夫，と考えました．
・食中毒は原因菌ごとに潜伏期間，原因食品，対策などを確認しておくと良いと思います．

Check ■■■

119D-5 膀胱鏡検査をする体位で，最も適切なのはどれか．

　　a 立位　　b 座位　　c 腹臥位　　d 側臥位　　e 砕石位

選択肢考察
×a 小児の停留精巣，男性の精索静脈瘤の診察でとられる体位である．
×b 胸水貯留を疑う聴診などでとられる体位である．
×c 左右の腎臓超音波検査でとられる体位である．
×d 腎臓超音波検査や，経直腸超音波検査で前立腺を観察するときなどにとられる体位である．
○e 砕石位が最も適切である．同時に，陰茎，外陰部，陰囊の視診も行う．

解答率 a 0.1%，b 0.4%，c 1.0%，d 3.4%，e 94.9%

コメント 臨床実習で，経尿道的手術や外来で検査を見学したことがあれば平易．普段の臨床実習での見学が重要である．

正解 e **正答率** 94.9%

受験者つぶやき
・泌尿器科の実習を思い出して解答しました．また，ほかの体位は膀胱鏡を挿入しづらそうです．
・どの体位だと検査しやすそうかを考えて選びました．

119D-6 大腿骨頭壊死症と関連が深い疾患はどれか。

a 胃潰瘍
b 狭心症
c 全身性エリテマトーデス〈SLE〉
d 糖尿病
e 肺結核

選択肢考察
× a 大腿骨頭壊死症の原因とは考えられていない。
× b 大腿骨頭壊死症の原因とは考えられていない。
○ c ステロイドを内服することがあり関連がある可能性がある。
× d 大腿骨頭壊死症の原因とは考えられていない。迷
× e 大腿骨頭壊死症の原因とは考えられていない。

解答率 a 1.1%, b 0.4%, c 49.4%, d 48.4%, e 0.5%

関連知識 大腿骨頭壊死症は特発性と壊死の原因が明らかな症候性とに分類される。特発性の原因は不明であるがアルコールの多飲や副腎皮質ステロイドの使用との関連が示唆されている。ステロイド性大腿骨頭壊死症の基礎疾患としてはSLE，各種膠原病，腎移植，ネフローゼ症候群などがある。症候性の原因としては減圧症，放射線照射，外傷（大腿骨頸部内側骨折，股関節脱臼），Gaucher病や鎌状赤血球症などが考えられる。

コメント ステロイドを内服する疾患を知っていれば容易である。

正解 c 正答率 49.4%

受験者つぶやき
・大腿骨頭壊死症の原因は飲酒とステロイド（と特発性）です。SLEの患者さんはステロイドを使うので，関連が深いと考えました。
・ステロイドを使う関係かなと思いました。

119D-7 3歳児健康診査で難聴が疑われた児に実施する精密検査で適切なのはどれか。

a 語音聴力検査
b 自記オージオメトリ
c 純音聴力検査
d 聴性脳幹反応〈ABR〉
e ティンパノメトリ

選択肢考察
× a 言葉を聞き取る能力をみる検査で，聴力閾値をみるものではない。
× b 閾値をみる検査ではなく，障害部位を推察する検査である。
× c 気導・骨導検査で聴力閾値をみる検査であるが，3歳児では検査が上手くできない。
○ d 他覚的聴力検査で，被験者が聞こえる・聞こえないを判断し反応することなく，聴力閾値が検査できる。
× e 聞こえを測定する検査ではなく，外耳道圧を変化させて鼓膜・耳小骨の抵抗を測定するものである。

解答率 a 7.3%，b 0.7%，c 5.2%，d 80.8%，e 5.9%

関連知識 　聴力検査は聞こえる・聞こえないを被験者が自ら応答する必要があり，乳幼児では困難である。乳幼児聴力検査として行動反応聴力検査〈BOA〉，条件詮索反射聴力検査〈COR〉，遊戯聴力検査などがあるが，閾値を測定するには信頼性に欠ける。他覚的聴力検査は音刺激に対する神経的反応を外部に誘導して測定するもので，閾値検査が可能である。

正解 d **正答率** 80.8%

受験者つぶやき
・迷いましたが，「精密検査」なので最も正確に判断できるのは ABR では，と考え選びました。
・子供は指示の理解が必要な検査は難しいと聞いたことがあります。

Check ■ ■ ■

119D-8 出血症状と疾患の組合せで**誤っている**のはどれか。
　　a　鼻出血 ───────── von Willebrand 病
　　b　過多月経 ───────── ヘパリン起因性血小板減少症
　　c　歯肉出血 ───────── 急性前骨髄球性白血病
　　d　点状出血 ───────── 免疫性血小板減少症
　　e　関節内出血 ───────── 血友病

選択肢考察
○ a　von Willebrand 病は von Willebrand 因子の欠損により血小板粘着能の低下，第Ⅷ因子の不安定化により出血傾向をきたす。反復する鼻出血は代表的な臨床症状の一つである。

× b　ヘパリン起因性血小板減少症〈HIT：heparin-induced thrombocytopenia〉では血小板減少をきたすが，静脈血栓症（深部静脈血栓症，肺塞栓症）や動脈血栓症（四肢動脈血栓，脳梗塞，心筋梗塞）を約 50% の頻度で発症する。すなわち HIT の病態は，出血傾向ではなく「血栓傾向」にある。過多月経は免疫性血小板減少症〈ITP〉のような血小板減少症で認められる。

○ c　急性前骨髄球性白血病では，骨髄が白血病細胞で占拠されることにより巨核球数が減少し，血小板数の低下をきたす。急性白血病の中でも特に急性前骨髄球性白血病の場合は，細胞質にアズール顆粒が豊富に存在するため，このアズール顆粒内の組織因子が血中に大量に放出されることより DIC を合併し，著しい出血傾向をきたす。歯肉出血もその一つである。

○ d　ITP では血小板寿命の低下から血小板数が低下し，皮下の点状出血や紫斑をきたす。

○ e　血友病では凝固因子の欠損・機能低下により関節内出血や筋肉内血腫などの「深部出血」をきたす。

解答率 a 1.2%，b 92.6%，c 5.0%，d 0.9%，e 0.2%

関連知識 　ヘパリン起因性血小板減少症〈HIT〉は，ヘパリン投与後の患者で，血小板減少と血栓形成が同時に起こる免疫疾患である。その病態は，ヘパリンが体内に投与されると血小板上のPF4〈platelet factor 4：血小板第 4 因子〉と結合し，ヘパリン-PF4 複合体が形成される。この複合体に対して一部の患者で IgG 抗体が産生され，この IgG 抗体がヘパリン-PF4 複合体に

結合して免疫複合体を形成する。さらに，この免疫複合体が血小板上のFcγIIa受容体に結合することで，血小板が活性化されて血小板凝集が惹起され，血小板血栓を形成する。同時に血小板は消費され，血小板減少を引き起こす。治療は，ヘパリンを即中止し，非ヘパリン系抗凝固薬であるアルガトロバン，ダナパロイドなどを開始する。このように，血小板は減少しているのに血栓症を併発するという矛盾した病態が特徴である。血小板数が減少するものの血栓傾向にある疾患として，ほかに抗リン脂質抗体症候群がある。

コメント 一般に，血小板減少・機能異常による出血傾向は点状出血斑や紫斑などの「表在性出血」を，凝固因子の欠損・異常による出血傾向は関節内出血や筋肉内出血のように「深部出血」をきたす場合が多い。

正解 b 正答率 92.6%

受験者つぶやき
・118回からの新出題基準にHITが追加されました。今後は病態も含めてより詳しく出題されそうです。HITは「血小板が減少するにも関わらず血栓傾向」という点に注意です。
・出血の種類と疾患については過去問を通じてまとめて勉強していました。

Check ☐☐☐

119D-9 死後に移植のために眼球を提供できる疾患はどれか。

a 乳癌　　　　b 敗血症　　　　c 白血病
d B型肝炎　　　e Creutzfeldt-Jakob病

選択肢考察
○ a 眼内悪性腫瘍や造血器悪性腫瘍ではないので可能。
× b 敗血症は全身性の感染症に起因するので不可。
× c 造血器悪性腫瘍なので不可。
× d ウイルス性の全身感染症なので不可。
× e 原因不明の中枢神経系疾患なので不可。

解答率 a 53.3%，b 20.4%，c 18.3%，d 3.4%，e 4.3%

関連知識 ＜角膜移植提供者の除外基準＞
1）原因不明の死
2）細菌性，真菌性またはウイルス性の全身感染症
3）Creutzfeldt-Jakob病，脳炎，脳症など原因不明の中枢神経系疾患
4）造血器悪性腫瘍
5）眼内悪性腫瘍
6）重症急性呼吸器症候群〈SARS〉

コメント 過去に角膜移植を前提とした眼球提供者の除外基準については出題されている。したがって，過去の出題問題を演習していれば容易に解答できる。

正解 a 正答率 53.3%

・わかりませんでした。適応基準をしっかりと記憶していなかったことを後悔しています。
・移植に関する問題が増えているように思います。

Check ■ ■ ■

119D-10 骨髄血塗抹 May-Giemsa 染色標本（**別冊** No.2）を別に示す。
この患者にみられる染色体異常はどれか。

　　a　t（4；14）　　　　　b　t（8；21）　　　　c　t（9；22）
　　d　t（15；17）　　　　e　t（16；16）

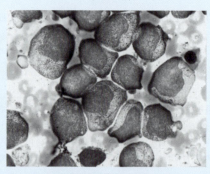

画像診断

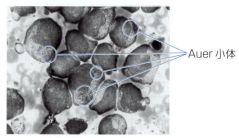

各細胞に充満している粗大なアズール顆粒をもつ異常な前骨髄球が増殖しており，また Auer 小体の束をもつ faggot cell も認められ，これらの所見より急性前骨髄球性白血病と診断できる。

選択肢考察　×a，×b，×c，×e 「関連知識」参照。
　　　　　　　○d　前骨髄球性白血病で t（15；17）が高率に認められる。
解答率　a 0.1％，b 1.9％，c 2.3％，d 95.4％，e 0.1％
関連知識
・多発性骨髄腫においては IgH 鎖の転座が 50～70％ に認められるが，その中でも t（4；14）は大量化学療法の有効性が低いと言われ，予後判定のためには重要な項目となっている。
・t（8；21）は急性骨髄性白血病（FAB 分類の M2）の約 40％ に見いだされる染色体異常である。
・慢性骨髄性白血病では 9 番染色体（*ABL* 遺伝子）と 22 番染色体（*BCR* 遺伝子）が転座を起こし（t（9；22）），Philadelphia 染色体が形成され，この Philadelphia 染色体には *BCR-ABL* 融合遺伝子（染色体転座 t（9；22）（q34；q11））が存在し，これが慢性骨髄性白血病の発症に関与している。
・16 番染色体 inv（16）または t（16；16）は，好酸球増加を伴う急性骨髄単球性白血病（FAB 分類の M4Eo）に特異的にみられる染色体異常である。

正　解　d　**正答率** 95.4％

D 医学各論　271

受験者つぶやき
・血液疾患の染色体異常は一度まとめて覚えておくと良いと思います。

Check ■ ■ ■

119D-11 左下顎部腫脹を反復する患者の頸部単純CT（**別冊 No.3**）を別に示す。
考えられる疾患はどれか。

a　Sjögren 症候群　　　b　顎下腺腫瘍　　　c　舌下腺腫瘍
d　唾石症　　　　　　　e　リンパ管腫

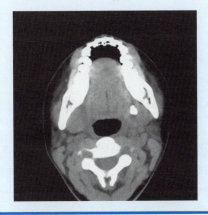

画像診断

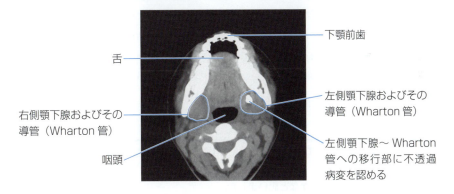

- 下顎前歯
- 舌
- 右側顎下腺およびその導管（Wharton 管）
- 咽頭
- 左側顎下腺およびその導管（Wharton 管）
- 左側顎下腺〜Wharton 管への移行部に不透過病変を認める

選択肢考察

× a　Sjögren 症候群は，涙腺や唾液腺などの慢性炎症により，涙・唾液などの分泌量が低下し，眼や口腔などの乾燥状態を生じる疾患群であるが，頸部単純 CT において，左顎下部に不透過病変を認めることはない。

× b　顎下腺腫瘍は，良性腫瘍・悪性腫瘍のどちらの場合においても，広範囲の石灰化病変を認めることはないため，頸部 CT において不透過病変は認めない。

× c　舌下腺腫瘍は，良性腫瘍ないし悪性腫瘍のどちらの場合でも，石灰化を伴うことは極めて少なく，頸部 CT 上不透過病変を認めない。また，頸部 CT 上認められている不透過病変は顎下腺ないしワルトン管との移行部に生じており，病変の存在部位としても該当しない。

○ d　唾石症は，唾液腺やその導管に生じる結石で，唾液に含まれるカルシウムが細菌や異物

に沈着して生じるもので，その約9割が顎下腺に発症する疾患である。唾石はカルシウムを含んでいて，頸部CT上認められている左顎下腺の不透過病変とも一致する所見である。

× e　リンパ管腫は，リンパ管が拡張したり，増殖したりすることによって生じた腫瘍であるため，腫瘍自体はCT画像上，不透過病変としては認められない。

解答率　a 0.4%，b 1.1%，c 0.5%，d 97.7%，e 0.2%

関連知識　＜唾石症＞

・定義：唾液腺やその導管に生じる結石

・発生機序：

　①唾液に含まれているカルシウムイオンが細菌や異物に沈着して生じる。

　②唾液のpHの変化，唾液流出障害により停滞した唾液に細菌感染して生じる。

・好発部位：顎下腺（腺体内，腺管移行部，腺管（Wharton管））（約90%発症）

・症状：小さい場合→無症状

　　　　大きい場合→食後の唾液腺存在部位の腫脹・疼痛

・治療法：

　①無症状や症状が軽度の場合→経過観察（唾液を多く分泌する食品摂取）して自然排出を待つ

　②疼痛や腫脹が著明な場合→抗菌薬投与，鎮痛薬投与，唾液腺マッサージ，水分補給

　③上記の内科的治療で排石できない場合→口腔内アプローチによる唾石排出，皮膚切開による唾液腺摘出術

コメント　結石は全身の多種多様な部位，例えば胆管内，胆嚢内，尿管，腎盂，膀胱，尿道などに生じる。唾石は，唾液腺内部ないし導管に生じる結石で，口腔内清掃状態が劣悪で唾液の分泌が低下する状況下での発生が多いとの報告がある。昨今，高齢者が増加し，唾液分泌の低下および加齢に伴うブラッシングスキルの低下によって，唾石を生じる患者も多くみられ，発生部位，発症メカニズム，画像診断，症状，治療法についてしっかり押さえておく必要がある。

正解　d　**正答率 97.7%**

受験者つぶやき

・112D-57と画像が似ています。118A-33など，腫瘍の画像と比較してみるのも良いかなと思います。

・CTで光っていたので石かなと思いました。

Check ■ ■ ■

119D-12　片頭痛で正しいのはどれか。**2つ選べ**。

　　a　男性に多い。　　　　　　　　　b　入眠中に多い。

　　c　体動により増悪する。　　　　　d　拍動性の痛みが多い。

　　e　発作予防にトリプタンを用いる。

選択肢考察　× a　日本人全体の有病率は8.4%といわれているが，男性は3.6%，女性は12.9%と女性が男性の3〜4倍多い。なお，群発頭痛は男性に多い。

× b　覚醒時が多い。

○ c　日常的な動作により頭痛が増悪することは特徴的であり，診断基準にも含まれる。片頭痛患者は発作時安静をとることを好む。対して群発頭痛では「落ち着きのない，あるいは興奮した様子」というのが診断基準にあり，歩き回ったり時に壁に頭を打ちつけたりする。

○ d　絶対ではないが拍動性の痛みが多い。

× e　トリプタンは発作時の頓挫薬であり予防薬ではない。予防薬としてはバルプロ酸，Ca拮抗薬であるロメリジン，β遮断薬のプロプラノロールなどが従来から使用されてきた。これら予防薬使用下でも発作回数が多い症例に対しては，注射薬である抗CGRP製剤が最近では用いられることが多い。なお，トリプタンは虚血性心疾患や既往のある患者，脳梗塞・一過性脳虚血発作や既往のある患者，片麻痺性片頭痛・脳底型片頭痛・眼筋麻痺性片頭痛などのいわゆる複雑型片頭痛には禁忌である。これらには従来の鎮痛薬や，5-HT1F受容体作動薬であるラスミジタンが用いられる。

解答率　a 0.4%，b 0.4%，c 92.3%，d 95.0%，e 11.4%

関連知識　前兆のない片頭痛の診断基準について，国際頭痛分類第3版のものを記載する。

　　A．B〜Dを満たす頭痛発作が5回以上ある
　　B．頭痛発作の持続時間は4〜72時間（未治療もしくは治療が無効の場合）
　　C．頭痛は以下の4つの特徴の少なくとも2項目を満たす
　　　①　片側性
　　　②　拍動性
　　　③　中等度〜重度の頭痛
　　　④　日常的な動作（歩行や階段昇降）などにより頭痛が増悪する。
　　　　　あるいは頭痛のために日常的な動作を避ける
　　D．頭痛発作中に少なくとも以下の1項目をみたす
　　　①　悪心または嘔吐（あるいはその両方）
　　　②　光過敏および音過敏
　　E．ほかに最適なICHD-3の診断がない

C項目は片頭痛として多い症状ではあるが，必須ではないことに注意が必要である。片側性でなくても，拍動性でなくても片頭痛のことはある。

正解　c，d　**正答率** 87.7%

・片頭痛，群発頭痛，緊張型頭痛は，特徴と治療をまとめておくとよいです。
・群発頭痛と片頭痛は比較して勉強していました。

Check ■■■

119D-13 下部尿路機能に関わる神経はどれか。2つ選べ。
a 陰部神経　b 骨盤神経　c 坐骨神経　d 大腿神経　e 腓腹神経

選択肢考察
○ a 仙髄から出る体性神経であり，外尿道括約筋を支配している。
○ b 仙髄から出る副交感神経であり，刺激を受けると膀胱収縮が起こり尿を排出する。
× c 腰仙髄（L4-S3）から出る人体最大の体性神経であり，下肢の運動と感覚を制御している。
× d 腰髄（L2-L4）から出て，大腿四頭筋などの筋肉と大腿前面の感覚を制御している。
× e 坐骨神経の主要な枝の一つで，主に下腿および足の感覚と運動を制御している。

解答率　a 96.8%，b 97.7%，c 3.7%，d 0.8%，e 0.6%

関連知識　排尿とは「十分量の尿を膀胱にため，抵抗なく排泄できる」ことであり，蓄尿機能と尿排出機能は複雑に神経支配されている。この2つ以外に胸腰髄から出る交感神経である下腹神経が関わっており，骨盤神経と下腹神経はほぼ拮抗的に膀胱と尿道の平滑筋を支配し，骨盤神経は尿排出，下腹神経は蓄尿的に働く。

コメント　坐骨神経痛の場合に排尿障害をきたす可能性はあるが，坐骨神経そのものが下部尿路を制御してはいない。

正解　a，b　正答率 94.7%

受験者つぶやき
・蓄尿，排尿，射精，勃起に関わる神経はよく狙われる印象があるので，軽く整理しておくと良いと思います。
・泌尿器は解剖が問われることが多い気がします。

Check ■■■

119D-14 ウイルスが原因となるのはどれか。2つ選べ。
a 翼状片　　　　　b 咽頭結膜熱　　　　c 春季カタル
d 巨大乳頭結膜炎　e 急性出血性結膜炎

選択肢考察
× a 翼状片の原因は紫外線曝露や慢性的な眼乾燥である。
○ b 咽頭結膜熱の原因はアデノウイルスである。
× c 春季カタルの原因はハウスダスト，ダニおよび花粉等のアレルギーである。
× d 巨大乳頭結膜炎の原因はコンタクトレンズに残る汚れに対するアレルギー反応や，コンタクトレンズからの機械的刺激である。
○ e 急性出血性結膜炎の原因はエンテロウイルスである。

解答率　a 1.9%，b 99.4%，c 2.6%，d 18.2%，e 77.7%

関連知識　ウイルス感染を原因とする眼疾患は，咽頭結膜熱と急性出血性結膜炎が有名である。咽頭結膜熱は発熱，咽頭炎，結膜炎（結膜充血，眼脂，流涙，眼痛等）の症状を呈し，小児および夏

季に発症しやすい．急性出血性結膜炎は発熱，頭痛，眼症状（結膜下出血，結膜充血，眼脂，流涙，眼痛，角膜混濁等）の症状を呈し，結膜下出血を伴いやすいことが特徴的である．いずれも特異的治療法はなく，対症療法が中心となる．

正解 b，e **正答率** 77.3%

受験者つぶやき
・aは結膜の組織が侵入したもの，c，dはアレルギー性疾患の代表例です．
・咽頭結膜熱はわかりましたが，もう1つは消去法で選択肢を減らして考えました．

Check ■ ■ ■

119D-15 僧帽弁閉鎖不全症の原因となるのはどれか．3つ選べ．
 a 高安動脈炎   b 拡張型心筋症   c 急性心筋梗塞
 d 感染性心内膜炎   e 急性大動脈解離

選択肢考察

× a 高安動脈炎は，大動脈炎症候群とも呼ばれ，大動脈や主要頸部，腹部分枝に非特異的炎症が起こり，動脈の瘢痕化，狭窄，閉塞，拡張をきたす疾患である．血管雑音や，末梢の脈拍の減弱などが特徴であり，僧帽弁への波及はあまりみられない．

◯ b 拡張型心筋症は，心室の径の拡大と収縮機能の低下がみられ，僧帽弁弁輪径の拡大による弁尖の接合不良や，乳頭筋延長で腱索が弁葉を非対称性に牽引して，僧帽弁逆流が発生する．

◯ c 急性心筋梗塞では，急性期に壊死に陥った乳頭筋が断裂していきなり僧帽弁閉鎖不全症となり，心不全，ショックとなることもある．また慢性期に心筋のリモデリングが起こり，特発性拡張型心筋症と同様に，弁・心筋の接合が不良となって僧帽弁閉鎖不全症となることもある．

◯ d 感染性心内膜炎では，細菌感染が僧帽弁弁腹に発生すると弁葉穿孔を起こして急性の僧帽弁閉鎖不全症が発生したり，腱索に感染すると腱索断裂を起こして僧帽弁閉鎖不全症となる．

× e 急性大動脈解離では，大動脈弁弁輪にまで解離が及ぶと，大動脈弁弁輪が左室内に落ち込んで，大動脈弁閉鎖不全症が起こることが多いが，直接的に僧帽弁閉鎖不全症になることはまれである．

解答率 a 4.3%，b 95.3%，c 99.1%，d 94.5%，e 5.3%

関連知識 僧帽弁閉鎖不全症が起こる病態としては，弁疾患と筋疾患がある．前者としては，リウマチ性心疾患（僧帽弁狭窄兼閉鎖不全症），感染性心内膜炎での弁穿孔・腱索断裂，遺伝性疾患によるもの（Marfan症候群など）がある．後者としては，後天性の心筋断裂（乳頭筋の心筋梗塞や，乳頭筋の感染性心内膜炎での乳頭筋断裂），心毒性のある抗癌剤使用やアルコール多飲による心筋疾患による僧帽弁逆流がある．

正解 b，c，d **正答率** 89.7%

・急性大動脈解離はARです．MRの引っかけ選択肢としてよく問われます．
・各疾患がどこで何が起きているかを考えて解きました．

119D-16 72歳の女性。健康診断で胸部異常陰影を指摘され来院した。2年前から，毎年の健康診断でも胸部エックス線写真で同様の類円形の結節を認めていたが増大傾向はない。自覚症状はない。胸部エックス線写真（別冊 No. 4A）と胸部造影 CT（別冊 No. 4B，4C）を別に示す。
最も考えられる疾患はどれか。

a 肺過誤腫
b 肺分画症
c 原発性肺癌
d 肺動静脈瘻
e 転移性肺腫瘍

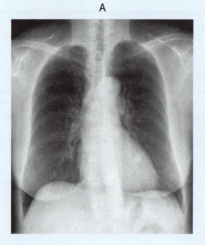
A

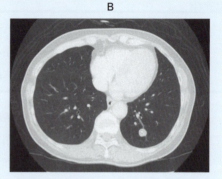
B

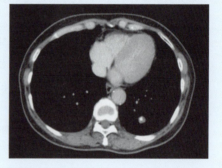
C

アプローチ
①健康診断で胸部異常陰影を指摘された。
②2年前から胸部エックス線写真で同様の類円形の結節を認めていた。
③増大傾向はない。
④自覚症状はない。

画像診断

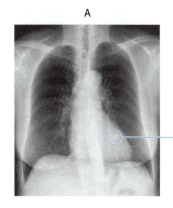

左下肺野の心陰影後面に結節影を認める

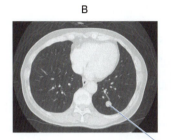
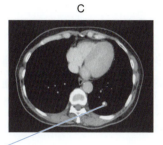

左肺に境界明瞭な類円形の結節影を認め，内部には石灰化もみられる

鑑別診断　選択肢にある5つの疾患はいずれも健康診断を契機に診断されることがあるが，「アプローチ」②，③，④は悪性よりも良性を示唆する経過であり，この時点で原発性肺癌と転移性肺腫瘍は否定的となる。

診断名　肺過誤腫

選択肢考察

○ a　肺過誤腫は健診異常などで発見されることが多く，本症例のように多くは無症状である。画像所見も肺過誤腫の特徴に合致する。

× b　肺分画症は，正常な気管-気管支系と交通をもたない異常肺組織を有する先天性疾患である。下葉に好発することが多く，CTでは内部構造が均一あるいは不均一な軟部腫瘤として認められ，液面形成を伴う空洞を伴う場合がある。成人でも繰り返す肺炎などを契機に診断に至るケースがある。

× c　原発性肺癌は辺縁不整な結節として認められ，周囲にスピキュラや胸膜陥入を伴うことが多い。また，過去画像と比べて増大傾向を示すのが典型である。

× d　動静脈瘻は毛細血管を介さずに動脈と静脈が直接交通している血管異常であり，胸部造影CTにて流入/流出血管を認めることが特徴である。本例のように石灰化をきたすことはない。迷

× e　転移性肺腫瘍は，典型的には両側肺野に大小不同の境界が比較的明瞭な多発結節を認め，分布は下肺野末梢側に優位である。原発性肺癌と同様に増大傾向を示すのが典型である。本例のように石灰化をきたすことはない。

解答率　a 61.9%，b 1.6%，c 0.3%，d 35.6%，e 0.4%

関連知識 肺過誤腫は肺の良性腫瘍の中では最も高頻度に発生し，本例のように健診の胸部エックス線で偶然発見されることが多い。画像所見の特徴としてポップコーン様の石灰化やCTでの結節内の脂肪成分などがある。本疾患は増大速度が遅く経過観察のみで問題ない場合も多いが，陰影が増大した場合には悪性腫瘍の鑑別のために外科的切除を行うこともある。

正　解　a　**正答率 61.9%**

受験者つぶやき
・肺過誤腫と肺動静脈瘻とで迷い，間違いました。肺動静脈瘻であれば，シャント疾患なので何かしらの自覚症状が出るのかなと思います。
・増大傾向がないので悪性腫瘍ではないと思いました。

Check ■ ■ ■

119D-17　34歳の女性。労作時の息切れを主訴に来院した。数週間前から発熱，脱毛および両頬部の紅斑が出現し，3日前から労作時の息切れが出現したため受診した。身長155 cm，体重52 kg。体温38.2℃。脈拍96/分，整。血圧92/46 mmHg。呼吸数20/分。SpO₂ 98%（room air）。両頬部の紅斑を認める。眼瞼結膜はやや貧血様である。眼球結膜に異常を認めない。硬口蓋には痛みを伴わない潰瘍性病変を認める。頸静脈の怒張を認めない。心音でⅡ音の亢進を認める。呼吸音に異常を認めない。両手指の近位指節間関節，中手指節間関節および手関節の腫脹を認める。下肢に軽度の浮腫を認める。血液所見：赤血球346万，Hb 10.8 g/dL，Ht 36%，白血球2,200，血小板13万。PT-INR 1.2（基準0.9～1.1），フィブリノゲン289 mg/dL（基準186～355），FDP 3.1 μg/mL（基準10以下），Dダイマー0.6 μg/mL（基準1.0以下）。血液生化学所見：AST 28 U/L，ALT 26 U/L，LD 160 U/L（基準124～222），CK 42 U/L（基準41～153），クレアチニン0.5 mg/dL，BNP 76 pg/mL（基準18.4以下），KL-6 322 U/mL（基準500未満）。免疫血清学所見：抗核抗体640倍（基準20以下），抗dsDNA抗体325 IU/mL（基準12以下），血清補体値（CH₅₀）12 U/mL（基準値30～40），C3 42 mg/dL（基準値52～112），C4 3 mg/dL（基準値16～51）。心筋トロポニンT迅速検査陰性。入院時の心電図（**別冊 No.5A**）と胸部エックス線写真（**別冊 No.5B**）を別に示す。

息切れの原因はどれか。

a　心外膜炎
b　心筋梗塞
c　間質性肺炎
d　完全房室ブロック
e　肺動脈性肺高血圧症

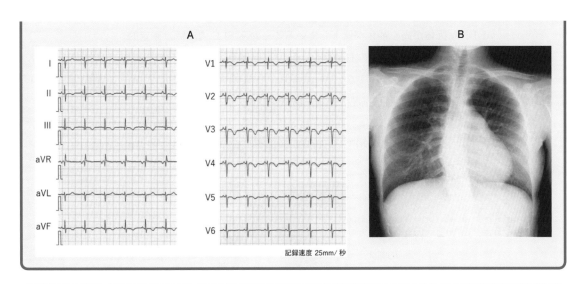

記録速度 25mm/秒

▶臨床eye **Step 1** 34歳の女性　労作時の息切れ

　　心機能や呼吸機能の低下により起こる症状であるが，比較的若年の女性であるため，鉄欠乏などの貧血，甲状腺機能亢進症や心身症の可能性も考慮する．心疾患，呼吸器疾患として冠動脈疾患や慢性閉塞性肺疾患の可能性は大きくなく，先天性心疾患，特発性心筋症，肺高血圧などを鑑別診断に入れる．

Step 2 病歴，身体所見

①数週間前から発熱，脱毛，両頬部紅斑，無痛性口腔内潰瘍 ⟶ 第一に全身性エリテマトーデス〈SLE〉が想起される症状である．

②貧血様結膜，手指関節腫脹 ⟶ これも SLE で理解できる．

③頸静脈の怒張を認めない ⟶ 明らかな心不全の身体所見はない．

④血圧 92/46 mmHg，Ⅱ音の亢進 ⟶ 大動脈成分であれば高血圧，肺動脈成分であれば肺高血圧であるが，血圧は低いので後者か．

⑤下肢に軽度の浮腫 ⟶ 心不全や低蛋白血症の症状であるが，血清アルブミン値などは示されていない．

Step 3 検査所見

⑥赤血球 346 万，Hb 10.8 g/dL，白血球 2,200，血小板 13 万 ⟶ 汎血球減少，労作性息切れの原因としては貧血は軽度

⑦PT-INR 1.2，フィブリノゲン 289 mg/dL，FDP 3.1 μg/mL，D ダイマー 0.6 μg/mL ⟶ 凝固系はほぼ正常．

⑧AST 28 U/L，ALT 26 U/L，LD 160 U/L，クレアチニン 0.5 mg/dL ⟶ 肝障害や腎機能低下はない．

⑨CK 42 U/L，心筋トロポニン T 陰性，BNP 76 pg/mL ⟶ 骨格筋の障害や心筋酵素の逸脱はないが，軽度の心負荷，心機能低下が存在する．

⑩KL-6 322 U/mL ⟶ 間質性肺炎ではない．

⑪抗核抗体 640 倍，抗 dsDNA 抗体 325 IU/mL，C3 42 mg/dL，C4 3 mg/dL ⟶ 抗

dsDNA 抗体が高く補体が低下していることから SLE の診断は確定的。

⑫心電図では，約＋140°の右軸偏位，時計方向回転（胸部誘導の移行帯が V_6），V_1-V_3 で陰性 T 波，V_5 で R/S<1 など V_1 は不完全右脚ブロックで rSR′ となり R/S>1 ではないが，右室負荷および右室肥大を示す所見が認められる。

⑬胸部エックス線写真では，心胸郭比 50.5% と心拡大は軽度であるが，心陰影の右 2 弓，左 2 弓および左 4 弓の突出，肺動脈基幹部の拡大が認められ，肺高血圧および右室負荷を示す所見である。

肺動脈基幹部の拡大
左 2 弓突出
右 2 弓突出
左 4 弓突出

心胸郭比 50.5%

Step4) 総合考察

　若年女性で蝶形紅斑，汎血球減少，抗 dsDNA 抗体陽性，補体低下などで，容易に SLE と診断される。SLE は全身の様々な臓器系に病変，症状を起こすが，その中で労作性息切れの原因となるのは貧血，胸膜炎，心外膜炎，間質性肺炎，肺高血圧などである。本例の貧血は軽度で日常生活において労作性息切れを起こすとは考えにくい。その他，虚血性心疾患，徐脈性不整脈などは「選択肢考察」に記述した理由により否定的である。本例では心電図胸部誘導の低電位がボーダーラインで，胸部エックス線写真で軽度の心拡大が認められることから，心外膜炎による心嚢水の貯留が疑われるが，心陰影が氷嚢状ではなく右 2 弓と心尖部が挙上している。加えて，「選択肢考察」に記述した理由から肺動脈性肺高血圧症と考えるべきである。選択肢の中で b，d は容易に除外できるが，他の 3 肢については 1 つの所見にとらわれずに総合的な評価と判断を行う必要がある。

診断名 全身性エリテマトーデス〈SLE〉，肺動脈性肺高血圧症

選択肢考察

× a　軽度の下腿浮腫があり心電図で低電位はボーダーライン（胸部誘導≦1.3 mV）であるが，頸静脈怒張や脈圧減少などの所見はない。

× b　ST 上昇や異常 Q 波などの心電図所見はなく，CK や心筋トロポニン T なども上昇していない。

× c　胸部エックス線写真で左中下肺野の透過性低下がすりガラス様陰影である可能性が疑われるが，間質性肺炎のマーカーである KL-6 は上昇していない。

× d　心電図は正常洞調律であり房室ブロックは認められない。

○ e　心電図の右室肥大所見，右室，右房に相当する心陰影の突出，肺動脈基幹部陰影の拡大など肺動脈性肺高血圧症を示す所見である。

| 解答率 | a 13.5%, b 0.1%, c 2.2%, d 0.1%, e 84.0% |

関連知識　肺高血圧では肺筋性動脈の中膜および内膜が肥厚して肺血管抵抗が増加する。そのため運動時に肺血流の増加が妨げられて低酸素血症となる。膠原病の中では、SLEのほかに全身性強皮症，混合性結合組織病などで肺高血圧が認められる頻度が高い。

正解　e　正答率 84.0%

受験者つぶやき
- 現病歴からSLEが疑われ，Ⅱ音亢進，エックス線で肺血管陰影の増強が認められる点から考えました。肺血管陰影の増強の有無については自信が持てませんでしたが，他の問題の胸部エックス線と比較して判断しました。
- 文章中に肺高血圧症の所見があったので自信をもって選べました。

Check ■■■

119D-18　83歳の男性。陰嚢の皮疹を主訴に来院した。9か月前から左陰嚢に痛みや痒みを伴わない皮疹が出現し，自宅近くの医療機関で外用薬による治療をしていたが，次第に拡大してきたため紹介受診した。陰部の写真（**別冊** No. 6A）と生検組織のH-E染色標本（**別冊** No. 6B）とを別に示す。

診断はどれか。

a　Bowen病
b　悪性黒色腫
c　基底細胞癌
d　脂漏性角化症
e　乳房外Paget病

A
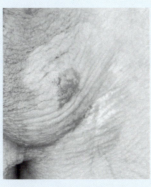

B
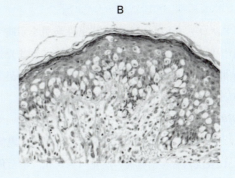

アプローチ
① 陰嚢の皮疹 → 特徴的な好発部位
② 83歳 → 高齢者に好発
③ 9か月前から → 慢性の経過
④ 外用薬で治療したが拡大 → ステロイドや抗真菌薬などの外用で難治

画像診断

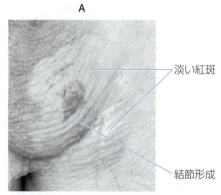

A
淡い紅斑
結節形成

左陰嚢部に境界明瞭な淡い紅斑，中央に紅色結節を認める。

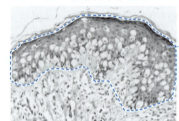

B
点線内に大型の明るい胞体をもつ細胞（Paget 細胞）

表皮内（点線内）に大型の明るい胞体をもつ細胞（Paget 細胞）が散在する。

鑑別診断 「アプローチ」④の所見は腫瘍性疾患を示唆する。本問の選択肢はすべて高齢者で好発し（②），緩徐に増悪する（③）疾患である。また選択肢の疾患はすべて外陰部に生じうる（①）が，特に外陰部を好発部位とする疾患は乳房外 Paget 病である。特徴的な「画像診断」所見，病理所見から乳房外 Paget 病の診断に至る。

診断名 乳房外 Paget 病

選択肢考察
× a 高齢者に好発し，境界明瞭，紅褐色〜黒褐色な鱗屑を伴う局面を呈する。病理組織学的に表皮内有棘細胞癌の所見（過角化，不全角化，異常角化）を認める。
× b 濃褐色〜黒色の斑として生じ，次第に結節となる。日本人では手足に好発するが（末端黒子型），顔面（悪性黒子型）や軀幹四肢（表在拡大型），粘膜型など全身に生じうる。
× c 黒褐色の小結節が生じ，毛細血管拡張や潰瘍を伴うことがある。露光部に好発。
× d 表面は角化性で乳頭状・顆粒状，灰褐色〜黒褐色，境界明瞭な隆起性結節を呈する。露光部に好発。
○ e 境界明瞭な紅色局面，脱色素斑を呈し，進行すると紅色結節を生じる。外陰部に好発するが，肛囲，会陰，腋窩，臍囲にも生じうる。

解答率 a 0.9％，b 0.1％，c 0.7％，d 0.5％，e 97.6％

関連知識 開業医，療養・リハビリ病院，高齢者施設など皮膚科医のいない環境で診療にあたる際，乳房外 Paget 病という疾患を覚えていなくても，ステロイド・抗真菌薬外用で難治な陰部皮疹の症例は皮膚科専門医に紹介することを覚えておく。

D　医学各論　**283**

　高齢者の外陰部に紅斑を認めた場合，まずは便尿汚染による接触皮膚炎，カンジダによる陰部カンジダ症を考えるが，乳房外 Paget 病も鑑別診断に挙げる必要がある。

　e　正答率 97.6%

・明るい Paget 細胞が決定的です。
・似たような過去問があったと思います。

　■■■

119D-19　30 歳の男性。健康診断で胸部エックス線写真の異常を指摘され来院した。自覚症状はない。意識は清明。体温 36.2℃。脈拍 56/分，整。血圧 120/74 mmHg。呼吸数 14/分。SpO_2 98%（room air）。頸部リンパ節を触知しない。心音と呼吸音とに異常を認めない。腹部は平坦，軟。下腿に浮腫を認めない。神経診察で異常を認めない。血液生化学所見：尿素窒素 14 mg/dL，クレアチニン 0.8 mg/dL，アンジオテンシン変換酵素〈ACE〉37.4 U/L（基準 3.3〜21.4）。12 誘導心電図で I 度房室ブロックを認める。胸部エックス線写真（**別冊** No. 7）を別に示す。

　この患者でグルココルチコイド内服治療の適応と判断する画像所見はどれか。

a　頭部 MRA での脳動脈瘤
b　FDG-PET での心筋への異常集積
c　胸部造影 CT での両側縦隔リンパ節腫大
d　心エコー検査での心室中隔の非対称性肥大
e　Ga シンチグラフィでの両側肺門リンパ節への集積

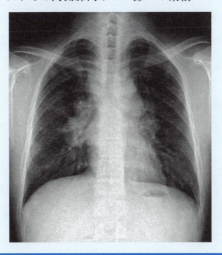

アプローチ　①胸部エックス線写真の異常　→　以下に示す「画像診断」のとおり，両側肺門部のリンパ節腫脹（BHL＝Bilateral Hilar Lymphadenopathy）が認められる。
　　これは，サルコイドーシスの肺病変の初期所見として重要である。
②アンジオテンシン変換酵素〈ACE〉上昇　→　サルコイドーシスの血液所見として極めて重要である。

③Ⅰ度房室ブロック ━━▶ 心サルコイドーシスでは，しばしば房室伝導が障害されるため，房室ブロックを生じる。

画像診断

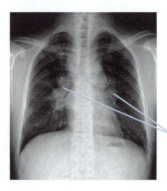

両側肺門部のリンパ節
腫脹〈BHL〉

鑑別診断 BHL の所見，ACE の上昇，房室ブロックより心サルコイドーシスを合併したサルコイドーシスと考えられる。ほかに鑑別診断としては，悪性リンパ腫，縦隔腫瘍，悪性腫瘍の転移などが挙げられるが，30歳と年齢が若く，自覚症状がないことから，いずれも考えにくい。

診断名 心サルコイドーシスを伴うサルコイドーシス

選択肢考察
× a 脳動脈瘤とサルコイドーシスは無関係である。
○ b 心サルコイドーシスを強く示唆する所見である。心サルコイドーシスでは副腎皮質ステロイドの絶対適応となる。
× c 胸部両側縦隔リンパ節腫大があるからといって，副腎皮質ステロイドの治療適応とはならない。
× d 心室中隔の非対称性肥大は，閉塞性肥大型心筋症〈HOCM〉の所見であり，心サルコイドーシスとは無関係。
× e これは BHL の典型的な所見であるが，これのみで副腎皮質ステロイドの適応とはならない。

解答率 a 3.6％，b 63.6％，c 3.1％，d 6.8％，e 22.8％

関連知識
1. サルコイドーシスにおける副腎皮質ステロイドの適応は，①進行する肺野病変，特に間質性肺炎，②高カルシウム血症，③顔面神経麻痺，④心サルコイドーシス，⑤難治性のぶどう膜炎。
2. サルコイドーシスでは，単球由来の類上皮細胞がサルコイド結節をつくり崩壊する。その際に単球内に含まれていたリゾチーム（ムラミダーゼ）が血中に放出され，血中リゾチームレベルが上昇する。これも ACE 同様サルコイドーシスの所見として重要で，サルコイドーシスの重症度と相関する。

コメント サルコイドーシスの 80％ は無症状で BHL のみである。この場合，2年間のうちに自然治癒することが多く，副腎皮質ステロイドの適応とはならない。

正解 b **正答率** 63.6％

・間違えました。肺や心臓といった重要臓器の障害の危険がある場合はステロイドの全身投与を行うそうです。本問では房室ブロックを認めるので，心病変あり＝ステロイド適応，と判断するべきでした。

D 医学各論 285

・診断まではできましたが，グルココルチコイドの適応と関連するのがどれかがわかりませんでした。
それぞれの検査の目的を明確にして勉強する必要があると思いました。

Check ■ ■ ■

119D-20 26歳の男性。見え方の不安を主訴に来院した。焼肉の焼け具合が分からなかったり，買い物で水色を選んだつもりが友人にピンクだと指摘されたことがある。弟も同じような経験があるという。

診断に有用な検査はどれか。

a　色覚検査　　　　　　　　　　　　　b　視野検査

c　両眼視機能検査　　　　　　　　　　d　視覚誘発電位〈VEP〉

e　網膜電図検査〈ERG〉

アプローチ　①26歳の男性━━▶比較的若年発症（自覚症状出現）

②焼き肉の焼け具合がわからない，水色を選んだつもりが友人にピンクだと指摘される━━▶色の識別異常（困難）を友人から指摘されている。今まで自覚症状はなく（その見え方が当たり前と思っていたので），他人に指摘され初めて異常に気づくという先天性疾患でよくあるパターン

③弟も同じような経験━━▶家族性，遺伝性疾患の疑い

鑑別診断　　色の識別（色覚）は，網膜にある赤（L錐体），緑（M錐体），青（S錐体）の3つの錐体細胞が光刺激により興奮し，その信号が脳に行くことによって認識される。よって色覚異常は何らかの原因による錐体機能の異常によって発症し，先天性と後天性に大きく分かれる。後天性の疾患としては黄斑を含む網膜疾患，視神経疾患，緑内障，大脳疾患，そして心因性などが鑑別に挙がる。本問には眼底の所見が示されていないので，後天性の疾患は否定できないが，「有用な検査はどれか」という問いなので，先天性，後天性はあまり重要ではない。

診 断 名　色覚異常

選択肢考察　○a　色覚検査は色覚異常を疑う場合に行う検査であり，正しい。

×b　視野検査は緑内障を代表とする視野異常（狭窄，暗点など）の訴えがある場合に施行する検査。色覚異常の診断に有用ではない。

×c　両眼視機能検査は左右で見た画像を脳でどのように処理しているかをみる機能検査。斜視や眼球運動障害，または弱視などを疑う場合に行う。色覚異常の診断に有用ではない。

×d　視覚誘発電位〈VEP〉は眼球に光や市松模様などの刺激を与え，後頭葉でその電位を測定する検査。視神経から後頭葉に至る視路の異常の有無を調べる。色覚異常の診断に有用ではない。

×e　網膜電図検査〈ERG〉は網膜に光刺激を与え，網膜が発生する電位変化を記録する検査で，網膜の機能異常を判定する。色覚異常の診断に有用ではない。

解 答 率　a 97.6%，b 0.3%，c 0.2%，d 0.1%，e 1.6%

関連知識　　先天色覚異常はX連鎖性遺伝（伴性潜性〈劣性〉遺伝）の遺伝形式をとり，日本人での頻

度は男性の約 5%，女性の 0.2% と男性に多い疾患である．先天色覚異常は程度によって 1 色覚，2 色覚，異常 3 色覚と，また，異常のある細胞（錐体細胞）の種類によって 1 型色覚，2 型色覚，3 型色覚と分類される．通常，色覚異常といえば，2 色覚や異常 3 色覚，1 型色覚や 2 型色覚を指し，合わせて先天赤緑色覚異常という．色覚異常のスクリーニング検査としては石原色覚検査表や標準色覚検査表〈SPP-1〉があり，スクリーニングに用いられるが，確定診断にはアノマロスコープという特殊な検査機器を用いる．また，色覚異常の程度判定にはパネル D-15 という検査を用いる．後天性の色覚異常は「鑑別疾患」を参照．治療は特にない．

 明らかに色覚異常の訴えであり，選択に迷うことはないであろう．

 a 正答率 97.6%

受験者つぶやき
・エピソード的に色覚に異常がありそうだったので，素直に色覚検査が必要と考えました．
・色がわからないので色の検査をと思いました．

Check □□□

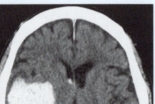 69 歳の男性．生来右利き．立てないことを主訴に救急車で搬入された．今朝トイレで立ち上がれなくなったため，家族が救急車を要請した．40 歳台から高血圧症で，降圧薬を服用中である．来院時の意識レベルは JCS I-1．身長 172 cm，体重 67 kg．体温 36.6℃．心拍数 84/分，整．血圧 180/92 mmHg．呼吸数 20/分．SpO$_2$ 96%（room air）．頭部単純 CT 水平断像（別冊 No. 8A）と冠状断像（別冊 No. 8B）とを別に示す．

この患者で認めるのはどれか．

a 失算
b 対麻痺
c 視野障害
d 手指失認
e 感覚性失語

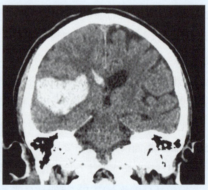

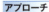 ①生来右利き ⟶ 優位半球はほぼ確実に左である．
②トイレで立ち上がれなくなった ⟶ 突発した神経症状である．脳血管障害を考える．
③血圧 180/92 mmHg ⟶ 血圧が異常高値である．脳血管障害に特徴的な所見である．

画像診断

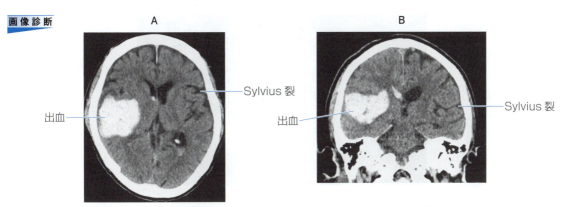

右側頭葉を首座とする急性期脳出血を認める。図 B で明瞭なように，出血の首座は Sylvius 裂の下方，つまり側頭葉にある。

鑑別診断 皮質下出血であることは直ちにわかる。基礎疾患はアミロイドアンギオパチーが最も考えやすいが，高血圧性のこともあり，動静脈奇形が隠れている可能性や凝固障害が潜んでいる場合もある。入院後はこれらの鑑別を進める。

診断名 大脳皮質下出血

選択肢考察
× a 失算は Gerstmann 症候群の不全型として見られることが多い。責任病巣は優位半球角回である。
× b 対麻痺は両下肢の麻痺である。脊髄病変によることが多い。大脳レベルでは，両側運動野の内側面の障害で起こり得る。この障害の原因として大脳鎌髄膜腫が有名である（が，実例はめったに見ない）。
○ c 側頭葉の脳出血ゆえ視放線の障害が起こる。左視野の一部が欠損しているはずである。
× d 手指失認も Gerstmann 症候群の不全型として見られることが多い。責任病巣は優位半球角回である。
× e 言語了解が障害される失語であり，典型的には優位半球 Wernicke 野の障害で見られる。

解答率 a 1.9％，b 6.4％，c 62.5％，d 6.8％，e 22.2％

関連知識
1. 高次脳機能の局在の覚え方
　前頭葉はアウトプットの脳，頭頂葉・側頭葉・後頭葉はインプットの脳である。これをおさえておけば困ることはない。だから前頭葉の障害では運動性失語，遂行機能障害などアウトプットの異常を呈する。前頭側頭型認知症の行動障害もアウトプットの異常と解釈できる。
2. 2つの言語野について
　純粋な Broca 野の障害では運動性失語は起こらないことが現在ではわかっている。運動性失語は Broca 野に加えて周辺の障害があって起こる。他方，Wernicke 野の障害では感覚性失語が起こると考えてよい。
3. 視放線の走行について
　下図（Wikimedia Commons より引用）は MRI で視覚路の線維走行を示したものである。視放線は視床から出て側頭葉先端部近くまで走行し，ここで方向を変えて（Meyer's loop）側頭葉・頭頂葉内のかなり広い範囲を後方に走る。

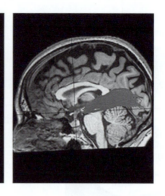

コメント あまり問われない事項で戸惑った受験生も多かったと思うが，正解肢以外はすべて優位半球の症候なので消去法でも正解できる。実質的には優位半球の症候を問う問題である。ただし，視放線の走行範囲がかなり広いことはこの機会に認識しておきたい。

正 解 c　**正答率** 62.5%

Check ☐ ☐ ☐

119D-22 28歳の女性。妊娠に関する相談のため来院した。3年前から全身性エリテマトーデス〈SLE〉で自宅近くの医療機関に通院しており，グルココルチコイドの内服で，病状は1年以上前から安定している。近い将来，挙児を希望しており相談のため紹介受診した。体温36.5℃。脈拍68/分，整。血圧108/62 mmHg。顔面，体幹および四肢に皮疹を認めない。心音と呼吸音とに異常を認めない。下腿に浮腫を認めない。（持参した前医の検査データ）尿所見：蛋白（−），潜血（−）。血液所見：赤血球439万，Hb 12.0 g/dL，白血球4,200，血小板15万。血液生化学所見：尿素窒素10 mg/dL，クレアチニン0.6 mg/dL。免疫血清学所見：CRP 0.1 mg/dL，リウマトイド因子〈RF〉80 IU/mL（基準20未満），抗核抗体1,280倍（基準20以下），抗dsDNA抗体23 IU/mL（基準12以下），抗Sm抗体陽性，抗RNP抗体陽性，抗SS-A抗体陽性，抗リン脂質抗体陰性，血清補体値〈CH_{50}〉35 U/mL（基準30〜40），C3 84 mg/dL（基準52〜112），C4 29 mg/dL（基準16〜51）。診察の結果，妊娠は可能と判断された。

この患者でみられる自己抗体で妊娠の際に胎児に影響を与える可能性があるのはどれか。

a　抗Sm抗体　　　　　　　　b　抗RNP抗体
c　抗SS-A抗体　　　　　　　d　抗dsDNA抗体
e　リウマトイド因子〈RF〉

アプローチ ①病状安定の全身性エリテマトーデス〈SLE〉を有する28歳の女性 ➡ 妊娠出産は禁忌ではなく妊娠が確認されている。

鑑別診断 抗核抗体1,280倍陽性に加え，SLEに特異性の高い抗dsDNA抗体23 IU/mLで陽性，抗Sm抗体陽性からSLEの存在が再確認できる。ステロイド治療が導入済みで病状は修飾されているが血清学的にはSLEで矛盾しない。血清補体価，C3，C4が保たれていることから活動

D 医学各論 **289**

性は低いと推察される。

| 診 断 名 | 全身性エリテマトーデス〈SLE〉（低疾患活動性）

| 選択肢考察 | × a　SLE の疾患標識抗体であり，抗 DNA 抗体陰性例での診断に有用である。胎児には無影
響である。

× b　混合性結合組織病の疾患標識的自己抗体である。胎児への影響は知られていない。

○ c　胎盤を通過すると新生児ループスを起こし，特に心臓への悪影響が知られている。致命
的になりうる完全房室ブロックを起こす。

× d　SLE に特異的にみられる自己抗体である。胎児への影響はない。

× e　関節リウマチの 70％ にみられ，他の自己免疫疾患でもしばしば陽性となる。胎児への
影響は知られていない。

| 解 答 率 | a 2.4%，b 3.9%，c 83.2%，d 9.4%，e 0.9%

| コメント |　SLE と妊娠とくれば，抗リン脂質抗体症候群合併例での習慣性流産も忘れないようにして
おこう。

| 正　解 | c　**正答率** 83.2%

受験者つぶやき
・抗 SS-A 抗体陽性例では胎児の完全房室ブロックが有名です。
・胎盤通過性のある薬剤などとともに勉強していました。

Check ■■■

119D-23　32 歳の女性。甲状腺の検査を希望して来院した。5 か月前に第 2 子を出産した。妊娠前に
受けた検査で抗甲状腺ペルオキシダーゼ〈TPO〉抗体強陽性であったため，妊娠期間中に
も定期的に甲状腺ホルモン検査を受けていたが，これまでに甲状腺機能の異常を指摘された
ことはなく自覚症状もない。体温 36.7℃。脈拍 92/分，整。血圧 126/86 mmHg。眼瞼結膜
と眼球結膜とに異常を認めない。びまん性のやや硬い甲状腺腫を触れるが圧痛はない。胸腹
部に異常を認めない。尿所見：蛋白（−），糖（±），ケトン体（−）。血液所見：赤血球
420 万，Hb 12.3 g/dL，Ht 40%，白血球 6,700，血小板 21 万。血液生化学所見：アルブミ
ン 4.0 g/dL，AST 13 U/L，ALT 15 U/L，クレアチニン 0.4 mg/dL，TSH 0.02 μU/mL 未
満（基準 0.4〜4.0），FT_4 2.3 ng/dL（基準 0.8〜1.8）。CRP 0.1 mg/dL。

この時点での方針で正しいのはどれか。

a　抗甲状腺薬を投与する。　　　　　b　甲状腺亜全摘術を行う。

c　無機ヨウ素を投与する。　　　　　d　グルココルチコイドを投与する。

e　2〜4 週間後に甲状腺機能を再検する。

| アプローチ | ① 5 か月前に第 2 子を出産

② TPO 抗体強陽性

③ びまん性のやや硬い甲状腺腫，圧痛なし

④ TSH 0.02 μU/mL 未満，FT_4 2.3 ng/dL

| 鑑別診断 |　「アプローチ」④ より甲状腺機能亢進症を疑う。②，③ より慢性甲状腺炎〈橋本病〉が基礎

にあることが示唆され，産後の無痛性甲状腺炎と診断する。

診 断 名 慢性甲状腺炎〈橋本病〉，産後の無痛性甲状腺炎

選択肢考察 ×a，×b，×c，×d，○e 一時的に甲状腺ホルモンが血中に漏出し，血中甲状腺ホルモンが高値（＝TSHは低値）になるが，自然にその後低下して，甲状腺ホルモンは正常下限を下回り（＝甲状腺機能低下症に至る），6〜12か月後には元に戻る。治療は動悸などがあった場合は対症療法を行うが，その他抗甲状腺薬などは用いず，定期的にフォローをして経過を観察する。

解 答 率 a 2.7％，b 0.4％，c 1.1％，d 4.2％，e 91.5％

関連知識 ＜慢性甲状腺炎〈橋本病〉＞

・原発性甲状腺機能低下症の原因疾患として最も多い。

・甲状腺機能低下症となるのは約1割である。

【診断基準】

・臨床所見：びまん性甲状腺腫大（萎縮の場合もある）

・検査所見：①抗甲状腺ペルオキシダーゼ抗体〈TPOAb〉陽性

②抗サイログロブリン抗体〈TgAb〉陽性

③細胞診でリンパ球浸潤を認める

・除外規定：Basedow病を除く

・診断：確実例：除外規定を満たし，臨床所見および検査所見の1つ以上を有するもの

疑い例：1. 甲状腺機能異常も甲状腺腫大も認めないが，TPOAb または TgAb 陽性のもの

2. 他の原因が認められない原発性甲状腺機能低下症

3. 臨床所見および甲状腺超音波検査で内部エコー低下や不均質を認めるもの

コメント 無痛性甲状腺炎では何らかの原因（出産，ストレス，ヨードの過剰摂取，薬剤など，原因不明もあり）による炎症により甲状腺が破壊され，中に蓄えられていた甲状腺ホルモンが血中に漏出し，高甲状腺ホルモン血症となり，甲状腺中毒症状をきたす。無痛性甲状腺炎や慢性甲状腺炎，などのワードは混同しやすい。整理しておくこと。

正 解 e **正答率 91.5％**

受験者つぶやき
・甲状腺の数値は基準値外ですが，現病歴から大丈夫そうな感じがよく伝わってきたので，経過観察でも良いと判断しました。
・検査値を少しいじった程度のほぼ同じ問題が過去問にありました。

119D-24 68歳の女性。右上肢の腫れと強い痛みを主訴に来院した。昨夜から右中指の腫れと痛みを自覚していたが、今朝には腫脹と強い痛みが上腕まで拡大し、我慢することが出来なくなったため受診した。既往歴に特記すべきことはない。意識は清明。体温37.9℃。脈拍112/分、整。血圧82/60 mmHg。呼吸数24/分。SpO₂ 99%（room air）。右手から上腕部の腫脹と圧痛を認める。右中指から手首にかけての皮膚所見（**別冊 No. 9A**）を別に示す。血液所見：Hb 12.3 g/dL、白血球 16,300、血小板 20万。血液生化学所見：アルブミン 3.0 g/dL、総ビリルビン 0.8 mg/dL、AST 88 U/L、ALT 20 U/L、LD 310 U/L（基準 124〜222）、CK 720 U/L（基準 41〜153）、尿素窒素 22 mg/dL、クレアチニン 1.2 mg/dL。CRP 30 mg/dL。右上腕造影CTでは筋間組織に液体貯留と筋肉内の造影不良域を認めるが、ガス像は認めない。来院翌日に陽性となった血液培養のボトル内容のGram染色標本（**別冊 No. 9B**）を別に示す。

原因微生物はどれか。

a *Clostridium perfringens*
b *Pseudomonas aeruginosa*
c *Staphylococcus aureus*
d *Streptococcus pyogenes*
e *Vibrio vulnificus*

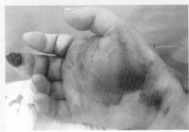
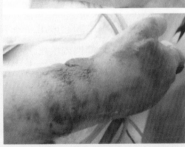

▶臨床eye **Step 1** 68歳の女性　右上肢の腫れと強い痛み

高齢女性における手指の症状には、感染症のほかに関節リウマチやHeberden結節などの変形性手関節症も鑑別に挙げられる。

更年期以降の高齢女性に起こる手指の痛みや腫れなどは、手指の使いすぎや加齢が原因と考えられてきた。エストロゲン受容体が手指の関節や靱帯にもあるため、更年期以降はエストロゲンの急激な分泌低下により患部の痛みや腫れを引き起こす病態がある。

手の関節痛は，更年期以降の女性に認められやすい症状の一つである．感染症や自己免疫疾患などが除外された場合，ホルモン補充療法が症状の緩和に役立つ可能性がある．

Step2 病歴・身体所見

①昨夜から右中指の腫れと痛みを自覚，今朝には腫脹と強い痛みが上腕まで拡大 → 我慢できないほどの痛みが急激に進行しており，炎症が強い印象．

②既往歴に特記すべきことはない → 高齢者であるものの，基礎疾患や免疫低下はなさそうである．

③体温 37.9℃，呼吸数 24/分，血圧 82/60mmHg → 皮膚所見は右腕に限局しているためか，バイタルサインでは微熱と呼吸数の軽度増加，血圧の軽度低下を認める程度

④右手の皮膚所見 → 右の示指が蒼白であり，中指先端の軟部組織が壊死している．手掌から手背，手首にかけて軟部組織が紫色に変化し，その周囲には紅斑様の皮膚発赤を認める．

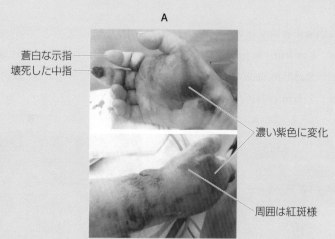

蒼白な示指
壊死した中指
濃い紫色に変化
周囲は紅斑様

Step3 検査所見

⑤白血球 16,300，CK 720 U/L，クレアチニン 1.2 mg/dL，CRP 30 mg/dL → 検査所見と血液培養の結果（⑦）から，細菌感染による強い炎症反応と筋肉の壊死が示唆される．

⑥右上腕造影 CT では筋間組織に液体貯留と筋肉内の造影不良域を認めるが，ガス像は認めない → ガスを産生する嫌気性菌は除外できる．

⑦血液培養の Gram 染色標本 → Gram 陽性球菌が認められる．

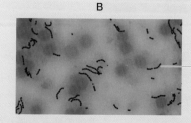

紫色の連鎖状の球菌

Step4 総合考察

SIRS〈systemic inflammatory response syndrome：全身性炎症反応症候群〉の判定項目で体温は 38℃ を超えていないが，脈拍≧90/分以上，呼吸数≧20/分そして白血球≧

12,000を満たす。そしてqSOFAにおいても意識清明だが呼吸数≧22/分，収縮期血圧≦100 mmHgであり敗血症と臨床診断できる。健常人に突然発症し，急速に進行する劇症型の壊死性筋膜炎や敗血症を疑う。右手の皮膚所見とGram陽性球菌の画像がその見解を支持する。

診断名 壊死性筋膜炎，敗血症

選択肢考察

× a 発見者Welchにちなんでウェルシュ菌と呼ばれる。土中と動物の腸管内に存在する嫌気性Gram陽性桿菌であり，代表疾患はガス壊疽と食中毒である。

× b Gram陰性桿菌であり，基本的に日和見感染症として発症する。カルバペネム系，アミノグリコシド系，ニューキノロン系抗菌薬に耐性であれば多剤耐性緑膿菌〈MDRP〉と判断される。

× c Gram陽性球菌であり蜂窩織炎など皮膚感染症を起こすが，健常者で重症化することはまれである。MRSAによる感染症も，入院患者における日和見感染症が問題となる。

○ d A群連鎖球菌はGram陽性球菌である。Ⅱ型アレルギーによるリウマチ熱やⅢ型アレルギーによる糸球体腎炎は，発症に数週間から数か月の時間を要する。ただし健常人でも発症すると急速に全身状態が悪化し，ショックや多臓器不全に陥り高い死亡率を示す劇症型がある。

× e Gram陰性桿菌であり，健常な者においてはほとんど害がない。肝硬変などの肝障害や糖尿病を有する患者において，温暖な海水から創傷感染や経口感染を起こし壊死性筋膜炎を発症する。

解答率 a 1.4%，b 1.3%，c 2.3%，d 93.9%，e 0.9%

関連知識 *Streptococcus pyogenes*は四肢に壊死性筋膜炎を起こすと，ほぼ24時間以内に敗血症性ショックや多臓器機能不全の病態に進行する。そのため一般に「人食いバクテリア」と呼ばれ恐れられている。病変部には大量の細菌が存在するにもかかわらず，血流に乏しいため抗菌薬の移行性が悪い。したがってペニシリン系抗菌薬とクリンダマイシン（毒素産生抑制も目的とする）の併用だけでなく，広範な壊死組織のデブリドマンを行う必要がある。中には，病変部四肢の切断が必要となるケースもある。

正解 d 正答率 93.9%

・最近話題の人食いバクテリアだ，と思いました。
・Gram染色から菌を同定する問題は定期的に出題されていると思います。

294　国試119 — 第119回医師国家試験問題解説書

Check ■ ■ ■

119D-25　24歳の女性。総合病院の救急外来に勤務する看護師。2年前に入職してから救急外来での勤務を続けている。医師の処置の介助をしていたところ，突然呼吸困難が出現したため診察を受けた。意識は清明。体温 36.4℃。脈拍 96/分，整。血圧 116/72 mmHg。呼吸数 22/分。SpO$_2$ 98%（room air）。胸部で広範に喘鳴を聴取する。短時間作用性 β_2 刺激薬の吸入で速やかに改善した。既往にアトピー性皮膚炎と喘息があり，副腎皮質ステロイド吸入薬で治療を受けコントロールは良好である。職場で処置中に同様のエピソードが複数回あった。血液所見：赤血球 435万，Hb 14.0 g/dL，Ht 42%，白血球 6,300（好中球 62%，好酸球 3%，単球 5%，リンパ球 30%），血小板 25万。免疫血清学所見：IgE 188 IU/mL（基準 170以下）。ラテックス特異的 IgE が異常高値であった。

　適切な対応はどれか。

　a　離　職　　　　　　　　　　　b　配属部署の変更

　c　処置時の手袋の変更　　　　　d　抗 IgE モノクローナル抗体の投与

　e　副腎皮質ステロイド吸入薬の増量

アプローチ　①24歳の女性 ⟶ 若年の女性

②総合病院の救急外来に勤務する看護師 ⟶ 通常の事務系勤務と異なり種々の感染症の対応，多種医療器具や治療用薬剤との接触機会がある。

③2年前に入職してから救急外来勤務を続けている ⟶ 同一職場環境である。

④医師の処置の介助をしていたところ，突然呼吸困難が出現 ⟶ 2年前から通常勤務しており，心血管系疾患や神経精神疾患による呼吸困難はやや考えにくい。

⑤意識は清明 ⟶ 脳神経疾患は否定される。

⑥体温 36.4℃，脈拍 96/分，整 ⟶ 発熱ないがやや頻脈

⑦血圧 116/72 mmHg ⟶ 正常血圧

⑧呼吸数 22/分 ⟶ やや頻呼吸

⑨SpO$_2$ 98%（room air）⟶ 酸素化は保たれている。

⑩胸部で広範に喘鳴を聴取 ⟶ 気管支喘息，慢性閉塞性肺疾患〈COPD〉，急性気管支炎，アナフィラキシーや喉頭浮腫などによる気道の狭窄や閉塞が疑われる。

⑪短時間作用性 β_2 刺激薬の吸入で速やかに改善 ⟶ 短時間作用性 β_2 刺激薬の吸入で速やかに改善する疾患は気管支喘息である。COPD でも改善するが完全に可逆性ではない。

⑫既往にアトピー性皮膚炎と喘息があり，副腎皮質ステロイド吸入薬で治療を受けコントロール良好 ⟶ 現在，喘鳴をきたす気管支喘息の治療中であることから何らかの誘因で気管支喘息発作を生じた可能性が考えられる。

⑬血液所見 ⟶ 正球性正色素，白血球数・分画や血小板数に異常はない。

⑭免疫血清学所見：IgE 188 IU/mL ⟶ アトピー性皮膚炎や喘息の既往があるがほぼ正常

⑮ラテックス特異的 IgE が異常高値 ⟶ ラテックスはゴムの木の樹液から得られる天然ゴムであり，加工してゴム製品を作る原料である。医療関係ではゴム手袋，カテーテル，チュー

ブなどに用いられる。ラテックス特異的 IgE が異常高値とはラテックスの特定の蛋白質に感作され，特異的な IgE 抗体を産生していると考えられる。

鑑別診断 短時間作用性 β_2 刺激薬の吸入で速やかに改善する疾患は気管支喘息の軽症発作と考えられる。ラテックスではアナフィラキシーを生じることもあるが，全身症状もなくバイタルサインも正常なので否定される。

診断名 ラテックスアレルギーによる気管支喘息発作

選択肢考察
×a 原因が判明している場合には原因を回避すればよく，離職の必要はない。
×b 配属部署の変更を検討する必要はない。他の部署でも手袋含め医療用具，医療機器でラテックス製品を扱う可能性がある。
○c 本例は処置時に用いている手袋のラテックス粉末の吸引で生じた喘息発作の可能性がある。ラテックスフリーの手袋に変更することで再発予防が可能である。
×d 抗 IgE モノクローナル抗体（オマリズマブ）はコントロール不十分の難治性の気管支喘息，アトピー性皮膚炎，アレルギー性鼻炎に用いられる。経過からは気管支喘息はコントロール良好で，適応はない。
×e 本例は一時的であり，速やかに症状が改善していることから，すぐに副腎皮質ステロイド吸入薬を増量する必要はない。

解答率 a 0.1％，b 0.4％，c 98.7％，d 0.6％，e 0.1％

関連知識 パウダー付き天然ゴム製手袋には，滑りを良くする目的で塗布されたパウダーにラテックスアレルゲンが吸着しており，空中に飛散したパウダーの吸入曝露や手湿疹による経皮曝露などで感作が成立する。医療従事者はハイリスクグループだが，近年では多くの施設でラテックスフリー，パウダーフリーの代替製品を使用するようになっている。またカテーテルなどを使用している患者もハイリスクである。また天然ゴムは数多くの日用品，家庭用品，玩具にも用いられているので日常生活での注意も必要である。

ラテックスアレルギーの患者は特定の食物（例えばバナナ，キウイ，アボカド，栗など）に対してもアレルギー反応を示すことがある。含まれる蛋白質が構造的に似ているために生じる交差反応である。

正解 c　**正答率** 98.7％

受験者つぶやき
・まずは原因を除去することが，症状改善に直結すると思いました。
・侵襲や生活への影響が少ないところから始めると考えました。

Check ■ ■ ■

119D-26 66歳の女性。微熱および持続する咳嗽を主訴に来院した。1年前から間質性肺炎を伴う関節リウマチに対して抗TNF-α抗体製剤とNSAIDで治療されている。他に骨粗鬆症と逆流性食道炎でカルシウム製剤，活性型ビタミンD製剤およびプロトンポンプ阻害薬を内服している。精査の結果，間質性肺炎の増悪はなく，肺結核と診断された。

中止すべき薬剤はどれか。

a NSAID
b カルシウム製剤
c 抗TNF-α抗体製剤
d プロトンポンプ阻害薬
e 活性型ビタミンD製剤

アプローチ ① 66歳の女性 ━━▶ 高齢女性

②微熱および持続する咳嗽 ━━▶ 結核・気管支拡張症・慢性副鼻腔炎・間質性肺炎などを想起

③間質性肺炎を伴う関節リウマチに対して抗TNF-α抗体製剤とNSAID ━━▶ 抗TNF-α抗体製剤による抗酸菌感染症はハイリスクであり，NSAIDの副作用としては消化性潰瘍・腎障害・NSAIDによる喘息誘発の可能性も考慮

④カルシウム製剤，活性型ビタミンD製剤 ━━▶ 高カルシウム血症からの消化器症状・腎性尿崩症や間質性腎炎からの腎障害などの副作用がある。

⑤プロトンポンプ阻害薬 ━━▶ 膠原線維性大腸炎，微量元素欠乏，骨折リスク増大などの副作用がある。

⑥間質性肺炎の増悪はなく，肺結核と診断 ━━▶ 使用されている薬剤で関連があるのは抗TNF-α抗体製剤のみ

鑑別診断 薬剤の副作用を理解しているかを問う問題であり，結核のリスクを上げる薬についての知識が問われている。サルコイドーシスや結核のような肉芽腫を伴う疾患は活性型ビタミンDの産生を介して高カルシウム血症をきたすことがある。ただ，「アプローチ」④のカルシウム製剤や活性型ビタミンD製剤のような薬剤自体が結核発症のリスクとなることはない。③，⑤のNSAIDやプロトンポンプ阻害薬〈PPI〉の副作用として結核のリスクが上がるということはない。一般的に，結核が体に入ってきた際にそれを封じ込めるための免疫反応として肉芽腫の形成が認められるが，その肉芽腫形成に際してTNF-αは重要な役割を果たす。よってTNF-αを阻害することで，結核などの抗酸菌感染症のリスクは上昇する。

診断名 肺結核（生物学的製剤投与中）

選択肢考察 ×a 腎機能障害，消化性潰瘍，アスピリン喘息，高血圧などの副作用がある。

×b 高カルシウム血症，腎結石，便秘症，ニューキノロン系やテトラサイクリン系抗菌薬の吸収阻害などの副作用がある。

○c 抗酸菌感染症やニューモシスチス肺炎などの日和見感染症にかかりやすくなることや，アレルギー反応などの副作用がある。

×d 膠原線維性大腸炎，鉄などの微量元素欠乏，骨折リスク増大などの副作用がある。

×e 高カルシウム血症による諸症状（消化器症状，腎性尿崩症で脱水に至っての腎前性腎不

全，間質性腎炎からの腎性腎不全など）や，高リン血症などの副作用がある。

解答率 a 2.2%，b 0.3%，c 97.1%，d 0.1%，e 0.2%

関連知識 本例は，抗TNF-α抗体を使用している関節リウマチ患者の呼吸器症状の増悪，という問題であった。実臨床ではさらに診断が難しいことがあり，例を挙げるのであればメトトレキサート〈MTX〉使用中の関節リウマチ患者における両側肺野のすりガラス陰影増悪の場合などである。その場合は，関節リウマチに伴う間質性肺炎の増悪，MTXによる薬剤性肺炎，ニューモシスチス肺炎などがどれも鑑別となる。ニューモシスチス肺炎の補助診断となるβ-D-グルカン検査結果がすぐに出ない病院も多く，その場合は抗酸菌感染症の除外を行いつつ上記3パターンすべてに対応する必要がある。MTXを中止してST合剤でニューモシスチス肺炎としての治療を開始するとともに高用量のステロイドで間質性肺炎の治療を行うといった方法がとられることもまれではない。

コメント 一般的には抗TNF-α抗体を使用する前にT-SPOTなどのインターフェロン-γ遊離試験〈IGRA〉を施行し，結果が陽性で結核治療歴や現在の結核発症がない場合は，潜在性結核感染症〈LTBI〉としての治療を抗TNF-α抗体による治療より3週間以上先行させることがある。

正解 c **正答率** 97.1%

・肺結核に免疫抑制剤を継続すると，免疫が下がって治るものも治らないのでは，と考えました。
・免疫と関係する薬剤は中止すべきだと思いました。

Check ■ ■ ■

119D-27 87歳の男性。嘔吐と体重減少を主訴に来院した。1か月前から食物の飲み込みにくさや悪心を自覚するようになった。徐々に食事摂取が困難となり，最近では1日に何度も嘔吐し，体重は1か月で4kg減少したため受診した。喫煙は20本/日を60年間。飲酒は焼酎2合/日を50年間。意識は清明。身長170cm，体重48kg。体温36.4℃。脈拍80/分，整。血圧124/62mmHg。腹部は平坦，軟で，肝・脾を触知しない。食道造影では水溶性造影剤の通過が遅延し，食道中部に高度の不整狭窄像を認めた。上部消化管内視鏡検査で胸部中部食道癌と診断したが，狭窄部は内視鏡での通過が不可能であった。
　経口摂取を可能とするための適切な対応はどれか。
　a 口腔ケア　　　　　　　　b 食道ステント留置術
　c 内視鏡的筋層切開術　　　d 嚥下リハビリテーション
　e 経皮内視鏡的胃瘻造設術

アプローチ
①飲み込みにくさや嘔吐と体重減少 ▶ 食道癌に特徴的な症状
②飲酒と喫煙 ▶ 食道癌のリスクファクター
③画像的に造影剤の通過遅延と不整狭窄も特徴的であり，内視鏡検査で診断が確定した。ちなみに食道癌の最多好発部位は胸部中部である。

診断名 食道癌

選択肢考察
× a 高齢者の呼吸器感染対策である。
○ b ステントはガイドワイヤーが狭窄部を通過すれば留置可能であり，本症例に適応となる。
× c アカラシアの治療である。
× d 誤嚥性肺炎予防に有効である。
× e 経皮穿刺などの体外操作を行う際には胃内から内視鏡のアシストが必須であり，本症例で胃瘻を造設するには開腹で行うしかない。

解答率 a 0.1％，b 94.6％，c 1.3％，d 0.4％，e 3.4％

関連知識 内視鏡下の胃瘻造設では皮膚の上から穿刺を行うにあたって，まずは送気で胃を膨らませて胃壁を壁側腹膜に密着させ，内視鏡のライトから穿刺部位を判断して，実際に貫いて内腔に出た針の先端確認を行うなど，様々な胃内側からのアシストが必要になる。

コメント 過去問で，留置された胃瘻の内視鏡写真が出題されている。チェックしてもらいたい。

正 解 b 　正答率 94.6％

受験者つぶやき
・飲み込みにくさや嘔吐の原因は食道癌による食道通過障害なので，ステントを留置して閉塞を解除する必要があると考えました。
・ふさがっているのを開ければ経口摂取できると考えました。

Check ■ ■ ■

119D-28 63歳の女性。呼吸困難と意識障害を主訴に夫に連れられて夜間救急外来を受診した。2年前から右下肢が上がりにくく転倒するようになり，1年前には右上肢の筋力低下が出現した。線維束性収縮を伴う右優位の四肢の筋力低下と筋萎縮を認め，各種検査の結果，筋萎縮性側索硬化症〈ALS〉と診断され，病名の告知を受けた。この時点では肺活量，血液ガス分析の結果は正常であったが，将来の呼吸器の導入について本人，夫と主治医が話し合いを重ね，必要時には気管切開の後，人工呼吸器を装着する方針となった。6か月前から食事に時間がかかり嚥下障害も目立つようになった。1か月前の肺活量では％VCが58％であった。本日の朝から呼吸困難の訴えがあり，呼びかけへの反応が徐々に鈍くなったため夫に連れられて受診した。意識は傾眠状態。身長160cm。体重38kg。体温36.9℃。脈拍80/分，整。血圧172/76mmHg。呼吸数20/分。四肢の筋萎縮に加えて舌萎縮を認める。動脈血ガス分析（room air）：pH 7.37，$PaCO_2$ 67 Torr，PaO_2 58 Torr，HCO_3^- 38 mEq/L。主治医と以前に決定していた治療方針に関する意思決定に変わりがないことを救急外来担当医が夫に確認した。

適切な対応はどれか。

a 筋力増強訓練実施
b エダラボン静注開始
c 翌日の再受診を指示
d リルゾール内服開始
e 非侵襲的陽圧換気〈NPPV〉開始

アプローチ 筋萎縮性側索硬化症〈ALS〉患者が呼吸不全に陥っている。「必要時には気管切開の後，人

工呼吸器を装着する〈TPPV〉」方針が決定されており，意思決定に変更はない。TPPV 導入までの救急対応を問う問題である。

診断名 筋萎縮性側索硬化症〈ALS〉

選択肢考察
× a　既に CO_2 ナルコーシスとなっており，救急の場で考えることではない。
× b　エダラボンは，ALS 早期の患者において進行を軽度抑制することが報告されている。筋力や呼吸機能の改善効果は証明されておらず，既に適応外である。
× c　ALS の末期で CO_2 ナルコーシスの患者にこのような指示を行えば，翌日までに死亡の可能性が高い。医療訴訟となる可能性もあり，**禁忌**である。
× d　リルゾールの投与によって生存期間が 2〜3 か月延長するとのデータはあるが，筋力や呼吸機能の改善効果はない。
○ e　NPPV にて気管切開までの時間を数か月延長できる可能性がある。マスクや NPPV 条件が合わない，唾液の流入，喀痰喀出困難などで呼吸困難が増悪することもあり，その場合は速やかな気管内挿管が必要である。

解答率 a 0.2%，b 13.4%，c 0.4%，d 0.5%，e 85.3%

日本での ALS 患者の TPPV 装着率は 3 割弱とのデータがある。現状では，TPPV 治療の離脱を可能とする法律や手順は定められておらず，TPPV 導入後に患者が治療の中断を希望した場合でも対応はできない。事前の十分な話し合いが必要である。

正解 e　**正答率** 85.3%

・迷いましたが，主訴は呼吸困難なので，それを改善するアプローチがまずは必要と考えました。ALS は上位・下位モーターニューロンの障害なので筋力増強訓練は無効です。
・前から決めていたのであれば救急外来で処置を行う必要はないと考えました。

119D-29 47歳の男性。咽頭痛を主訴に来院した。3日前から咽頭痛があり，今朝から唾液の飲み込みが困難になり，息苦しさも感じるようになったため受診した。体温38.0℃。呼吸数22/分。SpO₂ 93%（room air）。含み声があり，頸部聴診で喘鳴を認める。喉頭内視鏡像（**別冊No. 10**）を別に示す。

まず行うべき対応はどれか。

a NSAIDの投与　　b 胃管挿入　　c 気道確保
d 抗菌薬の投与　　e 自宅安静の指示

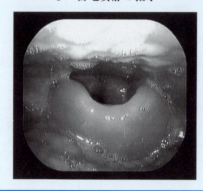

アプローチ
①咽頭痛が主訴 → 咽喉頭の急性炎症を疑う。
②飲み込みが困難になり，息苦しさ → 喉頭周囲の高度炎症があることが疑われる。
③呼吸数22/分。SpO₂ 93%（room air）→ 酸素分圧の低下
④含み声があり，頸部聴診で喘鳴を認める → 気道狭窄を疑う。

画像診断 喉頭蓋の浮腫があり，気道狭窄を生じている。

鑑別診断 咽喉頭の悪性腫瘍，気道異物なども鑑別に挙げられるが，急性発症，発熱などの炎症所見があることから急性炎症による気道狭窄を呈する疾患を疑う。

診断名 急性喉頭蓋炎による喉頭浮腫

選択肢考察
× a 痛みに対する治療にはなるが，気道狭窄を改善できない。
× b 優先順位は2〜3番目になる。
○ c 喘鳴，呼吸苦，酸素分圧の低下があり，直ちに対処すべきである。
× d 優先順位は2〜3番目になる。
× e 緊急を要する病状であり，**禁忌肢**の疑いがある。

解答率 a 0.1%，b 0.2%，c 99.1%，d 0.3%，e 0.2%

関連知識 急性喉頭蓋炎，喉頭浮腫は咽頭痛から始まり，数時間のうちに悪化する疾患である。診断には喉頭ファイバー検査が最も有用である。急激に悪化した場合は気道狭窄を起こし，窒息する危険性もあるので正しい診断に基づいた対応が必要である。

正解 c　**正答率** 99.1%

受験者つぶやき
・唾液の飲み込み困難，息苦しさ，含み声，喘鳴がキーワードです。
・似たような問題がよく出ていると思います。

D 医学各論 **301**

Check ■ ■ ■

119D-30 60歳の男性。腹痛と動悸を主訴に来院した。4週間前に早期胃癌で腹腔鏡下胃全摘術を受けた。術後に経口摂取が開始となり，少しずつ食欲も増して食事量も多くなってきた。1週間前から，食後5〜10分で，腹痛，下痢，めまい，顔面紅潮および動悸が出現するようになった。しばらく横になると症状は軽快するが心配になり受診した。身長170 cm，体重50 kg。体温36.4℃。脈拍64/分，整。血圧118/62 mmHg。呼吸数12/分。SpO₂ 98%（room air）。眼瞼結膜と眼球結膜とに異常を認めない。心音と呼吸音とに異常を認めない。腹部は平坦，軟で，圧痛を認めない。4か所の手術痕を認める。血液所見：赤血球460万，Hb 13.7 g/dL，Ht 42%，白血球8,200，血小板18万。血液生化学所見：総蛋白6.8 g/dL，アルブミン4.2 g/dL，総ビリルビン0.6 mg/dL，AST 20 U/L，ALT 22 U/L，LD 140 U/L（基準124〜222），ALP 80 U/L（基準38〜113），γ-GT 40 U/L（基準13〜64），アミラーゼ48 U/L（基準44〜132），尿素窒素12 mg/dL，クレアチニン0.8 mg/dL，血糖88 mg/dL，HbA1c 5.0%（基準4.9〜6.0）。CRP 0.1 mg/dL。

　　　最も考えられるのはどれか。

　　a　胆石症　　　　　　　b　心房細動　　　　　　c　単純性腸閉塞
　　d　巨赤芽球性貧血　　　e　ダンピング症候群

アプローチ　①4週間前に腹腔鏡下胃全摘術 ━━▶ 胃切除後症候群の可能性を考慮

②食後5〜10分で，腹痛，下痢，めまい，顔面紅潮，動悸 ━━▶ 食事直後の発症

③しばらく横になると症状は軽快 ━━▶ 症状は一時的

④体温，脈拍，血圧 ━━▶ 異常なし

⑤身体所見 ━━▶ 異常なし

⑥血液所見 ━━▶ 異常なし

鑑別診断　　胃全摘術後の患者が，食後短時間で腹痛，下痢，めまい，顔面紅潮，動悸など多彩な症状を呈している。症例文に「少しずつ食欲も増して食事量も多くなってきた」とあり，小腸への食物流入量が増加したことが発症の要因になったと考えられる。症状や経過は，いずれも早期ダンピング症候群に典型的である。

診断名　早期ダンピング症候群

選択肢考察　×a　食後の右季肋部痛を呈するが，他の症状は伴わない。

　　　×b　動悸は生じるが，他の症状とは関連しない。

　　　×c　下痢をしており，合致しない。

　　　×d　胃全摘術後の内因子欠乏によるビタミンB₁₂吸収障害に伴い発症するが，発症までには数年の経過がある。本症例は術後4週間で，血液所見でも貧血はない。

　　　○e　胃全摘術後，食直後に腹痛，下痢，めまい，顔面紅潮，動悸などが出現しており，ダンピング症候群を示唆する。

解答率　a 0.1%，b 0.0%，c 0.2%，d 0.1%，e 99.5%

関連知識　　ダンピング症候群は早期と後期に分類される。早期は概ね食後30分以内に発症し，食物の

小腸への急激な流入が契機となり，腸管内の浸透圧上昇→血管内から腸管内への水分移動→腸管拡張と循環血液量減少をきたす。これにより，低血圧，動悸，めまいなどが起きる。さらに腸管内の伸展刺激によりセロトニン，ブラジキニン，ヒスタミンなどが放出され腸管運動が亢進し，腹痛，下痢，顔面紅潮などを引き起こす。一方，後期は概ね食後2～3時間後に発症し，急速な糖吸収による血糖値の急上昇と，それに伴う過剰なインスリン分泌による反応性低血糖が原因である。そのため，発汗，震え，意識低下，倦怠感など，低血糖に伴う症状がみられる。

正 解 e **正答率** 99.5%

受験者つぶやき
- ダンピング症候群は早期と後期で機序が異なるので，整理しておくと良いと思います。また，胃全摘の意外な合併症として胆石症があります。
- 手術歴，症状の説明から診断しました。

Check ■ ■ ■

119D-31　8歳の女児。膝が痛くて歩けないことを主訴に両親に連れられて来院した。3日前から左膝の痛みが生じ，2日前に発熱を認めた。昨日から左膝が痛くて歩けなくなった。薬剤に対するアレルギーはない。意識は清明。身長125 cm，体重27 kg。体温37.3℃。脈拍100/分，整。血圧110/60 mmHg。呼吸数24/分。咽頭に発赤は認めない。心音と呼吸音とに異常を認めない。腹部は平坦，軟で，肝・脾を触知しない。左膝の写真（**別冊** No. 11）を別に示す。左膝の関節可動域に制限を認めない。血液所見：赤血球403万，Hb 11.3 g/dL，Ht 35%，白血球14,000（桿状核好中球6%，分葉核好中球67%，好酸球1%，単球12%，リンパ球14%），血小板34万。血液生化学所見：総蛋白6.7 g/dL，AST 35 U/L，ALT 23 U/L，LD 358 U/L（基準145～320）。CRP 18 mg/dL。膝関節MRIで関節腔や骨髄に異常を認めない。

初期治療で投与すべきなのはどれか。

a　クラリスロマイシン　　b　クリンダマイシン　　c　セファゾリン
d　メロペネム　　　　　　e　レボフロキサシン

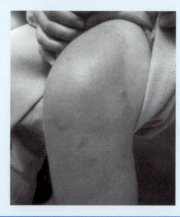

アプローチ　①8歳の女児。3日前から左膝の痛みが生じ，2日前に発熱を認め，昨日から左膝が痛くて歩けない ➡ 左膝の炎症が急激に悪化している。

D 医学各論 303

②肝・脾を触知せず，呼吸数24/分，白血球14,000（桿状核好中球6%，分葉核好中球67%），CRP 18 mg/dL━━➤ 好中球の比率が上昇して，CRPも上昇しているため細菌感染が示唆される。呼吸数と合わせ8歳小児のSIRS診断基準を満たす。

③膝関節MRIで関節腔や骨髄に異常を認めない━━➤ 関節破壊はなく，骨髄まで炎症が進展している所見はない。

画像診断 膝周囲に発赤が広がっている。

鑑別診断 細菌感染による膝の痛みと発赤から，化膿性膝関節炎が最も考えられる。

　化膿性関節炎の中で，成人では膝関節の頻度が最も高い。感染経路としては，中高年ではヒアルロン酸や副腎皮質ステロイドの関節内注入に伴う直接感染が我が国では多く，そのほかに開放創や人工関節置換など手術によるものがある。また糖尿病，悪性新生物などの基礎疾患，ステロイド・免疫抑制薬の内服があると，化膿性関節炎のリスクとなる。起因菌としては黄色ブドウ球菌が多いが，菌が同定できないこともある。

　小児では，若年性特発性関節炎との鑑別が重要となる。弛張熱や淡紅色のサーモンピンク疹，リンパ腫や肝脾腫といった所見があれば，小児でもmatrix metalloproteinase-3〈MMP-3〉検査や関節の造影MRIを実施する。

確定診断 化膿性膝関節炎

選択肢考察 ×a　成人の非結核性抗酸菌症においては，リファンピシンとエタンブトールに加えクラリスロマイシンを長期投与する。

×b　A群連鎖球菌による劇症型壊死性筋膜炎では，毒素産生抑制を目的としてクリンダマイシンがペニシリン系抗菌薬に併用される。クラリスロマイシンと同じマクロライド系抗菌薬であり，偽膜性腸炎の原因となる。

○c　起因菌として黄色ブドウ球菌が想定される。MRSAの可能性も否定できないが，小児の初期治療としては第1世代セフェム系抗菌薬であるセファゾリンが妥当である。

×d　広域スペクトラムを有するカルバペネム系抗菌薬であり，耐性菌の予想される化膿性髄膜炎に使用する。なお，化膿性髄膜炎には副腎皮質ステロイドも併用することで，神経学的予後が改善される。迷

×e　広域スペクトラムを有するニューキノロン系抗菌薬であり，耐性菌の予想される呼吸器・尿路・婦人科領域感染症などに有効である。なお，小児への投与は**禁忌**とされている。

解答率 a 1.9%，b 3.3%，c 63.1%，d 30.3%，e 1.3%

関連知識 　小児期の化膿性関節炎としては，股関節に次いで膝関節が多い。化膿性股関節炎では骨幹端部骨髄炎から関節内に感染が波及して発症することが多いが，化膿性膝関節炎では血行性感染が多いと報告されている。化膿性膝関節炎の起因菌として，かつてはインフルエンザ桿菌〈Hib〉が多かったが，近年ではHibワクチンの普及によって激減し，黄色ブドウ球菌によるものが大半を占めるようになった。

正　解 **c** **正答率** **63.1%**

受験者つぶやき
・8歳の女の子の発熱・関節痛から，化膿性膝関節炎を考えました。原因菌として黄色ブドウ球菌を考えたことと，他の選択肢が広域抗菌薬であることからセファゾリンを選択しました。
・抗菌薬は種類と薬剤名どちらで問われてもわかるようにしておく必要があると思います。

119D-32 18歳の男子。前胸部痛を主訴に来院した。1週間前から胸部圧迫感と息切れが出現し、徐々に増悪したため受診した。臥位になるとさらに悪化する。体温37.5℃。脈拍88/分、整。血圧110/72 mmHg。呼吸数20/分。SpO_2 96%（room air）。両側の胸部で呼吸音の減弱を認める。血液所見：赤血球502万, Hb 15.2 g/dL, Ht 45%, 白血球9,800, 血小板26万。血液生化学所見：総ビリルビン0.6 mg/dL, AST 42 U/L, ALT 9 U/L, LD 768 U/L（基準124〜222）, CEA 1.6 ng/mL（基準5以下）, CA19-9 49 U/mL（基準37以下）, α-フェトプロテイン〈AFP〉200 ng/mL（基準20以下）, hCG 82.6 mIU/mL（基準0.7以下）。免疫血清学所見：CRP 4.8 mg/dL, 抗アセチルコリン受容体抗体0.1 nmol/L（基準0.2以下）。胸部エックス線写真（別冊 No. 12A）と胸部単純CT冠状断像（別冊 No. 12B）を別に示す。
　診断はどれか。

a　胸腺腫
b　小細胞癌
c　胚細胞腫瘍
d　悪性リンパ腫
e　サルコイドーシス

A
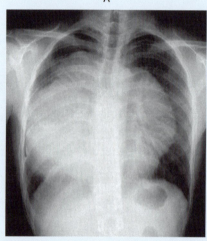

B
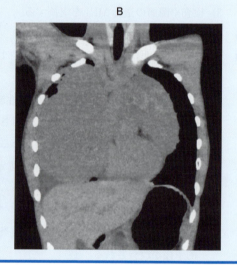

アプローチ
① 18歳の男子 ━▶ 若年男子。若年層に多い疾患を考える。固形腫瘍であれば胚細胞腫瘍
② 前胸部痛 ━▶ 心疾患，気胸，胸膜炎，前縦隔腫瘍
③ LD 768 U/L ━▶ 細胞の崩壊を反映している。悪性疾患を鑑別する。
④ α-フェトプロテイン上昇 ━▶ 胚細胞腫瘍か肝細胞癌
⑤ hCG上昇 ━▶ 若年男子でhCG上昇を認めた場合，胚細胞腫瘍が疑われる。

画像診断

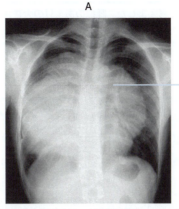

A

縦隔に腫瘍影を認める

巨大腫瘤を認める。境界明瞭で，肺外の病変の可能性が高く縦隔の病変と考えられる。

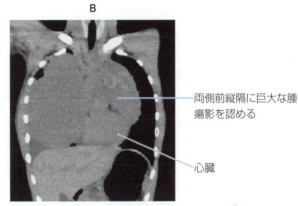

B

両側前縦隔に巨大な腫瘍影を認める

心臓

縦隔に巨大腫瘤を認め，肺は圧排されている。

鑑別診断 日常診療では，若年男性の胸部痛は気胸の頻度が高いが，本例ではその所見はない。LD高値は通常組織の崩壊によるもので，外傷，悪性腫瘍などで高値になる。α-フェトプロテインは胚細胞腫瘍や肝細胞癌で上昇する。男性でhCG陽性なので性腺外胚細胞腫瘍である。

診断名 性腺外胚細胞腫瘍

選択肢考察
× a 胸腺腫ではα-フェトプロテイン，hCGは上昇しない。
× b 提示された画像からは肺に病変を認めない。
○ c 性腺外胚細胞腫瘍が最も考えられる。
× d 悪性リンパ腫も鑑別に挙がるが，α-フェトプロテイン，hCGは上昇しない。
× e α-フェトプロテイン，hCGは上昇しない。

解答率 a 0.1％，b 0.1％，c 99.3％，d 0.2％，e 0.2％

関連知識 本例は性腺外にできる胚細胞腫瘍である。10％が性腺外に発生する。体の中心線上に発生する。α-フェトプロテインが上昇しているので非セミノーマである。

性腺外胚細胞腫瘍の治療は抗癌剤治療である。抗癌剤治療のみで寛解することが多い。

正解 c　**正答率** 99.3％

受験者つぶやき

・AFP 高値から胚細胞腫と考えました。腫瘍のあまりの大きさに驚きました。
・これだけ大きくなるまで症状が出ないのは良性の疾患だと思いました。

Check ■ ■ ■

119D-33 10 か月の男児。発疹を主訴に両親に連れられて来院した。3 日前から 38℃ 台の発熱が持続し，本日解熱した直後に全身の発疹が出現したため受診した。発熱時には機嫌は良く，軽度の軟便があった。解熱後は不機嫌であった。身長 68 cm，体重 9 kg。体温 36.5℃。脈拍 112/分，整。血圧 98/52 mmHg。呼吸数 30/分。SpO_2 98%（room air）。体幹部を中心に斑状の紅色丘疹を認める。全身状態は良好であり，眼瞼結膜と眼球結膜とに異常を認めない。咽頭は軽度の発赤を認める。口唇の紅潮は認めない。頸部リンパ節を触知しない。心音と呼吸音とに異常を認めない。腹部は平坦，軟で，肝・脾を触知しない。

考えられる原因ウイルスはどれか。

a 風疹ウイルス
b 麻疹ウイルス
c パルボウイルス B19
d ヒトヘルペスウイルス 6
e Epstein-Barr〈EB〉ウイルス

アプローチ ①10 か月の男児。3 日前から 38℃ 台の発熱が持続，解熱した直後に全身の発疹が出現 ➡ 幼児の解熱後の発疹であり，何らかの感染症を疑う。

②発熱時には機嫌は良く，解熱後は不機嫌。体幹部を中心に斑状の紅色丘疹を認める ➡ 解熱後の不機嫌は，理由が判然としない。

③眼瞼結膜と眼球結膜に異常を認めない。咽頭は軽度の発赤を認める。口唇の紅潮は認めない。肝・脾を触知しない ➡ 咽頭発赤以外は有意な所見に乏しい。

鑑別診断 高熱が 3 日間ほど続き，解熱後に体幹を中心とした発疹が出現したことから突発性発疹をまず疑う。ヒトヘルペスウイルス 6〈HHV-6〉やヒトヘルペスウイルス 7〈HHV-7〉の初感染が原因となる。病初期には，口蓋垂起始部の両側に永山斑と呼ばれる粘膜疹が出現する。そして解熱し発疹が出始めるタイミングで，親でも手に負えないほどの不快感や不安を示すため別名「不機嫌病」と呼ばれている。

風疹の典型的な症状は，発熱とほぼ同時に出現する発疹と，耳後部のリンパ節腫脹である。麻疹は，二峰性の発熱を呈する。はじめ咳や鼻水，眼脂といったカタル症状に加え，頬粘膜に白色の Koplik 斑を認める。その後 2 度目の高熱に伴い，不定形の発疹が出現し解熱後も色素沈着する。伝染性単核球症では，咽頭発赤と扁桃白苔に加え後頸部リンパ節腫脹や肝脾腫が特徴的である。それぞれ，本例には合致しない。

確定診断 突発性発疹

選択肢考察 ×a 風疹は 2013 年と 2018 年に流行した。風疹に罹患した妊婦から出生した児が，白内障や先天性緑内障，先天性心疾患，難聴を呈する先天性風疹症候群が問題となっている。

×b カタル症状➡口腔粘膜疹➡全身の発疹の順に症状が出現する。ほかに潜伏期間は 10〜14 日であり，発熱は二峰性の経過をとることや口腔粘膜に白色斑がみられること，皮疹

は癒合することも国試頻出である。
× c 伝染性紅斑の原因ウイルスである。小児では顔面紅斑や四肢近位部の網状紅斑を呈する。しかし，成人発症のヒトパルボウイルスB19感染症では関節リウマチやSLEといった膠原病に類似した症状を示す。そのため国試問題112A-46では，「孫の臨床経過」が診断に有用な情報として出題された。
○ d ヒトヘルペスウイルス6は突発性発疹の原因ウイルスであり，急性脳症を合併することもあると109I-67で出題された。
× e 伝染性単核球症の原因ウイルスである。なお，サイトメガロウイルスやHIV感染症でも伝染性単核球症様の症状を併発することがある。伝染性単核球症に対してペニシリン系抗菌薬の投与は，薬疹を合併しやすいため禁忌である。

解答率 a 4.2%, b 5.7%, c 2.0%, d 87.8%, e 0.3%

関連知識 小児においては発熱の時期を詳しく問診し，発疹の性状や随伴症状について確認することで鑑別診断となる。
・麻疹：二峰性発熱を示し，2回目の発熱とともに発疹が出る。口腔粘膜のKoplik斑は皮疹より早期に出現し，皮疹出現後2日目には消失する。カタル症状が強い。
・風疹：発熱と同時に発疹が出て，耳後部のリンパ節が腫脹する。口蓋の点状出血斑（Forchheimer's spots）のほかに，眼瞼結膜の充血を認めることもある。
・突発性発疹：乳幼児の初めての高熱が3日ほど続いたのち，解熱とともに発疹が出て不機嫌となる。発熱時の咽頭所見では，口蓋垂の両側に斑状発赤である永山斑がみられる。

正解 d **正答率** 87.8%

受験者つぶやき
・解熱直後の全身の発疹から突発性発疹を考えました。
・小児は発疹の特徴と疾患を整理しておくと良いと思います。

Check ■■■

119D-34 38歳の女性。自宅にこもりがちな状態が続いていることを心配した母親に付き添われて来院した。6か月前に夜遅く会社から帰宅する時，乗っていたタクシーがトラックと正面衝突事故を起こし救急搬送された。タクシーの運転手は意識不明の重体であったが，本人は軽症で3日後に退院した。入院中から不眠が続き，退院後も自動車事故の光景を繰り返し思い出すようになり，車に乗ることだけでなく周囲に車が近づくだけで不安が強まるため，あまり外出しなくなっている。
診断はどれか。
a うつ病
b 適応障害
c 脱抑制性対人交流症
d 反応性アタッチメント症
e 心的外傷後ストレス障害〈PTSD〉

アプローチ ①6か月前に夜遅く会社から帰宅する時，乗っていたタクシーがトラックと正面衝突事故 → トラウマ体験

②不眠が続き，退院後も自動車事故の光景を繰り返し思い出す → フラッシュバック
③車に乗ることだけでなく周囲に車が近づくだけで不安が強まるため，あまり外出しなくなっている → 回避行動

鑑別診断 鑑別疾患は，選択肢考察を参照。「アプローチ」①〜③より PTSD が考えられる。

診断名 心的外傷後ストレス障害〈PTSD〉

選択肢考察
△ a，○ e 「自宅にこもりがちな状態」との記載があり，うつ病を併発している可能性はある。しかし，詳細は不明であり，この設問は択一問題のため，PTSD が正答となる。
× b 適応障害は残遺診断であるため，PTSD と診断されている場合は適応障害とは診断しない。
× c 脱抑制性対人交流症は，不適切な養育によって養育者（愛着対象）との関わりを過剰に求める病態である。
× d 反応性アタッチメント症は，不適切な養育によって養育者（愛着対象）との関わりをあまり求めない病態である。

解答率 a 0.1％，b 0.5％，c 0.0％，d 1.4％，e 97.8％

関連知識

PTSD の診断基準（DSM-5）

	項目		基準
原因		心的外傷体験を ①直接体験，②目撃，③聴取（近親者に限定），④職業的に曝露（惨事ストレス）	1つ以上
症状	侵入症状	①苦痛な記憶，②悪夢，③フラッシュバック，④心理的苦痛，⑤自律神経症状	1つ以上
	覚醒症状	①警戒心，②易刺激性（驚愕反応），③攻撃性，④集中困難，⑤睡眠障害，⑥向こう見ずな自己破壊的行動	2つ以上
	陰性症状	①陰性感情，②感情麻痺，③無関心，④疎外感，⑤認知のゆがみ，⑥とらわれ（サバイバーズギルトなど），⑦解離性健忘	2つ以上
	回避症状	①感情の回避，②行動の回避	1つ以上
期間		1か月以上持続	

正解 e 正答率 97.8％

・原因となるエピソードからしばらく時間が経っている点や不眠，フラッシュバックが続いている点から PTSD を考えました。
・きっかけも明確なため，病歴から PTSD だと思いました。

D　医学各論　**309**

Check ☐ ☐ ☐

119D-35　4歳の男児。転倒しやすいことを心配した両親に連れられて来院した。周産期と乳児期の発達歴に異常はなく，歩行開始は1歳2か月であった。3歳ごろから，幼稚園の他の児と比較して走るのが遅いことに気付かれていた。現在，階段昇降は可能だが，ジャンプができない。これまでに精神発達の異常は指摘されていない。母方の叔父が心筋症のため28歳で死亡。身長99.0cm，体重15.5kg。体温36.6℃。脈拍104/分，整。顔貌は正常。心音と呼吸音とに異常を認めない。腹部は平坦，軟で，肝・脾を触知しない。四肢筋量の低下を認めない。筋緊張は正常で，腱反射に異常を認めない。血液生化学所見：AST 424U/L，ALT 460U/L，LD 1,250U/L（基準175〜365），CK 16,500U/L（基準43〜270）。

　診断に有用なのはどれか。

a　脳波検査　　　　　b　遺伝子検査　　　　　c　呼吸機能検査

d　脳脊髄液検査　　　e　末梢神経伝導検査

アプローチ　①男児が3歳ごろ発症の下肢運動機能障害を訴えている━━▶ミオパチー？　脊髄性筋萎縮症？　筋型糖原病やライソゾーム病などの代謝性疾患？

②母方の叔父が心筋症のため28歳で死亡━━▶X染色体連鎖性遺伝で，心筋障害をきたす疾患は，ジストロフィン異常症？　Pompe病？

③精神発達の異常はない━━▶福山型先天性ミオパチーは否定的

④顔貌は正常，肝脾腫なし━━▶代謝性疾患の可能性は下がる。

⑤筋緊張は正常で，腱反射に異常を認めない━━▶脊髄性筋萎縮症では筋緊張低下と腱反射低下を生じるので除外される。

⑥CK 16,500U/L━━▶筋ジストロフィーでもこれだけ高値になるのはDuchenne型筋ジストロフィーである。

鑑別診断　「アプローチ」で示した鑑別，特に⑥により，Duchenne型筋ジストロフィーが最も疑わしい。

診断名　Duchenne型筋ジストロフィーの疑い

選択肢考察　× a　てんかんや精神発達障害のない患児に，脳波検査を行う意義はない。

○ b　Duchenne型筋ジストロフィー疑い患者の遺伝子検査（末梢血）は，一生に1回のみ保険適用で可能である。

× c　呼吸機能検査は患児の呼吸筋機能評価に必須ではあるが，診断確定には寄与しない。

× d　脳脊髄液検査では異常を認めない。

× e　Duchenne型筋ジストロフィーは筋疾患であり，末梢神経伝導速度の低下を認めない。

解答率　a 0.4％，b 96.2％，c 0.3％，d 0.7％，e 2.3％

関連知識　Duchenne型筋ジストロフィー〈DMD〉の原因遺伝子ジストロフィンは，79エクソンからなる巨大な遺伝子である。保険適用の遺伝子検査はMLPA〈multiplex ligation-dependent probe amplification〉法であり，約7割の症例でジストロフィン遺伝子変異が同定される。エクソンの欠失変異が60％，重複が8％であり，これらがMLPA法で検出される。残りは，ナ

ンセンス変異・スプライシング変異・1〜数塩基の欠失や挿入変異などの微小変異である。

確定診断には，まず上記MLPA法での遺伝子検査を行い，異常を認めなかった場合に筋生検を行う。ジストロフィン免疫染色やウエスタンブロット法でジストロフィン蛋白の欠損を認めればDMDと診断される。

点変異やスプライシング異常などの微小変異の遺伝子診断は，研究機関に依頼して，全エクソンおよび周辺のイントロン領域のゲノムシークエンスもしくはRT-PCR後の全シークエンスを行う。

正解 b **正答率** 96.2%

受験者つぶやき
・筋力低下を疑う身体所見やCK上昇からDuchenne型筋ジストロフィーを考えました。遺伝子異常がある時点で確定診断となります。遺伝子検査で異常がない場合は筋生検が必要です。
・筋ジストロフィーのタイプは整理して勉強していました。

Check ■ ■ ■

119D-36 47歳の女性。腹部膨満感を主訴に来院した。3年前から全身の皮膚瘙痒感を自覚していたがそのままにしていた。3か月前から腹部が張った感じが出現し，徐々に増悪したため受診した。喫煙歴と飲酒歴はない。常用薬やサプリメントの服用はない。意識は清明。眼瞼結膜に異常を認めない。眼球結膜に黄染を認める。前胸部のくも状血管拡張と手掌紅斑を認める。腹部は膨隆し波動を認める。下腿に浮腫を認める。血液所見：赤血球324万，Hb 9.6 g/dL，白血球6,700，血小板3.5万，PT-INR 1.8（基準0.9〜1.1）。血液生化学所見：総蛋白6.8 g/dL，アルブミン3.4 g/dL，IgG 1,710 mg/dL（基準861〜1,747），IgA 342 mg/dL（基準93〜393），IgM 980 mg/dL（基準50〜269），総ビリルビン3.6 mg/dL，AST 42 U/L，ALT 36 U/L，ALP 393 U/L（基準38〜113），γ-GT 462 U/L（基準9〜32），Cu 124 μg/dL（基準68〜128）。免疫血清学所見：HBs抗原陰性，HCV抗体陰性。腹部超音波検査で多量の腹水を認め，肝辺縁は鈍化し，表面は不整，肝実質も不均一である。肝臓に腫瘤を認めない。肝内胆管の拡張を認めない。

診断のために行うべき検査はどれか。

a　腹部造影CT　　　　　　　　b　経皮的肝生検
c　薬剤リンパ球刺激試験　　　　d　血清セルロプラスミン測定
e　抗ミトコンドリア抗体測定

▶臨床eye **Step1** 47歳の女性　腹部膨満感

中年女性の「腹部膨満感」の原因として考えられる病態としては，肝疾患（肝硬変，自己免疫性肝疾患など），腹水を伴う疾患（肝不全，悪性腫瘍，結核性腹膜炎など），内分泌・代謝疾患（甲状腺疾患など），腸閉塞，腹腔内腫瘍，便秘症や妊娠など多くのものが挙げられる。

追加で聴取すべき情報として，皮膚瘙痒感の詳細（持続性・増悪因子・緩和因子），黄

疸の有無，消化器症状（排便状況・食欲不振・体重減少・腹痛など），家族歴（自己免疫疾患・肝疾患）が重要となる。身体所見では，腹部において腹部膨満の有無，腹水の有無，圧痛や腹膜刺激症状の有無，肝腫大や脾腫の有無を診察する。眼球および皮膚黄染の有無や四肢の浮腫の有無を確認する。

Step 2　病歴，身体所見

①3年前から皮膚瘙痒感 ⟶ 以前からの胆汁うっ滞が示唆され，緩徐な進行

②飲酒歴なし ⟶ アルコール性肝障害は否定的

③常用薬やサプリメントの服用なし ⟶ 薬剤性肝障害は否定的

④意識は清明 ⟶ 肝性脳症なし

⑤眼球結膜の黄染 ⟶ 黄疸を認め，高ビリルビン血症が示唆される。

⑥くも状血管拡張および手掌紅斑 ⟶ 慢性肝疾患の存在を示唆

⑦腹部膨隆と波動 ⟶ 腹水貯留を示唆

⑧下腿の浮腫 ⟶ 低アルブミン血症や門脈圧亢進症を示唆

　これらの所見を踏まえると，慢性肝疾患，特に胆汁うっ滞性疾患（原発性胆汁性胆管炎〈PBC〉，原発性硬化性胆管炎〈PSC〉）の可能性が高くなる。一方で，悪性腫瘍による腹水の可能性も鑑別すべきである。次に行うべき検査として，血液検査（肝機能，胆道系酵素，自己抗体検査），腹部超音波検査，腹水分析（細胞診，蛋白濃度，細菌培養）が挙げられる。

Step 3　検査所見

⑨Hb 9.6 g/dL ⟶ 慢性疾患に伴う貧血や栄養障害を示唆

⑩白血球 6,700 ⟶ 感染や炎症性疾患は否定的

⑪血小板減少（3.5万）⟶ 肝硬変による門脈圧亢進症からの脾機能亢進を示唆

⑫PT-INR 延長（1.8）⟶ 肝合成能の低下を示唆

⑬IgM 上昇（980 mg/dL）⟶ PBC の特徴的所見

⑭ALP 上昇（393 U/L），γ-GT 上昇（462 U/L）⟶ 胆汁うっ滞の存在を示唆

⑮総ビリルビン上昇（3.6 mg/dL）⟶ 胆汁うっ滞または肝機能低下を反映

⑯Cu〈銅〉124 μg/dL ⟶ 正常範囲であり Wilson 病は否定的

⑰HBs 抗原陰性，HCV 抗体陰性 ⟶ B 型肝炎ウイルスおよび C 型肝炎ウイルス感染は否定的

⑱腹部超音波検査で多量の腹水 ⟶ 肝硬変や門脈圧亢進症，癌性腹水を示唆

⑲肝辺縁の鈍化・表面の不整，肝実質の不均一 ⟶ 肝線維化や再生結節の形成を反映

⑳肝腫瘤なし ⟶ 悪性腫瘍の可能性は低い。

㉑肝内胆管拡張なし ⟶ 腫瘍や結石による胆管の機械的閉塞による閉塞性黄疸の可能性は低い。

Step 4　総合考察

　本例では，以前からの皮膚瘙痒感の持続と胆汁うっ滞所見，IgM の上昇，黄疸を伴う肝障害が認められる点が重要である。これらの所見は PBC に典型的であり，特に IgM の上

昇は PBC を示唆する重要な所見である。また，慢性肝疾患の進行による肝硬変の徴候（くも状血管拡張，手掌紅斑，腹水，血小板減少）も認められ，PBC が進行して肝硬変に至った可能性が高い。PBC は自己免疫疾患の一種であり，診断には抗ミトコンドリア抗体〈AMA〉の測定が最も有用である。AMA は PBC 患者の 90% 以上で陽性となるため，この症例においても測定が必須である。肝生検にて，組織学的に慢性非化膿性破壊性胆管炎〈CNSDC〉の所見が確認できれば PBC と診断されるが，本症例では血小板減少（3.5 万）および PT-INR 延長（1.8）を認めるため，肝生検は出血のリスクが高く，実際の臨床では侵襲的な検査は避けるべきである。

診 断 名 原発性胆汁性胆管炎〈PBC〉

選択肢考察

× a 腹部造影 CT は肝腫瘍や門脈血栓症などの評価には有用だが，PBC の確定診断には直結しない。

× b 経皮的肝生検は肝組織の評価には有用で，本例でも慢性非化膿性破壊性胆管炎〈CNSDC〉の所見が確認できれば PBC と診断されるが，血小板減少（3.5 万）および PT-INR 延長（1.8）により出血リスクが高く，実際の臨床では侵襲的な検査は避けるべきである。

× c 薬剤リンパ球刺激試験は薬剤性肝障害の診断には有用だが，本例では原因となる薬剤摂取のエピソードは認めない。

× d 血清セルロプラスミン測定は Wilson 病（肝硬変を呈する銅代謝異常症）の診断には有用だが，本症例では銅の値が正常範囲内であり，Wilson 病の可能性は低い。

○ e 抗ミトコンドリア抗体は PBC の 90% 以上の症例で陽性となるため，診断に必須の検査である。

解 答 率 a 4.7%，b 12.8%，c 0.1%，d 0.4%，e 81.9%

関連知識 　原発性胆汁性胆管炎〈PBC〉は，中年女性に好発する自己免疫性の胆汁うっ滞性疾患である。PBC の診断は，次のいずれか 1 つに該当するものを PBC と診断する。①組織学的に慢性非化膿性破壊性胆管炎〈CNSDC〉を認め，検査所見が PBC として矛盾しないもの。② AMA が陽性で，組織学的には CNSDC の所見を認めないが，PBC に矛盾しない（compatible）組織像を示すもの。③組織学的検索の機会はないが，AMA が陽性で，しかも臨床像と経過から PBC と考えられるもの。本例は AMA を測定し陽性であれば③の診断基準を満たし PBC と診断される。症状としては，初期には皮膚瘙痒感が主な訴えとなることが多く，病状の進行とともに黄疸や腹水，肝硬変が出現する。自己免疫疾患であるため，Sjögren 症候群，関節リウマチ，慢性甲状腺炎などの合併がみられることもある。

　治療の第一選択はウルソデオキシコール酸〈UDCA〉であり，病状の進行を抑制する効果が期待される。しかし，一部の患者では UDCA に対する反応が不十分であり，その場合はフィブラート系薬剤の追加投与を考慮するが，PBC には保険適用外であり注意を要する。皮膚瘙痒に対しては，コレスチラミンや抗ヒスタミン薬を用いる。総ビリルビンの著しい上昇や，肝硬変まで進展した場合は肝移植が考慮される。

正 解 e **正答率 81.9%**

受験者つぶやき
・肝炎には薬剤性，輸血，ウイルス性，アルコール性，自己免疫性があります。前4者を除外したうえで，IgM 高値から自分は AIH と考えました。
・頻出の疾患なので，過去問を通じて何度も勉強していました。

Check ■ ■ ■

119D-37 3歳の男児。低身長を主訴に母親に連れられて来院した。3歳児健康診査で低身長（−3.0 SD）を指摘されたため受診した。在胎37週1日，体重2,460 g，身長45.0 cm で出生した。既往歴に特記すべきことはない。家族の身長は，父親168 cm，母親156 cm，姉（6歳）110 cm。本人は身長82.1 cm，体重9.5 kg。体温36.5℃。口腔内に異常を認めない。甲状腺腫と頸部リンパ節とを触知しない。心音と呼吸音とに異常を認めない。腹部は平坦，軟で，肝・脾を触知しない。下腿に浮腫を認めない。血液生化学所見：総蛋白7.3 g/dL，アルブミン4.3 g/dL，AST 31 U/L，ALT 15 U/L，LD 221 U/L（基準190〜365），ALP 450 U/L（基準420〜1,200），CK 60 U/L（基準43〜270），尿素窒素12 mg/dL，クレアチニン0.3 mg/dL，総コレステロール178 mg/dL，トリグリセリド53 mg/dL，Na 137 mEq/L，K 4.3 mEq/L，Cl 106 mEq/L，Ca 9.4 mg/dL，P 4.5 mg/dL，TSH 2.9 μU/mL（基準0.2〜4.0），FT$_3$ 3.8 pg/mL（基準2.3〜4.3），FT$_4$ 1.0 ng/dL（基準0.8〜2.2），インスリン様成長因子-Ⅰ〈IGF-Ⅰ〉69 ng/mL（基準155〜588）。頭部 MRI で異常を認めない。成長曲線（**別冊 No. 13A**）と，アルギニンによる GH 分泌負荷試験の結果（**別冊 No. 13B**）とを別に示す。グルカゴンによる GH 分泌負荷試験の結果も同様であった。

診断はどれか。

a 軟骨無形成症
b 家族性低身長症
c 甲状腺機能低下症
d 成長ホルモン分泌不全性低身長症
e SGA〈small-for-gestational-age〉性低身長症

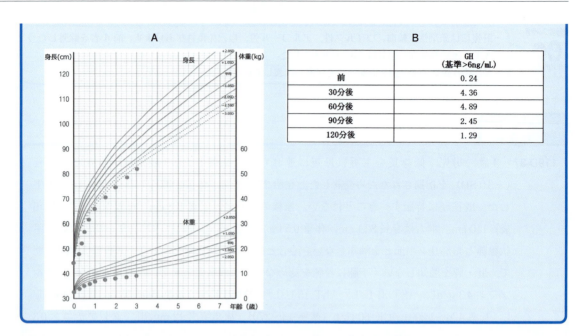

アプローチ
①3歳児健康診査で低身長（−3.0 SD）を指摘された→精査・治療が必要な低身長である。
②在胎37週1日，体重2,460 gで出生→SGA〈small-for-gestational-age〉性低身長症は在胎37週では出生体重2,300 g以下が対象である。
③家族の身長は父168 cm，母156 cm→家族性低身長ではない。
④成長ホルモンの分泌を反映するインスリン様成長因子-Ⅰ〈IGF-Ⅰ〉69 ng/mL→低値であり，成長ホルモン分泌不全性低身長症が疑われる。
⑤理学所見・採血・頭部MRIに異常を認めない→成長ホルモン分泌不全性低身長症が疑われる。

画像診断 Ａ：成長曲線の上部の赤いドットをつないだものがこのケースの身長の成長曲線で，乳児期から3歳まで−3 SDが続く低身長の所見が認められる。
Ｂ：成長ホルモン〈GH〉血中濃度は，負荷後の値が4.89 ng/mLの低値で，成長ホルモン分泌不全を認める。

鑑別診断 −2 SDの軽度の低身長を認めるが，成長ホルモン分泌不全所見がないのが体質性低身長症，家族性低身長症，思春期遅発症である。負荷試験で成長ホルモン分泌不全を認め，成長ホルモン分泌不全性低身長症と診断される。合成された成長ホルモンの補充療法を行うと低身長が改善する。

診断名 成長ホルモン分泌不全性低身長症

選択肢考察
× a 軟骨無形成症は低身長で，四肢が短く，骨の異常を認める。
× b 家族性低身長症は父親157 cm以下，母親145 cm以下の場合で，子供本人が低身長の場合をいう。
× c 甲状腺機能低下症では成長の停止，徐脈，四肢冷感，貧血，活気がない，甲状腺腫などを認める。
○ d 成長ホルモン分泌不全性低身長症は低身長，骨年齢遅延，インスリン様成長因子-Ⅰの

低値を認め，負荷試験で成長ホルモン分泌不全を認める。
× e SGA 性低身長症は出生時に在胎週数に比べて低体重を認め，その後の発育でも低身長を認める。

解答率 a 0.1%，b 0.4%，c 0.0%，d 95.2%，e 4.2%

関連知識
- 低身長をきたす疾患は多いが，成人身長を改善するためのエビデンスレベルの高い治療方法は存在しないのが体質性低身長症，家族性低身長症，思春期遅発症，多くの骨系統疾患，多くの先天性奇形症候群である。
- ヒト成長ホルモン製剤による低身長に対する治療が認められているのが成長ホルモン分泌不全性低身長症である。
- 成長ホルモン分泌不全を認めないが，低身長の症状が強く，成長ホルモン製剤の治療が認可されたのが Turner 症候群，軟骨異栄養症（軟骨無形成症・軟骨低形成症），SGA 性低身長症，慢性腎不全，Noonan 症候群，Prader-Willi 症候群である。

正解 d **正答率** 95.2%

受験者つぶやき
- GH，IGF-I 低値から正解選択肢を選べましたが，2〜3 歳ごろまでは正常な成長曲線を描くイメージだったので，不安でした。
- 全く同じ成長曲線の問題が過去問にありました。

Check ■ ■ ■

119D-38 47 歳の女性（2 妊 2 産）。下腹部痛と発熱を主訴に来院した。2 日前から 38℃ 台の発熱があり，昨日から下腹部痛も出現したため受診した。最終月経は 2 週間前。38 歳時に右卵巣子宮内膜症性囊胞の診断で，右付属器摘出術を受けた。3 年前に離婚し，現在は別のパートナーと同居している。身長 155 cm，体重 52 kg。体温 38.3℃。脈拍 84/分，整。血圧 120/80 mmHg。腹部は平坦，腸雑音は異常を認めない。触診で下腹部は硬く，左下腹部に圧痛と反跳痛を認める。内診では，子宮頸部の移動痛を認める。妊娠反応陰性。血液所見：赤血球 430 万，Hb 12.9 g/dL，Ht 38%，白血球 16,500（桿状核好中球 12%，分葉核好中球 75%，好酸球 1%，単球 3%，リンパ球 8%），血小板 33 万。血液生化学所見：AST 25 U/L，ALT 10 U/L，ALP 110 U/L（基準 38〜113），アミラーゼ 49 U/L（基準 44〜132）。CRP 9.5 mg/dL。経腟超音波検査で左付属器領域に径 6×3 cm の 2 房性腫瘤を認める。受診時の腹部造影 CT（別冊 No. 14）を別に示す。

診断はどれか。

a 便 秘　　　　　b 大腸癌　　　　　c 卵巣癌
d 大腸憩室炎　　　e 卵管留膿症

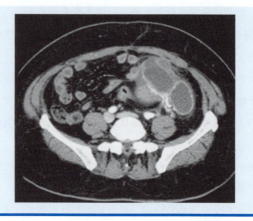

アプローチ

① 47歳女性（2妊2産）の下腹部痛と発熱 → 感染症由来か，腫瘍由来か。
② 2日前から38℃台の発熱，昨日から下腹部痛 → 急激に発症した。
③ 最終月経は2週間前 → 仮に受精の時期としても，妊娠・流産による症状ではない。
④ 38歳時に右卵巣子宮内膜症性嚢胞で，右付属器摘出術 → 左卵巣子宮内膜症の再発も疑う。
⑤ 3年前に離婚，現在は別のパートナーと同居 → 性生活はあり，性感染症の可能性も考慮する。
⑥ 身長155 cm，体重52 kg → BMI 21.6で普通体重
⑦ 体温38.3℃，脈拍84/分，整，血圧120/80 mmHg → 体温は高く，脈拍が少し多め
⑧ 腹部は平坦，腸雑音は異常を認めない → 腹部腫瘤や腸閉塞が原因ではない。
⑨ 下腹部は硬く，左下腹部に圧痛と反跳痛 → 腹膜炎の責任病変は左付属器領域にあると考える。
⑩ 内診では，子宮頸部の移動痛 → 子宮頸部の炎症（子宮頸管炎）を考える。
⑪ 妊娠反応陰性 → 妊娠由来の下腹部痛と発熱ではない。
⑫ 白血球16,500 → 感染症による炎症が原因と考える。
⑬ アミラーゼ49 U/L，CRP 9.5 mg/dL → 膵臓由来の痛みではないが，強い炎症がある。
⑭ 左付属器領域に径6×3 cmの2房性腫瘤 → 卵巣か卵管が腫脹している。

画像診断

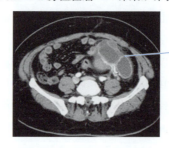

左下腹部に低濃度の液状物質を含んで拡張した管状（ソーセージ状）構造を認める。壁は厚く造影効果を認める。管腔構造中に線状の粘膜ひだを認めるため，拡張した卵管であり，卵管留膿症を疑う

鑑別診断

「アプローチ」①，②から生殖年齢女性に比較的急激に発症した有熱性の下腹部痛だが，③，⑪から妊娠が原因ではなく，子宮内膜症の既往（④）から内膜症再発の可能性と⑤から性生活が持続していると考えると，クラミジア感染症などの性感染症による骨盤腹膜炎が想定できる。体格は標準であるので腹部腫瘤や腸閉塞の有無の診断は行いやすい（⑥，⑧）が，⑨の腹壁が硬く圧痛と反跳痛から腹膜炎を発症し，責任部位は左下腹部で，③，⑪より妊娠は否定されたので異所性妊娠は除外できる。⑦のバイタルサインは発熱と脈拍が少し高いが精査をしていく時間的余裕はありそうである。⑩の子宮頸管炎の所見と②，⑤，⑨，⑫から骨盤内炎症性

疾患〈PID〉が疑われるが，⑬から痛みの原因が膵臓疾患でないことも確認できた。⑭および「画像診断」で，ソーセージ状に細長く拡張した2房性の環状構造から，拡張した卵管水腫に感染（⑫）して膿汁が貯留した卵管留膿症との診断に到達する。

診断名 卵管留膿症

選択肢考察
- ×a 子宮頸部の移動痛の説明がつかない。
- ×b 血便・下血・貧血・腸閉塞などの大腸癌を疑う症状がない。
- ×c 左付属器領域の腫瘤は腫瘍よりも強い炎症性疾患を疑う。
- ×d 左下腹部痛，圧痛，発熱などは一致するが，造影CTと一致しない。内視鏡検査で診断される。
- ○e CTで炎症性に拡張した卵管が確認できる。理学所見と血液検査も合致する。

解答率 a 0.1％，b 0.1％，c 3.2％，d 1.4％，e 95.3％

関連知識
- 卵管留水腫は，クラミジアや淋菌などの性感染症によって卵管采などの卵管の遠位端が閉塞し，卵管の膨大部内腔に卵管液が貯留した状態。卵管液が子宮内膜に流入して着床を阻害し，不妊の原因ともなる。卵管内に血液が貯留した状態を卵管留血腫といい，細菌感染により膿が貯留して卵管留膿症に至る。
- 卵管留膿症は，細菌やクラミジア感染によって卵管に狭窄と閉塞が生じ，閉塞部の中間に貯留した浸出液が感染することで卵管内部に膿が貯留した状態であり，卵管留膿腫ともいう。骨盤腹膜炎を合併して子宮後壁への癒着を呈することもある。症状は，下腹部痛や圧痛，発熱，ときに悪心・嘔吐を生じる。原因菌は，以前は淋菌が多かったが，最近はクラミジアや一般細菌が多い。治療は，原因菌に感受性のある抗菌薬投与や卵管切除術を行う。

正解 e　正答率 95.3％

- 2日前からの発熱，下腹部痛から癌を除外し，左下腹部痛という点から右下腹部に好発する憩室炎を除外しました。
- あまり聞いたことがない疾患名でしたが，炎症所見があり，大腸憩室炎が否定的だったので選びました。

Check ■ ■ ■

119D-39 75歳の男性。腎機能低下のため来院した。20年前に高血圧症と糖尿病，10年前から糖尿病腎症と骨粗鬆症，2年前から腎性貧血を指摘され，自宅近くの診療所で複数の内服薬および皮下注射による治療を受けている。2週間前から全身倦怠感が出現し，血液検査で，クレアチニンが1か月前の2.0 mg/dLから3.0 mg/dLへ上昇したため，紹介受診した。身長165 cm，体重70 kg。脈拍72/分，整。血圧146/80 mmHg。両下肢に軽度の浮腫を認める。尿所見：蛋白3＋，糖1＋，潜血（－）。血液所見：赤血球320万，Hb 10.0 g/dL，Ht 29%，白血球6,300。血液生化学所見：総蛋白5.8 g/dL，アルブミン3.4 g/dL，尿素窒素48 mg/dL，クレアチニン3.2 mg/dL，血糖138 mg/dL，HbA1c 7.0%（基準4.9～6.0），Na 142 mEq/L，K 4.5 mEq/L，Ca 12.1 mg/dL，P 4.0 mg/dL。動脈血ガス分析（room air）：pH 7.41，$PaCO_2$ 36 Torr，PaO_2 90 Torr，HCO_3^- 21 mEq/L。

この患者の治療薬で中止すべきなのはどれか。

a　ループ利尿薬
b　カルシウム拮抗薬
c　重炭酸ナトリウム
d　エリスロポエチン製剤
e　活性型ビタミンD製剤

アプローチ　①75歳男性の腎機能低下━━▶糸球体濾過量は健康でも年齢とともに減少するため，老人は若年者より慢性腎不全に陥りやすい。

②20年前の高血圧症と糖尿病，10年前からの糖尿病腎症━━▶腎硬化症と糖尿病腎症の合併を疑う。

③2年前からの腎性貧血━━▶尿細管間質からのエリスロポエチン産生機能低下を示しており，慢性腎不全に陥っている可能性が高い。

④クレアチニンが2.0 mg/dLから3.0 mg/dLへ上昇━━▶慢性腎不全の急性増悪を認める。脱水によるものが多いが，糖尿病や血圧のコントロール不良，薬剤性なども鑑別となる。

⑤身長165 cm，体重70 kg━━▶BMI≧25であり，肥満症である。

⑥尿蛋白3＋，尿糖1＋，尿潜血（－）━━▶潜血を認めず，糖尿病腎症や腎硬化症で矛盾しない。急速進行性糸球体腎炎や膜性増殖性糸球体腎炎は尿潜血を認めず否定的。

⑦尿素窒素48 mg/dL，クレアチニン3.2 mg/dL━━▶腎不全の増悪を認める。

⑧血糖138 mg/dL，HbA1c 7.0%━━▶糖尿病のコントロールはまずまずであり，血糖コントロール不良による糖尿病腎症の急性増悪はやや考えにくい。

⑨アルブミン3.4 g/dL，Ca 12.1 mg/dL━━▶著明な高Ca血症であり，これが慢性腎不全の急性増悪の原因であろう。補正カルシウムは12.1＋0.6＝12.7 mg/dLとなる。

鑑別診断　20年前からの高血圧症と糖尿病があり，腎生検の有無の記載はないが，基礎疾患として糖尿病腎症と腎硬化症があり，これが慢性腎不全に至って腎性貧血を合併しているのだろう。問題は慢性腎不全の急性増悪であるが，臨床的には脱水や薬剤性の急性腎機能障害をまず鑑別とする。高Ca血症による尿細管や間質への障害や，多尿の結果脱水となることが腎機能増悪を招いたと考えられる。高Ca血症の原因は，骨粗鬆症にて薬剤を内服していることから，ビタ

ミンD製剤を内服していると予想される。

診断名 慢性腎不全の急性増悪，高Ca血症

選択肢考察
× a ループ系利尿薬は生理食塩水点滴後に尿中にCa排泄を増加させるために使用する薬剤であり，中止すべきではない。
× b 146/80 mmHgと高血圧を認め，カルシウム拮抗薬の中止は必要ない。
× c HCO_3^-は$24±2$ mEq/Lの正常値からは若干低く，重炭酸ナトリウムは継続すべきであり中止すべき薬剤ではない。
× d 赤血球320万，Hb 10.0 g/dL，Ht 29%と正球性正色素性貧血（MCV 90，MCHC 34）であり，腎性貧血が考えられる。エリスロポエチン製剤は継続を要する。
○ e 骨粗鬆症にて処方されている活性型ビタミンD製剤はカルシウムの吸収率を上昇させ，高Ca血症を招くことがある。これが腎機能増悪の原因であり，中止を要する。

解答率 a 1.3%，b 0.4%，c 0.6%，d 0.2%，e 97.4%

関連知識 活性型ビタミンD製剤は骨粗鬆症で処方されるだけでなく，サプリとしても人気で多くの健常人も内服している。特にCOVID-19感染症流行時にはビタミンD内服が重症化予防となる等の情報で内服を開始した方も多く，また近年はアンチエイジング目的での内服も散見する。しかし高Ca血症などの副作用もあり，またCaが一見正常値と思えても，低アルブミン血症の患者は補正Caを計算すると高Ca血症である場合があり，医師が計算を怠るとこれを見逃すリスクもあることに注意しておくべきである。

コメント 高Ca血症の原因が活性型ビタミンD製剤という臨床でよく見る病態であり，過去問でも近年頻出である。過去問を学習していれば間違えることはないだろう。

正解 e　**正答率** 97.4%

受験者つぶやき
・補正Caが12.7と異常高値なので，血中Caを増やす方向に作用するビタミンDは即中止すべきです。
・Ca上昇と関連する薬剤はよく問われているように思います。

119D-40 6歳の女児。腰痛を主訴に母親に連れられて来院した。2週間前から腰痛が出現し、徐々に歩行困難となったため受診した。意識は清明。身長115 cm、体重20 kg。体温36.2℃。脈拍88/分、整。血圧88/60 mmHg。SpO₂ 99%（room air）。眼瞼結膜は貧血様で、眼球結膜に黄染を認めない。咽頭に発赤を認めない。腹部は平坦、軟で、肝・脾を触知しない。背部に発赤や腫脹を認めない。胸腰椎移行部に圧痛と叩打痛を認める。血液所見：赤血球298万、Hb 8.2 g/dL、Ht 26%、網赤血球2%、白血球2,700（分葉核好中球17%、好酸球1%、好塩基球1%、単球4%、リンパ球66%、芽球11%）、血小板5.9万。血液生化学所見：総蛋白6.7 g/dL、AST 45 U/L、ALT 19 U/L、LD 465 U/L（基準170～320）、ALP 680 U/L（基準460～1,250）、尿素窒素19 mg/dL、クレアチニン0.4 mg/dL、尿酸6.8 mg/dL、Ca 9.8 mg/dL、P 4.7 mg/dL。CRP 1.7 mg/dL。脊椎エックス線写真（**別冊 No. 15**）を別に示す。

基礎疾患の確定診断に有用な検査はどれか。

a 骨髄検査
b 腰椎MRI
c 脳脊髄液検査
d 骨シンチグラフィ
e 腰椎骨塩定量検査

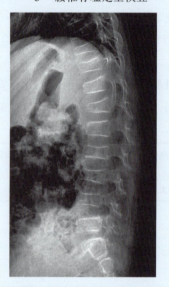

アプローチ

① 6歳の女児、2週間前からの腰痛が歩行困難にまで悪化 → 「小児に起こる腰痛は病的である」と言っても過言ではない。歩行困難まできたしているため、精査が必要である。

② 身長115 cm、体重20 kg。体温36.2℃。脈拍88/分、整。血圧88/60 mmHg。SpO₂ 99%（room air）→ 身長・体重は年齢相当。痛みがあるにもかかわらず収縮期血圧は低い。酸素需要はない。

③ 眼瞼結膜は貧血様、眼球結膜に黄染なし。腹部は平坦、軟で、肝脾腫なし → 黄疸や脾腫はなく溶血による貧血ではなさそう。腹部腫瘤もない様子である。

④ 胸腰椎移行部に圧痛と叩打痛あり、背部に発赤や腫脹なし → 腰痛の原因は皮膚よりも深部で起きている可能性が高い。

⑤血液所見：赤血球 298 万，Hb 8.2 g/dL，Ht 26%，網赤血球 2%，白血球 2,700（分葉核好中球 17%，好酸球 1%，好塩基球 1%，単球 4%，リンパ球 66%，芽球 11%），血小板 5.9 万 ➡ 末梢血に芽球が出現し，網赤血球も減少，汎血球減少を伴うため，血液悪性疾患を疑う。

⑥血液生化学所見：総蛋白 6.7 g/dL，AST 45 U/L，ALT 19 U/L，LD 465 U/L，ALP 680 U/L，尿素窒素 19 mg/dL，クレアチニン 0.4 mg/dL，尿酸 6.8 mg/dL，Ca 9.8 mg/dL，P 4.7 mg/dL。CRP 1.7 mg/dL ➡ 肝機能障害や腎機能障害はデータ上は否定的，また骨代謝異常症の存在は不明，高 LD 血症は慢性炎症や悪性腫瘍の存在を示唆する。

画像診断

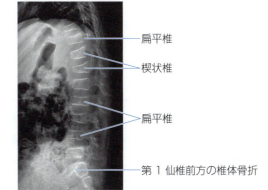

すべての胸腰椎において椎体高は減少して，扁平椎・楔状椎変形を呈し，第 1 仙椎にも椎体骨折を認める。

（ラベル：扁平椎，楔状椎，扁平椎，第 1 仙椎前方の椎体骨折）

鑑別診断　正球性貧血と網赤血球の減少，芽球の存在と血小板減少（汎血球減少症もあり）も認めるため，白血病，骨髄異形成症候群，巨赤芽球性貧血，悪性腫瘍などの転移による骨髄占拠性病変が鑑別に挙がる。貧血だけであれば赤芽球癆や腎性貧血も鑑別すべきであるが，いずれにせよ骨髄穿刺による診断が必要である。脊椎椎体骨折は圧迫骨折とも呼ばれ，高齢者では骨粗鬆症に起因することが多いが，小児では事故などの高エネルギーによる外傷を除くと，テニスや野球などの激しい運動で生じる腰椎すべり症が代表的である。多発性の圧迫骨折は基礎疾患の存在を強く示唆し，積極的に悪性腫瘍の存在を除外する必要がある。

診断名　急性白血病などの血液悪性疾患による脊椎椎体骨折の疑い

選択肢考察

○a　小児白血病患者の半数は，診断時の白血球数が 10,000 未満であり，芽球も確認できないことがあるため，診断には骨髄穿刺による芽球の確認が必要である。

×b　白血病などの悪性疾患による脊椎椎体骨折では，MRI 拡散強調画像で高信号かつ造影 T1 強調画像で椎体内に造影効果を認めることがあり，診断の一助にはなりうる。

×c　白血球減少をきたしうる重症細菌感染症の一つである細菌性髄膜炎の確定診断には有効だが，脊椎椎体骨折の原因とはなりえない。

×d　骨造成を反映する検査であり，悪性腫瘍が骨へ転移しているかどうかを検出するのに有用であるが，原疾患の特定は困難である。それ以外にも骨折や骨髄炎，関節炎の診断の補助にはなる。

×e　白血病診断時に骨病変をきたす機序については明確には解明されていない。何らかの因子が骨代謝に影響を与え，その結果骨密度が減少し，骨折などの骨病変を引き起こしている可能性が考えられる。そのため，骨量の変化を検出するためには良い検査だが，確定診断には至らない。

322　国試119 － 第119回医師国家試験問題解説書

| 解答率 | a 89.4%，b 6.7%，c 0.3%，d 0.2%，e 3.4% |

| 関連知識 | 小児急性リンパ性白血病〈ALL〉では3%程度に脊椎椎体骨折を認めるが，圧迫骨折も含め診断時の放射線学的異常所見の有無は，再発を含めた生存率に有意差を認めないとする報告が多い。白血病の画像診断では，浸潤性病変による胸腺腫大，骨膜下浸潤による骨膜反応なども有名である。|

| 正解 | a　正答率 89.4% |

受験者つぶやき
・いまいちわかりませんでしたが，腰痛，汎血球減少を認める点，確定診断を問われている点からは骨髄検査が必要と考えました。
・汎血球減少を認めたので骨髄検査を選びました。画像はどこが異常なのかわかりませんでした。

Check ■■■

119D-41　26歳の男性。右膝関節の可動域制限を主訴に来院した。3か月前にハンドボールの練習中に右膝を捻って痛みを感じたが，医療機関の受診はしなかった。約1週間で疼痛はなくなった。2か月前から身体の向きを変える時や，しゃがんだ状態から立ち上がる時などに右膝がガクッとして曲がったまま伸ばせないことが頻発するようになった。身長168 cm，体重62 kg。入室時の歩容は右膝軽度屈曲位で，跛行を認める。右膝関節に腫脹を認める。発赤と熱感はない。右膝関節外側に圧痛を認める。右膝関節可動域：伸展−30°，屈曲130°（健側は伸展0°，屈曲140°）。前方引き出しテスト陽性。右膝MRIの脂肪抑制T2*強調冠状断像（別冊 No. 16A）と脂肪抑制プロトン密度強調矢状断像（別冊 No. 16B）とを別に示す。

適切な治療はどれか。

a　ギプス固定
b　NSAID 内服
c　関節鏡下手術
d　理学療法士による伸展訓練
e　ヒアルロン酸ナトリウム製剤の関節内投与

A　　　　　　　　B

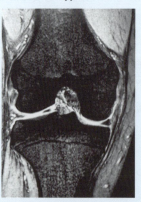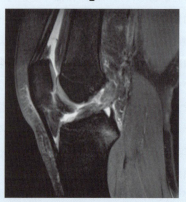

アプローチ　①26歳の男性。右膝関節の可動域制限を主訴 ━━ 若年者の膝関節可動域制限を生じる疾患を

考慮

② 3 か月前に右膝を捻って受傷 ⟶ 急性期の外傷ではない。

③ 2 か月前から身体の向きを変える時や，しゃがんだ状態から立ち上がる時などに右膝がガクッとして曲がったまま伸ばせないことが頻発。入室時の歩容は右膝軽度屈曲位で跛行を認める ⟶ 外傷後の膝関節が伸展できない疾患を考慮

④ 右膝関節に腫脹を認める。発赤と熱感はない ⟶ 活動性のある炎症の所見はなさそう。

⑤ 右膝関節外側に圧痛を認める ⟶ 右膝関節外側の疾患を考慮

⑥ 右膝関節可動域：伸展 −30°，屈曲 130°（健側は伸展 0°，屈曲 140°）⟶ 健側と比較して明らかな可動域制限を認める。

⑦ 前方引き出しテスト陽性 ⟶ 前十字靱帯損傷の可能性

画像診断

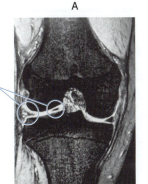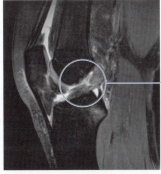

A　外側半月板損傷　　B　前十字靱帯の不鮮明化

鑑別診断　「アプローチ」①〜④より若年者に生じた膝関節が伸展できない外傷後の膝関節疾患を考慮。⑤，⑥より膝関節外側の疾患で可動域制限を生じる疾患を考慮。⑦より前十字靱帯損傷の合併の可能性あり。「画像診断」より外側半月板損傷と前十字靱帯の不鮮明化を認める。

診断名　外側半月板損傷

選択肢考察
- × a　ギプス固定は関節拘縮を生じる可能性があり，むしろ行ってはいけない治療である。
- × b　NSAID 内服は膝関節痛を軽減させるかもしれないが，可動域制限の原因が疼痛でなく断裂した半月板の嵌頓であれば改善はしない。
- ○ c　関節鏡下手術は嵌頓した半月板を処置できる方法であり適切な治療である。
- × d　理学療法士による伸展訓練は必要な治療であるが，半月板が嵌頓している場合，それ以上可動域が改善しない可能性がある。
- × e　ヒアルロン酸ナトリウム製剤の関節内投与は膝関節痛を軽減させるかもしれないが，可動域制限の原因が疼痛でなく断裂した半月板の嵌頓であれば改善はしない。

解答率　a 2.9%，b 0.2%，c 94.9%，d 1.6%，e 0.4%

関連知識　若年者の半月板損傷はスポーツ中に膝を捻って受傷することが多い。症状としては受傷した側の関節裂隙に圧痛を認め，McMurray テストで疼痛やクリックが生じることがある。半月板に縦断裂が生じた場合，断裂した半月板が顆間部に嵌頓すると膝関節が伸展できなくなることがある。診断は MRI で行われることが多く，断裂の形態としては縦断裂，水平断裂，横断裂や弁状断裂などがある。治療は保存療法（薬物療法として NSAID の内服やヒアルロン酸ナトリウム製剤の関節内投与，リハビリテーションなど）がまず行われるが，疼痛が残存する場

合や半月板の嵌頓により可動域制限が継続もしくは繰り返す場合は手術が選択される。手術方法は関節鏡下手術により半月板の縫合術や，縫合できない場合は切除術が行われる。前十字靱帯損傷の合併がある場合は半月板の処置のみでは再断裂の可能性が高いために靱帯再建も行う。

コメント 膝関節可動域制限の原因の理解が治療法の選択に重要である。

正解 c　**正答率** 94.9%

受験者つぶやき
・整形外科の疾患と，その診断に必要なテストは，一対一対応で確認しておくと良いと思います。
・前方引き出しテストと画像から診断しました。

Check ■ ■ ■

119D-42　68歳の男性。血糖コントロール及び合併症の精査のため紹介受診した。糖尿病は55歳時に指摘され，自宅近くの医療機関で血糖降下薬を処方されており，3年前からは注射薬への変更を勧められていたが，内服薬を継続していた。眼科で単純網膜症を指摘されており，歯科で歯周病の治療を行っている。身長168 cm，体重64 kg。体温36.4℃。脈拍60/分，整。血圧132/80 mmHg。眼瞼結膜と眼球結膜とに異常を認めない。心音と呼吸音とに異常を認めない。腹部は平坦，軟。四肢に浮腫を認めない。腱反射はアキレス腱反射のみ両側で減弱を認め，両下肢内顆の振動覚の低下を認める。血液所見：赤血球468万，Hb 13.9 g/dL，Ht 42%，白血球12,300，血小板21万。血液生化学所見：アルブミン3.9 g/dL，AST 28 U/L，ALT 26 U/L，γ-GT 62 U/L（基準13〜64），尿素窒素12 mg/dL，クレアチニン0.9 mg/dL，尿酸6.9 mg/dL，血糖168 mg/dL，HbA1c 7.8%（基準4.9〜6.0），総コレステロール216 mg/dL，トリグリセリド160 mg/dL，HDLコレステロール42 mg/dL，Na 136 mEq/L，K 4.4 mEq/L，Cl 97 mEq/L。心電図に異常を認めない。
　この患者の腎合併症評価に必要な尿検査項目はどれか。

a　尿潜血　　　　　　　　　　　b　尿比重
c　尿ケトン体　　　　　　　　　d　尿中アルブミン
e　尿中 β_2-マイクログロブリン

アプローチ
①55歳で糖尿病を指摘，血糖降下薬を内服しているが，3年前から注射薬への変更を勧められている　→　「アプローチ」②，⑤，⑦と合わせて，糖尿病の管理は不良である。
②眼科で単純網膜症を指摘　→　比較的罹病期間の長い糖尿病と推測され，本例の経過に矛盾しない。
③歯科で歯周病の治療　→　歯周病による慢性炎症は血糖管理の悪化と関連する。
④身長168 cm，体重64 kg　→　BMI 22.7 kg/m² であり，やせや肥満はない。
⑤アキレス腱反射の両側の減弱と両下肢内顆の振動覚の低下　→　糖尿病では比較的早期から足の多発神経障害を生じるため，糖尿病神経障害の合併を疑う。
⑥白血球数12,300　→　白血球数増多の原因は不明だが，喫煙などで増加することがある。
⑦血糖168 mg/dL，HbA1c 7.8%　→　管理不良の糖尿病であり，合併症予防のための目標値と

して 7.0% 未満をめざす。

⑧総コレステロール 216 mg/dL，トリグリセリド 160 mg/dL，HDL コレステロール 42 mg/dL━━空腹時採血であれば，高トリグリセリド血症を認める。Friedewald 式による LDL コレステロール値は 142 mg/dL と計算され，軽度の高 LDL-C 血症を認める。

鑑別診断　症例文に糖尿病と記載されている。中高年になってからの指摘であり，治療経過と合わせて，2 型を疑う。

確定診断　糖尿病（2 型糖尿病の疑い）

選択肢考察
× a　慢性腎臓病や慢性および急性腎炎の診断と評価，尿路結石や腎細胞癌のスクリーニングに必要な検査である。

× b　脱水や尿糖・尿蛋白の有無と関連する。

× c　脂肪の分解により生じ，インスリン作用不足による糖代謝状態を反映する指標である。

○ d　早期腎症のスクリーニングに必要な検査である。

× e　近位尿細管障害の検査である。

解答率　a 0.2%，b 0.6%，c 0.5%，d 97.4%，e 1.1%

関連知識　尿中アルブミンは尿蛋白の出現よりも早期に陽性となる。尿中アルブミンが 30 mg/g クレアチニン〈Cr〉未満を正常アルブミン尿，30 以上 299 mg/gCr 以下を微量アルブミン尿，300 mg/gCr 以上を顕性アルブミン尿と呼ぶ。日を変えた測定で 3 回中 2 回以上の微量アルブミン尿を確認した場合，糖尿病腎症の早期腎症期（第 2 期）と診断する。

正　解　d　**正答率** 97.4%

受験者つぶやき
・腎不全の評価には尿蛋白を使いますが，糖尿病に限りアルブミンを使います。116D-62 参照です。
・過去問でも問われていた知識だと思います。

Check ■ ■ ■

119D-43　33 歳の女性（0 妊 0 産）。下腹部痛と過多月経を主訴に来院した。5 か月前から月経血量の増加と下腹部鈍痛が増悪し，早期の挙児希望もあるため受診した。2 年前から避妊はしていない。月経周期は 28 日型，整，持続 7 日間。20 年前から月経痛で市販の鎮痛薬を服用している。身長 158 cm，体重 53 kg。体温 36.0℃。脈拍 76/分，整。血圧 112/72 mmHg。内診で子宮は弾性硬で約 10 cm に腫大し，両側付属器は触知しない。血液所見：赤血球 340 万，Hb 8.4 g/dL，Ht 28%，白血球 6,200，血小板 27 万。血液生化学所見：総蛋白 6.3 g/dL，AST 23 U/L，ALT 20 U/L，LD 175 U/L（基準 124〜222），CA125 46 U/mL（基準 35 以下）。骨盤部単純 MRI の T2 強調矢状断像（**別冊** No.17）を別に示す。

適切な治療はどれか。

a　子宮全摘出術
b　子宮動脈塞栓術
c　子宮内容除去術
d　子宮頸部円錐切除術
e　腹腔鏡下子宮筋腫核出術

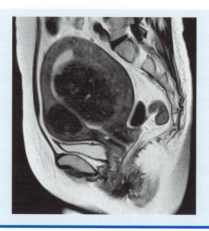

アプローチ
① 33歳の女性（0妊0産）→ 生殖可能年齢の女性
② 下腹部痛と過多月経を主訴 → 月経困難症と考える。
③ 5か月前から月経血量の増加と下腹部鈍痛が増悪 → 女性生殖器の病変の存在を疑う。
④ 早期の挙児希望 → 器質性の月経困難症を想定し、早期の原因への対策を必要とする。
⑤ 2年前から避妊はしていない → 妊娠を妨げる器質的疾患を疑う。
⑥ 月経周期は28日型、整、持続7日間 → 順調な卵巣機能で、妊娠可能
⑦ 20年前から市販の鎮痛薬を服用 → 月経困難症は思春期から始まっている。
⑧ 身長158 cm、体重53 kg → BMI 21.2で肥満はない。
⑨ 体温36.0℃。脈拍76/分、整。血圧112/72 mmHg → バイタルサイン正常
⑩ 内診で子宮は弾性硬で約10 cmに腫大 → 子宮筋腫を疑う。
⑪ 両側付属器は触知しない → 付属器腫瘍はない。
⑫ 血液所見：赤血球340万、Hb 8.4 g/dL、Ht 28% → 著明な貧血
⑬ CA125 46 U/mL → 子宮内膜症、子宮腺筋症、子宮筋腫、卵巣腫瘍では基準値を超える。

画像診断

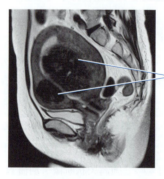

子宮体部後壁に10×7 cm程度の腫瘍と、子宮体部前壁に5×3 cm程度の境界明瞭で均一な低信号を認め、変性や壊死を疑う所見はない。前壁筋腫は筋層内筋腫、後壁筋腫は粘膜下筋腫に見える。後壁筋腫によって拡張した子宮腔によって過多月経を呈するようになったことが想定される

鑑別診断　「アプローチ」①〜③、⑦から思春期から始まった月経困難症に、最近は過多月経が加わってきた（③）。早期の妊娠を望むも、2年間妊娠していない（④、⑤）。⑥より卵巣機能は正常で、⑧より排卵障害をもたらす肥満もない。⑨よりバイタルサインは安定しているが、⑫の血液検査では著明な貧血を呈している。内診では腹部腫瘤を触れるが付属器腫瘍はない（⑩、⑪）ので子宮の腫瘍を想定し、⑬の腫瘍マーカーの値もそれを支持する。内診で想定した子宮腫瘍は、画像から子宮の前壁と後壁のそれぞれに位置する子宮筋腫であったとの結論に達する。

診断名　子宮筋腫（粘膜下，筋層内）

選択肢考察
× a　早期の挙児希望があるので行わない。**禁忌肢**かもしれない。
× b　妊娠分娩に対する安全性は確定していないので推奨されていない。
× c　妊娠・流産していないので行わない。
× d　子宮頸癌または子宮頸部異形成に対する治療である。頸部細胞診・組織診の記載がなく，必要性が不明。
○ e　子宮筋腫核出術では妊孕性が温存される。

解答率　a 0.2%，b 0.8%，c 3.0%，d 0.2%，e 95.7%

関連知識　妊娠希望がある子宮筋腫に対する治療法は，(1) 子宮筋腫核出術と (2) 保存療法がある。(1) 筋腫核出術は，筋腫の位置，大きさなどによって，腹腔鏡下手術，子宮鏡下手術，開腹手術，腟式手術がある。(2) 保存療法では，①ホルモン療法としてGnRHアゴニスト/アンタゴニスト，低用量ピル，黄体ホルモン製剤などがあり，②対処療法として止血薬・鎮痛薬・漢方薬などがある。治療効果は筋腫核出（摘出術）が確実であると認識されている。一方，手術の代替療法として子宮動脈塞栓術〈UAE〉やMRガイド下集束超音波法〈MRgFUS〉があるが，子宮破裂など妊娠分娩時の母体への安全性は明らかではなく，次回の妊娠を希望しない場合に限られる。

正解　e　正答率 95.7%

受験者つぶやき
・子宮筋腫の治療は原則手術ですが，挙児希望があるので全摘は禁忌です。
・挙児希望を見落とさないことが重要だと思います。

Check ☐☐☐

119D-44　73歳の女性。発熱を主訴に来院した。自宅近くの医療機関で甲状腺機能亢進症と診断され，1か月前から抗甲状腺薬を服用していた。5日前から37℃台の発熱と感冒様症状が出現し，2日前から39℃台の発熱が継続するため受診した。意識は清明。体温39.2℃。脈拍84/分，整。血圧108/62 mmHg。呼吸数23/分。SpO₂ 94%（room air）。眼瞼結膜と眼球結膜とに異常を認めない。咽頭に軽度の発赤を認める。甲状腺腫と頸部リンパ節とを触知しない。心音と呼吸音とに異常を認めない。腹部は平坦，軟で，肝・脾を触知しない。血液所見：赤血球370万，Hb 11.1 g/dL，Ht 32%，白血球1,200（分葉核好中球1%，好酸球0%，好塩基球0%，単球21%，リンパ球78%），血小板26万。血液生化学所見：AST 32 U/L，ALT 26 U/L，LD 147 U/L（基準124～222），γ-GT 37 U/L（基準9～32），尿素窒素10 mg/dL，クレアチニン0.7 mg/dL，TSH 0.2 μU/mL以下（基準0.2～4.0），FT₃ 4.2 pg/mL（基準2.3～4.3），FT₄ 1.9 ng/dL（基準0.8～2.2）。CRP 27 mg/dL。
　まず行うべき処置はどれか。
a　顆粒球輸血
b　抗菌薬の投与
c　抗真菌薬の投与
d　抗甲状腺薬の継続
e　抗ウイルス薬の投与

アプローチ　①73歳の女性，発熱を主訴に来院，5日前から37℃台の発熱と感冒様症状が出現，2日前か

ら 39℃ 台の発熱が継続

②甲状腺機能亢進症と診断され，1か月前から抗甲状腺薬を服用

③体温 39.2℃，SpO_2 94%，呼吸数 23/分，甲状腺腫と頸部リンパ節を触知しない。

④白血球 1,200（分葉核好中球 1%，単球 21%，リンパ球 78%），AST 32 U/L，γ-GT 37 U/L，CRP 27 mg/dL

鑑別診断 　高齢の女性が甲状腺機能亢進症で 1 か月前から抗甲状腺薬を服用して，発熱が出現し，継続した，という現病歴を見た時点で抗甲状腺薬による無顆粒球症の可能性がまず頭に浮かぶ典型的な例である。さらに検査では CRP が 27 mg/dL と非常に高値を示し，白血球数は 1,200 と著明に減少し，分葉核好中球も 1% という結果であり，抗甲状腺薬による無顆粒球症と，それに付随した感染症と診断できる。

診断名 抗甲状腺薬による無顆粒球症

選択肢考察 ×a 　無顆粒球症は 1〜3 週間程度で回復する場合が多く，通常では顆粒球輸血を行うことはない。迷

○b，×c，×e 　抗甲状腺薬による無顆粒球症を含めて，薬剤性無顆粒球症の場合には細菌感染症の合併が多いので，まずは抗菌薬の投与が必要になってくる。さらに，無顆粒球症の原因となった薬剤はすぐに中止することが重要であり，本例では現在服用中の抗甲状腺薬は直ちに中止する。また，薬剤性無顆粒球症の場合，程度等にもよるが G-CSF を使用することもある。

×d 　現在服用中の抗甲状腺薬はすぐに中止する。

解答率 a 30.6%，b 65.5%，c 0.3%，d 2.1%，e 1.4%

関連知識 　通常，好中球数が 1,500 以下の場合を顆粒球減少症と呼び，好中球減少症と同義語である。さらに 500 以下の高度な場合は無顆粒球症と呼ぶ。顆粒球減少症の原因は腫瘍性（急性白血病，骨髄異形成症候群など），骨髄機能不全（再生不良性貧血，巨赤芽球性貧血など），感染症（敗血症，粟粒結核など），薬剤性などが挙げられる。また，薬剤性無顆粒球症は，抗甲状腺薬，解熱鎮痛薬，抗菌薬，抗ウイルス薬，向精神薬，抗てんかん薬，消化性潰瘍治療薬など多岐にわたる薬剤で起こりうる。

正解 b **正答率** 65.5%

受験者つぶやき
・発熱性好中球減少症は，緑膿菌カバーの抗菌薬の点滴が必要です。好中球 12 なので顆粒球輸血が必要なのでは，と思いましたが，投与するとしたら G-CSF 製剤なのかなと思い，除外しました。
・白血球が著明に減少しており，感染症状を認めたので抗菌薬を選択しました。

Check ■■■

119D-45 48歳の女性。頭痛を主訴に来院した。病歴，身体所見から緊張型頭痛と診断された。鼻茸があり，40歳ころに気管支喘息と診断され，血液検査で好酸球増多を認めている。2年前に鎮痛薬を内服して，重篤な発作を起こし，気管挿管されたことがある。現在は定期的に通院しておらず，呼吸困難時のみ気管支拡張薬を吸入している。
この患者の頭痛でまず投与すべき薬剤はどれか。
a 塩酸モルヒネ　　b インドメタシン　　c メトトレキサート
d アセトアミノフェン　　e グルココルチコイド

アプローチ
①鼻茸，40歳ころに気管支喘息，血液検査で好酸球増多 ➡ 重症喘息。特にアスピリン喘息，アレルギー性肉芽腫性血管炎などか。
②2年前に鎮痛薬を内服して，重篤な発作を起こし ➡ 鎮痛薬による重篤な発作。アスピリン喘息か。
③呼吸困難時のみ気管支拡張薬を吸入 ➡ 現在，気管支喘息は安定しているようである。

鑑別診断 鼻茸と好酸球増多があり，詳細は不明だが鎮痛薬で重篤な気管支喘息発作を起こした既往があり，アスピリン喘息と思われる。気管支喘息自体は発作時に気管支拡張薬吸入で対応可能な程度となっている。アスピリン喘息合併緊張型頭痛が問われている。

診断名 アスピリン喘息，緊張型頭痛

選択肢考察
×a 塩酸モルヒネはアスピリン喘息を増悪させないが，慢性頭痛への麻薬投与は適切とはいえない。

×b アスピリン喘息の本態は COX-1 阻害薬過敏であり，アスピリンに限らず非ステロイド性抗炎症薬〈NSAID〉の多くで発作を誘発しうる。インドメタシンも使用を避けるべきである。**禁忌肢**の可能性あり。

×c メトトレキサートは抗癌剤として，あるいは少量投与で関節リウマチや Behçet 病などの自己免疫疾患に使用されるが，緊張型頭痛にも気管支喘息にも有益性はない。

○d 緊張型頭痛の急性期薬物療法としてはアセトアミノフェンと NSAID が主体となる。NSAID としてはアスピリン，メフェナム酸，ロキソプロフェン，インドメタシン，ジクロフェナク，イブプロフェン，ナロキセンが推奨されているが，本例ではいずれの NSAID も使用を避ける必要がある。従来，アセトアミノフェンはアスピリン喘息に安全とされたが，米国で呼吸機能低下を示した報告があり，欧米では 500 mg/回が推奨されている。本邦添付文書においてアスピリン喘息症例ではアセトアミノフェン投与は 300 mg/回以下にすべきであると記載されている。アセトアミノフェン以外では COX2 選択的阻害薬であるセレコキシブは安全とされている。

×e 本例の気管支喘息に対してグルココルチコイドの吸入薬は考慮される治療法であるが，頭痛でまず投与すべき薬剤ではない。

解答率 a 2.1％，b 2.1％，c 0.3％，d 66.6％，e 27.9％
関連知識 アスピリン喘息では鼻茸を伴う好酸球性副鼻腔炎をほぼ全例で合併し，嗅覚低下が生じやす

いのが特徴である．また好酸球性中耳炎を半数以上に，瘙痒感を伴う手足の小紅斑や好酸球性腸炎症状を約30%に，異型狭心症様胸痛を10～20%に認める．

急性発作時の対応は基本的には通常の急性喘息発作に対する対応と同じであるが，アドレナリンの筋肉内注射・皮下注射が有効であることと，副腎皮質ステロイドの急速静注は危険であることを十分に理解しておく．

静注用副腎皮質ステロイドにはコハク酸エステル型（ヒドロコルチゾン，メチルプレドニゾロンなど）とリン酸エステル型（デキサメタゾン，ベタメタゾンなど）があるが，このうちコハク酸エステル型のものをアスピリン喘息に急速静注すると高頻度で喘息発作の誘発や喘息症状の増悪がみられる．リン酸エステル型の製剤はそのような危険性は少ないが，溶液にパラオキシ安息香酸エステル（防腐剤）や亜硫酸塩（安定化剤）が含まれている場合には一部の患者に症状の増悪がみられる．急速静注を避け，1～2時間かけて点滴静注すればそのような危険性は少なくなる．経口ステロイドにはこのような危険性はない．

慢性期の治療としてはクロモグリク酸ナトリウムの吸入の有効性が比較的高い．難治例では，抗IgE抗体（オマリズマブ）の継続使用が臨床症状だけでなく，NSAID過敏性も消退させる．鼻茸や副鼻腔炎の治療（内視鏡下手術，点鼻ステロイド薬）は喘息症状も安定化させる．

正解 d **正答率 66.6%**

- 「頭痛に対して」の薬剤を考えなければならないにもかかわらず，好酸球性副鼻腔炎そのものの治療を考えてしまいました．
- 「まず」投与すべきものなので一番作用の弱いものから選びました．

Check ☐☐☐

119D-46 55歳の男性．息切れを主訴に来院した．2年前から階段を昇る際に息切れを自覚していたが，そのままにしていた．ここ1か月は平地歩行でも息切れを自覚するようになった．喫煙は40本/日を35年．
この患者への説明で正しいのはどれか．
a 「加熱式たばこに切り替えてください」
b 「禁煙するまで受診しないでください」
c 「すぐに入院して禁煙治療を開始します」
d 「たばこを1日20本までにしてください」
e 「たばこは息切れを起こす病気の原因になります」

アプローチ
①徐々に悪化する息切れ
②喫煙は40本/日を35年 ── 長期間のヘビースモーカー

鑑別診断 ヘビースモーカーにみられる息切れから，慢性閉塞性肺疾患〈COPD〉が疑わしい．少なくとも，喫煙が息切れの原因となっている可能性は高い．

診断名 慢性閉塞性肺疾患〈COPD〉の疑い

D 医学各論 331

選択肢考察

× a 加熱式たばこでも呼吸器疾患のリスクは上がるので、禁煙がベストである。
× b 医師法第19条第1項で「診療に従事する医師は、診察治療の求があつた場合には、正当な事由がなければ、これを拒んではならない」とされているので、喫煙のために診察は拒否できない。
× c 禁煙治療は外来診療が基本である。まれに入院患者に禁煙治療することもあるが、他疾患での治療の入院時に行うので禁煙のための入院ではない。
× d 減煙しても喫煙を継続していれば呼吸器疾患の治療にはならない。
○ e 喫煙が原因と考えられるCOPDが推察される。

解答率 a 0.1%、b 0.0%、c 0.3%、d 0.1%、e 99.4%

関連知識 40本/日を35年間だとBrinkman指数は1,400。700を超えるとCOPDのリスクが上昇するといわれている。2016年の診療報酬改定におけるニコチン依存症管理料の算定において、加熱式タバコの喫煙本数の算定は、①タバコ葉を含むスティックを直接加熱するタイプはスティック1本を紙巻タバコ1本として換算、②タバコ葉の入ったカプセルやポッドに気体を通過させるタイプは1箱を紙巻タバコ20本として換算するとしている。

コメント 臨床問題というよりも一般常識問題である。a、b、c、dのいずれも禁忌肢レベルと言っていいほどである。

正解 e 正答率 99.4%

・加熱式たばこへの切り替えや、たばこの減量は無効です。また、禁煙治療は基本的に外来で行い、保険適用があります。
・過去問でも問われていた知識だと思います。

Check ■ ■ ■

119D-47 55歳の男性。胸痛と嘔吐を主訴に来院した。3日前から感冒様症状があり市販の総合感冒薬で様子を見ていたが、発熱と倦怠感が改善しなかった。本日午前中に15分程度の胸痛があり、その後2回嘔吐したため受診した。意識は清明。体温37.6℃。脈拍96/分、整。血圧106/58 mmHg。呼吸数18/分。SpO₂ 94%（room air）。咽頭に軽度の発赤を認める。頸静脈の怒張を認める。心音に異常は認めない。呼吸音は coarse crackles を聴取する。腹部は平坦、軟で、肝・脾を触知しない。腸雑音に異常を認めない。下腿に浮腫を認める。血液所見：赤血球460万、Hb 13.3 g/dL、Ht 42%、白血球12,800、血小板21万。血液生化学所見：AST 35 U/L、ALT 35 U/L、LD 286 U/L（基準124～222）、CK 488 U/L（基準59～248）、尿素窒素12 mg/dL、クレアチニン0.6 mg/dL、血糖86 mg/dL、BNP 1,289 pg/mL（基準18.4以下）。免疫血清学所見：CRP 2.3 mg/dL。心筋トロポニンT迅速検査陽性。12誘導心電図（別冊 No. 18A）と胸部エックス線写真（別冊 No. 18B）とを別に示す。
　この患者の診断に**必要性が低い**検査はどれか。
　　a 心筋生検　　　　　　　　b 心臓MRI
　　c 心エコー検査　　　　　　d 冠動脈造影検査
　　e MIBG交感神経心筋シンチグラフィ

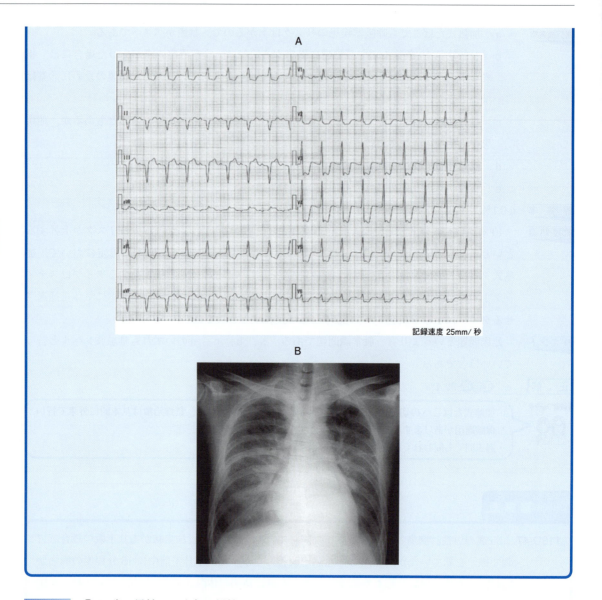

アプローチ

① 55歳の男性 ➡ 中年の男性

② 3日前から発熱, 感冒様症状, 体温37.6℃, 咽頭に軽度の発赤 ➡ 何らかの上気道感染が疑われる。

③ 15分程度の胸痛と嘔吐 ➡ 虚血性心疾患などの循環器疾患をまずは考慮

④ 脈拍96/分, 整。血圧106/58 mmHg。呼吸数18/分。SpO₂ 94% ➡ 頻脈, 血圧低下の傾向にはあるが著しい異常はない。

⑤ 頸静脈怒張, 下腿浮腫 ➡ 静脈圧が上昇

⑥ 呼吸音は coarse crackles ➡ 肺うっ血または肺炎の可能性

⑦ 白血球 12,800, CRP 2.3 mg/dL ➡ 感染徴候

⑧ LD 286 U/L, CK 488 U/L, 心筋トロポニンT迅速検査陽性 ➡ 心筋の崩壊が疑われる。

⑨ 脳性ナトリウム利尿ペプチド〈BNP〉1,289 pg/mL ➡ 心室内圧の上昇, 心不全が疑われる。

画像診断

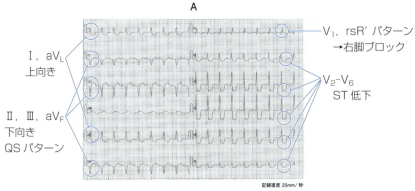

左軸偏位。Ⅰ，aV_L，V_2-V_6 で ST 低下。
Ⅱ，Ⅲ，aV_F で QS パターンを認める。

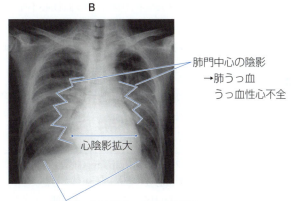

鑑別診断 身体所見，胸部エックス線写真，BNP などからうっ血性心不全と診断される。心筋逸脱酵素の上昇があり心筋障害が示唆され，虚血性心筋症，心サルコイドーシス，たこつぼ心筋症などが考えられるが，上気道感染の後の心不全症例であり急性心筋炎が最も疑わしい。

診断名 急性心筋炎

選択肢考察
○a 心筋生検は，タンポナーデや不整脈の合併症リスクはあるものの，心筋炎の確定診断と治療方針の決定のために有用である。

○b 心臓 MRI は反応性充血，組織浮腫，壊死/線維化を非侵襲的に評価することができ，急性心筋炎の診断に有用である。

○c 心エコー検査は心臓の形態，心室の浮腫，心収縮および拡張機能，心膜液貯留などの評価を非侵襲的に行うことができ，心不全診療には必須の検査である。

○d 心電図で QS パターン・ST 低下が認められ，虚血性心疾患・虚血性心筋症の鑑別のために冠動脈造影は必要である。心筋虚血による心不全の場合には冠動脈への介入により予後が大幅に改善する。

×e MIBG〈metaiodobenzylguanidine〉はノルアドレナリンに似た化学構造をもち，交感神経終末に取り込まれる性質を有する。MIBG 心筋シンチグラフィはこの特性を利用して，心筋の交感神経活動を評価することができる。急性・慢性心筋炎，拡張型心筋症など

の心筋疾患の予後に有用とする報告もあるが，診断のためには優先度は低い。心筋シンチグラフィのうち心筋炎の診断に用いられるのは炎症部位に取り込まれるガリウムである。

解答率 a 13.9%，b 7.1%，c 0.1%，d 2.0%，e 76.8%

関連知識 心筋炎は心筋の炎症による心疾患である。感染，化学物質，免疫，放射線など様々な原因により心筋に炎症が生じるが，いずれであっても心筋への炎症細胞の浸潤と心筋細胞の変性・壊死が特徴である。臨床像と経過から，1. 急性心筋炎 2. 慢性活動性心筋炎 3. 慢性心筋炎 4. 慢性炎症性心筋症（炎症性拡張型心筋症を含む） 5. 心筋炎後心筋症に分類される。心ポンプ機能がほとんど失われる劇症型心筋炎では後にほぼ正常にまで回復する症例も少なくないが，その場合でも心筋線維化により拡張障害が残ることもある。ウイルスの持続感染，自己免疫，サイトカインによる心筋障害の遷延などで心筋障害が残ると慢性活動性心筋炎などに移行することになる。

コメント 以前の国試では，上気道炎症状の後にうっ血性心不全を発症した症例で心筋炎の診断を選択させる問題がほとんどだったが，今回は少しひねりが加わった。MIBG 心筋シンチグラフィは，自律神経障害をきたす Parkinson 病と Lewy 小体型認知症の早期診断で多く利用されるようになっている。心筋壊死組織に集積する性質を持つピロリン酸シンチグラフィは，従来から心筋梗塞，急性・慢性心筋炎などの評価に用いられてきたが，近年では心臓アミロイドーシスの診断に利用されるようになった。

正解 e **正答率** 76.8%

受験者つぶやき
・MIBG 心筋シンチグラフィは，Parkinson 病や Lewy 小体型認知症の診断に必要です。AMI や心筋炎などが疑われる本問では必要性が低いと思いました。
・心筋シンチという名前のわりには循環器であまり使われていないように思います。

Check ■ ■ ■

119D-48 52歳の男性。疲れやすく，仕事中に頭が回らないことを主訴に妻とともに来院した。5年前から，週に数回，就寝後約2時間すると大声をあげるようになり，起き上がって家具を倒すこともあった。3年前から疲れやすくなり，気分が憂うつになった。2年前から仕事中に頭が回らず，集中できなくなり，職場の上司から仕事のミスを指摘されるようになった。1年前から右手の震えに妻が気付いていた。日中に行動異常はない。薬は服用していない。身長 163 cm，体重 56 kg。Mini-Mental State Examination〈MMSE〉は29点（30点満点）。嗅覚が低下している。表情は乏しく，小声で，前傾姿勢が強い。右上肢に静止時振戦と筋強剛を認める。血液所見，血液生化学所見，脳波検査および頭部単純 MRI に異常を認めない。
この患者にみられるのはどれか。
a チック
b 常同行動
c 舞踏運動
d 複雑部分発作
e レム〈REM〉睡眠行動障害

アプローチ ① 52 歳の男性 ⟶ 中年での発症

②5年前から，週に数回就寝後2時間すると大声を上げるようになり，起き上がって家具を壊すこともあった。日中に行動異常はない━━▶睡眠中のみの行動異常

③小声，前傾姿勢が強い。右上肢に静止時振戦と筋強剛━━▶Parkinson症状

④MMSEは29点━━▶明らかな認知機能障害はない。

⑤脳波検査および頭部単純MRIに異常を認めない━━▶複雑部分発作のようなてんかん発作の可能性は低く，頭部MRIにて異常所見を呈するParkinson関連疾患の可能性も低い。

鑑別診断　睡眠中の行動異常に引き続き，数年後Parkinson症状が出現している。睡眠中の行動障害にはノンレム睡眠期に生じる睡眠時随伴症とレム睡眠行動障害がある。前者は睡眠中に突然叫び声を上げたり泣き出したりする夜驚症，寝床を出て歩き回り，時には走り出すこともある睡眠時遊行症が代表的で，物を調理し食べるといった動作を特徴とする睡眠関連摂食障害もここに含まれる。これらの睡眠時随伴症では，周囲が覚醒させることは難しく，患者は実際に何が起こったかを思い出せず，夢見の体験は伴わない。多くは小児期に始まり思春期早期に自然に治まるが，まれに成人期まで持続することもある。本例は中年期発症であり該当しない。

　後者のレム睡眠行動障害は50歳以降の男性に多く，加齢に伴い増加する。睡眠中に突然，大声で寝言や奇声を発したり，暴力的な行動がみられることもある。時にベッドから転落したり隣で寝ている人を叩いたりして，本人や周囲の人が怪我をすることもある。声をかけると比較的容易に覚醒し，夢の内容を明晰に思い出すことができる。レム睡眠中は本来筋緊張が低下するため，夢の中で行動しても実際には身体は動かない。しかし，レム睡眠行動障害は筋緊張低下がみられないため夢の中での行動がそのまま寝言や体動として現れる。

　レム睡眠行動障害はα-シヌクレインの異常を伴う疾患（シヌクレイノパチー）であるParkinson病，Lewy小体型認知症，多系統萎縮症の前駆症状であることも多い。神経症状を伴わないレム睡眠行動障害患者は5年で30〜45%，10年で50〜75%，15年で90%がシヌクレイノパチーを発症するとされる。

　本例は発症年齢や数年後，明らかな認知機能障害のないParkinson症状を呈していることからレム睡眠行動障害が先行したParkinson病と考えられる。ちなみに頑固な便秘や本例にもみられた嗅覚障害もParkinson病の非運動症状として頻度の高いものである。

診断名　レム睡眠行動障害が先行したParkinson病

選択肢考察

×a　チックは突発的で，不規則な，体の一部の速い動きや発声などを繰り返すもので，一人の患者ではほぼ同一の動きを繰り返す。成人でもまれにみられるが，ほとんどは小児期発症である。就眠中は消失する。

×b　常同行動は反復的な行動，姿勢，発声で，単純なものから複雑なものまである。自閉症スペクトラムに伴うものが多いが，遅発性ジスキネジア，前頭側頭型認知症でもみられる。睡眠中にはみられない。

×c　舞踏運動は不規則で非律動的な，アテトーゼより素早い運動である。手を曲げたり伸ばしたりする運動，舌を出したり引っ込めたりする運動，首を回す運動，首を後ろに伸ばす運動をしたりする。随意運動にも見える動きなので，軽度のときは「落ち着きがない」と見なされたりする。やはり就眠中にはみられない。

×d　複雑部分発作（現在の用語では焦点意識減損発作）は意識減損を伴い，成人てんかんで

最も頻度が高い。高齢者てんかんではこの発作が約半数を占める。発作中はボーっとなり，今までしていた動作を停止し，呼びかけても応答がなくなる。口をモグモグさせたり，手足をモゾモゾ動かしたり，片方の手を不自然な格好につっぱらせたりする動きがみられることもある。家具を壊したりなどの暴力的行動はあまりない。

○ e　上述のごとくレム睡眠行動障害と考えられる。本例では明らかな認知機能障害はなく，Lewy小体型認知症よりはParkinson病を続発したと考えられる。

解答率　a 0.1%，b 0.3%，c 0.4%，d 0.2%，e 99.0%

関連知識　Parkinson病では四主徴として知られている運動症状（寡動・振戦・筋強剛・姿勢反射障害）のほかにも様々な非運動症状がみられ，レム睡眠行動障害など運動症状以前に出現するものもある。非運動症状の例として，睡眠障害（レム睡眠行動障害，むずむず脚症候群），便秘などの自律神経障害，精神症状，認知機能障害，嗅覚異常，感覚異常・痛みなどがある。

　Braakの提唱する仮説によればParkinson病の病理は迷走神経背側核に始まり，脳幹を上行し中脳に及ぶと運動症状を呈し，さらに進展しマイネルト基底核や扁桃核に及ぶと認知機能障害や情動行動障害，皮質に至ると認知症のさらなる悪化や精神症状を呈するようになるとされる。レム睡眠行動障害は橋の青斑核や縫線核が責任病巣とされており，中脳に病理学的変化が至る以前に症状を呈しうると説明される。また，嗅球に始まる病理学的変化も想定されており，嗅覚障害も早期からみられる。迷走神経背側核は腸管などからの入力を受け，嗅球は化学物質により惹起される信号の入力を受ける部位であることから，外界からの何らかの有害物質がParkinson病発症に関与している可能性を示唆するものとされている。

コメント　Parkinson病の非運動症状は患者のQOLとの相関も大きく治療上も重要である。また，神経疾患にも疾患修飾薬が登場するようになり，将来，より早期に治療介入できるようにするためにも前駆症状としての非運動症状への関心が高まっている。今後もParkinson病の非運動症状の出題が増加することが予想される。

正解　e　**正答率** 99.0%

受験者つぶやき

・Parkinson病は多彩な症状を呈します。レム睡眠では「頭は起きているものの体は寝ている」が普通ですが，レム睡眠行動障害では体が寝ることができていないので，大声を上げたり起き上がったりしてしまいます。
・パーキンソニズムを呈する疾患を整理して勉強していました。

D 医学各論 **337**

Check ■ ■ ■

119D-49 25歳の女性。突然の動悸，発汗，呼吸困難および窒息感の出現を主訴に来院した。1か月前，車を運転中に主訴が出現したため病院を受診し，血液検査，心電図検査および胸部エックス線撮影を受けたが異常は指摘されなかった。その後も，自宅で静養中に同様の症状が5回あったため，外出を控えるようになっている。受診時，意識は清明，受け答えもしっかりしている。仕事は在宅でしているという。
治療薬はどれか。

a α遮断薬

b 抗コリン薬

c 抗ヒスタミン薬

d ドパミン受容体遮断薬

e 選択的セロトニン再取込み阻害薬〈SSRI〉

アプローチ ①突然の動悸，発汗，呼吸困難および窒息感 ━━▶ 急性の自律神経症状（パニック発作）

②血液検査，心電図検査および胸部エックス線撮影を受けたが異常は指摘されなかった ━━▶ 身体的な原因を除外

③運転中に主訴が出現，その後も，自宅で静養中に同様の症状が5回あった ━━▶ 発作が予測できない。

④外出を控えるようになった ━━▶ 回避行動

⑤受診時，意識は清明，受け答えもしっかりしている。仕事は在宅でしている ━━▶ うつ病は否定的

鑑別診断 鑑別すべき疾患として，パニック症，広場恐怖症，身体症状症，うつ病が挙げられる。「アプローチ」①から自律神経症状は急性であり慢性ではないことより身体症状症は除外される。また③より，助けを求められない，逃げられない状況においての不安とは限らないため，広場恐怖症も除外される。⑤より，抑うつ症状はなく，うつ病は除外される。①〜④より，パニック症が最も考えられる。

診断名 パニック症

選択肢考察 × a α遮断薬は高血圧に適応がある。

× b 抗コリン薬はParkinson病に適応がある。

× c 抗ヒスタミン薬はアレルギー性疾患に適応がある。

× d ドパミン受容体遮断薬は統合失調症などに適応がある。

○ e 選択的セロトニン再取込み阻害薬〈SSRI〉はパニック症に適応がある。

解答率 a 1.8%，b 0.8%，c 0.3%，d 1.9%，e 95.1%

関連知識 ＜SSRIの適応症＞

SSRIの保険適用が認められている精神障害は，うつ病だけでなく，パニック症，社交不安症，強迫症，PTSDなど幅広い。欧米では，全般不安症にも保険適用が認められている。

正 解 e **正答率95.1%**

受験者つぶやき
・SSRIはパニック発作や社交不安障害，強迫性障害の治療に用います．
・他の選択肢が関連のないものが多く，消去法で解きました．

Check ■■■

119D-50 18歳の女子。初経がないことを心配して来院した。身長170 cm，体重60 kg。体温36.4℃。脈拍68/分，整。血圧118/70 mmHg。呼吸数16/分。乳房発育はTanner Ⅳ度。腋毛を認めない。外性器は女性型で陰毛はTanner Ⅰ度。内診で腟は4 cmの盲端で子宮腟部を認めない。左側鼠径部に径2 cmの腫瘤を触知する。血液生化学所見：LH 20 mIU/mL（基準1.8〜7.6），FSH 8.2 mIU/mL（基準5.2〜14.4），プロラクチン12 ng/mL（基準15以下），エストラジオール40 pg/mL（基準25〜75），テストステロン820 ng/dL（基準30〜90）。
　確定診断に最も有用な検査はどれか。

a　頭部MRI
b　染色体検査
c　LHRH負荷試験
d　子宮卵管造影検査
e　エストロゲン・プロゲステロン負荷試験

アプローチ
①18歳の女子 ⟶ 女性として生育してきた。
②初経がない ⟶ 無月経
③乳房発育はTanner Ⅳ度 ⟶ 乳房発育は良好
④腋毛を認めない ⟶ 男性化徴候なし
⑤外性器は女性型 ⟶ 外性器が女性として矛盾しない病態を考慮
⑥内診で腟は4 cmの盲端で子宮腟部を認めない ⟶ 子宮の低形成
⑦左側鼠径部に径2 cmの腫瘤を触知 ⟶ 停留精巣と推定
⑧LH 20 mIU/mL ⟶ 高値である。
⑨テストステロン820 ng/dL ⟶ 二次性徴をきたす男性としては正常，女性としては高値

鑑別診断　女性としてこれまで生育してきた（①）が，無月経である（②）。外性器と体表は女性型（③・⑤）であるが，卵巣機能・子宮形態の異常がある（②・⑥）。⑦の所見から停留精巣の存在が示唆され，⑧・⑨の所見からは精巣からのテストステロンの分泌が示唆されるため，アンドロゲン不応症が考えられる。

診断名　アンドロゲン不応症

選択肢考察
×a　神経症状を認めないため，頭部MRIでは有用な情報が得られない。
○b　染色体検査により，本例は46，XYと男性であることが予測される。
×c　二次性徴遅延は存在するが，LHRH負荷試験はアンドロゲン不応症の診断には有用ではない。
×d　不妊症の鑑別としての子宮卵管造影検査は実施されることもあるが，アンドロゲン不応症の検査としては有用ではない。

D　医学各論　　**339**

×　e　無月経で子宮が存在しないことから，エストロゲン・プロゲステロン負荷試験は不要である。

解答率　a 0.3%，b 85.2%，c 5.8%，d 3.7%，e 5.0%

関連知識　精巣は存在するが（鼠径部に多い），Müller 管由来構造物（子宮）は存在しない。アンドロゲン不応症では，外性器は完全に女性型であり，体型，性格も女性的である。

正　解　b　**正答率** 85.2%

受験者つぶやき

・アンドロゲン不応症は女性に見えるが実際は男性，という疾患です。染色体検査で男性ということが証明されれば，確定診断されると考えました。
・似たような問題が過去問にありました。

Check ■ ■ ■

119D-51　26 歳の女性。血便と腹痛を主訴に来院した。1 週間前に家族で焼き肉を食べた。3 日前から血便と腹痛が出現し，自宅で様子を見ていたが改善せず，反応が乏しくなったことを心配した家族に連れられて来院した。健康診断で異常を指摘されたことはない。意識レベルは JCS I -2。身長 163 cm，体重 52 kg。体温 38.2℃。脈拍 96/分，整。血圧 96/60 mmHg。SpO₂ 96%（room air）。皮膚は乾燥している。腹部は平坦で，腸雑音は減弱している。下腹部正中に軽度の圧痛を認めるが，筋性防御は認めない。尿所見：蛋白（−），糖（−），ケトン体 2 +，潜血 1 +。血液所見：赤血球 325 万，Hb 9.4 g/dL，白血球 8,700，血小板 5.2 万。血液生化学所見：総蛋白 7.2 g/dL，アルブミン 3.8 g/dL，総ビリルビン 1.0 mg/dL，AST 19 U/L，ALT 19 U/L，LD 326 U/L（基準 124〜222），尿素窒素 50 mg/dL，クレアチニン 4.2 mg/dL，Na 138 mEq/L，K 3.1 mEq/L，Cl 102 mEq/L。CRP 5.0 mg/dL。末梢血塗抹標本で破砕赤血球を認める。

　　診断はどれか。

　　a　感染後糸球体腎炎　　　　　　　b　溶血性尿毒症症候群
　　c　急速進行性糸球体腎炎　　　　　d　播種性血管内凝固〈DIC〉
　　e　全身性エリテマトーデス〈SLE〉

アプローチ　①26 歳の女性。血便と腹痛を主訴に来院した。

②1 週間前に家族と焼肉を食べた。3 日前から血便と腹痛が出現し，その後も改善せず，反応が乏しくなり，心配した家族に連れられて来院した。

③意識レベルは JCS I-2（失見当識がある状態）

④尿所見：蛋白や糖は陰性，ケトン体 2 +，潜血 1 +

⑤血液所見：赤血球 325 万，Hb 9.4 g/dL，白血球 8,700，血小板 5.2 万

⑥血液生化学所見：総ビリルビン 1.0 mg/dL，AST 19 U/L，LD 326 U/L，尿素窒素 50 mg/dL，クレアチニン 4.2 mg/dL，Na 138 mEq/L，K 3.1 mEq/L，Cl 102 mEq/L。CRP 5.0 mg/dL

⑦末梢血塗抹標本で破砕赤血球を認める。

鑑別診断　現病歴や身体所見等で注目すべきは，1週間前に家族と焼く肉を食べた若い女性（生来元気であった）に血便と腹痛が出現し，その後若干の意識障害（脳症）が認められるようになったことである。感染症症状は腸管出血性大腸菌感染症を想起させる。検査所見では貧血，血小板減少，（急減な）腎機能低下に注目することが重要となる。さらに末梢血塗抹標本に破砕赤血球が認められることとLDが上昇していることより，貧血は微小血管障害性溶血性貧血と考えられる。そうすると，溶血性貧血（微小血管障害性溶血性貧血），血小板減少，急性腎障害の三主徴がみられることより，本例は溶血性尿毒症症候群〈HUS〉と診断できる。本症では随伴症状として意識障害（中枢神経障害）や血便，腹痛（消化管症状）が認められる。

診断名　溶血性尿毒症症候群〈HUS〉

選択肢考察
× a　感染後糸球体腎炎で溶血性貧血を認めることは基本的にはない。
○ b　「鑑別診断」を参照。
× c　急速進行性糸球体腎炎で血小板減少を認めることは基本的にはない。
× d　DICにおいて破砕赤血球が認められることはあるが，Hbが10g/dLを下回るような溶血性貧血を合併することは基本的にはない。
× e　SLEで破砕赤血球が認められることは基本的にはない。

解答率　a 0.4%，b 98.7%，c 0.2%，d 0.6%，e 0.0%

関連知識　溶血性尿毒症症候群〈HUS〉は志賀毒素〈vero毒素〉を産生するO157，O26，O111などの腸管出血性大腸菌に感染することにより起こる溶血性貧血，血小板減少，急性腎不全を伴った症候群で，これらの徴候に加えて中枢神経障害等も合併する。治療としては，vero毒素除去のために輸液，利尿薬，血液透析，血漿交換等の治療や，感染症に対する抗菌薬の投与も必要となる。臨床症状に応じて，高血圧・中枢神経症状に対する治療も必要となってくることがある。

　破砕赤血球は循環血中で外因的損傷（末梢の細小血管に血栓が生成され赤血球が壊れる）によって生成された奇形赤血球であり，血栓性微小血管障害症〈TMA〉の診断において重要な赤血球形態である。TMAは血小板減少，細血管障害性溶血性貧血，微小循環障害による臓器障害を三主徴とする疾患概念であり，血栓性血小板減少性紫斑病〈TTP〉，HUSはその代表的疾患である。

正解　b　**正答率** 98.7%

受験者つぶやき
・1週間前の焼肉，貧血，破砕赤血球，血小板減少，意識障害，腎機能障害と溶血性尿毒症症候群の症状が勢ぞろいだと思いました。
・破砕赤血球の出る疾患は限られているのでまとめて勉強していました。

D　医学各論

Check ■■■

119D-52 60歳の男性。前立腺癌（T2N0M0）の診断で骨盤内リンパ節郭清を伴うロボット支援腹腔鏡下前立腺摘除術を予定している。
手術前の説明で正しいのはどれか。
a 「骨盤底筋訓練は術後早期から行います」
b 「膀胱カテーテルは術後1か月目に抜去します」
c 「抗菌薬投与は術直前から術後2週間まで行います」
d 「深部静脈血栓症の予防は術後1日目から行います」
e 「リンパ浮腫への対策は術後6か月から開始します」

アプローチ
①60歳男性。前立腺癌（T2N0M0）の診断 ⟶ 限局性であり根治療法の対象である。
②骨盤内リンパ節郭清を伴うロボット支援腹腔鏡下前立腺摘除術 ⟶ 侵襲的治療であり，術前には様々な合併症の説明が必要となる。

診断名　限局性前立腺癌

選択肢考察
○a　「アプローチ」②において合併症の説明が必要となることを述べたが，尿失禁は必ず説明すべき合併症であることから，その回復のための骨盤底筋訓練は術後早期から行うことも説明しておくことは重要である。
×b　本手術では通常，術後1週間から2週間で抜去予定となる。
×c　予防的抗菌薬はほぼ全手術に投与されるが，ガイドラインでは手術の汚染度に従って投与期間が推奨されている。本手術では術前～24時間以内とされている。
×d　予防は手術中から弾性ストッキングやフットポンプ（間歇的空気圧迫装置）を装着して行う。
×e　リンパ浮腫への対策は術後できるだけ早期から始める。

解答率　a 89.0%，b 0.5%，c 3.1%，d 7.3%，e 0.1%

関連知識　本手術のもう一つの大きな合併症は勃起不全である。神経温存することで回復を期待することはできるが，患者の年齢が高齢であることも多く，回復しない場合も多く，十分に理解していただく必要がある。

コメント　臨床実習の際に手術前のインフォームド・コンセントなどに同席，あるいはカルテを確認し，理解しておくことが求められている。

正解　a　**正答率** 89.0%

・術後はできるだけ早期の離床，リハビリ，経腸栄養が肝要です。
・早期からのリハビリは正答肢のことが多いように思います。

Check ■ ■ ■

119D-53 73歳の女性。意識障害のため救急車で搬入された。かかりつけ医に高血圧症と2型糖尿病で通院している。2か月前に浮腫に対してサイアザイド系利尿薬を処方された。浮腫は改善したが，2週間前から倦怠感が強くなり，食事量が減っていた。今朝から呼びかけへの反応が乏しくなったため，夫が救急車を要請した。意識レベルはJCSⅡ-10。身長152cm，体重47kg。心拍数72/分，整。血圧146/80mmHg。胸腹部に異常を認めない。両下腿に浮腫を認めない。尿所見：蛋白＋，潜血（－）。尿中Na163mEq/L，尿中K32mEq/L，尿中Cl190mEq/L。尿浸透圧722mOsm/L（基準50～1,300）。血液所見：赤血球393万，Hb11.9g/dL，Ht35％，白血球6,300，血小板17万。血液生化学所見：尿素窒素22mg/dL，クレアチニン1.2mg/dL，血糖86mg/dL，HbA1c6.6％（基準4.9～6.0），Na116mEq/L，K3.3mEq/L，Cl89mEq/L。血清浸透圧240mOsm/L（基準275～288）。

まず行うべき治療はどれか。

a　飲水制限
b　ループ利尿薬の内服
c　5％ブドウ糖液の輸液
d　高張（3％）食塩液の輸液
e　バソプレシンV2受容体拮抗薬の内服

アプローチ ①73歳女性の意識障害━━AIUEOTIPSの鑑別が必要だが，A：AlcoholのビタミンB_1欠乏とI：Insulinの低血糖は緊急性を要するのでまず鑑別したい。低血糖があり，アルコール依存でビタミンB_1欠乏があれば，先にビタミンB_1を補充してから糖を補充する必要がある。

②高血圧症と2型糖尿病━━高血圧症からはE：Encephalopathyの高血圧性脳症，S：Strokeの脳出血，脳梗塞，糖尿病からはI：Insulinの低血糖，高血糖であれば糖尿病ケトアシドーシスや高血糖高浸透圧症候群を想定できる。

③2週間前にサイアザイド系利尿薬━━遠位尿細管でNa^+再吸収阻害作用をもつ。低Na，低K，高Ca血症などの副作用に注意が必要。

④2週間前からの食事量減少━━電解質補正が困難な状況が想定される。

⑤JCSⅡ-10━━呼びかけで容易に開眼する。

⑥血圧146/80mmHg━━Ⅰ度高血圧であり，高血圧性脳症を起こすほど高くはない。

⑦尿蛋白＋，潜血（－）━━糖尿病腎症などの腎疾患の可能性

⑧尿中Na≧20mEq/Lで血清Na116mEq/L━━意識障害の原因はE：Electrolytesの中の低Na血症と考えられる。しかし尿中Naは高く，尿細管でNa再吸収が障害されている。

⑨血清クレアチニン1.2mg/dL━━中等度の腎機能障害を認め，CKD G3bに相当する。糖尿病腎症によるものを疑う。

⑩血糖86mg/dL━━低血糖，高血糖による意識障害や浸透圧利尿も否定できる。

⑪尿浸透圧722mOsm/L，血清浸透圧240mOsm/L━━血清浸透圧は低下しているが，尿浸透圧は低下しておらず，再吸収が障害されていると予想される。

鑑別診断 意識障害の原因は低Na血症で間違いなさそうだが，正解にたどりつくにはその原因についての鑑別を行うことが必要である。

細胞外液量が増加している低Na血症で尿中Na≧20 mEq/Lで腎不全を考えるが，浮腫を認めず，否定的である。さらに腎機能障害も中程度であり，腎不全には至っていない。

細胞外液量が正常からやや増加の低Na血症で，尿中Na≧20 mEq/Lであれば，ADH不適合分泌症候群〈SIADH〉，続発性副腎皮質機能低下症，甲状腺機能低下症が鑑別となる。副腎機能は正常であり，低浸透圧血症にもかかわらず尿浸透圧>100 mOsmであることから，SIADHは否定しにくい。

しかし，2023年のSIADH診療ガイドラインでも腎機能が正常であることを条件の一つとしており，SIADHとするには根拠に乏しい。さらに血漿バソプレシン濃度，甲状腺機能の測定が鑑別に重要となるが，記載がない。

細胞外液量が低下している低Na血症であれば，尿中Na≧20 mEq/Lと尿中のNaを再吸収できていない点で利尿薬投与，副腎皮質機能低下症が鑑別となる。

このように細胞外液量によって鑑別は異なるが，本例がどれであるかは議論を呼ぶだろう。

細胞外液量を考える際に，高血圧や頻脈がないことから脱水の存在を見逃しそうだが，2週間前から食事量が減っており，BUN/Cr比≧15である点から，細胞外液量は低下していると筆者は考える。

副腎皮質機能低下症であれば低血糖，高K血症があるはずだが，本例では認めず否定的。したがって本例は総合的に，利尿薬投与による低Na血症が最も疑わしいと考えられる。

診断名 サイアザイド系利尿薬による低Na血症の疑い

選択肢考察
× a　2週間前からの食事量低下，BUN/Cr比上昇から脱水の存在が示唆され，飲水制限は不適当である。またもしSIADHか利尿薬投与の低Na血症で鑑別を苦慮する場合だとしても，補正が必要な低Na血症であれば高張食塩液で補正をまず開始すべきであり，飲水制限をまず行うことはしない。

× b　ループ利尿薬は低Na血症を助長するため，行わない。SIADHであれば，重症例では高張食塩液とともに用いる。

× c　5%ブドウ糖は自由水として希釈され，低Na血症を増悪させるので，用いない。

○ d　重度の低Na血症であり，浸透圧性脱髄症候群に注意しつつ緩徐に高張食塩液を投与することでNa補正を行う。

× e　バソプレシンV₂受容体拮抗薬は水排泄障害で起こる心や肝性浮腫，多発性嚢胞腎，腫瘍性SIADHには適応があるが，本問では認めない。

解答率 a 29.3%，b 0.5%，c 0.8%，d 67.7%，e 1.5%

関連知識　血清浸透圧<280 mOsm/Lの低張性低Na血症であり，細胞外液量の評価が鑑別の鍵となる。つまり脱水の所見があるかどうかだが，高齢者では動脈硬化が進行しており，血圧は高めであり，急性期でなければ頻脈も認めないことが多い。したがってBUN/Cr比>15の有無は重要となる。細胞外液量が減少している場合，尿中Na<20 mEq/LであればNa喪失としては発汗過多，嘔吐，下痢を鑑別とし，尿中Na≧20 mEq/Lであれば利尿薬，副腎機能低下，浸透圧利尿などが鑑別となる。

コメント　病歴が非常に重要であり，サイアザイド系利尿薬を処方された後に食事量が減っている点は見逃せない。SIADHと考えればa，b，dはやや迷う選択肢となり，利尿薬による低Na血

症と考えた方が正解しやすかっただろう。

正解 d **正答率** 67.7%

・血が薄く尿は濃い，なおかつ意識障害があるので，飲水制限ではなく高張食塩液の輸液が必要と考えました。
・似たような問題が過去問にありました。

Check ■ ■ ■

119D-54 日齢3の男児。腹部膨満と胆汁性嘔吐を認めたため産科診療所から紹介され受診した。在胎39週，体重3,300 g で出生した。日齢1から母乳を開始し，日齢2から腹部膨満が出現し，夜間から胆汁性嘔吐を認めた。身長52 cm，体重3,100 g。体温37.2℃。脈拍112/分，整。血圧80/48 mmHg。呼吸数30/分。大泉門の軽度陥凹を認めた。心音と呼吸音とに異常を認めない。腹部は膨満している。立位の腹部エックス線写真（**別冊 No. 19A**）と注腸造影像（**別冊 No. 19B**）とを別に示す。

診断はどれか。

a 鎖肛
b 腸回転異常症
c Hirschsprung病
d 新生児壊死性腸炎
e 先天性小腸閉鎖症

A

B

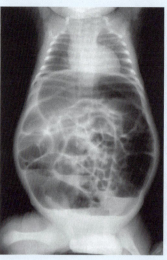
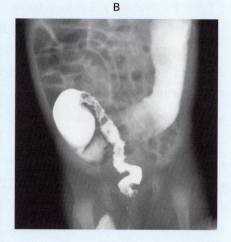

▶臨床eye **Step 1** 日齢3の男児 腹部膨満と胆汁性嘔吐

小児の嘔吐には年齢に依存した疾患がある。出生早期に消化器症状を認める新生児では，敗血症，尿路感染症などの感染症，代謝疾患，心疾患や脳奇形なども考慮しなければならない。そのため随伴症状の把握が重要である。嘔吐も頻回になると胆汁を混じることがあるが，胆汁性嘔吐の場合はほぼ例外なく器質的疾患が存在する。

D 医学各論

Step 2　病歴，身体所見

①在胎 39 週，出生時体重 3,300 g ⟶ 満期正常分娩児

②日齢 1 からの母乳栄養で，日齢 2 から腹部膨満，胆汁性嘔吐 ⟶ 消化管閉塞症状

③身長 52 cm，体重 3,100 g，大泉門の軽度陥凹 ⟶ まだ生理的体重減少がみられる時期だが，軽度の脱水が示唆される。

④体温 37.2℃，脈拍 112/分，整，血圧 80/48 mmHg，呼吸数 30/分 ⟶ バイタルに異常はない。

⑤心音と呼吸音に異常はないが，腹部は膨満 ⟶ 腹部疾患が考えられる。

Step 3　検査所見

⑥立位腹部エックス線写真 ⟶ 腸管全体に著明なガス貯留。結腸の拡張を認める。骨盤腔の直腸ガスは欠如している。

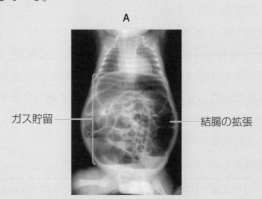

⑦注腸造影像 ⟶ 直腸部は狭小化し，それより口側は拡張した caliber change が認められる。

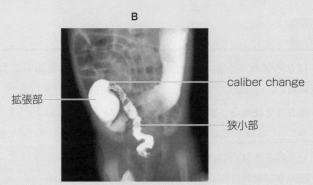

Step 4　総合考察

哺乳開始とともに腹部膨満と胆汁性嘔吐が出現した新生児。先天性疾患が考えられる。画像所見から下部消化管の閉塞疾患が疑われ，注腸造影検査の特徴的な所見（caliber change）から診断は容易である。

診断名　Hirschsprung 病

選択肢考察　　× a　直腸および肛門の先天奇形。肛門が存在しないものから，瘻孔や肛門の位置異常がみら

れるものまでがある．多くは視診で診断がつく．瘻孔があると，男児では尿中に便が排泄されたり，女児では腟から排便をみることがある．瘻孔がない場合には倒立位で腹部エックス線撮影を行って診断する．

× b　胎生 10 週までに，一時的に体外に出て臍帯内に脱出していた中腸は回転しながら再び腹腔内に還納され腹膜に固定される．この過程の異常である．新生児では胆汁性嘔吐がみられる．消化管造影検査で走行異常がみられる．

○ c　腸壁の Meissner 神経節細胞および Auerbach 神経節細胞が先天的に欠如することが原因で発症し，それより口側の腸管が拡張する．

× d　低出生体重児に多い．腸管組織の低酸素や虚血などによる粘膜障害で，腸内細菌の異常増殖，人工乳，経腸栄養負荷などが病因として推測されている．

× e　先天性小腸閉鎖症では単純エックス線写真で近位の腸管は拡張するが，遠位の腸管は虚脱し，ガス像が消失する．

解答率　a 0.7％，b 15.1％，c 80.8％，d 0.7％，e 2.6％

関連知識　Hirschsprung 病は成熟児の男児に多い疾患で，大多数で生後 24 時間以内の胎便排泄が遅延する．神経節欠如は短域型〈short segment〉が約 80％ を占める．診断は腹部単純エックス線撮影，注腸造影以外に直腸肛門内圧と直腸粘膜組織のアセチルコリンエステラーゼ染色による鏡検などで行う．治療として，腹腔鏡手術に引き続いて 30 年ほど前から経肛門的プルスルーも行われるようになってきた．

正解　c　**正答率** 80.8％

受験者つぶやき
・小児のエックス線で拡張腸管ガス像，注腸造影で直腸の狭小化が認められることがこの疾患の特徴です．
・過去問に類似画像がありました．

Check ■■■

119D-55　44 歳の男性．下腹部痛を主訴に来院した．昨日落馬して会陰部を打撲した後から排尿を認めない．意識は清明．体温 36.4℃．脈拍 88/分，整．血圧 142/86 mmHg．会陰部の皮下に出血斑を認める．血液所見：赤血球 348 万，Hb 11.4 g/dL，Ht 33％，白血球 8,800，血小板 20 万．血液生化学所見：総蛋白 6.8 g/dL，アルブミン 3.6 g/dL，尿素窒素 22 mg/dL，クレアチニン 0.9 mg/dL．CRP 0.4 mg/dL．腹部超音波検査で多量の尿で拡張している膀胱を認める．逆行性尿道造影検査で膀胱は描出されなかった．
適切な対応はどれか．
a　骨盤 MRI　　　b　膀胱鏡検査　　　c　膀胱瘻造設
d　NSAID 投与　　e　膀胱カテーテル留置

アプローチ
①下腹部痛 → 疝痛か鈍痛か不明
②落馬して会陰部を打撲 → 男性会陰部に尿道があり，尿道損傷の可能性がある．
③昨日から排尿を認めない → 排尿障害の可能性がある．

④腹部超音波検査で多量の尿で拡張している膀胱を認める ➡ 尿閉と考えられる。
⑤逆行性尿道造影検査で膀胱は描出されなかった ➡ 尿道損傷（断裂）の可能性が高い。

鑑別診断　「アプローチ」③，④の一般的な尿閉の原因としては，前立腺肥大症，尿道狭窄，尿道結石，前立腺癌があるが，この症例では②から尿道損傷が疑われる。⑤で尿道が閉塞していることが確認されている。

診 断 名　尿道損傷（断裂疑い）による尿閉

選択肢考察
× a　外傷の程度を確認するために必要であるが，尿閉に対する対応ではない。
× b　尿道造影検査で膀胱は描出されておらず，現時点で膀胱鏡検査は行わない。
○ c　尿道損傷の回復の見通しが不明であり，当面の排尿には膀胱瘻を造設しておく必要がある。
× d　下腹痛は尿閉に伴うものであり，膀胱瘻造設により改善する。
× e　尿道造影によって膀胱が描出されないことから留置は不可能である（**禁忌肢**の可能性あり）。

解 答 率　a 1.6%，b 0.1%，c 94.0%，d 0.2%，e 4.1%

関連知識　過去には何とかして膀胱カテーテル留置を試みることもあったが，現在では尿道損傷を悪化させる可能性があり，試みて抵抗がある場合には無理はしない。救急外来の現場では逆行性尿道造影検査は標準ではない。

正 解　c　正答率 94.0%

受験者つぶやき
- 「膀胱内に多量の尿があるが，逆行性尿道造影検査で膀胱が描出されなかった」という点から尿道損傷があると考え，膀胱カテーテルは禁忌，膀胱瘻が必要と考えました。
- 尿の溜まった膀胱で，尿道と膀胱がつながっていないので膀胱瘻だと思いました。

Check

119D-56 75歳の女性。急速に進行する認知機能の低下を主訴に来院した。1年前の認知症検診では改訂長谷川式簡易知能評価スケール29点（30点満点）であった。6週間前ごろに目の前にある眼鏡がないと騒ぐようになった。同時期から歩行が不安定となった。5週間前には自分の名前が言えなくなり，4週間前には自身の足から何かを払いのけるような動作がみられるようになった。3週間前には会話と歩行ができなくなった。1週間前からはほぼ寝たきりとなり，時々全身をぴくつかせる運動がみられるようになった。食事も摂れなくなったため家族とともに受診した。頭部単純MRIの拡散強調像（**別冊 No. 20**）を別に示す。
　　診断はどれか。
　　a　結核性髄膜炎
　　b　単純ヘルペス脳炎
　　c　Lewy小体型認知症
　　d　Creutzfeldt-Jakob病
　　e　進行性多巣性白質脳症

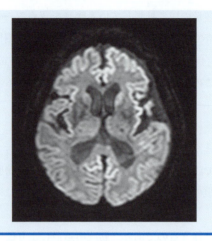

医学各論 D

アプローチ
①1年前の認知症検診では改訂長谷川式簡易知能評価スケール29点 ➡ 1年前は認知機能は正常
②急速に進行する認知機能の低下，6週間前ごろに……1週間前からはほぼ寝たきり ➡ 亜急性に認知機能，運動障害が進行
③時々全身をぴくつかせる運動がみられるようになった ➡ 不随意運動を伴う。短時間の動きのようであり，ミオクローヌスか。

画像診断

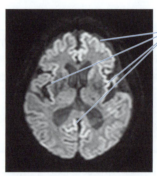

大脳皮質に広範に高信号を認める

拡散強調像で大脳皮質に広範に高信号を認める。脳溝狭小化はなく脳浮腫はなさそうである。水頭症も認めない。

鑑別診断 認知機能正常であった患者が亜急性の経過をとり，6週ほどでほぼ寝たきりとなっている。記載はないが発熱や脳神経麻痺もないのであろう。急速な認知機能低下を生じる疾患としては，Creutzfeldt-Jakob病〈CJD〉，クリプトコックス髄膜炎，悪性リンパ腫（特に血管内悪性リンパ腫）などの急速に進行しうる腫瘍，橋本脳症や免疫介在性脳炎，ビタミンB_1欠乏・B_{12}欠乏，甲状腺機能低下などの内分泌疾患，硬膜動静脈瘻，慢性硬膜下血腫などといった広範にわたる疾患が想定される。髄液検査や血液検査などのこれら疾患を厳密に除外する情報は症例文中にはない。

頭部MRI拡散強調像で大脳皮質に高信号を認める疾患としてはCJD，てんかん発作後（特に重積発作後），低血糖脳症，低酸素脳症などがある。本例ではけいれん発作や低血糖，低酸素を示唆するようなエピソードの記載はなく，亜急性進行性の経過をとっている。経過と頭部MRIからはCJDと考えられる。全身をぴくつかせる運動もCJDに認めるミオクローヌスに

D 医学各論 **349**

合致している。

| 診 断 名 | Creutzfeldt-Jakob 病〈CJD〉 |

| 選択肢考察 |

×a 微熱や食思不振，不安感などの非特異的な症状で比較的緩徐に始まり，初期には項部硬直を認めず感冒などと診断されることもある。亜急性の経過で頭痛や嘔吐，発熱，項部硬直，意識障害，けいれん，脳神経麻痺を呈するが，これらの症状が出現してからの経過は急速なことがある。水頭症や脳梗塞もよく合併する。頭部 MRI では水頭症や造影にて脳底部髄膜の造影効果や輪状・結節状の結核腫を認める。本例では発熱や脳神経障害を伴わず結核性髄膜炎は考えにくい。頭部 MRI 所見も合致しない。

×b 発熱や頭痛，上気道感染症状で発症し，数日後に意識障害，けいれん，異常言動などの多彩な高次機能障害を呈することが多い。頭部 MRI では前頭側頭葉，帯状回，島皮質などの辺縁系に両側性であるが左右差のある FLAIR 高信号を呈するのが典型的である。拡散強調では皮質のみでなく白質にも高信号を認める。進行すると出血を伴う。本例の経過，頭部 MRI は単純ヘルペス脳炎に合致しない。

×c 慢性進行性認知症である。「動物や子供」など比較的はっきりとした幻視を多く認める。Parkinson 症状を伴う。本例と経過が合致しない。

○d 経過，症状，頭部 MRI とも合致する。

×e 免疫力が低下した状況で JC ウイルスが再活性化して脳内に多発性の脱髄病巣をきたす疾患である。基礎疾患としては HIV 感染症や血液系悪性腫瘍が多く，膠原病／結合織病などが続く。初発症状は多彩であるが，片麻痺・認知機能障害・失語・視覚異常が多い。週から月単位で進行する。病名のとおり白質病変が経時的に拡大していく。皮質直下 U-fiber も侵される。本例のように 6 週程度で進行する症例もあるが，白質脳症であり頭部 MRI 所見が合致しない。ミオクローヌスも認めない。

| 解 答 率 | a 0.4%，b 6.0%，c 0.2%，d 84.4%，e 8.9%

| 関連知識 |

CJD の頭部 MRI は大脳皮質以外に視床内側面から視床枕に高信号を認めることも多い（hockey stick sign）。本問には脳波所見の記載はないが，本例のような典型的経過例では高電位鋭波が広汎性に左右同期して 1 Hz 程度の周期で出現する周期性同期性放電〈PSD〉を認めることが多い。なお，亜急性硬化性全脳炎〈SSPE〉の PSD は 0.3～0.5 Hz とやや遅い。遺伝性プリオン病には古典的孤発例より経過が緩徐であったり，PSD やミオクローヌスを認めないなものもある。

橋本脳症では亜急性進行性認知機能障害，意識障害，ミオクローヌスや PSD を呈し CJD と鑑別が難しい症例があるが，頭部 MRI は正常か，異常がみられても非特異的のものである。

脳深部静脈洞血栓症では両側視床に高信号病変を認め，亜急性進行性認知機能障害を呈することから CJD と誤診されることがあるので注意が必要である。

| コメント |

国試レベルなら頭部 MRI 所見だけで CJD と診断してよいほど典型的だったので，解答は容易であっただろう。

| 正 解 | **d** | 正答率 84.4%

| 受験者つぶやき |

・認知症の急速な進行，拡散強調像での皮質の高信号域からプリオン病と考えました。
・急速に進行する認知症というイメージがありました。

Check ■ ■ ■

119D-57 75歳の男性。突然の左下肢の痛みとしびれを主訴に来院した。健康診断で心房細動を指摘されたが医療機関を受診していなかった。意識は清明。脈拍104/分，不整。血圧152/84 mmHg。呼吸数16/分。SpO₂ 95%（room air）。頸静脈の怒張を認めない。心音と呼吸音とに異常を認めない。左鼠径部，左足背で動脈を触知しない。左下肢に冷感およびチアノーゼを認める。血液所見：赤血球442万，Hb 14.0 g/dL，Ht 41%，白血球4,400，血小板26万，Dダイマー8.7 μg/mL（基準1.0以下）。FDP 8.0 μg/mL（基準10以下）。血液生化学所見：AST 62 U/L，ALT 34 U/L，LD 254 U/L（基準124〜222），CK 480 U/L（基準59〜248），尿素窒素22 mg/dL，クレアチニン1.0 mg/dL，BNP 134 pg/mL（基準18.4以下）。12誘導心電図で心房細動を認める。骨盤動脈のディジタルサブトラクション血管造影〈DSA〉像（別冊No. 21）を別に示す。

　この患者の治療で**適切でない**のはどれか。

a 血栓回収術　　　　　　　　　b 血栓溶解療法
c ヘパリンの持続静注　　　　　d 下大静脈フィルター留置術
e 直接経口抗凝固薬〈DOAC〉内服

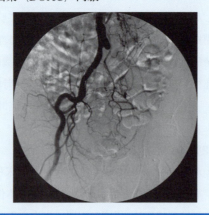

アプローチ
①突然の左下肢の痛みとしびれ ➡ 循環器系，神経系，整形外科系疾患を疑う。
②健診と今回の心電図検査で心房細動の存在，未治療 ➡ 脳梗塞をはじめとする動脈血栓塞栓症のリスク
③75歳，高血圧 ➡ 非弁膜症性心房細動患者の脳梗塞発症リスク評価の指標であるCHADS₂スコアは，この時点で2点である。
④頸静脈の怒張を認めない ➡ 右心系負荷所見はない。
⑤SpO₂ 95%であるが心音，呼吸音は異常なし ➡ 酸素飽和度がやや低値であるが，聴診上は弁膜症等の目立った基礎心疾患が指摘できない状態
⑥左鼠径部，左足背で動脈を触知しない ➡ その近位側での動脈閉塞の疑い
⑦左下肢冷感，チアノーゼ ➡ 動脈閉塞の一般的な症状
⑧Dダイマーの増加 ➡ 血栓（安定化フィブリン）が形成されて，その血栓が溶解するとDダイマーが血中に出現する。血栓の存在が疑われる。

⑨ FDP 基準値内 ━━▶ FDP はフィブリノゲン分解産物（一次線溶）とフィブリン分解産物（二次線溶）の両者を反映し，線溶亢進があるか否かをみるスクリーニング検査として有用

⑩ AST 軽度増加，ALT 基準値内，LD 軽度増加，尿素窒素軽度増加，クレアチニン基準値内または軽度増加 ━━▶ 非特異的かつ軽度の異常値で，何らかの疾患を積極的に示唆するものではないが，留意は必要。

⑪ CK 480 U/L ━━▶ 増加。主に筋疾患で様々な程度に増加する。動脈閉塞による阻血も原因になる。

⑫ BNP 134 pg/mL ━━▶ 増加。BNP は心室の負荷が誘因になって分泌され，心不全の指標として知られている。心不全診療ガイドラインでは，100～200 pg/mL の場合，「治療対象となる心不全の可能性がある」として，原因精査を勧めている。この症例で仮に心不全があるとすれば CHADS$_2$ スコアは 3 点ということになる。

画像診断

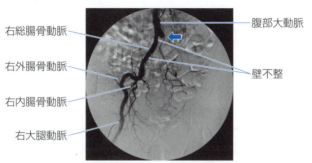

造影されているのは腹部大動脈遠位端から右総腸骨動脈，右外腸骨動脈とそれに重なって右内腸骨動脈，そして末梢側は右大腿動脈の起始部付近までである。左側は矢印で示した左総腸骨動脈の起始部付近で盲端に終わっている。左総腸骨動脈閉塞の所見である。腹部大動脈から右総腸骨動脈には壁不整も認め，動脈硬化の存在が疑われる。

鑑別診断　「アプローチ」①，⑥，⑦から左大腿動脈より近位側での急性の動脈閉塞を疑う。急性動脈閉塞の原因は，閉塞部位の近位側に由来する何らかの塞栓子による閉塞か，その場で形成される血栓である。前者の代表は下肢動脈血栓塞栓症で，後者の代表は閉塞性動脈硬化症による血栓性閉塞である。この症例の場合は，②，③，⑤から未治療の非弁膜症性心房細動による心原性の血栓塞栓症が最も疑わしい。

　「画像診断」からは閉塞部位は明らかであるが，塞栓か血栓かの確定診断は画像のみでは難しい。病状としては⑦，⑪から阻血による筋障害が始まっている疑いがもたれる。その他の血液検査所見には，上記の病状の解釈を覆すようなものはない。

診断名　急性左総腸骨動脈閉塞（血栓塞栓症の疑い）

選択肢考察
- ○ a　血栓を確認したら，カテーテルを用いて発症 6 時間以内に物理的な血栓除去を行う。
- ○ b　経カテーテル的血栓溶解療法の成績も良好である。
- ○ c　急性下肢虚血の診断が確定次第，禁忌でない限り速やかにヘパリンの静注を行う（さらなる塞栓症または血栓増殖を減らすことを目的に，初期治療として最優先される）。
- × d　下大静脈フィルターは下肢深部静脈血栓症で用いられることがあるが，この症例は動脈の血栓塞栓症である。
- ○ e　DOAC は動脈血栓塞栓症に有効である。現在，CHADS$_2$ スコアの 1 点以上に内服が推

奨されている。

解答率 a 1.2%, b 5.1%, c 2.5%, d 83.8%, e 7.4%

関連知識
- 急性下肢動脈閉塞の症状として，急性に発症し進行する患肢の疼痛（pain），知覚鈍麻（paresthesia），蒼白（pallor/paleness），脈拍消失（pulselessness），運動麻痺（paralysis / paresis）の"5P"が特徴である。
- 非弁膜症性心房細動に対して，本邦ではCHADS$_2$スコアを用いてリスク評価を行い，必要に応じて抗凝固療法をDOACの内服で行うことを推奨している（日本循環器学会の2020年改訂版不整脈薬物治療ガイドラインでは，0点を低リスク，1点を中等度リスク，2点以上を高リスクと評価し，1点以上にDOACを推奨する，とした）。一方，僧帽弁狭窄症および機械弁置換術後の心房細動は，抗凝固療法としてワルファリンのみが適応である。
- DOAC：トロンビン阻害薬と，Xa阻害薬がある。

正解 d **正答率** 83.8%

受験者つぶやき
- 心房細動による血栓は動脈に飛びます。下大静脈フィルター留置は無関係だと思いました。
- DVTの治療が選択肢に入っていました。

Check ☐ ☐ ☐

119D-58 日齢14の男児。哺乳量の低下を主訴に母親に連れられて来院した。出生後から哺乳量の低下が認められていた。哺乳時に息苦しそうになり，途中で哺乳をやめてしまう。妊娠経過は異常なく，在胎38週5日，体重2,660g。身長49cm。Apgarスコア8点（1分），8点（5分）で出生した。意識は清明。体温37.2℃。脈拍140/分，整。血圧80/40 mmHg。呼吸数60/分。SpO$_2$ 85%（room air）。心音と呼吸音とに異常を認めない。心エコー検査で先天性心疾患が疑われ，心臓カテーテル検査が行われた。検査結果を表に示す。

	右心房	右心室	肺動脈	左心房	左心室	大動脈
酸素飽和度（%）	85.7	85.6	85.3	85.1	84.8	84.3

診断はどれか。

a Ebstein奇形　　　b Fallot四徴症　　　c 大動脈離断症
d 完全大血管転位症　　　e 総肺静脈還流異常症

アプローチ
① 日齢14の男児
② 出生後から哺乳量の低下が認められ，哺乳時に息苦しい ⟶ 哺乳低下・心不全
③ 呼吸数60/分 ⟶ 多呼吸であり，肺血流増加を示唆
④ SpO$_2$ 85%（room air）⟶ チアノーゼ性心疾患を示唆
⑤ 心音と呼吸音とに異常を認めない ⟶ 欠損孔が存在しない，あるいは短絡はごく少量である。
⑥ 心臓カテーテル検査 ⟶ すべての部位で酸素飽和度が84〜85%で，総肺静脈還流異常症が示唆される検査結果

鑑別診断　出生直後ではなく（「アプローチ」①），心不全症状が増悪し（②，③），低酸素血症を認めること（④），狭窄や短絡の存在による心雑音を認めないこと（⑤）とカテーテル検査（⑥）から，総肺静脈還流異常症と診断される。

診断名　総肺静脈還流異常症

選択肢考察
× a　Ebstein 奇形では新生児早期からチアノーゼを認め，三尖弁逆流などでの心雑音を聴取するため異なる。
× b　Fallot 四徴症では肺動脈狭窄の心雑音を認めないこと，チアノーゼは肺動脈血流によるが生後 1 か月後程度から生じること，新生児期での心不全はまれであることから異なる。
× c　大動脈離断症であればカテーテル検査では酸素飽和度は左室側では高く，生直後からの下半身の血圧低下とチアノーゼなどが生じるため異なる。
× d　完全大血管転位症では，右心房・右心室・大動脈の酸素飽和度は左心房・左心室・肺動脈の酸素飽和度より低くなること，チアノーゼが出生直後から増悪する経過となることから異なる。
○ e　総肺静脈還流異常症では，短絡は心房中隔欠損からの少量であり，心雑音を聴取せず，すべての大血管・心腔で酸素飽和度が同程度である。

解答率　a 11.0%，b 9.2%，c 1.2%，d 15.5%，e 63.1%

関連知識　総肺静脈還流異常症は，出生後，肺血管抵抗の低下に伴い肺血流が増加して多呼吸・哺乳低下などの心不全症状が悪化し，新生児期あるいは乳児期早期に緊急手術が必要となる比率が高いチアノーゼ性心疾患である。重症度と緊急度の高さは，主に肺静脈狭窄の有無と心房間交通の程度による。全身からと肺からのすべての血液が最終的に右心房に還流し，その一部が心房間交通を介して左心系（左心房，左心室，全身）へと流れていくことから，すべての心腔内の酸素飽和度は一定であることが特徴である。

コメント　経過・カテーテル検査所見により総肺静脈還流異常症を診断させる出題は初である。

正解　e　正答率 63.1%

受験者つぶやき
・右心房→左心房，右心室→左心室，肺動脈→大動脈のそれぞれで酸素飽和度が下がっているので，肺静脈がすべて右心系に還流しているのでは，と考えました。
・酸素飽和度の変化を順に追って，その所見が出現しうる疾患を選びました。

119D-59 53歳の女性。心窩部痛と食欲不振を主訴に来院した。1か月前に心窩部痛が出現し，1週間前から食欲不振を伴うようになったため受診した。喫煙歴と飲酒歴はない。身長152 cm，体重49 kg。体温37.0℃。脈拍76/分，整。血圧116/68 mmHg。眼球結膜に黄染を認める。心窩部に圧痛を認めるが，筋性防御は認めない。血液所見：赤血球388万，Hb 12.4 g/dL，Ht 36%，白血球5,180，血小板16万。血液生化学所見：総蛋白6.6 g/dL，アルブミン4.0 g/dL，総ビリルビン6.0 mg/dL，直接ビリルビン4.8 mg/dL，AST 38 U/L，ALT 36 U/L，LD 176 U/L（基準124〜222），ALP 2,051 U/L（基準38〜113），γ-GT 180 U/L（基準9〜32），アミラーゼ63 U/L（基準44〜132），CK 38 U/L（基準41〜153），尿素窒素10 mg/dL，クレアチニン0.5 mg/dL，尿酸3.9 mg/dL，血糖103 mg/dL，HbA1c 5.9%（基準4.9〜6.0）。CEA 0.3 ng/mL（基準5以下），CA19-9 73 U/mL（基準37以下）。免疫血清学所見：HBs抗原陰性，HCV抗体陰性。MRCP像（**別冊No. 22**）を別に示す。

この患者の閉塞性黄疸の原因はどれか。

a 胆嚢癌　　　　　　b 肝細胞癌　　　　　c 膵頭部癌
d 肝門部胆管癌　　　e 十二指腸乳頭部癌

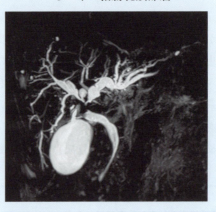

アプローチ
① 53歳の女性 ─▶ 中高年の女性
② 食欲不振，眼球結膜に黄染 ─▶ 黄疸時にみられる症状
③ 心窩部に圧痛を認めるが，筋性防御は認めない ─▶ 上腹部の原因が疑われるが，腹膜炎の所見ではない。
④ 総ビリルビン6.0 mg/dL，直接ビリルビン4.8 mg/dL，ALP 2,051 U/L，γ-GT 180 U/L ─▶ 直接ビリルビン優位の高ビリルビン血症。胆道系酵素の上昇があり，閉塞性黄疸の所見
⑤ HBs抗原陰性，HCV抗体陰性 ─▶ 慢性ウイルス性肝炎・肝硬変ではない。

画像診断

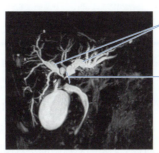

左右の肝内胆管は拡張

肝門部胆管は閉塞し，左右肝管分岐部は狭窄

肝門部胆管，左右肝管分岐部を中心に，胆管閉塞・狭窄所見が認められ，末梢の肝内胆管の拡張を認める。

鑑別診断 「アプローチ」③より，病変は上腹部が疑われるが，腹膜炎ではない。②より黄疸が疑われる。⑤より慢性ウイルス性肝炎や肝硬変による黄疸ではなく，④より閉塞性黄疸であることがわかる。「画像診断」からは肝門部胆管，左右肝管分岐部を中心に，胆管閉塞・狭窄所見が認められ，肝門部胆管癌であることがわかる。

診断名 肝門部胆管癌

選択肢考察
- × a 胆嚢癌は胆嚢内腔に発育し，進行すると肝臓や肝門部に浸潤する。肝門部浸潤の場合，閉塞性黄疸をきたしうるが，本例では胆嚢内腔が保たれており，胆嚢癌の所見ではない。
- × b 肝細胞癌では一般的に閉塞性黄疸はきたさない。
- × c 膵頭部癌は膵内胆管へ浸潤し，閉塞性黄疸を発症する。その場合，MRCPでは膵内胆管に一致した狭窄・閉塞像を認める。また多くの場合，浸潤部に一致して膵頭部主膵管の狭窄・閉塞像を認める。
- ○ d 肝門部胆管，左右肝管分岐部を中心に，胆管閉塞・狭窄所見が認められ，末梢の肝内胆管の拡張を認める。肝門部胆管癌である。
- × e 十二指腸乳頭部癌による閉塞性黄疸では，胆管末端部（十二指腸乳頭部に一致した）に狭窄・閉塞像を認める。

解答率 a 3.2％，b 0.2％，c 15.0％，d 69.5％，e 12.0％

関連知識 閉塞性黄疸をきたす疾患として，良性疾患では胆石症（総胆管結石），胆道狭窄（手術後，慢性膵炎による胆管の線維化による），原発性硬化性胆管炎，自己免疫性膵炎やIgG4関連疾患などがある。悪性疾患では胆道癌（肝門部胆管癌，遠位胆管癌，胆嚢癌，十二指腸乳頭部癌），膵癌（膵頭部癌），悪性リンパ腫（肝門部リンパ節腫大により胆管を圧迫）などがある。

コメント 閉塞性黄疸をきたす各疾患の典型的画像を理解しておくことが重要である。

正解 d 正答率 69.5％

受験者つぶやき
・眼球結膜に黄染あり，直接ビリルビン優位から閉塞性黄疸であることがわかります。閉塞起点はMRCPで造影が途絶している肝門部と考えました。
・似たような過去問があったと思います。

Check ■ ■ ■

119D-60 81歳の女性。右胸部痛を主訴に救急車で搬入された。自宅の階段で5段の高さから転落し，右胸部をぶつけ倒れているところを家族に発見された。痛みで立ち上がれないため，家族が救急車を要請した。意識は清明。体温 36.6℃。心拍数 88/分，整。血圧 136/78 mmHg。呼吸数 24/分。SpO_2 92％（room air）。動揺胸郭を認めない。心音に異常を認めない。右胸部の呼吸音が対側と比べ減弱している。右前胸部から側胸部にかけて皮下気腫を認める。胸部単純CT（**別冊 No.23**）を別に示す。
　まず行うべき治療はどれか。

a　開胸止血術
b　肋骨固定術
c　胸腔ドレナージ
d　人工呼吸器管理
e　心嚢ドレナージ

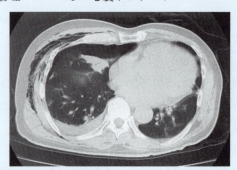

アプローチ
①右胸部痛を主訴に救急車で搬入された。
②自宅の階段で5段の高さから転落し，右胸部をぶつけ倒れている ⟶ 胸部外傷の初療時には肺挫傷，大動脈損傷，心タンポナーデ，食道損傷，横隔膜破裂，動揺胸郭，気胸，血胸などの可能性を念頭に置く必要がある。
③動揺胸郭を認めない ⟶ 多発肋骨骨折は否定的
④右胸部の呼吸音が対側と比べ減弱している ⟶ 気胸や血胸の疑い
⑤右前胸部から側胸部にかけて皮下気腫を認める ⟶ 外傷性気胸では皮下気腫を合併しやすい。

画像診断

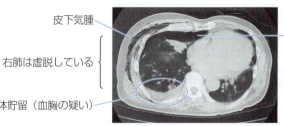

皮下気腫
右気胸を認める
右肺は虚脱している
液体貯留（血胸の疑い）

診断名　外傷性血気胸

選択肢考察　×a，○c　大量血胸の場合やショックを呈している場合には開胸止血術を検討する。本例の画像上は大量の血胸には至っておらず，ショック状態でもないため，胸腔ドレナージが第一選択となる。

D 医学各論 357

× b 外傷による多発肋骨骨折の場合には骨折固定術の適応となるが，本例では動揺胸郭は認められず，画像上も肋骨の骨折は明らかではない。

× d 室内気で$SpO_2$92%を保てているので，現時点では酸素投与の必要はない。むしろ人工呼吸器による陽圧換気は気胸を悪化させるため行うべきではない。

× e 本例は心囊水貯留による心タンポナーデはきたしておらず，心囊ドレナージの適応ではない。

解答率 a 0.7%，b 0.2%，c 98.6%，d 0.3%，e 0.2%

関連知識 血胸は肺，肋間動静脈，または内胸動脈の裂傷により生じ，原因として胸部外傷が多いが，まれに医原性の血胸も認められる。胸部外傷の場合には血胸に気胸を併発することがあり「血気胸」と言われる。血気胸の治療にはチェストチューブによる胸腔ドレナージが行われるが，大量血胸時には開胸止血術が必要となる。

正解 c **正答率** 98.6%

受験者つぶやき
・右胸部の呼吸音減弱，皮下気腫，画像から気胸があると判断し，まずは胸腔ドレナージが必要と考えました。
・画像から診断して治療を選択しました。

Check ■ ■ ■

119D-61 1歳の女児。コイン型リチウム電池を飲み込んだかもしれないため両親に連れられて来院した。1時間前に，母親が台所で家事をしているときに足元で遊んでいた。患児がオエっと吐きそうになっているところに母親が気付き，取り出そうとしたが，何かを飲み込んでしまったという。近くにキッチンタイマーが落ちており，蓋が開いてコイン型リチウム電池が一つなくなっていた。来院時は，意識清明で機嫌はよく笑顔がみられ，咳嗽，流涎および嘔吐は認めない。脈拍120/分，整。呼吸数24/分。SpO_2 98%（room air）。皮膚色は良好で，チアノーゼを認めない。口腔内や咽頭に異常を認めない。心音と呼吸音とに異常を認めない。腹部は平坦，軟で，圧痛を認めない。

まず行う対応はどれか。

a 動脈血ガス分析
b 上部消化管造影検査
c 胸腹部エックス線撮影
d 上部消化管内視鏡検査
e 自宅での経過観察を指示

アプローチ ①1歳の女児

②コイン型リチウム電池を飲み込んだかもしれない ⟶ 誤飲の疑い

③1時間前に，母親が台所で家事をしているときに患児がオエっと吐きそうになっている ⟶ 誤飲を示唆するエピソード

④キッチンタイマーが落ちており，蓋が開いてコイン型リチウム電池が一つなくなっていた ⟶ リチウム電池誤飲の疑い

⑤機嫌はよく笑顔がみられ，咳嗽，流涎および嘔吐は認めない。脈拍120/分，整。呼吸数24/

358　国試119 － 第119回医師国家試験問題解説書

分。SpO$_2$ 98％（room air）。皮膚色は良好で，チアノーゼを認めない━━▶ 全身状態は良好

鑑別診断　「アプローチ」で示された状況からリチウム電池誤飲が強く疑われるが，まだ診断は確定していない。

診断名　リチウム電池誤飲の疑い

選択肢考察
× a　チアノーゼや呼吸困難を認めておらず，動脈血ガス分析は不要である。
× b　嘔吐などの閉塞を示唆する症状はなく，上部消化管造影検査は不適切である。
○ c　まずはリチウム電池誤飲の評価として胸腹部エックス線撮影を実施する。
× d　リチウム電池誤飲が確定した場合，上部消化管内視鏡検査が次に行う処置である。
× e　自宅での経過観察では，電流による胃粘膜障害が懸念されるため，不適切である。

解答率　a 0.1％，b 0.1％，c 96.3％，d 3.0％，e 0.3％

関連知識　小児のリチウム電池の誤飲は，非常に危険な状況である。特にボタン型電池は，食道に引っかかると短時間で重篤な損傷を引き起こす可能性があるため，緊急で摘出をする必要がある。

コメント　定番の問題であった。

正解　c　**正答率** 96.3％

受験者つぶやき
・リチウム電池が気道や食道にあるか否かをエックス線で確認し，あれば摘出の対応を考える必要があると考えました。
・小児の誤飲の対応は過去問でも問われていたと思います。

Check ■ ■ ■

119D-62　52歳の男性。人間ドックの上部消化管造影検査で異常を指摘され来院した。自覚症状はない。身長165 cm，体重60 kg。脈拍72/分，整。血圧124/76 mmHg。眼瞼結膜と眼球結膜とに異常を認めない。腹部は平坦，軟で，肝・脾を触知しない。上部消化管内視鏡検査を施行したところ，萎縮性胃炎を認め，迅速ウレアーゼ試験は陽性であった。*Helicobacter pylori* の除菌をしたことはない。①ペニシリン系抗菌薬，②マクロライド系抗菌薬，および③酸分泌抑制薬の内服による除菌療法を提案したところ，「除菌を是非お願いしたいが，子供のころに呼吸が苦しくなって救急車で運ばれ入院し，ペニシリンアレルギーであろうと言われた」という申し出があった。
　この患者へ除菌療法を行う際，現時点の対応で適切なのはどれか。

a　①②③の服用　　　　　　　　　b　②のみ服用
c　③のみ服用　　　　　　　　　　d　迅速ウレアーゼ試験の再検査
e　ペニシリンアレルギーの精査

アプローチ
①人間ドックの上部消化管造影検査で異常指摘━━▶ 食道・胃・十二指腸の病変を想起
②身長165 cm，体重60 kg━━▶ BMI 22.0：「やせ」や「肥満」なし
③脈拍72/分，整，血圧124/76 mmHg━━▶ バイタルサイン異常なし
④眼瞼・眼球結膜異常なし，腹部触診異常なし━━▶ 貧血・黄疸なく，腹部炎症性・腫瘍性病変は否定的

D　医学各論　**359**

⑤上部消化管内視鏡検査で萎縮性胃炎 ⟶ *Helicobacter pylori* 感染を疑う。

⑥迅速ウレアーゼ試験陽性 ⟶ *H. pylori* 感染を確定

⑦下線部①②③薬物の処方提案 ⟶ *H. pylori* 一次除菌療法

⑧子供のころ呼吸困難で救急搬送・入院，ペニシリンアレルギーであろうと言われた ⟶ ペニシリンによるアナフィラキシーの可能性

⑨除菌を是非お願いしたい ⟶ 他の除菌処方を検討

鑑別診断　「アプローチ」①および「自覚症状なし」から上部消化管病変のうち逆流性食道炎（胸やけ症状）や胃十二指腸潰瘍（心窩部痛）は否定的である。②〜④から全身状態は良好で，肝胆膵疾患や食道・胃悪性腫瘍も否定的である。⑥から *H. pylori* の存在で菌由来ウレアーゼによりアンモニアが産生され，pH の上昇により指示薬色調が変化し「陽性」と判断される。すなわち内視鏡下生検で採取した胃粘膜組織中に *H. pylori* の存在が確認されている。⑤から *H. pylori* 感染による萎縮性胃炎が起こっており，これは腸上皮化生を経て胃癌が発生するおそれがある。⑤，⑥から胃癌発生予防のために *H. pylori* 除菌療法が望ましい。⑧からペニシリンアレルギーによるアナフィラキシーを強く疑い，⑦から提案された除菌療法にはペニシリン系抗菌薬が含まれているため，提案処方は不可である。⑨からペニシリン系抗菌薬を除いた他の除菌療法を検討する必要がある。

診断名　*Helicobacter pylori* 感染萎縮性胃炎，ペニシリンアレルギーの可能性

選択肢考察　× a　「ペニシリンアレルギーの可能性」がある患者へのペニシリン系抗菌薬処方は，アナフィラキシーショックなど生命に関わるリスクもあり禁忌である。

× b　マクロライド系抗菌薬のみ服用では *H. pylori* 除菌効果はないので不適切である。

× c　酸分泌抑制薬のみ服用では *H. pylori* 除菌効果はないので不適切である。

× d　迅速ウレアーゼ試験陽性で *H. pylori* 感染は確定しているため再検査は不要である。

○ e　ペニシリンによるアナフィラキシーの可能性からペニシリンアレルギーの精査を行うことは適切である。

解答率　a 0.1%，b 1.1%，c 1.7%，d 0.2%，e 96.8%

関連知識　*H. pylori* 感染診断法には侵襲的検査法（内視鏡下生検組織必要：①迅速ウレアーゼ試験，②鏡検法，③培養法）と非侵襲的検査法（内視鏡検査不要：④尿素呼気試験，⑤血中抗 *H. pylori* 抗体測定，⑥便中 *H. pylori* 抗原測定）があり，利点・欠点を理解して選択する。

　胃癌発生原因の一つに萎縮性胃炎があり，萎縮性胃炎の大部分に *H. pylori* 感染が認められ，除菌治療により萎縮性胃炎の進行が止まり，胃粘膜萎縮が改善する場合もある。そのため，*H. pylori* 感染萎縮性胃炎に対しては胃癌予防目的で除菌治療が勧められている。一次除菌療法はペニシリン系抗菌薬＋マクロライド系抗菌薬＋酸分泌抑制薬の三剤併用療法で，成功率は約 70〜90% である。失敗した場合の二次除菌療法はマクロライド系抗菌薬をメトロニダゾールに変更し，約 90% で成功する。

　これらの除菌療法はともにペニシリン系抗菌薬を使用するため，ペニシリンアレルギー既往がある場合の除菌療法は確立されていないが，ペニシリン以外の抗菌薬を用いる場合が多い。ペニシリンアレルギーの正確な判断と「疑いの解除」が重要であるが，ペニシリンによるアナフィラキシー既往があればペニシリン投与は避ける。

コメント　真のペニシリンアレルギー発症率は低いが，「患者の思い込み」と軽視せずに，病歴の詳細な確認やアレルギーの精査を慎重に行う必要がある．ただし，皮内テストや経口負荷試験などはアナフィラキシーなどの重篤なリスクがあることを認識しておく．

正解　e　正答率 96.8%

・「子供のころにペニシリンアレルギーであろうと言われた」とのことですが，ピロリの治療にはペニシリン系の抗菌薬を利用したいので，まずは本当にアレルギーがあるかを確認すべきと考えました．
・まずは精査をすることが大事だと思いました．

Check ■■■

119D-63　80歳の男性．皮疹を主訴に来院した．3週間前から，体幹および四肢に水疱やびらんが出現し，徐々に増数，拡大してきたため受診した．皮膚生検組織のH-E染色標本（別冊No.24）を別に示す．蛍光抗体直接法で表皮基底膜部にIgGとC3との線状沈着を認める．食塩水処理皮膚を用いた蛍光抗体間接法で表皮側にIgGの陽性反応を認める．
診断はどれか．

　a　尋常性天疱瘡　　　b　水疱性類天疱瘡　　　c　Hailey-Hailey病
　d　後天性表皮水疱症　e　先天性表皮水疱症

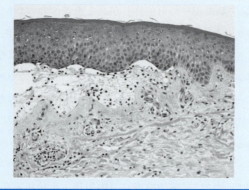

アプローチ　①80歳 → 高齢者
②蛍光抗体直接法〈DIF〉で表皮基底膜部にIgGとC3の線状沈着 → 水疱性類天疱瘡，後天性表皮水疱症の所見
③食塩水処理皮膚を用いた蛍光抗体間接法〈IIF〉で表皮側にIgGの陽性反応 → 水疱性類天疱瘡の所見

画像診断

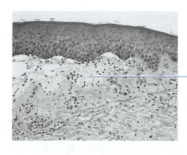

表皮下水疱を認める

D　医学各論　**361**

鑑別診断　「アプローチ」②と「画像診断」で，水疱性類天疱瘡と後天性表皮水疱症が鑑別に挙がる。①と③の所見で，水疱性類天疱瘡の確定診断となる。

診断名　水疱性類天疱瘡

選択肢考察
× a　中高年に好発。口腔粘膜のびらん，皮膚の弛緩性水疱を生じる。表皮角化細胞同士を接着するデスモグレイン1とデスモグレイン3に対する自己抗体が原因。そのため，病理組織学的に表皮内水疱を呈し，DIFでは角化細胞間にIgGが沈着する。

○ b　高齢者に好発。皮膚の緊満性水疱を生じる。表皮基底膜のヘミデスモソームを構成する17型コラーゲンに対する自己抗体が原因。そのため，病理組織学的に表皮下水疱を呈し，DIFでは基底膜部にIgG，C3が沈着する。17型コラーゲンは基底膜の表皮側に存在するため，食塩水処理皮膚を用いたIIFでは，表皮側にIgG陽性となる。

× c　成人以降に発症。常染色体顕性〈優性〉遺伝だが，3割は孤発例である。腋窩や股部など摩擦部に水疱・びらんを生じる。病理組織学的に表皮内裂隙を認める。

× d　成人以降に発症。肘，膝など軽微な外傷が生じやすい部位に緊満性水疱を生じる。表皮基底膜の係留線維を構成する7型コラーゲンに対する自己抗体が原因。そのため，臨床像，病理組織像，DIF所見は水疱性類天疱瘡に類似する。一方で，7型コラーゲンは基底膜の真皮側に存在するため，食塩水処理皮膚を用いたIIFでは真皮側にIgG陽性となる。

× e　生後早期より，全身の皮膚に水疱・びらんが生じる。表皮基底膜を構成する蛋白質をコードする遺伝子の変異により，脆弱化した部位に裂隙が生じて発症する。裂隙形成部位により単純型，接合部型，栄養障害型の3型に大別され，DIF，電子顕微鏡を用いて分類される。

解答率　a 7.1%，b 84.4%，c 0.7%，d 7.4%，e 0.4%

コメント　DIFや食塩水処理皮膚を用いたIIFなど，皮膚科専門医試験レベルの内容が問われている。これらの知識を覚えていなかった場合は，「高齢発症」「表皮下水疱」の二点から水疱性類天疱瘡を類推したい。

正解　b　**正答率** 84.4%

受験者つぶやき
・「表皮基底膜部へのIgGとC3の沈着」で水疱性類天疱瘡と後天性表皮水疱症が鑑別に挙がります。食塩水処理で表皮側であれば前者，真皮側であれば後者です。
・天疱瘡・類天疱瘡の組織所見はまとめて覚えていました。

Check ☐☐☐

119D-64 2歳の男児。発熱と左膝痛を主訴に母親に連れられて来院した。2週間前から弛張熱、跛行および下腿の皮疹がみられるようになった。1週間前から左膝を痛がるようになった。抗菌薬を内服しても解熱しないため受診した。身長84.2 cm、体重10.3 kg。体温38.5℃。脈拍168/分、整。血圧106/62 mmHg。皮膚は両側の下腿に径2 cmの淡紅色の紅斑を認める。眼瞼結膜と眼球結膜とに異常を認めない。口腔内にアフタを認めない。咽頭に発赤はなく、扁桃に腫大を認めない。両側の頸部に径1.5 cmのリンパ節を3個ずつ触知する。心音と呼吸音とに異常を認めない。腹部は平坦、軟で、右肋骨弓下に肝を2 cm、左季肋下に脾を3 cm触知する。左膝関節の腫脹と圧痛とを認めるが、可動域制限はない。赤沈90 mm/1時間。血液所見：赤血球390万、Hb 9.8 g/dL、Ht 32%、白血球10,400（桿状核好中球1%、分葉核好中球77%、好酸球1%、好塩基球1%、単球8%、リンパ球12%）、血小板38万。血液生化学所見：総蛋白5.8 g/dL、アルブミン3.0 g/dL、AST 33 U/L、ALT 6 U/L、LD 248 U/L（基準195〜400）、CK 57 U/L（基準43〜293）、尿素窒素6 mg/dL、クレアチニン0.2 mg/dL、Na 137 mEq/L、K 4.3 mEq/L、Cl 100 mEq/L。免疫血清学所見：CRP 3.2 mg/dL、matrix metalloproteinase-3〈MMP-3〉196 ng/mL（基準37〜121）、リウマトイド因子〈RF〉陰性、抗核抗体陰性。両膝MRIの脂肪抑制造影T1強調水平断像（**別冊** No. 25）を別に示す。

考えられる疾患はどれか。

a 川崎病
b IgA血管炎
c リウマチ熱
d 化膿性関節炎
e 若年性特発性関節炎〈JIA〉

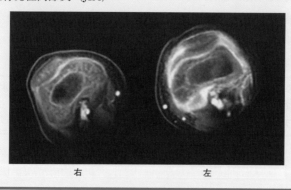
右　　　　　左

アプローチ
①2歳の男児
②発熱と左膝痛 ⟶ 運動器の疾患、血管炎を示唆
③2週間前から弛張熱、跛行および下腿の皮疹 ⟶ 自己免疫疾患を示唆
④1週間前から左膝を痛がる ⟶ 膝関節炎
⑤皮膚は両側の下腿に径2 cmの淡紅色の紅斑 ⟶ 自己免疫疾患の皮膚症状
⑥両側の頸部に径1.5 cmのリンパ節を3個ずつ触知 ⟶ リンパ節腫脹
⑦右肋骨弓下に肝を2 cm、左季肋下に脾を3 cm触知 ⟶ 肝脾腫

⑧左膝関節の腫脹と圧痛とを認めるが，可動域制限はない ━━▶ 化膿性関節炎とは異なる印象
⑨白血球 10,400，CRP 3.2 mg/dL ━━▶ 炎症反応の増強
⑩ matrix metalloproteinase-3〈MMP-3〉196 ng/mL ━━▶ 滑膜炎

画像診断

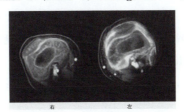

右膝関節と比べて左膝関節の腫脹・
破壊・滑膜の増殖が確認される。

鑑別診断 本例の病態は川崎病やリウマチ熱も想起させるが，持続する発熱，発疹と頸部リンパ節炎などの血管炎症状に加え，MMP-3 の上昇による滑膜炎を示唆する所見，MRI での左膝関節の腫脹・滑膜の増殖の炎症所見から，若年性特発性関節炎と診断される。

診断名 若年性特発性関節炎〈JIA〉

選択肢考察
× a 川崎病の特徴である眼球結膜充血・口唇腫脹・四肢の硬性浮腫を認めず，異なる。
× b 下腿に隆起性紫斑がないこと，腹痛を認めないことから異なる。
× c 先行する溶連菌感染症のエピソードおよび神経症状・心症状がないことから異なる。
× d MRI 所見で膿の貯留がないことが異なる。また滑膜の増殖・関節外の症状，MMP-3 の上昇は化膿性関節炎では認めない。
○ e 関節所見，症状経過と検査所見から JIA が最も考えられる。

解答率 a 0.2％，b 0.4％，c 1.7％，d 0.4％，e 97.2％

関連知識 若年性特発性関節炎〈JIA〉にはいくつかの種類があり，本症例は全身型 JIA である。症状や関節炎の数，合併症などが異なる。関節の破壊や炎症を関節外症状と併せて診断する。

・全身型 JIA：発熱，発疹，リンパ節の腫れなどがみられ，関節炎は全身に生じる
・少関節型 JIA：4 つ以下の関節に炎症がみられる
・多関節型 JIA：5 つ以上の関節に炎症がみられる

コメント 過去問にも同様の出題があった。

正解 e　正答率 97.2％

受験者つぶやき
・成人 Still 病の子供版＝全身型 JIA です。全身型と関節型では RF や抗核抗体の陽性陰性，治療法等が変わってくるので，まとめておくと良いと思います。
・最近よく問われている疾患だと思います。

364 国試119 － 第119回医師国家試験問題解説書

Check ■ ■ ■

119D-65 69歳の男性。もの忘れを主訴に来院した。3か月前に昼食中に急に声を上げたため家族が様子を見に行ったところ，座ったまま動かなかった。約3分経過して「大丈夫」だと返答するようになったが，その後もしばらく反応が鈍かった。翌日以降は以前と変わりがなかったが，1週間前から最近の出来事を家族が質問しても正しく答えることができないことが複数回あったため家族とともに受診した。意識は清明。改訂長谷川式簡易知能評価スケールは正常であったが，3か月前のエピソードの記憶は全くないという。神経診察で異常を認めない。頭部MRIで異常所見は認めない。脳波検査で左側頭部に鋭波を認める。

この患者で認めるのはどれか。

a 音過敏　　　　　　b 閃輝暗点　　　　　　c 口部自動症

d 静止時振戦　　　　e 線維束性収縮

アプローチ ①急に声を上げたため家族が様子を見に行ったところ，座ったまま動かなかった ➡ 動作停止

②翌日以降は以前と変わりがなかった ➡ 一過性のエピソードで持続的なものではないらしい。

③最近の出来事を家族が質問しても正しく答えることができないことが複数回あった ➡ 常に答えられないわけではなく，答えられるときと答えられないときがあるらしい。

④改訂長谷川式簡易知能評価スケールは正常 ➡ 持続的な認知機能障害はないようである。

⑤脳波検査で左側頭部に鋭波を認める ➡ てんかんの可能性

鑑別診断 中高齢男性が「もの忘れ」を主訴に来院している。Alzheimer病などの認知症性疾患が鑑別に挙がるが，病歴からは持続的な「もの忘れ」ではなく，間欠的に「最近の出来事を答えられない」ことを繰り返していることがわかる。脳波で左側頭葉に鋭波を認めており，側頭葉てんかんの可能性がある。「座ったまま動かない」などの動作停止があることも側頭葉てんかんの症状として矛盾しない。なお，一過性の意識減損，精神症状を繰り返すものとして低血糖も実臨床では鑑別に挙がるが，本問で考慮する必要はないであろう。一過性神経症状を呈するものとして一過性脳虚血発作もあるが，意識障害を呈する場合は広範大脳皮質や脳幹網様体，辺縁系を含む血管支配域の虚血であり，片麻痺などその他の巣症状も伴うはずであり，本問の症状と合致しない。

診断名 側頭葉てんかんによる焦点意識減損発作〈複雑部分発作〉

選択肢考察 ×a 健常人が聞いても不快感を覚えないような比較的小さな音に対して苦痛を感じる症状を指す。顔面神経麻痺に伴う鼓膜張筋麻痺，外リンパ液瘻などの内耳障害，片頭痛，抑うつ，心的外傷後ストレス障害など様々な疾患でみられる。側頭葉てんかんでは幻聴がみられることがあるが，音過敏は伴わない。

×b 閃輝暗点は固視点付近にジグザグ形が現れ，右または左方向に徐々に拡大し，角張った閃光で縁取られた側部凸形を呈し，その結果暗点を残すものである。片頭痛の前兆であることが最も多いが，閃輝暗点のみで終わることもある。虚血性脳血管障害，くも膜下出血，後頭葉てんかんなどでみられることも皆無ではないがまれである。側頭葉てんかんで

はみられない。
- ○ c 側頭葉てんかんによる焦点意識減損発作では自動症をしばしば伴う。自動症には口をもぐもぐしたり（口部自動症），ものを噛む動作をしたり，口を鳴らしたり，飲み込み動作などの食機能自動症や，手をもじもじしたり，服のボタンをいじったり，手をふりまわしたり，こすりつけたりするなどの身振り自動症，歩いて動き回ったりする歩行自動症などがある。ちなみにてんかんによる意識減損で転倒することはまれである。
- × d 静止時振戦はParkinson病でみられる症状である。
- × e 線維束性収縮は小さく，かつ局所的で皮膚下に観察することができる不随意な筋肉の収縮である。頻度の少ないものは健常人でもみられる。頸椎症，球脊髄性筋萎縮症などの様々な慢性神経原性疾患でみられるが，線維束性収縮を広範かつ高い頻度で認める場合は筋萎縮性側索硬化症を考慮しなければならない。側頭葉てんかんではみられない。

解答率 a 0.6％，b 0.5％，c 98.3％，d 0.2％，e 0.4％
関連知識 高齢者のてんかん発症率は増加してきている。
正解 c　正答率 98.3％

受験者つぶやき
- ・一時的な意識障害，認知症なし，左側頭部の鋭波から複雑部分発作があると考えました。発作中は自動症を伴うことが多いです。
- ・てんかんは苦手だったので，整理して勉強しました。

Check ■ ■ ■

119D-66 54歳の女性。乳がん検診で異常を指摘され来院した。42歳から①高血圧症で，降圧薬を内服中である。喫煙歴はない。飲酒は機会飲酒。②母は乳癌のため58歳で死亡した。③初経は12歳。④出産は2回。⑤BMI 20.3。マンモグラフィでは高濃度腫瘤陰影と集簇した多形性の微細石灰化像を認めた。
下線部のうち，想定される疾患のリスクファクターはどれか。
a ①　　b ②　　c ③　　d ④　　e ⑤

アプローチ ①乳がん検診で異常を指摘され来院 → 乳癌のリスクファクターをここでは，外来の問診として訊いている。エストロゲンの存在と遺伝的要素の理解を要する臨床問題である。

選択肢考察
- × a ①：血圧，降圧薬は，リスクファクターにはならない。
- ○ b ②：直系家族の母親が乳癌患者でBRCA陽性である場合は，遺伝性乳癌に注意が必要である。
- × c ③：初経が早く，閉経が遅ければエストロゲン分泌期間が長く，リスクファクターになる。
- × d ④：妊娠中はエストロゲンが分泌されない。
- × e ⑤：肥満で脂肪が多いとエストロゲンが多く分泌される。本例の患者は肥満ではない。

解答率 a 0.2％，b 98.4％，c 0.7％，d 0.6％，e 0.0％
関連知識 エストロゲンは，肥満では多く分泌され，分泌する期間は初経に始まり閉経で治まるが妊娠

中〜出産では分泌されない．乳癌のリスクファクターとしては結婚，子供の数などがエストロゲン分泌に影響する．母親の乳癌既往歴は，遺伝的要素になる．

コメント　臨床問題として乳癌のリスクファクターが出題された．症状，マンモグラフィ，超音波検査，針生検などの決まりきった臨床問題ではなく，乳腺外来での問診のやり取りが問われた．問診内容をいかに理解するかという新しい臨床問題である．

正解 b　正答率 98.4%

受験者つぶやき
・アンジェリーナ・ジョリーさんが予防的乳房切除を行ったことは記憶に新しいです．
・乳癌といえば家族歴は重要だと思いました．

Check ■■■

119D-67　53歳の男性．10日前からの発熱を主訴に来院した．海外渡航歴はない．意識は清明．体温38.4℃．脈拍96/分，整．血圧116/70 mmHg．心音と呼吸音とに異常を認めない．腹部は平坦，軟で圧痛を認めないが，右季肋部に叩打痛を認める．血液所見：赤血球468万，Hb 13.9 g/dL，白血球21,900，血小板28万．血液生化学所見：総ビリルビン1.2 mg/dL，AST 125 U/L，ALT 83 U/L，LD 338 U/L（基準124〜222），γ-GT 163 U/L（基準13〜64）．CRP 29 mg/dL．腹部造影CT（別冊No.26）を別に示す．超音波ガイド下に穿刺し，得られた液体は無臭でアンチョビペースト状であった．血液および穿刺液の培養で細菌は検出されなかった．

　この患者の感染経路を確認する上で重要な質問はどれか．
a 「覚醒剤を使ったことはありますか」
b 「キツネを触ったことはありますか」
c 「ダニに咬まれたことはありますか」
d 「同性間で性交渉をしたことはありますか」
e 「シカやイノシシなどの獣肉を食べたことはありますか」

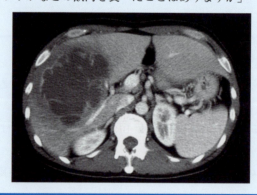

アプローチ
① 53歳の男性 ⇒ 中年男性
② 10日前からの発熱 ⇒ 急性〜亜急性経過の発熱
③ 海外渡航歴はない ⇒ 海外で感染した感染症である可能性はない．
④ 意識清明．体温38.4℃．脈拍96/分，整．血圧116/70 mmHg ⇒ ショックを伴わない発熱

⑤腹部は平坦，軟で圧痛を認めないが，右季肋部に叩打痛 ━━▶ 胆嚢炎・肝膿瘍などが鑑別

⑥白血球 21,900，総ビリルビン 1.2 mg/dL，AST 125 U/L，ALT 83 U/L，LD 338 U/L，γ-GT 163 U/L．CRP 29 mg/dL ━━▶ 肝胆道系酵素上昇を伴った炎症反応上昇

⑦穿刺し，得られた液体は無臭でアンチョビペースト状 ━━▶ 赤痢アメーバによる腹腔内膿瘍に特徴的な所見

⑧血液および穿刺液の培養で細菌は検出されなかった ━━▶ 細菌感染症の可能性は低い．

画像診断

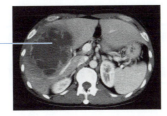

単一の巨大肝膿瘍を認める

鑑別診断

「アプローチ」②，④，⑤などから，肝・胆道系を主座とした感染症の可能性が高いと考えられる．「画像診断」で肝臓の部位に大きな病変を認め，病変は胆嚢の形状ではなく，肝膿瘍と考えられる．肝膿瘍の感染する経路としては大きく分けて3通りあり，頻度が多い順に，経胆道感染，経門脈感染，経動脈感染となる．胆石や何らかの胆汁排泄障害がある患者においては逆行性胆管炎などから肝膿瘍に至ることがあり，多発膿瘍となることも多い．起因菌としては腸内細菌が多い．経門脈感染は消化管病変をエントリーとして病原体が肝臓にまで至って肝膿瘍を形成することがあるが，赤痢アメーバは大腸炎を引き起こすとともにこの経路で単一の巨大肝膿瘍をきたす．⑦，⑧の所見はアメーバ肝膿瘍に特徴的な所見と言える．その他，経動脈感染の経路での肝膿瘍として，感染性心内膜炎に伴った肝膿瘍や，発熱性好中球減少症時のカンジダ菌血症後に遅発性に出現するカンジダ肝膿瘍などがある．

診断名 アメーバ肝膿瘍

選択肢考察

× a 注射器を使用した覚醒剤の使用はB型肝炎やC型肝炎のリスクになるとともに，感染性心内膜炎のリスクともなる．

× b エキノコックスはキツネから感染する寄生虫であり，画像としては石灰化を伴う肝臓の低吸収域となるため，石灰化が見えないスライスのCTであればアメーバ肝膿瘍に類似することもあるが，本例のように急性に近い経過で高熱となることはまれである．

× c ツツガムシ病や日本紅斑熱などのダニ媒介感染症では肝障害をきたすことが多いが，肝臓に器質的な病変を伴うことはない．

○ d 症例文から，海外での汚染された食事を介した感染が否定的な場合，国内での同性間性交渉が感染の原因となることが多い．

× e シカやイノシシの肉の摂食でE型肝炎をきたしたり，トキソプラズマの初感染での伝染性単核球症をきたすなどで肝障害を引き起こすことがあるが，いずれも肝臓に器質的な病変を伴うことはない．

解答率 a 0.1％，b 9.4％，c 0.7％，d 85.5％，e 4.3％

関連知識 アメーバ肝膿瘍の穿刺液がアンチョビペースト状というのは，重要なキーワードなので押さえておく必要がある．アメーバ肝膿瘍の穿刺液は，鏡検でアメーバ自体をみつけられないこと

が多い．これは，アメーバ肝膿瘍の内部にはアメーバがおらず，肝膿瘍の辺縁にのみアメーバがいるためと言われている．アメーバ肝膿瘍の治療としては，アメーバ赤痢の場合と同様にメトロニダゾールで治療を行うが，このメトロニダゾールは栄養体にのみ作用する薬であり，腸管内にシストが残っている場合は治療後再燃の原因となる．シストが残存しているような腸管アメーバについてはメトロニダゾールによる治療終了後にパロモマイシンというシスト用の薬を使用して再発予防を行うことがある．

正　解　d　正答率 85.5%

・アンチョビペースト状の肝膿瘍からアメーバ性を考えました．アメーバ性肝膿瘍は同性間の性交渉が感染リスクです．
・わからなかったので，一番問われそうな選択肢を選びました．

Check ■■■

119D-68　65歳の男性．徐々に増大する左頸部の腫瘤と嚥下障害を主訴に来院した．喫煙は20本/日を30年間．飲酒は日本酒4合/日を45年間．左頸部に径2.5 cmのリンパ節を触知し，同部位の穿刺吸引細胞診で扁平上皮癌と診断された．喉頭内視鏡像（**別冊** No. 27）を別に示す．

最も考えられるのはどれか．

a　喉頭癌　　　　　b　上咽頭癌　　　　　c　中咽頭癌
d　下咽頭癌　　　　e　頸部食道癌

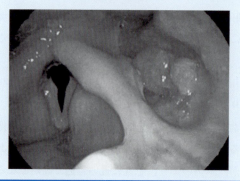

アプローチ
①徐々に増大する左頸部の腫瘤
②長期間の喫煙歴および飲酒歴 ━▶ 下咽頭癌のリスクファクター
③頸部リンパ節の穿刺吸引細胞診で扁平上皮癌と診断

画像診断

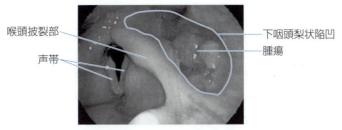

喉頭披裂部 — 下咽頭梨状陥凹
声帯 — 腫瘍

喉頭内視鏡像である。写真下方が患者の前方，右方が患者の左になる。喉頭披裂部の後方の陥凹が下咽頭である。腫瘍は下咽頭に存在する。

診断名 下咽頭癌

選択肢考察 ×a，×b，×c，×e 内視鏡像から否定される。
○d 正しい。

解答率 a 3.9%，b 0.4%，c 1.6%，d 93.8%，e 0.4%

関連知識 下咽頭癌は頭頸部癌の一つで，中高年男性に多い。他の頭頸部癌と同様，大多数が扁平上皮癌である。リスクファクターとして飲酒と喫煙が挙げられている。喉頭と隣接するが，本症例では披裂部は正常に保たれており，内視鏡的には下咽頭に限局している。ただし下方は頸部食道であり，進展の有無は食道内視鏡や，CT，MRIなどの画像診断による。隣接する喉頭癌は声帯に発生することが多く，嗄声によって早期に発見されることが多いのに対して，下咽頭癌は進行して嚥下痛や嚥下障害が出現してから発見されることが多い。したがって予後も喉頭癌よりも不良である。治療は化学放射線療法に加え，手術療法も併用されるが，進行例では咽頭，喉頭，頸部食道合併切除となることもあり，その場合は遊離空腸再建などを行うこともある。

正解 d **正答率** 93.8%

受験者つぶやき
・113A-46と画像が全く同じで症例文もほぼ同じです。過去問を丁寧に演習することが何よりも大事だと思いました。
・梨状陥凹までわかったのに中咽頭と下咽頭を間違えました。中咽頭が口腔と同じ高さ，下咽頭はその下です。

119D-69 28歳の女性。動悸を主訴に来院した。午前10時ごろ，事務仕事中に突然，動悸を自覚した。安静にしていても症状が治まらないため受診した。過去に学校健診で心電図異常を指摘され，当院を受診したが経過観察となっていた。その時の12誘導心電図（**別冊 No. 28A**）を別に示す。既往歴に気管支喘息があり，吸入薬を使用しているが，年に数回発作を繰り返している。意識は清明。体温36.2℃。脈拍164/分，整。血圧120/82 mmHg。呼吸数18/分。SpO_2 99%（room air）。心音と呼吸音とに異常を認めない。来院時の12誘導心電図（**別冊 No. 28B**）を別に示す。

まず最初に行うべき対応はどれか。

a 電気ショック
b Valsalva 手技
c ジゴキシン投与
d 硫酸マグネシウム投与
e アデノシン三リン酸投与

A

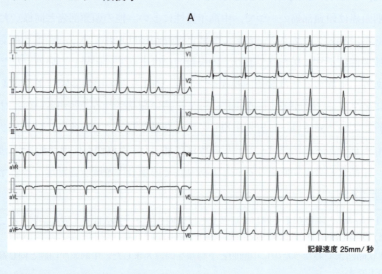

記録速度 25mm/秒

B

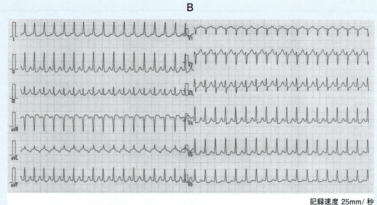

記録速度 25mm/秒

アプローチ
① 28歳の女性 ➡ 若い人にも起こる疾患を疑う。
② 事務仕事中に突然の動悸 ➡ 発作性の不整脈疾患を疑う。

③過去に学校健診で心電図異常を指摘された ⟶ 発作性動悸が誘発される先天的な不整脈疾患
④脈拍 164/分，整 ⟶ リズム不整のない頻脈型不整脈
⑤血圧 120/82 mmHg，呼吸数 18/分 ⟶ 血行動態は安定
⑥ SpO_2 99％（room air） ⟶ 低酸素血症はない。
⑦心音と呼吸音とに異常を認めない ⟶ 心肺の器質的疾患はない。

画像診断

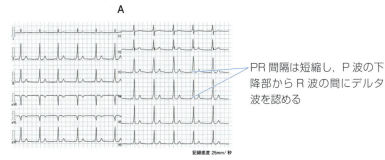

PR 間隔は短縮し，P 波の下降部から R 波の間にデルタ波を認める

健診時の非発作時心電図：PR 間隔が短く，QRS 波形は P 波の下行部からなだらかに R 波に移行するデルタ波を有し，PR segment が存在しない。典型的な WPW 症候群の心電図である。

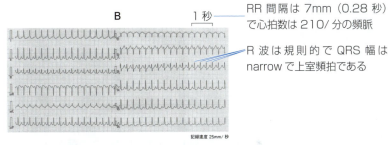

RR 間隔は 7mm（0.28 秒）で心拍数は 210/分の頻脈

R 波は規則的で QRS 幅は narrow で上室頻拍である

来院時の頻脈発作中の心電図：心拍数は 1 分間 200 以上の規則的で狭い QRS 波からなり，上室頻拍である。

鑑別診断 発作性頻拍の心電図上の鑑別は迅速な治療法選択のために重要である。QRS 幅が 0.12 秒以下の narrow QRS 波形でリズムが整の場合は上室頻拍，心房粗動であり，不整の場合は心房細動である。QRS 幅 0.12 秒以上の wide QRS 波形の場合は心室に発生した興奮で起こる心室頻拍，心室内伝導障害を伴った上室頻拍，心房細動を伴った WPW 症候群における上室頻拍である。本例は健診時心電図 **A** で WPW 症候群，発作時心電図 **B** からは上室頻拍と診断される。

診断名 発作性上室頻拍をきたした WPW 症候群

選択肢考察
× a 血行動態が不安定で，ショック状態の場合や薬物治療法などに反応しない場合に適応となる。
○ b 迷走神経系を刺激し，心拍数を低下させる。頻拍発作の停止効果に確実性が高いとは言えないが，血行動態が安定しているので，まずは試みるべきである。
× c 房室結節の伝導遅延と不応期延長作用があり，副伝導路についてはその不応期を短縮させ順伝導を促進させるため，心室拍動数が過度に上昇し，心室細動に移行する危険性がある。そのため，**禁忌**である。
× d 房室結節の伝導遅延と不応期延長作用があり，相対的に副伝導路の順伝導を促進させ，

心室頻拍数を増加させ，心室細動を誘発させる可能性がある。

× e 静脈内への急速投与によって，血中でアデノシンに代謝され，洞房結節と房室結節のアデノシン受容体を介して結節の興奮を抑制し，WPW症候群における頻拍発作の停止に有効ではあるが，既往に気管支喘息がある場合には喘息発作の危険性があり使用できない。

解答率 a 1.2%, b 94.5%, c 0.8%, d 1.7%, e 1.4%

関連知識 WPW症候群における発作性上室頻拍は，房室結節を介した順行房室伝導刺激が副伝導路を介して心室から心房へ逆伝導し，さらに房室結節を刺激する旋回伝導路を形成して起こる上室頻拍で，房室回帰性頻拍である。心房細動を伴ったWPW症候群に発作性頻拍をきたした場合，副伝導路を介して心房の不規則で速い興奮が順行性に心室へ伝わるため，より高度の頻拍となり，ときに心室細動に移行する危険性がある。

正 解 b **正答率** 94.5%

・心電図AからはWPW症候群，心電図BからはPSVTを考えました。発作時の血行動態は安定していると考え，まずはValsalva手技を行い，無効であればCa拮抗薬が必要と考えました。
・気管支喘息からATPに強くバツをつけました。

Check ■ ■ ■

119D-70 27歳の女性。頸部腫大を主訴に来院した。6か月前から体重が減少し，汗をかきやすいことを自覚している。身長164 cm，体重47 kg（6か月前は52 kg）。脈拍112/分，整。血圧120/76 mmHg。頸部の外観写真（別冊 No. 29A）と甲状腺超音波像（カラードプラ）（別冊 No. 29B）とを別に示す。

この患者の血液検査で高値なのはどれか。2つ選べ。

a　CRP
b　FT₃
c　TSH
d　可溶性IL-2受容体
e　抗TSH受容体抗体〈TRAb〉

A
B

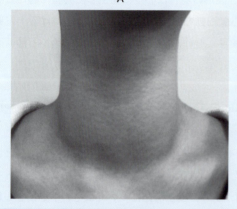
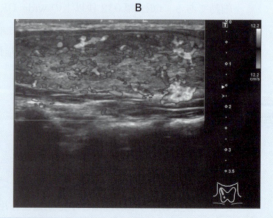

アプローチ ①頸部腫大，頸部視診所見：頸部が広範囲に腫大
②体重減少

③汗をかきやすい
④脈拍112/分

画像診断

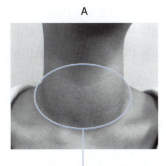
A びまん性甲状腺腫大

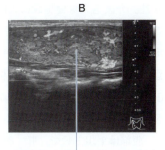
B 頸部超音波所見：甲状腺全体が腫大し，血流が全体的に増加している

鑑別診断　「アプローチ」②，③より甲状腺機能亢進症を考える。無痛性甲状腺炎はBasedow病よりも超音波所見での血流が少なく，画像BからはよりBasedow病を考える。亜急性甲状腺炎については，頸部痛・発熱・先行する感冒症状などの特徴的な記述が一切ないことより否定的と考える。

診断名　Basedow病の疑い

選択肢考察
× a　亜急性甲状腺炎の関連検査と考えられる。上述の理由で×。
○ b　FT_3，FT_4いずれも高値となりうる。一般的にはBasedow病ではFT_3の方が高値であるとされている。
× c　Basedow病に伴う甲状腺機能亢進症ではTSHは低値になる。
× d　悪性リンパ腫の関連検査である。本例では悪性リンパ腫を示唆する内容に乏しい。
○ e　Basedow病の診断に用いる。

解答率　a 1.4%，b 98.4%，c 1.0%，d 0.8%，e 98.1%

関連知識　＜甲状腺機能亢進症と超音波所見＞
　　Basedow病では血流は全体的に増加する。一方で，無痛性甲状腺炎ではBasedow病よりも血流が少ない。亜急性甲状腺炎では圧痛を伴い，その痛みのある部位は低エコー域に見える。

正解　b，e　**正答率** 96.7%

受験者つぶやき
・Basedow病では甲状腺エコーで血流が上昇する一方，無痛性甲状腺炎，亜急性甲状腺炎ではエコーで血流が低下します。
・ドプラ所見はよくわからなかったですが，痛みのない，びまん性の甲状腺腫大からBasedow病を考えました。

119D-71 75歳の女性。介護老人保健施設に入所中で，寝たきりの状態である。嘔吐と発熱を主訴に救急車で搬入された。昨日午後10時に嘔吐と38℃台の発熱が出現した。本日午前7時に，頻呼吸となったため，施設の職員が救急車を要請した。脳梗塞の既往があり左片麻痺を認める。意識は清明。身長143 cm，体重38 kg。体温38.4℃。心拍数108/分，整。血圧76/48 mmHg。呼吸数20/分。SpO₂ 97%（room air）。皮膚は湿潤。眼瞼結膜と眼球結膜とに異常を認めない。口腔内は乾燥している。咽頭に発赤を認めない。心音と呼吸音とに異常を認めない。腹部は平坦，軟で，肝・脾を触知しない。右肋骨脊柱角叩打痛を認める。尿所見：蛋白1+，糖（-），ケトン体（-），潜血2+，沈渣に白血球多数/HPFを認める。血液所見：赤血球368万，Hb 12.4 g/dL，Ht 40%，白血球12,800，血小板20万。血液生化学所見：総蛋白7.8 g/dL，アルブミン3.8 g/dL，CK 322 U/L（基準41～153），尿素窒素20 mg/dL，クレアチニン0.8 mg/dL，血糖182 mg/dL，Na 131 mEq/L，K 4.8 mEq/L，Cl 96 mEq/L。CRP 15 mg/dL。動脈血ガス分析（room air）：pH 7.49，PaCO₂ 29 Torr，PaO₂ 84 Torr，HCO₃⁻ 21 mEq/L。腹部単純CT（別冊 No. 30）を別に示す。

輸液と昇圧薬投与を開始した。次に行うべき治療はどれか。**2つ選べ**。

a 血液透析
b 抗菌薬投与
c 右腎摘除術
d 右尿管結石摘出術
e 右尿管ステント留置術

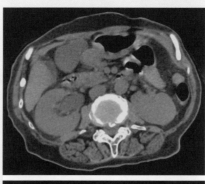

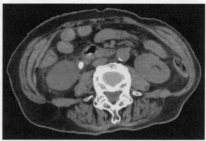

アプローチ
① 75歳の女性，寝たきり状態 ⟶ 不動により尿の停留が起こる。
② 尿沈渣で白血球多数，血液検査で白血球増加，CRP上昇 ⟶ 有熱性尿路感染症が疑われる。
③ 右肋骨脊柱角叩打痛あり ⟶ 右腎病変を疑う。
④ 高熱，頻脈，低血圧 ⟶ 敗血症性ショックを疑う。

画像診断

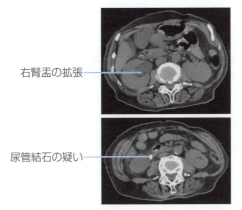

腹部単純CTで右腎盂拡張と，右腎盂尿管移行部付近の尿管結石を疑う石灰像を認める．左腎はほぼ正常である．

鑑別診断 理学的所見では右肋骨脊柱角叩打痛以外に有意な所見は見当たらない．尿沈渣所見，血液所見から敗血症性ショックを伴う有熱性尿路感染症が疑われる．急性腎盂腎炎，膿腎症，尿腎盂外溢流などが鑑別診断に挙げられるが，腹部単純CT所見で結石が認められることから，結石性腎盂腎炎と診断できる．

診断名 右尿管結石による急性腎盂腎炎（結石性腎盂腎炎）

選択肢考察
× a 血清クレアチニン値は正常であり，血液透析の適応とはならない．
○ b 尿路感染症に有効であると考えられる抗菌薬の投与を行う．
× c 右腎機能が廃絶しているなら，いずれ右腎摘除術が必要となるときが来るかもしれないが，敗血症性ショック状態の患者に行う処置ではない．
× d 症状が落ち着けば内視鏡的に結石破砕が必要となる時期が訪れる可能性があると考えられるが，敗血症性ショック状態では論外である．
○ e 尿管ステントを留置することで尿流を確保することをまず第一に考えなければならない．

解答率 a 0.3%，b 98.6%，c 0.2%，d 23.2%，e 77.3%

関連知識 輸液ルートの確保と昇圧薬投与は当然の処置として，まず行うべき泌尿器科的処置は，いかに水腎症を軽減する（尿流を確保する）かに尽きる．尿管ステント留置は患者に対する侵襲も少なく，術後管理も容易である．しかし時に留置が困難な場合もある（ステントが結石の横を通過しないなど）．その際には腎瘻造設も考慮しなければならない．

コメント 日本人の高齢化に伴って寝たきり状態の患者が急増している．寝たきり状態（不動）は尿路結石の好発要因である．今後このような出題が増加すると思われる．

正解 b，e　**正答率** 76.1%

受験者つぶやき
・肋骨脊柱角叩打痛を認めることや画像から尿路結石を原因として腎盂腎炎，水腎症をきたしていると考え，抗菌薬投与と，水腎症解除に尿管ステント留置が必要と考えました．
・腎盂腎炎からステント留置と抗菌薬処方を考えました．

Check ☐ ☐ ☐

119D-72 80歳の男性。1か月間持続する咳嗽，血痰，微熱および体重減少を主訴に来院した。胸部エックス線写真で右上葉に空洞を伴う浸潤影を認め，喀痰の抗酸菌塗抹，結核菌 PCR 検査および抗酸菌培養が陽性で，肺結核と診断された。

その後，抗結核薬による標準治療が開始され，2か月が経過した。

治療効果の判定に用いられる検査はどれか。**2つ選べ**。

a ツベルクリン反応

b 喀痰抗酸菌塗抹検査

c 喀痰抗酸菌培養検査

d 喀痰抗酸菌 PCR 検査

e 結核菌特異的全血インターフェロンγ遊離測定法〈IGRA〉

アプローチ ①80歳の男性 ➡ 高齢者

②1か月間持続する咳嗽，血痰，微熱および体重減少 ➡ 2週以上続く咳嗽，発熱，体重減少のうち2つ以上あり，活動性結核を疑う。

③右上葉に空洞を伴う浸潤影 ➡ 初感染ではなく，二次結核と考えられ，病変範囲は上葉に限定されている。

④喀痰の抗酸菌検査塗抹陽性 ➡ 感染性を有していた。

⑤標準治療が開始され，2か月が経過 ➡ 治療効果の判定と今後の治療方針の決定判断が必要

鑑別診断 「アプローチ」①，③から高齢者発症の多い二次結核を疑う。②，④から活動性結核の病態であり，さらには感染性を有していたことがわかる。⑤の標準治療，すなわちリファンピシン〈RFP〉・イソニアジド〈INH〉・ピラジナミド〈PZA〉・エタンブトール〈EB〉またはストレプトマイシン〈SM〉の4剤による2か月の初期治療を行った。③から広汎空洞型ではなく，2か月の初期治療終了にあたって維持期の治療方針を決める必要があり，治療による菌の陰性化と使用した薬剤の感受性を評価する。

診断名 肺結核（Ⅱ型）

選択肢考察 ×a 既感染確率は推定可能だが，BCG 接種の影響を受けるうえに菌の活動状態は反映されず，治療効果判定はできない。

○b 菌の同定のためには培養や PCR 検査を併せて行う。治療前と経過中の排菌の有無・感染性の評価に適している。

○c 塗抹検査と併せて治療効果判定を行う。薬剤感受性の結果を踏まえて薬剤の投与期間を決めていく。

×d 迅速な診断，治療判断には不可欠だが，死菌でも陽性となるため，治療経過中の効果判定には適さない。

×e 感度・特異度ともに高いが，菌曝露後に陽性までに2～3か月は要し，かつ活動性か潜在性結核かの判断はできない。

解答率 a 2.7%，b 60.4%，c 46.4%，d 80.4% ㊕，e 10.0%

関連知識　結核の治療法としては，RFP・INH を含めた 4 剤を 2 か月間用いる標準治療法と，初期 2 か月に PZA を用いない 3 剤投与法がある。80 歳以上の高齢者は肝障害が起きやすいという観点から以前は PZA を用いなかったが，肝障害や重篤な転帰の有無に差がないことから現在では使われるようになっている。初期治療後の維持期の治療は，標準治療法では RFP と INH の 2 剤投与を 4 か月行う。3 剤投与の場合には 7 か月行う。なお，標準治療法の場合にも，2 か月の治療が終了しても培養陽性が継続している場合や，広汎空洞型や粟粒結核などの重症例，再発例や免疫低下を伴う合併症がある場合にも，7 か月に延ばして行う。

コメント　結核においては，治療と感染対策の面も考慮した管理が重要であり，予防・診断・治療・感染対策の面からの検査の使い分けが求められる。

正　解　b，c　**正答率** 13.1%

受験者つぶやき
・培養は時間がかかるから，と思い除外してしまいました。覚えようと思います。
・b，c，d まで絞って，あとはわかりませんでした。今年はメジャーな疾患の診断基準や効果判定まで詳しく聞いてくる印象を受けました。

Check ■ ■ ■

119D-73　53 歳の男性。右眼の視力低下を主訴に来院した。2 か月前から右眼が見えにくくなり，様子を見ていたが改善しないため来院した。多忙のため，20 年来，医療機関を受診していない。意識は清明。身長 172 cm，体重 68 kg。体温 36.2℃。脈拍 72/分，整。血圧 162/90 mmHg。視力は右が眼前手動弁（矯正不能），左 0.1（0.6× −3.0 D）。眼圧は右 18 mmHg，左 20 mmHg。両眼の前眼部に異常を認めない。右の眼底は透見不能である。左の眼底写真（**別冊 No. 31A**）と蛍光眼底造影写真（**別冊 No. 31B**）とを別に示す。尿所見：蛋白 2+，糖 4+，ケトン体（−），潜血（−）。血液生化学所見：総蛋白 5.9 g/dL，アルブミン 3.3 g/dL，尿素窒素 20 mg/dL，クレアチニン 1.3 mg/dL，血糖 255 mg/dL，HbA1c 11.4 %（基準 4.9〜6.0）。

　　まず行うべき治療はどれか。**2 つ選べ**。

a　白内障手術
b　汎網膜光凝固
c　血糖コントロール
d　ステロイドパルス療法
e　副腎皮質ステロイド点眼

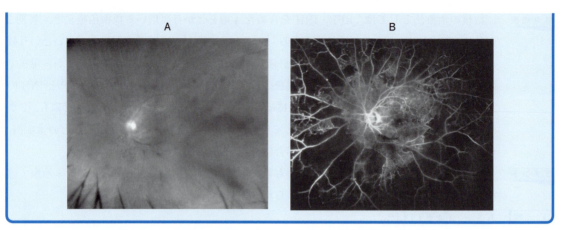

アプローチ
① 53歳の男性 ➡ 中年男性
② 2か月前から右眼が見えにくくなり，様子を見ていたが改善しない ➡ 不可逆性の片眼視力低下
③ 多忙のため，20年来，医療機関を受診していない ➡ 未治療な疾患がある可能性あり
④ 血圧 162/90 mmHg ➡ 高血圧
⑤ 視力は右が眼前手動弁（矯正不能），左 0.1（0.6×−3.0 D）➡ 右眼は明らかな視力低下だが，左眼も軽度の視力低下を認める。
⑥ 右の眼底は透見不能 ➡ 中間透光体の混濁を示唆する。本症例では硝子体出血を疑う。
⑦ 尿所見：蛋白 2＋，糖 4＋ ➡ 腎障害と，高血糖状態を示唆する。
⑧ 血液生化学所見 ➡ 腎症を伴う糖尿病を疑う。

画像診断

A
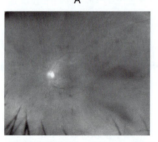
多数の網膜出血を認める。写真の写りが鮮明でないのは，硝子体出血を伴っているせいであろう。

B
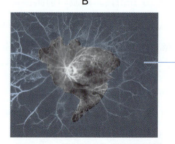
― 無血管領域

アーケード血管より外側の網膜は全周で無血管領域を認める。また，網膜血管瘤も認める。明らかな新生血管は認めない。

鑑別診断　本例は，2か月前から右眼の視力低下を自覚していたが，多忙のため受診が遅れた。視力は右眼が眼前手動弁，左眼も低下しており，血圧は 162/90 mmHg と高血圧を認める。さらに，HbA1c 11.4% と高度の糖尿病が示唆され，尿所見や腎機能検査から糖尿病性腎症の合併も疑われる。眼底所見では，右眼は硝子体出血を認め，左眼は多数の網膜出血，広範な無血管領域，血管瘤を認め，増殖糖尿病網膜症〈PDR〉が最も疑われる。網膜静脈閉塞症〈RVO〉や高血圧性網膜症も考えられるが，無血管野の広がりや血管瘤は糖尿病網膜症に特徴的である。

診断名　増殖糖尿病網膜症

選択肢考察　× a　本例の視力低下の主な原因は硝子体出血と網膜虚血であり，白内障手術は優先されな

い。

- ○b PDRの進行を抑え，新生血管の発生を予防するために早急に実施すべきである。
- ○c 糖尿病網膜症の進行を防ぎ，全身合併症のリスクを低減するために血糖コントロールは不可欠である。
- ×d 本例において自己免疫疾患や炎症性疾患は関与せず，適応外。さらに，ステロイドの副作用によるさらなる血糖上昇の可能性があるため，**準禁忌**である。
- ×e 点眼は眼表面疾患に対する治療であり，本例の病態には無関係である。

解答率 a 15.3%，b 85.6%，c 96.8%，d 0.6%，e 1.3%

関連知識 　近年の抗VEGF薬硝子体内注射と硝子体手術の進歩により，糖尿病網膜症はもはや失明原因の第1位ではなくなっている。抗VEGF療法は黄斑浮腫の改善や新生血管の抑制に極めて有効であり，視力予後の向上に大きく寄与している。また，極小切開で行う硝子体手術の技術発展により，PDRに伴う硝子体出血や牽引性網膜剥離の治療成績が向上し，失明リスクは大幅に低下している。今後も診断・治療技術の進歩により，さらなる視力予後の改善が期待される。

正　解 　b，c 　**正答率** 82.6%

受験者つぶやき

- ・糖尿病網膜症は段階によって眼底所見や治療が違い，覚えるのが大変ですが，正確に理解すると得点源になります。
- ・前眼部に異常を認めないので白内障を否定し，糖尿病をさらに増悪させるステロイド投与を切りました。糖尿病網膜症での血糖の急激なコントロールは良くないのでちょっと抵抗はありました。

Check ■ ■ ■

119D-74 　38歳の経産婦（4妊2産）。妊娠28週で周産期管理を目的に自宅近くの医療機関から周産期母子医療センターを紹介され受診した。30歳および33歳時に，それぞれ骨盤位および既往帝王切開の適応で選択的帝王切開術が施行され，36歳時に稽留流産に対し子宮内容除去術が施行されている。今回は，続発性不妊症に対し生殖補助医療が実施され，妊娠した。妊娠32週に行われた骨盤MRIのT2強調矢状断像（**別冊** No.32）を別に示す。

考えられるのはどれか。**2つ選べ**。

a 前置血管　　　　　　b 前置胎盤　　　　　　c 癒着胎盤
d 絨毛膜下血腫　　　　e 常位胎盤早期剥離

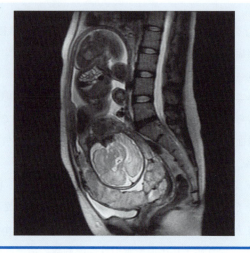

アプローチ
①既往帝王切開 ⟶ 前置胎盤・癒着胎盤の要因になりうる。
②子宮内容除去術 ⟶ 前置胎盤・癒着胎盤の要因になりうる。
③生殖補助医療 ⟶ 前置胎盤の要因になりうる。
④妊娠32週 ⟶ 胎盤の位置の移動が起こらない週数

画像診断

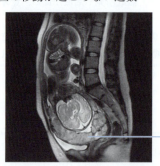

内子宮口を覆うように胎盤は付着しており，子宮下部筋層は非常に薄く描出されている。

鑑別診断 胎盤が内子宮口を覆うように付着しており，前置胎盤である。前置血管，常位胎盤早期剥離などとの鑑別が必要。いずれも，症状を発症したときの鑑別になる。
　前置胎盤と前置血管は，大量の性器出血を伴う点で鑑別が難しいが，超音波検査などにより胎盤の位置を確認することで鑑別できる。
　前置胎盤は多量の性器出血があるが腹部症状は伴わないことが多い。常位胎盤早期剥離では少量の性器出血および持続性の陣痛様腹痛を伴う。腹部超音波検査では胎盤が肥厚して子宮内を占拠し，胎盤本体と子宮筋層間に低信号の血腫様エコーが認められる。

診断名 前置胎盤（癒着胎盤の可能性あり）

選択肢考察
× a 現時点での診断は難しい。本骨盤MRI画像上には血管は抽出されていない。
○ b 内子宮口を胎盤が覆っている。
○ c 胎盤付着部の子宮筋層が薄いため，癒着胎盤の可能性は否定できない。
× d 本骨盤MRI画像上には認められない。
× e 胎盤の位置が子宮底部にはない。一般に診断は超音波断層法で行う。

解答率 a 1.8%，b 98.6%，c 95.6%，d 3.1%，e 0.6%

関連知識 前置血管とは，臍帯が卵膜に付着し，ワルトン膠質を欠く臍帯血管が内子宮口上を走行する状態である。また診断は通常，経腟超音波である。

癒着胎盤の危険因子は帝王切開既往，前置胎盤，35歳以上，子宮筋腫核出既往などがある。

常位胎盤早期剥離は，正常位置，すなわち子宮体部に付着している胎盤が，胎児娩出以前に子宮壁より剥離することをいう。これは，妊娠中期・後期における性器出血の主要な原因であり，現在においても周産期死亡率・罹患率を上昇させる主要な原因である。

コメント 骨盤 MRI にて胎盤構造を理解することが肝要である。

正解 b，c **正答率** 94.5%

・116A-65 と画像が全く同じです。過去問を丁寧に演習することが何よりも大事です。
・過去2回，同じ画像で出題されています。過去問を回している人にはご褒美です。

Check ☐☐☐

119D-75 54歳の男性。健康診断で肝障害を指摘され来院した。自覚症状はない。喫煙は1年前まで加熱式たばこを20本/日。飲酒はビール 350 mL/日を週に2〜3回。職業はデスクワークが主体の会社員で，午前7時に起床し自家用車で通勤している。昼食は麺類を好んで食べている。夕食は午後9時過ぎに自宅で食べ，午後11時ごろに就寝している。既往歴に特記すべきことはない。身長 171 cm，体重 82 kg，腹囲 98 cm。脈拍 84/分，整。血圧 134/80 mmHg。心音と呼吸音とに異常を認めない。腹部は平坦，軟で，肝・脾を触知しない。健康診断時の血液生化学所見：AST 60 U/L，ALT 82 U/L，γ-GT 90 U/L（基準 13〜64），尿酸 6.8 mg/dL，血糖 98 mg/dL，トリグリセリド 346 mg/dL，HDL コレステロール 42 mg/dL，LDL コレステロール 128 mg/dL。免疫血清学所見：HBs 抗原陰性，HCV 抗体陰性。腹部超音波検査では肝腎コントラストの増強を認めた。

この患者に対する指導で正しいのはどれか。3つ選べ。

a 「体重を減らしましょう」
b 「栄養指導を受けましょう」
c 「身体活動量を増やしましょう」
d 「もう少し早めに就寝しましょう」
e 「まず中性脂肪を下げる薬を飲みましょう」

アプローチ
① 54歳の男性 → 中年の男性
② 健康診断で肝障害，自覚症状はない → 無症候性の肝障害
③ 加熱式たばこを 20 本/日，ビール 350 mL/日を週に2〜3回，デスクワーク主体，自家用車で通勤，麺類を好んで食べている → 生活習慣に難点あり。運動不足。麺類はのどごしが良く過食になりやすい。ただし飲酒量は多くはない。
④ 夕食は午後9時過ぎ，午後11時ごろに就寝 → 夕食が夜食化しており太りやすい。
⑤ 身長 171 cm，体重 82 kg，腹囲 98 cm，血圧 134/80 mmHg → BMI 28.0 で肥満。内臓肥満

が示唆され，メタボリックシンドロームの可能性。収縮期血圧もやや高めである。
⑥肝・脾を触知しない ⟶ 重篤な肝疾患の可能性は低い。
⑦ AST 60 U/L，ALT 82 U/L，γ-GT 90 U/L ⟶ 軽度の肝障害
⑧血糖 98 mg/dL，トリグリセリド 346 mg/dL ⟶ 血糖は正常，高トリグリセリド血症
⑨ HBs 抗原陰性，HCV 抗体陰性 ⟶ B 型・C 型肝炎の可能性は低い。
⑩腹部超音波検査で肝腎コントラストの増強 ⟶ 脂肪肝

鑑別診断　「アプローチ」②，⑥，⑦からは肝硬変のような重篤な肝障害は否定される。③からアルコール過飲による肝障害，⑨からウイルス性肝炎もともに否定される。⑩から脂肪肝が最も考えられるが，③の飲酒量からは NAFLD〈非アルコール性脂肪性肝疾患〉の可能性が高い。NAFLD はアルコール性ではない脂肪肝の総称で，アルコール量は毎日おおむね 1 合半以下と規定されている（ビールだと約 1,000 mL に相当）。⑤と⑧よりメタボリックシンドロームの診断基準のうち，男性ウエスト周径（≧85 cm），収縮期血圧（≧130 mmHg），高トリグリセリド（≧150 mg/dL）の項目を満たすため診断は確定する。NAFLD はメタボリックシンドロームの肝臓での発現型と考えられている。さらに①，③，④からは，中年で，喫煙，運動不足，食事内容の偏りや夜食化などメタボリックシンドロームをきたす悪い生活習慣も裏付けられている。

診断名　メタボリックシンドローム

選択肢考察
○a　過食が原因で生じる病態なので，減食による体重減量が求められる。
○b　食事内容の見直しには専門的なアドバイスが必要である。
○c　メタボリックシンドロームの治療としては食事療法と運動療法が 2 本の柱である。
×d　摂食後すぐに就寝すると，消費されないエネルギーの貯蔵により肥満が助長されるので避けたい。「もう少し早めの時間に食べましょう」なら良い。
×e　メタボリックシンドロームの治療は，「まず生活習慣を改善しましょう」である。

解答率　a 99.5％，b 99.0％，c 99.5％，d 0.2％，e 1.0％

関連知識　本問の解説では，アルコール多飲歴がない脂肪性肝疾患〈non-alcoholic fatty liver disease：NAFLD〉の用語が問題を理解しやすいと思い用いたが，"alcohol" や "fatty" といった言葉が差別的で不適切との理由で，2023 年に国際的に MASLD〈metabolic dysfunction associated steatotic liver disease〉に名称が変更された。なお，脂肪肝ではトリグリセリドや尿酸値が上昇しやすい。

正解　a，b，c　**正答率** 98.4％

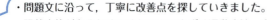
・問題文に沿って，丁寧に改善点を探していきました。
・現状症状があるわけではないのでまずは運動療法，食事療法からだと思いました。

E

E問題 必修の基本的事項 50問

必修一般 25問
必修臨床 15問
必修長文 10問

必修の
基本的事項

E 必修の基本的事項   385

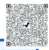

Check ■ ■ ■

119E-1 症候と疾患の組合せで**誤っている**のはどれか。
　　a　排尿障害 ——— 腰部脊柱管狭窄症
　　b　歩行障害 ——— 頸椎性脊髄症
　　c　腰背部痛 ——— 解離性大動脈瘤
　　d　下肢の冷感 ——— 深部静脈血栓症
　　e　膝関節腫脹 ——— 偽痛風

選択肢考察
○a　腰部脊柱管狭窄症により膀胱の機能を調節している馬尾が障害され排尿障害が生じることがある。
○b　頸椎性脊髄症では痙性歩行障害を生じる。
○c　解離性大動脈瘤では突然の腰背部痛を生じる。
×d　深部静脈血栓症では下肢の疼痛，圧痛や腫脹を生じることが多い。
○e　偽痛風は膝関節に多い急性関節炎であり疼痛や腫脹を生じる。

解答率　a 12.7％，b 13.7％，c 2.6％，d 69.9％，e 1.0％
関連知識　腰部脊柱管狭窄症は間欠性跛行が特徴的な症状である。頸椎性脊髄症は手指の巧緻運動障害，下肢腱反射の亢進，痙性歩行障害や膀胱直腸障害を生じる。
コメント　疾患に特有の症候は必ず覚えておくことが重要である。
正　解　d　**正答率 69.9％**

受験者つぶやき
・下肢の冷感は閉塞性動脈硬化症の5Pの一つです。深部静脈血栓症は下腿の把握痛がキーワードです。

Check ■ ■ ■

119E-2 不当な差別，偏見その他の不利益が生じないように，その取扱いに特に配慮を要する個人情報はどれか。
　　a　学　歴　　b　国　籍　　c　病　歴　　d　肌の色　　e　職業的地位

選択肢考察
×a，×b，×d，×e　学歴・国籍・肌の色・職業的地位でも不当な差別，偏見その他の不利益が生じてはならないが，特に病歴は配慮という名のもとに，不当な差別の対象になりやすい。
○c　病歴は配慮という名のもとに不当な差別の対象になりやすいので，特に配慮が必要である。

解答率　a 0.2％，b 14.0％，c 79.2％，d 4.7％，e 1.9％
関連知識　属性として人種，皮膚の色，国籍，民族，言語，宗教，年齢，性別，性的指向，障害，感染症等の疾病，職業，社会的身分などがある。
　属性により不当な差別，偏見その他の不利益が生じてはならない。

| 正　解 | c | 正答率 79.2% |

受験者つぶやき
- Hansen 病の患者を不当に隔離していた歴史などを思い出し，病歴を選びました．国籍や肌の色と迷いましたが，取扱いに注意するといっても見た目でだいたいわかってしまうと思い除外しました．
- どれも当てはまるものですが，医師国家試験ですから医療情報と答えさせたいんだろうなと思いました．

Check ■■■

119E-3 医療倫理の 4 原則に**含まれない**のはどれか．
- a 正　義
- b 善　行
- c 無危害
- d 自律尊重
- e 共同意思決定

選択肢考察
- ○ a 正義は「医療倫理の 4 原則」の 1 つである．
- ○ b 善行は「医療倫理の 4 原則」の 1 つである．
- ○ c 無危害は「医療倫理の 4 原則」の 1 つである．
- ○ d 自律尊重は「医療倫理の 4 原則」の 1 つである．
- × e 共同意思決定は「医療倫理の 4 原則」ではない．共同意思決定は最近できた概念である．

解答率 a 15.1%，b 3.8%，c 8.2%，d 5.3%，e 67.6%

関連知識　「医療倫理の 4 原則」とは，自律尊重〈respect for autonomy〉，無危害〈non-maleficence〉，善行〈beneficence〉，正義〈justice〉の 4 つ．これらは 1979 年にビーチャム〈T. L. Beauchamp〉とチルドレス〈J. F. Childress〉が提唱したものである．

| 正　解 | e | 正答率 67.6% |

受験者つぶやき
- 1 年次の医療倫理の試験を必死で思い出しました．
- わかりませんでした．共同意思決定はよく取り上げられるという意味でも，仲間外れとして選べるのでしょうか．

Check ■■■

119E-4 性感染症が疑われる患者に対して，性交渉歴に関する病歴聴取を行う場合に正しいのはどれか．
- a 初診時には聴取をしない．
- b 性交渉相手の人数を確認する．
- c 未成年の患者では保護者を同席させる．
- d 配偶者との性交渉については聴取しない．
- e 経口避妊薬を服用している患者には聴取しない．

選択肢考察
- × a 初診時であっても，関連が疑われた場合は，性交渉歴を積極的に聴取する必要がある．

E　必修の基本的事項　**387**

○b　人数を確認することは重要で，性感染症のリスクの把握とともに感染経路をさかのぼって治療を行うことで，さらなる感染拡大の予防につながることもある。

×c　夫・妻・親・パートナーなど本人の関係者が同席している場では性感染症について正直に話せないことが多く，特に未成年者が保護者と同席している状況で自身の性交渉について正直に話してくれる可能性は低い。

×d　配偶者から感染している可能性もあり，逆に配偶者に感染させてしまっている可能性もあるため，聴取が必要である。

×e　経口避妊薬を使用することでコンドームなどの物理的なプロテクションがおろそかになると性感染症はハイリスクとなる。

解答率　a 1.1%，b 91.1%，c 7.1%，d 0.5%，e 0.1%

関連知識　性交渉歴の聴取における重要なポイントがそれぞれの選択肢で述べられている。実際に具体的な疾患（例えば梅毒や HIV など）や具体的な状況を思い浮かべながら問題をみていくとわかりやすい。性感染症全般において，早期発見・早期治療というのは患者個人にとっても感染拡大を防ぐという側面からも重要であると言えるため，初診時から性交渉歴の聴取についてためらってはいけない。2 人以上で受診した際には先に患者を 1 人で診察室に入れて，性交渉歴や性感染症の既往についての聴取を行うとともに，付き添いで一緒に受診した人にどこまで話してよいかなどを確認する必要がある。

正　解　b　**正答率** 91.1%

受験者つぶやき
・性感染症は本人だけでなく，相手の治療も必要なので，感染経路を知るために細かく問診していくことが大事だと考えました。
・性交渉歴の把握は必要だと思いました。

Check ■ ■ ■

119E-5　ナルコレプシーの患者の訴えはどれか。
a　「会議中に突然眠ってしまいます」
b　「毎日，明け方になるまで眠れません」
c　「毎晩，眠れないのではないかと不安になります」
d　「眠っている間に足がぴくぴく動いていると妻に言われます」
e　「夜中に知らないうちに冷蔵庫の中のものを食べているみたいです」

選択肢考察　○a　睡眠発作はナルコレプシーの四主徴の一つである。麦角系のドパミン作動薬でも突発的睡眠を認める。

×b　この訴えは入眠障害と思われるが，熟眠障害でも寝ているのに全く眠れていないと訴えることがある。

×c　この訴えは精神生理性不眠症で，不眠を心配するあまりに寝ようと努力するほど眠れなくなる。

×d　この訴えは周期性四肢運動障害〈睡眠時ミオクローヌス症候群〉で，手足に起こり，睡

眠が浅くなり日中の疲労感や眠気の原因となる。

×e　この訴えはからは睡眠時随伴症が考えられるが，せん妄やゾルピデムなどの薬剤性の前向性健忘でも起こりうる。

解答率　a 99.6%，b 0.1%，c 0.0%，d 0.0%，e 0.1%

関連知識　ナルコレプシーの四主徴は，1）突然の耐えがたい眠気を感じる睡眠発作，2）感動や怒りなど情動が揺れ動くと脱力する脱力発作（情動脱力発作），3）寝入りばなに幻視などの幻覚を体験する入眠時幻覚，4）金縛り状態になる睡眠麻痺である。思春期から青年期にかけて好発し，高齢発症はほぼない。また，性差はない。

コメント　睡眠時随伴症の一つである睡眠時遊行症は，以前は夢中遊行症〈夢遊病〉と呼ばれていた。夢はレム睡眠時に見るのに，睡眠時遊行症はノンレム睡眠時に起こるので名称と実体に矛盾があり，睡眠時遊行症という名前に今ではなっている。

正　解　a　**正答率** 99.6%

受験者つぶやき
・aは四主徴（睡眠発作・情動脱力発作・入眠時幻覚・金縛り）の睡眠発作と考えました。
・ナルコレプシーにおけるカタプレキシー，統合失調症などによるカタレプシーの違いなども押さえておくと良いと思います。

Check ■ ■ ■

119E-6　腰椎穿刺法による脳脊髄液検査を行う。
成人患者への説明で**誤っている**のはどれか。
a　「うつぶせの姿勢で行います」
b　「事前に血液検査を行います」
c　「下肢に痛みが走ることがあります」
d　「事前に眼底検査か頭部画像検査を行います」
e　「検査後に立位で悪化する頭痛が起きることがあります」

選択肢考察　×a　うつぶせではなく，横向き，すなわち側臥位で行う。
　○b　腰椎穿刺の禁忌に該当しないか鑑別診断のため血液検査を行う。
　○c　神経を圧迫し，下肢に痛みが走ることがある。
　○d　頭蓋内圧亢進時は禁忌なので，眼底検査や頭部画像検査を行う。
　○e　髄液漏出により頭痛が起こる。立位で悪化することがあり，寝て安静にしておく必要がある。

解答率　a 98.3%，b 0.5%，c 1.0%，d 0.1%，e 0.2%

関連知識　腰椎穿刺を側臥位で行うのは，穿刺部位の腰椎の椎間を広げるように背中を丸めるためである。

正　解　a　**正答率** 98.3%

受験者つぶやき
・腰椎穿刺，上部消化管内視鏡検査，胃洗浄，直腸診は一般的に左側臥位です。
・うつぶせって腹臥位だっけ，仰臥位だっけとわからなくなりました。左側臥位だから，どちらにせよ違うと思いました。

Check ☐☐☐

119E-7 医師のプロフェッショナリズムで**誤っている**のはどれか。
 a 科学的根拠を追究する。　　　　b 自己の利益を追求する。
 c 社会のニーズに応える。　　　　d 患者の感情に共感を示す。
 e 医療資源の有限性に配慮する。

選択肢考察
○a 科学的知識・技術の向上を目指すとともに，科学的根拠に基づいた適切な医療の提供が求められる。
×b 極めて不適切な態度である。医師に求められるのは利他的態度である。
○c 医療へのアクセス向上，医療資源の適正配置，科学的根拠に基づいた医療の提供などにより，社会のニーズに応える必要がある。
○d 患者の人間性を尊重する一環として，患者の感情に配慮し，共感や思いやりの心をもって接する必要がある。
○e 医療資源は有限であることを認識し，個々の患者のニーズに応えつつ，費用効率の高い医療を提供する必要がある。

解答率 a 0.2％，b 99.5％，c 0.1％，d 0.1％，e 0.1％

関連知識　「プロフェッショナリズム」とは専門職の職業倫理のことである。その具体的内容は様々なものが提唱されているが，一例として2002年に欧米内科学会が共同作成した『新ミレニアムにおける医のプロフェッショナリズム；医師憲章』では，基本的原則として「①患者の福利優先，②患者の自律性尊重，③社会正義」の3点が挙げられ，医師の責務として「能力の維持向上」「医療へのアクセス向上」「有限の医療資源の適正配置」「科学的根拠に基づいた医療の実施」などが挙げられている。

正解 b　**正答率** 99.5％

受験者つぶやき
・医師自身しかお得にならなさそうな選択肢はだいたい誤答選択肢になります。
・bだけ明らかに適切でないと思いました。

Check ■ ■ ■

119E-8 ある患者の採血結果で，血清 K 値が 7.0 mEq/L であると検査室から連絡があった。血液検査の再検に加えて，まず行うべき検査はどれか。
a 血糖測定　　　　　b 腹部単純 CT　　　　c 心エコー検査
d 12 誘導心電図検査　　e 胸部エックス線撮影

選択肢考察

× a K とグルコースは関連して変動することがある。この症例の場合は K 値を低下させる治療が必要になり，その過程で K 値と血糖値の変動をモニターすることは重要である。しかし現時点で「まず」ではない。

× b 腹部単純 CT は，明らかな形態異常や異常構造物を確認できるが，高 K 血症の原因として多い腎機能障害，ある種の内服薬の服用，内分泌疾患などは評価できない。

× c 心エコー検査は心疾患の診断に必須であるが，高 K 血症の診断や治療に対して得られる情報はない。

○ d 12 誘導心電図検査は心臓のあらゆる状態を把握するうえで常に重要である。K 値 7.0 mEq/L の高 K 血症であれば，T 波の増高などの波形の異常や，調律の異常を確認できる可能性が高い。特に致死性不整脈に対するリスク評価として重要であり必要な検査である。

× e 胸部エックス線撮影では形態的な異常を確認するが，K 値の異常と関係が深い胸部異常影はない。

解答率 a 0.1%，b 0.1%，c 0.9%，d 98.7%，e 0.1%

関連知識 設問には血清 K 値のみ示されていて，高値であるとの表現はない。K 値の正常値は 3.5〜5.0 mEq/L とする文献が多く，それを超える場合に高 K 血症とすることが多い。したがってこの問題は高 K 血症についての問題である。

K 値と細胞の膜電位の関係は密接で，特に心筋細胞における膜電位の変化は，心電図異常の原因として重要である。高 K 血症の心電図波形の変化としては，① T 波増高，② QT 時間短縮（①②でテント状 T 波），③ P 波消失，④ QRS 時間の延長などである。また調律異常として房室ブロックや心室細動などの致死的不整脈も発生するため，早期の対応が重要である。

正解 d　正答率 98.7%

・高カリウム血症ではテント状 T 波，QRS 幅延長が見られます。重篤であれば VF などの致死性不整脈をきたすことがあるので，まずは心電図を取る必要があると考えました。
・K 高値なので心電図はとるだろうと思いました。

E　必修の基本的事項　**391**

Check ■ ■ ■

119E-9　強迫性障害〈強迫症〉の患者にみられる強迫行為で正しいのはどれか。

　　a　症状に日内変動がある。
　　b　強迫行為中の記憶がない。
　　c　患者は強迫行為を合理的であると考えている。
　　d　「手を洗いなさい」などの命令性幻聴に従って行われる。
　　e　強迫観念によって生じる不安を予防あるいは緩和する目的で行われる。

選択肢考察　× a　Lewy 小体型認知症や Parkinson 病は日内変動を認め，抑うつや不安を伴いやすい。

　　　　　　× b　せん妄などの意識障害がある疾患は記憶を伴わない。強迫性障害〈強迫症〉では意識障害は認めない。

　　　　　　× c　強迫症では強迫観念を認める。意志に反して浮かぶ不合理な観念で，その考えがおかしいと自覚できる。

　　　　　　× d　強迫症では幻覚や妄想などの精神病症状は認めない。妄想は観念と違って病識がなく，おかしいと自覚できない。

　　　　　　○ e　生じた強迫観念を解消するために，強迫行為が行われる。一方で，強迫観念を生じさせないために回避が行われ，不潔恐怖があるのに風呂に一度入ったら洗い続けて出られなくなるのが苦痛で入浴しなくなるといった行動も認める。

解　答　率　a 0.5%，b 0.1%，c 0.3%，d 0.3%，e 98.8%

関連知識　　強迫性障害〈強迫症〉は思春期後半〜若年成人に多く，男女差はない。汚染に対する強迫観念により何度も手を洗ったり，疑念に対する強迫観念により鍵の締め忘れが気になるといった強迫行為が出現し日常生活に支障をきたす。治療は薬物療法では選択的セロトニン再取り込み阻害薬〈SSRI〉，精神療法では認知行動療法の曝露反応妨害法を行う。

正　　解　e　**正答率 98.8%**

受験者つぶやき
・強迫性障害は，「自分が行う行動が不合理である」という認識があることが，他疾患との違いです。
・強迫性障害は不合理と理解しながらその行為を行ってしまい，その行為を行えば不安が和らげられるものです。

Check ■ ■ ■

119E-10　チーム医療で正しいのはどれか。

　　a　事務職員も参加できる。
　　b　医師の指示が最優先される。
　　c　医療機関の経営業績の向上が目的である。
　　d　チーム全員の意見が一致する必要がある。
　　e　単一の医療機関内で完結することが推奨されている。

選択肢考察

○ a 患者の全人的ケアのためには医療機関すべての職員がチーム医療の一員である。
× b 医師はチームをリードする役割を求められることは多いが，その指示が最優先されるわけではない。
× c 医療機関の経営業績の向上を考慮しない運営はありえないが，チーム医療の一義的目的は患者利益の最大化である。
× d 多種多様な職種が，それぞれの視点から意見を出し，一緒に考え，結論を出していくことが重要である。
× e 急性期から慢性期，在宅へと様々な転帰を患者はたどる。そのためには，地域の他の医療機関との連携も当然起こりうる。その構成員とともにチーム医療を行うことは今や日常である。

解答率 a 94.7％，b 0.2％，c 0.0％，d 3.9％，e 1.1％

関連知識　チームとは方向性を同じくするものであるが，その中での衆議が否定されるものではなく，全員一致意見の結論を常に出す必要はない。が，そうかといって，バラバラの結論でもよしというわけではなく，最終的にコンセンサスを得ることも重要である。臨床プロセスのコンセンサスを見える化したものとしてクリニカルパスがあるが，それはチーム医療のツールといえる。現在，医師の働き方改革で注目されるタスクシフティング（看護師や薬剤師等他職種の医師業務代替）もチーム医療の表現型の一つである。ただし，それは単なる業務転嫁ではなく情報共有，責任共有のもとでの分担であることを忘れてはならない。手放したら他人事，他人任せというわけではなく，責任の一端は持ち続ける。

正解 a　正答率 94.7％

受験者つぶやき
・事務の方の協力も必要と考えました。dとも迷いましたが，チーム全員の意見を毎度一致させてから物事を進めていくのは大変かなと考え，除外しました。
・こういうのは当たり障りのないものが正解になります。事務職員で関わりがないとはいえないです。

Check

119E-11　腎盂腎炎の診察に有用なのはどれか。
a 振水音の聴診　　b Traube三角の打診　　c 鼠径リンパ節の触診
d 腹部血管雑音の聴診　　e 肋骨脊柱角の叩打診

選択肢考察

× a 聴診でポチャポチャと聴こえる音を振水音と呼ぶ。主に消化管内で発生する音である。
× b 脾臓の境界を見分けるために行われる。
× c 腎盂腎炎で鼠径リンパ節が変化（腫大など）することはない。
× d 動脈性雑音であり，腎血管性高血圧症例で聴取されることが多い。
○ e 肋骨脊柱角の叩打痛がある場合には腎盂腎炎や水腎症などの腎疾患を疑う。

解答率 a 0.1％，b 0.1％，c 0.1％，d 0.1％，e 99.5％

関連知識　肋骨脊柱角の叩打診は，理学的所見を得るために日常臨床では普段から行われる診察法である。問診・視診・聴診・触診・打診などを行うことで，病巣の状態や範囲などが大まかに把握

できることが多い。

コメント 上記の診察は医師として何よりも重要であり，一生涯忘れてはならない診断法である。

正解 e 正答率 99.5%

受験者つぶやき
・OSCE で練習する手技は国試の問題にも頻出なので，OSCE のときにしっかり身につけると良いと思います。
・腎盂腎炎はわかりやすいですが，振水音や波動などについては聴取の仕方も整理すると良いと思います。

Check ■■■

119E-12 手指のエックス線写真（**別冊** No.1 ①〜⑤）を別に示す。
骨折を認めるのはどれか。

a ①　　b ②　　c ③　　d ④　　e ⑤

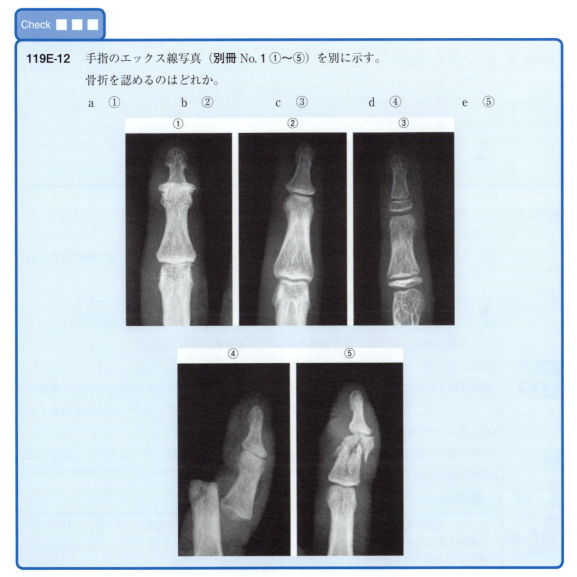

選択肢考察
× a　Heberden 結節。DIP 関節の変形性関節症であり関節裂隙の消失と骨棘形成を認める。
× b　正常な手指のエックス線写真。
× c　小児の手指のエックス線写真であり，中節骨と末節骨に骨端線が存在する。
× d　PIP 関節を構成する基節骨と中節骨の適合性が失われており，脱臼のエックス線写真。

○ e　DIP関節内に骨折線が及ぶ中節骨の骨折のエックス線写真。

解答率　a 0.3%，b 0.1%，c 0.8%，d 6.5%，e 92.3%

コメント　骨折をエックス線で診断するコツは骨の輪郭の不連続性を見つけることである。

正解　e　正答率 92.3%

受験者つぶやき
・画像があまりにも派手な骨折で逆に不安になり，cと迷ったりもしましたが，こんなにきれいな骨折はないなと思い直しました。これが国試せん妄かと思いました。
・骨に亀裂が入っているやつだろうと思いました。

Check ■■■

119E-13　症候と疾患の組合せで正しいのはどれか。
　　a　嚥下障害 ——— 膵炎
　　b　黄疸 ——— 腸閉塞
　　c　吐血 ——— 潰瘍性大腸炎
　　d　腹部膨隆 ——— 胃食道逆流症
　　e　便通異常 ——— 過敏性腸症候群

選択肢考察
× a　嚥下障害は食道癌やアカラシアにみられる症状であり，膵炎に特徴的なのは前屈で軽快する背部痛である。
× b　腸閉塞でみられるのは嘔吐，腹満，排ガス停止であり，黄疸は肝不全や胆管閉塞，血管内溶血などの症状である。
× c　吐血は上部消化管の症状であり，潰瘍性大腸炎の症状は下痢や粘血便である。
× d　腹部膨隆はイレウスや腹水でみられ，胃食道逆流症では胸焼けや呑酸が特徴的である。
○ e　過敏性腸症候群では下痢や便秘といった便通異常がみられる。

解答率　a 0.2%，b 0.9%，c 0.0%，d 0.3%，e 98.4%

関連知識　過敏性腸症候群の診断に必須なのは消化器に器質的疾患がないことの確認である。腹痛と便秘，または下痢を慢性的に繰り返すのは，腸管運動の異常な亢進と刺激への反応が過敏であるためと考えられている。

コメント　治療の第一は規則正しくストレスや疲れをためない生活を心掛けさせることで，軽症の場合は薬物治療に頼らない。

正解　e　正答率 98.4%

受験者つぶやき
・C-30でも過敏性腸症候群が出題されました。1日目終了後に軽く復習をしておくと，2日目に拾える問題もあります。
・IBSといえば下痢や便秘です。

119E-14 長時間の砕石位による合併症で**誤っている**のはどれか。

a 視力障害 b 下肢の神経損傷 c 深部静脈血栓症
d 接地部の圧迫性潰瘍 e 体位解除後の低血圧

選択肢考察
× a 視力障害は一般的には砕石位の合併症には含まれない。
○ b 下肢の腓骨神経麻痺は重要な合併症である。
○ c 血管障害の代表的な疾患の一つである。
○ d 臀部の接地部分のずれが生じると起こる。
○ e まれではあるが解除後の crush syndrome に注意することも必要である。

解答率 a 81.4%, b 10.7%, c 5.8%, d 0.6%, e 1.5%

関連知識 砕石位は，直腸肛門外科，婦人科，泌尿器科などで広く用いられる手術体位であり，手術時間，手術方法などで下肢の固定位置や固定時間が変わる。一般的な合併症は，腓骨神経麻痺，深部静脈血栓症，臀部などの褥瘡などが挙げられる。まれではあるが，術後 crush syndrome を起こした報告例もみられる。

コメント 手術体位をとるときは，特に循環障害，神経麻痺，また局所の皮膚障害などに注意することが大切である。

正解 a 81.4%

受験者つぶやき
・砕石位で視力障害はさすがにないなと考えました。
・視力の問題は起こらないだろうと考えました。

119E-15 喫煙と**関連が乏しい**のはどれか。

a 歯周病 b 大動脈瘤 c 1型糖尿病
d 冠動脈疾患 e 慢性閉塞性肺疾患

選択肢考察
○ a 歯周病にかかるリスクは1日10本以上喫煙すると5.4倍，10年以上喫煙すると4.3倍に上昇する。
○ b 喫煙は動脈硬化を進行させる要因であり，大動脈瘤は非喫煙者に比べ3～5倍リスク増加になる。
× c 喫煙によって2型糖尿病では1.4倍のリスク増加があるが，1型は自己免疫やウイルス感染が原因なので喫煙との関連は乏しい。
○ d 喫煙は動脈硬化の危険因子なので当然，冠動脈疾患のリスクも増加する。
○ e 慢性閉塞性肺疾患〈COPD〉の主要な原因は喫煙であり，COPDは別名「たばこ病」ともいわれる。

解答率 a 0.2%, b 1.4%, c 98.0%, d 0.1%, e 0.2%

関連知識 COPDは世界の死亡原因の4位であり，今後も増加が予想される．ちなみに2024年の死亡原因の第2位はCOVID-19であり，喫煙によってCOVID-19の重症化リスクは高くなる．

コメント 2型糖尿病と喫煙との関連を知っている人は多いかもしれないが，わざわざ1型と書いてあるし，その他の選択肢はいずれも禁忌肢レベルなので間違えようがない．

正 解 c 正答率98.0%

受験者つぶやき
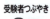
・1型糖尿病は，生活習慣の点で本人は全く悪くないのに急に糖尿病になる疾患と押さえていました．
・1型糖尿病は生活習慣との関わりは薄いと考えました．

Check ■ ■ ■

119E-16 小脳機能の評価に用いないのはどれか．
　　a　膝踵試験　　　　　　b　指鼻試験　　　　　　c　鼻指鼻試験
　　d　回内回外試験　　　　e　上肢Barré試験

選択肢考察
○a　膝踵試験では，まず仰臥位の被験者の片方の踵を高く上げさせ，対側の膝に正確に触れさせる．その踵を脛骨に沿って足関節まで滑り降ろさせる動きを両足で何回か行わせる．踵を膝に正確につけられないのは推尺異常の徴候であり，運動の円滑化の障害と合わせて同側小脳障害が疑われる．

○b　指鼻試験は被験者が人差し指で鼻先に触れる検査．指先が横にそれたり，行き過ぎたり，手前で止まったりするのは推尺異常の徴候である．小脳障害ではこのような予測的な運動の確かさが失われる．

○c　鼻指鼻試験では被験者の人差し指を検者の人差し指の指尖と合わせた後，その人差し指を自分の鼻先に触れさせる動作を行わせる．検者の指の位置を随時移動させて繰り返し，運動の円滑さ，振戦や測定の状況を観察し，異常の有無を判定する．必ず両側で検査する．

○d　回内回外試験では，被験者が両手を前に出し，軽く肘を屈曲して手の回内と回外をできるだけ速く反復する．小脳障害では変換動作が拙劣になり反復拮抗運動が円滑に行えなくなる．

×e　上肢Barré試験では，被験者は両手を前に伸ばして手掌を上に向けて指をつけさせ，その姿勢のまま閉眼させる．上肢の降下，前腕回内，肘関節屈曲の有無を観察するが，被験者の上肢が回内し下がる場合を陽性とする．錐体路障害の評価に用いる．

解答率 a 0.5%，b 3.6%，c 0.6%，d 1.4%，e 93.8%

関連知識 小脳機能は系統発生学的な構造区分と関連する．すなわち，片葉小節葉は，主に身体の平衡に関与する．小脳虫部および前葉は姿勢や歩行と筋緊張に関与する．新小脳は随意運動の円滑化に関与する．

小脳半球外側部などの新小脳が障害されると，随意運動の制御が失われる．小脳は視床を介して大脳皮質運動野と協働し，運動のプログラミングを行っている．作成された運動プログラムは小脳皮質に蓄えられ，反復した運動学習により強化される．自転車に乗るなどの場合の高

度な運動プログラムは小脳に蓄えられ，練習により強化されて大脳皮質を介さないで行えるようになる。新小脳の障害では，推尺異常や随意筋の反復運動の障害のほかに，運動プログラミングの障害による四肢の共同運動障害〈asynergia〉，企図振戦〈intention tremor〉，構語障害〈ataxic dysarthria〉がみられる。

コメント 本問は小脳機能の試験のうち随意運動調節障害に関するものである。小脳機能の知識があれば正解を導き出すのは容易。

正 解 e **正答率** 93.8%

受験者つぶやき
・指鼻試験と鼻指鼻試験があることを初めて知りました。上肢Barré試験は錐体路障害でみられる軽度の運動麻痺をみるものです。小脳は錐体路には含まれません。
・上肢Barré試験は錐体路の評価です。

Check ■■■

119E-17 最も多くの遺伝子を含む染色体はどれか。
　a　1番染色体　　　　b　16番染色体　　　c　18番染色体
　d　21番染色体　　　e　X染色体

選択肢考察
○ a　1番染色体は，ヒトの染色体の中で最大で，約2億7,900万塩基対からなり，細胞内の全DNAの約8%を占め，約3,000個の遺伝子が存在すると考えられている。

× b　16番染色体は，9,000万塩基対以上からなり，細胞内の全DNAの約3%を占め，約800〜900個の遺伝子が存在すると考えられている。

× c　18番染色体は，およそ7,800万塩基対からなり，細胞内の全DNAの約2.5%を占め，約200〜300個の遺伝子が存在していると考えられている。

× d　21番染色体は，ヒトの染色体の中で最も小さく，約4,800万塩基対からなり，細胞内の全DNAの約1.5〜2%を占め，約200〜300個の遺伝子が含まれていると考えられている。2000年のヒトゲノムプロジェクトにおいて，2番目に完全に塩基配列が解明された染色体としても有名である。

× e　X染色体は，約1億5,500万塩基対からなり，細胞内の全DNAの約5%を占め，約900〜1,400個の遺伝子が存在していると考えられている。

解答率 a 61.0%，b 0.9%，c 0.4%，d 5.4%，e 32.2%

関連知識 <1番染色体とその上に存在する遺伝子>
【1番染色体の特徴】
・塩基対→約2億7,900万塩基対，遺伝子数→2,782個
・細胞内DNAに占める割合→約8%
・最大の染色体

【存在する遺伝子とその定義】
・*AMY1A*→デンプンなどを分解するアミラーゼをコードする遺伝子
・*ACTA1*→生体を構成する全蛋白質の総重量の約10%を占める骨格筋アクチンをコードす

る遺伝子
・レプチン受容体→食欲抑制に関与する物質であるレプチンと結合できる蛋白質をコードする遺伝子

正解 a　正答率 61.0%

・生物の試験かと思いました。1番染色体が一番大きかったような気がしたので選んでみました。
・わかりませんでした。1番が一番大きいだろ，とヤマ勘で当てました。染色体って大きい順に並べてるんですね。

Check ■■■

119E-18　皮膚開放創の消毒に用いることができるのはどれか。

　　a　エタノール　　　　　　　　b　グルタールアルデヒド
　　c　次亜塩素酸ナトリウム　　　d　ポビドンヨード
　　e　ホルマリン

選択肢考察
× a　手指，皮膚の洗浄，消毒に用いる。
× b　医療用器具や機器，装置の殺菌，消毒に用いる。
× c　医療用器具やリネンの消毒に用いる。
○ d　外科手術時の消毒，皮膚粘膜の創傷部位の消毒，熱傷皮膚面の消毒など広い用途で用いる。
× e　医療機器の消毒，手術室・病室・家具・器具・物品などの消毒に用いる。

解答率　a 3.4%，b 16.4%，c 0.5%，d 79.0%，e 0.3%

関連知識　皮膚開放創に用いることができる消毒薬は，ポビドンヨード，クロルヘキシジン，ヨードチンキ，オキシドール，ベンゼトニウム塩化物，ベンザルコニウム塩化物などがある。

正解　d　正答率 79.0%

・整形外科の手術のときに，膝の中をポビドンヨードで洗っていた様子を思い出しました。116F-38の選択肢をよく見ておくと良いと思います。
・ポビドンヨードってイソジンみたいなもんだろうと思って傷口にも使えると思いました。

Check ■■■

119E-19　幻覚を強く示唆する患者の発言はどれか。

　　a　「(人から見られている場面で) とても緊張します」
　　b　「(道を歩きながら) 知らない人が私を見て笑うのです」
　　c　「(通常の食事をしながら) 砂を嚙んでいるように感じます」
　　d　「(天井のしみを見ながら) あれは私を殺そうとしているサインです」
　　e　「(鳴っていない携帯電話を見せながら) 今もこの電話の着信音がやまないのです」

E 必修の基本的事項　399

選択肢考察
- ×a　対人恐怖であり，社交不安障害〈社交不安症〉で認められる。
- ×b　道行く人に笑われていると思ってしまう被害妄想と考えられる。
- ×c　砂を噛んでいる，食事の味がなくなるという訴えはうつ病などのうつ状態による味覚障害が考えられる。
- ×d　知覚されたものに対して直感的に独特の異様な意味づけをする妄想知覚である。
- ○e　対象となる音がないのに着信音が聞こえており，幻聴である。

解答率　a 0.1%，b 10.8%，c 1.8%，d 2.5%，e 84.8%

関連知識　幻覚は対象となる物や事象が何もないのに発生する病的な感覚である。例えば何もないところに何かが見えるのは幻覚の一種である幻視という。一方で，電柱を人だと思ってしまうのは錯覚の一種である錯視という。なお，dの括弧内の「天井のしみ」などきっかけとなるものがなく突然に「私を殺そうとしているサインを感じた」というのは妄想着想である。

コメント　国家試験は消去法で解かざるをえない問題が多数出題される。本問の場合はbかeか一瞬迷った人もいるだろう。bの「道」というのが曖昧で，田舎の人通りのない田んぼ道を想像した人であれば幻視の可能性を考えたかもしれない。しかし明らかにeが正解であるため，bは出題者の意図としては人通りが多い道などであると推察される。

正　解　e　**正答率** 84.8%

受験者つぶやき
- ・聞こえない音が聞こえている＝幻聴だと思いました。
- ・幻覚なので感覚の障害であると考え，聴覚における異常であるeが正解だと判断しました。

Check ■ ■ ■

119E-20　鼠径部レベル以下の全感覚消失の脊髄損傷レベルはどれか。
　　　a　第4頸髄　　　　　　　b　第5胸髄　　　　　　　c　第10胸髄
　　　d　第1腰髄　　　　　　　e　脊髄円錐部

選択肢考察　脊髄分節のレベルでみた表在感覚の神経支配領域を，皮膚分節・デルマトームという。重要なデルマトームについて下表を参照のこと。

重要なデルマトーム

C_4 —— 前頸部	L_1 — 鼠径靭帯
C_6 —— 母指	L_5 — 拇趾
Th_5 — 乳頭	S_1 — 踵部
Th_{10} — 臍	S_5 — 肛門周囲

（コアカリ生理学（医学評論社）表5-12）

- ×a　第4頸髄のデルマトームは前頸部である。
- ×b　第5胸髄のデルマトームは乳頭周囲である。
- ×c　第10胸髄のデルマトームは臍の高さにある。
- ○d　第1腰髄のデルマトームは鼠径部を含む。
- ×e　脊髄円錐部のデルマトームは踵部から肛門周囲にかけてである。

| 解答率 | a 0.1%, b 0.2%, c 8.0%, d 87.9%, e 3.7% |

関連知識 デルマトームと脊髄高位および脊椎との関係について再確認する。頸椎は7椎体であるのに対して頸髄はC_1からC_8までの8分節存在する。そのために、頸神経C_1からC_7までは当該椎体の上の椎間孔で出入りするが、頸神経C_8は第7頸椎−第1胸椎間を出るために、胸神経Th_1から腰神経L_5までは当該椎体の下の椎間孔を出入りする。したがって、椎間板ヘルニアなどによる神経根障害がある場合、腰髄L_1領域デルマトームの知覚が障害されている場合はL_1-L_2間に病変があることが疑われ、L_2に知覚障害がある場合はL_2-L_3間に病変があることが疑われる。

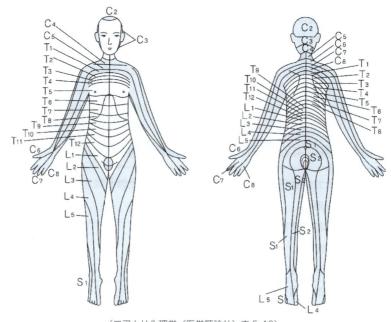

（コアカリ生理学（医学評論社）表5-12）
表在知覚の脊髄分節性支配

コメント 脊髄の障害高位レベルを問う素直な問題で、易しい。

正解 d 正答率 87.9%

受験者つぶやき

・第10胸髄が臍部のデルマトームなので、鼠径部は第1腰髄あたりかなと考えました。
・臍部が10なのでその下のL_1くらいかなと思いました。

Check ☐☐☐

119E-21 喀痰検体で**質が低い**のはどれか。

　a うがいをした後に採取した検体
　b 喀痰の膿性部分が入っている検体
　c 食塩水吸入で誘発して採取した検体
　d Gram染色の鏡検で白血球が多い検体
　e Gram染色の鏡検で上皮細胞が多い検体

E 必修の基本的事項　**401**

選択肢考察

○a　口腔内洗浄（歯磨き）やうがいなどの後に行うとよい。

○b　唾液（透明）ではなく，膿性部分（黄色）を採取する。

○c　生理食塩水などを使ったネブライザーで吸入して喀痰の排出を促す。

○d　Gram 染色では白血球のより多い検体が望ましい。

×e　Gram 染色では口腔内の扁平上皮細胞の混入が少ない検体が望ましい。

解答率　a 18.9%，b 1.0%，c 3.7%，d 1.6%，e 74.7%

関連知識

　喀痰検査は，基本的に下気道感染の起因菌を検査するもので，唾液ではなく気道からの喀痰（膿性痰）を採取し，さらにこの適切な検体に対して Gram 染色等を行い，起因菌を推定する（関連問題：108F-15，110H-5）。

＜採取前・検査時の注意点＞

　喀痰採取に際しては，口腔内常在菌の混入（コンタミネーション）を最小限にするために，検査前に歯磨きやうがいをした後に採取するとよい。また喀痰を喀出しづらい場合は，食塩水等の超音波ネブライザーによる吸入を行い，誘発させて採取する。

＜採取された喀痰性状の観察による評価＞

　採取された喀痰の性状観察を行い，検査に適しているかを判定する。喀痰は唾液様から膿性痰まで品質にばらつきが大きいため，粘性部分と膿性部分の割合を区分した「Miller&Jones の分類（肉眼的評価方法）」（下表）が用いられ，膿性部分が多いほど検査に適しており，より良質と判定される。

分　類	内　　容
M1	唾液，完全な粘性痰
M2	粘性痰の中に膿性痰が少量含まれる
P1	膿性部分が 1/3 以下の痰
P2	膿性部分が 1/3～2/3 の痰
P3	膿性部分が 2/3 以上の痰

＜塗抹検査：Gram 染色について＞

　一般細菌は Gram 染色後に観察する。口腔内常在菌混入（コンタミネーション）の指標としては，扁平上皮細胞と白血球（好中球）数の割合（倍率 100 倍で 1 視野あたりの細胞数の比較）を表す「Geckler の分類（顕微鏡的評価方法）」（下表）が用いられる。1～3 は扁平上皮細胞が多く唾液成分の多い不適切な検体と判定され，再採取が推奨され，一方，4～5 は白血球が多く，扁平上皮細胞が少ない良質な検体とされ，鏡検に最も適している。また，6 は経気管吸引法などで採取した場合などでは適用となる。

群	細胞数/1 視野	
	白血球	扁平上皮細胞
1	<10	>25
2	10〜25	>25
3	>25	>25
4	>25	10〜25
5	>25	<10
6	<25	<25

正解 e **正答率** 74.7%

受験者つぶやき

・上皮細胞が多いということは口腔内の細胞が多く，気道からの分泌物である喀痰を正確に検査することができないのでは，と考えました。

・過去問で白血球と扁平上皮細胞の問題があったと思います。よく覚えていなくて，aを選んでしまいました。

Check ■ ■ ■

119E-22 生活習慣の改善を促すために有効なアプローチはどれか。

a 解釈モデルを確認する。

b 行動目標は医師主導で設定する。

c 患者が不安になる情報提供は控える。

d 専門用語を積極的に用いて説明する。

e 標準化された指導内容を画一的に行う。

選択肢考察

○ a 行動変容を促すために解釈モデルを用いることは有効である。

× b 医師は目標設定に際し，気づきや意識変化を促し，本人が主体で目標を設定する。

× c 疾病の不安を助長することは控えた方が良いが，放置した場合のリスクや後遺症などの情報提供は必要である。

× d 専門用語はなるべく避けて医療知識がなくてもわかりやすいように説明する。

× e 本人のライフスタイル，生活環境，行動変容のステージなどに合わせた指導を行う。

解答率 a 99.3%，b 0.1%，c 0.3%，d 0.1%，e 0.1%

関連知識 解釈モデルとは，患者や医師が疾病について原因，経過，重症度，予後，治療などについてどのように解釈しているかの体系であり，患者と医師が良好な関係を構築するのに必要とされている。生活習慣の改善について行動変容を促すためには，まず，対象者が疾病についてどのように捉えているのかを確認し，指導者側との相違があれば，そのギャップを埋めることは重要なことである。

正解 a **正答率** 99.3%

E 必修の基本的事項　403

受験者つぶやき
・何事も，患者さんがどう思っているかを把握することが大切だと思います。
・aが明らかに適切で，その他は不適切でした。

Check ■ ■ ■

119E-23 ある検査における Receiver Operating Characteristic〈ROC〉曲線（別冊 No. 2）を別に示す。これを参考にカットオフ値を設定することとした。
　偽陰性率が最も**低い**のはどれか。

　　a ①　　　b ②　　　c ③　　　d ④　　　e ⑤

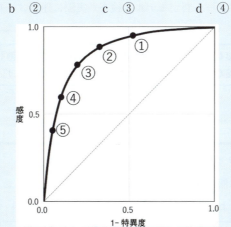

画像診断　ROC 曲線〈受信者動作特性曲線：Receiver Operating Characteristic Curve〉が描かれている。縦軸に真陽性率（感度），横軸に偽陽性率＝1－特異度をプロットしたもので，カットオフの違いによる感度と特異度の関係が示しされている。出題では円弧状に①から⑤までの点が示されている。

　縦軸で点を眺める：①が最も上側にあり感度が高く，順に下へ⑤まで感度が下がる。

　横軸で点を眺める：①が最も右側にあり偽陽性率が高く，順に左へ⑤まで偽陽性率が低下する。

　偽陰性率は，実際には病気があるのに検査結果が陰性となる確率を指す。偽陰性率＝1－感度として表され，検査の感度が高いときに偽陰性率が低くなる。

選択肢考察　×a，○b，○c，○d，○e　偽陰性率が最も低いものを尋ねられており，すなわち感度の最も高いものを選べばよい。最も感度が高いのは①である。

解 答 率　a 79.3%，b 0.3%，c 10.2%，d 0.1%，e 10.0%

関連知識　＜ROC 曲線の基本的な考え方＞

　ROC 曲線は，診断テストの判定基準（カットオフ値）を変化させたときの感度と特異度の関係を視覚的に表したものである。検査で異常と正常を区別するカットオフポイントごとに真陽性率と偽陽性率を計算して，横軸には「1－特異度（偽陽性率）」，縦軸には「感度（真陽性率）」をとった平面にプロットして線で結んで表す。

　AUC（Area Under the Curve）：曲線下の面積が1に近づくほど（曲線が左上に近いほど），

診断テストの性能が良いことを示す．つまり，感度が1に近く，偽陽性率が0に（特異度が1に）近いほど，診断能（陽性と陰性の弁別能）が高い検査であるといえる．

コメント 本問では，ある一つの検査のカットオフ値を5つの値で変化させたときの，感度・特異度を計算した後，それぞれの感度と偽陽性率（1−特異度）をプロットしたもの，と考えられる．AUCが1に近づくほど，優れた分類モデルと言えそうではある．陽性・陰性を区別できず，確率的にランダムな分類になってしまうときのROC曲線は，Y＝Xの直線となる．このとき，AUCは0.5で最小となり，Y＝Xの直線より下の三角形の面積に一致する．

機械学習において，例えば迷惑メールかどうかの判定モデルの精度評価にもAUCの考え方が用いられる（迷惑メール判定モデル＝検査，実際に迷惑メール＝真に病気）．

正解 a　正答率 79.3%

受験者つぶやき
・偽陰性率＝1−感度なので，縦軸，横軸の数値をそれぞれ計算し直して答えにたどり着きました．
・偽陰性率＝1−感度なので，低くなるのは感度が高くなるときです．

Check ■■■

119E-24 ある患者の処方箋（別冊 No. 3）を別に示す．
この患者が1日に服用する錠剤の個数はどれか．

a 1　　b 2　　c 3　　d 4　　e 5

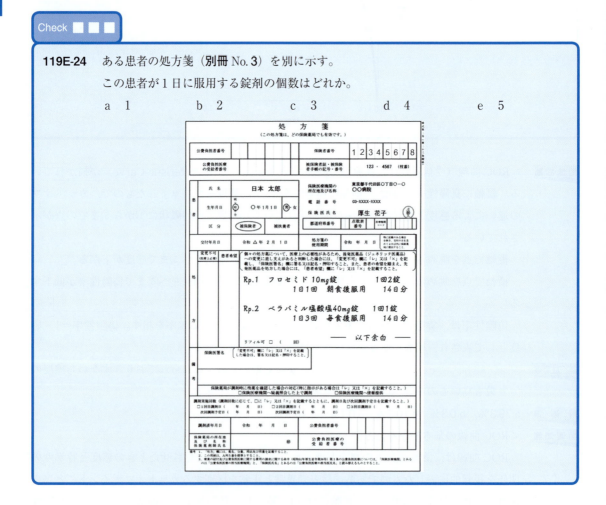

画像診断

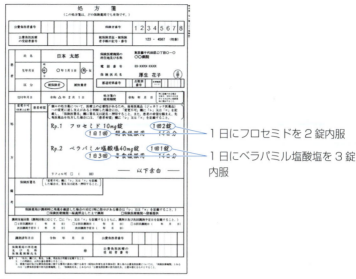

本患者はフロセミドを1日20 mg，ベラパミル塩酸塩を1日40 mg×3（＝120 mg）内服している。

選択肢考察 ×a，×b，×c，×d，○e　本患者の処方箋では，フロセミド10 mg錠を1回2錠，1日1回内服するように指示が出ており，フロセミドだけで1日2錠内服することになる。加えて，ベラパミル塩酸塩40 mg 1錠を1回1錠，1日3回内服するように指示が出ているため，ベラパミル塩酸塩だけで1日3錠内服することになる。よって，合計で1日に服用する錠剤の個数は2錠＋3錠＝5錠となる。

解答率　a 0.0%，b 0.1%，c 0.1%，d 0.4%，e 99.3%

関連知識　＜処方箋に記載されている内服薬の記載内容＞
　薬剤名，1回量，1日量，1日の服用回数，服用のタイミングおよび服用日数
＜医師法施行規則第21条による規定＞
　医師は，患者に交付する処方箋に，患者の氏名，年齢，薬剤名，分量，用法，用量，発行の年月日，使用期間および病院もしくは診療所の名称および所在地又は医師の住所を記載し，記名押印又は署名しなければならない。
＜カルテ・処方箋に使用される略語の注意点＞

略 語	意 味
i.v.	静脈内注射
d.i.v.	点滴静脈内注射
c.v.	中心静脈内注射
i.m.	筋肉内注射
s.c.	皮下注射
q○h	○時間ごと
3T 分3	1日に3錠を3回に分けて（1回1錠，1日3回）
TD	処方日数

E　必修の基本的事項

正解 e　正答率 99.3%

受験者つぶやき
・この手の問題は慎重さが肝要です。
・間違ってないか逆に怖くなりました。

Check ■■■

119E-25 薬物投与で皮疹が出現した場合に，添付文書でまず確認するのはどれか．
- a 効能又は効果
- b 用法及び用量
- c 相互作用
- d 副作用
- e 薬物動態

選択肢考察　考え方：何らかの目的で薬剤投与中に皮疹が出現したという経緯より，生じた皮疹は本薬剤の投与の主目的（主作用）ではなく，目的外に偶発的に生じた作用と解釈して選択肢を吟味していく．

×a 効能又は効果は，医薬品の有効成分の作用による状態の改善・予防などの働きのことで，薬剤投与中に出現した皮疹とは無関係である．

×b 用法及び用量は，医薬品使用時の使用方法・使用量のことで，患者の年齢，体重，病態，併用薬などを考慮したうえで決定される．薬剤投与中に出現した皮疹とは無関係の項目である．

×c 相互作用は，血中に複数種類の薬剤が存在することにより，薬剤の作用に対して影響を与えることである．相互作用により薬剤の作用が増強されたり，減弱したり，あるいは新たな副作用が生じる場合もある．しかし，ある薬剤投与中に出現した皮疹とは直接的関係はない．

○d 薬剤の本来の目的とする作用でない作用を指し，薬剤投与中に予想外に出現した本症例における皮疹は，まさにこれに該当する．

×e 薬物動態は，薬物が生体内に入り，生体を通過し，生体から出ていくまでの動きで，薬物の吸収，生物学的利用能〈バイオアベイラビリティー〉，分布，代謝および排泄の経時的過程のことを指す．薬剤投与中に出現した皮疹とは直接関係はない．

解答率　a 0.2％，b 4.7％，c 0.5％，d 93.5％，e 1.1％

関連知識　＜添付文書の特徴・記載事項＞
- 定義：医薬品や医療機器に添付されている，使用上の注意や用法・用量，服用した際の効能，副作用などを記載した書面．化粧品や医薬部外品は，添付文書の作成の義務はない．
- 対象：医療従事者を含む製品の使用者
- 目的：医薬品や医療機器の適正な使用
- 修正項目：効能・効果，再審査の結果，副作用の情報は必要に応じて改訂
- 記載内容：作成あるいは最新の改訂年月／日本標準商品分類番号／規制区分／名称／警告／禁忌／組成・性状／効能または効果／用法・用量／使用上の注意点（副作用や相互作用もこの部分に記載）／薬物動態（薬物が体内に入ってからの吸収・分布・代謝・排泄に関する濃度や速度の過程を調査したものを記載）／臨床成績／薬効薬理／有効成分に関する理化学的

知見／取り扱い上の注意点／承認条件／包装／主要文献および文献請求先／製造業者または輸入販売業者名または名称・住所

コメント　医療の標準化に伴って，薬剤の適正な使用が強く求められる時代になり，医療従事者が添付文書を読み慣れておくことが重要である．どういった記載内容がそもそも添付文書に記載されているのかを把握したうえで，未経験の薬品を使用するときには，使用するうえで絶対に熟読しておかなければならない項目（例えば禁忌，警告，効能または効果，用法・用量，使用上の注意点，薬物動態など）を迅速に正確に読むことが求められてくる．医学生時代の臨床実習時に，さまざまな薬品の添付文書の記載内容を多く読んでおくとよい．

正解　d　**正答率** 93.5%

受験者つぶやき
・自信はありませんでしたが，もし自分が同じ状況になったとき，まずは副作用かどうか疑うだろうな，と考えて選択しました．
・副作用の出現であると読み取りました．

Check □□□

119E-26　42歳の男性．職場の健康診断で①高血圧を指摘され来院した．仕事は②事務職で，1年前から仕事が忙しく，③過食気味で体重が8kg増加した．既往歴に特記すべきことはない．喫煙歴はない．飲酒はビール350mL/日．身長172cm，体重80kg．④脈拍72/分，整．血圧144/92mmHg．身体診察に異常を認めない．血液生化学所見：血糖72mg/dL，HbA1c 5.8%（基準4.9〜6.0），トリグリセリド190mg/dL，HDLコレステロール62mg/dL，⑤LDLコレステロール146mg/dL．体重の減量を目的に食事療法を行う．
下線部のうち，推定エネルギー必要量（kcal/日）の算出に必要なのはどれか．
a ①　　b ②　　c ③　　d ④　　e ⑤

アプローチ
①42歳の男性，職場の健康診断で高血圧を指摘 ➡ 若年〜壮年世代だが，二次性高血圧を除外しておく．
②仕事は事務職 ➡ 日常活動は軽〜普通労作程度と考えられる．
③過食気味で体重が8kg増加 ➡ 甲状腺機能低下症などの体重増加をきたす疾患を鑑別しておく．
④飲酒はビール350mL/日程度 ➡ アルコール換算で14g程度であり，節度ある適度な飲酒量（1日平均純アルコール量として20g程度まで）である．
⑤身長172cm，体重80kg ➡ BMI 27.0となり，肥満を認める．
⑥血圧144/92mmHg ➡ 診察室血圧が収縮期血圧140以上159以下かつ／または拡張期血圧90以上99以下はⅠ度高血圧に分類される．
⑦トリグリセリド190mg/dL，LDLコレステロール146mg/dL ➡ 高トリグリセリド血症および高LDL-C血症を認める．

診断名　高血圧症，肥満症，脂質異常症（高トリグリセリド血症および高LDL-C血症）

選択肢考察　× a　①：高血圧の有無は塩分摂取量の設定に必要である．

○ b　②：推定エネルギー必要量の算出には身体活動レベルの評価が必要である。
× c　③：過食の有無は推定エネルギー必要量と関係がない。
× d　④：脈拍数と収縮期血圧値との積（double product）は心酸素消費量の指標として知られるが，至適域の設定には至っておらず，推定エネルギー必要量とも関係がない。
× e　⑤：血清脂質値は蛋白・脂質・炭水化物の配分の際に考慮すべき項目である。

解 答 率　a 0.2％，b 98.9％，c 0.1％，d 0.2％，e 0.6％

関連知識　生活習慣の修正は，正常血圧者以外のすべての人に推奨される。指導の一定期間後，血圧を再評価し，血圧レベルとリスクに応じた生活習慣への介入を行う。本例は低・中等リスクの高血圧者であり，当初から生活習慣への計画的な介入（生活習慣の修正/非薬物療法）を行い，おおむね1か月後をめどに再評価し，改善しない場合はさらなる非薬物療法の強化と降圧薬治療の開始を検討する。

　体重の管理には適正エネルギー量の摂取が大切である。成人の推定エネルギー必要量は基礎代謝量（kcal/日）×身体活動レベルで求められる。本例は事務職であり，身体活動レベルをⅠ（低い：1.50）〜Ⅱ（普通：1.75）程度とすると，

　<u>22.5</u>［30〜49歳の基礎代謝基準値 kcal（/kg 体重/日）］×<u>(1.72)^2×22</u>［標準体重（kg）］×1.50〜1.75［身体活動レベル］

　＝2,196〜2,562 kcal/日

となる。一方，肥満の是正のため，摂取エネルギー量を必要エネルギー量より少なく設定することが推奨される。

※目標とする1日の摂取エネルギーは，肥満症（25≦BMI＜35）では目標体重（kg）×25 kcal/日以下，高度肥満症（BMI≧35）では目標体重（kg）×20〜25 kcal/日以下である。

コメント　国試 107B-61 に一日の推定エネルギー必要量を求める計算式の類問があり，過去問に目を通しておくことが大切である。

正　解　b　**正答率** 98.9％

・デスクワークの人とスポーツ選手とでは必要なエネルギー量が大きく異なります。
・エネルギー必要量の算出には，身長と運動頻度が必要だと思いました。

E 必修の基本的事項　**409**

Check ■ ■ ■

119E-27　65歳の女性。右変形性膝関節症のため，右人工膝関節置換術が予定されている。術前評価のため受診した。6か月前から右膝の痛みが出現し，徐々に悪化し，歩けなくなった。整形外科を受診し，手術適応となった。3か月前に乳癌の手術を受け，薬物による抗癌治療中である。仕事は事務職でデスクワークが主体である。意識は清明。身長149 cm，体重68 kg。体温36.0℃。脈拍84/分，整。血圧150/70 mmHg。呼吸数20/分。SpO₂ 96%（room air）。頸静脈の怒張を認めない。心音と呼吸音とに異常を認めない。右下肢に圧痕性浮腫を認める。血液所見：赤血球414万，Hb 11.3 g/dL，Ht 36%，血小板23万，PT-INR 0.9（基準0.9～1.1），Dダイマー9.0 µg/mL（基準1.0以下）。血液生化学所見：尿素窒素30 mg/dL，クレアチニン2.0 mg/dL，血糖105 mg/dL，Na 140 mEq/L，K 4.6 mEq/L，Cl 107 mEq/L，Ca 9.2 mg/dL。CRP 0.8 mg/dL。

　　この時点で実施すべき検査はどれか。

　a　腹部単純CT　　　　　　　　　　b　腎シンチグラフィ

　c　下肢動脈造影検査　　　　　　　　d　下肢静脈超音波検査

　e　足関節上腕血圧比〈ABI〉

E

必修の基本的事項

アプローチ　① 65歳の女性 ➡ 高齢女性

②3か月前に乳癌の手術，薬物による抗癌治療中 ➡ 癌患者では血栓形成のリスクが高い。

③仕事は事務職でデスクワークが主体 ➡ 長時間同じ姿勢を続け，体動が少ない。

④身長149 cm，体重68 kg ➡ BMI 30.6，肥満

⑤脈拍84/分，整。血圧150/70 mmHg。頸静脈の怒張・心音異常なし ➡ 最高血圧が高いが心不全はなく，心機能は概ね保たれている。

⑥呼吸数20/分。SpO₂ 96%，呼吸音異常なし ➡ 肺機能も問題はない。

⑦右下肢に圧痕性浮腫 ➡ 動静脈の閉塞，循環器・呼吸器疾患，腎障害の可能性を考慮

⑧Dダイマー9.0 µg/mL ➡ 凝固線溶系が亢進している。

⑨クレアチニン2.0 mg/dL ➡ 腎機能低下を認める。

⑩CRP 0.8 mg/dL ➡ 軽度の炎症がある。

鑑別診断　「アプローチ」①，⑦から高齢女性で，動静脈の閉塞，循環器・呼吸器疾患，腎疾患の可能性が考えられるが，⑤，⑥から心肺機能は保たれており，循環器・呼吸器疾患は除外される。⑧から血栓が形成されやすい状態であり，①～④から血栓形成が生じやすいリスク因子も揃っているので，深部静脈血栓症が最も考えられる。⑨，⑩から軽度の炎症があり，腎疾患による浮腫も考えられるが，腎機能障害による浮腫は両下肢に生じることが多いので否定される。

診断名　右下肢深部静脈血栓症

選択肢考察　×a　腹部内臓器の腫瘍性病変やリンパ節転移，結石，脂肪肝，胆嚢炎，膵炎，腹部大動脈瘤，膿瘍などの検査には有用である。

　　×b　腎臓の病変部位や形態，腎臓のろ過能力などの機能を調べる検査で，尿路感染症や膀胱尿管逆流症，移植した腎臓の急性拒絶反応などの診断に用いられる。

× c 下肢の冷感や色調変化を示す所見がないので，閉塞性動脈疾患の可能性は低い。

○ d 深部静脈血栓症の非侵襲的検査で優先されるべきである。

× e 下肢動脈の狭窄・閉塞を評価する指標で，末梢動脈疾患の早期発見に役立つ非侵襲的な検査である。

解答率 a 0.7%，b 0.3%，c 0.2%，d 97.7%，e 1.0%

関連知識 深部静脈血栓症〈DVT：deep vein thrombosis〉では下肢の深部静脈に血栓が形成されて，この血栓が肺動脈に詰まると肺血栓塞栓症〈PTE：pulmonary thromboembolism〉になり，突然発症して致死性になることもある。深部静脈血栓症と肺血栓塞栓症とを合わせて静脈血栓塞栓症〈VTE：venous thromboembolism〉と総称する。

コメント 術後合併症として起こりうるので術前に評価しておきたい。

正解 d **正答率** 97.7%

受験者つぶやき
・片側の圧痕性浮腫，デスクワーク主体といったキーワードから静脈瘤があるのだなと思い，まずはエコーでうっ滞した静脈を見る必要があると考えました。
・DVT の精査が必要で，まずは超音波だと思いました。クレアチニンが高く，造影は厳しいと思いました。

Check ■ ■ ■

119E-28 80 歳の男性。発熱，咳嗽および呼吸困難のため救急車で搬入された。既往歴に脳梗塞があり，右片麻痺と失語がある。体温 38.6℃。心拍数 108/分，不整。血圧 142/100 mmHg。呼吸数 24/分。SpO₂ 90%（鼻カニューラ 2 L/分　酸素投与下）。右背側に coarse crackles を聴取する。検査の結果，肺炎と診断され，抗菌薬投与のため末梢静脈路確保を行うこととした。

この患者の末梢静脈路確保に最も適切な静脈はどれか。

a 左肘正中皮静脈　　　b 右肘正中皮静脈　　　c 左橈側皮静脈

d 右橈側皮静脈　　　e 右大伏在静脈

アプローチ ① 80 歳の男性 ➡ 高齢の男性

② 発熱，咳嗽および呼吸困難のため救急搬送 ➡ 感染性疾患，呼吸器障害あり

③ 既往歴に脳梗塞 ➡ 高血圧，心疾患の可能性

④ 右片麻痺と失語 ➡ 右半身の運動障害

⑤ 体温 38.6℃ ➡ 発熱

⑥ 心拍数 108/分，不整 ➡ 頻脈。発熱によるものか脱水症の可能性。脳梗塞もあり，脈の不整は心房細動などの不整脈の可能性がある。

⑦ SpO₂ 90%（酸素投与下） ➡ 低酸素血症があり，早急に治療が必要

⑧ 肺炎と診断 ➡ 肺炎の治療が必要

鑑別診断 「アプローチ」①，②，⑤，⑦，⑧より診断は肺炎である。③，④の既往歴および⑤，⑥，⑦の現症より重症化の可能性があり，入院加療が必要そうである。

E　必修の基本的事項　　**411**

診断名　肺炎

選択肢考察　△〜○ a　ほかの静脈が細くて穿刺が困難といった場合には穿刺部位として候補に挙がるが，最も適切な静脈とはいえない。

×b　肘正中皮静脈は体動により屈曲したり抜けたりするので，最も適切な静脈とはいえない。さらに右肘正中皮静脈は麻痺側にあるので，穿刺時に神経を刺したり点滴が漏れたりしたときに痛みがわかりにくく，避けるべきである。

○c　左橈側皮静脈は麻痺側ではなく，固定もしやすいので，最も適切な静脈といえる。

×d　右橈側皮静脈は麻痺側にあり，最も適切な静脈とはいえない。

×e　下肢の静脈は静脈炎や深部静脈血栓を生じやすく，また上肢に比べて不潔になりやすいので，最も適切な静脈とはいえない。

解答率　a 58.1%，b 8.9%，c 29.5%，d 3.2%，e 0.2%

関連知識　静脈確保をある程度長期間行う場合，左右どちらにするか決める判断材料として，利き手と反対側に確保すると，食事など入院中の日常生活の邪魔になりにくいという利点がある。

正　解　**a または c**　**正答率 87.5%**

受験者つぶやき
・麻痺側を避けることは知っていましたが，橈側皮静脈は神経損傷が，肘正中皮静脈は肘を曲げにくくなることが懸念されるため，迷いました。実習でよく見ていた橈側皮静脈を選びましたが，自信は全くありませんでした。
・a か c で割れたようです。尺側よりは橈側がいいとはわかっていましたが，正中と比べてどうかはわかりませんでした。

※ E-28 は，令和 7 年 3 月 14 日に「設問が不明確で複数の選択肢が正解と考えられるため」を理由として「複数の選択肢を正解として採点する」と公表された。

Check ■ ■ ■

119E-29　65 歳の男性。背部痛を主訴に来院した。肺癌の骨転移で治療を受けている。疼痛コントロール目的で入院となった。外来ではモルヒネ徐放製剤を内服していたが，指導医と相談の上，投与経路を皮下注射に変更することになった。塩酸モルヒネ注製剤と生理食塩液を混合して 5 mg/mL の溶液を調整した。1 日投与量を 24 mg/日としたい。

この注射薬を持続皮下注射する場合の投与速度はどれか。

a　0.1 mL/時間　　　　　b　0.2 mL/時間　　　　　c　0.4 mL/時間

d　0.5 mL/時間　　　　　e　0.8 mL/時間

選択肢考察　×a，○b，×c，×d，×e　1 日投与量が 24 mg/日なので，24 mg÷1 日（24 時間）＝1 mg/時間となる。薬剤の濃度は 5 mg/ml と記載されているので，1÷5＝0.2 より，0.2 mg/時間の投与速度となる。

解答率　a 0.1%，b 99.4%，c 0.2%，d 0.1%，e 0.1%

関連知識　PCA〈patient-controlled analgesia：自己調整鎮痛〉は，患者自身が痛みに応じて自らポンプを操作し，鎮痛薬を投与する方法のことである。皮下や静脈や硬膜外などに留置されたカテーテルから，あらかじめ設定した流量が持続的に投与されている。患者自身が痛みを感じたと

きには，医師や看護師に確認することなく，すぐにボタンを押し鎮痛薬をボーラス投与（追加注入）することができる．過剰投与防止のため，患者が薬をボーラス投与後，一定時間が経過するまではボタンを何回押しても薬が投与されないロックアウト時間が設定されている．

コメント　今後，投与時間およびボーラス投与回数から総投与量を計算させる問題なども出題されるかもしれない．

正　解　b　正答率 99.4%

・119回は見慣れぬ計算問題が多かったので，このような堅実なタイプの問題では点を落とさないように慎重に計算しました．
・1日の投与量を計算しました．

Check ■ ■ ■

119E-30　72歳の男性．右眼の視力低下を主訴に来院した．2年前に左眼が同様の症状となり，手術を受けたという．視力は右 0.5（矯正不能），左 1.0（矯正不能）．眼圧は右 15 mmHg，左 14 mmHg．右眼の細隙灯顕微鏡写真（別冊 No. 4）を別に示す．両眼とも眼底に異常を認めない．

右眼の疾患はどれか．

a　内反症　　　　　　b　白内障　　　　　　c　円錐角膜
d　急性緑内障発作　　e　原発開放隅角緑内障

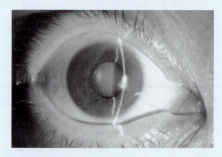

アプローチ
① 72歳の男性
② 左眼も同様の手術 → 両眼性疾患
③ 視力は右 0.5，左 1.0 → 右眼視力低下
④ 眼圧は右 15 mmHg，左 14 mmHg → 正常眼圧

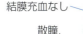

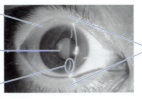

結膜充血なし
散瞳，白内障
前房深度は保たれている
眼瞼内反は認めない

結膜充血なしより，炎症所見はない。前房深度は正常であり，閉塞隅角緑内障ではない。水晶体の混濁がみられ，白内障が最も考えうる。

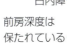 「アプローチ」①，②より，加齢性，両眼性疾患が考えやすい。③右視力低下，矯正不能より，白内障か急性緑内障発作を疑って診断を進める。④からは急性緑内障発作は考えにくい。一方，①，③，「画像診断」より加齢性白内障が考えやすい。

確定診断 白内障

選択肢考察
× a 画像所見から眼瞼内反は認めない。
○ b 画像所見から白内障を認める。
× c 角膜菲薄化，角膜突出を認めない。
× d 中等度散瞳しているが，浅前房はなく，眼圧上昇も認めない。炎症所見も認めない。
× e 開放隅角ではあるが，眼圧上昇がない。視野の情報がないため，緑内障と確定診断することは不可能。

解答率 a 0.2%，b 94.7%，c 0.4%，d 0.4%，e 4.2%

関連知識 白内障手術は年間約170万件行われ，最も多い手技の一つである。国家試験に頻出である。

コメント 白内障は細隙灯顕微鏡所見から診断をする。

正解 b 正答率 94.7%

・眼圧正常，2年前に対側眼の手術既往あり，画像で水晶体が濁っている点で決定的でした。
・水晶体の混濁があると思いました。眼圧に左右差はなく，緑内障手術をしているのは考えにくいと思いました。

Check ■ ■ ■

119E-31 38歳の初妊婦（1妊0産）。妊娠37週4日，家庭血圧で150/100 mmHgを認めたため受診した。妊娠28週の妊婦健康診査で診察室血圧136/80 mmHgであったため，家庭血圧測定が開始されていた。来院時，血圧160/110 mmHg，随時尿で尿蛋白/Cr比は0.9 g/gCrであったため入院管理となった。病棟到着時，意識消失とけいれんを認めた。
　まず投与すべき薬剤はどれか。
　　a　グルコン酸カルシウム　　　　b　ドパミン
　　c　ニトログリセリン　　　　　　d　フロセミド
　　e　硫酸マグネシウム

アプローチ

①家庭血圧で150/100 mmHg ➡ 妊娠高血圧症候群の診断である140/90 mmHg以上に合致する。
②妊娠28週の妊婦健康診査で診察室血圧136/80 mmHg ➡ 妊娠中期から血圧高め
③来院時，血圧160/110 mmHg ➡ 重症妊娠高血圧
④尿蛋白/Cr比0.9 g/gCr ➡ 尿蛋白陽性
⑤意識消失とけいれん ➡ 子癇を最も疑う。

鑑別診断

妊産婦がけいれんを発症した場合には診断よりも治療を優先する。まず硫酸マグネシウムの急速静注を行う。ただし子癇の最初のけいれんは1〜2分で自然に止まるため，けいれんを止めるためではなく，その後の子癇の再発を予防するために投与する。同時に母体救急処置（転落防止，気道確保と酸素投与，静脈ルートの確保など）と胎児心拍数モニタリングを行う。胎児の健常性〈well-being〉を評価し，母体状態の安定化後に児の早期娩出を図る（帝王切開術など）。また降圧薬としてニカルジピン持続静注を行う。脳卒中が疑われる場合には頭部CT検査を行う。ただし脳出血の初発症状におけるけいれんの頻度は1％程度である。

診断名 子癇

選択肢考察

× a 硫酸マグネシウムの急速静注や長期投与などによる高マグネシウム血症やマグネシウム中毒に対して投与される薬剤である。
× b 急性循環不全（心原性ショック，出血性ショック）に対する薬剤である。
× c 狭心症などに使用する薬剤。産科では早産の帝王切開時に児のスムーズな娩出のために緊急子宮筋弛緩目的で使用される。
× d ループ利尿薬は血液濃縮・循環血漿量低下を引き起こし，胎盤血流量が低下するため妊婦には使用しない。
○ e 子癇の再発予防のため硫酸マグネシウムを静注する。

解答率 a 0.7％，b 0.3％，c 0.4％，d 0.7％，e 97.8％

関連知識

2020年版の産婦人科診療ガイドライン（産科編）までは妊産婦のけいれんの第一選択はジアゼパム静注であったが，最新の2023年版ではジアゼパムは誤嚥や呼吸抑制を引き起こす可能性があるため絶対に必要な場合にのみ慎重に使用することを推奨している。

正解 e 正答率 97.8％

・高血圧を呈した妊婦の意識消失，けいれんといえば子癇発作が浮かびます。硫酸マグネシウムを使う疾患で頻出なのはTdPと子癇です。
・子癇の対応を考えました。

E 必修の基本的事項 **415**

Check ■ ■ ■

119E-32 49歳の男性。健康診断で初めて高血圧を指摘され来院した。普段から味の濃い食べ物を好み，塩分の摂りすぎを気にしている。減塩はしていない。喫煙歴はない。飲酒は機会飲酒。身長172 cm，体重72 kg。体温36.4℃。脈拍68/分，整。血圧146/92 mmHg。

この患者の行動変容のステージに基づく指導で適切なのはどれか。

a 「減塩しなければ脳出血になります」

b 「塩分の取りすぎが高血圧の原因です」

c 「味の濃い食べ物を摂るのを控えましょう」

d 「どのようにしたら減塩できると思いますか」

e 「その気になるまで減塩する必要はありません」

アプローチ ①健康診断で初めて高血圧を指摘

②味の濃い食べ物を好み，塩分の摂りすぎを気にしている → 減塩の必要性は理解していると考えられる。

③減塩はしていない。

④血圧146/92 mmHg → Ⅰ度高血圧

鑑別診断 「アプローチ」②，③より行動変容のステージは関心期と判断される。

診断名 高血圧症，関心期

選択肢考察 ×a 無関心期に対する指導である。

×b 塩分の過剰摂取が高血圧の原因となることは理解していると思われる。

×c 味の濃い食べ物を控えた方が良いことは理解していると思われる。

○d 減塩の方法について自ら考えさせる問いかけであり，適切である。

×e 行動変容を促すような指導が必要であり，適切ではない。

解答率 a 0.5%，b 7.2%，c 3.2%，d 88.8%，e 0.2%

関連知識 生活習慣病の患者に対する保健指導を行う際には，行動変容のステージに応じた指導を実施する必要がある。無関心期は6か月以内に行動変容する意志がない時期であり，情報提供や問題点の指摘などが有効である。関心期は，6か月以内に行動変容する意志はあるが，まだ行動していない時期であり，積極的な動機付けが有効である。準備期は1か月以内に行動変容をする意志はある時期で，目標設定や行動計画の作成が有効である。実行期は行動変容を始めているが6か月経過していない時期であり，意欲の強化，報酬付けや環境の調整などが有効である。維持期は行動変容を6か月以上継続している時期であり，家族のサポートや継続のための障害に対応するなどが有効である。

コメント 生活習慣病患者に対しては療養計画書を作成する必要があり，患者の特性や行動変容ステージに合わせた食事・運動指導に関する知識はますます重要になってきている。

正解 d **正答率 88.8%**

受験者つぶやき
・「減塩はしていないが塩分の摂り過ぎを気にしている」という点から関心期とわかるので，動機付けをしてあげます。私はなぜか無関心期と考えてしまい，間違いました。

・6か月以内かどうかは読み取れませんでしたが，気にしている，という言葉を信じて関心期として動機付けの指導を選びました。

Check ■ ■ ■

119E-33　50歳の男性。頭痛を主訴に救急外来を受診した。頭痛は6時間前に出現し現在は軽快している。これまでに経験したことのない激しい頭痛であったため来院した。来院時，意識は清明。身長162cm，体重55kg。体温36.9℃。脈拍84/分，整。血圧156/92mmHg。呼吸数18/分。
　緊急性を判断するために確認すべき徴候はどれか。

a　耳　鳴　　　　　b　結膜充血　　　　　c　項部硬直
d　閃輝暗点　　　　e　四肢のしびれ

アプローチ　①50歳の男性，頭痛で救急外来受診，既往歴の記載なし ━━▶ 健常な中年男性

②6時間前に発症，現在は軽快 ━━▶ 時間がハッキリしているので突然発症であり，いったん症状は改善している。

③これまでに経験したことのない激しい頭痛 ━━▶ よく使われるキーワードで，医療者側から発症時の具体的な症状，所見を積極的に聞き出すことで得られる。

④バイタルサインではやや高血圧 ━━▶ 未治療の高血圧かストレスに伴う高血圧

鑑別診断　特に既往のない健康成人（「アプローチ」①）に発症した突然の激しい頭痛（③）。高血圧（④）以外には目立った症状・所見はなく，現在は軽快している（②，③）。既往歴がない突然の発症から考えると，一次性頭痛（片頭痛，緊張性頭痛など），脳腫瘍や髄膜炎ではなさそう。特徴的な随伴症状がないため，脳出血，脳梗塞，帯状疱疹，緑内障発作，副鼻腔炎なども考えにくい。それまで何の症状もない突然の激しい頭痛と高血圧のみで，意識障害や巣症状がないことから，脳卒中の中ではくも膜下出血の可能性が高い。嘔吐や意識障害などの症状がみられることも少なくない。

診断名　くも膜下出血（WFNS分類 Grade I）

選択肢考察　×a　頭痛を伴う耳鳴り，難聴があれば聴神経腫瘍などを疑う。

×b　海綿静脈洞と内頸動脈がつながって異常な血流路が形成される海綿静脈洞瘻などでは，血管雑音とともに起こりうる。

○c　発症直後ではなく数時間後から出現する。くも膜下に広がった血液による髄膜の刺激により痛みが生じ，後頭部から後頸部の筋肉が収縮することが原因。

×d　様々な誘因によって脳血管の収縮・拡張が起こると，片頭痛の前兆として視野の中にギザギザの模様が現れ移動しやがて消失する。

×e　頭蓋内病変よりも外傷など頸髄の損傷で起こることが多い。NaやCaなどの電解質異常，過換気症候群による低二酸化炭素状態などでも生じる。

解答率　a 0.4%，b 3.6%，c 79.2%，d 0.9%，e 15.9%

関連知識　くも膜下出血は，脳内の主幹動脈の分岐部にできる動脈瘤の破裂により発症し，「これまで

E 必修の基本的事項 **417**

経験したことのない激しい頭痛」と「嘔気・嘔吐」が典型的な症状である。男性では50歳代後半に，女性では70歳代前半に発症のピークがある。致命的な破裂の数週〜数時間前に警告頭痛がみられることもあり，本症例はその可能性もありうる。2回目の破裂を避けることが特に重要で，鎮痛，血圧コントロールをしつつ，再破裂前に根本的手術（開頭クリッピングや血管内コイル塞栓術）を行う。術後は脳血管攣縮を含む遅発性脳虚血と正常圧水頭症に注意する必要がある。

| 正　解 | c　**正答率 79.2%** |

受験者つぶやき
・頭痛をきたす疾患で見逃し厳禁なのはくも膜下出血です。くも膜下出血による髄膜刺激症状を確認します。
・SAH の髄膜刺激症状を考えました。

Check ■ ■ ■

119E-34 72歳の男性。食道癌で訪問診療を受けている。3年前に食道癌の手術を受けた。6か月前に肺と骨に多発転移が見つかり，余命数か月と告知を受けた。本人の強い希望で積極的な治療はせず，自宅で在宅療養をしている。ここ1か月で嚥下障害が進行し，体重が著しく減少した。本人は訪問診療に訪れた医師に「尊厳死宣言文書」を提示して「痛みがつらくて寝られないから早く死なせて欲しい」と訴えている。家族は本人の意向を尊重したいと言っている。

行うべき対応はどれか。

a　胃瘻造設　　　　　b　経過観察　　　　　c　筋弛緩薬静注
d　高カロリー輸液　　e　疼痛コントロール

アプローチ ①72歳━━▶高齢者
②食道癌の手術を受けた。6か月前に肺と骨に多発転移を認めた━━▶食道癌末期
③本人の強い希望で積極的な治療はせず，自宅にて在宅療養━━▶在宅緩和ケア
④ここ1か月で嚥下障害が進行し，体重が著しく減少━━▶症状悪化状態
⑤患者が「痛みがつらくて寝られないから早く死なせて欲しい」と訴えた━━▶希死念慮

診断名 食道癌末期

選択肢考察 ×a　積極的な治療はしないのが本人の希望のため，胃瘻造設は行わない。

×b　現在，つらい症状に注意が集中して希死念慮があるため，経過観察は良くない。

×c　呼吸を止めて死に至らせる「筋弛緩薬」の静注は全く誤り（**禁忌肢**）。本例では希死念慮があっても，患者が実際に安楽死を希望しているか不明であるし，たとえ患者が希望しても，求めに応じて安楽死を推し進めることは適切でない。我が国では安楽死は違法であり，実際に安楽死を幇助すると，患者本人の意思であっても刑法上嘱託殺人罪等の対象となる。

×d　積極的な治療はしないのが本人の希望のため，高カロリー輸液などの延命処置はしない。

○ e　本例では明らかに痛みのために希死念慮が生じているので，まず行うべき対応は疼痛コントロールである。痛みを適切に管理することで，患者の生活の質を向上させ，苦痛を軽減することができる。

解　答　率　a 0.1%，b 0.7%，c 0.1%，d 0.1%，e 98.9%

関連知識　＜在宅緩和ケア＞

　　在宅医は患者に残された限りある時間を，苦痛を伴う治療に費やさず，住み慣れた家で，できるだけ自然な形で，最後まで人間らしく生きることができるように配慮する。あくまでも，家で穏やかに過ごすという在宅ケアを選択した患者自身の自己決定権に基づき，尊厳をもって死を迎えるべきである。

コメント　116E-31，101D-5 に類似の既出問題がある。

正　解　e　**正答率 98.9%**

受験者つぶやき
・疼痛コントロールをして痛みが和らげば，患者さんの気持ちも少しは穏やかになるのでは，と考えました。
・死なせてほしいからといって積極的安楽死させるのは禁忌です。痛みがつらくて寝られないということから疼痛コントロールを選びました。

Check ■ ■ ■

119E-35　①57 歳の男性。呼吸困難を主訴に来院した。3 日前から咳嗽があり，昨日から発熱，本日から呼吸困難が出現した。②同居家族にも発熱と咳嗽を認める。既往歴に特記すべきことはない。意識レベルは JCS I-3。③体温 38.2℃。脈拍 104/分，整。血圧 110/68 mmHg。呼吸数 28/分。④SpO$_2$ 90%（room air）。口腔内と皮膚は乾燥している。⑤右胸部に coarse crackles を聴取する。胸部エックス線写真で右中肺野に浸潤影を認めた。

　　下線部のうち，意識レベルと口腔内・皮膚所見に加えて入院が必要と判断する要素はどれか。

　　a　①　　　　b　②　　　　c　③　　　　d　④　　　　e　⑤

アプローチ　①57 歳の男性 ⟶ 中年の男性

　②3 日前から咳嗽，昨日から発熱，本日から呼吸困難 ⟶ 急性疾患を示唆

　③同居家族の咳嗽，発熱 ⟶ 伝染性疾患を想起

　④体温 38.2℃，脈拍 104/分，血圧 110/68 mmHg ⟶ 発熱はあるが，著明な頻脈や血圧低下はない。

　⑤意識レベル JCS I-3 ⟶「覚醒しているが，自分の名前，生年月日が言えない」状態である。

　⑥呼吸数 28/分，SpO$_2$ 90%（room air）⟶ 頻呼吸にもかかわらず酸素飽和度の低下がある。

　⑦口腔内と皮膚は乾燥 ⟶ 脱水の存在を示唆

　⑧胸部に coarse crackles 聴取 ⟶ 肺炎の存在を示唆

　⑨胸部エックス線で浸潤影 ⟶ 肺炎の存在を示唆

鑑別診断　市中肺炎の重症度分類の一つである A-DROP スコアは，（A）年齢，（D）脱水，（R）呼吸，

E　必修の基本的事項　　419

（O）意識，（P）血圧の５つの危険因子を評価する。またCURB-65スコアは，（C）混迷，（U）BUN，（R）呼吸数，（B）血圧，（65）年齢を評価し入院の判断に用いられる。これらの因子として捉えられる選択肢を選択する。

診断名　市中肺炎

選択肢考察
× a　A-DROPでは男性70歳以上，女性75歳以上が因子であり，57歳男性は因子ではない。
× b　同居人の症状であり，入院を判断する因子ではない。
× c　38.2℃の発熱は，A-DROPスコアでもCURB-65スコアでも因子ではない。
○ d　A-DROPではSpO$_2$ 90%以下は重症度判定に重要な所見である。
× e　胸部でcoarse crackles聴取は，A-DROPでもCURB-65でも因子ではない。

解答率　a 0.4%，b 0.4%，c 0.7%，d 95.9%，e 2.5%

関連知識　　A-DROPスコアに関連した出題であり，市中肺炎ではCURB-65スコアも重要と考えられる。これらのスコアについての知識の整理が必要である。なお実臨床ではこれらのスコアに加えて合併症などの患者背景を考慮する必要がある。また高齢者で認知症などが存在する場合，肺炎由来の意識障害かどうかの判断が求められる。

正解　d　**正答率** 95.9%

受験者つぶやき
・A-DROPの項目を思い浮かべました。試験直前期はスコア系の項目と基準値を総ざらいすることをおすすめします。

Check ■ ■ ■

119E-36　1歳の男児。灯油を誤飲したため救急車で搬入された。父親が石油ストーブの給油タンクに灯油を入れる準備中に，灯油吸引用ポンプを舐めてしまった。一緒にいた父親が救急車を要請した。意識は清明。体温36.5℃。心拍数120/分，整。血圧90/50 mmHg。呼吸数30/分。SpO$_2$ 98%（room air）。口腔内から灯油臭がしている。呼吸音に異常を認めない。
　　父親への説明で適切なのはどれか。
　　a　「吐かせましょう」　　　　　　　b　「胃洗浄をしましょう」
　　c　「牛乳を飲ませましょう」　　　　d　「人工呼吸管理にしましょう」
　　e　「入院して経過をみましょう」

アプローチ　①灯油吸引用ポンプを舐めた —→ 少量でも問題である。
②意識は清明 —→ 神経症状はない。
③体温36.5℃。心拍数120/分，整。血圧90/50 mmHg。呼吸数30/分。SpO$_2$ 98%（room air）
　　—→ バイタルは安定。呼吸不全はない。
④口腔内から灯油臭，呼吸音に異常なし —→ 灯油を誤飲したことは明らかであるが，まだ肺炎は併発していないようである。

鑑別診断　　子供の家庭内事故として誤飲するケースは多い。誤飲したものと患者の容態により緊急性があるかどうかを判断する。本例では灯油を誤飲したことが明記されている。灯油は気化しやすく，揮発性のある物質の誤飲は微量であっても肺炎を併発する可能性があり，緊急性を要す

る。

診断名 灯油誤飲

選択肢考察
× a 誤嚥するおそれがある。
× b 同様に誤嚥を誘発する危険性がある。
× c 嘔吐を誘発する可能性あり。
× d まだ呼吸器症状の増悪はみられていない。
○ e 今後の症状の進展を厳重に観察する必要がある。入院のうえ経過をみることが求められる。

解答率 a 0.8％，b 1.2％，c 6.9％，d 0.3％，e 90.7％

関連知識 幼児期になると不慮の事故が増加してくる。突然の呼吸器症状や嘔吐などの消化器症状，さらに意識障害では異物誤飲も考慮したい。緊急に対処する必要性の高いものとしては，ほかにトイレ用洗剤，ガソリン，ベンゼン，殺鼠剤，農薬，乾燥剤（酸化カルシウム），ボタン型電池（リチウム）などがある。マニキュアの除光液，キャンドルオイルやシンナーなどの揮発性のものや漂白剤，強い酸性のもの，アルカリ性のものなどは吐かせてはいけない。

正解 e　**正答率** 90.7％

・現時点でバイタルに異常はありませんが，灯油を摂取している以上，入院させずに帰すのは怖いと思いました。
・ガソリンなど揮発性のものは胃洗浄禁忌だと思い，バイタルサインが安定しているので入院で様子見だと思いました。

Check ☐☐☐

119E-37 53歳の女性。脂質異常症と診断され，食事療法と運動療法を行っている。本日の外来までに2か月で体重は1kg減ったものの脂質異常は改善せず，担当医は患者と相談し脳血管障害を予防するために内服薬を開始することとした。患者は「脳卒中にはなりたくない。でも治療費はなるべく低く抑えたい。」と言っている。

脂質異常症に対する内服薬の脳血管障害発症予防効果および年間薬剤費の表を示す。なお，脂質異常症に対する効果はいずれの内服薬も同程度とする。

内服薬	脳血管障害の発症率	年間薬剤費
①	10% 減らす	20,000 円
②	10% 減らす	12,000 円
③	10% 減らす	4,000 円
④	不変	20,000 円
⑤	不変	4,000 円

費用対効果の視点を踏まえて，この患者に開始する内服薬はどれか。

a ①　　b ②　　c ③　　d ④　　e ⑤

アプローチ　①53歳の女性 ⟶ 中年女性である。

②脂質異常症の診断 ⟶ 脳梗塞や心筋梗塞などの血管病変のリスクファクター

③食事療法と運動療法 ⟶ 脳梗塞や心筋梗塞などのリスクが懸念される LDL-コレステロールの異常高値までには至っていない可能性あり

④2か月で体重1kg減少 ⟶ 1週間に0.5kgの体重減少が理想的であることから，やや食事・運動療法の効果が不十分な印象あり

⑤脳血管障害予防のために脂質異常症の内服薬開始 ⟶ スタチン系薬剤，フィブラート系薬剤，エゼチミブなどあり

⑥患者が「脳卒中にはなりたくない。でも治療費はなるべく低く抑えたい」と言っている ⟶ 低費用（自己負担少ない）で治療効果の高い薬剤選択が必須。どちらかを優先しないといけない場合は，治療効果を優先すべきではあるが，患者との相談は今後必要

鑑別診断　脂質異常症のさらなる悪化は全身の動脈硬化を加速させ，ひいては脳梗塞，心筋梗塞，閉塞性動脈硬化症などの血管病変を生じることは有名である。その中でも細小血管障害による後遺症が重大な問題点となる脳梗塞への移行は特に注意しなければならない。そこで脂質異常症の治療薬として，LDLコレステロール値を低下させる効果の高いスタチン系薬剤，中性脂肪値を低下させるフィブラート系薬剤が選択されることが多い。薬剤選択の際に，患者の希望を考慮に入れて，脳血管障害の発症率をできるだけ減らし，年間薬剤費が低価格のものを選択しなければならない。

診断名　脂質異常症

選択肢考察　×a，×b，○c，×d，×e　年間薬剤費を低価格に抑えたうえで，脳血管障害の発症率を10%減らす効果が期待できる薬剤を選択しなければならない。ただ，実臨床では，年間薬剤費が低コストで済む後発医薬品に関しては，その薬理作用が先発医薬品と本当に変わらないのか，薬品製造過程において何らかの問題が生じていないかなど，実際の患者への投与においての治療効果や副作用に関して，医薬情報担当者〈Medical Representative：MR〉とも密な情報交換が必要なケースも最近多い。

解答率　a 0.0%，b 0.1%，c 99.6%，d 0.0%，e 0.1%

関連知識　＜先発医薬品と後発医薬品＞

1. 先発医薬品

・定義：最初に発売された医薬品

・コスト：数百億から数千億円の開発研究費がかかる

・欠点：湿気に弱いもの，光に弱いもの，味が苦いもの，などあり

2. 後発医薬品

・定義：先発医薬品の特許が切れた後に発売された医薬品

・コスト：開発研究費を大幅に抑制できる。薬価が安く設定されている。

・利点：窓口負担の軽減や国の医療費負担の節減につながる。

　　　　一部の先発医薬品の欠点を改善したものもあり。

※先発医薬品と比較して，用法・用量が原則として変わらず，同等の効果や安全性が証明されている。

> **コメント** 65歳以上人口が全人口の30%近くを占める超高齢社会の到来に伴い，医療費は経年的に急激に高騰し，国はそれを抑制する方針を推し進めている．その観点から，費用対効果を考慮に入れて薬剤選択を行わないといけない時代に突入していて，頻繁に処方する治療薬の薬価についての知識が今後の医師には求められる．

正解 c　**正答率** 99.6%

受験者つぶやき
- 見たことがないタイプの問題で不安になりましたが，問われている内容に合うものをそのまま選びました．
- 効果があり，安いものを選びました．

Check ■■■

119E-38 1歳の男児．全身の皮疹を主訴に母親に連れられて来院した．2週間前に感冒様症状があり，その後，感冒様症状は改善したが，1週間前から下肢の皮疹が出現した．2日前から全身に皮疹を認めるようになったため受診した．腹痛および関節痛は認めない．関節内出血や筋肉内出血の既往はない．家族歴に特記すべきことはない．身長80 cm，体重10 kg．体温36.5℃．脈拍120/分，整．呼吸数32/分．顔色良好，眼瞼結膜と眼球結膜とに異常を認めない．咽頭に発赤を認めない．頸部リンパ節を触知しない．心音と呼吸音とに異常を認めない．腹部は平坦，軟で，肝・脾を触知しない．皮疹は上からガラス板で圧迫しても退色しない．頰部，腹部および左下腿の皮疹の写真（**別冊 No. 5A〜C**）を別に示す．
予想される血液検査値はどれか．

a　PT延長　　　　b　APTT延長　　　　c　血小板数低値
d　Dダイマー高値　e　フィブリノゲン低値

A　　　　　　　　　B　　　　　　　　　C

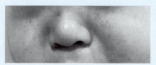
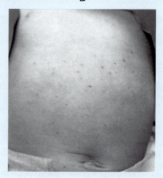
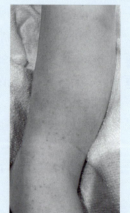

アプローチ
① 1歳の男児
② 2週間前に感冒様症状 → 先行感染あり
③ 1週間前から下肢の皮疹が出現し，2日前から全身に皮疹 → 発疹の拡大，増悪
④ 腹痛および関節痛は認めない → IgA血管炎は否定的

⑤関節内出血や筋肉内出血の既往はない．家族歴に特記すべきことはない　➡血友病などの既往・家族歴はなく，深部出血の可能性は低い．

⑥皮疹は上からガラス板で圧迫しても退色しない　➡紫斑を示唆

画像診断　写真A〜Cともに径1〜2mmの一様な点状出血を認める．紫斑である．

鑑別診断　本例は，先行感染があり，紫斑と考えられる全身の点状出血を認めること，また関節・筋肉における深部出血と腹痛を認めないことから，免疫性血小板減少症〈ITP〉と診断される．

血友病は家族歴や深部出血の既往がないことから否定的である．IgA血管炎は腹痛・関節痛・下腿の隆起性紫斑を認めず異なる．

診断名　免疫性血小板減少症〈ITP〉

選択肢考察
× a　深部出血やビタミンK摂取量低下を認めず，PT延長はみられない．
× b　血友病を示唆する既往歴・現病歴・家族歴・深部出血の症状はなく，APTT延長はみられない．
○ c　本症例の点状出血からは血小板数低値が示唆される．
× d　抗リン脂質抗体症候群とは異なり，Dダイマー高値はみられない．
× e　重症感染症などによるDICとは異なる経過であり，フィブリノゲン低値はみられない．

解答率　a 0.7％，b 2.7％，c 86.3％，d 2.5％，e 7.7％

関連知識　免疫性血小板減少症〈ITP〉は，免疫の異常により血小板が破壊され，点状出血などの症状を認める．

・症状：皮膚の紫斑（点状出血，斑状出血），鼻血，歯茎からの出血
・原因：小児のITPの原因はまだ解明されていないが，小児では風疹などのウイルス感染，成人では*Helicobacter pylori*感染が関与していると考えられる．以前は，特発性血小板減少性紫斑病〈ITP〉と称されていた．

コメント　必修問題としては難易度が高めであった印象である．

正 解　c　**正答率** 86.3％

受験者つぶやき
・「小児の感冒様症状後の紫斑」からITPを考えました．疾患名がわからなかったとしても，関節内出血・筋肉内出血なし，という点から凝固因子は無関係とわかり，他の選択肢は除外できます．
・IgA血管炎かと思いましたが，当てはまるものがなく，感冒によるITPと気付きました．

Check ☐☐☐

119E-39 65歳の女性。めまいを主訴に来院した。今朝，起床時に寝返りを打ったところ天井がぐるぐる回り，悪心を伴ったため，ベッド上で安静にしていた。めまいと悪心は1分程度で消失した。その後，朝食の準備中に振り向いた際に同様のめまいと悪心が再び出現したため，心配になり受診した。安静時のめまいはない。頭痛，耳鳴および難聴はない。意識は清明。体温36.5℃。脈拍72/分，整。血圧122/76 mmHg。神経診察で異常を認めない。

良性発作性頭位めまい症の診断予測スコアを表1に，その診断スコア合計点別の尤度比を表2に示す。

表1 良性発作性頭位めまい症の診断予測スコア

項目	スコア
めまいの持続時間2分以内	1
寝返りで誘発される	2
安静時にめまいがある	−1

表2 診断スコア合計点別の尤度比

スコア合計	陽性尤度比
−1点	0.1
0点	0.2
1点	1.3
2点	2.8
3点	6.8

この患者における良性発作性頭位めまい症の事前確率が40%である場合，この患者における良性発作性頭位めまい症の事後確率に最も近いのはどれか。

a 8% b 19% c 47% d 65% e 82%

アプローチ ①65歳の女性 ⟶ 前期高齢者

②めまいを主訴 ⟶ めまいが主訴となる疾患は，耳鼻咽喉科領域，脳神経内科領域，脳神経外科領域，循環器内科領域，など多岐にわたる。いつからめまいがするか，どのようなめまいか，特にめまいが起きる行動はないか，などについてはっきりさせることが重要である。

③天井がぐるぐる回り ⟶ 回転性のめまい

④めまいと悪心は1分程度で消失，安静時のめまいはない ⟶ 良性発作性頭位めまい症？

⑤頭痛，耳鳴および難聴はない ⟶ Ménière病ではなさそう。

⑥体温36.5℃。脈拍72/分，整。血圧122/76 mmHg ⟶ 正常値

⑦神経診察で異常を認めない ⟶ 脳神経疾患ではない。

鑑別診断 悪心を伴う回転性のめまいが短時間起き，頭痛，耳鳴および難聴はなく，神経診察で異常を

E　必修の基本的事項　　**425**

認めないことから，良性発作性頭位めまい症の可能性が高い。

診 断 名　良性発作性頭位めまい症

選択肢考察　　事前確率，陽性尤度比から事後確率を求める問題である。まずは，表1の良性発作性頭位めまい症の診断予測スコアの表を足し合わせて，合計スコアを求める。安静時のめまいはないので，

$$1+2=3$$

表2から陽性尤度比は6.8ということがわかる。事前確率は40%と示されているので，事前オッズを求める。

$$事前オッズ=\frac{事前確率}{1-事前確率}=\frac{40}{1-40}=0.667$$

次に，事後オッズを求める。

$$事後オッズ=事前オッズ×陽性尤度比=0.667×6.8=4.536$$

最後に，事後オッズから事後確率を求める。

$$事後確率=\frac{事後オッズ}{1+事後オッズ}=\frac{4.536}{1+4.536}=0.819$$

よって，事後確率は約82%となる。

×a，×b，×c，×d，○e

解 答 率　a 0.2%，b 0.3%，c 0.5%，d 6.0%，e 93.0%

関連知識　　尤度比とは疾患に罹っている者の検査結果の確率を，罹っていない者の検査結果の確率で割ることにより得られる。結果を2分割できる検査では，尤度比は結果が陽性か陰性かで定義される。よって陽性尤度比は，疾患に罹っている者の検査陽性率を，罹っていない者の検査陽性率で割った値である。陽性尤度比は感度，特異度を使って以下のように表される。

$$陽性尤度比=\frac{感度}{(1-特異度)}$$

陽性尤度比の値は0から無限大であり，これが高い検査の方が有病者の検査結果が陽性になりやすい。

事前確率（検査前確率）とは，その疾患の患者について入手できる臨床情報に基づく確率である。事前オッズ（検査前オッズ）とは，ある患者が疾患に罹っている確率を，罹っていない確率で割って得られた推定値である。すなわち，

$$事前オッズ=\frac{事前確率}{(1-事前確率)}$$

である。次に事後オッズであるが，これは診断学的検査結果が陽性であった者がその疾患に罹っている確率を，罹っていない確率で割って得られた推定値である。この値は事前オッズと陽性尤度比から求めることができる。すなわち

$$事後オッズ=事前オッズ×陽性尤度比$$

である。最後に事後確率（検査後確率）は事後オッズを使って以下のように求めることができる。

$$事後確率=\frac{事後オッズ}{(1+事後オッズ)}$$

コメント 臨床問題の形式の出題であるが，疫学の基本的知識があれば正解にたどり着く。

正解 e　**正答率** 93.0％

・ベイズの定理を使って計算しました。

Check ■■■

119E-40　48歳の女性。腰痛と両下肢痛を主訴に来院した。昨日の朝，ごみ出しをした後から腰痛が出現し，両下肢にも痛みとしびれがみられた。市販の鎮痛薬を内服して様子をみていた。今朝①ベッドから起き上がるときに痛みが増強した。また，②今朝から尿が出にくくなった。③最近顔がほてったりする。④8年前に子宮頸癌に対する手術を受けた。喫煙歴はない。飲酒は夫と週にワイン1本を飲む。⑤この1年間で体重が4kg増加した。意識は清明。身長152cm，体重68kg。体温36.8℃。脈拍80/分，整。血圧124/76mmHg。呼吸数22/分。SpO₂ 98％（room air）。頭頸部と胸腹部に異常を認めない。肛門括約筋の収縮は減弱している。両側足関節底屈筋力の低下を認める。会陰部に知覚障害がある。腰部に強い痛みがあり，両臀部から大腿後面にかけて強い痛みとしびれを認める。上肢腱反射は正常。下肢では両側のアキレス腱反射が減弱している。

下線部の病歴のうち，緊急性が高いのはどれか。

a ①　　b ②　　c ③　　d ④　　e ⑤

アプローチ
①48歳の女性 ➡ 中年女性
②腰痛と両下肢痛 ➡ 下肢症状を呈する腰椎疾患
③ごみ出しをした後から腰痛 ➡ 急性発症
④両下肢にも痛みとしびれ ➡ 両下肢の神経症状を認める。
⑤今朝から尿が出にくくなった ➡ 排尿障害
⑥8年前に子宮頸癌に対する手術 ➡ 癌の骨転移の可能性もある。
⑦1年間に体重が4kg増えた ➡ 近々の体重減少はない。
⑧身長152cm，体重68kg ➡ BMI 29.4，肥満
⑨肛門括約筋の収縮は減弱 ➡ 排便障害
⑩両側足関節底屈筋力の低下 ➡ 両側S1神経根障害
⑪会陰部に知覚障害 ➡ 馬尾神経障害
⑫両臀部から大腿後面にかけて強い痛みとしびれ ➡ 両側腰神経根の障害
⑬両側のアキレス腱反射が減弱 ➡ 両側S1神経根障害

鑑別診断　「アプローチ」①，②から腰椎椎間板ヘルニアや腰椎すべり症，腰椎分離すべり症などの腰部脊柱管狭窄症などの疾患が考えられる。⑥から癌の骨転移も考えられるが，癌手術後から経過期間も長く，⑦，⑧から近々の体重減少もないので否定的である。③，④より急性発症の腰痛と両下肢神経症状が生じていることから，徐々に発症する腰部脊柱管狭窄症は除外できる。④，⑫の両側腰神経根障害および⑩，⑬の両側S1神経根障害からなる多根性の障害と⑤，⑨，

⑪の膀胱直腸障害があり，馬尾圧迫症候群を呈していることから，馬尾全体が大きな腰椎椎間板ヘルニア（正中ヘルニア）によって圧迫されていると考えられる。

診断名 腰椎椎間板ヘルニアによる馬尾圧迫症候群

選択肢考察
× a 体動によって増強するので疼痛管理の範囲である。
○ b 馬尾圧迫症候群であり，不可逆的な神経損傷を防ぐためにも緊急性が高い。
× c 更年期や甲状腺などの内分泌性の障害を疑わせるが，緊急性はない。
× d 癌の骨転移も可能性としてはあるが，経過期間も長く関連性は低い。
× e 体重増加による腰部への負荷の増大はあるが，即時に対応することではない。

解答率 a 0.4％, b 99.3％, c 0.1％, d 0.1％, e 0.1％

関連知識 腰痛に関しては重篤な脊椎疾患（腫瘍，感染，骨折など）の合併を疑う red flags sign（危険信号）があり，それを念頭に置いて診療を進めていくことが重要である。具体的には，①発症年齢（20歳または）55歳，②時間や活動性に関係ない腰痛，③胸部痛，④癌・ステロイド治療・HIV感染の既往，⑤栄養不良，⑥体重減少，⑦広範囲に及ぶ神経症状，⑧構築性脊椎変形，⑨発熱，があり，馬尾圧迫症候群は広範囲に及ぶ神経症状に該当する。

コメント 随所に馬尾圧迫症候群を疑わせる症状が出ている。

正解 b　正答率 99.3％

- 腰部脊柱管狭窄症の馬尾症状と考えられます。神経損傷が永久的なものになればこの患者さんは一生排尿障害をきたしたままになってしまうと思い，緊急性が高いと判断しました。
- 今日出現した排尿障害には緊急性を感じました。

428 国試119 — 第119回医師国家試験問題解説書

E

必修の基本的事項

Check ■ ■ ■

次の文を読み，41，42の問いに答えよ。

52歳の女性。腹部造影CT検査のために来院した。

現病歴：2週間前の健康診断で実施された腹部超音波検査で肝臓の結節性病変を指摘されたため，精査目的で受診した。医師から造影CT検査について説明を受け，静脈路確保後に腹部造影CT検査が施行された。造影CT検査前の意識は清明で，バイタルサインに異常は認めなかったが，検査を終了してから5分後に息苦しさと気分不快が出現した。

既往歴：脂質異常症で食事療法を行っている。

生活歴：会社で事務職をしている。夫と2人暮らし。喫煙歴はない。飲酒は機会飲酒。ペットは飼育していない。

家族歴：父が肺癌。

現　症：意識レベルはJCSⅡ-10。身長160cm，体重56kg。体温35.0℃。脈拍112/分，整。血圧76/48mmHg。呼吸数28/分。SpO_2 96%（room air）。毛細血管再充満時間は3秒である。冷感と皮膚の湿潤を認める。眼瞼結膜と眼球結膜とに異常を認めない。顔面に浮腫，胸腹部に発赤と腫脹を認める。心音に異常を認めない。発声は可能であるが，吸気性喘鳴を認める。

119E-41　直ちに投与すべき薬剤はどれか。

　　a　アドレナリン　　　　　　　　b　アトロピン
　　c　グルココルチコイド　　　　　d　グルコン酸カルシウム
　　e　ジアゼパム

119E-42　経過観察のために入院となったが，症状は消失し，翌日に退院した。入院中に病歴を再度聴取したところ，以前にヨード造影剤を静注した際に気分不快が出現したことが判明した。この患者における有害事象の再発防止に必要なのはどれか。

　　a　クリニカルパスを作成する。
　　b　医療事故調査制度を利用する。
　　c　医療安全支援センターを利用する。
　　d　使用した造影剤の製薬会社に報告する。
　　e　患者の診療録上の所定の位置に有害事象を記録する。

アプローチ　①中年女性で2週間前の健康診断で実施された腹部超音波検査で肝臓の結節性病変を指摘されたため腹部造影CT検査のため来院➡特に自覚症状はない。

②医師から造影CT検査について説明を受け，静脈路確保後に腹部造影CT検査が施行された➡医師が造影CT検査を説明するときには過去の造影剤使用や副作用出現の有無について確認をする（未確認の可能性がある）。

③検査終了してから5分後に息苦しさと気分不快が出現➡造影剤による副作用の可能性

④既往歴に脂質異常症で食事療法を行っている➡脂質異常症は閉経後の女性にみられることがあるが，食事療法のみなので程度は軽い。

⑤生活歴，家族歴➡生活歴は問題ないが，癌家系かもしれない。

E　必修の基本的事項　　**429**

⑥意識レベルは JCSⅡ-10 ━➤ 刺激に対して開眼し，簡単な言葉で返答するが，会話や意思疎通が難しい比較的重度の意識障害である。

⑦身長 160 cm，体重 56 kg ━➤ BMI 21.88 で普通体重

⑧体温 35.0℃ ━➤ 低体温

⑨脈拍 112/分，整，血圧 76/48 mmHg，呼吸数 28/分 ━➤ 頻脈で血圧低下，呼吸促拍している。

⑩SpO$_2$ 96%（room air）━➤ 軽度の低酸素血症

⑪毛細血管再充満時間が 3 秒である ━➤ 正常では 2 秒以内であることから循環不全が疑われる。

⑫冷感と皮膚の湿潤を認める ━➤ 血圧低下や末梢循環不全で末梢血管が収縮して血液がうまく循環しないときに，皮膚が冷たく湿った感じ（冷汗）になる。

⑬眼瞼結膜と眼球結膜とに異常を認めない ━➤ 貧血や結膜浮腫はない。

⑭顔面に浮腫，胸腹部に発赤と腫脹を認める ━➤ アレルギー反応で放出されるヒスタミンによる血管拡張や血管透過性亢進のため，顔面浮腫と胸腹部の発赤と腫脹がみられる。

⑮心音に異常を認めない ━➤ 心血管系異常ではない。

⑯発声は可能である ━➤ 喉頭浮腫では発声が困難になる。

⑰吸気性喘鳴を認める ━➤ 呼吸時に気道が狭くなることで生じる。原因は気道上部（特に喉頭や気管）の閉塞や狭窄で，気管の狭窄と思われる。このような反応はアナフィラキシーショックや重度のアレルギー反応に関連することがある。

| 鑑別診断 | 腹部造影 CT 検査施行後のショック状態であり，診断は明らかである。 |

| 診断名 | 造影剤アレルギーによるアナフィラキシーショック |

[41]

| 選択肢考察 | 〇a　アドレナリンは交感神経刺激薬として心拍数増加，血圧上昇，気道の拡張などのアナフィラキシーショックの治療で最優先の第一選択薬として筋肉注射で使用される。 |

　　×b　アトロピンは副交感神経遮断薬で，心拍数が異常に遅くなる徐脈や麻酔前の唾液分泌や気道分泌物の抑制に用いられ，アナフィラキシーショックでは補助的に使用されることがある。

　　×c　グルココルチコイドは抗炎症作用，免疫抑制作用などがあり，アナフィラキシーショックでは過剰な免疫反応を抑えるために使用される。アドレナリンに比べて即効性はないが遅延的な効果や喘息などの呼吸器症状の改善がみられる。

　　×d　グルコン酸カルシウムは低カルシウム血症，不整脈，マグネシウム中毒の治療に用いられる。急性のアナフィラキシーショックではカルシウムが血管の透過性を正常に保つために補助的に使用されることがある。

　　×e　ジアゼパムはベンゾジアゼピン系の薬物で，抗不安作用，鎮静・催眠作用，抗けいれん作用，筋弛緩作用などがある。アナフィラキシーショックの治療には用いられない。

| 解答率 | a 99.1%，b 0.2%，c 0.4%，d 0.1%，e 0.2% |

[42]

| 選択肢考察 | ×a　クリニカルパスは患者ごとに最適な治療計画を標準化することで診療の質を均一化して治療のばらつきを減少させる目的で使用されるものであり，この患者の有害事象の再発防止にはならない。 |

× b　医療事故調査制度は医療現場で発生した事故やインシデントについて調査・分析を行い，原因，背景から再発防止につなげることを目的としており，事故の原因究明と改善策を提示する役割があるが，この制度では直接この患者の有害事象の再発防止にはならない。

× c　医療安全支援センターは医療機関における安全管理や事故防止に関する支援を行う専門機関であり，調査や分析をサポートする。事故原因や再発防止策を提供する役割があることから有用ではあるが，直接この患者の有害事象の再発防止にはならない。

× d　ヨード造影剤には一定の割合で副作用が出現することは知られており，製薬会社に報告することは，この患者の有害事象の再発防止にはつながらない。

○ e　この患者の診療録上の所定の位置に有害事象を記録することが，有害事象の再発に最も必要である。

解答率　a 6.0%，b 2.0%，c 1.4%，d 0.1%，e 90.4%

関連知識　有害事象の再発防止にはリスク管理体制の強化，医療従事者への継続的な訓練が不可欠である。またインシデント報告システムの活用や，チェックリストの標準化などが必要である。

造影剤アレルギーのある患者に対しては非造影画像（MRI など）の選択，またはアレルギー反応を起こしにくい造影剤の選択が推奨される。また，アレルギー反応を防ぐために造影剤使用前に副腎皮質ステロイドや抗ヒスタミン薬の前投与（プレメディケーション）を行うことで，軽度のケースでは予防できる場合がある。

正解　［41］a　**正答率** 99.1%　　［42］e　**正答率** 90.4%

受験者つぶやき

［41］・造影 CT 終了 5 分後の息苦しさ，気分不快，顔面の浮腫といった所見から造影剤によるアナフィラキシーショックと考えました。
　　　・アナフィラキシーショックにはまずアドレナリンの筋注が必要です。
［42］・実習で担当患者さんの診療録をよく見ておくと良いと思います。
　　　・この患者における再発防止なのでカルテ記載が適切だと考えました。

E　必修の基本的事項　　**431**

Check ■■■

次の文を読み，43，44 の問いに答えよ。

74 歳の女性。感冒様症状を主訴に来院した。

現病歴：現在，医療機関に通院していない。2 週間前から，微熱と咳嗽が続き，①食欲が低下している。市販の感冒薬を服用したが，改善しないため受診した。

既往歴：小学生の時に気管支喘息，22 歳時に虫垂炎，54 歳時に胆石症，68 歳時に脊椎圧迫骨折，70 歳時に悪性リンパ腫。

生活歴：喫煙歴と飲酒歴はない。

家族歴：母は乳癌で死亡。

現　症：意識は清明。身長 160 cm，体重 58 kg。体温 36.3℃。脈拍 84/分，整。血圧 120/78 mmHg。呼吸数 20/分。SpO_2 86%（room air）。眼瞼結膜と眼球結膜とに異常を認めない。②頸静脈の怒張を認める。頸部リンパ節を触知しない。心音に異常を認めない。③両肺野に coarse crackles を聴取する。腹部は腸雑音に異常を認めない。④肋骨弓下に肝を 1 cm 触知する。⑤両下肢に圧痕性の浮腫を認める。

検査所見：尿所見：蛋白（－），糖（－），ケトン体（－），潜血（－），沈渣に異常を認めない。血液所見：赤血球 454 万，Hb 13.2 g/dL，Ht 42%，白血球 7,000，血小板 18 万，D ダイマー 2.6 µg/mL（基準 1.0 以下）。血液生化学所見：アルブミン 3.9 g/dL，総ビリルビン 1.2 mg/dL，AST 24 U/L，ALT 18 U/L，LD 182 U/L（基準 124〜222），CK 62 U/L（基準 41〜153），尿素窒素 14 mg/dL，クレアチニン 0.9 mg/dL，尿酸 6.9 mg/dL，血糖 84 mg/dL，HbA1c 5.8%（基準 4.9〜6.0），トリグリセリド 74 mg/dL，HDL コレステロール 36 mg/dL，LDL コレステロール 76 mg/dL，Na 132 mEq/L，K 4.0 mEq/L，BNP 356 pg/mL（基準 18.4 以下）。CRP 0.3 mg/dL。心電図に異常を認めない。胸部エックス線写真で心胸郭比 56%，軽度のうっ血を認める。心エコー検査で左室駆出率 32% であった。

119E-43　下線部のうち，左心不全に特徴的な徴候はどれか。

　　a　①　　　　b　②　　　　c　③　　　　d　④　　　　e　⑤

119E-44　薬剤性の心筋障害を疑った場合，既往歴のうち特に詳細に聴取すべき病歴はどれか。

　　a　気管支喘息　　　　b　虫垂炎　　　　c　胆石症
　　d　脊椎圧迫骨折　　　e　悪性リンパ腫

アプローチ　①微熱と咳嗽━➡上気道炎症状であるが，元々心機能が低下した患者では，これを契機に心不全症状が明らかとなることが多い。

②70 歳時に悪性リンパ腫━➡心機能を低下させる抗癌剤を投与されていた可能性が高い。

③心胸郭比 56%，軽度うっ血━➡左心不全の所見である。

④心エコー検査で左室駆出率 32%━➡正常値は 60〜70% であるため，この左室駆出率は明らかに低下している。

診断名　左心不全，特に左室駆出率低下型心不全〈HFrEF＝Heart Failure with reduced Ejection Fraction〉の状態である。

[43]

選択肢考察

× a ①：食欲不振は左心不全に特徴的なものではない．一般にうっ血があるとそのうっ血は全身症状として腸管にもきたし，食欲の低下を招く．右心不全の徴候の一つである．

× b ②：頸静脈怒張は右心系のうっ血を示し右心不全の徴候である．

○ c ③：両肺野に coarse crackles を聴取する．これは従来の湿性ラ音であり，肺うっ血を示唆する．肺うっ血は当然，左心不全の徴候である．

× d ④：肋骨弓下に肝を1cm触知する．肝腫大および脾腫は右心系のうっ血による症状である．

× e ⑤：両下肢の圧痕性浮腫〈pitting edema〉も右心系のうっ血を示し，右心不全の徴候と考えられる．

解答率 a 0.2％，b 1.1％，c 97.4％，d 0.2％，e 1.0％

[44]

選択肢考察

薬剤性の心筋障害の原因となるのは主に抗癌剤で，ダウノルビシン（ダウノマイシン®），ドキソルビシン（アドリアマイシン®）が有名である．したがって，この中で抗癌剤を使うような悪性腫瘍性疾患を選べばよいことになる．

× a 心筋障害とは特に無関係である．

× b 虫垂炎も心機能を落とすような薬剤を投与することはない．

× c 胆石症に用いる薬と心筋障害は無関係である．

× d 脊椎圧迫骨折と薬剤性心筋障害は接点がない．

○ e 腫瘍性疾患の中でも悪性リンパ腫や白血病のように血液の癌と言われるものは，抗癌剤で主す治療を行うことが多い．この際，有名なダウノルビシン（ダウノマイシン®），ドキソルビシン（アドリアマイシン®）などは直接的に心筋障害を起こすことが知られていて，しかも同様にその障害は投与量〈dose〉に相関すると言われている（dose dependent）．

解答率 a 5.2％，b 0.1％，c 0.3％，d 0.3％，e 94.0％

正解 [43] c 正答率 97.4％　　[44] e 正答率 94.0％

受験者つぶやき

[43]・治療法の選択にもつながるので，右心不全，左心不全のそれぞれの特徴を正確に押さえておくと良いと思います．
・肺うっ血による coarse crackles や wheezes を聴取すると思いました．

[44]・ドキソルビシンの心毒性は頻出です．
・悪性リンパ腫治療のドキソルビシンによる心毒性を考えました．

E　必修の基本的事項　**433**

Check ■ ■ ■

次の文を読み，45，46 の問いに答えよ。

32 歳の男性。腹痛を主訴に来院した。

現病歴：本日起床時から腹痛が出現した。悪心を伴い朝食を食べられなかった。出社時間となっても症状が改善しないため受診した。

既往歴：小学生時に気管支喘息のため吸入薬を使用していた。

生活歴：広告会社で勤務している。喫煙は 10 本/日を 10 年間。飲酒は機会飲酒。4 年前に結婚し，妻と 1 歳の男児の 3 人暮らし。3 年前から猫を 2 匹飼っている。海外渡航歴はない。

家族歴：父が 60 歳時に胃癌で手術。母が糖尿病で服薬治療中。

現　症：身長 178 cm，体重 68 kg。体温 37.3℃。脈拍 72/分，整。血圧 132/78 mmHg。眼瞼結膜と眼球結膜とに異常を認めない。甲状腺と頸部リンパ節を触知しない。心音と呼吸音とに異常を認めない。腹部は平坦。腸雑音はやや亢進している。肝・脾を触知しない。腹部正中に軽度の圧痛を認める。下腿に浮腫を認めない。

検査所見：尿所見：蛋白（−），糖（−），ケトン体 1+，潜血（−），沈渣に白血球を認めない。血液所見：赤血球 488 万，Hb 14.6 g/dL，Ht 44％，白血球 12,300，血小板 21 万。血液生化学所見：総蛋白 7.6 g/dL，アルブミン 3.9 g/dL，総ビリルビン 0.9 mg/dL，AST 28 U/L，ALT 16 U/L，LD 177 U/L（基準 124〜222），ALP 83 U/L（基準 38〜113），γ-GT 32 U/L（基準 13〜64），アミラーゼ 50 U/L（基準 44〜132），CK 60 U/L（基準 59〜248），尿素窒素 19 mg/dL，クレアチニン 0.9 mg/dL，尿酸 6.2 mg/dL，血糖 98 mg/dL，Na 134 mEq/L，K 4.4 mEq/L，Cl 98 mEq/L。CRP 1.6 mg/dL。

119E-45　検査結果を説明後に，患者から「幼い子供がいるので，うつる病気かどうか心配です」と発言があった。

この発言に対する適切な問診はどれか。

a　「夜は眠れますか」　　　　　　　　b　「便秘はありますか」

c　「おなかの張りはありますか」　　　d　「手足のしびれはありますか」

e　「周りに同じ症状の人はいますか」

119E-46　外来受診後，自宅で安静にしていたが，夕方になり腹痛が増悪したため再受診した。腹痛の部位が移動し，右下腹部に圧痛を認めた。

この患者に認める可能性の高い所見はどれか。

a　黄　疸　　　b　下　血　　　c　波　動　　　d　金属音　　　e　反跳痛

アプローチ　①起床時から腹痛と悪心 ➡ 急性の消化器疾患を疑う。

②体温 37.3℃，白血球 12,300，CRP 1.6 mg/dL ➡ 炎症性疾患

③ケトン体 1+ ➡ 絶食が続いているためであろう。

④腸雑音やや亢進 ➡ 閉塞性イレウスや急性腸炎などでは腸動が亢進するが，病勢の進行とともに麻痺性になっていくことが多い。

鑑別診断　急性の経過であり，呼吸器症状はないものの，この段階では感冒に合併する急性胃腸炎など

の炎症性疾患が疑われるが，まだ嘔吐や下痢はなく，注意深い経過観察が必要である。

[45]

選択肢考察　感染性疾患かどうかを判断する問診上のポイントを問う設問である。

× a　不眠は感染と関係ない。

× b　問うとしたら下痢の有無である。

× c　腹満は感染を疑う根拠にならない。

× d　手足のしびれ自体は様々な病態でみられるが，感染と相関するものではない。

○ e　a〜dまではすべて患者本人の症状を尋ねているが，eのみ周囲の状況を尋ねており，感染症は本質的に伝播するものなのでこれが最も重要な問診項目である。

解答率　a 0.2%，b 0.1%，c 0.1%，d 0.0%，e 99.5%

[46]

アプローチ　⑤夕方になり，腹痛が強くなり，右下腹部に限局 ⟶ 典型的な急性虫垂炎の経過である。痛みの変化は炎症が消化管から周囲の腹膜へ広がり初期の内臓痛が体性痛へ変化したことによる。

診断名　急性虫垂炎

選択肢考察　× a　肝不全や胆管閉塞はない。

× b　消化管出血や痔疾ではない。

× c　急性虫垂炎で少量の腹水がみられることがあっても，波動を触知するほど大量の腹水貯留をきたすことはまずない。

× d　閉塞性イレウスの際，口側の腸動が亢進することによる症状である。急性虫垂炎では炎症によって回盲部周囲の腸管の動きが悪くなって麻痺性になることはあっても，閉塞性イレウスをきたすことはない。

○ e　筋性防御とともに，炎症が広範に周囲の腹膜まで及んでいることを示している所見であり，内科的治療に加えて外科手術を考慮する根拠になる。

解答率　a 0.0%，b 0.2%，c 0.2%，d 0.7%，e 98.9%

関連知識　内臓痛は消化管の局在のはっきりしない鈍い痛みであり，体性痛は局在のはっきりした鋭い痛みである。内臓痛では炎症が消化管の粘膜や臓側腹膜までの組織に限局しているが，炎症が周囲の腸間膜や壁側腹膜などへ進展すると上述の体性痛に移行する。反跳痛や筋性防御は腹膜刺激症状と呼ばれ，体性痛への移行を判断する根拠になる。反跳痛があれば軽くはないと判断でき，筋性防御があれば手術を考慮すべきである。

コメント　急性虫垂炎は119B-35でも，ほぼ同じ形で（ただし英語で）出題されている。

正　解　[45] e　**正答率 99.5%**　　[46] e　**正答率 98.9%**

受験者つぶやき　[45]・周りに同じ症状の人がいれば，症状と合わせて，ウイルス性胃腸炎などの感染する病気の可能性を考えなければならないなと思いました。
・感染性を心配しているので感染状況を聞くのがいいと思いました。
[46]・腹痛の部位が正中から右下腹部に移動した，という点から虫垂炎を考えます。
・虫垂炎で認める所見を選びました。

E 必修の基本的事項 **435**

Check ■ ■ ■

次の文を読み，47，48 の問いに答えよ。

75 歳の女性。呼吸困難を主訴に救急車で搬入された。

現病歴：8 年前に認知症と診断され，現在は直前の出来事も記憶していない。1 週間前から咳嗽が増加し，市販の咳止めを内服したが改善しなかった。昨夜から呼吸困難が強くなり，喘鳴が家族にも聴取できるようになった。かかりつけ医に処方されていた吸入薬を使用したが今朝になっても改善しないため，家族が救急車を要請した。

既往歴：認知症のほかに，40 歳時から気管支喘息で発作時の吸入薬を処方されている。

生活歴：喫煙歴と飲酒歴はない。

家族歴：父が 80 歳時に脳梗塞で死亡。母が 65 歳時に胃癌で死亡。

現　症：ベッド上で仰臥位となっている。会話は可能だが見当識に関連する質問には回答できない。身長 143 cm，体重 46 kg。体温 36.6℃。心拍数 92/分，整。血圧 146/68 mmHg。呼吸数 20/分。SpO_2 99％（マスク 5 L/分　酸素投与下）。頸静脈の怒張を認めない。口腔内と咽頭とに異常を認めない。両側全肺野で呼気時に wheezes を聴取する。腹部は平坦，軟で，肝・脾を触知しない。四肢に浮腫を認めない。

検査所見：尿所見：蛋白（－），糖（－），ケトン体（－），潜血（－）。血液所見：赤血球 452 万，Hb 13.8 g/dL，Ht 41％，白血球 5,440（好中球 43％，好酸球 12％，好塩基球 1％，単球 6％，リンパ球 38％），血小板 21 万。血液生化学所見：総蛋白 7.3 g/dL，アルブミン 3.7 g/dL，総ビリルビン 0.5 mg/dL，直接ビリルビン 0.1 mg/dL，AST 19 U/L，ALT 10 U/L，LD 230 U/L（基準 124～222），CK 40 U/L（基準 41～153），尿素窒素 10 mg/dL，クレアチニン 0.6 mg/dL，尿酸 5.3 mg/dL，血糖 98 mg/dL，Na 139 mEq/L，K 4.2 mEq/L，Cl 106 mEq/L，Ca 8.9 mg/dL，P 4.0 mg/dL。CRP 0.4 mg/dL。動脈血ガス分析（マスク 5 L/分　酸素投与下）：pH 7.46，$PaCO_2$ 31 Torr，PaO_2 92 Torr，HCO_3^- 21 mEq/L。心電図で異常を認めない。胸部エックス線写真で異常を認めない。

119E-47　この患者の前腕から静脈投与を行う。

　　　　静脈留置針の自己抜去を防ぐために行う対応で適切なのはどれか。

　　　a　薬剤は持続点滴で投与する。

　　　b　両上肢を抑制帯で固定する。

　　　c　できるだけ太い留置針を用いる。

　　　d　夜間も患者周囲の照明をできるだけ明るくする。

　　　e　患者から見えないように寝衣の袖の中に点滴ルートを通す。

119E-48　β_2 刺激薬の吸入を行ったが呼吸困難と喘鳴が改善しない。

　　　　次に静脈内投与すべき薬剤はどれか。

　　　a　アトロピン　　　　　b　ジアゼパム　　　　　c　フロセミド

　　　d　アドレナリン　　　　e　グルココルチコイド

アプローチ　①8 年前に認知症と診断された。

②昨夜から呼吸困難が強くなり，喘鳴が家族にも聴取できるようになった。

③吸入薬を使用したが今朝になっても改善しない。

④40歳時から気管支喘息で発作時の吸入薬を処方されている。

→②，③，④からは気管支喘息を疑う症状であるが，高齢者の場合には心不全も鑑別に挙げる必要がある。

⑤頸静脈の怒張を認めない → 心不全は否定的

⑥両側全肺野で呼気時に wheezes を聴取 → 気管支喘息，心不全いずれでも聴取される。

⑦四肢に浮腫を認めない → 心不全は否定的

⑧白血球 5,440，好酸球 12% → 好酸球の増多は気管支喘息で認められる。

⑨CRP 0.4 mg/dL → 呼吸器感染症は否定的である。

⑩心電図で異常を認めない。

⑪胸部エックス線で異常を認めない。

鑑別診断　呼吸困難を主訴とする高齢女性の症例である。「アプローチ」②，⑥，⑧からは気管支喘息を最も疑うが，高齢者であり心不全や細菌性肺炎も鑑別に挙げるべきである。特に高齢者の心不全では喘鳴を呈することがあり，気管支喘息との鑑別は重要となる。本例では⑤や⑦から心不全徴候は認めず，⑩や⑪からも心不全は否定的である。また発熱はなく，⑨，⑪からは細菌性肺炎も否定的である。したがって，本例の診断は気管支喘息発作である。なお，本例の気管支喘息管理について，③は認知症もあるために吸入手技が上手に行えていなかった可能性があり，また④からは喘息に対する治療薬が短時間作用性のβ₂刺激薬のみで吸入ステロイド薬が使用されておらず，十分でなかった可能性もある。

診断名　気管支喘息発作

[47]

選択肢考察　× a　薬剤の持続点滴により静脈針の留置時間が長くなり，自己抜去のリスクがより高まってしまう。

× b　抑制帯を含めた身体抑制は，患者の安全を守るため，もしくは治療効果を上げるためにやむをえない場合にのみ必要最小限で行われる。本例に対して第一選択で考えるべき処置ではない。

× c　留置針を太くすることは苦痛を強くするだけで自己抜去のリスク低下には寄与しない。

× d　高齢の入院患者では夜間せん妄により静脈留置針を自己抜去することがある。せん妄を予防するためには，夜間は光や音による刺激は最小限にした方が良い。また昼夜のメリハリをつける意味でも夜間の照明はできるだけ暗くした方が良い。

○ e　正しい。点滴ルートがなるべく本人の視界に入らない方が自己抜去のリスクは減るため，寝衣の袖の中を通すなどの工夫が必要である。

解答率　a 4.0%，b 4.7%，c 0.5%，d 1.8%，e 88.9%

[48]

選択肢考察　× a　アトロピンは徐脈性不整脈で使用される抗コリン薬である。

× b　ジアゼパムは抗けいれん薬で，てんかん重積発作時に第一選択として用いられる。

× c　フロセミドは心不全の治療で用いられる利尿薬である。

E　必修の基本的事項　　**437**

× d　アドレナリン皮下注射は，β作用による気管支平滑筋弛緩とα作用による気道粘膜浮腫の除去による気管支拡張作用を示すことから重篤な気管支喘息発作時に使われることがある。本例は重篤な発作ではなく，まずはグルココルチコイドの静脈内投与が行われるべきである。

○ e　正しい。気管支喘息発作においてβ₂刺激薬吸入で効果が得られない場合には，グルココルチコイドの静脈内投与が推奨される。

解 答 率 a 1.9%，b 0.2%，c 0.4%，d 0.7%，e 96.6%

関連知識　気管支喘息発作に対する治療は，短時間作用性β₂刺激薬の吸入が第一選択であり，追加治療として全身性ステロイド投与を行い，重症例に対してはアドレナリン皮下注射を行う。この点は高齢者喘息でも非高齢者と同じである。

　安定期の喘息治療は，吸入ステロイド薬による抗炎症治療を中心に，長時間作用性β₂刺激薬および長時間作用性ムスカリン受容体拮抗薬などの気管支拡張薬の吸入を併用していく。しかし，高齢者喘息においては吸入デバイスの誤操作や吸入方法の誤り，吸入アドヒアランスの低下などの問題点が潜んでおり，これらが喘息増悪の誘因になりうるために，より丁寧な吸入指導や家族など周囲のサポート体制の構築が重要となる。

正 解　［47］e　**正答率** 88.9%　　［48］e　**正答率** 96.6%

受験者つぶやき
［47］・実習で両上肢を抑制されている患者さんを見たことがあったので迷いましたが，まずは抑制よりもeを優先してあげるべきだと考えました。
　　・実習で，自己抜去する患者さんの静脈留置を目に見えないところで行っていたことを思い出しました。
［48］・気管支喘息とCOPDの治療は急性期，慢性期に分けてざっくり整理しておくと良いと思います。
　　・喘息発作はβ刺激薬，ステロイド全身投与です。

Check ■ ■ ■

次の文を読み，49，50の問いに答えよ。

17歳の男子。胸痛を主訴に来院した。

現病歴：昨日午後，高校の授業中に左胸部痛と呼吸困難を自覚し，当院を受診し，胸部エックス線撮影を施行された。一旦帰宅したが，本日朝になっても軽度の左胸痛が持続するため，再度受診した。

既往歴：特記すべきことはない。

生活歴：両親，大学生の兄と同居。アレルギー歴はない。

現　症：意識は清明。身長182 cm，体重66 kg。体温36.5℃。脈拍80/分，整。血圧110/78 mmHg。呼吸数18/分。SpO₂ 96％（room air）。心音に異常を認めない。

検査所見：血液所見：赤血球500万，Hb 14.9 g/dL，Ht 45％，白血球8,300，血小板29万。血液生化学所見：AST 21 U/L，ALT 18 U/L，LD 180 U/L（基準124～222）。本日来院時の胸部エックス線写真（別冊 No. 6A）と胸部単純CT（別冊 No. 6B）とを別に示す。

A

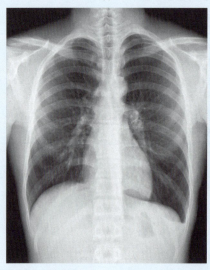

B

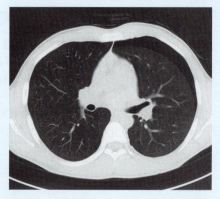

119E-49　この患者でみられる所見はどれか。

　　　　a　奇異呼吸　　　　b　胸部握雪感　　　　c　左上肢浮腫
　　　　d　左頸静脈怒張　　e　左呼吸音減弱

119E-50　昨日と本日の胸部エックス写真を比較して，大きな変化は認められなかった。適切な治療方針はどれか。

　　　　a　抗菌薬投与　　　b　昇圧薬投与　　　　c　外来で経過観察
　　　　d　気管支拡張薬吸入　e　緊急胸腔鏡下手術

アプローチ　①17歳の男子　→　若年男子に頻度の高い疾患を想起

　　　　　②昨日からの胸痛と呼吸困難　→　胸膜，胸壁疾患ないし心血管系疾患を想起

　　　　　③身長182 cm，体重66 kg　→　長身，やせ型の体型

④既往歴なし，脈拍 80/分，整，血圧 110/78 mmHg，心音異常なし ⟶ 心血管系疾患は否定的

⑤呼吸数 18/分，SpO₂ 96％（room air） ⟶ 呼吸状態は保たれている状態

⑥白血球 8,300 ⟶ 細菌感染の可能性は否定的

⑦AST，ALT，LD 正常 ⟶ 肝疾患や LD 上昇を伴う疾患は否定的

画像診断

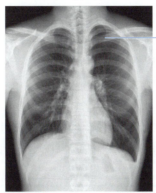

左上肺野に線状陰影があり，その外側は無血管領域があり，気胸と判断される。肺尖部が鎖骨よりも上方にあることが確認され，Ⅰ度の気胸と判断される

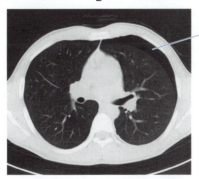

左胸郭内に線状陰影があり，その外側は無血管領域があり，気胸と判断される。bulla の存在は確認できない。皮下気腫を示す所見はない

鑑別診断 肺には痛覚はないので，胸痛は，壁側胸膜から外側の部位からの痛みか心血管系からの痛みの可能性が高い。呼吸困難もあり，長身やせ型体型の若年男性であり，自然気胸と考えられる。

診断名 左自然気胸

[49]

選択肢考察
- × a　胸郭の非対称の動き，胸腹部の同調がない，胸部の一部が他の部分と逆の動きをする場合にみられる呼吸であり，酸素飽和度，画像所見とは合致せず，この患者ではみられない。
- × b　皮下気腫は画像上みられないので胸部握雪感はない。
- × c　左上肢の血流障害を示唆する画像所見はないので左上肢の浮腫は考えられない。
- × d　頸静脈怒張をきたす胸郭内病変の存在はないので考えられない。
- ○ e　気胸の存在があれば患側の呼吸音減弱が生じる。

解答率 a 0.2％，b 4.5％，c 0.1％，d 0.2％，e 94.9％

関連知識 気胸は，Ⅰ度（肺尖部が鎖骨より上にあり，少し肺がしぼんでいる状態。外来通院で，数日間の安静で改善することもある），Ⅱ度（肺尖部が鎖骨より下にある状態で，虚脱率が 50％ 以

下，胸腔ドレナージによる脱気療法が必要），Ⅲ度（虚脱率が50％以上で，胸腔ドレナージによる脱気が必要）に分けられる。

［50］

アプローチ ⑧胸部エックス線写真で大きな変化なし ⟶ 気胸の増悪なし

選択肢考察
× a　細菌感染の関与はないので抗菌薬の投与は適切でない。
× b　昇圧薬で気胸は改善しないので適切でない。
○ c　Ⅰ度の気胸で経時的増悪がないので外来での経過観察の適応と判断される。
× d　気管支拡張薬で気胸は改善しないので適切でない。
× e　気胸の増悪があれば胸腔ドレナージによる脱気療法の適応であるが，本例では緊急手術の適応はない。

解答率　a 0.1％，b 0.2％，c 92.2％，d 0.3％，e 7.1％

関連知識　自然気胸は，両側性，再発性，内科的治療に抵抗（胸腔ドレナージによる脱気療法でのコントロール不良）および社会的適応が外科的治療の適応である。

正解　［49］e　正答率 94.9％　　［50］c　正答率 92.2％

受験者つぶやき
［49］・胸腔内の空気が，呼吸音が聴診器に届くまでの障壁になると考えました。胸部握雪感についてはエックス線で皮下気腫が見当たらないことから除外しました。
・エックス線で所見がわかりませんでしたがCTで気胸とわかるようです。どうせ気胸だろと危険な綱渡りをしてしまいました。
［50］・大きな変化がないのであれば，無理して介入する必要はないかなと思いました。
・バイタルサインが安定しておりエックス線所見に変化がないなら経過観察でいいと思いました。

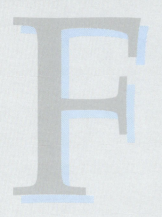

F問題 医学総論／長文問題 75問

一般総論 35問
臨床総論 24問
長文問題 15問
臨床/計算問題 1問

医学総論
長文問題

F 医学総論／長文問題

Check ■■■

119F-1 世界保健機関〈WHO〉の目的で正しいのはどれか。

a 疾病の国際的伝播を最大限防止する。
b 人道的かつ秩序ある移住を推進する。
c 開発途上国の経済・社会の発展，生活水準を持続的に発展させる。
d 世界中の子供たちが「子供の基本的人権」を享受できるようにする。
e 人々が健全で活発な生活を送るために十分な量・質の食糧を供給する。

選択肢考察
○ a WHO 憲章第 21 条にある。
× b 国際移住機関〈IOM〉の目的である。
× c 世界銀行グループや経済協力開発機構〈OECD〉などが目的としている。
× d 国連児童基金〈UNICEF〉の目的である。
× e 国連食糧農業機関〈FAO〉の目的である。

解答率 a 99.0%，b 0.0%，c 0.3%，d 0.1%，e 0.5%

関連知識 選択肢 a は WHO 憲章第 21 条に基づいて作成された国際規則である国際保健規則〈IHR〉の内容であり，IHR は第 2 条で「本規則の目的及び範囲は，国際交通及び取引に対する不要な阻害を回避し，公衆衛生リスクに応じて，それに限定した方法で，疾病の国際的拡大を防止し，防護し，管理し，及びそのための公衆衛生対策を提供することである。」と規定している。

コメント 保健医療に直接関係するものを選択すれば正解を得られた問題である。

正解 a 　正答率 99.0%

・コロナ禍に WHO の会見をよく目にしていたので，イメージしやすかったです。UNICEF や UNESCO などの役割も整理しておくと良いと思います。
・WHO なので健康に関わるものを選びました。

Check ■■■

119F-2 大腿静脈の周辺臓器の解剖で**誤っている**のはどれか。

a 鼠径靱帯は坐骨結節に付着する。
b 鼠径靱帯の頭側には後腹膜腔がある。
c 縫工筋は大腿三角の一辺を構成する。
d 大腿静脈は大腿動脈の内側を走行する。
e 大腿神経は大腿動脈の外側を走行する。

選択肢考察
× a 鼠径靱帯は上前腸骨棘と恥骨結節に付着する。坐骨には付着しない。
○ b 鼠径靱帯の頭側に筋裂孔と血管裂孔を辿ると後腹膜腔に達する。（迷）
○ c 大腿三角は鼠径靱帯，縫工筋の内側縁，長内転筋の外側縁で囲まれた部位である。
○ d 鼠径靱帯の下を大腿静脈，大腿動脈，大腿神経が通り，頭文字の順に VAN と並ぶ。

○e　大腿動脈からの採血，大腿静脈からのカテーテル挿入時に神経損傷に注意する。

解答率　a 43.8%，b 45.1%，c 6.3%，d 1.9%，e 2.7%

関連知識　鼠径靱帯と腸骨前縁との間の裂孔は，腸骨筋と大腰筋が通る筋裂孔，大腿動脈と大腿静脈が通る血管裂孔とに分けられる。大腿神経は筋裂孔を通るが，腸骨筋の上に乗り，大腿動静脈とほぼ同じ高さにある。後腹膜腔は背中側の壁側腹膜と筋膜の間を指すが，鼠径靱帯の頭側は腹膜腔の底に近い部位であり，身体の前側でも後腹膜腔があることになる。また大腿動静脈とつながる外腸骨動静脈が後腹膜臓器であることからも検討可能である。

コメント　大腿三角周辺の構造に関する問題。同部位は種々の手技で医師として触れることが多い。選択肢 b は後腹膜腔でなくて腹膜腔でも正しい。

正　解　**a**　**正答率** 43.8%

受験者つぶやき
・鼠径靱帯は恥骨結節についていたはず，というおぼろげな記憶でした。d，e は知っておくべき選択肢だと思う一方，b については正直何を言っているのかよくわかりませんでした…。
・坐骨結節は後ろすぎないか，と思いました。恥骨結節との引っ掛けでしょうか。

Check ■ ■ ■

119F-3　正常新生児で正しいのはどれか。

　　a　7頭身である。

　　b　胸式呼吸が主体である。

　　c　大泉門は生後1か月ごろ閉鎖する。

　　d　生理的体重減少は 10% 以下である。

　　e　生理的黄疸のピークは生後1～2日である。

選択肢考察　×a　正常新生児は4頭身である。成人期には7頭身に近い体形となる。

　　×b　新生児の呼吸は横隔膜呼吸（腹式呼吸）が主である。7～8歳ごろから胸式呼吸が中心になり始める。

　　×c　大泉門が新生児期に閉鎖している場合は頭蓋骨早期癒合症または小頭症である。通常は生後6か月以降に閉鎖する。

　　○d　成熟児の体重減少は 5～10% 程度である。出生後の細胞外液量の減少，不感蒸泄量が生理的体重減少の一因となる。

　　×e　ほぼすべての新生児が出生時の適応生理として黄疸を認める。ビリルビンには抗酸化作用もあり，生理的黄疸は新生児の生理的反応として理にかなっている。生理的黄疸は出生後から高くなり，日齢2～3で肉眼的黄疸がみられ，日齢4～5でピークを迎え，日齢7以降に消失する。生理的黄疸は成熟児の 90% 以上に認められ，出生直後の溶血亢進により遊離したヘモグロビンから生成される間接ビリルビンの肝臓でのグルクロン酸抱合が不十分であることが主原因と考えられている。

解答率　a 0.1%，b 3.7%，c 0.7%，d 93.9%，e 1.6%

正　解　**d**　**正答率** 93.9%

F 医学総論／長文問題　445

受験者つぶやき
・正常新生児については，これらの選択肢のほか，身長や肝臓の大きさ，便性状などがよく問われます。
・体重減少が 10% 以下かどうかを確かめるのは臨床問題でよく問われているところです。

Check ■■■

119F-4　抗精神病薬の作用と関連しているのはどれか。
a　ドパミン受容体
b　セロトニン受容体
c　モノアミンオキシダーゼ
d　アセチルコリンエステラーゼ
e　ノルアドレナリントランスポーター

選択肢考察
○ a　抗精神病薬の基本的な作用は，ドパミン D_2 受容体遮断作用である。これによって，幻覚妄想が抑えられる一方で，錐体外路症状などをきたす。
× b　最近の新しい抗精神病薬にはセロトニン 2A 受容体遮断作用を有する薬剤もあるが，基本的にはセロトニン受容体は不安症状に関連している。セロトニン受容体に働く代表的な薬剤は，選択的セロトニン再取り込み阻害薬などの抗うつ薬である。
× c　モノアミンオキシダーゼ B 阻害薬は，ドパミンやセロトニンの分解酵素であるモノアミンオキシダーゼ B を阻害することでドパミンやセロトニンの脳内濃度を高めるとされる薬剤で，抗うつ薬の一つである。
× d　コリンエステラーゼ阻害薬は抗認知症薬として用いられており，脳内のアセチルコリン濃度を高める働きがある。
× e　ノルアドレナリンは脳内神経伝達物質カテコラミンの一つである。ノルアドレナリンの濃度を上げる薬剤は主として抗うつ薬として用いられている。

解答率　a 94.0%，b 3.6%，c 1.6%，d 0.3%，e 0.5%
正解　a　正答率 94.0%

受験者つぶやき
・Lewy 小体型認知症の薬剤過敏性は，ドパミンが低下しているのに抗精神病薬を投与して，さらにドパミンが低下してしまうことで起こる現象です。
・抗精神病薬はドパミン拮抗薬です。

Check ■■■

119F-5　遺伝子-環境交互作用の説明で正しいのはどれか。
a　遺伝子と環境の影響が交互に出現する。
b　環境中の有害物質で遺伝子変異が起こる。
c　遺伝子組み換えの生物が環境に影響を与える。
d　遺伝子と環境のそれぞれが原因の疾患がある。
e　遺伝子の違いにより環境の健康への影響が異なる。

選択肢考察
× a　もしも記述が「相互に出現する」であれば，遺伝子-環境相互作用のことである。
× b　この記述は，有害物質による遺伝子突然変異（変異原性）のことである。
× c　この記述は，遺伝子組み換え生物による環境影響のことである。
× d　この記述は，複数の遺伝子要因と環境要因により発症する多因子疾患のことである。
○ e　遺伝子の影響が環境要因により変わること，または環境の影響が遺伝子要因によって変わることを，遺伝子-環境交互作用という。

解答率　a 3.8%，b 3.8%，c 1.9%，d 13.3%，e 77.2%

関連知識　遺伝子要因と環境要因が加算的に作用することを「遺伝子-環境相互作用」といい，遺伝子要因と環境要因が加算的では説明できない場合を「遺伝子-環境交互作用」という。

正解　e　正答率 77.2%

・それぞれが関連して影響してそうなものを選びました。

Check ☐☐☐

119F-6　副腎皮質と共通のホルモン合成酵素が存在するのはどれか。
a　視床下部　　b　下垂体　　c　副甲状腺　　d　副腎髄質　　e　性腺

選択肢考察
× a　視床下部からは副腎皮質刺激ホルモン放出ホルモン〈CRH〉のほか，甲状腺刺激ホルモン放出ホルモン〈TRH〉や性腺刺激ホルモン放出ホルモン〈GnRH〉，バソプレシン，オキシトシンなどが放出されるが，いずれも，副腎皮質とホルモン合成酵素は共通していない。
× b　下垂体では，前葉から副腎皮質刺激ホルモン〈ACTH〉，成長ホルモン〈GH〉，甲状腺刺激ホルモン〈TSH〉，乳汁分泌ホルモン〈PRL〉，性腺刺激ホルモン（LH, FSH）が分泌され，後葉から抗利尿ホルモン〈ADH〉が分泌されるが，いずれも副腎皮質と共通の合成酵素はない。
× c　副甲状腺ホルモン〈PTH〉は，第11染色体短腕（11p15）に位置するPTH遺伝子の転写から始まるとされているが，副腎皮質とホルモン合成酵素は共通していない。
× d　副腎髄質では，アドレナリン，ノルアドレナリン，ドパミンなどが合成されるが，副腎皮質では合成されず，共通のホルモン合成酵素は存在しない。
○ e　アンドロゲンの合成までは，男女の性腺と副腎皮質において共通の経路で合成される。卵巣において，アロマターゼの働きによって，アンドロゲンがエストロゲンに変換される。このように副腎皮質と性腺では同じホルモンが作られるため，ホルモン合成酵素も共通している。

解答率　a 0.9%，b 2.5%，c 0.7%，d 2.6%，e 93.3%

関連知識　副腎皮質ホルモンは，副腎皮質において，下垂体からのACTHによる制御のもと，コレステロールを材料として酵素反応によって生合成される。アルドステロン，コルチゾール，テストステロンが生合成され，複数のホルモン合成酵素が関与している。テストステロンの産生に

F　医学総論／長文問題　447

おいては，副腎皮質と性腺は共通しており，例えば，先天性副腎皮質過形成の5疾患のうち代表的な 21-水酸化酵素欠損症〈21OHD〉を考えてみると，アルドステロン，コルチゾールが不足する一方で，テストステロン過剰となり，男性ホルモン過剰の症状が出現する。このことから，副腎皮質において，性ホルモンを合成していることが想起されるであろう。

正解　e　**正答率** 93.3%

受験者つぶやき
・コレステロールから，副腎皮質ではアルドステロン，精巣ではテストステロンができると考え，性腺を選びました。
・言っている意味がわからなかったですが，アンドロゲンは性腺でも作られると思って e にしました。

Check ■ ■ ■

119F-7　保健医療に関する国際的な提言と内容の組合せで正しいのはどれか。
　　a　アデレード宣言 ──────── あらゆる政策において健康を考慮する。
　　b　アルマ・アタ宣言 ─────── 知りえた患者の秘密を尊重する。
　　c　ジュネーブ宣言 ──────── 世界のすべての人に健康を届ける。
　　d　ヘルシンキ宣言 ──────── 他の医師の意見を求める権利を認める。
　　e　リスボン宣言 ──────── 倫理審査委員会を設置する。

選択肢考察　○a　アデレード宣言は，2010年にオーストラリアのアデレードで提唱された国際的な宣言。
　　　　　　　　　　"Health in all Policies" アプローチと呼ばれる。
　　　　×b　ジュネーブ宣言の内容である。
　　　　×c　アルマ・アタ宣言の内容である。
　　　　×d　リスボン宣言の内容である。
　　　　×e　ヘルシンキ宣言の内容である。

解答率　a 90.9%，b 0.2%，c 7.1%，d 0.3%，e 1.4%

関連知識　ジュネーブ宣言は医師の倫理規定，リスボン宣言は患者の権利，アルマ・アタ宣言はプライマリヘルスケア，アデレード宣言は人間開発，持続可能性と公平性の促進，ヘルシンキ宣言はヒトを対象とする医学研究の倫理原則に関する国際宣言である。

コメント　ヘルスプロモーションを提唱するオタワ憲章，バンコク憲章とともに覚えておきたい。

正解　a　**正答率** 90.9%

受験者つぶやき
・ヘルスプロモーションといえばバンコク，オタワ，アデレード。プライマリヘルスケアといえばアルマ・アタです。
・ヘルスプロモーションの中でアデレード宣言は出ると言われていました。

> Check ☐ ☐ ☐

119F-8 職場で健康診断の実施が規定されているのはどれか。

　a　雇入時　　　　b　退職した時　　　c　労働災害発生時
　d　長時間労働した時　　e　休職から復職した時

選択肢考察
○ a　労働安全衛生法に基づき，労働者の雇入時に健康診断を実施することが義務付けられている。
× b　退職時には，特に行われる措置はなく，健康診断を定める規定も存在しない。
× c　労災時は事故対応のための検査などが行われることはあるが，定期健康診断としての規定はない。
× d　長時間労働後には，特別な健康診断は規定されていないが，状況により，産業医面談などが行われることはある。
× e　復職時の健康診断も，法定の定期健康診断には該当しないが，産業医による復職面談などが行われている。

解答率　a 95.5%，b 0.2%，c 1.8%，d 2.1%，e 0.4%

関連知識　労働安全衛生法は，新規雇用時に労働者の健康状態を把握し，業務に適した健康管理を行うための措置として，雇入時の健康診断を明示的に義務付けている。

コメント　新規雇用時の健康診断は，労働者の安全確保と健康管理の基盤となるため，企業にとっても重要な法令遵守事項である。

正解　a　**正答率** 95.5%

受験者つぶやき
・職場の健康診断は労働安全衛生法，ｃｄｅはどちらかといえば労働基準法なのかなと思いました。
・研修病院で健康診断を受けたのでaにしました。

> Check ☐ ☐ ☐

119F-9 治療薬Aの疾患Bに対する治療効果を調べるための臨床試験を行った。疾患B患者を対象として，治療薬A投与群〈介入群〉とプラセボ投与群〈対照群〉にランダムに割り付けた。対象者数は240人で，治療効果を3日目症状消失率で比較検討した。得られた結果を表に示す。

	介入群	対照群	P値
対象者数	120人	120人	
3日目症状消失率	28%	15%	0.02

この臨床試験の統計解析手法はどれか。

　a　t検定　　　　　　b　χ^2検定　　　　c　生存分析
　d　線形回帰　　　　e　比例ハザードモデル

選択肢考察

× a　2つの標本の平均値を比較して，その差が統計的に有意な差であるかどうかを判断するための統計解析手法である。

◯ b　ここで比較しようとしているのは，A群，B群のそれぞれ総数に対する症状が軽快した割合である。割合の差に有意差があるか比較検討する統計解析手法は χ^2 検定である。

× c　生存分析は時間の経過に伴うイベント発生のリスクを解析する統計解析手法である。

× d　線形回帰は独立変数と従属変数の間の線形関係をモデル化する統計解析手法である。

× e　比例ハザードモデルは，時間とともに変化するリスクを説明するモデルで，リスクの比が一定であると仮定する。

解答率　a 24.4%，b 71.3%，c 1.1%，d 1.0%，e 2.3%

関連知識　＜χ^2（カイ二乗）検定＞

2つ以上の独立した群において，カテゴリーデータの頻度分布が統計的に異なるかどうかを調べるための検定方法。カテゴリーデータとは，データが「カテゴリー」や「グループ」に分けられるもので，例えば「治療効果があったか・なかったか」や「薬を服用したか・していないか」などが該当する。

正解　b　**正答率** 71.3%

受験者つぶやき
・118F-23の選択肢の吟味が足らず，間違いました。過去問を丁寧に演習することが大切だと痛感しました。
・平均はt検定，率とかはカイ二乗検定だと思いました。

Check ■■■

119F-10　国民生活基礎調査に**含まれない**のはどれか。
　　　　a　医　療　　b　教　育　　c　所　得　　d　福　祉　　e　保　健

選択肢考察

◯ a，◯ c，◯ d，◯ e　調査項目に含まれる。

× b　調査項目に含まれない（厳密には，世帯票に在学・卒業を問う項目が含まれているが，調査の趣旨を優先する）。

解答率　a 3.0%，b 68.5%，c 10.4%，d 4.2%，e 13.8%

関連知識　国民生活基礎調査は，統計法に規定され，保健，医療，福祉，年金，所得等国民生活の基礎的事項を調査し，厚生労働省の所掌事務に関する政策の企画および立案に必要な基礎資料を得るとともに，各種調査の調査客体を抽出するための親標本を設定することを目的に行われる（国民生活基礎調査規則第2条）。3年ごとの大規模調査（直近は2022年）と，その他の年に実施される簡易調査からなる。健康状態（有訴者率），通院状況，検診受診状況，家庭内での介護の状況などの重要な情報が得られる。

＜国民生活基礎調査の調査項目＞
・世帯票：単独世帯の状況，5月中の家計支出総額，世帯主との続柄，性，出生年月，配偶者の有無，医療保険の加入状況，公的年金・恩給の受給状況，公的年金の加入状況，就業状況等
・健康票：自覚症状の状況，通院の状況，健康意識，こころの状態，がん検診の受診状況等

- 介護票：要介護度の状況，介護が必要となった原因，介護サービスの利用状況，主に介護する者の介護時間等
- 所得票：前年1年間の所得の種類別金額・課税等の状況，生活意識の状況等
- 貯蓄票：貯蓄現在高，借入金残高等

正解 b 正答率 68.5%

受験者つぶやき
- 国民生活基礎調査には所得票，介護票，健康票，世帯票，貯蓄票があります。教育はこれらに含まれないと思い，除外しました。
- 保健のイメージが湧かなくてeにしてしまいました。

Check ■ ■ ■

119F-11 原発巣コントロール良好な転移性脳腫瘍の治療で，定位放射線照射が適切なのはどれか。
   a　髄膜播種を伴う病変
   b　脳ヘルニアを伴う病変
   c　多数の病変（15個以上）
   d　薬物療法に高感受性の病変
   e　小さい病変（最大径3cm以下）

選択肢考察
× a　髄膜播種はびまん性に髄膜に転移している状態なので，局所制御が目的の定位放射線照射は適応ではない。
× b　放射線治療に伴い脳浮腫が生じる可能性があり，脳ヘルニアの状態には放射線治療は適さない。
× c　脳転移病巣の数が多い場合には，定位放射線照射は適応ではない。
× d　薬物療法に感受性が高い場合には，薬物による治療が第一選択となる。
○ e　脳転移病巣が小さく数が少ない場合には，定位放射線照射が適応となる。

解答率　a 0.6%，b 2.4%，c 3.6%，d 1.2%，e 92.2%

関連知識　転移性脳腫瘍の治療方針は，脳転移の数や大きさ，癌種ごとの生物学的特徴，全身状態や治療歴など多様な患者背景と，各施設で適用できる治療手段などが考慮され決定される。
　治療法としては大きく分けて，手術，薬物療法，放射線療法があるが，転移巣の数，放射線感受性，薬剤感受性などがキーポイントとなる。
　放射線療法は定位照射と全脳照射に分けられる。
　定位照射の適応としては，4個以下の転移とされることが多い。
　全脳照射の適応としては，5個以上の多発転移，髄膜播種，放射線感受性の高い腫瘍（小細胞癌，胚細胞腫瘍，リンパ腫，骨髄腫など）が挙げられる。

正解 e 正答率 92.2%

受験者つぶやき
- 定位放射線照射＝ピンポイント照射です。3次元的に多方向から集中的に照射することから，小さな針で病変を削り取るようなものなので，脳病変では直径3cm以下が適応となります。
- 一番現実的にできそうなものを選びました。

F 医学総論／長文問題 451

Check ■ ■ ■

119F-12 乳癌術後の上肢リンパ浮腫に対する治療で適切なのはどれか。

    a 温熱療法   b 装具による固定   c 促通訓練

    d 弾性着衣による圧迫   e 電気療法

選択肢考察 乳癌手術の腋窩リンパ節郭清の合併症，上肢リンパ浮腫の治療が問われている。これは術後の入院中にリハビリテーション室で行うリハビリの内容でもある。

×a 癌細胞は熱に弱いとの理由からハイパーサーミア〈高周波音熱療法〉という治療法があるが，上肢リンパ浮腫の治療には用いられない。

×b 適切ではない。上肢の骨折などの際にはギプス固定が行われる。

×c 適切ではない。脳卒中後のリハビリをいう。

○d 複合的治療として弾性包帯による圧迫療法，リンパドレナージなどが有効である。

×e 適切ではない。精神科の電気ショックが有名であるが，整形外科の治療でも使用される。

解 答 率 a 11.3％，b 0.2％，c 23.5％，d 64.2％，e 0.6％

関連知識 腋窩リンパ節郭清後の上肢リンパ浮腫の保存的療法は，実際にはリハビリテーションとして患肢の挙上，用手的リンパドレナージ，圧迫療法，圧迫下運動療法などの複合的理学療法が行われている。ただし，同じ上肢でも骨折のときなどでは，装具やリハビリ内容が異なってくる。

コメント 乳腺外科領域からの出題としては今までにないタイプの，術後の合併症に対する治療の問題である。乳房全摘＋腋窩郭清のリハビリ内容の理解が求められた新しい問題でもある。幅広い臨床実習の重要性が示されている。

正 解 d **正答率 64.2％**

受験者つぶやき
・リンパ浮腫は間質が高蛋白の状態なので，圧迫以外の方法では改善しにくいそうです。
・リンパ浮腫で弾性ストッキングみたいのを巻いている患者さんを実習で見学したのを思い出しました。

Check ■ ■ ■

119F-13 主要な曝露源が魚介類摂取であるのはどれか。

    a 鉛   b カドミウム   c メチル水銀

    d 塩化ビニルモノマー   e テトラクロロエチレン

選択肢考察 ×a 鉛中毒は，蓄電池製造などの現場で，経気道的に曝露され，発症する。

×b イタイイタイ病は，鉱山排水で河川や土壌がカドミウム汚染され，米や飲料水を摂取したことで発生した。

○c 水俣病は，産業廃液中のメチル水銀が食物連鎖によって生物濃縮され，魚介類の経口摂

取によって発生した。

× d　塩化ビニルモノマーはプラスチックの原料で，重合作業時に発生する。比較的弱毒で，長期間吸入で発症する。

× e　テトラクロロエチレンは，ドライクリーニングで用いられる溶剤である。魚介類摂取が主要な曝露源とはならない。

解答率　a 1.1%，b 10.1%，c 86.4%，d 1.9%，e 0.4%

関連知識　メチル水銀は，水銀が有機化合物となったもので，特に大型魚を介して体内に蓄積されやすい。魚介類におけるメチル水銀の蓄積は，生物濃縮の代表例である。水銀は環境中で有機化され，魚体内で高濃度に達するため，摂取により健康リスクが生じる。

コメント　環境汚染物質の食物連鎖を理解することは，公衆衛生上非常に重要である。特に魚介類摂取によるメチル水銀曝露は，日常の食生活にも影響を及ぼすため注意が必要である。

正解　c　**正答率** 86.4%

受験者つぶやき
・112C-22 の改題です。過去問を丁寧に演習することが何よりも大事だと思いました。
・生物濃縮を受けるものとしてメチル水銀とダイオキシンを思い出しました。カドミウムは米です。

Check ■■■

119F-14　皮膚の構造や機能で正しいのはどれか。
a　Merkel 細胞は免疫担当細胞である。
b　皮脂の主成分はコレステロールである。
c　チロシナーゼはメラニン生成に必須である。
d　アポクリン汗腺の導管は表皮に直接開口する。
e　ヘミデスモソームは表皮細胞間の接着に関わる。

選択肢考察
× a　Merkel 細胞は皮膚の触圧覚受容細胞である。
× b　皮脂の主成分はトリグリセリド（約 40%）である。
○ c　チロシナーゼはメラニン生成を引き起こす。
× d　アポクリン汗腺の導管は毛包脂腺開口部の上方に開いている。
× e　ヘミデスモソームは基底細胞と基底膜の接着に関わる。

解答率　a 16.9%，b 5.9%，c 62.2%，d 10.1%，e 4.9%

関連知識　＜表皮の組織構造の概略＞
・細胞構成：ケラチノサイト（角化細胞）
　　　　　　メラノサイト（メラニン生成細胞）
　　　　　　Langerhans 細胞（＝表皮樹状細胞：抗原提示細胞）
　　　　　　Merkel 細胞（触圧覚受容細胞）
・細胞間質：基質（プロテオグリカン・ヒアルロン酸）
　　　　　　線維（コラーゲンⅠ型・エラスチン・フィブリン）
・層構造（角化）：基底層➡有棘層➡顆粒層➡角化層

・接着装置：ヘミデスモソーム（基底細胞と基底膜）
　　　　　　デスモソーム（角化細胞同士：有棘層では細胞間橋を形成）
　　　　　　タイト結合（＝密着結合：顆粒層にのみ出現）
・分泌腺：脂腺（トリグリセリド主体の皮脂産生，多くは毛包上部に開口）
　　　　　エクリン汗腺（全身に分布，水分放出，導管は表皮に開口，ACh作動性）
　　　　　アポクリン汗腺（腋窩・外陰などに分布，毛包脂腺開口部に開く，Ad作動性）
・感覚受容器：Merkel細胞（表皮基底層に分布：触圧覚）
　　　　　　　自由神経終末（真皮：温痛覚・痒覚＝かゆみ）
　　　　　　　毛包受容器（触覚）
　　　　　　　Meissner小体・Ruffini小体・Pacini小体（すべて触覚）
・メラニン生成：チロシンの代謝によってメラニンが生成される。
　　　　　　　　チロシナーゼは触媒として働く。

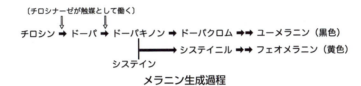

メラニン生成過程

コメント
・皮膚の組織構造の理解は皮膚科診察の基本である。
・メラニンはカテコラミン生成（←チロシン）過程でも生成される。

正解 c　**正答率** 62.2%

受験者つぶやき
・97G-32の出題形式を変えたパターンと思われます。皮膚の構造の問題は問われる内容がだいたい決まっており，似た過去問を集めてみるとパターンが見えてきます。
・デスモソームとヘミデスモソームを間違えました。

Check ■■■

119F-15 医療保険はどれか。
　a　医療扶助
　b　介護保険
　c　国民年金
　d　後期高齢者医療制度
　e　労働者災害補償保険

選択肢考察
× a　所得保障にある生活保護の扶助の一つである。
× b　社会福祉にある制度であり，医療保険とは独立した保険制度である。
× c　所得保障にある年金制度の一つであり，20歳以上60歳未満のすべての人が加入する。
○ d　医療保障にある医療保険制度に含まれている。
× e　公衆衛生にある労働衛生対策に含まれている。

解答率 a 13.7%，b 0.2%，c 1.7%，d 82.7%，e 1.7%

関連知識　社会福祉制度は役割で分類すると次の4種類で構成されている。①所得保障：年金制度，生活保護，②社会福祉：高齢者福祉，母子福祉，児童福祉，障害者福祉，③医療保障：医療保

険，公費負担医療，④公衆衛生：感染症対策，環境汚染対策，労働衛生対策。

医療保険には被用者保険（健康保険，船員保険，共済保険），国民健康保険，後期高齢者医療制度があり，それぞれ被保険者，保険者，法規が異なっている。

コメント 健康保険制度については，それぞれの対象者，保険者，法規についても整理しておきたい。

正　解 d **正答率** 82.7%

受験者つぶやき
・医療保険は被用者保険，国民健康保険，後期高齢者医療制度です。
・医療扶助は生活保護です。

Check ■ ■ ■

119F-16 B細胞の活性化に直接関与する細胞はどれか。

a　NK細胞
b　ヘルパーT細胞
c　マクロファージ
d　制御性T細胞〈Treg〉
e　細胞傷害性T細胞〈CTL〉

選択肢考察
×a　抗原抗体反応なく，直接抗原を攻撃する。
○b　B細胞の活性化に関与する。
×c　抗原を攻撃し，ヘルパーT細胞に抗原提示を行う。
×d　免疫応答を抑制する機能をもつ。
×e　ヘルパーT細胞を介して抗原を認識し攻撃する。

解答率 a 1.2%，b 82.0%，c 14.5%，d 1.7%，e 0.6%

関連知識 B細胞は細菌やウイルスなどの病原体が体内に侵入した場合に抗体を産生し，液性免疫と呼ばれる免疫反応を起こす。ヘルパーT細胞は細胞表面に存在するT細胞抗原受容体を介して抗原を認識し，B細胞を活性化させる。

正　解 b **正答率** 82.0%

受験者つぶやき
・CD4，CD8，Th，IL，IFNあたりから毎年1題は出題されている気がします。ここは暗記しかないので，試験当日の朝に復習しました。
・Th2は液性免疫を活性化します。

Check ■ ■ ■

119F-17 医科診療医療費が最も大きいのはどれか。

a　呼吸器系の疾患
b　循環器系の疾患
c　精神及び行動の障害
d　内分泌，栄養及び代謝疾患
e　筋骨格系及び結合組織の疾患

選択肢考察
×a　第6位である。
○b　第1位である。

×c 第8位である。
×d 第7位である。
×e 第3位である。

解答率 a 0.8%, b 95.8%, c 2.1%, d 0.6%, e 0.8%

関連知識 2022年の傷病別医科診療医療費の割合のグラフを以下に示す。死因の第1位は悪性新生物であるが、医療費で見ると循環器系の疾患の方が多いことに注意。循環器系の疾患は年齢が高いほど全傷病に占める割合が高くなる。

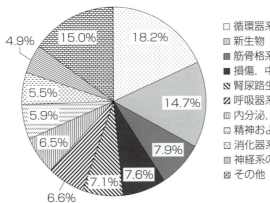

コメント 循環器系の疾患には心臓疾患も脳血管疾患も含まれるので、医療費の割合は大きくなる。

正解 b **正答率** 95.8%

受験者つぶやき
・医科診療医療費1位は循環器、2位は悪性腫瘍です。特定医療費1位はParkinson病、2位は潰瘍性大腸炎です。
・医療費だと循環器、子供は呼吸器が多かったです。外来になると消化器が1位となることもあったと思います。

Check ■■■

119F-18 保健所の業務で**誤っている**のはどれか。
a 精神疾患の相談　　　　　　b 医療機関への立入検査
c 身体障害者手帳の交付　　　　d 人口動態統計に関する業務
e 結核発生時の接触者健康診断

選択肢考察
○a 保健所や保健センター、精神保健福祉センターなどが行う。困難事例については精神保健福祉センターが対応することが多い。
○b 医療機関に対する立入検査（医療監視）は医療法に基づき実施される。特定機能病院は厚生労働省（地方厚生局）、その他の医療機関は都道府県（保健所）が実施する。
×c 身体障害者手帳の交付は都道府県、政令指定都市（中核市の場合あり）が行う。
○d, ○e 保健所が実施する。

解答率 a 7.0%, b 0.3%, c 89.0%, d 0.7%, e 2.9%

関連知識 保健所は地域保健法に基づき，都道府県，指定都市，中核市，特別区などが設置する．主な業務は同法第6条に記されている．以下のとおりである．

1 地域保健に関する思想の普及及び向上に関する事項
2 人口動態統計その他地域保健に係る統計に関する事項
3 栄養の改善及び食品衛生に関する事項
4 住宅，水道，下水道，廃棄物の処理，清掃その他の環境の衛生に関する事項
5 医事及び薬事に関する事項
6 保健師に関する事項
7 公共医療事業の向上及び増進に関する事項
8 母性及び乳幼児並びに老人の保健に関する事項
9 歯科保健に関する事項
10 精神保健に関する事項
11 治療方法が確立していない疾病その他の特殊の疾病により長期に療養を必要とする者の保健に関する事項
12 感染症その他の疾病の予防に関する事項
13 衛生上の試験及び検査に関する事項
14 その他地域住民の健康の保持及び増進に関する事項

コメント 医療関連法規で知事に届け出ることと規定されているものは，実務上は保健所への届出となるので注意する．

正解 c　**正答率** 89.0%

受験者つぶやき
・身体障害者手帳の交付は保健所では行いません．

Check ■■■

119F-19 Which of the following is a target disease for neonatal screening using tandem mass spectrometry?

　　a　Wilson disease
　　b　Spinal muscular atrophy〈SMA〉
　　c　Methylmalonic acidemia〈MMA〉
　　d　Severe combined immunodeficiency〈SCID〉
　　e　Congenital cytomegalovirus infection〈cCMV〉

選択肢考察　「タンデムマススクリーニングの対象に含まれる疾患はどれか？」という設問である．

× a　Wilson病：血清セルロプラスミンの低値，血清銅の低値，尿中銅排泄の増加が認められる．1990年代には市町村単位でろ紙血を使用したスクリーニング検査としてセルロプラスミン値を測定した検討も報告されているが，実用化には至っていない．

× b　脊髄性筋萎縮症〈SMA〉：遺伝子治療薬が国内で承認され，早期診断による取り組みが

進められている。自治体単位で拡大新生児マススクリーニングが進められている。タンデムマススクリーニングの中には含まれていない。

○ c　メチルマロン酸血症〈MMA〉：タンデムマススクリーニングの対象に含まれる重要な有機酸代謝異常疾患である。

× d　重症複合免疫不全症〈SCID〉：拡大新生児マススクリーニング検査として都道府県単位で開始されている。タンデムマススクリーニングの対象疾患ではない。

× e　先天性サイトメガロウイルス感染症〈cCMV〉：新生児領域では母体感染が原因で発達障害や難聴などを引き起こす重篤な疾患であるが，タンデムマススクリーニング対象疾患ではない。「先天性」を診断するためには生後3週間以内の尿からのウイルス分離やPCR検査を行う。

解答率　a 3.6%，b 2.1%，c 90.0%，d 3.9%，e 0.3%

コメント　マススクリーニングはマス（集団）をスクリーニング（検査）するという意味である。タンデムマススクリーニングは脂肪酸代謝異常症，有機酸代謝異常症，アミノ酸代謝異常症という3つのグループで構成される疾患に分けることができる。タンデムマスの「マス」は「質量」という意味である。タンデムマススクリーニングの対象は約20数種類で，従来からのタンデムマスによらない3疾患（ガラクトース血症，先天性甲状腺機能低下症，先天性副腎過形成症）を合わせて対象としている。近年，拡大マススクリーニングが自治体単位で開始されており，その対象疾患には脊髄性筋萎縮症〈SMA〉と重症複合免疫不全症〈SCID〉が含まれている。自治体によってはライソゾーム病なども追加で対象疾患として開始している。選択肢の中でメチルマロン酸血症はタンデムマススクリーニングで発見できる有機酸代謝異常症の代表的な疾患である。

正解　c　**正答率** 90.0%

・タンデムマス法を用いるのはアミノ酸代謝異常，有機酸代謝異常，脂質代謝異常です。自信はありませんでしたが，acidemia と書いてある c が有機酸代謝なのかなと思いました。

Check

119F-20　精神症状と障害される精神機能の組合せで正しいのはどれか。

a　恐　怖　————　思　考
b　無　為　————　意　欲
c　離人症　————　発　達
d　両価性　————　自　我
e　学習障害　————　知　能

選択肢考察

× a　不安，恐怖などのネガティブな感情は扁桃体で主として処理されている。恐怖は思考ではなく，感情の一つとされる。

○ b　無為とは何もやる気になれず，何もしないで過ごす状態をいう。意欲の症状になる。

× c　離人症あるいは離人感は，自分を外から離れて観察しているような感覚で，普段の日常

が現実感をもって感じられなくなるような状態である。これは自我機能の問題から生じると考えられている。

×d 両価性とは2つの相反する感情が存在している状態で，このために両価性の葛藤をもつ人は両者の間で気持ちが揺れ動くというつらさを経験する。感情の働きの一つである。

×e 学習障害は，知的発達の遅れはないにもかかわらず，文字を読んだり，文字を書いたり，計算をしたりするなどの特定の領域の能力が著しく劣っている状態をいう。

解答率　a 4.7%，b 49.0%，c 0.2%，d 19.5%，e 26.5%

正解　b　正答率 49.0%

受験者つぶやき
・b と d で迷い，間違いました。両価性は，相反する2つの感情を持ちますが，どちらも自分の感情であることに変わりはないので，自我障害ではありません。
・意欲がなければ行動はしないだろうなと思いました。

Check ■■■

119F-21 従属人口指数の分母はどれか。

a 総人口　　　　b 年少人口　　　　c 成人人口
d 老年人口　　　e 生産年齢人口

選択肢考察　×a，×b，×c，×d，○e　従属人口指数とは，生産年齢人口（15〜64歳）が年少人口（15歳未満）と老年人口（65歳以上）をどれだけ扶養しているかを示す指数である。

従属人口指数＝（年少人口＋老年人口）÷（生産年齢人口）×100
　　　　　　＝（15歳未満人口＋65歳以上人口）÷（15〜64歳人口）×100

解答率　a 5.8%，b 1.1%，c 0.4%，d 1.3%，e 91.4%

正解　e　正答率 91.4%

受験者つぶやき
・このあたりの計算式は覚えておくことをおすすめします。
・人口指数とつけば分母は生産年齢人口です。老年化指数のときは分母は年少人口です。

Check ■■■

119F-22 我が国の最近5年間の年間総出生数に対する，母体年齢40歳以上の出生数の割合に最も近いのはどれか。

a 1%　　　b 6%　　　c 16%　　　d 26%　　　e 36%

選択肢考察　×a，○b，×c迷，×d，×e　2022（令和4）年の日本の人口動態統計によれば，総出生数は770,759人。40歳以上の母体年齢別の出生数，40〜44歳：46,338人，45歳以上：1,658人であり，6.2%となる。なお，最新統計（2024年9月公表）の2023年を含めて，2019年から2023年までの5年でも6.1%である。

総出生数と母の年齢 40 歳以上の出生数（出典：人口動態統計）

年	2019	2020	2021	2022	2023	合計
総出生数	865,239	840,835	811,622	770,759	727,288	4,015,743
母の年齢 40 歳以上の出生数	50,840	49,575	50,134	47,996	47,765	246,310
割合（%）	5.9	5.9	6.2	6.2	6.6	6.1

解答率 a 2.5%，b 35.5%，c 49.0%，d 11.7%，e 1.3%

関連知識　一般的には，35 歳以上の出産を高齢出産という。女性の出産年齢が上昇し，一昔前であれば高齢出産とされていた年齢での出産が常態化していくことを「晩産化」という。母体が高齢になると妊娠の成立が難しいばかりか，流産・早産の確率が増加するという点において，少子化の要因となる。

　日本では子どもは結婚した夫婦の間で生まれるケースが大多数であり，出生数は結婚の動向に大きく影響を受ける。そのため，晩婚化と晩産化は共通の背景をもつと考えられ，その例としては，女性の高学歴化やフルタイム労働などがある。

正　解　b　**正答率** 35.5%

受験者つぶやき
・高齢出産が増えていることは知っていましたが，具体的な数値まで把握できていませんでした。反省です。
・そこそこいるんじゃないかなぁと思って c にしてしまいました。

Check ■ ■ ■

119F-23　求心性視野狭窄をきたす疾患はどれか。

a　うっ血乳頭　　　　b　頭蓋咽頭腫　　　　c　加齢黄斑変性
d　球後視神経炎　　　e　開放隅角緑内障

選択肢考察　× a　うっ血乳頭は頭蓋内圧亢進により視神経軸索流障害が起き，視神経乳頭が腫脹する疾患である。基本的に両眼性であり，脳腫瘍などの原疾患を治療すれば視野の予後は良好である。うっ血乳頭が長期持続した場合は Mariotte 盲点の拡大や不規則な視野障害が残りうる。

× b　頭蓋咽頭腫では視交叉を圧迫することで両耳側半盲を起こしうる。

× c　加齢黄斑変性では黄斑に脈絡膜新生血管が発生し，視力低下および中心視野障害が起きる。

× d　球後視神経炎では眼球後方の視神経に炎症が生じ，眼痛を伴う中心視野障害が認められる。🈺

○ e　開放隅角緑内障の初期では，中心から 10〜20 度領域の視野障害（Bjerrum 暗点）が認められることが多い。病態進行に伴って暗点が Mariotte 盲点に連なり（弓状暗点），後期では中心視野障害および著しい視力低下を引き起こす。

解答率 a 9.9%，b 2.1%，c 11.7%，d 42.5%，e 33.8%

関連知識　求心性視野狭窄とは視野障害が周辺部から中心へ進行してくる症状である。視野中心部は最

後まで残存し，視力は最後まで維持されることが特徴である。

正解 e **正答率** 33.8%

受験者つぶやき
・視野異常は何回見ても覚えづらいところです。超直前期の丸暗記が一番コスパが良い気がします。
・わかりませんでした。ざっくりとしか目を通していませんでした。

Check ☐☐☐

119F-24 精神運動興奮状態の患者に対して，精神保健指定医が行うことのできる行動の制限で**誤っ**ているのはどれか。

a 隔離 b 身体拘束 c 退院の制限
d 面会の制限 e 処遇改善請求の制限

選択肢考察
○ a 隔離は，精神保健指定医だけでなく，12時間以内なら一般医師でも可能である。
○ b 身体拘束は，精神保健指定医のみ可能である。
○ c 退院の制限は，精神保健指定医のみ可能である。
△ d たとえ精神運動興奮状態の患者であっても，人権擁護に関する行政機関（精神医療審査会など）の職員と弁護士との面会の制限は，精神保健指定医でも不可である。一方で，その他の人（家族や友人など）との面会の制限は一般医師でも可能である。
× e 処遇改善請求の制限に加えて，退院請求の制限と信書の自由の制限は，精神保健指定医でも不可である。

解答率 a 0.2%, b 2.0%, c 2.3%, d 3.8%, e 91.7%

関連知識

精神科病院における患者の権利

	退院請求	処遇改善請求	信書の自由
精神保健福祉法	第38条の4		第36条第2項
内容	患者（または家族）が，退院させることや処遇改善することを精神科病院に命じるよう都道府県知事に請求できる。		手紙の発信と受信はどんな場合でも自由である（制限されない）。

正解 e **正答率** 91.7%

受験者つぶやき
・患者さんの人権侵害になりうるような選択肢は，いくら精神保健指定でも許されないだろうと思いました。
・請求の制限はできないと思いました。

F 医学総論／長文問題　461

Check ■■■

119F-25 The constitution of the world health organization〈WHO〉is shown below.

"Health is a state of complete physical, (　　) and social well-being and not merely the absence of disease or infirmity."

Select the correct answer from below to complete the sentence.

　a　mental　　　　　　b　spiritual　　　　　　c　emotional
　d　psychiatric　　　　e　psychological

選択肢考察
○ a 「精神的」と翻訳されている。
× b 「霊的」と翻訳される。
× c 「感情的」という言葉は健康の定義には入っていない。
× d 「精神医学的」という言葉は健康の定義にはない。
× e 「心理学的」という言葉は健康の定義にはない。

解答率 a 92.7%, b 2.0%, c 0.1%, d 0.4%, e 4.8%

関連知識 健康の定義は1947年に採択されたWHO憲章の文章によるが，そのときの定義が問題文の文章である。この定義は1998年ごろに変更しようという議論があった。physical, mental and social well-being に加えて，dynamic（動的）と spiritual（霊的）を加えようと提案された。最終的にこの提案は採択に至らなかったが，この議論を日本で報じたときに spiritual にあてられた翻訳は「霊的」であった。

コメント 日本語でWHO憲章を覚えていた人は迷ったかもしれない。しかし，メンタル・ヘルスの mental だと気づけば難しくない。

正解 a　正答率 92.7%

受験者つぶやき
・109H-20 とほぼ同じ問題です。健康の定義は日本語，英語ともに頻出です。
・過去問でもあった問題です。

Check ■■■

119F-26 早朝空腹時の主な血糖調節機構はどれか。
　a　肝臓でのブドウ糖放出　　　　b　腎臓でのブドウ糖再吸収
　c　脳でのブドウ糖取り込み　　　d　骨格筋でのブドウ糖取り込み
　e　副腎での糖質ステロイド合成

選択肢考察
○ a 特に夜間から早朝，摂食がなく外からブドウ糖が入らなくなった状況で，低血糖に陥ることを防ぐために肝臓が貯めていたブドウ糖を血糖値に応じて放出し続ける。
× b ブドウ糖は極めて重要なエネルギー物質なので原則100%再吸収される。すなわち調節

機構としては働かない。

× c 脳は体内最大のブドウ糖消費臓器である。調節機能はない。

× d 激しい運動時には安静時の100倍のブドウ糖を取り込む。必要に応じて取り込むのであって，調節はしない。

× e 低血糖に際してカウンターホルモンとして働き血糖を上げる作用をもつが，通常の朝では働くとしても補助的なものとなる。迷

解答率 a 64.5%，b 0.4%，c 0.7%，d 0.4%，e 33.9%

関連知識 夜間から早朝にかけて，外部からのブドウ糖入手不足による低血糖の防止のため肝臓は少量のブドウ糖を血中に出し続ける（糖放出）。この際，グリコーゲン分解や糖新生系が用いられるが，この調節にもインスリンが働く。インスリンは過剰なブドウ糖の放出を防ごうとするので，この過程でインスリン抵抗性があると夜間から早朝の高血糖が出現しやすい。糖尿病での血糖増加の一因となっている。また，さらに強い低血糖に備えて，糖質ステロイド，グルカゴン，カテコラミン，成長ホルモンなどが備わっている。

正 解 a **正答率 64.5%**

受験者つぶやき
・血糖調節については空腹時とインスリン作用時それぞれの状況を並べて書いて，対比させて覚えました。
・グルコースの貯蔵や放出をしていると思いました。

Check ■ ■ ■

119F-27 地域包括支援センターの業務はどれか。

a 高齢者虐待の防止
b 発達障害児の相談
c 地域住民のがん検診
d へき地医療対策の企画
e 通所リハビリテーションの提供

選択肢考察 ○ a 高齢者虐待の防止など権利擁護業務を行う。

× b 発達障害者支援センター，児童発達支援センター，精神保健福祉センターなどが対応している。

× c 健康増進法に基づき市町村が実施する。

× d 都道府県が設置する，へき地医療支援機構が行う。

× e 介護保険で要支援者・要介護者に提供されるリハビリテーションで，介護老人保健施設，病院，診療所などで行われる。

解答率 a 98.8%，b 0.2%，c 0.1%，d 0.2%，e 0.5%

関連知識 ＜地域包括支援センターの業務＞

・介護予防ケアマネジメント業務

・総合相談支援業務：総合相談，地域包括支援ネットワーク構築，実態把握など

・権利擁護業務：高齢者虐待の防止および対応，消費者被害の防止および対応，判断能力を欠く人への支援など

F　医学総論／長文問題　　**463**

・包括的・継続的ケアマネジメント支援業務：包括的・継続的ケアマネジメント環境整備，個々の介護支援専門員へのサポートなど

・指定介護予防支援事業：介護保険における予防給付の対象となる要支援者が介護予防サービス等の適切な利用等を行うことができるための，予防給付に関するケアマネジメント業務

コメント　公的機関が担う種々の活動の内容を問う設問である。地域包括支援センターは，介護保険法に基づいて市町村が設置し，介護・保健・福祉の専門職がチームとなって高齢者およびその家族からの相談の受付や高齢者の見守り，心身の状態に合わせた支援などを行う，高齢者の総合的な相談・サービスの拠点である。

正　解　**a**　**正答率 98.8%**

受験者つぶやき
・地域包括支援センターの仕事はざっくりと，「介護予防ケアプランの作成」「ケアマネに対する苦情の相談」「高齢者の総合相談事業」「高齢者虐待の通報受理」の 4 つです。
・高齢者全般のことは地域包括支援センターです。

Check ■ ■ ■

119F-28　成人期に低身長をきたすのはどれか。**2 つ選べ**。
　　a　Marfan 症候群
　　b　Turner 症候群
　　c　Kallmann 症候群
　　d　Prader-Willi 症候群
　　e　アロマターゼ欠損症

選択肢考察

×a　Marfan 症候群は，結合組織に異常をきたすことで全身の組織がもろくなってしまう疾患である。高身長，漏斗胸，側弯症のほか，大動脈瘤や大動脈解離，弁膜症，水晶体亜脱臼など様々な症状を呈する。

○b　Turner 症候群は，2 本の X 染色体の片方が部分的または完全に欠失した状態で生まれてくる性染色体異常であり，低身長，翼状頸，外反肘，心疾患，性腺機能低下症をきたす。

×c　Kallmann 症候群は，視床下部からの性腺刺激ホルモン放出ホルモン〈GnRH〉の分泌障害による性腺機能低下症と，嗅球形成不全による先天性嗅覚脱失または低下症を伴う症候群である。成長ホルモンは正常に分泌され，身長は正常であるため，気付かずに成人になるケースも多い。一般にテストステロンが欠乏すると骨端線の閉鎖が遅れるため，身長は 18 歳を過ぎても伸び続けて高身長となることもある。

○d　Prader-Willi 症候群は，15 番染色体に位置する父性由来の遺伝子の機能喪失により生じ，特徴的顔貌（アーモンド型の目，狭い前額部，下向きの口角），皮膚色素低下，低身長，性腺機能低下，眼科異常，肥満などをきたす。

×e　アロマターゼ欠損症は，エストロゲン合成酵素（アロマターゼ）の活性欠損や低下により，エストロゲン欠乏とアンドロゲン過剰による強い男性化症状を呈する遺伝性疾患である。男性と女性とで症状が異なるが，男性では伸長が停止する 16 歳ごろを過ぎても身長が伸び続け，高身長となる。我が国からの報告はこれまでのところ 1 例のみである。

解 答 率　a 0.4％，b 96.2％，c 9.2％，d 87.7％，e 6.2％

関連知識　低身長をきたす疾患として，上記の Turner 症候群，Prader-Willi 症候群のほか，成長ホルモン分泌不全症や甲状腺機能低下症，軟骨無（低）形成症，Noonan 症候群がある。Prader-Willi 症候群では，過食に伴う肥満と糖尿病などの合併症を防ぐための工夫が必要であるが，食事療法を十分に行えば肥満を防ぐことも可能となってきている。

正　解　b，d　正答率 85.7％

受験者つぶやき
・遺伝子病はその大まかなイメージを定着させるため，動画や画像を見て学ばせていただきました。
・小児科は疾患をどれだけ知っているかが勝負です。

Check ■■■

119F-29　顔貌の特徴と疾患の組合せで正しいのはどれか。2つ選べ。
　a　下顎突出　────　先端巨大症
　b　仮面様顔貌　────　Parkinson 病
　c　眼球突出　────　Sheehan 症候群
　d　眉毛脱失　────　Cushing 病
　e　満月様顔貌　────　Basedow 病

選択肢考察
○a　先端巨大症では，成長ホルモンの過剰分泌により，眉間・頬骨の突出や下顎の突出，咬合不全，巨舌，声帯の軟骨が厚くなり，声は特徴的な太い低い声となる。

○b　Parkinson 病は安静時振戦，筋固縮，無動，姿勢反射障害などが特徴的であるが，顔面の筋肉の硬直が起き，仮面様顔貌となる。うつ病などの精神疾患でも仮面様顔貌は生じる。

×c　Sheehan 症候群は，分娩時の大出血またはショック後に下垂体の梗塞・壊死を生じ，下垂体前葉機能低下症を呈する病態である。脱毛，低血圧，乳汁分泌障害，無月経，寒がりなどを呈するが，眼球突出は生じない。眼球突出は Basedow 病などにより生じる。

×d　Cushing 病ではコルチゾールが過剰に分泌され，満月様顔貌や中心性肥満をきたす。

×e　Basedow 病では眼球突出，上眼瞼後退，眼球運動障害なども呈することがあり，甲状腺眼症と呼ばれている。

解 答 率　a 98.9％，b 97.7％，c 0.3％，d 2.6％，e 0.1％

関連知識　甲状腺眼症の原因は完全には解明されていないが，眼球の後部の脂肪細胞や外眼筋に甲状腺と同様に TSH 受容体が存在するため，甲状腺刺激抗体が結合することによりリンパ球の浸潤や炎症反応が生じると考えられている。

コメント　実習や臨床の場に出ると，疾患に紐づけられている顔貌の特徴を実体験として学ぶことになるので，より理解できるようになるであろう。

正　解　a，b　正答率 96.8％

受験者つぶやき
・この問題は，各選択肢がどの疾患の特徴なのか，ひとつひとつ言えるようにしておくべきです。
・典型的な問題だと思います。

119F-30

Check ■■■

正期産児で，日齢0より日齢28で高値となるのはどれか。2つ選べ。

a IgA　　　b IgG　　　c IgM
d 白血球　　e ヘモグロビン

選択肢考察

○a　IgAは胎盤を通過しない。環境中の抗原刺激を受けIgM，IgG，IgAの順に産生が始まる。

×b　新生児の免疫グロブリンの大部分は移行抗体（母体由来のIgG）であり，母体から移行したIgGは出生時に最も高く，以後減少し，約半年で消失する。児自身のIgGを産生するまでの間，生後3か月ごろが最も低い値をとる時期である。日齢0に比べて，移行抗体が減少していくため，日齢28では低値となる。

○c　IgMは分子量が大きく，胎盤を通過しないため，出生時のIgMは低い。高い場合は先天感染が疑われる。

×d　白血球数は新生児期には高値を示し，次第に減少する。生後直後から1週間までは好中球が優位であり，その後は6歳ごろまでリンパ球優位となる。

×e　正期産児のヘモグロビン量は日齢1が最も高く，日齢2以降は出生時にヘモグロビン全体の50〜85%を占めていた胎児型ヘモグロビン〈HbF〉が減少していく。その後も徐々に減少し，生後3か月で最も少なくなる。日齢0と比較して日齢28ではHbの値は低くなる。

解答率　a 70.8%，b 7.8%，c 73.2%，d 29.1%，e 18.7%

関連知識　IgMとIgAは胎盤を通過しないため，原則として出生時は低値である。IgGはほぼ母体の移行抗体であるため，減少していく。

正解　a，c　**正答率** 51.3%

・赤血球，Hb，Ht，白血球は出生直後から減少します。IgGは胎盤移行性があるので，出生直後は母体のIgGにより高値です。
・IgGは胎盤移行性があるので出生とともに減少し，IgMがあがってくること，IgAが乳汁に含まれるので選べました。

119F-31

Check ■■■

医療計画において二次医療圏単位で基準病床数が設定されるのはどれか。2つ選べ。

a 一般病床　b 結核病床　c 精神病床　d 療養病床　e 感染症病床

選択肢考察

○a，○d　二次医療圏単位で設定されている。
×b，×c，×e　三次医療圏単位で設定されている。

解答率　a 84.4%，b 7.2%，c 24.8%，d 69.1%，e 14.2%

関連知識　基準病床数とは，医療圏ごとに，その地域の策定された病床数のことをいう。医療法に基づく医療計画において，都道府県ごとに基準病床数が設定されている。

| 正　解 | a，d　正答率 65.6% |

・aとd以外は専門性がさらに必要で三次医療圏で扱うと思いました。

Check ■ ■ ■

119F-32 肝生検が診断に有用なのはどれか。2つ選べ。
a Gilbert 症候群
b 肝外門脈閉塞症
c 自己免疫性肝炎
d Budd-Chiari 症候群
e 非アルコール性脂肪性肝炎

選択肢考察
× a　Gilbert 症候群は間接ビリルビンの上昇を特徴とする良性疾患であり，肝生検は不要。診断は血液検査（ビリルビン代謝評価）と臨床経過で行う。
× b　肝外門脈閉塞症は門脈血栓による門脈圧亢進症を引き起こすが，診断には画像検査（CT，MRI，超音波）が有用であり，肝生検は不要。
○ c　自己免疫性肝炎の診断には肝生検が有用。肝組織でリンパ球浸潤や肝細胞壊死が観察され，病型分類や重症度評価に寄与する。
× d　Budd-Chiari 症候群は肝静脈閉塞を特徴とする疾患であり，診断には画像検査（超音波ドプラ，CT，MRI）が重要。肝生検は一般に必要ない。
○ e　非アルコール性脂肪性肝炎は非アルコール性脂肪性肝疾患の進行型であり，診断には肝生検が必要となることがある。組織学的に脂肪沈着，炎症，線維化の程度を評価する。

解　答　率　a 3.6%，b 0.3%，c 96.9%，d 2.0%，e 97.1%

関連知識
＜肝生検が有用な疾患＞
・自己免疫性肝炎〈AIH〉：病理組織診断が確定診断に重要。
・非アルコール性脂肪性肝炎〈NASH〉：組織学的評価で診断し，線維化の進行度を評価。
・肝硬変の評価：進行度や原因疾患の鑑別。
・原因不明の肝障害：肝機能異常の病因精査。

＜肝生検が不要な肝疾患＞
・ウイルス性肝炎（B 型・C 型）：血清学的検査で診断可能。
・Gilbert 症候群：血液検査と臨床経過で診断可能。
・Budd-Chiari 症候群：画像診断が有用。
・肝外門脈閉塞症：画像検査で門脈血栓を確認。

| 正　解 | c，e　正答率 94.3% |

・過去問で，脂肪肝と自己免疫性肝炎の病理が出題されていたことを思い出し，あれらの検体は生検でしか採ることができない，と考えました。
・炎症所見や，中性脂肪沈着がみえると思いました。

Check ■ ■ ■

119F-33 高齢者の入院時の栄養評価で低栄養が疑われるのはどれか。2つ選べ。
　　　　a 褥瘡　　b 難聴　　c 腰痛　　d 高血圧　　e 体重減少

選択肢考察
○a 低栄養状態では創傷治癒力が低下し褥瘡ができやすくなる。褥瘡がある場合は，低栄養の可能性がある。
×b 加齢に伴い聴力が低下するが，低栄養とは関係ない。
×c 腰痛と低栄養とは，直接的には関係ない。
×d 加齢に伴い血圧が高くなる傾向があるが，低栄養とは関係ない。
○e 低栄養では体重，BMI，骨格筋量が低下する。

解答率　a 96.9％，b 0.3％，c 3.0％，d 0.3％，e 99.3％
正解　　a，e　正答率 96.4％

受験者つぶやき
・低栄養では体重が減ることはもちろん，傷も治りにくいだろうと考えました。
・褥瘡には栄養状態も関与すると勉強していました。

Check ■ ■ ■

119F-34 アニオンギャップが開大する病態はどれか。3つ選べ。
　　　　a 下痢　　　　　　　　　　b 糖尿病ケトアシドーシス
　　　　c 乳酸アシドーシス　　　　d 尿細管性アシドーシス
　　　　e 尿毒症

選択肢考察
×a 下痢ではHCO_3^-が喪失されることで陰イオン不足を補うためにCl^-が補充され，正常アニオンギャップ〈AG〉性代謝性アシドーシスとなる。
○b 糖尿病ケトアシドーシスではケトンが不揮発性酸として増加し，AGは開大する。
○c 乳酸アシドーシスは乳酸が不揮発性酸として増加し，AGは開大する。
×d 尿細管性アシドーシスは尿細管でHCO_3^-が喪失されることで陰イオン不足を補うためにCl^-が補充され，正常AG性代謝性アシドーシスとなる。
○e 尿毒症では尿毒症性物質の一部の不揮発性酸の排泄が滞り，体内に増加するためにAGは開大する。

解答率　a 9.2％，b 97.7％，c 98.1％，d 6.8％，e 87.0％
関連知識　$AG = (Na^+) - (Cl^-) - (HCO_3^-)$で計算できる。
　ケトン，乳酸，尿毒素，アルコール，薬物など不揮発性酸が蓄積するとAGが開大する代謝性アシドーシスとなる。一方，AG正常の代謝性アシドーシスは尿細管性アシドーシス，下痢，副腎不全などが原因でみられる。

コメント　基礎的な内容である。AGを計算させる問題もあるため，過去問で解いておこう。
正解　　b，c，e　正答率 85.3％

受験者つぶやき
・下痢と尿細管性アシドーシスは「AG 正常の代謝性アシドーシス」の代表例です。

Check ■■■

119F-35 医療機関での感染性廃棄物の処理で正しいのはどれか。**3 つ選べ**。
　a 収納容器を満杯まで使用する。　　　b 収納容器を運搬する際は密閉する。
　c 注射針を段ボール容器に廃棄する。　d 発生したその場で容器に収容する。
　e 使用した舌圧子は処理の対象となる。

選択肢考察
×a 収納容器が満杯では蓋が脱落して内容物が漏れたり，中に入れた注射針が溢れて突き出てくるなどのリスクが生じる。したがって，8 分目まで達したら交換するというルールが一般的である。
○b 運搬時の飛散，流出を防ぐため，容器は密閉して運ばねばならない。
×c 段ボール容器では針が突き抜け，針刺し事故が起きる危険があるので，不可である。
○d 針刺しや汚染を防ぐには，その場で容器に収容するのが望ましい。
○e 舌圧子には患者の体液（唾液）が付着しており，感染性廃棄物である。

解答率 a 0.8%，b 99.1%，c 0.7%，d 99.0%，e 99.3%

関連知識 　医療機関からは様々な廃棄物が排出されるが，感染性廃棄物とは「人が感染し，又は感染するおそれのある病原体が含まれ，若しくは付着している廃棄物又はこれらのおそれのある廃棄物」と廃棄物処理法に基づく感染性廃棄物処理マニュアルによって定義されている。具体的には血液や体液が付着した脱脂綿やガーゼ，包帯，ギプス，紙おむつ，注射針，シリンジ，輸液セットなど枚挙にいとまがない。手術場で廃棄されるものはほとんどが感染性廃棄物といってもよいし，病理検体など臓器・組織の廃棄物は明白に感染性廃棄物である。また，ベッドサイドでメモした紙に処置中，患者血液が付着してしまえば，単なる紙であっても感染性廃棄物となる。逆に，開封したが未使用のままの薬液混注した点滴バッグや輸液セット（針は除く）などは感染性廃棄物にはならない。厳密な区別は意外にややこしい。余談だが，一般の廃棄物に比べ，感染性廃棄物の処理コストは何倍にもなる。したがって，医療機関の経営的観点からは，できるだけ感染性廃棄物は少ないに越したことはない。だが，現場的には疑わしきは，すぐその場で感染性廃棄物収納容器に入れてしまうというのが安全策ではあろう。

正　解 b，d，e　**正答率** 97.9%

受験者つぶやき
・病棟やオペ室で見たゴミ箱と，スタッフがそれをどう扱っていたかを思い出しながら答えました。実習で色々なものをよく観察しておくと，問題を解くときに役立つことがあります。
・安全そうなものを選びました。

F 医学総論／長文問題　469

Check ■■■

119F-36　73歳の女性。左手関節痛を主訴に来院した。2時間前に自宅の玄関で転倒し、左手をついた際に痛みが出現した。左手関節に腫脹と圧痛を認める。左母指と示指の掌側にしびれと知覚鈍麻を認める。左手関節のエックス線写真（**別冊** No.1）を別に示す。
　　障害されている神経はどれか。
　　a 筋皮神経　　　b 後骨間神経　　　c 尺骨神経
　　d 正中神経　　　e 橈骨神経

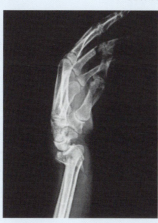
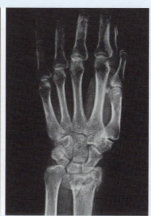

アプローチ　①73歳の女性 ➡ 高齢者の女性
　②2時間前に自宅の玄関で転倒し、左手をついた。左手関節に腫脹と圧痛 ➡ 軽微な外力によって生じる手関節の外傷を考慮
　③左母指と示指の掌側にしびれと知覚鈍麻を認める ➡ 末梢神経の感覚障害が生じている可能性

画像診断

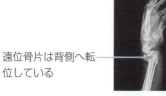
遠位骨片は背側へ転位している

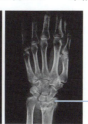
橈骨遠位端に骨折線を認める

鑑別診断　「アプローチ」①，②より高齢女性に軽微な外力で生じた手関節の外傷性疾患を考慮。③より母指と示指の掌側の末梢神経障害を合併。「画像診断」より背側転位型の橈骨遠位端骨折を認める。

診断名　橈骨遠位端骨折後正中神経障害

選択肢考察
×a　筋皮神経障害の場合は、前腕の外側の感覚障害と肘関節の屈曲運動に障害を生じる。
×b　後骨間神経障害の場合は、感覚障害はなく手指の伸展運動に障害を生じる。
×c　尺骨神経障害の場合は、手掌・手背の尺側、小指と環指の尺側の感覚障害と手指の内外転運動などに障害を生じる。
○d　正中神経障害の場合は、母指から環指橈側の感覚障害と母指の対立運動に障害を生じる。

470 国試119 ― 第119回医師国家試験問題解説書

×e　橈骨神経障害の場合は，手背橈側の感覚障害と手関節と手指の伸展運動に障害を生じる。

解答率　a 0.7%，b 2.7%，c 0.4%，d 84.1%，e 12.1%

関連知識　橈骨遠位端骨折は骨粗鬆症の高齢者が転倒して手をついた時など軽微な外力で生じる外傷である。手関節の腫脹，疼痛や変形を認める。正中神経障害を合併することがある。診断はエックス線で行われ，末梢の骨片が転位する方向（掌側型，背側型）で分類されることが多い。骨折部の詳細な評価には CT が有用である。治療は徒手整復と外固定がまず行われるが，短期成績が良好なことから積極的に手術を行うケースが増えている。手術方法は掌側からのプレート固定による骨接合術が主流である。

正解　d　**正答率** 84.1%

受験者つぶやき
・正中・橈骨・尺骨神経の感覚・運動それぞれの支配領域は頻出なので，正確に把握しておくと良いと思います。
・正中神経の範囲だと考え，d にしました。

Check ■ ■ ■

119F-37　35 歳の女性。挙児希望のため来院した。これまでに 3 回の妊娠歴があるが，いずれも胎児心拍確認後，妊娠 6 週，8 週，7 週で心拍が消失し流産した。不正性器出血はない。初経は 13 歳，月経周期 28 日型，整，持続 5 日間。内診で子宮は正常大で付属器を触知しない。

　次回妊娠に向けた検査で**適切でない**のはどれか。

a　甲状腺機能検査　　　　　　　　b　子宮頸管長測定
c　子宮卵管造影検査　　　　　　　d　抗リン脂質抗体測定
e　カップルの染色体検査

アプローチ　①3 回の妊娠歴 ⟶ 妊孕性に異常は認めない。
②胎児心拍確認後，妊娠 6 週，8 週，7 週で心拍が消失し流産した ⟶ 習慣流産
③月経周期 28 日型，整，持続 5 日間 ⟶ 月経異常は認めない。
④内診で子宮は正常大で付属器は触知しない ⟶ 子宮・卵巣に腫瘍性病変はない。

診断名　習慣流産

選択肢考察　○a　不妊検査の一環で必要となる。甲状腺疾患は不妊症，習慣流産の原因となる。
×b　妊娠時の流早産の指標には必要であるが，妊娠前には測定の意味がない。頸管無力症は経腟超音波検査にて頸管長を測定することで診断する。
○c　子宮形態異常検査として必要となる。
○d，○e　流産を繰り返していることから，必要な検査である。

解答率　a 10.1%，b 40.1%，c 26.5%，d 0.2%，e 23.1%

関連知識　不育症とは，流産や死産を繰り返し，生児が得られない状態。2 回連続した流産・死産を「反復流産」という。3 回以上の連続した流産を「習慣流産」という。不育症の原因：胎児の染色体異常，抗リン脂質抗体症候群，血液凝固異常，子宮形態異常，甲状腺異常，夫婦染色体異常など。

コメント	ほかに必要な検査は，超音波断層法などである。
正解	b　正答率 40.1%

- 子宮頸管長が短い場合，早産リスクとなりますが，この症例は妊娠初期の流産が問題なので，子宮頸管長の異常は無関係だと思いました。
- 子宮頸管長測定は妊娠中にやるやつだったみたいです。

Check ■ ■ ■

119F-38　68歳の女性。腹膜炎の手術後でICUに入院中である。3日前に消化管穿孔による急性汎発性腹膜炎で緊急手術が行われた。術後は気管挿管されたままICUに入室し，人工呼吸管理を受けている。本日から呼吸状態が悪化し，気管からピンク色泡沫状の分泌物が吸引された。心拍数90/分，整。血圧124/84 mmHg。動脈血ガス分析（F_IO_2 0.7，呼気終末陽圧〈PEEP〉5 cmH_2O）：pH 7.32，$PaCO_2$ 42 Torr，PaO_2 69 Torr，HCO_3^- 23 mEq/L。胸部エックス線写真（別冊 No. 2）を別に示す。心エコー検査で左室駆出率60%，左室壁運動に異常を認めない。有意な弁膜症を認めない。

診断はどれか。

a　肺膿瘍
b　肺胞出血
c　心原性肺水腫
d　急性間質性肺炎
e　急性呼吸窮迫症候群〈ARDS〉

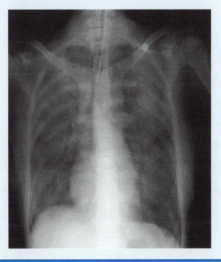

アプローチ
① 68歳の女性 ⟶ 高齢の女性
② 3日前の術後消化管穿孔による急性汎発性腹膜炎で緊急手術 ⟶ 全身に負荷が掛かっている状態である。
③ 人工呼吸管理 ⟶ 呼吸状態は人工呼吸管理を要している。
④ 動脈血ガス分析 ⟶ 高濃度酸素投与やPEEPにもかかわらず呼吸状態不良
⑤ ピンク色泡沫状の分泌物 ⟶ 肺水腫の存在を強く示唆する所見である。
⑥ 心拍，脈，血圧所見 ⟶ 循環動態は保たれていることを示している。

⑦心エコー所見 ━━▶ 心機能の低下がないことを示している。

画像診断

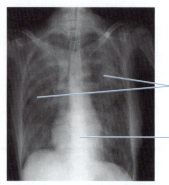

両側肺に中枢優位のびまん性の
すりガラス陰影が存在する

心拡大はない

鑑別診断　急速に増悪する病態であり，感染性疾患，呼吸循環動態の悪化に起因する疾患の鑑別を要する。ピンク色の泡沫状分泌液の存在から肺水腫が最も疑われ，肺水腫であるとすると心原性か非心原性であるかの鑑別を要する。「アプローチ」⑥，⑦より非心原性と考えられる。

診断名　術後に発症した急性呼吸窮迫症候群〈ARDS〉（非心原性肺水腫）

選択肢考察
× a　感染により肺に空洞を生ずる。血痰はあってもピンク色の泡沫状分泌液の喀出はない。
× b　肺胞出血は肺の微小血管の損傷に起因する出血であり，血痰，喀血がみられる。出血であるため多数の赤血球およびヘモジデリン貪食細胞を含む血液像を示す。肺胞内からの液体成分であるピンク色で泡沫状の分泌液の喀出はない。
× c　ピンク色で泡沫状の分泌液の喀出は伴うが，検査結果から心原性肺水腫は否定的である。
× d　間質性肺炎は呼吸困難と乾性咳嗽が主所見であり，喀痰は合併症がなければみられない。
○ e　術後に発症したARDSであり，非心原性肺水腫である。本例のARDSの原因としては感染症，緊急手術による全身への負荷，消化液の誤嚥などが想定される。

解答率　a 0.1％，b 2.3％，c 1.5％，d 0.2％，e 95.8％

関連知識　肺水腫では，肺の毛細血管から血液の液体成分および血球成分の一部が肺胞内へ滲み出す。この滲み出した液体成分は「ピンク色で泡沫状」であり，この液体成分が喀出された場合，肺水腫の存在が強く示唆される。肺水腫には，心原性肺水腫と非心原性肺水腫がある。心筋梗塞や不整脈などによって心不全が生じ，その心不全が原因となって起こる肺水腫が心原性肺水腫である。一方，敗血症や重症肺炎，重症外傷などの心臓以外の原因で起こる肺水腫が非心原性肺水腫である。肺炎や敗血症などが契機となって非心原性肺水腫を引き起こす病態として急性呼吸窮迫症候群〈ARDS〉がある。ARDSでは肺胞の血管内皮細胞障害により血管透過性が亢進し，血液の液体成分が肺胞内へ漏出することで「ピンク色で泡沫状」の分泌液の喀出に至る。

正解　e　**正答率** 95.8％

・現病歴から「心不全や輸液過剰では説明がつかない肺水腫」と考え，ARDSと診断しました。
・非心原性肺水腫としてARDSにしました。

F　医学総論／長文問題　　**473**

Check ■ ■ ■

119F-39　58歳の男性。①意識障害のため救急車で搬入された。5年前に②糖尿病でインスリン自己注射を開始した。2年前から③職場の人間関係が悪化し，仕事を休みがちである。同時期から，④食事は不規則になり，飲酒量が増えた。また，糖尿病の治療を自己中断していた。数日前から姉との連絡が途絶えたため，姉が心配して自宅を訪ねたところ，意識がもうろうとして台所で倒れているのを発見し，救急車を要請した。16年前に離婚してからは独居である。意識レベルは JCS II -20。身長 174 cm，体重 58 kg。体温 37.0℃。心拍数 92/分，整。血圧 98/64 mmHg。⑤呼吸数 24/分。糖尿病ケトアシドーシスと診断され入院した。

　　下線部のうち，社会的な健康規定要因（Social Determinants of Health）〈SDH〉はどれか。

　　a　①　　　　　b　②　　　　　c　③　　　　　d　④　　　　　e　⑤

アプローチ　①意識障害 ➡ 生命の重要なサインである。

　　②糖尿病 ➡ 疾患名である。

　　③職場の人間関係が悪化 ➡ 職場環境の問題であり，社会的な健康規定要因の一つである。

　　④食事が不規則 ➡ 生活習慣である。

　　⑤呼吸数 24/分 ➡ バイタルサインである。

診 断 名　糖尿病ケトアシドーシス

選択肢考察　×a，×b，○c，×d，×e　「アプローチ」③より，cが正解となる。

解 答 率　a 0.1%，b 0.7%，c 97.7%，d 1.4%，e 0.1%

関連知識　Social Determinants of Health〈SDH〉とは人々の健康状態を規定する経済的，社会的条件のことであり，「健康の社会的決定要因」，「健康の社会的規定因子」などと訳されている。病気の背景には生物学的な要因だけではなく，社会的要因（教育・就業・生活環境・社会環境など）が存在するということを示している。これらの要因は，個人の力だけではコントロールできない場合が多く，健康格差を生み出す大きな要因となっている。世界保健機関〈WHO〉では，SDH を以下の 10 項目に分類している。①社会格差，②ストレス，③幼少期，④社会的排除，⑤労働，⑥失業，⑦社会的支援，⑧薬物依存，⑨食品，⑩交通。

　　SDH に影響を与える因子として貧困は特に重要である。

コメント　近年，SDH の概念の重要性が増しており，令和6年版より医師国家試験出題基準のうち必修の基本的事項に含まれている。

正 解　c　**正答率 97.7%**

F

医学総論

受験者つぶやき
・他の選択肢は身体に直接影響を及ぼすものだと考えました。
・社会環境と考え，c にしました。

Check ■■■

119F-40　26 歳の女性。臨床研修 1 年目の医師。針刺しによる刺創で受診した。HBs 抗原陽性患者の手術の助手を務めている最中に受傷した。ただちに患部を流水で洗浄した後，救急外来を受診した。これまでに B 型肝炎罹患歴はなく，4 年前に HB ワクチンの接種歴がある。入職時の HBs 抗体価は十分に高かった。
　適切な対応はどれか。
　a　経過観察
　b　HB ワクチン接種
　c　核酸アナログ製剤投与
　d　抗 HBs ヒト免疫グロブリン投与
　e　HB ワクチン接種および抗 HBs ヒト免疫グロブリン投与

アプローチ
①HBs 抗原陽性患者の手術中の針刺し事故
②B 型肝炎罹患歴はなく，4 年前に HB ワクチン接種歴
③入職時の HBs 抗体価は十分に高かった。

診断名　針刺し事故

選択肢考察
○a　本例の患者は過去に HB ワクチン接種歴があり，入職時の HBs 抗体価が十分に高いことが確認されている。そのため，新たな予防策を講じる必要はなく，経過観察が適切である。
×b　既に HB ワクチン接種歴があり，入職時の抗 HBs 抗体価が十分に高かったため，HB ワクチンの追加接種は不要である。ワクチン接種は，抗 HBs 抗体が低値（10 mIU/mL 未満）または接種歴が不明な場合に検討される。
×c　核酸アナログ製剤（例：エンテカビル，テノホビルなど）は，慢性 HBV 感染者の治療薬であり，針刺し事故後の曝露後予防には推奨されていない。急性 B 型肝炎の予防目的では使用しない。
×d　抗 HBs ヒト免疫グロブリン投与は，HBV 感染のリスクが高い場合（例：ワクチン未接種・抗 HBs 抗体が陰性の医療従事者）に投与されるが，本例では不要である。
×e　上記の理由と同様に，HB ワクチン接種歴があり抗 HBs 抗体価が十分に高いため，追加接種も抗 HBs ヒト免疫グロブリン〈HBIG〉投与も必要ない。

解答率　a 70.8％，b 0.5％，c 0.6％，d 17.0％，e 11.0％

関連知識　医療従事者の針刺し事故における B 型肝炎曝露後予防の概要を述べる。事故後の初期対応としては，直ちに流水と石鹸で傷口を洗浄する。粘膜曝露の場合は生理食塩水や水で十分に洗浄する。必要に応じて感染管理担当者へ報告する。曝露後の評価として，感染源（患者）の HBs 抗原（HBsAg）検査，曝露者（医療従事者）の HBs 抗体（抗 HBs）検査（ただし，事前

F　医学総論／長文問題　**475**

の抗体価が十分であれば省略可）を行う。曝露後予防の適応（CDC，WHO のガイドライン参照）として HBs 抗体価が十分（10 mIU/mL 以上）であれば経過観察のみを行う。HBs 抗体価が不十分（10 mIU/mL 未満）または不明の場合は，HB ワクチン追加接種を行う。ワクチン未接種または接種歴不明の場合は HBIG と HB ワクチンの併用投与を行う。免疫不全状態の医療従事者であれば，抗 HBs 抗体価が不明でも HBIG 投与を考慮する。追跡検査を 1 か月後，3 か月後，6 か月後で行い，HBV マーカー（HBs 抗原，HBV DNA）を測定する。

コメント　　B 型肝炎は医療従事者にとって重要な職業感染症の一つであり，針刺し事故後の対応は適切に行う必要がある。特に，ワクチン接種による免疫獲得の重要性を理解し，事前の抗体価確認が十分な曝露後対応につながることを念頭に置くべきである。今回の問題では，適切な曝露後対応の原則を理解し，抗体価が十分なら経過観察でよいという基本方針をしっかり押さえておくことが重要である。

正　解　a　**正答率** 70.8%

受験者つぶやき
・針刺しされた者に HBs 抗体がなければ HB ワクチンや抗 HBs ヒト免疫グロブリンの投与が必要ですが，もともと抗体が高ければ処置は必要ありません。
・HBs 抗体（−）のときの対応はよく聞かれていますが，＋のときも聞かれるとはびっくりしました。

F

医
学
総
論

Check ■ ■ ■

119F-41 35歳の初妊婦（1妊0産）。妊娠34週4日，妊婦健康診査のため来院した。これまで定期的に妊婦健康診査を受けている。身長158 cm，体重59 kg（非妊時51 kg）。血圧110/78 mmHg。下腿に軽度の圧痕性浮腫を認める。腟鏡診で性器出血を認めない。腹部超音波検査では胎児発育と羊水量に異常を認めない。母子健康手帳の記載内容（**別冊 No. 3A**）と胎児心拍数陣痛図（**別冊 No. 3B**）とを別に示す。

妊婦への説明で適切なのはどれか。

a 「入院が必要です」
b 「血液検査が必要です」
c 「妊娠経過は順調です」
d 「塩分を制限しましょう」
e 「体重が過度に増加しています」

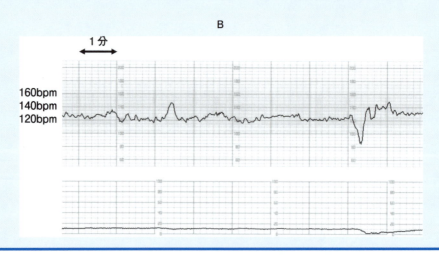

アプローチ
① 35歳の初妊婦（1妊0産），34週4日 ━━▶ 早産の期間
② 身長158 cm，体重59 kg（非妊時51 kg）━━▶ BMI 23.6で体格区分は普通
③ 血圧110/78 mmHg。下腿に軽度の圧痕性浮腫 ━━▶ 高血圧（−）
④ 腟鏡診で性器出血を認めない ━━▶ 常位胎盤早期剝離はない。

⑤腹部超音波検査で胎児発育と羊水量に異常を認めない ─→ 胎児発育は良好。胎児の尿路閉鎖疾患や上部消化管閉鎖，ならびに母体の糖尿病・妊娠糖尿病などは否定的
⑥母子健康手帳の記載内容 ─→ 子宮底長は正常。蛋白尿1＋のみで妊娠高血圧症候群はなし
⑦胎児心拍数陣痛図 ─→ 変動性一過性徐脈あるが胎児の健常性あり。子宮収縮も認められない（「画像診断」を参照）。

画像診断　Aの母子健康手帳の記載内容：子宮底長の基準値は妊娠5か月未満までは妊娠月数×3 cm，妊娠6か月以降は妊娠月数×3 cm＋3 cmである。妊娠34週4日での子宮底長の基準値は9×3＋3＝30であり，本症例では29 cmで正常である。

妊娠28週，妊娠32週で尿蛋白1＋を認めているが，高血圧はないため，妊娠高血圧症候群と診断されない。

尿糖は1＋が2回検出されているが，一過性であり，妊娠糖尿病は否定的である。

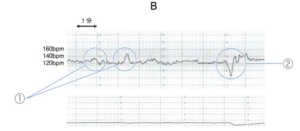

胎児の基準心拍数は120 bpmで正常である。基線細変動や一過性徐脈（①）を認めており，胎児は良好である（reassuring fetal status）。変動一過性徐脈（②）が認められるが子宮内の低酸素状態を示す所見ではない。子宮収縮は認められていない。

鑑別診断　「アプローチ」および「画像診断」で憂慮すべき異常は認められない。
診断名　正常妊娠経過
選択肢考察
× a　胎児心拍数陣痛図では胎児の健常性が認められる。常位胎盤早期剥離や切迫早産などもなく，入院の必要性はない。
× b　常位胎盤早期剥離はなく，DICなどや帝王切開の術前検査に関する血液検査は必要ではない。
○ c　胎児心拍数陣痛図では胎児の健常性は保たれており，切迫早産もない。妊娠高血圧症候群もなく，胎児発育も良好であるので，妊娠経過は順調である。
× d　妊娠高血圧症候群は妊娠20週以降，分娩12週までに高血圧がみられる場合，または高血圧に蛋白尿を伴う場合で，これらの症候が偶発合併症によらないものをいう。本患者は妊娠28週，妊娠32週で尿蛋白1＋を認めているが，高血圧はないため妊娠高血圧症候群と診断されず，塩分制限の必要はない。
× e　体重の過度な増加は認められない（「関連知識」参照）。

解答率　a 8.4％，b 13.6％，c 74.0％，d 0.8％，e 3.0％
関連知識　妊娠全期間を通しての推奨体重増加量は，低体重（やせ）：BMI 18.5未満で9〜12 kg，普通：BMI 18.5以上25未満で7〜12 kg，肥満：BMI 25以上で個別対応（およそ5 kg）となっている。

正解　c　**正答率 74.0％**

受験者つぶやき
・軽度の浮腫やときどき尿糖，蛋白尿が認められますが，血圧や子宮底長，胎児心拍数陣痛図で異常を認めない点から，経過観察で問題ないと考えました。
・20秒程度の一過性徐脈は問題にならないだろうと思いました。

Check ■ ■ ■

119F-42 40歳の男性。特定健康診査で肥満を指摘され来院した。仕事はデスクワークが主体で，運動はしていない。身長171 cm，体重100 kg。脈拍84/分，整。血圧146/94 mmHg。呼吸数17/分。尿所見：蛋白1+，糖1+。血液生化学所見：総蛋白7.1 g/dL，アルブミン3.9 g/dL，AST 75 U/L，ALT 26 U/L，γ-GT 89 U/L（基準13～64），尿素窒素21 mg/dL，クレアチニン1.3 mg/dL，尿酸8.9 mg/dL，血糖148 mg/dL，HbA1c 6.7%（基準4.9～6.0），トリグリセリド260 mg/dL，HDLコレステロール41 mg/dL，LDLコレステロール181 mg/dL。体重の減量を目的とした食事指導を行った。
　食事摂取基準に基づいた指導内容で適切なのはどれか。
　a　食塩相当量の摂取は15 gとする。
　b　総摂取エネルギー量は4,500 kcalとする。
　c　脂質の摂取は総摂取エネルギー量の20～30%とする。
　d　蛋白質の摂取は総摂取エネルギー量の5～10%とする。
　e　炭水化物の摂取は総摂取エネルギー量の30～40%とする。

アプローチ
①40歳の男性 → 中年の男性
②特定健康診査で肥満を指摘され来院，身長171 cm，体重100 kg → BMI 34.2
③仕事はデスクワークが主体 → 軽い労作業
④運動はしていない → 運動不足
⑤脈拍84/分，整，呼吸数17/分 → バイタルサイン正常
⑥血圧146/94 mmHg → 高血圧
⑦尿蛋白1+，尿素窒素21 mg/dL，クレアチニン1.3 mg/dL → 腎疾患などを考慮
⑧尿糖1+，血糖148 mg/dL，HbA1c 6.7% → 糖尿病を考慮
⑨総蛋白7/1 g/dL，アルブミン3.9 g/dL → 低アルブミン血症
⑩AST 75 U/L → 肝疾患，筋疾患などを考慮
⑪γ-GT 89 U/L → 肝疾患などを考慮
⑫尿酸8.9 mg/dL → 高尿酸血症
⑬トリグリセリド260 mg/dL，LDLコレステロール181 mg/dL → 脂質異常症

鑑別診断　「アプローチ」②より肥満である。⑥より高血圧である。⑧より糖尿病が示唆される。⑦，⑨より腎疾患が示唆される。⑩，⑪より肝疾患が示唆される。⑬より，脂質異常症である。

診断名　肥満（糖尿病，腎疾患，肝疾患，脂質異常症の疑い）

選択肢考察
× a　食塩相当量は，男性（18歳以上）7.5 g未満である。
× b　身体活動レベルが低い30～49歳男性の総摂取エネルギー量は，2,300 kcalである。

F　医学総論／長文問題　479

○ c　脂質は，総摂取エネルギー量の 20〜30% である。

× d　蛋白質は，総摂取エネルギー量の 13〜20% である。

× e　炭水化物は，総摂取エネルギー量の 50〜65% である。

解答率　a 0.2%，b 0.1%，c 97.6%，d 0.9%，e 1.2%

関連知識　蛋白質，脂質，炭水化物，食塩相当量，カルシウム，鉄についての食事摂取基準は覚えておく必要がある。

正　解　c　**正答率** 97.6%

受験者つぶやき
・PFC バランスや総摂取エネルギー量はよく問われます。特に総摂取エネルギー量は普段から計算する癖をつけておくと良いと思います。

Check ■ ■ ■

119F-43　78 歳の男性。右臀部周辺の痛みを主訴に来院した。1 年前から前立腺癌に対しホルモン療法施行中である。3 日前に旅行から帰宅後に右臀部の痛みと腫れを自覚した。痛みは徐々に右臀部全般に広がった。意識は清明。体温 36.2℃。脈拍 96/分，整。血圧 102/68 mmHg。呼吸数 16/分。SpO$_2$ 98%（room air）。右大腿から腰部にかけて紫斑を認める。心音と呼吸音とに異常を認めない。腹部は平坦，軟で，肝・脾を触知しない。右臀部は硬く腫脹し，圧痛を認める。血液所見：赤血球 391 万，Hb 9.8 g/dL，Ht 32%，白血球 7,950（好中球 72%，好酸球 1%，単球 9%，リンパ球 18%），血小板 35 万。PT-INR 1.0（基準 0.9〜1.1），APTT 72.4 秒（基準対照 32.2），フィブリノゲン 433 mg/dL（基準 186〜355），FDP 14 µg/mL（基準 10 以下）。血液生化学所見：総蛋白 7.4 g/dL，AST 24 U/L，ALT 40 U/L，LD 218 U/L（基準 124〜222），尿素窒素 10 mg/dL，クレアチニン 0.7 mg/dL。CRP 0.8 mg/dL。

臀部痛の原因はどれか。

a　筋肉内出血　　　　b　坐骨神経痛　　　　c　腸腰筋膿瘍

d　大腿骨頭壊死症　　e　変形性股関節症

アプローチ　① 78 歳，前立腺癌 ⟶ 高齢者で担癌患者

② 右臀部の痛みと腫れ ⟶ 急激に腫れが出現。旅行が契機に思える。血腫か？

③ 右大腿から腰部にかけて紫斑 ⟶ 腫れとは別部位に紫斑。出血症状がある。

④ Hb 9.8 g/dL ⟶ 貧血の存在

⑤ 血小板 35 万 ⟶ 正常。出血症状があるが，血小板数の低下はない。

⑥ PT-INR 1.0，APTT 72.4 秒 ⟶ 凝固基本検査で APTT のみが明らかに延長

⑦ FDP 14 µg/mL ⟶ FDP 軽度上昇。血腫でもみられる所見

⑧ CRP 0.8 mg/dL ⟶ 炎症反応はない。

鑑別診断　急激に腫脹を伴う痛みが出現している。感染性疾患も一度は疑うが，炎症反応はみられていない。また，広範囲な紫斑がみられているため出血性疾患の存在が疑われる。貧血も高度である。血腫（筋肉内出血）が出現したと推測される。

出血の原因は，APTT 延長から推測できる。高齢者の担癌患者でもあり，後天性血友病が

強く疑われる。設問には書かれていないが，凝固第Ⅷ因子が低下しており，第Ⅷ因子インヒビターが出現していると推測される。APTTの交差混合試験（2時間孵置）は，インヒビター型になるだろう。

診断名 筋肉内出血（後天性血友病）

選択肢考察
- ○a 急激に腫脹，痛みが出現しており，筋肉内出血（血腫）は最初に鑑別に挙がる。APTTが延長しており，出血性疾患の存在も疑われる。
- ×b 坐骨神経痛では，腫脹をきたすことはない。紫斑やAPTT延長も説明できない。
- ×c 腸腰筋膿瘍は重症の感染症である。本症例では炎症反応もなく，痛みと腫れの部位も異なっている。紫斑やAPTT延長も説明できない。
- ×d 大腿骨頭壊死症では，腫脹をきたすことはない。本症例の症状部位とも異なっている。紫斑やAPTT延長も説明できない。
- ×e 変形性股関節症でも，腫脹をきたすことはない。本症例の症状部位とも異なっている。紫斑やAPTT延長も説明できない。

解答率 a 98.8％，b 0.2％，c 0.5％，d 0.3％，e 0.2％

関連知識 ＜後天性血友病＞

　病態：第Ⅷ因子に対する自己抗体が出現して，筋肉内出血，皮下出血などの出血症状をきたす。自己免疫疾患，悪性疾患，女性では分娩時などに発症する。ただし，基礎疾患不明のことも多い。分娩時を除くと，高齢者で多い。先天性血友病では関節内出血が特徴的だが，本疾患では関節内出血はまずない。

　検査所見：APTT延長，第Ⅷ因子活性低下，第Ⅷ因子インヒビターの出現。APTTの交差混合試験（2時間孵置）は，上に凸のインヒビター型。

　治療：
- 免疫抑制療法：副腎皮質ステロイドなど。
- 止血療法（バイパス製剤）：遺伝子組換え活性型第Ⅶ因子製剤，活性型プロトロンビン複合体製剤，第Ⅹ因子加活性化第Ⅶ因子製剤。
- エミシズマブ：第Ⅷ因子の代わりの作用を有する二重特異的抗体。後天性血友病，血友病Aのいずれにも有効（血友病Bには無効）。

正解 a　正答率 98.8％

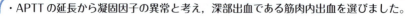

- APTTの延長から凝固因子の異常と考え，深部出血である筋肉内出血を選びました。
- 後天性血友病は筋肉内出血はありますが，関節内出血はありません。

F　医学総論／長文問題　　481

Check ■ ■ ■

119F-44　15歳の女子。定期受診で来院した。10歳時に全身性エリテマトーデス〈SLE〉と診断され，小児科に通院している。少量グルココルチコイド，ミコフェノール酸モフェチル及びヒドロキシクロロキンを内服し病状は安定している。13歳時にひとりで薬の管理をさせたところ，処方数と残薬数が合わないことから怠薬が判明した。以後，母親が薬の管理をしている。発達に問題はなく，学校の成績は良好で，今春，志望校に合格した。高校生になると忙しくなるので，本人を連れて受診できるか，母親が心配している。患者は質問に答えるのみで，自らの発言はない。高校進学を前に将来的な内科への移行を見据え，今後の管理を話し合うことにした。

適切な対応はどれか。

a　以前の怠薬歴を注意する。

b　本人のみに薬の自己管理をさせる。

c　自宅での内服管理は引き続き母親に任せる。

d　母親のみに通院してもらい処方箋を発行する。

e　本人に自身の病気をどれくらい理解しているか確認する。

アプローチ　①15歳の女子

②10歳時に全身性エリテマトーデス〈SLE〉と診断され，小児科に通院 ━━▶ 小児慢性疾患患児

③少量グルココルチコイド，ミコフェノール酸モフェチル及びヒドロキシクロロキンを内服し病状は安定

④13歳時にひとりで薬の管理をさせたところ，怠薬が判明

⑤患者は質問に答えるのみで，自らの発言はない ━━▶ ステロイドによる影響か，あるいは本人の性格かは不明

⑥進学を前に将来的な内科への移行 ━━▶ 自己管理が必要となる。

鑑別診断　思春期の不安神経症・抑うつ傾向が考えられるが，登校できているため自制範囲内である。ただし，服薬管理が自分で可能であるとは言えなさそうである。

診断名　全身性エリテマトーデス（管理良好）

選択肢考察　×a　以前の怠薬歴を注意しても自己管理への移行にはつながらない。

×b　怠薬のエピソードがあり，高校進学で忙しくなるため，本人のみによる薬の自己管理は困難と考えられる。

×c　母親任せでは精神的成長やセルフコントロールの獲得に支障が生じる。

×d　無診察の処方となるため，不適切である。

○e　服薬アドヒアランス向上のため，自身の疾病への理解を高めることが重要である。

解答率　a 0.1％，b 0.1％，c 0.1％，d 0.2％，e 99.4％

関連知識　小児の慢性疾患から成人診療科への移行の問題として，長期間の服薬管理の親から自身への移行が問題となる。知的障害等がなければ，疾病の理解と服薬継続の重要性を認知して行動変容を促すアプローチを行うことが医療者には必要となる。

| コメント | 小児期の慢性疾患の成人診療科への移行の問題は今後も出題が予測される。 |
| 正　解 | e　正答率 99.4% |

受験者つぶやき
- 患者自身の疾患に対する理解度を把握し，医師-患者間の共通認識を増やしていくことが，今後の治療の成功につながると考えました。
- 管理ができるかどうか確認するべきだと思いました。

Check ■ ■ ■

119F-45　1歳10か月の男児。けいれんを主訴に両親に連れられて夜間救急外来を受診した。2日前から咳嗽と鼻汁がみられていた。本日の夕方までは元気で食欲も良好であったが，夜になって発熱に気付いた。下痢や嘔吐はなく，排尿も良好であった。その後左右差のない全身を強直させるけいれんが出現し，2分間持続した。1歳2か月時に同様のけいれんの既往がある。予防接種は，予定どおり接種している。意識は清明。身長84 cm，体重11.2 kg。体温38.5℃。脈拍128/分，整。血圧100/60 mmHg。呼吸数28/分。SpO_2 99%（room air）。皮膚のツルゴールの低下はない。瞳孔は左右差なく，対光反射は正常。咽頭に軽度の発赤を認める。鼓膜に異常を認めない。胸部と腹部とに異常を認めない。項部硬直とKernig徴候とを認めない。四肢の筋緊張は正常で，腱反射の亢進を認めない。

救急外来での親への説明で適切なのはどれか。

a 「輸液が必要です」
b 「抗菌薬を投与します」
c 「ビタミンKを投与します」
d 「1時間後に再度診察します」
e 「抗けいれん薬を投与します」

アプローチ

① 1歳10か月の男児 → 幼児

② けいれんを主訴に受診 → けいれんがある。

③ 2日前から咳嗽と鼻汁，夜になって発熱に → 感冒症状と発熱を伴う。

④ 左右差のない全身を強直させるけいれんが出現，2分間持続 → 発作が5分以上ではなく，一過性である。

⑤ 1歳2か月時に同様のけいれんの既往がある。

⑥ 身長84 cm，体重11.2 kg → 成長発達に異常なし

⑦ 体温38.5℃。脈拍128/分，整。血圧100/60 mmHg。呼吸数28/分。SpO_2 99%（room air）
→ 発熱以外のバイタルサインは異常なし

⑧ 皮膚のツルゴールの低下はない → 脱水の所見なし

⑨ 瞳孔は左右差なく，対光反射は正常 → 特に異常なし

⑩ 咽頭に軽度の発赤 → 咽頭炎の所見

⑪ 鼓膜に異常を認めない。項部硬直とKernig徴候とを認めない → 中耳炎や髄膜炎を疑う所見はない。

⑫ 四肢の筋緊張は正常で，腱反射の亢進を認めない → 神経学的異常所見なし

鑑別診断　「アプローチ」①〜⑤より1歳10か月の幼児に感冒症状のある発熱に伴ってけいれんが生じ

ていることがわかる。⑥〜⑫よりその他神経学的所見含めて目立った所見はなく，熱性けいれんが疑われる。

診断名 熱性けいれん

選択肢考察
× a 脱水の所見はなく，直ちに輸液が必要ではない。
× b 抗菌薬の投与は必須ではない。
× c ビタミンKの投与は特に必要ではない。
○ d 経過から単純性熱性けいれんを疑うが，発作の再燃や意識の悪化がないか1時間後の再診察を行うのは適切な対応と考える。
× e 熱性けいれんが止まっている状況であり，直ちに抗けいれん薬を投与する必要はないと考える。

解答率 a 1.8％, b 6.7％, c 0.7％, d 78.8％, e 11.8％

関連知識 熱性けいれんの診断基準（日本小児神経学会）によると，①発熱（38.0℃以上）がある，②生後6か月〜5歳の小児に発症，③熱以外の明らかな中枢神経疾患（髄膜炎，脳炎，外傷など）がない，④けいれんが発作性で一過性，⑤発作後の神経学的異常がない，の条件をすべて満たす場合が熱性けいれんである。

コメント 熱性けいれんの診断，初期対応について確認しておきたい。

正解 d **正答率** 78.8％

受験者つぶやき
・現病歴から単純型熱性けいれんと考えられますが，24時間以内にけいれんの反復があれば複雑性の可能性も否定できないため，現時点でバイタル等に異常がなくても再診は必要だろうと考えました。
・全身状態は良好なので今すぐに何かすることはないと思いました。

Check ■ ■ ■

119F-46 75歳の男性。がん検診で便潜血反応陽性を指摘され来院した。下部消化管内視鏡検査でS状結腸癌と診断され，結腸切除を予定している。約15年前から糖尿病を指摘され治療中である。喫煙は約20本/日であったが，5年前から禁煙している。飲酒は焼酎1合/日。身長162 cm，体重59 kg。体温36.6℃。脈拍76/分，整。血圧132/72 mmHg。心音と呼吸音とに異常を認めない。左下腹部に圧痛を認める。尿所見：蛋白（−），糖3+，ケトン体（−）。血液生化学所見：血糖180 mg/dL，HbA1c 7.1％（基準4.9〜6.0）。
この患者の周術期血糖コントロールの目的で適切なのはどれか。
a 創感染の予防
b 脳血管障害の予防
c 心血管イベントの予防
d 深部静脈血栓症の予防
e 糖尿病性神経障害の予防

アプローチ
①内視鏡検査でS状結腸癌，結腸切除予定 ➡ かなり大きな手術の準備が必要
②約15年前から糖尿病の治療中 ➡ 長期にわたる糖尿病罹患歴
③喫煙は約20本/日，5年前から禁煙 ➡ 血管や神経が障害されている可能性。たばこはやめてもそれまでの障害は残る。

④身長 162 cm，体重 59 kg ➡ BMI 22.5 で非肥満
⑤血圧 132/72 mmHg ➡ 高血圧はない。
⑥心音と呼吸音に異常を認めない ➡ 心肺系の大きな疾患はなさそう。
⑦左下腹部に圧痛 ➡ S状結腸癌の所見と思われる。
⑧尿蛋白（－）➡ 慢性の糖尿病合併症は，まだあっても軽微
⑨尿糖 3＋，ケトン体（－），血糖 180 mg/dL，HbA1c 7.1％ ➡ 軽度の糖尿病がある。

鑑別診断　「アプローチ」①，⑦から侵襲性のある手術が必要。②，⑨から罹病期間の長い糖尿病があり最小血管障害はありうる。ただ，現在の血糖コントロールはまずまずなのと⑤，⑧から糖尿病腎症はなさそうで，最小血管障害はまだ軽微と思われる。③からは大血管障害となるリスクを抱えているが，④，⑤，⑥からは他のリスク因子は少なそう。周術期の血糖を良好にしておけば手術で大きなトラブルがないことが期待できる。

診断名　S状結腸癌，糖尿病

選択肢考察
○ a　高血糖状態では免疫機能の低下や血管・血流障害で易感染状態となっている。
× b　長期間の予防対策が必要になる。短期間の血糖是正の意義は少ない。
× c　長期にわたる血糖コントロール改善の方が必要である。
× d　禁煙と長期にわたる血糖コントロール改善や運動が必要である。短期の血糖改善では予防できない。
× e　著しい高血糖とその是正に関連することが多い。本例ではそこまでの高血糖はなさそうである。また，神経障害は手術に際して大きなトラブルとなることは少ない。

解答率　a 87.7％，b 1.0％，c 8.3％，d 1.3％，e 1.6％

関連知識　糖尿病では白血球機能異常による免疫機能低下で易感染状態となる。また，凝固系の異常や血管の脆弱化により易出血性や阻血，血栓が生じやすい。これらにより創傷部が治りにくくなり，壊疽の拡大，敗血症に発展することがある。高血糖が十分是正されていない場合，周術期の死亡率は通常の 15〜50 倍に達するとされ，血糖改善まで手術が延期となることも珍しくない。抜歯時などでも同じ理由で歯科医から敬遠されがちとなる。一方で，大血管系の障害は技術の進歩で術中管理が容易となりつつある。

正解　a　正答率 87.7％

・糖尿病の患者さんは易感染性なので，手術創からの感染を予防する必要があります。
・周術期の血糖コントロールは創傷治癒のためと勉強していました。

> **Check** ☐☐☐

119F-47 28歳の初産婦（1妊0産）。妊娠40週，陣痛発来のため入院した。入院時内診所見で，子宮口は3cm開大，展退度50%，児頭下降度はSP−2cm。第1頭位。小泉門が先進し，3時方向に触知する。入院8時間後の内診所見で，子宮口は8cm開大，展退度80%，児頭下降度はSP±0cm。小泉門が先進し，6時方向に触知する。
分娩経過の評価で正しいのはどれか。
 a 正常経過   b 第1回旋の異常   c 第2回旋の異常
 d 第3回旋の異常   e 第4回旋の異常

アプローチ
① 28歳の初産婦（1妊0産）→ 初産婦
② 入院時内診所見：子宮口は3cm開大，展退度50%，児頭下降度はSP−2cm → 子宮口の位置，子宮頸部の硬度は不明だがBishopスコアは4点以上ある。
③ 第1頭位，小泉門が先進，3時方向に触知 → 第1回旋が起こっている。
④ 陣痛発来入院8時間後の内診所見：子宮口は8cm開大，展退度80%，児頭下降度はSP±0cm → 初産婦の分娩第1期の所要時間は10〜12時間であり，正常経過
⑤ 小泉門が先進し6時方向に触知 → 第2回旋が逆で，後方後頭位

診断名 第2回旋の異常（後方後頭位）

選択肢考察
× a 初産婦の分娩第1期の所要時間は10〜12時間であるので時間経過として正常であるが，入院8時間の時点で回旋異常を起こしているので分娩経過は異常である。
× b 児頭が骨盤入口部に進入固定後に第1回旋が起きる。正しい第1回旋では小泉門を先進部として小斜径周囲で産道を通過する。本例では第1回旋は正しく行われている。
○ c 小泉門は先進部であるが，小泉門を6時方向に触知しているので，後頭部が母体後方に回旋しており，第2回旋が逆となっている。
× d 児頭後頭部が恥骨結合を通過して，項部を支点として頭部が反屈する横軸回旋が第3回旋であるが，本例では子宮口全開大までの記載しかない。
× e 児頭の顔面が母体大腿内側を向く動きが第4回旋であるが，児の娩出時の記載がない。

解答率 a 1.9%, b 0.9%, c 96.5%, d 0.4%, e 0.2%

関連知識 正常な回旋の経過を図示する。

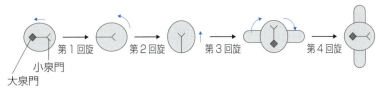

コメント 正常分娩における子宮頸管熟化（Bishopスコア），分娩第1期から第3期までの経過や回旋に関する基礎知識を問う問題である。

正解 c 正答率 96.5%

受験者つぶやき
・経過に沿ってイラストを描いて考えました．小泉門は本来母体腹側にあるべきですが，第2回旋の方向に異常があったため，母体背側になったと考えられます．
・図を書いて確認しました．

Check ■■■

119F-48 34歳の男性．会社員．昼休みに，屋上で下を覗き込んでいるところを，上司が見かけて，上司に付き添われて健康管理室に来室した．産業医が面談したところ，この社員が現在取り組んでいる仕事は難航しており，当面の間，解決のめどが立ちそうにないとのことであった．体調面では，ここ1か月の間，体の疲れが取れず，眠れていない．また，気分の落ち込みが激しく，食事もほとんど摂れていないようである．面談中に「自分など会社のお荷物だ．いっそのこと死んでしまいたい．昨日，練炭を買ってきました」と発言があった．直近3か月の月の残業時間は100時間，110時間，120時間であった．産業医から精神科を受診するように伝えたが，忙しくて時間が取れないと言っている．この社員は一人暮らしをしている．

面談実施後に，産業医から上司に対する発言で適切なのはどれか．
a 「配置転換をしてください」
b 「労災を申請してください」
c 「疲れているので，今日は一人で早退させてください」
d 「残業をさせる時は，夕食をきちんととらせてください」
e 「今から会社の人が付き添って，精神科を受診させてください」

アプローチ
① 34歳の男性
② 屋上で下を覗き込んでいる ⟶ 自殺企図が示唆される．
③ ここ1か月間，体の疲れが取れず，眠れていない ⟶ 不眠・全身倦怠感
④ 気分の落ち込みが激しい ⟶ 抑うつ症状
⑤ 食事もほとんど摂れていない ⟶ うつ病の症状の一つ
⑥ いっそのこと死んでしまいたい．昨日，練炭を買ってきました ⟶ 自殺企図の手段・理由が明確であり強い意志が示唆される．
⑦ 直近3か月の残業時間は100時間，110時間，120時間 ⟶ 過労死ラインとなる月80時間の残業時間を超えており，心身への影響が懸念される．
⑧ 産業医から精神科を受診するように伝えたが未受診 ⟶ 緊急性が高い．
⑨ この社員は一人暮らしをしている ⟶ 一人にした場合，速やかな自殺のリスクがある．

鑑別診断 本例は，月80時間を超える残業を強いられており（「アプローチ」⑦），自殺企図が明らかである（②，⑥）．その要因として，業務遂行が困難であるほどの抑うつ傾向が身体症状（③，⑤），精神状態（④）とも明白である．産業医は治療が必要と考え受診が推奨されるが（⑧），一人暮らしであり（⑨），放置した場合には自殺のリスクがあるため，至急，付き添いによる精神科受診を要する症例である．

F 医学総論／長文問題　487

診断名　うつ病

選択肢考察　×a　心身の休息が治療として重要であり，配置転換であれば自尊心をより下げるため不適切である。

×b　業務に関連する心身状態の増悪ではあるが，受診はしていないため労災申請は現時点では不可能である。

×c　一人にした場合，監視が外れて自殺のリスクが高くなるため不適切である（場合によっては**禁忌**）。

×d　残業をさせること自体が症状の増悪になり，食事提供は問題の根本解決ではない。

○e　一人では精神科受診をするつもりがなく，適切な対応である。

解答率　a 7.3％，b 3.6％，c 0.5％，d 0.5％，e 88.0％

関連知識　過労によるうつ病は，現代社会において深刻な問題となっている。適切な対応をとることで，症状の悪化を防ぎ，回復を促す。

1. 休養と環境調整

・十分な休養：心身を休めることが最優先であり，短期間の休職も検討される。

・環境調整：過労の原因となっている職場環境の改善が必要であり，業務量の調整，労働時間の短縮，業務内容の見直しが重要。ストレスの原因となる人間関係の調整を企業側で必要なこともある。

2. 医療機関の受診と治療

・精神科・心療内科の受診：業務に関連したうつ病は，専門医による診断と治療が必要であり，薬物療法やカウンセリングなどの適切な治療が必要である。

正解　e　**正答率** 88.0％

受験者つぶやき
・現病歴から希死念慮が極めて強い患者さんで，一人にすると自殺してしまう可能性が高いと考えました。

F

医学総論

Check ■ ■ ■

119F-49 52歳の男性。腎機能低下を指摘され妻とともに来院した。1年前から下腿の浮腫を自覚していた。2週間前から浮腫が悪化したため，自宅近くの医療機関を受診したところ腎機能低下を指摘され，腎臓専門医を紹介受診した。30歳から高血圧症と糖尿病を指摘され，内服治療中であったが，通院は不定期であった。5年前に大腸ポリープで内視鏡的切除術を受けている。身長172cm，体重75kg。脈拍84/分，整。血圧156/92mmHg。SpO_2 98%（room air）。胸部に異常を認めない。両下腿に軽度の浮腫を認める。尿所見：蛋白3+，潜血（－），1日尿蛋白6.5g/日。血液所見：赤血球316万，Hb 9.8g/dL，Ht 31%，白血球5,700，血小板17万。血液生化学所見：総蛋白5.7g/dL，アルブミン3.4g/dL，尿素窒素68mg/dL，クレアチニン6.5mg/dL，eGFR 8.1mL/分/1.73m^2，HbA1c 6.3%（基準4.9〜6.0），Na 144mEq/L，K 5.4mEq/L，Cl 102mEq/L。腎代替療法として腹膜透析もしくは妻をドナーとした生体腎移植を希望している。

この患者に対する腹膜透析の説明で適切なのはどれか。

a 「週3回の通院が必要です」

b 「糖尿病があるため適応はありません」

c 「腹膜透析開始後に食事制限は必要ないです」

d 「腹膜透析を行ってからでも腎移植はできます」

e 「内視鏡的切除術の治療歴があるため適応はありません」

F

医学総論

アプローチ ①52歳の男性。浮腫と腎機能の低下を認められ来院。30歳から高血圧症と糖尿病 ➡ 若年時に発症した糖尿病で，既に糖尿病腎症が進行している。

②尿素窒素68mg/dL，クレアチニン6.5mg/dL，eGFR 8.1mL/分/1.73m^2 ➡ 既に腎機能の低下が明らかで，糖尿病腎症による末期腎不全である。

③HbA1c 6.3% ➡ 糖尿病の治療内容についての詳細は明らかではないが，高血糖はほぼ是正されている。

④尿所見：1日尿蛋白6.5g/日，血液生化学所見：アルブミン3.4g/dL ➡ 糖尿病腎症による高度な蛋白尿と低アルブミン血症が認められる。

⑤Hb 9.8g/dL，Ht 31% ➡ 腎性貧血がみられる。慢性腎不全を示唆する所見である。

鑑別診断 長期間に及ぶ糖尿病の罹患歴から，糖尿病腎症の腎不全期にあることは明らかである。また，蛋白尿（3+）がみられることにも留意が必要で，この所見が腎硬化症による慢性腎不全との鑑別点である。

糖尿病では眼底検査も重要で，本例では既に糖尿病性網膜症も合併しているものと思われる。

診断名 糖尿病腎症の腎不全期

選択肢考察 ×a 腹膜透析では自宅や勤務先でのバッグ交換が可能である。ただし，腹膜カテーテルの管理や血液検査などのため，月に1回ほどの通院が必要である。一方，血液透析では多くの場合に週3回の通院が必要である。

×b イコデキストリン腹膜透析液が広く用いられるようになり，血糖値の管理も容易になっ

ている。また，糖尿病腎症による慢性腎不全でも腎移植は可能である。
× c 腹膜透析でも塩分や蛋白摂取量の制限は必要である。本例は身長 172 cm，体重が 75 kg なのでカロリーの制限も併せて必要である。なお，本例での標準体重は約 65 kg である。
○ d 腹膜透析で待機的に対応し，その後に生体腎移植を試みることは可能である。
× e 内視鏡的切除術は腹膜透析や腎移植に影響を与えない。一方，開腹手術や腹膜炎の既往がある例では腹膜透析が困難なことがある。

解答率 a 0.1％，b 0.9％，c 1.6％，d 96.0％，e 1.3％

関連知識 イコデキストリンは腹膜から吸収されにくい膠質浸透圧物質として作用する。したがって，高濃度のブドウ糖溶液を用いずに除水を行うことができるので，高血糖をきたすリスクを避けることができる。

また，標準体重（kg）は身長（m）の二乗×22 で求められる。一方，BMI〈body mass index〉は体重（kg）÷身長（m）の二乗で求められる。適正な体重は BMI が 22 ほどになる体重である。25 以上で肥満と判断される。

コメント 腎機能の低下が進行するとインスリンのクリアランスは次第に低下する。その結果，高血糖はやや是正され，また，インスリンの必要量が減少することがある。

正解 d 　正答率 96.0％

・c と迷いましたが，腹膜透析を始めたとしても高血圧，糖尿病，慢性腎不全があることに変わりはないので，適切な食事制限はこれからも必要と考えました。
・内視鏡的切除術で癒着はしないので腹膜透析はできるだろうと思いました。

Check ☐ ☐ ☐

119F-50 45歳の男性。2か月前から生じた右腋窩の皮疹を主訴に来院した。被覆皮膚と癒着し波動を触れる径20 mmの皮疹を認める。腋窩の写真（別冊 No. 4A）と皮疹部の超音波像（別冊 No. 4B）とを別に示す。
この皮疹の種類はどれか。

a 丘疹　　b 苔癬　　c 囊腫　　d 膿疱　　e 膨疹

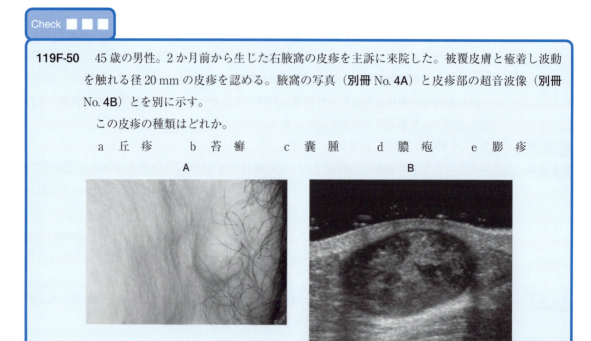

アプローチ　①被覆皮膚と癒着 ⟶ 表皮真皮由来の腫瘍
　　　　　　②波動を触れる ⟶ 内容物あり

画像診断

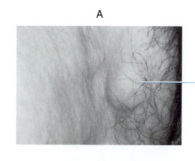

腋窩に皮膚色～淡青色の皮膚結節を認める

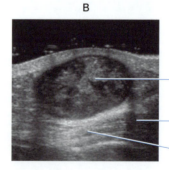

内部エコー不均一
腫瘍外側に低エコー領域
後方エコー増強

鑑別診断　波動を触れる腫瘤で，その外見およびエコー所見より類表皮囊腫〈粉瘤〉が最も疑わしい。
診断名　類表皮囊腫〈粉瘤〉
選択肢考察　× a　丘疹とは，直径10 mm以下の皮膚の限局性隆起性変化（10 mm以上では結節という）。

F　医学総論／長文問題　　**491**

- ×　b　苔癬とは，直径 5 mm 以下の丘疹が多発集合，硬くなった病変。
- ○　c　囊腫とは，内容として角質（類表皮囊腫など）や液体成分（エクリン汗囊腫など）を入れる袋状の構造。
- ×　d　膿疱は，水疱の内容に膿（主に好中球）を含み，白色から黄色を呈する。
- ×　e　膨疹は皮膚の限局性浮腫。淡い紅斑を伴い，扁平に隆起する。蕁麻疹で生じる。

解答率　a 0.4％，b 0.0％，c 93.5％，d 5.4％，e 0.7％

関連知識　「苔癬」と類似した表現として「苔癬化」があるが，全く異なる概念である。苔癬化とは，アトピー性皮膚炎や湿疹などの症状が慢性に経過した結果，皮膚が肥厚して硬くなり，皮溝・皮丘が明瞭化した病変を指す。

正　解　c　**正答率** 93.5％

受験者つぶやき
・111E-52 と全く同じです。何度もつぶやきますが，過去問を丁寧に演習することが何よりも大事です。
・過去問であった問題です。

Check ■ ■ ■

119F-51　1 歳 6 か月の男児。1 歳 6 か月児健康診査のため母親に連れられて来院した。在胎 40 週，身長 50 cm，体重 2,900 g，正常分娩で出生した。来院時の身長 81 cm，体重 10.5 kg。1 歳で離乳食から幼児食に移行し，1 日 3 回の食事や間食のリズムはついてきたが，同じものしか食べない。

適切な指導はどれか。

- a　「生卵かけご飯を食べさせてみてはどうですか」
- b　「大人の食事と同じくらい味つけを濃くしてみましょう」
- c　「今は食事を楽しむことが大事ですからゆっくり進めていきましょう」
- d　「ミニトマトやブドウはのど越しがよいのでそのまま食べさせましょう」
- e　「口をあけたタイミングで食べさせたいものを口に押し込んでみましょう」

アプローチ　①1 歳 6 か月の男児 ⟶ 幼児

②在胎 40 週，身長 50 cm，体重 2,900 g，正常分娩で出生 ⟶ 周産期は特に異常なし

③来院時の身長 81 cm，体重 10.5 kg ⟶ 成長発達に問題なし

④1 歳で離乳食から幼児食に移行し，1 日 3 回の食事や間食のリズムはついてきた ⟶ 特に異常なし

⑤同じものしか食べない ⟶ 偏食がある。

鑑別診断　「アプローチ」①〜④より周産期からこれまで成長発達は問題がなく，食事摂取も良好であることがわかる。しかし，⑤で偏食があることがわかる。

診断名　幼児の偏食

選択肢考察
- ×　a　幼児の生卵の摂取は，感染症のリスクもあり基本的に避けるべきである。
- ×　b　幼児は味覚が敏感でもあり，濃い味付けはできるだけ避けるべきである。
- ○　c　正解。成長発達に問題はなく，食事を楽しむことが大切である。

×d　ミニトマトやブドウは幼児にとってそのまま食べることは誤嚥（窒息）のリスクとなる。**禁忌肢**の疑いあり。

×e　強制的に食べさせてはいけない。**禁忌肢**の疑いあり。

解答率　a 0.2%，b 0.4%，c 98.8%，d 0.0%，e 0.4%

関連知識　幼児期は食への興味や好みが変わる時期でもあり，味覚や食感が敏感でもあり，特定の食材を嫌がることがある。また，1歳半〜2歳ころから自己主張が強くなることがあり，初めて見る食材や慣れない味は警戒することもある。偏食は，ほとんどの場合，発達の一環としてみられ正常なことが多く，適切な対応でスムーズに克服しやすいとされる。無理に食べさせるのではなく，楽しく食べる工夫が大切である。

正　解　**c**　**正答率** 98.8%

受験者つぶやき
・「同じものしか食べない」こと以外は問題ないので，徐々に色々なものを食べられるようになっていけば問題ないのかなと思いました。
・窒息のリスクや，虐待にあたるような選択肢を慎重に外しました。

Check ☐ ☐ ☐

F
医学総論

119F-52　68歳の女性。骨粗鬆症を心配して来院した。若いときよりも身長が約2cm低くなり，娘からは背中が丸くなっていると指摘されている。腰痛の訴えはない。2年前に腰椎圧迫骨折の既往がある。立位姿勢は軽度の前屈位。腰部に圧痛や叩打痛を認めない。下肢の運動障害や知覚障害を認めない。腰椎エックス線写真では第1腰椎の圧迫骨折を認めた。骨密度検査〈DXA〉では，腰椎は若年成人平均値〈YAM〉85%，大腿骨頸部は YAM 82% であった。

骨粗鬆症治療薬の開始時期で適切なのはどれか。

a　現時点
b　腰痛が出現した時
c　再度骨折を生じた時
d　下肢の神経障害が出現した時
e　腰椎または大腿骨の骨密度が YAM 70% 以下となった時

アプローチ　①68歳の女性 ➡ 高齢女性
②若いときよりも身長が約2cm低く，背中が丸くなっている ➡ 椎間板変性の進行や脆弱性椎体骨折の可能性
③腰痛の訴えはない ➡ 明らかな腰部への負荷や外傷はない。
④2年前に腰椎圧迫骨折の既往 ➡ 低骨密度のリスクあり
⑤立位姿勢は軽度の前屈位 ➡ 脊椎後弯または円背
⑥腰部に圧痛や叩打痛を認めない ➡ 新鮮椎体骨折はなさそうである。
⑦腰椎エックス線写真では第1腰椎の圧迫骨折を認めた ➡ 新規椎体骨折
⑧骨密度検査では腰椎は YAM 85%，大腿骨頸部は YAM 82% ➡ 骨密度は正常

鑑別診断　「アプローチ」①，②から加齢的な椎間板変性による変形性脊椎症や閉経後骨粗鬆症が疑わ

れる。④，⑤から既に脆弱性椎体骨折があり，脊椎後弯または円背があると考えられる。③，⑥から明らかな外傷性の新鮮椎体骨折はないが，⑦，⑧から骨密度は正常ではあるものの，日常生活の中での軽微な外力で発生した非外傷性の脆弱性腰椎椎体骨折があり，骨粗鬆症性腰椎椎体骨折と考えられる。

診断名 骨粗鬆症性腰椎椎体骨折

選択肢考察
○ a 骨密度が正常でも椎体の脆弱性骨折があるので，治療開始すべきである。
× b 腰痛の有無は治療開始時期には関係がない。
× c 治療を開始しないと再骨折を起こしやすい。
× d 神経障害の有無は治療開始時期には関係はない。
× e 脆弱性骨折を認めない場合はYAM値が治療開始基準に関係してくる。

解答率 a 89.0％，b 0.4％，c 0.7％，d 0.0％，e 9.9％

関連知識 原発性骨粗鬆症の薬物治療開始基準は，脆弱性骨折の有無によって変わってくる。大腿骨近位部骨折または椎体骨折があれば骨密度の結果にかかわらず治療開始となる。それらがなければそれ以外の脆弱性骨折（肋骨，骨盤，橈骨遠位端，上腕骨近位部，下腿骨）の有無と骨密度によって評価される。

コメント 骨粗鬆症の予防と治療ガイドラインの原発性骨粗鬆症の薬物治療開始基準を整理しておく必要がある。

正解 a 正答率 89.0％

受験者つぶやき
・椎体の圧迫骨折が認められる時点で骨粗鬆症と診断されるため，現時点で治療薬の開始が必要と考えました。
・圧迫骨折や大腿骨近位部骨折のときはYAMにかかわらず問答無用で骨粗鬆症です。

Check ■ ■ ■

119F-53 45歳の女性。会社の定期健康診断で高血圧を指摘された。この結果を踏まえて，会社の産業保健チームでトータルヘルスプロモーションプラン〈THP〉を検討することになった。
このプランに**含まれない**のはどれか。
a 降圧薬の処方
b 運動の計画立案
c 塩分制限食の調理指導
d 飲酒と健康に関する講演会
e 生活習慣の改善に伴う精神的ストレスのケア

アプローチ
①45歳の女性 ⟶ 中年期に入り生活習慣病リスクが上昇しやすい。
②定期健康診断で高血圧を指摘 ⟶ 無症候性の高血圧が背景にある可能性
③職場での健康管理が行われる ⟶ 産業保健の観点から早期の健康増進が期待される。
④トータルヘルスプロモーションプラン〈THP〉の検討 ⟶ 非薬物的介入（運動指導，栄養指導，健康教育や保健指導，心理相談）が主軸。プランの目的は，生活習慣の改善による疾

病予防・健康維持であり，治療行為（薬物処方）とは区別される。

鑑別診断　本例では高血圧の管理アプローチとして，医療現場での降圧薬処方と職場での健康促進プランとの両面を考える必要がある。高血圧が指摘された場合，薬物治療による介入とその他の生活習慣改善等による非薬物的な介入とに分けられるが，THPは主に生活習慣改善に基づく非薬物的対策が中心となる。これらの観点から，降圧薬処方は医師の診療行為に該当し，THPの枠組みには含まれないと判断できる。

診断名　高血圧症（本例は「職場における生活習慣改善プログラム対象症例」として，非薬物的健康増進策の適用が示唆されるケースである）

選択肢考察　× a　降圧薬の処方は個別の治療行為であり，健康増進を目的とするTHPには含まれない。

○ b　運動の計画の立案は運動指導の一部としてTHPに組み込まれる。

○ c　塩分制限食の調理指導は食生活改善策であり，栄養指導としてTHPの主要な項目である。

○ d　飲酒と健康に関する講演会は健康教育活動としてTHPに含まれる。

○ e　生活習慣の改善に伴う精神的ストレスのケアは心理相談の一部としてTHPの包括的アプローチの重要な位置を占める。

解答率　a 98.4%，b 0.0%，c 0.1%，d 1.3%，e 0.1%

関連知識　THPは，生活習慣病の予防・改善を目的とし，運動指導，栄養指導，健康教育や保健指導，心理相談などの非薬物的介入が主体となる。一方，降圧薬の処方は医療的治療に該当し，別途医師による判断が必要である。

コメント　本例では健康診断で高血圧が指摘されたことを契機に，職場での予防的健康管理体制を整えるためのプランが求められている。THPは治療ではなく，生活習慣の改善や健康教育を通じた健康増進策であるため，降圧薬の処方はこのプランの対象外である点がポイントとなる。

正解　**a**　**正答率 98.4%**

受験者つぶやき
・THPは労働安全衛生法のもと，会社主体で行うことなので，医師にのみ認められている処方は含まれないと考えました。
・過去問であった問題です。薬物治療はやりません。

119F-54 1歳の女児。発熱と皮疹を主訴に母親に連れられて来院した。5日前から39〜40℃の発熱が続いていたが、活気良好であったため自宅で様子をみていた。昨夜、母親が皮疹に気付いたという。意識は清明。体温39.4℃。脈拍144/分、整。血圧84/62 mmHg。呼吸数28/分。SpO_2 100%（room air）。受診時の患児の顔面、上腕および背部の写真（別冊 No. 5A〜C）を別に示す。口唇と舌に発赤を認める。咽頭に発赤を認めない。両側の頸部に径2.5 cmのリンパ節を数個ずつ触知する。心音と呼吸音とに異常を認めない。腹部は平坦、軟で、肝・脾を触知しない。四肢末端に紅斑と浮腫を認める。血液所見：赤血球400万、Hb 11.5 g/dL、Ht 34%、白血球17,600（桿状核好中球5%、分葉核好中球62%、単球4%、リンパ球29%）、血小板45万、フィブリノゲン420 mg/dL（基準186〜355）。血液生化学所見：総蛋白6.0 g/dL、アルブミン3.0 g/dL、総ビリルビン0.9 mg/dL、AST 240 U/L、ALT 225 U/L、LD 380 U/L（基準202〜437）、尿素窒素10 mg/dL、クレアチニン0.4 mg/dL、尿酸4.0 mg/dL、血糖98 mg/dL、Na 131 mEq/L、K 4.2 mEq/L、Cl 99 mEq/L。CRP 7.8 mg/dL。

必要な検査はどれか。

a　眼底検査
b　皮膚生検
c　頸部造影CT
d　心エコー検査
e　心筋血流シンチグラフィ

A
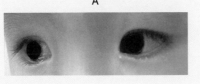

B
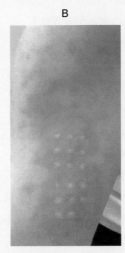

C
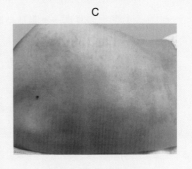

▶臨床eye　**Step 1**　1歳の女児　発熱と皮疹

　年少児の感染の多くはウイルスに由来する。発疹を呈する疾患も多くみられる。突発性発疹、麻疹、風疹など特徴的な症状や経過から推測できる疾患や、水痘、伝染性紅斑、手足口病など皮疹の性状やその身体分布の特徴から判断できる疾患もある。典型的な皮疹でないときは、随伴症状や理学的異常所見をつぶさに観察して鑑別しなければならない。さらに詳細を知るためには血液検査や画像検査を参考にする。

Step 2 病歴，身体所見

① 5日前から高熱が続くが，活気良好。昨夜皮疹 ⟶ 一般状態が良いことから，ウイルス感染か。

② 意識は清明。体温 39.4℃。脈拍 144/分，整。血圧 84/62 mmHg。呼吸数 28/分。SpO$_2$ 100%（room air）⟶ 高熱と頻脈がみられる。

③ 口唇と舌に発赤，咽頭発赤なし ⟶ 咽頭の炎症はないので溶連菌感染症は否定的か。

④ 径 2.5 cm の頸部リンパ節を数個触知 ⟶ 圧痛は不明だが，やや腫大したリンパ節

⑤ 心音，呼吸音に異常なし ⟶ ②の所見と合わせ，比較的バイタルは安定

⑥ 肝・脾を触知しない ⟶ 鑑別疾患を考慮するうえで重要な所見

⑦ 四肢末端に紅斑と浮腫 ⟶ 硬性浮腫と考えられる。

Step 3 検査所見

⑧ 赤血球 400 万，Hb 11.5 g/dL，Ht 34% ⟶ 貧血はない。

⑨ 白血球 17,600（桿状核好中球 5%，分葉核好中球 62%，単球 4%，リンパ球 29%）⟶ 核左方移動を伴う白血球増多

⑩ 血小板 45 万，フィブリノゲン 420 mg/dL ⟶ 炎症に伴い上昇か。

⑪ 総ビリルビン 0.9 mg/dL，AST 240 U/L，ALT 225 U/L，LD 380 U/L ⟶ 肝機能に異常がある。

⑫ Na 131 mEq/L，K 4.2 mEq/L，Cl 99 mEq/L ⟶ 低張性である。

⑬ CRP 7.8 mg/dL ⟶ 高度の炎症反応

⑭ 顔面の写真 ⟶ 眼球結膜の充血がみられる。

⑮ 上腕の写真 ⟶ BCG 接種部位の発赤を認める。

⑯ 背部の写真 ⟶ 不定形皮疹がみられる。

Step 4 総合考察

　5日間の高熱にもかかわらず活気は良好とのことで，細菌感染症は否定的である。しかしウイルス疾患としては高度の炎症所見を呈している。アデノウイルス感染では CRP が上昇することがあるが，咽頭発赤がなく，皮疹や粘膜症状がみられることから考えにくい。EB ウイルス感染症は頸部リンパ節腫脹はあるが，咽頭発赤や肝脾腫がみられていない。症状は多彩であり，上記の① 5日以上続く発熱，③口唇の紅潮と舌の発赤，⑦四肢末端の硬性浮腫変化，⑭両側眼球結膜の充血，⑯不定形発疹などから川崎病の診断基準を満たす。

診断名　川崎病

選択肢考察　× a　眼底変化はみられない。

× b　組織的に真皮乳頭層での血管拡張を伴った著しい炎症性水腫で，単核球細胞浸潤を認めるが，診断には結びつかない。

× c　特異的所見は得られない。

○ d　合併症で最も問題となる冠動脈病変の有無の確認が必要。

× e　心合併症としては冠動脈の炎症による動脈瘤が主で，心筋障害はまれである。

F　医学総論／長文問題　　**497**

解答率　a 0.4%，b 1.1%，c 0.2%，d 95.2%，e 3.0%

関連知識　　川崎病の原因はいまだ不明であるが，治療の選択肢は広がりつつある。重症の川崎病には病初期から免疫グロブリン静注療法と併用してステロイドまたはシクロスポリンを使用することがある。こうした標準治療に反応がなかった場合は，免疫グロブリンの再投与，インフリキシマブ，血漿交換などが選択されることもある。

正　解　**d**　**正答率 95.2%**

受験者つぶやき

・川崎病の診断基準をすべて満たしています。発症 10 日後から形成される冠動脈瘤は予後を決定する合併症のため，心エコーでその評価を急ぐ必要があると考えました。
・川崎病なので心エコーだと思いました。

Check ■ ■ ■

119F-55　35 歳の男性。頭部を打撲したため救急外来を受診した。約 1 時間前に運動中に転倒し後頭部を打撲した。受傷時に意識消失は認めなかった。来院時，意識は清明。①軽度の頭痛と②後頸部痛を訴えている。身長 168 cm，体重 65 kg。③体温 37.3℃。脈拍 76/分，整。血圧 124/78 mmHg。呼吸数 20/分。神経診察で脳神経系に異常を認めず，四肢の麻痺も認めないが，④打撲時から現在までの記憶がない。⑤打撲部位の圧痛を認めたが，同部位に肉眼的な異常は認めなかった。

　　下線部のうち，頭部 CT を行うべき所見はどれか。

　　a　①　　　　　b　②　　　　　c　③　　　　　d　④　　　　　e　⑤

アプローチ　①後頭部を打撲 → contre-coup injury〈対側損傷〉として前頭葉（特に下面）の損傷に注意する。

　　②打撲時から現在までの記憶がない → 外傷性健忘である。少なくとも脳振盪は起こしている。

鑑別診断　　「アプローチ」②から脳振盪が存在することは確実で，かなりの回転加速度が加わったはずである。その観点で①を検討すると，かなりの並進加速度で後頭部が打撃を受けている。対側損傷に注意が必要である。本例のような事案では，前頭葉下面の脳挫傷と前頭部の外傷性くも膜下出血を伴いやすい。

診断名　脳振盪，後頭部挫傷

選択肢考察　×a　この受傷機転では頭蓋内損傷を合併していようがいまいが軽度の頭痛は起こり得る。CT の必要性を判断する材料にはならない。

　　×b　同様に，この受傷機転では頭蓋内損傷を合併していようがいまいが後頸部痛は起こり得る。CT の必要性を判断する材料にはならない。

　　×c　微熱がある。理由はわからない。軽症頭部外傷で発熱は起こらないので CT の必要性を判断する材料にはならない。

　　○d　外傷性健忘であり，脳振盪の症候である。かなりの外力が加わったことを示唆するので，合併損傷の検索のために CT は必須である。

498 国試119 － 第119回医師国家試験問題解説書

×e　この受傷機転では頭蓋内損傷を合併していようがいまいが打撲部位の圧痛は起こり得る。CTの必要性を判断する材料にはならない。

解答率　a 3.2%，b 7.0%，c 0.1%，d 87.9%，e 1.6%

関連知識　1．脳振盪の概念

　頭部外傷によって1）意識消失，健忘，その他の精神心理学的症候（いらいら，集中力低下など），または2）頭痛，ふらつき感などの自覚的神経症状，を呈するが可逆的な症候群を脳振盪という。かつては意識消失を伴う例を脳振盪と呼んだが，現在では頭部外傷に伴って精神・神経症状が出現する場合は脳振盪と診断する。ふらつき感については他覚的にも平衡感覚障害を認めることが多い。頭部に回転加速度が加わって発生するびまん性脳損傷の最軽症型である。脳振盪単独ではCTで異常を認めないことが多い。しかしMRIでは微小な出血が検出されることもある。

2．脳振盪の危険性

　脳振盪はスポーツ外傷として見られることが多いが，脳振盪を起こした後2週間は集中力や平衡感覚の障害が遷延しているので頭部外傷を反復しやすく，かつ重症化しやすい。死亡例も少なくない。従って，コンタクトスポーツ（ラグビー，アメフト，柔道等）では2週間は競技・練習を禁止する。最近は野球やサッカーのような非コンタクトスポーツでも2週間参加を禁止する趨勢にある。また，脳振盪を反復すると慢性外傷性脳症と呼ばれる不可逆的な脳損傷が起こり，認知症やパーキンソニズムをきたす。

正　解　d　**正答率** 87.9%

Check ■ ■ ■

119F-56　78歳の女性。左季肋部痛を主訴に来院した。6年前から脾臓原発の悪性リンパ腫に対して薬物による抗癌治療を継続しているが再発を繰り返しており，薬物による抗癌治療を行わない方針となった。1週間前から悪性リンパ腫による癌性疼痛に対してモルヒネの経口投与を開始したが疼痛が強くなり入院した。意識は清明。体温36.8℃。脈拍74/分，整。血圧132/78 mmHg。呼吸数14/分。SpO₂ 96%（room air）。心音と呼吸音とに異常を認めない。腹部は平坦，軟。左季肋下に脾を4cm触知し，圧痛を認める。腹部CTで再発による脾臓の腫大を認めている。入院後，嚥下障害が出現し内服が困難となったためモルヒネ経口投与を中止し，モルヒネ皮下注射を開始した。

　注意すべき症状や徴候はどれか。**2つ選べ。**

a　発　熱　　　　　　　b　便　秘　　　　　　　c　口内炎

d　皮膚潰瘍　　　　　　e　呼吸数低下

アプローチ　①78歳 ━━▶ 高齢者

②悪性リンパ腫に対して抗癌治療を継続しているが再発を繰り返す ━━▶ 悪性リンパ腫末期

③薬物による抗癌治療を行わない方針 ━━▶ 緩和ケア

④意識は清明。体温36.8℃。脈拍74/分，整。血圧132/78 mmHg。呼吸数14/分。SpO₂ 96%

→症状は安定状態
⑤モルヒネの経口投与を開始したが，疼痛が強くなり入院 ━━→ ペインコントロール不良
⑥モルヒネ経口投与からモルヒネ皮下注射に変更 ━━→ オピオイドの投与経路の変更

診断名 悪性リンパ腫末期

選択肢考察 ×a，○b，×c，×d，○e　モルヒネ皮下注射を開始した場合に注意すべき症状や徴候としては，便秘と呼吸数低下が挙げられる。モルヒネは消化管の運動を抑制するため便秘を引き起こし，特に皮下投与や静脈投与では中枢神経系に作用して呼吸抑制を引き起こすことがある。

解答率 a 2.8%，b 97.4%，c 1.2%，d 4.5%，e 93.8%

関連知識 ＜オピオイドの副作用とその対策＞

1. 便秘
　オピオイドは腸液の分泌低下とともに蠕動運動を低下させ，腸内容の通過時間の延長に伴って水分吸収が促進され硬便となる。オピオイドによる便秘対策のための下剤投与は，便秘が出現してからでなく，オピオイドの投与開始と同時に始める。

2. 悪心，嘔吐
　オピオイドを投与した場合，30～50%に悪心・嘔吐がみられ，特に短期間に増量した場合にも認められることが多い。通常，2週間前後で改善する事が多い。プロクロルペラジンなどのドパミン受容体拮抗薬が第1選択であるが，大量に用いると錐体外路症状がみられる。

3. 眠気・傾眠
　眠気は投与初期の数日から1週間程度みられることが多く，腎機能の低下など全身状態が悪いと強く出る。

4. 呼吸抑制
　モルヒネは脳幹の呼吸中枢に作用し，二酸化炭素の蓄積に対する呼吸反応を抑制する。点滴を含め，静注では特に注意を要する。呼吸回数の減少は，呼吸抑制の兆候である。

コメント 本例のように経口投与できない場合には，貼付薬，持続皮下注，持続静注などの投与経路の変更を行う。本例では可及的に疼痛緩和が必要なので，作用の開始が早い，持続皮下注か静注を行う。痛みの強さに応じて，投与量・方法を選択する。

正解 b，e　**正答率** 91.4%

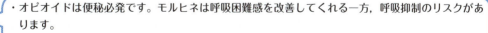

・オピオイドは便秘必発です。モルヒネは呼吸困難感を改善してくれる一方，呼吸抑制のリスクがあります。
・モルヒネなので便秘や呼吸抑制があると思いました。

Check ■ ■ ■

119F-57 38歳の褥婦。産後1か月の健診のため来院した。初めての児を1か月前に経腟分娩した。体温 36.5℃。脈拍 80/分，整。血圧 126/76 mmHg。子宮復古は良好で，悪露は正常であった。母乳哺育を行っているが，うまくできているか心配でよく眠れない。本人，夫ともに兄弟姉妹はおらず，両親は他界している。最近，転居したため，周囲に親しい友人はいない。エジンバラ産後うつ病質問票〈EPDS〉は14点（基準8点以下）であった。児は，出生体重 3,096 g，発育は順調である。

適切な対応はどれか。**2つ選べ**。

a　抗精神病薬を処方する。

b　精神科への受診を提案する。

c　児と分離することを目的に本人を入院させる。

d　本人の同意を得て市町村に患者情報を伝える。

e　母乳哺育を中止し人工乳哺育にするように指導する。

F

医学総論

アプローチ ①38歳の褥婦，産後1か月健診のため来院 ━━▶ 高齢褥婦

②体温 36.5℃，脈拍 80/分，整。血圧 126/76 mmHg，子宮復古は良好，悪露は正常 ━━▶ 産褥期の身体的経過は良好

③母乳哺育を行っているが，うまくできているか心配で眠れない ━━▶ 寝不足による精神症状の悪化が懸念

④本人，夫ともに兄弟姉妹はおらず，両親は他界。周囲に親しい友人はいない ━━▶ 家族あるいは友達がいないといったエピソードは精神機能障害を有する褥婦である可能性を示唆

⑤エジンバラ産後うつ病質問票〈EPDS〉14点（基準8点以下）━━▶ 9点以上であり，産後うつ病の可能性

⑥児は出生体重 3,096 g，発育は順調 ━━▶ 胎児発育は良好

鑑別診断 エジンバラ産後うつ病質問票〈EPDS〉9点以上であり，産後うつ病の可能性がある。

診断名 産後うつ病の疑い

選択肢考察 ×a　精神症状が出現した場合には，まず精神科を受診させ，抗精神病薬の投与前に産褥精神病と精神疾患との鑑別を最初に行う。

○b　産後うつ病の可能性があり，精神科への受診を提案する。産後うつ病は褥婦の約15%に認められる。

×c　妊産婦に自殺企図などがあり，母児心中による子供への生命危機がない限り，児と分離する必要はない。

○d　出産後の養育について支援が必要と認められる特定妊婦については，本人の同意を得て市町村に連絡して患者情報を伝えることにより，市町村保健師による家庭訪問を行い，産後の母親に対して効果的な支援を行うことができる。

×e　母乳哺育によって精神状態の悪化が懸念される場合には授乳中止を勧める。本例には合致しない。

F 医学総論／長文問題 **501**

解 答 率 a 0.3%，b 99.5%，c 0.9%，d 98.3%，e 0.8%

関連知識　気分障害にはうつ病や双極性障害，神経症性障害にはパニック障害や強迫性障害などがあるが，妊娠後の精神疾患としてはうつ病が重要である。前述の精神疾患に対する治療は，保健師による訪問指導以外に薬物療法が必要となるため，精神科への受診を考える。

正 解　b，d　**正答率** 97.9%

受験者つぶやき
・113F-63 と選択肢が全く同じです。過去問大事！！
・マタニティブルーの対応を考えました。

Check ■ ■ ■

119F-58　76 歳の男性。倦怠感を主訴に来院した。2 か月前から食事をとってもおいしくなく，倦怠感が出現した。趣味にしていた野球観戦をしなくなり，気分が落ち込んでいる。外出頻度が減り，1 日のほとんどを自宅内で過ごしている。身長 168 cm，体重 62 kg。体温 36.1℃。脈拍 64/分，整。血圧 138/88 mmHg。心音と呼吸音とに異常を認めない。腹部は平坦，軟で，肝・脾を触知しない。四肢の筋力は保たれており，起立と歩行に異常を認めない。改訂長谷川式簡易知能評価スケールは 30 点（30 点満点）。血液所見：Hb 14.2 g/dL，白血球 6,700。血液生化学所見：総蛋白 6.9 g/dL，アルブミン 4.2 g/dL，尿素窒素 18 mg/dL，クレアチニン 0.9 mg/dL。

　この患者の状態で正しいのはどれか。**2 つ選べ**。

　a　低栄養　　　　　　　　　　　　　b　うつ状態
　c　閉じこもり　　　　　　　　　　　d　認知機能低下
　e　ロコモティブシンドローム

F 医学総論

アプローチ　①倦怠感 ━━ 不定愁訴

②2 か月前から食事をとってもおいしくない ━━ 食欲低下

③趣味にしていた野球観戦をしなくなる ━━ 興味の減退

④外出頻度が減り，1 日のほとんどを自宅内で過ごしている ━━ 閉じこもり

⑤身長 168 cm，体重 62 kg ━━ BMI＝約 22 で標準体重

⑥四肢の筋力は保たれており，起立と歩行に異常を認めない ━━ 運動器の障害は認められない。

⑦改訂長谷川式簡易知能評価スケールで 30 点 ━━ 認知機能の低下はみられない。

⑧総蛋白 6.9 g/dL，アルブミン 4.2 g/dL ━━ 栄養状態に問題はない。

鑑別診断　考えられる病態およびその鑑別は，下記「選択肢考察」参照。

診 断 名　うつ状態，閉じこもり

選択肢考察　× a　BMI や総蛋白，アルブミンの値から，低栄養ではない。

○ b　倦怠感，食欲低下，興味の減退，気分の落ち込みがみられ，うつ状態である。

○ c　高齢者で，寝たきりなどでもないのに，1 日のほとんどを家の中で過ごし，日々の行動範囲が家の中か庭先ぐらいで，週に 1 回も外出しない状態を「閉じこもり」という。

× d　改訂長谷川式簡易知能評価スケールは 30 点であり，認知機能低下はない。

×e　ロコモティブシンドロームとは，運動器の障害のために移動機能の低下をきたした状態のことである．本例には合致しない．

解答率　a 0.7%，b 99.5%，c 97.5%，d 0.2%，e 1.8%

関連知識　＜「引きこもり」と「閉じこもり」＞

「引きこもり」とは，未成年から現役世代までの人が，仕事や学校に行かず，かつ家族以外の人との交流をほとんどせずに，6か月以上続けて自宅に引きこもっている状態である．一方，「閉じこもり」とは，高齢者が寝たきりなどでもないのに，1日のほとんどを家の中で過ごし，日々の行動範囲が家の中か庭先ぐらいで，週に1回も外出しない状態である．

正解　b，c　**正答率** 97.2%

受験者つぶやき
・現病歴からa，d，eを除外し，消去法的にb，cを正解としました．
・気分の落ち込みから閉じこもりを読み取りました．

Check ■■■

119F-59　56歳の男性．左下腿の挫創を主訴に来院した．5日前に発生した地震で，倒れた家具が接触して受傷したが治療できずそのままにしていた．2日前から創部の痛みが悪化し膿性浸出液を認めるようになった．来院時の創部の写真（別冊 No. 6）を別に示す．
　創部を消毒する前に行うのはどれか．2つ選べ．
　　a　抗菌薬外用　　　　b　洗　浄　　　　c　創部培養
　　d　ドレーン留置　　　e　縫　合

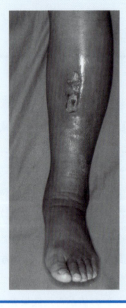

アプローチ
①56歳の男性．左下腿の挫創 → 働き盛りの中年男性の創傷
②5日前に発生した地震で，倒れた家具が接触したが治療できず → 挫滅症候群も考慮
③創部の痛みが悪化し膿性浸出液 → 腫脹が増大して感染症を合併

画像診断

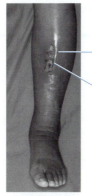

創周囲は発赤し，腫脹が著明

創部の一部皮膚は剥脱壊死して膿性浸出液を認める

左下腿は全体的に腫脹し，創周囲の発赤・腫脹は著しく，創部の一部皮膚は剥脱壊死して膿性浸出液も認められる。

鑑別診断 「アプローチ」②から地震による受傷で，重量物の圧迫によって広範に筋組織が壊死して生じる挫滅症候群も考慮する必要があるが，家具との接触であり，ショック様の症状もないので除外される。①から創傷を就労などによって放置したことによって悪化したのか，③と「画像診断」から創部に発赤，腫脹，膿性浸出液を認め，感染創になっている。

診断名 左下腿感染創

選択肢考察
× a 汚染創をある程度清潔にした後に行う処置である。
○ b 生理食塩水で洗浄して壊死組織や膿を排除することが必要である。
○ c 感染の原因となった起因菌を同定して感受性の高い抗菌薬を投与するべきである。
× d 初期治療である洗浄，デブリドマン後に行う処置である。
× e 創部が清潔化されていない段階での縫合は感染創をさらに悪化させる。

解答率 a 1.7%，b 99.4%，c 96.6%，d 1.9%，e 0.2%

関連知識 創傷の処置は，創の洗浄，デブリドマン（創縁清掃）を基本とする。デブリドマンは異物を除去し，挫滅，壊死，汚染された組織を除去して消毒をする。その後，創部が清潔化されてから創閉鎖が可能になる。

コメント 創傷処置の基本は押さえておきたい。

正解 b，c　**正答率** 96.3%

・まずは汚染部位の洗浄と，抗菌薬決定のために培養が必要と考えました。

国試119 — 第119回医師国家試験問題解説書

Check ■ ■ ■

次の文を読み，60〜62 の問いに答えよ。

76 歳の男性。強いふらつきを主訴に救急車で搬入された。

現病歴：3 か月前から倦怠感やふらつきが目立ち，寒がるようになった。動作緩慢，便秘および経口摂取減少も出現したが加齢によるものと本人が思い様子をみていた。本日，倦怠感とふらつきが増強したため妻が救急車を要請した。

既往歴：1 年 4 か月前に中咽頭癌に対し化学放射線療法が施行され，6 か月ごとに定期通院中。

生活歴：70 歳まで会社役員。妻と 2 人暮らし。喫煙歴はない。飲酒は日本酒 1〜2 合/日を 40 年間。

家族歴：弟が慢性肝炎。

現　症：意識は清明。身長 165 cm，体重 60 kg。体温 35.8℃。心拍数 48/分，整。血圧 98/68 mmHg。呼吸数 20/分。SpO₂ 97%（room air）。皮膚は乾燥しているが，色素沈着は認めない。眼瞼結膜と眼球結膜とに異常を認めない。口腔内は乾燥しているが，咽頭発赤は認めない。頸静脈の怒張を認めない。甲状腺腫と頸部リンパ節とを触知しない。心音と呼吸音とに異常を認めない。腹部は平坦，軟で，肝・脾を触知しない。

検査所見：尿所見：蛋白（−），糖（−），ケトン体（−），潜血（−）。血液所見：赤血球 362 万，Hb 11.7 g/dL，Ht 35%，白血球 4,100，血小板 14 万。血液生化学所見：総蛋白 6.3 g/dL，総ビリルビン 0.5 mg/dL，AST 34 U/L，ALT 32 U/L，LD 220 U/L（基準 124〜222），尿素窒素 15 mg/dL，クレアチニン 1.1 mg/dL，血糖 92 mg/dL，総コレステロール 288 mg/dL，Na 138 mEq/L，K 2.8 mEq/L，Cl 101 mEq/L，TSH 98 μU/mL（基準 0.2〜4.0），FT₃ 1.8 pg/mL（基準 2.3〜4.3），FT₄ 0.1 ng/dL（基準 0.8〜2.2），コルチゾール 12.4 μg/dL（基準 5.2〜12.6）。CRP 0.1 mg/dL。心電図は洞性徐脈で ST-T 変化を認めない。胸部エックス線写真で心胸郭比 48%。

119F-60　この患者で予測される身体所見はどれか。**2 つ選べ。**

　　　a　多　毛　　　　　　　　　　b　甲状腺圧痛

　　　c　両手指振戦　　　　　　　　d　非圧痕性浮腫

　　　e　アキレス腱反射弛緩相遅延

119F-61　この患者の血液検査で高値と予想されるのはどれか。**2 つ選べ。**

　　　a　ALP　　　　　　　　　　　b　アルブミン

　　　c　クレアチンキナーゼ　　　　d　LDL コレステロール

　　　e　抗 TSH 受容体抗体〈TRAb〉

119F-62　初療室で輸液を開始した。

　　　次に行う対応で適切なのはどれか。

　　　a　利尿薬静注　　　　　　　　b　ヨウ素含有食品摂取

　　　c　甲状腺ホルモン薬内服　　　d　脂質異常症治療薬内服

　　　e　塩化カリウム液急速静注

アプローチ　①3 か月前からふらつき

　　　　　　②倦怠感

③寒がる，動作緩慢，便秘，経口摂取減少

④中咽頭癌に対する化学放射線療法歴

⑤口腔内は乾燥

⑥K 2.8 mEq/L $\longrightarrow$ 低K血症

⑦総コレステロール 288 mg/dL $\longrightarrow$ 軽度増加

⑧TSH 98 μU/mL，FT_3 1.8 pg/mL，FT_4 0.1 ng/dL $\longrightarrow$ TSH 高値，FT_3・FT_4 基準値以下

鑑別診断　「アプローチ」①，②で非急性の変化であることがわかる。また，③，⑧により甲状腺機能低下症を考え，④は頭頸部癌への放射線療法による甲状腺機能低下を示唆する。

診断名　中咽頭癌への放射線療法による甲状腺機能低下症の疑い

[60]

選択肢考察
- ×a　甲状腺機能低下症では脱毛を認める。
- ×b　亜急性甲状腺炎では圧痛を伴うが，それを示唆する情報に欠ける。
- ×c　甲状腺機能亢進症では両手指振戦がみられる。
- ○d　甲状腺機能低下症では非圧痕性浮腫がみられる。
- ○e　甲状腺機能低下症ではアキレス腱反射弛緩相の遅延がみられる。

解答率　a 4.0%，b 1.2%，c 2.0%，d 98.6%，e 93.7%

[61]

選択肢考察
- ×a　甲状腺機能低下症では ALP 低値を認める。
- ×b　本例では甲状腺機能低下症の症状である経口摂取減少を3か月前からきたしており，低栄養＝低アルブミンが考えられる。少なくとも高値にはならない。
- ○c　甲状腺機能低下症でクレアチンキナーゼは上昇＝高CK血症になる。
- ○d　甲状腺機能低下症ではコレステロールの代謝が遅くなり，高コレステロール血症や高LDL血症がみられる。
- ×e　TSH 受容体に対する自己抗体で，Basedow 病で陽性となることが多い。

解答率　a 4.5%，b 1.6%，c 93.4%，d 98.6%，e 1.6%

[62]

選択肢考察
- ×a　本例は脱水状態に近く，利尿薬は不適である。
- ×b　ヨウ素含有食品を摂取するとむしろ甲状腺機能はより低下してしまうおそれがある。
- ○c　甲状腺ホルモンを補充し，TSH の正常化を目指す。
- ×d　甲状腺ホルモンが正常化した後に脂質を再評価する。
- ×e　低K血症に対しての塩化カリウムは良さそうに思われるかもしれないが，"急速静注"は**禁忌**である（不整脈をきたすおそれ）。

解答率　a 0.5%，b 1.5%，c 93.2%，d 1.4%，e 3.0%

関連知識　＜頭頸部癌放射線療法後の有害事象としての甲状腺機能低下＞

　　甲状腺機能低下が起こりうる時期は放射線療法の後16〜40か月と報告されている。ただし，早い場合は約1か月前後という報告もある一方，5年以上経ってからという報告もある。したがって，頭頸部放射線療法後は甲状腺機能を定期的にかつ長期にフォローする必要がある。

コメント　　カリウム製剤の静脈注射はともすれば即心停止・致死性不整脈に至らしめる処置である（実

際，致死的な医療事故の報告は過去幾度もあった）。高度低 K 血症（血清 K 濃度＜2.5 mEq/L），危険な症候（不整脈など）の場合にのみ静脈投与を検討する。そして，静脈注射するとしても急速には投与しない。

正　解　　［60］**d , e**　**正答率 92.5 %**　　　［61］**c , d**　**正答率 92.1 %**　　　［62］**c**　**正答率 93.2 %**

受験者つぶやき

［60］・倦怠感，便秘といった症状や FT$_3$，FT$_4$ 低値，TSH 高値から甲状腺機能低下症を考えました。

［61］・甲状腺機能低下症の意外な検査値として，CK 上昇と LDL コレステロール上昇があります。
　　　・体を動かさないので逆に筋が破壊されて CK は上がります。代謝も落ちるので LDL も上がります。

［62］・コルチゾールが基準値内との記載があったので，安心して甲状腺ホルモン薬内服を選ぶことができました。

F 医学総論／長文問題 **507**

Check ■ ■ ■

次の文を読み，63～65 の問いに答えよ。

64 歳の女性。嘔吐を主訴に来院した。

現病歴：今朝，悪心で目が覚め，黒色物を嘔吐したため，夫とともに受診した。

既往歴：40 歳時に胆嚢炎で手術。Parkinson 病でレボドパ〈L-dopa〉を内服している。2 週間前に生じた右大腿部痛で，NSAID を内服している。52 歳で閉経。

生活歴：夫と 2 人暮らし。喫煙歴と飲酒歴はない。

家族歴：母がうつ病にて投薬治療中。

現　症：意識は清明。身長 160 cm，体重 48 kg。体温 36.4℃。脈拍 108/分，整。血圧 108/60 mmHg。呼吸数 20/分。SpO₂ 97%（room air）。眼瞼結膜と眼球結膜とに異常を認めない。頸静脈の怒張を認めない。心音と呼吸音とに異常を認めない。腹部は平坦，軟で右季肋部に小手術痕を認める。腸雑音は亢進している。上腹部正中に軽度の圧痛を認める。肝・脾を触知しない。

検査所見：血液所見：赤血球 385 万，Hb 11.7 g/dL，Ht 35%，白血球 8,500，血小板 22 万，PT-INR 1.1（基準 0.9～1.1）。血液生化学所見：総蛋白 6.2 g/dL，アルブミン 3.8 g/dL，総ビリルビン 1.0 mg/dL，AST 28 U/L，ALT 23 U/L，LD 214 U/L（基準 124～222），ALP 41 U/L（基準 38～113），γ-GT 10 U/L（基準 9～32），CK 83 U/L（基準 41～153），尿素窒素 25 mg/dL，クレアチニン 0.6 mg/dL，尿酸 4.6 mg/dL，血糖 112 mg/dL，HbA1c 5.8%（基準 4.9～6.0），Na 137 mEq/L，K 4.1 mEq/L，Cl 98 mEq/L。

119F-63　まず行うべき対応はどれか。

a　輸　液
b　輸　血
c　抗菌薬投与
d　アトロピン投与
e　ノルアドレナリン投与

119F-64　緊急で上部消化管内視鏡検査を行うこととした。

内視鏡検査前に確認することで，優先度が高いのはどれか。

a　妊娠出産歴
b　本日の排便回数
c　香辛料摂取の嗜好
d　*Helicobacter pylori* の除菌歴
e　局所麻酔薬に対するアレルギー歴

119F-65　上部消化管内視鏡検査の胃前庭部小弯像（**別冊** No. 7A）と十二指腸像（**別冊** No. 7B）とを別に示す。露出血管を伴う潰瘍は認めなかった。

この患者への対応で適切なのはどれか。

a　異物除去術
b　クリッピング
c　酸分泌抑制薬投与
d　内視鏡的硬化療法
e　内視鏡的粘膜下層剝離術〈ESD〉

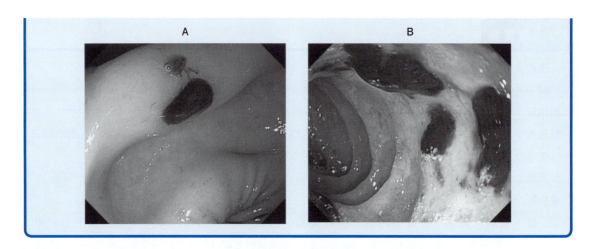

アプローチ
① 今朝，悪心で目が覚め，黒色物を嘔吐 ⟶ 急性発症の上部消化管出血を示唆
② NSAID を内服 ⟶ 消化性潰瘍のリスク因子
③ 脈拍 108/分，血圧 108/60 mmHg ⟶ ショック指数（脈拍/収縮期血圧）＝1.0
④ 呼吸数 20/分 ⟶ 頻呼吸
⑤ 上腹部正中に軽度の圧痛 ⟶ 消化性潰瘍を考慮
⑥ Hb 11.7 g/dL ⟶ 軽度貧血
⑦ PT-INR 1.1，総ビリルビン 1.0 mg/dL ⟶ 肝機能障害なし
⑧ 尿素窒素 25 mg/dL，クレアチニン 0.6 mg/dL ⟶ 尿素窒素/クレアチニン比が解離

画像診断

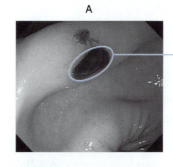

潰瘍（血餅付着，露出血管なし）

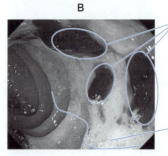

血餅付着

広範な潰瘍（露出血管なし）

鑑別診断　「アプローチ」①，⑧から急性発症の上部消化管出血が疑われる。⑥から貧血は軽度であるが，③は出血性ショックを示唆し，④は出血性ショックによる代謝性アシドーシスを呼吸性に代償している可能性がある。上部消化管出血をきたす疾患には主に食道静脈瘤破裂，Mallory-Weiss 症候群，消化性潰瘍，胃癌などが考えられる。食道・胃静脈瘤は肝硬変に合併するが，

F　医学総論／長文問題　509

本例では⑦のとおり肝機能障害はない。また，胃酸と混ざらない食道からの出血では，鮮血の吐血が多い。②の背景と⑤の自覚症状から，NSAID を原因とする消化性潰瘍が最も疑われる。

診断名　消化性潰瘍，出血性ショック

[63]

選択肢考察
- ○a　ショックの初期対応として，まず行うべきである。
- ×b　貧血は軽度であり，現時点で輸血は不要である。
- ×c　感染症を示唆する所見はない。
- ×d　徐脈に対して使用される。本症例には不適切である。
- ×e　重度の血圧低下や，循環血液量の補充にもかかわらず血圧が維持できない場合に使用される。

解答率　a 97.0%，b 0.3%，c 0.2%，d 1.9%，e 0.4%

[64]

選択肢考察
- ×a　下部消化管内視鏡検査では，帝王切開を含め腹部手術歴の有無は有用な情報である。本例での優先度は低い。
- ×b　下部消化管内視鏡検査では，腸管洗浄の効果の目安の一つとなる。本例での優先度は低い。
- ×c　確認は不要である。
- ×d　消化性潰瘍の再発予防には関連するが，内視鏡検査前の確認事項としては優先度は低い。
- ○e　上部消化管内視鏡検査前にはリドカインスプレーによる咽頭麻酔を行う。局所麻酔薬のアレルギー確認は重要である。

解答率　a 0.1%，b 3.5%，c 0.4%，d 5.4%，e 90.5%

[65]

選択肢考察
- ×a　消化管異物の症例ではない。
- ×b　止血処置の一つ。露出血管があれば行うが，本例では不要。
- ○c　消化性潰瘍の標準治療である。プロトンポンプ阻害薬〈PPI〉，またはカリウムイオン競合型アシッドブロッカー〈P-CAB〉が第一選択となる。
- ×d　食道静脈瘤に対する治療法である。
- ×e　消化管の表在型腫瘍に対する治療法である。

解答率　a 3.3%，b 5.0%，c 89.2%，d 2.0%，e 0.4%

関連知識　　上部消化管出血による出血性ショックは緊急性の高い病態であり，迅速な対応を要する。バイタルサインは重症度を評価するうえで重要であり，目安としてショック指数 1.0 では 1.0 L，2.0 では 2.0 L の体液喪失が推測される（内科救急診療指針 2022）。初期治療は生理食塩水やリンゲル液の大量輸液で，バイタルサインの安定を図る。採血で貧血の程度，凝固能，肝機能（肝硬変の評価），腎機能などをチェックし，可能であれば造影 CT で出血源の評価を行う。その後可及的速やかに内視鏡検査を行い，出血源が同定されれば止血処置を行う。食道静脈瘤破裂の止血には，内視鏡的静脈瘤結紮術〈endoscopic variceal ligation：EVL〉が行われる。消化性潰瘍に代表される非静脈瘤性の消化管出血の場合は，露出血管を伴うもの，活動性出血を

伴うものに対し，クリップ法や止血鉗子・アルゴンプラズマ凝固〈APC〉を用いた熱凝固法などで止血処置を行う．内視鏡止血が困難な場合は，インベンショナルラジオロジー〈IVR〉や外科手術の適応となる．

正　解　［63］a　正答率 97.0%　　［64］e　正答率 90.5%　　［65］c　正答率 89.2%

受験者つぶやき

- ［63］・軽度血圧低下と貧血，吐血から，まずは輸液により循環動態を安定させる必要があると考えました．
  ・出血による循環血液量減少に対する対応を考えました．
- ［64］・防ぐことができるはずのアレルギー症状により本当に必要な検査ができなくなるのは非常にもったいないと思いました．
  ・麻酔はするから確認は必要だと思いました．
- ［65］・現病歴と内視鏡画像から NSAID 潰瘍と考えました．まずは，酸分泌抑制薬によりダメージを受けた胃を休ませる必要があると考えました．
  ・現在出血はないので再度出血しないための対応を考えました．

F 医学総論／長文問題　**511**

Check ■ ■ ■

次の文を読み，66〜68 の問いに答えよ。

73 歳の女性。記銘力低下を主訴に長女に連れられて来院した。

現病歴：2 か月前から急に物忘れがひどくなり，家族に心配され来院した。①バスに乗って買い物に行っても，②レジでの支払いができなくなり，生活用品は長女が買って届けている。食事は宅配のお弁当を利用しており，③ひとりで食べられる。しかし偏食のため食べ残しが多い。④着替えは自分でできる。最近は家で過ごす時間が長くなり，友人から誘われても⑤趣味のゲートボールに行かなくなった。

既往歴：18 歳時に虫垂炎で手術歴あり。

生活歴：喫煙歴はない。飲酒は機会飲酒。車で 30 分の距離に長女夫婦が住んでいる。アレルギー歴はない。

家族歴：父は心筋梗塞で死亡。母は肺炎で死亡。夫は梅毒罹患歴があり，3 年前，75 歳時に膵癌で死亡。

現　症：意識は清明。意思疎通は可能で，礼節は保たれている。身長 157 cm，体重 52 kg。体温 36.2 ℃。脈拍 84/分，整。血圧 128/76 mmHg。呼吸数 12/分。皮膚と粘膜に異常を認めない。心音と呼吸音とに異常を認めない。腹部は右下腹部に手術痕を認める。歩行はゆっくりだが，前傾姿勢は認めない。

検査所見：尿所見：蛋白（−），糖（−）。血液所見：赤血球 438 万，Hb 13.2 g/dL，Ht 40%，白血球 6,800，血小板 21 万。血液生化学所見：総蛋白 6.5 g/dL，アルブミン 3.5 g/dL，AST 26 U/L，ALT 18 U/L，LD 162 U/L（基準 124〜222），γ-GT 16 U/L（基準 9〜32），アンモニア 22 μg/dL（基準 18〜48），尿素窒素 16 mg/dL，クレアチニン 0.7 mg/dL，血糖 96 mg/dL，Na 142 mEq/L，K 4.2 mEq/L，Cl 98 mEq/L，Ca 8.6 mg/dL，CRP 0.1 mg/dL。

119F-66　下線部のうち，基本的日常生活動作〈ADL〉に該当するものはどれか。**2 つ選べ。**

a ①　　　　b ②　　　　c ③　　　　d ④　　　　e ⑤

119F-67　血中梅毒トレポネーマ抗体〈TPHA〉と非トレポネーマ脂質抗体〈RPR〉はいずれも陽性，ヒト免疫不全ウイルス〈HIV〉抗原抗体は陰性であった。頭部単純 CT で明らかな異常を認めない。

記銘力低下の原因を鑑別するために追加すべき血液検査項目はどれか。**2 つ選べ。**

a 葉酸　　　　　　　　　　　　　　b ビタミン D

c ビタミン B1　　　　　　　　　　d β_2-マイクログロブリン

e 甲状腺刺激ホルモン〈TSH〉

119F-68　追加血液検査はいずれも基準範囲内であった。治療が必要な梅毒と判断し，患者本人と長女に説明することになった。

説明の内容で**誤っている**のはどれか。

a 「脳脊髄液検査を行います」

b 「ペニシリン系抗菌薬で治療します」

c 「家族の方は抗菌薬の予防内服が必要です」

d 「治療終了後も定期的に血液検査を行います」

e 「トイレの共用で家族に感染することはありません」

アプローチ
①記銘力低下，急に物忘れがひどくなり ⟶ 発症様式は認知症の原因鑑別に有用

②レジでの支払いができない ⟶ 手段的 ADL の障害

③ひとりで食べられる。着替えは自分でできる ⟶ 基本的 ADL は維持されている。

④趣味のゲートボールに行かなくなった ⟶ 外出，社会参加の機会が減少

⑤夫は梅毒罹患歴 ⟶ 配偶者に感染のおそれ

⑥現症，検査所見 ⟶ 有意な所見なし

鑑別診断
　認知症の原因疾患として Alzheimer 型認知症，Lewy 小体型認知症などの変性疾患，血管性認知症，その他の認知症が鑑別の対象となる。このうち変性疾患による認知症は緩徐進行性のために「急な物忘れ」には該当せず，また，血管性認知症は血管性危険因子がないことから考えにくい。その他の認知症として内科的には甲状腺機能低下症，ビタミン（B_1，ニコチン酸，B_{12}）欠乏症，代謝性脳症（肝不全，腎不全，低血糖），感染症（ヘルペス脳炎，Creutzfeldt-Jakob 病，神経梅毒など）が，外科的には慢性硬膜下血腫，正常圧水頭症，脳腫瘍などが挙げられる。内科的認知症は画像とともに各種検査で，外科的認知症は画像で診断できる。本例は夫に梅毒罹患歴があり，認知症は神経梅毒（梅毒第 4 期）によるものと診断されよう。

診断名
神経梅毒（梅毒第 4 期）

[66]

選択肢考察
× a 「①バスに乗って」は交通機関の利用に該当し，複雑な日常生活を示す手段的 ADL の一つである。

× b 「②レジでの支払い」ができないのは機能的には計算障害を，能力的には買い物や金銭管理（手段的 ADL の一つ）の障害を指している。

○ c 「③ひとりで食べられる」は日常生活で営まれる衣食住のうち，放っておいてもひとりで食べ物を食する動作で，基本的 ADL の一つである。

○ d 「④着替えは自分でできる」も日常生活で営まれる衣食住のうち，放っておいてもひとりで服を着替える動作で，基本的 ADL の一つである。

× e 「⑤趣味のゲートボールに行かなくなった」は活動性の減退を意味し，基本的 ADL には含まれない。その背景には意欲低下，気分障害が，結果として社会から隔絶，閉じこもりがみられる。

解答率
a 0.3%，b 0.2%，c 99.5%，d 98.7%，e 0.4%

関連知識
　日常生活動作〈ADL〉については基本的 ADL と手段的 ADL とがある。一般に，基本的 ADL に用いられているのが Barthel Index で，これには「食事」「車椅子からのベッドへの移乗」「整容」「トイレ動作」「入浴」「歩行/移動」「階段昇降」「着替え」「排便コントロール」「排尿コントロール」の 10 項目が含まれる。各項目は自立度によって自立・部分介助・全介助で評価されるが一律でなく，項目によって 2〜4 段階（各段階 5 点の配点）で採点（0 点〜15 点）される（自立 100 点満点）。

[67]

選択肢考察

× a　葉酸欠乏は大球性高色素性貧血を招くが検査所見に異常なく，また，ビタミンB_{12}欠乏と違って認知症の原因とはならず，検査の意義がない。

× b　ビタミンD欠乏では低Ca血症によって筋肉痛，筋力低下，テタニーを引き起こすが，Ca濃度は正常で症状もないことから，検査の必要性はない。

○ c　ビタミンB_1欠乏は脚気のほか，Wernicke脳症を引き起こし，このうち見当識障害，記銘力低下，作話を特徴とするKorsakoff症候群は認知症の鑑別診断に必要である。

× d　$β_2$-マイクログロブリン値は糸球体濾過値の低下に伴って上昇するため腎機能の評価に用いられるが，腎機能は正常であり，検査の必要性はない。

○ e　甲状腺刺激ホルモン〈TSH〉の上昇は原発性甲状腺機能低下症でみられ，認知機能の低下をきたす。高齢者によくみられ，早期に診断されれば認知機能の回復が見込まれるため，治療可能な認知症の一つとして注意が必要である。

解答率　a 7.8%，b 1.4%，c 98.6%，d 0.6%，e 91.3%

関連知識　認知症と診断されればその原因疾患を検索しなければならない。原因疾患として三大認知症，すなわちAlzheimer型認知症，血管性認知症，Lewy小体型認知症が知られ，原因疾患の多くを占めているが，見逃してはならない認知症として治療可能な認知症があり，内科的には甲状腺機能低下症，ビタミンB_1欠乏症（Wernicke脳症），ニコチン酸欠乏症（ペラグラ脳症），ビタミンB_{12}欠乏症，外科的には慢性硬膜下血腫，正常圧水頭症が含まれる。このため，神経梅毒が疑われてはいても，これら治療可能な認知症の除外診断は必要である。

[68]

選択肢考察

○ a　神経梅毒の確定診断には脳脊髄液検査が必須である。

○ b　神経梅毒の治療は梅毒治療と同様にペニシリンを用いて行う。

× c　性感染症なので家族に対する抗菌薬の予防投与の必要性はない。

○ d　梅毒治療を開始後，3か月ごとに抗体価を測定し，効果判定を行う。

○ e　性感染症なのでトイレの共用のみで家族に感染することはない。

解答率　a 2.5%，b 0.1%，c 94.5%，d 0.5%，e 2.2%

関連知識　神経梅毒はスピロヘータの一種 *Treponema pallidum* による性感染症で，AIDSと併存することもある。感染後3年以上を経過すると第4期梅毒として神経梅毒を発症する。神経梅毒は脳脊髄の実質や髄膜，血管に多様な病像を形成，臨床像としては脊髄癆（脊髄後索や脳神経症状として失調，Argyll-Robertson瞳孔），進行性麻痺（脳実質の変性，グリアの増生による人格変化，認知症，精神荒廃）が発症する。早期診断，早期治療が重要で，治療にはペニシリンが用いられる。しかし，予防が肝心で，感染経路は性行為または類似の行為によるものであり，感染源は皮膚，粘膜の発疹（特に，硬性下疳や扁平コンジローマ，粘膜疹）から，粘膜や傷口を介して感染する。

正解　[66] c，d　正答率 98.5%　　[67] c，e　正答率 90.0%　　[68] c　正答率 94.5%

受験者つぶやき

[66]・身一つあればできるもの＝ADLと覚えていました。
　　・ADLは把握しておきましょう。
[67]・a，c，eで迷いました。甲状腺機能低下症で記銘力低下があることは知っていましたが，

TSHだけではなくFT$_3$, FT$_4$の低下を確認する必要があるのでは？などと考えはじめ，選ぶことができませんでした。

・Korsakoff症候群と，甲状腺機能低下症による認知機能低下を考えました。

[68]・梅毒で予防内服が必要，とは聞いたことがなかったので選びました。

・特殊な家庭でなければまず感染のリスクはないだろうと思いました。

Check ■ ■ ■

次の文を読み，69〜71の問いに答えよ。

60歳の男性。激しい胸痛と息苦しさを主訴に救急車で搬入された。

現病歴：7日前から10分程度の平地歩行で前胸部の絞扼感と息苦しさとを自覚していたが，5分程度の休息で症状は消失していた。本日午後10時に勃起不全の治療薬としてPDE5〈phosphodiesterase 5〉阻害薬を服用した。午後10時30分から突然の強い胸痛を自覚し，30分以上持続したため妻が救急車を要請した。

既往歴：10年前から糖尿病で経口糖尿病薬，1年前から勃起不全に対してPDE5〈phosphodiesterase 5〉阻害薬を服用中である。

生活歴：喫煙は10本/日を40年間。飲酒は機会飲酒。妻と2人暮らし。

家族歴：母が糖尿病。

現　症：胸痛で苦悶様の顔貌をしているが呼びかけには応じる。身長169cm，体重72kg。体温36.3℃。心拍数56/分，整。血圧80/46mmHg。呼吸数18/分。SpO$_2$ 96%（room air）。冷汗を認め，四肢末梢に冷感を認める。心音と呼吸音とに異常を認めない。腹部は平坦，軟で，肝・脾を触知しない。下腿に浮腫を認めない。12誘導心電図でⅡ，Ⅲ，aVFのST上昇を認める。右側胸部誘導でもST上昇を認める。心エコー検査では下壁の壁運動低下に加えて右室の壁運動低下も認める。

119F-69　次に行うべき処置で**誤っている**のはどれか。

a　ヘパリンの静注　　　　　　　b　アスピリンの経口投与

c　ドブタミンの点滴静注　　　　d　ニトログリセリンの舌下

e　生理食塩液の急速点滴静注

119F-70　緊急カテーテル検査の準備中に突然うめき声をあげてその後動かなくなった。心電図モニターの波形（**別冊 No. 8**）を別に示す。

直ちに行うべき処置はどれか。

a　気管挿管　　　　　b　電気的除細動　　　　c　心室ペーシング

d　リドカイン静注　　e　アミオダロン静注

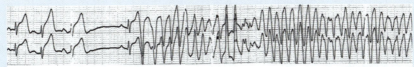

記録速度 25mm/秒

119F-71 洞調律に復帰後，緊急冠動脈造影検査のためカテーテル室に移動した。平均血圧 60 mmHg 以上の維持が困難で，心拍数も 120/分を超えて不穏状態となった。
次に行う治療で適切なのはどれか。
 a 植込み型除細動器
 b 永久ペースメーカ
 c 補助人工心臓〈VAD〉
 d 大動脈内バルーンパンピング〈IABP〉
 e ECMO〈Extracorporeal membrane oxygenation〉

アプローチ
① 60 歳の男性 ⟶ 中年の男性
② 主訴は激しい胸痛と息苦しさ ⟶ 急性冠症候群，急性大動脈解離，急性肺血栓塞栓症など急性の胸痛をきたす疾患を疑う。
③ 7 日前から歩行で前胸部絞扼感と息苦しさを自覚するようになり，5 分程度の休息で症状消失 ⟶ 7 日前から新規発症した労作性狭心症を疑う症状である。
④ 本日午後 10 時に勃起不全治療薬の PDE 5 阻害薬を服用し，午後 10 時 30 分から突然の強い胸痛を自覚 ⟶ PDE 5 阻害薬は死亡例を含む心筋梗塞等の重篤な心血管系の有害事象が報告されている。
⑤ 糖尿病と喫煙 ⟶ 複数の冠危険因子を有する。
⑥ 血圧 80/46 mmHg。冷汗を認め，四肢末梢に冷感を認める ⟶ ショックバイタルで組織低灌流所見である。
⑦ 12 誘導心電図でⅡ，Ⅲ，aVF の ST 上昇，右側胸部誘導でも ST 上昇を認める。心エコー検査で下壁の壁運動低下と右室の壁運動低下を認める ⟶ 右側胸部誘導でも ST 上昇を認めており，右冠動脈から右室枝を分枝する近位部の完全閉塞により，右室梗塞を合併した ST 上昇型急性下壁心筋梗塞を疑う。

鑑別診断 「アプローチ」③，⑦ より 7 日前から労作性狭心症の症状があり，右室梗塞を合併した ST 上昇型急性下壁心筋梗塞を第一に考える。A 型急性大動脈解離から右冠動脈入口部閉塞をきたし，急性心筋梗塞を発症する場合もあるが，急性大動脈解離では前駆症状として労作性狭心症の症状はなく否定的である。

診 断 名 右室梗塞を合併した ST 上昇型急性下壁心筋梗塞および心原性ショックの疑い

[69]

選択肢考察
○a ヘパリンは再灌流療法が施行される以前から，急性冠症候群患者の治療に有用との知見が確立されている。ヘパリン 70〜100 単位/kg を急速静注投与し，活性凝固時間〈ACT〉を 250 秒以上に維持する。
○b 急性心筋梗塞が疑われる患者にはアスピリン（162〜200 mg）を咀嚼服用させる。

○ c 心原性ショックの初期治療の基本は，カテコラミン（ドパミン 5〜15μg/kg/分やドブタミン 2〜15μg/kg/分）の点滴静注である。迷

× d 心原性ショックであり，また右室梗塞を合併した急性下壁梗塞患者は血圧低下をきたしやすいため硝酸薬は投与すべきではなく，むしろ禁忌である。

○ e 右室梗塞を合併した急性心筋梗塞では，心拍出量を維持するためには生理食塩液または低分子デキストランによる急速大量輸液を行い，左室の前負荷を増加させる必要がある。

解答率 a 13.0%，b 10.4%，c 31.3%，d 40.7%，e 4.4%

[70]

アプローチ ⑧突然うめき声をあげてその後動かなくなった → 意識消失をきたす血圧低下の原因となる，致死性不整脈の出現や心破裂などの重篤な状態が考えられる。

画像診断

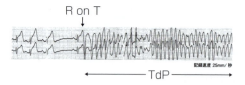

左から4拍目の心室性期外収縮のタイミングがちょうどT波に重なり，いわゆるR on T（矢印）を認める。5拍目以降はQRSの極性と振幅が心拍ごとに刻々と変化し，等電位線を軸としてねじれる波形が特徴的な torsades de pointes〈TdP〉と呼ばれる多形性心室頻拍を認める。

選択肢考察 × a 意識消失があり，直ちに心肺蘇生術（高流量酸素を用いたバッグバルブマスク換気および心臓マッサージ）は行うが，心室細動〈VF〉や心室頻拍〈VT〉では電気的除細動が実施されるまで器具を用いた気道確保（気管挿管）は適応にはならない。

○ b 意識消失をきたす血圧低下があり，直ちに 150 J 以上で電気的除細動を行う。

× c 抗頻拍心室ペーシングが VT の停止に有効な場合があるが，緊急時に適応とはならない。

× d，e 電気的除細動に抵抗性の場合や，除細動後に投与する。

解答率 a 0.4%，b 97.4%，c 0.5%，d 0.5%，e 1.0%

[71]

アプローチ ⑨洞調律に復帰 → 自然停止したか，電気的除細動が有効だった。

⑩平均血圧 60 mmHg 以上の維持が困難で，心拍数も 120/分を超えて不穏状態になった → 重度の心原性ショックを呈している。

選択肢考察 × a 心原性ショックでの適応はない。また急性心筋梗塞急性期（発症 48 時間以内）に出現する持続性 VT や VF は虚血の解除やその後の不整脈基質の安定化によって再発の可能性は低く，慢性期に必ずしも植込み型除細動器の適応とはならない。

× b 右冠動脈の急性心筋梗塞では完全房室ブロックを合併しやすく，一時的ペースメーカ留置を行うことはあるが，急性期に永久ペースメーカ植込み術は行わない。またこの時点では徐脈をきたしておらず，一時的ペースメーカ留置を急ぐ必要はない。

× c VAD は心原性ショックで ECMO など一時的な補助循環を装着したものの離脱困難な

症例などにおいて適応となるが，発症直後の適応はない。

× d　IABPは著しい血圧低下を伴う場合は有効でないことがあり，また不整脈や高度の頻脈を伴う際は補助循環の効果が減弱することがあり，本例では第1選択にならない。🌀

○ e　ECMOはIABPと比較して強力な循環補助作用と呼吸補助の機能をもち，まずは循環を担保することができる。どのような血行動態であれ迅速に導入することが可能であり，本症例のような重度の心原性ショックや難治性VT/VF，心肺蘇生を要する心停止などではまずECMOを導入する。

解答率　a 3.0%, b 0.4%, c 16.2%, d 57.0%, e 22.7%

関連知識　＜Impella補助循環用ポンプカテーテル＞

最近までは，急性心筋梗塞や心筋炎などによりカテコラミンを投与しても循環不全が遷延する心原性ショックや重症心不全に対し，補助循環装置としてIABPやECMOが日常臨床で用いられていたが，重症例では効果に限界があった。Impella補助循環用ポンプカテーテルはIABP，PCPSを上回る効果が期待でき，日本では2017年9月に保険適用となり，現在日常診療で使用されている。Impellaは，大腿動脈または腋窩動脈/鎖骨下動脈から左心室内に挿入・留置し，左心室から直接脱血し，上行大動脈に送血することにより体循環を補助するカテーテル式の血液ポンプである。左室内の血流を吸入することで左室の仕事量を軽減し，そして左室内で吸入した血液を大動脈内に送り出すことで動脈圧が上昇し，また冠動脈血流を増加させる効果が期待できる。

Impella適応の禁忌は，①大動脈弁に機械式人工心臓弁を植込んだ患者（機械式人工心臓弁の中に本品を通過させることにより，機械式人工心臓弁が損傷し，性能に影響を与えるおそれがあるため），②Ⅱ度以上の大動脈弁閉鎖不全の患者（大動脈弁とカニュラの密閉性が得られず，ポンプが正常に機能できないため），である。

令和6年版の医師国家試験出題基準にはImpellaは記載されていないため，Impellaを正解とする問題は出題されないと思われるが，現在日常診療では使用されており，臨床研修で必要な知識として，また本例ではECMOよりもImpellaの適応がありうると考えられたので紹介した。

正解　[69] d　正答率 40.7%　　[70] b　正答率 97.4%　　[71] e　正答率 22.7%

受験者つぶやき

[69]・PDE5阻害薬の併用禁忌はニトログリセリンです。血圧が必要以上に低下することがあります。
・右心不全による血圧低下でニトロとモルヒネは禁忌だと勉強していました。

[70]・VFと脈なしVTは電気的除細動が必要です。
・VFによるCPAなので除細動を選びました。

[71]・IABPは主に駆出率の低下した左心不全の血行動態を改善するのに有効です。今回は右心不全で循環動態が悪い状況が続いているのでVA-ECMOを使います。深く考えずにIABPを選んでしまいました…。
・血圧低下を伴う不穏とあったのでIABPでは対応しきれないと思い，救命のためのECMOだと思いました。

次の文を読み，72〜74 の問いに答えよ。

82歳の女性。発熱と呼吸困難を主訴に来院した。

現病歴：3日前から発熱と乾性咳嗽が出現，2日前から労作時の呼吸困難も出現したため受診した。同居している家族を含め，周囲で上気道炎症状のある人はいない。

既往歴：2年前から特発性間質性肺炎と診断され，3か月前の急性増悪の際にステロイドパルス療法が行われ，その後漸減しながら現在プレドニゾロン 25 mg/日と抗線維化薬を内服している。その他の薬は副作用のため中断している。

生活歴：喫煙歴はない。自宅で夫と息子夫婦の4人暮らし。ADLは自立。毎日近所を散歩している。室内で犬を1匹飼っている。3か月前にインフルエンザワクチンと新型コロナウイルスワクチンを接種している。

家族歴：父が82歳時に肺癌で死亡。

現　症：意識は清明。身長 155 cm，体重 60 kg。体温 37.8℃。脈拍 84/分，整。血圧 130/76 mmHg。呼吸数 28/分。SpO_2 88％（room air）。心音に異常は認めない。呼吸音は両側下肺背側に fine crackles を聴取する。腹部は平坦，軟で，肝・脾を触知しない。下腿に浮腫を認めない。

検査所見：尿所見：蛋白（−），糖3+，ケトン体2+，潜血1+。血液所見：赤血球 412万，Hb 12.3 g/dL，Ht 38％，白血球 11,400（分葉核好中球89％，単球1％，リンパ球10％），血小板 24万，Dダイマー 1.0 µg/mL（基準 1.0 以下）。血液生化学所見：総蛋白 5.1 g/dL，アルブミン 3.0 g/dL，総ビリルビン 0.7 mg/dL，AST 25 U/L，ALT 21 U/L，LD 549 U/L（基準 124〜222），ALP 39 U/L（基準 38〜113），γ-GT 30 U/L（基準 9〜32），尿素窒素 17 mg/dL，クレアチニン 0.5 mg/dL，血糖 144 mg/dL，HbA1c 6.1％（基準 4.9〜6.0），Na 135 mEq/L，K 3.9 mEq/L，Cl 94 mEq/L，KL-6 4,482 U/mL（基準 500 未満）。免疫血清学所見：CRP 4.7 mg/dL，β-D-グルカン 210 pg/mL（基準 10 以下）。インフルエンザウイルス迅速抗原検査陰性，新型コロナウイルス〈SARS-CoV-2〉抗原定性検査陰性，サイトメガロウイルス抗原陰性。胸部エックス線写真（別冊 No. 9A）と胸部単純CT（別冊 No. 9B）とを別に示す。

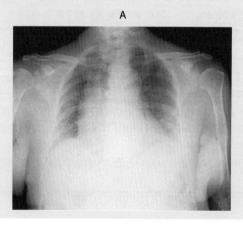
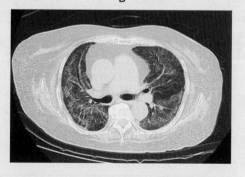

F 医学総論／長文問題　　519

119F-72 気管支鏡検査を行い，気管支肺胞洗浄液を採取した。
確定診断に有用な染色法はどれか。

a　Gram 染色　　　　　b　Grocott 染色　　　　c　Congo-Red 染色
d　Papanicolaou 染色　　e　Ziehl-Neelsen 染色

119F-73 想定される疾患のリスクファクターはどれか。

a　性　別　　　　　　　b　年　齢　　　　　　　c　耐糖能異常
d　ワクチン接種　　　　e　プレドニゾロン内服

119F-74 入院して治療を行ったが，呼吸状態が悪化し，マスク 5 L/分の酸素投与でも SpO$_2$ が 90
％ を維持できない状態となり，本人の呼吸困難も悪化した。終末期における医療について，
患者本人から侵襲的な処置を希望しないこと，「苦しくないように，痛くないようにして欲
しい」という希望があることを家族が聞いており，家族から本人の意思を尊重して治療を進
めて欲しいと話があった。また今回の入院時にも，同様のことを本人が主治医をはじめ医療
スタッフに話しており，診療録にもこの意向が記載されていた。

オピオイドの投与とともに行うのはどれか。

a　気管切開
b　気管挿管
c　輪状甲状靱帯切開
d　ネーザルハイフローによる酸素投与
e　ECMO〈Extracorporeal membrane oxygenation〉

アプローチ
①82 歳の女性に 3 日前から発熱と乾性咳嗽がみられ，2 日前から労作時の呼吸困難が出現
　➡︎ 呼吸器感染症を示唆

②2 年前から特発性間質性肺炎と診断され，現在はプレドニゾロン 25 mg/日と抗線維化薬を
　内服 ➡︎ 日和見感染症も考慮

③SpO$_2$ 88％（room air）➡︎ 呼吸不全を呈している。

④両側下肺背側に fine crackles を聴取する ➡︎ 2 年前に診断されている特発性間質性肺炎の聴
　診所見に合致

⑤白血球 11,400, CRP 4.7 mg/dL ➡︎ 炎症反応の高値

⑥KL-6 4,482 U/mL ➡︎ KL-6 は間質性肺炎で高値となるが，ニューモシスチス肺炎，肺腺癌
　などでも高値となる。

⑦β-D-グルカン 210 pg/mL ➡︎ 真菌症やニューモシスチス肺炎で高値となる。

画像診断

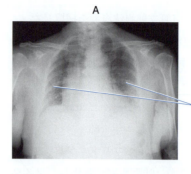

A

両側肺野の透過性低下

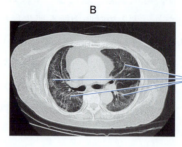

B

両側肺野にみられるびまん性のすりガラス陰影

鑑別診断　2年前から特発性間質性肺炎と診断された82歳の女性である。3か月前の急性増悪の際にステロイドパルス療法が行われ、その後漸減しながら現在プレドニゾロン 25 mg/日と抗線維化薬を内服している。3日前から発熱と乾性咳嗽がみられ、2日前から労作時の呼吸困難が出現している。炎症反応が高値であり、何らかの呼吸器感染症が考えられる。細菌性肺炎、ウイルス肺炎、日和見感染症などが鑑別に挙がる。胸部単純CTでは両側肺にびまん性のすりガラス陰影がみられる。またKL-6およびβ-D-グルカンがともに高値である。これらはニューモシスチス肺炎に合致する所見である。

診断名　ニューモシスチス肺炎

[72]

選択肢考察
× a　細菌感染症の起炎菌の同定に有用である。
◯ b　真菌や *Pneumocystis jirovecii* の検出に有用である。
× c　アミロイドーシスの診断に有用である。
× d　がん細胞の細胞診の判定に用いられる。
× e　抗酸菌の検出に有用である。

解答率　a 0.1%，b 98.8%，c 0.1%，d 0.6%，e 0.2%

[73]

選択肢考察　× a，× b，× c，× d，◯ e　ニューモシスチス肺炎は免疫能の低下した個体に発症する日和見感染症である。AIDS患者に発症することが多い。また抗癌剤、免疫抑制剤さらには副腎皮質ステロイドの長期使用も発症のリスクファクターとなる。本例は3か月前の急性増悪の際にステロイドパルス療法を行い、その後漸減しながら現在はプレドニゾロン 25 mg/日を内服している。このため本例の肺炎の発症はプレドニゾロン内服がリスクファクターと考えられる。

解答率　a 0.0%，b 1.0%，c 1.0%，d 0.1%，e 97.7%

F 医学総論／長文問題　　**521**

[74]

選択肢考察 × a，× b，× c，○ d，× e　本人から事前に侵襲的な処置は希望しないという意思表示があり，家族も本人の意思を尊重したいという考えである。気管切開，気管挿管，輪状甲状靭帯切開および ECMO はいずれも侵襲的な処置である。一方，ネーザルハイフローによる酸素投与は高流量かつ高濃度の酸素投与が可能であり，本人および家族の希望に叶った処置である。

解答率 a 2.2%，b 4.6%，c 0.2%，d 90.4%，e 2.1%

関連知識 特発性間質性肺炎の急性増悪とニューモシスチス肺炎は日常診療でよく経験する。しかし両者の画像所見は類似しているため，画像所見のみで鑑別することは困難なことが多い。このことを念頭において他の検査所見を含め総合的に判断する必要がある。

コメント 長期間にわたる大量のステロイド内服時にはニューモシスチス肺炎の発症予防のために ST 合剤の投与を行うことが重要である。

正　解 [72] **b** 正答率 98.8%　　[73] **e** 正答率 97.7%　　[74] **d** 正答率 90.4%

受験者つぶやき
[72]・各選択肢の染色が有用な疾患をまとめていたので，焦らず答えることができました。
　　・β-D-グルカン高値からニューモシスチス肺炎を考えました。
[73]・プレドニゾロンの長期使用による免疫低下で，日和見感染をきたしていると考えました。
　　・ステロイド投与による免疫力低下を考えました。
[74]・他の選択肢は侵襲的かなと思い，除外して d が残りました。

F 計算問題

Check ■ ■ ■

119F-75 10 か月の男児。嘔吐と下痢を主訴に母親に連れられて来院した。診察時の体重は 10 kg。血清 Na 濃度は 132 mEq/L であった。

　正常血清 Na 濃度を 140 mEq/L として，Na の欠乏量を求めよ。

　ただし，患児の体重に対する細胞内液の割合を 30%，細胞外液の割合を 20% とする。

　また小数点以下の数値が得られた場合には，小数第 1 位を四捨五入すること。

解答：①　② mEq

① 0 1 2 3 4 5 6 7 8 9
② 0 1 2 3 4 5 6 7 8 9

アプローチ ①嘔吐と下痢を主訴 ─→ 脱水，電解質喪失が予想される。
②血清 Na：132 mEq/L，正常血清 Na：140 mEq/L ─→ 低 Na 血症
③患児の体重に対する細胞内液：30%，細胞外液：20% ─→ 乳幼児の正常な体液量よりそれぞれ約 10% 少ない（細胞内液：40%，細胞外液：30% が標準）。

診断名 嘔吐・下痢による低ナトリウム血症

選択肢考察 Na 欠乏量は，以下の式で表される。

Na 欠乏量＝(140－PNa)×体水分量　(PNa：血清 Na 濃度)

本問題において，体水分量は 10 kg×(30%＋20%)＝10×0.5＝5 kg すなわち 5 L となる。

よって，Na 欠乏量＝(140－132)×5＝40 となる。

関連知識　Edelman 式と呼ばれる，Na 欠乏量を求める計算式を紹介する。

Na 欠乏によって血清 Na 濃度が 140 mEq/L から PNa（mEq/L）に低下した場合の Na 欠乏量は以下のようにして計算できる。

まず，Edelman は，血清 Na は下記のように表されることを示した。

血清 Na 濃度(mEq/L)＝体内総(Na＋K)/体水分量

正常 Na＝140 mEq/L なので，

体内総(Na＋K)量＝140×体水分量

で表される。

Na 欠乏の結果，新たな血清 Na 濃度が PNa（mEq/L）となった場合，

PNa＝新たな体内総(Na＋K)/体水分量

となるため，

新たな体内総(Na＋K)量＝PNa×体水分量

で表される。

Na 欠乏は，[正常の体内総(Na＋K)量]－[新たな体内総(Na＋K)量]であるため，

Na 欠乏量＝(140×体水分量)－(PNa×体水分量)＝(140－PNa)×体水分量

となる。体水分量は大人では約 60% のため，

Na 欠乏量＝(140-PNa)×体重×0.6

にて計算できる。

コメント　細胞外液に Na が多く，細胞内液に Na は少ないので，細胞外液の Na だけを考えて（140－132)×2＝16 と答えを出した受験生が多かったと思われる。ただ，水は細胞膜を自由に通過できるが Na は通過できないため，計算する際は細胞内液・外液を合わせた体水分量で求める必要がある。低 Na 血症に関しては，それ自体が専門ともなるような非常に難しい分野であり，低 Na 血症の補正の方法や意義に関しても，今現在でも議論が分かれるところである。

正解　①4　②0　**正答率** 5.4%

・自信をもって 16 と答えたところ，間違っていて驚きました。細胞内液にも Na は分布されるということなのでしょうか。

・外液のうちの血清と血漿の割合を考えて解くのかと思いきや，全くそうではなかったです。今年の計算問題はちょっとレベルがおかしかったです。

索 引

太字で示した問題番号は一般問題では主要テーマ，臨床問題では診断名を意味する。

和 文 索 引

■ あ ■

亜鉛　A27
アキレス腱反射弛緩相遅延　F60
悪性黒色腫　D18
悪性リンパ腫　D32, E44, **F56**
握雪感　A48, E49
朝の家庭血圧を測定する条件　**A5**
アスピリン　A60, F69
アスピリン喘息　**D45**
アスペルギルス症　**A34**
アセチルコリンエステラーゼ　F4
アセトアミノフェン　D45
アデノシン三リン酸　D69
アデレード宣言　F7
アトピー性皮膚炎　**A24**
アドレナリン　A65, C73, E41, E48
　　──静注　C61
アトロピン　E41, E48, F63
アナフィラキシー　**C58**
アナフィラキシーショック　**E41**
アニオンギャップが開大する病態
　F34
アポクリン汗腺　F14
アミオダロン　F70
アメーバ肝膿瘍　D67
アルコール依存症　**B47**
アルコール離脱　**B48**
アルブミン　F61
アルマ・アタ宣言　F7
アレルギー性気管支肺真菌症　A34
アレルギー用人工乳　C56
アロマターゼ欠損症　F28
アンジオテンシン受容体拮抗薬
　A57
アンドロゲン不応症　**D50**
アンフェタミン類　C31

■ い ■

胃潰瘍　**B45**, D6
医科診療医療費　**F17**
胃管挿入　D29
胃管留置　B30
育児放棄　**C45**
意識障害　**B26**
医師の言葉がけで最も共感的　**B7**
医師のプロフェッショナリズム
　E7
医師の保険医登録を取り消す処分
　B25
医師法　C9
萎縮性胃炎　**D62**
胃食道逆流症　E13
異所性ホルモン産生腫瘍　A54
一回換気量　C28
一過性多呼吸　A29
一過性脳虚血発作　**B43**
一酸化炭素中毒　C47
一般廃棄物　B3
遺伝子-環境交互作用の説明　**F5**
遺伝子検査　D35
異物除去術　F65
イミプラミン　A45
医療安全支援センター　B5, E42
医療機関での感染性廃棄物の処理
　F35
医療事故調査制度　E42
医療の質　**B34**
　　──の要素　**B34**
医療扶助　F15
医療保険　C13, F15
医療保険制度　B10
医療倫理の4原則　**E3**
イレウス管留置　A67
胃瘻　E34

──造設　B36
飲水制限　D53
インスリン抵抗性　C28
咽頭結膜熱　D14
インドメタシン　D45
陰部神経　D13
インフルエンザ桿菌ワクチン　C53
インフルエンザの出席停止期間
　C52
インフルエンザワクチン　A14

■ う ■

植込み型除細動器　F71
うおのめ　B1
右側臥位　B15
うっ血乳頭　F23
うつ状態　**F58**
うつ病　B50, D34, **F48**
運動失調　C69
運動負荷心電図検査　A31

■ え ■

永久ペースメーカ　F71
栄養サポートチーム　**B36**
壊死性筋膜炎　**D24**
エストロゲン　B13
エストロゲン・プロゲステロン負荷
　試験　D50
エタノール　C17, E18
エダラボン静注　D28
エリスロポエチン製剤　D39
遠位尿細管　A10
塩化カリウム液　F62
嚥下リハビリテーション　D27
塩酸モルヒネ　D45
円錐角膜　A16, E30
塩素系有機溶剤　C35

索　引　523

■ お ■

横隔神経麻痺　A9
桜実紅斑　A16
黄疸　B11, B47, E46
音過敏　D65
温熱療法　F12

■ か ■

外陰部潰瘍　A63
開胸止血術　D60
介護医療院　C13
介護保険　C7, F15
　　──制度における主治医意見書
　　　C32
　　──による機能訓練　C6
解釈モデル　E22
外傷性血胸　C65
回旋　F47
疥癬　A4
改訂長谷川式簡易知能評価スケール
　　B6
回内回外試験　E16
灰白色便　B46
開腹止血術　A38
開放隅角緑内障　F23
潰瘍性大腸炎　C30, E13
　　──に特徴的な所見　A7
解離性大動脈瘤　E1
下咽頭癌　D68
下顎部腫脹を反復する患者の頸部単
　　純CT　D11
顎下腺腫瘍　D11
核酸アナログ製剤　F40
核酸増幅検査　A42
学習障害　F20
拡大胸腺摘出術　A69
喀痰検体　E21
喀痰抗酸菌PCR検査　D72
喀痰抗酸菌塗抹検査　D72
喀痰抗酸菌培養検査　D72
拡張型心筋症　D15
下行結腸癌に対する腹腔鏡下手術の
　　周術期管理　D3
下肢静脈超音波検査　E27
下肢切断術　A64
下肢動脈造影検査　E27
過剰輸液　B32
ガス壊疽　B30

家族性高コレステロール血症　B41
家族性低身長症　D37
加速歩行　C20
下大静脈フィルター留置術　B32,
　　D57
活性型ビタミンD_3　A24
活性型ビタミンD製剤　D26, D39
化膿性関節炎　D64
化膿性股関節炎　A43
化膿性膝関節炎　D31
過敏性腸症候群　C30, E13
下部消化管内視鏡検査　A33
下部尿路機能に関わる神経　D13
可溶性IL-2受容体　D70
顆粒球コロニー刺激因子　A47
顆粒球輸血　D44
カルシウム拮抗薬　A57, D39
カルシウム製剤　D26
カルディオバージョン　C61
カルバマゼピン　A45
加齢黄斑変性　F23
川崎病　D64, F54
肝外門脈閉塞症　F32
感覚障害　C69
感覚性失語　D21
観血的整復固定術　A60
肝細胞癌　D59
カンジダ症　A34
間質性腎炎　C26
間質性肺炎　C26, C36, C58, C74,
　　D17
患者中心性　B34
肝腫大　B47
関節鏡下手術　D41
関節リウマチ　A22, A39, D26
感染後糸球体腎炎　D51
感染症専門医　C14
乾癬性関節炎　A63
感染性心内膜炎　D15
完全大血管転位症　D58
完全房室ブロック　D17
眼底検査　F54
冠動脈CT　A31
冠動脈疾患　E15
冠動脈造影検査　A70, D47
肝内結石　C35
肝内胆管癌のリスクファクター
　　C35
顔貌の特徴と疾患の組合せ　F29

肝門部胆管癌　D59
冠攣縮性狭心症　A57
緩和ケア　B3

■ き ■

奇異呼吸　E49
気管支拡張薬　E50
気管支鏡検査　A70
気管支喘息　E44
　　──発作　D25, E47
気管切開　F74
気管挿管　B30, F70, F74
気管挿管陽圧換気　C67
起座位　B15
偽性副甲状腺機能低下症　C29
偽痛風　E1
基底細胞癌　D18
機能性ディスペプシア　A41
ギプス固定　D41
ギプスシーネ固定　A60
吸引分娩　A66, C38
球後視神経炎　F23
丘疹　F50
求心性視野狭窄をきたす疾患　F23
急性下肢動脈閉塞　D57
急性間質性腎炎　A21, A53
急性間質性肺炎　F38
急性冠症候群　A31
急性喉頭蓋炎　D29
急性呼吸窮迫症候群　F38
急性糸球体腎炎　A53
急性出血性結膜炎　D14
急性腎盂腎炎　D71
急性心筋炎　D2
急性心筋梗塞　D15
急性心筋症　D47
急性膵炎　A26
急性前骨髄球性白血病　D8
急性僧帽弁閉鎖不全症　A74
急性大動脈解離　D15
急性中耳炎　A18
　　──の症状　B16
急性虫垂炎　B35, E46
急性肺血栓塞栓症　A70
急性緑内障発作　E30
急速進行性糸球体腎炎　A53, D51
仰臥位　B15
境界性パーソナリティ障害　C46
胸腔ドレナージ　D60

胸腔ドレーン　C67
胸骨圧迫　B26, C61
狭心症　D6
胸腺腫　**A69**, D32
強直性脊椎炎　C54
強迫観念　B49, C11
強迫性障害〈強迫症〉の患者にみら
　れる強迫行為　**E9**
胸部エックス線撮影　C72, E8
胸腹部エックス線撮影　D61
胸部造影 CT　D19, A70
胸膜摩擦音　B40
業務上の負傷の給付対象の保険者
　B33
虚血性大腸炎　C30
巨赤芽球性貧血　D30
巨大乳頭結膜炎　D14
起立性低血圧　C69
筋萎縮性側索硬化症　A46, **D28**
近位尿細管　A10
緊急胸腔鏡下手術　E50
緊急血液透析　B32
緊急ペーシング　C61
筋強直性ジストロフィー　**C40**
筋弛緩薬　E34
金属音　E46
緊張型頭痛　B43, **D45**
緊張性血気胸　**D60**
筋肉内出血　**F43**
筋皮神経　F36
筋力増強訓練　D28

■ く ■

偶然誤差　**C4**
くも膜下出血　B43, **E33**
クラリスロマイシン　D31
クリッピング　A38, F65
クリニカルパス　E42
クリプトコックス症　A34
クリンダマイシン　D31
グルカゴン類似ペプチド　A41
グルココルチコイド　A1, A41, A43,
　A47, C62, D23, D45, E41, E48
グルコース　C17
グルコン酸カルシウム　E31, E41
グルタールアルデヒド　E18
クループ症候群　**A65**
クレアチンキナーゼ　F61
クレチン症　**A36**

■ け ■

鶏眼　B1
頸肩腕障害　A2
経口糖尿病薬　B29
経口避妊薬　C35
経済的虐待　C5
経食道心エコー検査　A70
経腟超音波検査　C44
頸椎後縦靱帯骨化症　A2
頸椎性脊髄症　E1
頸椎単純 CT　C70
経鼻胃管留置　C56
経皮的肝生検　D36
経皮的血管形成術　A64
経皮内視鏡的胃瘻造設術　D27
頸部食道癌　D68
頸部造影 CT　F54
頸部超音波検査　C70
頸部動脈硬化症　**B43**
外科的バイパス術　A64
下血　E46
血液透析　D71
血液培養検査　B30
結核菌特異的全血インターフェロン
　γ 遊離測定法　D72
結核性髄膜炎　D56
血管新生阻害薬　A55
血管性浮腫　A4
月経の聴取　A17
月経不順　**C44**
血漿交換　A47, A51, A56
血小板　C21
血小板製剤　C62
血小板輸血　A56
血清クレアチニン値　C28
血清セルロプラスミン測定　D36
血清蛋白電気泳動　**C15**
結節性硬化症　**A23**
結節性多発動脈炎　A22
血栓回収術　D57
血栓性血小板減少性紫斑病　**A56**
血栓溶解療法　D57
血糖降下薬　B48
血糖コントロール　D73
血糖測定　B31, E8
血糖値の異常　A30
結膜充血　E33
血友病　C27, D8, **F43**

　──A　C22
ケラトアカントーマ　A4
下痢　F34
ケロイド　A4
牽引治療　A43
幻覚を強く示唆する患者の発言
　E19
肩関節周囲炎　A2, A9
肩関節脱臼　**A9**
健康日本 21（第 3 次）　**C1**
原発開放隅角緑内障　E30
原発性硬化性胆管炎　C35
原発性胆汁性胆管炎　**D36**
原発性肺癌　D16
原発性副甲状腺機能亢進症　**A54**

■ こ ■

抗 ARS 抗体　C26
抗 dsDNA 抗体　D22
抗 HBs ヒト免疫グロブリン　F40
抗 IgE モノクローナル抗体　D25
抗 MDA5 抗体　C26
抗 Mi-2 抗体　C26
抗 RNP 抗体　D22
抗 Sm 抗体　D22
抗 SS-A 抗体　C26, D22
抗 TIF1-γ 抗体　C26
抗 TNF-α 抗体製剤　D26
抗 TSH 受容体抗体　D70, F61
高 LDL コレステロール血症　**B43**
高圧浣腸　A67
降圧薬　B48
抗アミノアシル tRNA 合成酵素抗
　体　C26
抗アルドステロン薬　A10
抗ウイルス薬　D44
口蓋裂　C22
硬化性胆管炎　C26
高カロリー輸液　A44, E34
抗癌化学療法　A62, A69
抗癌治療　A59, B32
後期高齢者医療制度　F15
抗菌薬　A24, A56, A67, A72, C57,
　D29, D44, D52, D71, E50, F63
口腔ケア　B36, D27
口腔粘膜再発性潰瘍　C34
高血圧　A52, **F53**
高血圧症　A30, **E26**, **E32**
高血圧性心疾患　**A44**

索　引　**525**

抗結核薬　A19
高血糖高浸透圧症候群　B31
抗原提示能　C21
抗甲状腺薬　B48, D23, D44
後骨間神経　F36
抗コリン薬　D49
好酸球　C21
甲状腺亜全摘術　D23
甲状腺圧痛　F60
甲状腺機能検査　F37
甲状腺機能低下症　D37, F60
甲状腺刺激ホルモン　F67
甲状腺ホルモン　C51
甲状腺ホルモン薬　F62
抗真菌薬　D44
抗精神病薬の作用　F4
光線療法　A51
高値血圧　C55
好中球　C21
高張（3％）食塩液　D53
後天性血友病　F43
後天性表皮水疱症　D63
喉頭癌　D68
後頭部挫傷　F55
行動変容（の）ステージ　B42, E32
更年期障害　A30
紅斑　B11
広汎子宮全摘出術　A55
抗ヒスタミン薬　A65, D49
後腹膜腔　F2
項部硬直　C69, E33
口部自動症　D65
後方後頭位　F47
高マグネシウム血症　C71
抗ミトコンドリア抗体測定　D36
抗リン脂質抗体症候群　A22
　　――の徴候　C34
抗リン脂質抗体測定　F37
高齢者機能評価簡易版　C68
高齢者の入院時の栄養評価　F33
抗ロイコトリエン薬　A24
語音聴力検査　D7
コカイン　C31
股関節ギプス固定　A43
呼吸音減弱　B40
呼吸機能検査　D35
呼吸不全　C39
呼吸リハビリテーション　A72
国際生活機能分類　C41

国民生活基礎調査　F10
国民年金　F15
個人情報の医療機関から第三者への
　提供　B22
骨シンチグラフィ　D40
骨髄異形成症候群　A47
骨髄検査　D40
骨粗鬆症　F52
骨軟化症　A54, C29
骨肉腫　A60
骨盤 MRI　D55
骨盤神経　D13
骨盤底筋訓練　D52
固定姿勢保持困難　A50
固定薬疹　A20
ゴナドトロピン　B13
コルヒチン　A24
コレステロール　F14
根拠に基づいた医療〈EBM〉を実
　践する過程　B2

　さ

座位　D5
サイアザイド系利尿薬　A10
細菌性髄膜炎　A25
細菌性肺炎　C36
細菌培養検査の検体　B8
砕石位　B15, D5
在宅医療　B3
　　――・介護のサービスで医師の指
　示　B14
在宅酸素療法　C36
サイトメガロウイルス　A61
細胞傷害性 T 細胞　F16
鎖肛　D54
鎖骨下動脈　B18
坐骨神経　D13
坐骨神経痛　F43
左心不全　E43
サルコイドーシス　D32
産業医　C14
産後うつ病　F57
酸素投与　B32
酸素療法　A44
酸分泌抑制薬　A41, A58, F65

■　し　■

次亜塩素酸ナトリウム　E18
ジアゼパム　A45, E41, E48

視覚誘発電位　D20
子癇　E31
敷石像　A7
自記オージオメトリ　D7
色覚異常　D20
色覚検査　A73, D20
磁気共鳴胆管膵管撮影　A26
色素性母斑　B1
視機能検査　A73
子宮筋腫　D43
子宮頸癌　A55
子宮頸管長測定　F37
子宮頸部円錐切除術　D43
子宮収縮薬　A66, C38
子宮全摘出術　D43
子宮体癌　A35
子宮動脈塞栓術　D43
子宮内膜組織診　C44
子宮内容除去術　D43
子宮卵管造影検査　D50, F37
シクロスポリン　A69
思考吹入　C11
ジゴキシン　D69
自己抗体と臓器障害の組合せ　C26
死後に移植のために眼球を提供でき
　る疾患　D9
自己免疫性肝炎　F32
自己免疫性膵炎　A1
自己免疫性溶血性貧血　C10
脂質異常症　A52, B44, E26, E37
　　――治療薬　F62
歯周病　E15
思春期の脊柱側弯症の身体診察
　B12
視神経萎縮　A16
シスプラチン動注　A55
姿勢異常　C20
指尖陥凹性瘢痕　C34
自然気胸　E49
脂腺母斑　A4
持続可能な開発のための 2030 アジ
　ェンダ　C24
持続皮下注射　E29
市中肺炎　E35
耳痛　B16
膝窩動脈　B18
疾患とその俗称の組合せ　B1
失語　C69
失算　D21

失神　**C59**
児童虐待　C19
　　──の定義　**C5**
児童相談所　B5
紫斑　B11
指鼻試験　E16
自閉スペクトラム症　**A68**, B50
脂肪酸　C17
死亡診断書に記載する直接死因
　　C39
脂肪便　B46
耳鳴　B4, E33
若年性特発性関節炎　**D64**
視野検査　A73, D20
視野障害　D21
尺骨神経　F36
尺骨動脈　B18
縦隔気腫　C66
就学時健康診断　C19
縦隔リンパ節生検　A69
習慣流産　**F37**
就業制限の通知　**C14**
集合管　A10
収縮性心膜炎　D2
重症筋無力症　A46, **A69**
終生免疫　A42
縦走潰瘍　A7
従属人口指数の分母　**F21**
重炭酸ナトリウム　D39
　　──液　C62
十二指腸潰瘍　**B45**
十二指腸乳頭部癌　D59
絨毛膜下血腫　D74
手根管症候群　A39
手指失認　D21
手掌紅斑　B47
樹状細胞　C21
出血症状と疾患の組合せ　**D8**
出血性ショック　**A40, F63**
ジュネーブ宣言　F7
腫瘍マーカー測定　A17
純音聴力検査　B4, D7
春季カタル　D14
昇圧薬　E50
常位胎盤早期剥離　**A66**, D74
上咽頭癌　**A18**, D68
消化酵素薬　A58
消化性潰瘍　**F63**
小細胞癌　D32

上肢 Barré 試験　E16
膝踵試験　E16
　　──拙劣　A50
上肢浮腫　E49
上縦隔腫瘍　**B40**
上大静脈症候群　**A37**
焦点意識減損発作　D65
常同行動　D48
衝動的行動　D1
小児用肺炎球菌ワクチン　C53
小脳機能の評価　**E16**
小脳梗塞　B19
上部消化管造影検査　D61
上部消化管内視鏡検査　A33, D61
上部内視鏡検査を開始する際にとら
　　せる体位　**B15**
褥瘡　F33
食中毒の予防　**D4**
食道癌　**D27, E34**
食道静脈瘤破裂　**A38**
食道ステント留置術　D27
女子の思春期　**B13**
女性ホルモン　C51
ショートステイ　C13
耳漏　B16
脂漏性角化症　D18
思路障害　**C11**
腎盂腎炎　A52
　　──の診察　**E11**
心エコー検査　D19, D47, E8, F54
心外膜炎　D17
心気　B49
心気妄想　C11
心筋血流シンチグラフィ　F54
心筋梗塞　A35, D17, **F69**
心筋生検　D47
神経性やせ症　**C51**
神経線維腫症 1 型　A23, C22
神経梅毒　**F66**
心血管イベント　F46
心原性ショック　**F69, F71**
心原性肺水腫　F38
人工呼吸管理　A65
人工呼吸器管理　D60
進行性核上性麻痺　A46
進行性多巣性白質脳症　D56
腎梗塞　**A52**, C10
人工妊娠中絶　B29, C19
心サルコイドーシス　**D19**

心室中隔を灌流している冠動脈
　　C33
心室頻拍　F70
心室ペーシング　F70
侵襲性肺炎球菌感染症　**C63**
尋常性乾癬　A20
尋常性天疱瘡　D63
尋常性白斑　A23
腎シンチグラフィ　B37, E27
振水音　E11
新生児壊死性腸炎　D54
振戦　B47
心臓 MRI　A31, D47
心臓カテーテル検査　A31
心臓リハビリテーション　A44
迅速ウレアーゼ試験　D62
身体的虐待　C5
心的外傷後ストレス障害　**D34**
腎摘除術　D71
伸展訓練　D41
心電図検査　C72
心嚢液貯留　A63, C66
心嚢ドレナージ　D60
深部静脈血栓症　D52, E1, E14, **E27**,
　　F46
心不全　C39
　　──精査目的の心臓カテーテル検
　　査　D2
腎不全患者の食事療法　**B17**
心房細動　A52, D30
心理的虐待　C5
腎瘻　B8

　　　　　　　■　**す**　■

膵炎　E13
水晶体混濁　A16
推定エネルギー必要量　E26
水痘　B1
水痘・帯状疱疹ウイルス　A61
膵頭部癌　D59
水痘ワクチン　C53
水泡音　B40
水疱性類天疱瘡　**D63**
髄膜炎　B43
髄膜炎菌ワクチン　A14, C53
髄膜播種　F11
睡眠時無呼吸発作　C36
水様便　B46
頭蓋咽頭腫　F23

索　引　527

すくみ足　C20
スタチン　A30, A57
頭痛　B16
ステロイドパルス療法　D73
ステント留置術　A38

■ せ ■

生活習慣の改善を促すために有効なアプローチ　E22
性器出血　C44
制御性T細胞　F16
生検　A60
性交渉歴に関する病歴聴取　E4
生産年齢人口　F21
静止時振戦　C20, D65
正常新生児　F3
　　──の胎便の評価　C56
正常妊娠　F41
成人T細胞白血病　C27
　　──ウイルス検査　C48
精神症状と障害される精神機能の組合せ　F20
成人人口　F21
精神保健指定医が行うことのできる行動の制限　F24
精神保健福祉センター　B5
　　──の業務　C3
生存分析　F9
正中神経　F36
正中神経障害　F36
成長ホルモン分泌不全性低身長症　D37
性的虐待　C5
生物濃縮を受けやすい物質　C16
生理食塩液　C73, F69
生理的黄疸　F3
世界保健機関の目的　F1
脊椎圧迫骨折　C54, E44
脊椎椎体骨折　D40
切開排膿術　A43, A60
舌下腺腫瘍　D11
赤血球輸血　A47, B30
セファゾリン　D31
セロトニン受容体　F4
線維束性収縮　D65
閃輝暗点　D65, E33
線形回帰　F9
染色体検査　D50, F37

全身性エリテマトーデス　D6, D17, D22, D51, F44
全身性強皮症　A22
全層性炎症　A7
喘息　C57
選択的セロトニン再取込み阻害薬　D49
先端巨大症　F29
前置血管　D74
前置胎盤　D74
仙腸関節炎　A63
先天性甲状腺機能低下症　A36
先天性小腸閉鎖症　D54
先天性表皮水疱症　D63
前頭葉機能検査　C46
喘鳴　B40
前立腺癌　D52

■ そ ■

双極性障害〈双極症〉　A45, B50
総頸動脈　B18
巣状分節性糸球体腎炎　A21
総人口　F21
双胎間輸血症候群　A49
総胆管結石　A51
早朝空腹時の主な血糖調節機構　F26
総肺静脈還流異常症　D58
早発閉経　C34
僧帽弁狭窄症　A35
僧帽弁閉鎖不全症の原因　D15
側臥位　D5
足関節上腕血圧比　E27
促通訓練　F12
側頭葉てんかん　D65
続発性無月経の原因部位　B21
鼠径靱帯　F2
鼠径部レベル以下の全感覚消失の脊髄損傷レベル　E20
鼠径リンパ節　E11
そばかす　B1
尊厳死　E34

■ た ■

タール便　B46
体外衝撃波結石破砕術　A58
対角枝　C33
胎児MRI　C48
胎児圧出法　C38

胎児形態異常　B29
胎児心拍数陣痛図　F41
胎児心拍数モニタリング　C48
胎児発育不全　C48
帯状疱疹　A71
対人恐怖　B49
苔癬　F50
大泉門　F3
大腿骨頭壊死症　F43
　　──と関連が深い疾患　D6
大腿三角　F2
大腿静脈　F2
　　──圧　C28
　　──の周辺臓器の解剖　F2
大腿神経　F2, D13
大腿動脈　B18
大腸癌　A33, C30, C50, D38
大腸憩室炎　D38
耐糖能　F73
大動脈解離　C66
大動脈内バルーンパンピング　F71
大動脈弁狭窄症　D2
　　──で聴取される収縮期雑音の最強点　B9
大動脈弁閉鎖不全症　D2
大動脈離断症　D58
大動脈瘤　E15
大伏在静脈　E28
大麻　C31
高安動脈炎　D15
多系統萎縮症　A50
唾石症　D11
多臓器不全　C62
脱抑制性対人交流症　D34
多動　D1
多嚢胞性卵巣症候群　C43
多発性硬化症　A46
多発性骨髄腫　C27
多発単神経炎　A63
多毛　F60
単一遺伝子病　C22
炭酸リチウム　A45
単純性腸閉塞　D30
単純ヘルペスウイルス　A61
単純ヘルペス脳炎　D56
弾性着衣　F12
胆石症　D30, E44
胆嚢癌　A59, D59
胆嚢摘出術　A59

ダンピング症候群　D30

■ ち ■

チアノーゼ　B11
地域医療支援センター　B5
地域包括支援センター　B5
　　──の業務　F27
チーム医療　E10
チック　D48
注意欠如多動性障害〈注意欠如多動
　症〉　D1
中咽頭癌　D68
中間尿　B8
虫垂炎　E44
肘正中皮静脈　E28
肘部管症候群　A2, A39
超音波検査　A59, B29
超音波内視鏡検査　A26
腸回転異常症　D54
聴覚過敏　C23
蝶形紅斑　C26
長時間作用性 β_2 刺激薬　A72
長時間の砕石位による合併症　E14
腸重積症　A67
聴神経腫瘍　B19
聴性脳幹反応　D7
調節検査　A73
腸閉塞　A33, E13
腸腰筋膿瘍　F43
聴力低下　B4
直接経口抗凝固薬　D57
チロシナーゼ　F14

■ つ ■

対麻痺　D21
ツベルクリン反応　D72

■ て ■

定位放射線治療　A69
帝王切開　A66, C38
定期接種の対象となるワクチン
　A14
定期予防接種　C19
低出生体重児　C19
低ナトリウム血症　D53, F75
ティンパノメトリ　D7
適応障害　D34
鉄　C17
鉄剤　A27

手袋靴下型温痛覚障害　A50
転移性肺腫瘍　D16
伝音難聴　B4
電気ショック　D69
電気的除細動　F70
電気療法　F12

■ と ■

動眼神経麻痺　A50
統計解析手法　F9
統合失調症　B49, B50
橈骨遠位端骨折　F36
橈骨神経　F36
橈側皮静脈　E28
疼痛コントロール　E34
糖尿病　A52, B44, D6, D42
　　──合併妊娠　B29
　　──ケトアシドーシス　F34, F39
　　──腎症　A21, A53, F49
　　──性神経障害　F46
　　──の診断基準　A12
　　──網膜症　D73
頭部 MRA　D19
頭部 MRI　C72, D50
頭部単純 CT　B31
動脈血ガス分析　B31, D61
動脈硬化症　B44
動脈採血　B18
灯油誤飲　E36
動揺胸郭　A48
閉じこもり　F58
徒手筋力検査　A15
トータルヘルスプロモーションプラ
　ン　F53
突進現象　C20
突発性発疹　D33
ドパミン　E31
　　──受容体　F4
　　──受容体遮断薬　D49
　　──トランスポーターシンチグラ
　　フィ　C70
とびひ　B1
ドブタミン　F69
取扱いに特に配慮を要する個人情報
　E2
トリプタン　D12
トルエン中毒　C47
トロンボポエチン受容体作動薬
　A47, A56

鈍的外傷患者のエックス線撮影
　C8

■ な ■

内視鏡的逆行性胆管膵管造影　A26
内視鏡的筋層切開術　D27
内視鏡的結紮術　A38
内視鏡的硬化療法　F65
内視鏡的胆管ドレナージ　A51
内視鏡的粘膜下層剥離術　F65
内反症　E30
内分泌検査　A15
ナルコレプシー　E5
軟骨無形成症　D37
難治性痔瘻　A7
難聴　B16, F33

■ に ■

二酸化炭素中毒　C47
二次性徴　B13
ニトログリセリン　A41, C62, E31,
　F69
入院患者の転倒　B38
乳癌　D9, D66
　　──終末期　B39
　　──術後の上肢リンパ浮腫に対す
　　る治療　F12
乳酸アシドーシス　F34
乳酸リンゲル液輸液　B30
乳児で緊急処置を要するバイタルサ
　イン　B23
乳児の運動発達評価　C12
乳房外 Paget 病　D18
ニューキノロン系抗菌薬　A42
ニューモシスチス肺炎　A34, F72
尿管結石　B37, C54
　　──摘出術　D71
尿管ステント留置術　D71
尿ケトン体　D42
尿細管性アシドーシス　F34
尿酸結石　B37
尿酸降下薬　B48
尿所見　C10
尿潜血　D42
尿中 β_2-マイクログロブリン　D42
尿中アルブミン　D42
尿道損傷　D55
尿道留置カテーテル　B8
尿毒症　F34

尿比重　D42
尿閉　**D55**
尿路結石　C10
　──症の予防　**A8**
妊娠反応検査　C44
認知機能検査　A15
妊婦が胎動を感じ始める妊娠週数
　B20

■　ね　■

ネグレクト　C5, **C45**
ネーザルハイフロー　F74
　──療法　A72
熱性けいれん　**F45**
粘血便　B46
年少人口　F21
捻髪音　B40

■　の　■

脳幹出血　B19
脳血管造影検査　C70
脳梗塞　C34, C39
囊腫　F50
脳出血　D21
脳震盪　**F55**
脳脊髄液検査　A15, B31, D35, D40
脳波検査　B31, D35, C72
脳ヘルニア　F11
膿疱　F50
ノーマライゼーション　C25
ノルアドレナリン　C62, F63
ノルアドレナリントランスポーター
　F4
ノロウイルス感染症　**C37**

■　は　■

肺炎　A28, E28
肺炎球菌ワクチン　A14
肺拡散能　C36
肺過誤腫　D16
肺癌　A37, A62
　──骨転移　E29
肺結核（症）　**A19**, D6, D26, D72
敗血症　D9, D24
敗血症性ショック　**B30**, C62
肺血流シンチグラフィ　A70
胚細胞腫瘍　**D32**
肺挫傷　C66
肺上葉腫瘍核出術　A62

肺上葉切除術　A62
肺腺癌　**A62**
肺全摘術　A62
肺体血流量比　A74
肺動静脈瘻　D16
肺動脈性肺高血圧症　D17
肺動脈楔入圧　A74
梅毒　F68
肺膿瘍　F38
肺分画症　D16
肺胞気-動脈血酸素分圧較差　**C74**
肺胞出血　F38
白内障　A54, A63, **E30**
　──手術　D73
麦粒腫　B1
はしか　B1
橋本病　**D23**
播種性血管内凝固　D51
パーソナリティ症　B50
バソプレシン V2 受容体拮抗薬
　A10, D53
白血球　F30
白血病　D9, **D40**
発達の遅れ　**B27**
発熱　B16
波動　E46
鼻カニューラ　B28
パニック症　B19, **D49**
ばね指　A39
馬尾圧迫症候群　**E40**
バリアフリー　C25
針刺し事故　**F40**
パルボウイルス B19　D33
バルーン閉塞下逆行性経静脈塞栓術
　A38
半月板損傷　**D41**
反跳痛　E46
反応性アタッチメント症　D34
反応性低血糖　A30
汎網膜光凝固　D73

■　ひ　■

非圧痕性浮腫　F60
非アルコール性脂肪性肝炎　F32
ヒアルロン酸ナトリウム製剤　D41
皮下気腫　A48
非結核性抗酸菌症　**A19**
鼻指鼻試験　E16
非侵襲的陽圧換気　C67, D28

ビスホスホネート製剤　A57
脾臓摘出術　A51
肥大型心筋症　D2
ビタミン B$_1$　A27, F67
ビタミン D　A27, F67
ビタミン K 製剤　C56
左回旋枝　C33
左側臥位　B15
左気胸　C66
左主幹部　C33
左前下行枝　C33
左胸腔内液体貯留　C66
ヒトヘルペスウイルス 6　A61, D33
皮膚開放創の消毒　**E18**
皮膚筋炎　A22
腓腹神経　D13
皮膚硬化　C26
皮膚生検　F54
皮膚の構造や機能　**F14**
非閉塞性腸管虚血症　C30
肥満　**C75, F42**
肥満症　E26
びまん性大細胞型 B 細胞リンパ腫
　A32
肥満度の計算　**C75**
表皮細胞　F14
病理解剖　**C64**
比例ハザードモデル　F9
広場恐怖　C11

■　ふ　■

不育症　C34
フィブリノゲン　E38
風疹　B1
　──ウイルス　D33
　──ワクチン　A14
フェニトイン　A45
フェニルケトン尿症　C22
腹臥位　D5
腹腔鏡下子宮筋腫核出術　D43
腹腔鏡下胆囊摘出術　A51
副交感神経刺激薬　C57
副甲状腺機能亢進症　C29
複雑部分発作　D48, **D65**
複視　C23
副腎皮質ステロイド　A24, A65,
　C57
　──吸入薬　D25
　──点眼　D73

腹水　B47
腹部 CT 検査　A15
腹部 MRI　A33
腹部血管雑音　E11
腹部触診　A17
腹部造影 CT　A17, A26, A33, D36
腹部単純 CT　B37, C44, E8, E27
腹部超音波検査　A17, A26, C72
不詳の死　C39
不整脈　**C59**
舞踏運動　D48
ブドウ球菌肺炎　**A28**
プレドニゾロン　C73, F73
プロゲステロン投与　C44
プロスタグランジン製剤　A64
プロスタグランディン　C57
フロセミド　E31, E48
プロトンポンプ阻害薬　D26
粉瘤　**F50**

■　へ　■

平均肺動脈圧　A74
閉塞性黄疸　**A51, D59**
閉塞性動脈硬化症　**A64**
ベタメタゾン　A66
ペニシリンアレルギー　D62
ヘパリン　A56, F69
　——起因性血小板減少症　D8
　——の持続静注　D57
ヘミデスモソーム　F14
ヘモグロビン　F30
ヘモクロマトーシス　C58
ヘルシンキ宣言　F7
ヘルパー T 細胞　F16
変形性頸椎症　A2
変形性股関節症　F43
変形性膝関節症　E27
偏食　**F51**
片頭痛　**D12**
ベンゾジアゼピン系薬　B48, C31
便秘　D38

■　ほ　■

膀胱カテーテル　D52
　——留置　D55
膀胱癌　C10
膀胱鏡検査　B37, D55
　——をする体位　**D5**
縫工筋　F2

膀胱造影検査　B37
膀胱瘻造設　D55
放射線治療　A55, A59, A62
膨疹　F50
訪問栄養指導　B14
訪問介護　B14
訪問看護　B14
訪問診療　B3, C13
訪問薬剤管理指導　B14
訪問リハビリテーション　B14
補液　C56
保健医療に関する国際的な提言と内
　容の組合せ　**F7**
保健所の業務　**F18**
母子健康手帳　**F41**
母子保健法　C19
補助人工心臓　F71
母体年齢 40 歳以上の出生数の割合
　F22
補聴器　B4
発作性上室頻拍　**D69**
ポビドンヨード　E18
ホルマリン　E18
ホルマリン中毒　C47
ホルモン受容体異常症　**C29**

■　ま　■

膜性腎症　A53
膜性増殖性糸球体腎炎　A21, C10
マクロファージ　F16
麻疹ウイルス　D33
末梢静脈路確保　**E28**
末梢神経伝導検査　D35
マニトール　C73
慢性甲状腺炎　A30, C29, **D23**
慢性腎不全　**D39**
慢性膵炎　A58
慢性閉塞性肺疾患　A72, B28, C36,
　D46, E15

■　み　■

味覚障害　C23
右冠動脈　C33
未熟児無呼吸発作　**A29**
みずいぼ　B1

■　む　■

無顆粒球症　**D44**
無機ヨウ素　D23

無菌性髄膜炎　C27
むずむず脚症候群　**A6**

■　め　■

メタボリックシンドローム　**D75**
滅裂思考　C11
メトトレキサート　D45
めまいを呈する疾患とその特徴の組
　合せ　**B19**
メロペネム　D31
免疫性血小板減少症　D8, **E38**
免疫担当細胞　F14
免疫チェックポイント阻害薬　A55
免疫抑制薬　A72

■　も　■

網状皮斑　B11
妄想　B49
網膜色素変性症　**A73**
網膜電図検査　A73, D20
最も多くの遺伝子を含む染色体
　E17
モノアミンオキシダーゼ　F4

■　や　■

薬害エイズ事件　**C27**
薬剤性過敏症症候群　A20
薬剤と尿細管作用部位の組合せ
　A10
薬剤リンパ球刺激試験　D36
薬物負荷心筋血流シンチグラフィ
　A31

■　ゆ　■

輸液　F63
輸血　F63
輸血関連急性肺障害　C58
輸血後 GVHD　C58
癒着胎盤　**D74**
ユニバーサルデザイン　C25

■　よ　■

溶血性尿毒症症候群　**D51**
葉酸　A27, C17, F67
羊水過少　C48
羊水検査　C48
ヨウ素含有食品　F62
腰椎 MRI　D40
腰椎骨塩定量検査　D40

索　引　*531*

腰椎椎間板ヘルニア　C54, **E40**
腰部脊柱管狭窄症　C54, E1
予期不安　B49
翼状片　D14
ヨード造影剤アレルギー　**E42**
予防接種　**C53**

■　ら　■

ラテックスアレルギー　**D25**
ラトケ囊胞　A15
卵黄囊腫瘍　**A17**
卵管留膿症　**D38**
卵巣癌　D38

■　り　■

リウマチ性弁膜症　**A35**
リウマチ熱　D64
リウマトイド因子　D22
リザーバー付マスク　B28
離人症　F20
リスボン宣言　F7
利胆薬　A58, A59
リチウム電池誤飲　**D61**

立位　D5
リドカイン　F70
　——静注　C61
利尿薬　F62
リバーミード行動記憶検査　C46
硫化水素中毒　C47
硫酸マグネシウム　C73, D69, E31
両価性　F20
両眼視機能検査　D20
良性発作性頭位めまい症　**E39**
両手指振戦　F60
緑内障　**C57**
リルゾール内服　D28
淋菌性尿道炎　**A42**
輪状甲状靱帯切開　F74
リンパ管腫　D11
リンパ浮腫　D52

■　る　■

類表皮囊腫　**F50**
ループ利尿薬　A10, D39, D53

■　れ　■

レボフロキサシン　D31
レム睡眠行動障害　**D48**
連続性病変　A7

■　ろ　■

労作時呼吸困難　C36
老人性難聴　**B4**
老衰　**C39**
労働者災害補償保険　F15
老年人口　F21
　——の割合の推移　C2
ロコモティブシンドローム　F58
肋骨固定術　D60
肋骨脊柱角　E11
ロボット支援腹腔鏡下前立腺摘除術
　D52

■　わ　■

我が国で心臓死の後に移植で提供で
　きる臓器　**B24**

欧 文 索 引

■ ギリシャ文字 ■

α 遮断薬　D49
β_2 刺激薬　A65
β_2-マイクログロブリン　F67
β 遮断薬　A44, A64, C57, C67
χ^2 検定　F9

■ A ■

A-aDO$_2$　**C74**
Abdominal CT　B35
ABI　E27
ABR　D7
ADHD　**D1**
ALP　F61
ALS　A46
Amygdala　A3
APTT 延長　E38
ARB　A57
ARDS　**F38**
asterixis　A50
a target disease for neonatal
　screening using tandem mass
　spectrometry　**F19**

■ B ■

B 型肝炎　D9, **F40**
　――ワクチン　A14
B 細胞の活性化に直接関与する細胞
　F16
Bacillus cereus　D4
Basedow 病　C29, **D70**, F29
Bell 麻痺　**C23**
Bowen 病　D18
BRTO　A38
Brugada 症候群における突然死の
　リスクファクター　**A13**
Budd-Chiari 症候群　F32

■ C ■

Campylobacter jejuni　D4

Candida albicans　A28
Central venous (CV) catheterization
　B35
cherry red spot　A16
Chlamydia pneumoniae　A11
Chlamydia trachomatis　A11
Clostridium botulinum　D4
Clostridium perfringens　C63, D4,
　D24
Congenital cytomegalovirus
　infection 〈cCMV〉　F19
Congo-Red 染色　F72
COPD　**A72**, **B28**, **C36**, **D46**
Creutzfeldt-Jakob 病　C27, D9,
　D56
CRP　D70
CTL　F16
Cushing 病　F29

■ D ■

D ダイマー　E38
de Quervain 病　**A39**
DIC　D51
dip and plateau 心内圧曲線　A74
DOAC　D57
DPP-4 阻害薬　A57
Duchenne 型筋ジストロフィー
　D35

■ E ■

Ebstein 奇形　D58
ECMO　F71, F74
Enterococcus faecium　C63
Epstein-Barr 〈EB〉 ウイルス
　A18, A61, D33
ERCP　A26
ERG　A73, D20
ESD　F65
ESWL　A58
Extracorporeal membrane
　oxygenation　F71, F74

■ F ■

FAB　C46
Fallot 四徴症　A29, D58
FDG-PET　A33, B37, C70, D19
Fisher 症候群　**A46**
flow-volume 曲線　**C40**
FT$_3$　D70

■ G ■

Ga シンチグラフィ　D19
Gardnerella vaginalis　A11
Gastrointestinal endoscopy　B35
GBS　A25
GCS　C59
G-CSF　A47
Gibert ばら色枇糠疹　A20
Gilbert 症候群　F32
Glasgow Coma Scale　C59
GLP-1　A41
Gram 染色　E21, F72
Grocott 染色　F72
Guillain-Barré 症候群　A46

■ H ■

Haemophilus influenzae　A25, C63
Hailey-Hailey 病　D63
HB ワクチン　F40
HBc 抗原　A32
HBe 抗原　A32
HBe 抗体　A32
HBV-DNA 定量　A32
HCV-RNA 定量　A32
Helicobacter pylori　F64
Henle の下行脚　A10
Henle の上行脚　A10
Hippocampus　A3
Hirschsprung 病　**D54**
Hunter 症候群　C22
hypertensive intracerebral
　hemorrhage　**A3**

索　引　533

Hypothalamus A3

I

IABP F71
IgA F30
IgA 血管炎 D64
IgA 腎症 **A21**
IgG F30
IgG4 関連疾患 A1
IgM F30
IGRA D72

J

JIA D64

K

Kallmann 症候群 F28
Kaposi 水痘様発疹症 **A61**
Kayser-Fleischer 輪 A16

L

LDL コレステロール F61
Legionella pneumophila A28
Lewy 小体型認知症 **C68**, D56
LHRH 負荷試験 D50
LSD C31

M

Magnetic resonance
　cholangiopancreatography B35
Malaria C18
Marfan 症候群 F28
Measles C18
Ménière 病 B19, **C42**
Meningococcal meningitis C18
Merkel 細胞 F14
Methylmalonic acidemia 〈MMA〉
　F19
MIBG 交感神経心筋シンチグラフィ
　D47
Mini-Mental State Examination
　C46
MMSE C46
MR ワクチン C53
MRCP A26, B35
Mycoplasma pneumoniae A28

N

N95 マスク A19

Nasogastric tube insertion B35
Neisseria meningitidis A25, C63
NK 細胞 F16
NOMI C30
NPPV C67, D28
NSAID A41, A43, D26, D29, D41,
　D55
NST **B36**

P

Papanicolaou 染色 F72
Parkinson 病 B43, **D48**, F29
　――の症候 **C20**
PD-L1 蛋白質 A37
person-to-person transmission
　C18
Pertussis C18
Prader-Willi 症候群 F28
Pseudomonas aeruginosa A25,
　A28, D24
PT 延長 E38
PTSD **D34**
Putamen A3

Q

Qp/Qs A74

R

Red nucleus A3
RF D22
Romberg 徴候 A50
Rorschach テスト C46

S

S 状結腸癌 **F46**
SDGs **C24**
Severe combined immunodeficiency
　〈SCID〉 F19
SGA 〈small-for-gestational-age〉
　性低身長症 D37
SGLT2 阻害薬 A10
Sheehan 症候群 F29
Sjögren 症候群 D11
SLE D6, **D17**, D51
Spinal muscular atrophy 〈SMA〉
　F19
SSRI D49
Staphylococcus aureus A28, D4,
　D24

Stevens-Johnson 症候群 A20
Streptococcus agalactiae A25
Streptococcus pneumoniae A25,
　C63
Streptococcus pyogenes D24
Sturge-Weber 症候群 A23
Syphilis C18

T

t 検定 F9
T 細胞 C21
The constitution of the world
　health organization 〈WHO〉
　F25
TRAb D70, F61
Traube 三角 E11
Treg F16
Treponema pallidum A11
Trichomonas vaginalis A11
TSH D70, F67
Turner 症候群 F28

V

VAD F71
Valsalva 手技 D69
VEP D20
Vibrio vulnificus D24
von Hippel-Lindau 病 A23
von Recklinghausen 病 C22
von Willebrand 病 D8

W

Wechsler 成人知能検査 C46
Wernicke 脳症 **A27**
wheezes C65
WHO の目的 **F1**
Wilson 病 **A16**
Wilson disease F19
Wilson-Mikity 症候群 A29
WPW 症候群 **D69**

X

X 染色体 E17

Y

YAM F52

Z

Ziehl-Neelsen 染色 F72

■ 数字・時計数字 ■

1型糖尿病　E15

3歳児健康診査で難聴が疑われた児
　に実施する精密検査　**D7**
5% ブドウ糖液　D53
12誘導心電図検査　E8

18トリソミー　**C49**
75 g 経口ブドウ糖負荷試験　B29,
　C48
Ⅱ度房室ブロック　A29

国試119 ― 第119回医師国家試験問題解説書

2025 年 4 月 18 日　　　　第 1 版第 1 刷発行

編　集　医師国家試験問題解説書編集委員会
発行所　エムスリーエデュケーション株式会社
　　　　〒103-0015 東京都中央区日本橋箱崎町 24-1
　　　　日本橋箱崎ビル 6F
　　　　（営業）TEL 03（6879）3002
　　　　　　　　FAX 050（3153）1427
　　　　（編集）TEL 03（6879）3004
　　　　URL https://www.m3e.jp/books/
印刷所　大日本法令印刷株式会社

ISBN 978-4-86399-585-7　C3047

国試
119

問題集

第119回
医師国家試験 問題解説書

∿ エムスリーエデュケーション株式会社

| 119 | A |

◎ 指示があるまで開かないこと。

（令和7年2月8日　9時30分～12時15分）

注 意 事 項

1. 試験問題の数は75問で解答時間は正味2時間45分である。
2. 解答方法は次のとおりである。
(1) (例1), (例2) の問題ではaからeまでの5つの選択肢があるので, そのうち質問に適した選択肢を (例1) では1つ, (例2) では2つ選び答案用紙に記入すること。なお, (例1) の質問には2つ以上解答した場合は誤りとする。(例2) の質問には1つ又は3つ以上解答した場合は誤りとする。

(例1) 101　医師免許を付与するのはどれか。
　　a　保健所長
　　b　厚生労働大臣
　　c　地方厚生局長
　　d　都道府県知事
　　e　内閣総理大臣

(例2) 102　医籍訂正の申請が必要なのはどれか。2つ選べ。
　　a　氏名変更時
　　b　住所地変更時
　　c　勤務先変更時
　　d　診療所開設時
　　e　本籍地都道府県変更時

(例1) の正解は「b」であるから答案用紙の ⓑ をマークすればよい。

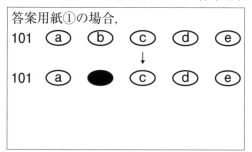
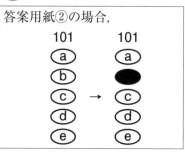

(例2) の正解は「a」と「e」であるから答案用紙の ⓐ と ⓔ をマークすればよい。

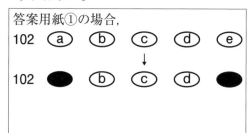
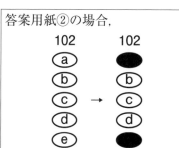

(2) 計算問題については，☐に囲まれた丸数字に入る適切な数値をそれぞれ1つ選び答案用紙に記入すること。なお，(例3)の質問には丸数字1つにつき2つ以上解答した場合は誤りとする。

(例3) 103 50床の病棟で入院患者は45人である。

この病棟の病床利用率を求めよ。

ただし，小数点以下の数値が得られた場合には，小数点以下第1位を四捨五入すること。

解答：① ② ％

①	②
0	0
1	1
2	2
3	3
4	4
5	5
6	6
7	7
8	8
9	9

正解は「90」であるから①は答案用紙の ⑨ を②は ⓪ をマークすればよい。

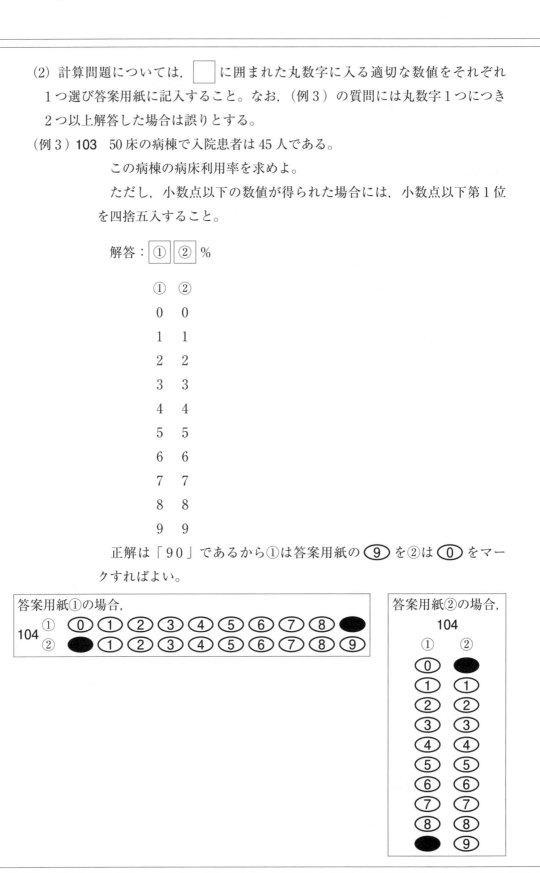

| A | 医学各論 | 75 問／2 時間 45 分 |

□□□ 119A
1 自己免疫性膵炎で**誤っている**のはどれか。
- a 膵の萎縮を認める。
- b 高齢男性に好発する。
- c 病理で線維化を認める。
- d IgG4 関連疾患に含まれる。
- e 治療はグルココルチコイド投与が第一選択である。

□□□ 119A
2 パソコンで長時間の作業をする若年労働者に生じやすい，頸部痛と上肢のしびれをきたす疾患はどれか。
- a 頸肩腕障害
- b 肩関節周囲炎
- c 肘部管症候群
- d 変形性頸椎症
- e 頸椎後縦靱帯骨化症

□□□ 119A
3 Which of the following is the most common site of hypertensive intracerebral hemorrhage?
- a Amygdala
- b Hippocampus
- c Hypothalamus
- d Putamen
- e Red nucleus

□□□ 119A
4 疾患と好発部位の組合せで**誤っている**のはどれか。
- a 疥　癬 ——————————— 外陰部
- b ケロイド ——————————— 耳　介
- c 脂腺母斑 ——————————— 頭　部
- d 血管性浮腫 ——————————— 口　唇
- e ケラトアカントーマ ——————— 臍　部

□□□ 119A
5 朝の家庭血圧を測定する条件で**適切でない**のはどれか。
- a 朝食前
- b 排尿前
- c 服薬前
- d 座位安静後
- e 起床後 1 時間以内

6 第119回 A 問題

□□□ 119A

6 むずむず脚症候群で正しいのはどれか。

a 不眠を生じる。
b 明け方に生じる。
c 上肢から生じる。
d 歩行を続けると増悪する。
e 異常感覚は脚の表面に出現する。

□□□ 119A

7 潰瘍性大腸炎に特徴的な所見はどれか。

a 敷石像
b 縦走潰瘍
c 全層性炎症
d 難治性痔瘻
e 連続性病変

□□□ 119A

8 尿路結石症の予防で正しいのはどれか。

a 低カルシウム食が推奨される。
b 予防法は結石成分によらず同じである。
c 野菜と果実の摂取量を制限することが推奨される。
d 食事によるナトリウム摂取量を制限する必要はない。
e 1日尿量が2,000 mL以上となるように水分摂取が推奨される。

□□□ 119A

9 肩関節脱臼で正しいのはどれか。

a 横隔神経麻痺の合併が多い。
b 肩関節周囲炎の原因となる。
c 後方に脱臼することが多い。
d 再脱臼は若年者で生じやすい。
e 肩関節内転位で脱臼することが多い。

□□□ 119A

10 薬剤と尿細管作用部位の組合せで正しいのはどれか。

a SGLT2阻害薬 ——————————— 近位尿細管
b 抗アルドステロン薬 ——————————— Henleの上行脚
c サイアザイド系利尿薬 ——————————— 集合管
d バソプレシンV2受容体拮抗薬 ——————— 遠位尿細管
e ループ利尿薬 ——————————— Henleの下行脚

□□□ 119A

11 妊娠 7 週の腹腔鏡所見（**別冊** No. 1）を別に示す。
この疾患と最も関係がある病原体はどれか。

a *Chlamydia pneumoniae*　　　b *Chlamydia trachomatis*
c *Gardnerella vaginalis*　　　d *Treponema pallidum*
e *Trichomonas vaginalis*

別　冊

No. 1

□□□ 119A

12 随時血糖 250 mg/dL を示す非妊娠者で糖尿病の診断基準を満たすのはどれか。**2 つ選べ**。

a 尿糖陽性　　　　　　　　　b 尿蛋白陽性
c HbA1c 6.7%　　　　　　　 d 尿ケトン体陽性
e 口渇，多飲，多尿の症状

□□□ 119A

13 Brugada 症候群における突然死のリスクファクターはどれか。**2 つ選べ**。

a 喫煙歴：あり
b 既往歴：糖尿病
c 既往歴：原因不明の失神あり
d 家族歴：父親が 43 歳で突然死
e アレルギー歴：抗菌薬でアレルギーあり

□□□ 119A

14 65 歳以上で定期接種の対象となるワクチンはどれか。**2 つ選べ**。

a 風疹ワクチン　　　　　　　b B 型肝炎ワクチン
c 髄膜炎菌ワクチン　　　　　d 肺炎球菌ワクチン
e インフルエンザワクチン

8 第119回 A問題

□□□ 119A
15 58歳の男性。自宅近くの医療機関で頭部CT異常を指摘され来院した。6か月前から頭痛が出現した。意識は清明。身長168 cm，体重60 kg。脈拍64/分，整。血圧110/80 mmHg。視力，視野に異常を認めない。頭部単純MRIのT1強調冠状断像（**別冊** No. **2A**）とT2強調矢状断像（**別冊** No. **2B**）を別に示す。

次に行うべき検査はどれか。

a 内分泌検査　　　　b 徒手筋力検査　　　　c 認知機能検査
d 腹部CT検査　　　　e 脳脊髄液検査

```
別　冊
No. 2 A，B
```

□□□ 119A
16 10歳の女子。感冒時に行われた血液検査で肝障害を指摘され紹介受診した。自覚症状はない。身長137 cm，体重36 kg。体温36.8℃。脈拍76/分，整。血圧104/70 mmHg。眼瞼結膜と眼球結膜とに異常を認めない。頸部リンパ節を触知しない。腹部は平坦，軟で，右肋骨弓下に肝を1 cm触知する。脾は触知しない。尿所見：蛋白（−），糖（−），潜血（−）。尿中Cu排泄量200 µg/日（基準80未満）。血液所見：赤血球409万，Hb 12.1 g/dL，白血球8,100，血小板33万。血液生化学所見：AST 156 U/L，ALT 245 U/L，LD 308 U/L（基準145〜270），Cu 25 µg/dL（基準68〜128），セルロプラスミン12 mg/dL（基準21〜37）。免疫血清学所見：CRP 0.1 mg/dL，HBs抗原陰性，HCV抗体陰性，抗EBV VCA IgM抗体陽性，抗EBV VCA IgG抗体陰性。

この疾患でみられる所見はどれか。

a 円錐角膜　　　　　　　　　b 視神経萎縮
c 水晶体混濁　　　　　　　　d Kayser-Fleischer輪
e 桜実紅斑〈cherry red spot〉

□□□ 119A
17 14歳の女子。卵巣腫瘍に対する治療後の検査結果と今後の方針について説明を受けるため両親とともに来院した。約3か月前に右卵黄嚢腫瘍の診断で，右付属器摘出術と大網切除術を実施した。その後，シスプラチン，エトポシド，ブレオマイシン併用の化学療法を3週ごとに4回施行した。α-フェトプロテイン〈AFP〉は術前28,500 ng/mL（基準20以下）から化学療法後10 ng/mLまで低下し，造影CTを含む全ての検査結果で異常を認めず，寛解の判定となった。最終月経は8週間前で，その後再開していない。

今後，定期診察時に毎回行うのが**適切でない**のはどれか。

a 腹部触診　　　　　b 月経の聴取　　　　c 腹部造影CT
d 腹部超音波検査　　e 腫瘍マーカー測定

□□□ 119A
18 57歳の男性。1か月前からの両側耳閉感を主訴に来院した。右鼻腔ファイバースコープ像（**別冊** No. **3A**）と頭頸部造影CT（**別冊** No. **3B**）を別に示す。組織生検の結果は扁平上皮癌であった。

この疾患で正しいのはどれか。

a 転移を伴うことは少ない。　　　　b EBウイルスが原因となる。
c 欧米では高頻度にみられる。　　　d 急性中耳炎を併発しやすい。
e 早期癌で見つかることが多い。

```
別　冊
No. 3　A，B
```


□□□ 119A
19 52歳の女性。健康診断の胸部エックス線写真で異常を指摘され来院した。3か月前から咳嗽が出現していたが医療機関を受診していなかった。既往歴に特記すべきことはない。職業は小学校教員。胸部単純CTで右肺上葉に気管支拡張病変と空洞を認めた。患者は喀痰検体を提出し帰宅した。同日の夕方，細菌検査室から喀痰抗酸菌染色が陽性であると医師に報告があった。

この時点で医師が行う対応で正しいのはどれか。

a 勤務先に連絡する。　　　　　　　b 保健所に報告する。
c 抗結核薬を投与する。　　　　　　d 自宅待機を指示する。
e 患者にN95マスクを着用させる。

□□□ 119A
20 54歳の男性。瘙痒を伴う体幹と四肢の皮疹とを主訴に来院した。20年前から頭痛に対してNSAIDを頓用している。2年前から6か月に1回程度，同様の皮疹が同じ部位に生じ，約2週間で自然消褪して，色素沈着が残るようになった。3日前にNSAIDを内服後，いつもと同じ部位に皮疹が出現した。薬剤リンパ球刺激試験でNSAIDは陽性であった。体幹の写真（**別冊** No. **4**）を別に示す。

診断はどれか。

a 固定薬疹　　　　　　　　　　　　b 尋常性乾癬
c 薬剤性過敏症症候群　　　　　　　d Gibertばら色粃糠疹
e Stevens-Johnson症候群

```
別　冊
No. 4
```

10 第119回 A 問題

□□□ 119A
21 38歳の女性。尿検査の異常を指摘され来院した。3年前に2型糖尿病と診断され，自宅近くの医療機関にて内服治療中である。糖尿病網膜症はない。2年前に尿潜血陽性を指摘された。3か月前から尿蛋白も認め，精査のため紹介受診した。身長 152 cm，体重 76 kg。血圧 124/70 mmHg。口蓋扁桃に腫大を認める。心音と呼吸音とに異常を認めない。下腿に圧痕性浮腫を認めない。尿所見：蛋白 2+，潜血 2+，尿蛋白/Cr 比 1.8 g/gCr，尿沈渣に赤血球 20～29/HPF。血液所見：赤血球 383 万，Hb 11.6 g/dL，Ht 36%，白血球 7,300，血小板 25 万。血液生化学所見：総蛋白 7.0 g/dL，アルブミン 4.0 g/dL，AST 24 U/L，ALT 30 U/L，LD 155 U/L（基準 124～222），γ-GT 20 U/L（基準 9～32），尿素窒素 16 mg/dL，クレアチニン 0.6 mg/dL，尿酸 5.7 mg/dL，血糖 98 mg/dL，HbA1c 6.1%（基準 4.9～6.0），総コレステロール 170 mg/dL，トリグリセリド 97 mg/dL，Na 142 mEq/L，K 4.0 mEq/L，Cl 107 mEq/L。免疫血清学所見：CRP 0.1 mg/dL，抗核抗体陰性，血清補体値（CH_{50}）35 U/mL（基準 30～40）。腎生検の PAS 染色標本（**別冊** No. **5**）を別に示す。

　最も考えられる疾患はどれか。
a　IgA 腎症
b　糖尿病腎症
c　急性間質性腎炎
d　巣状分節性糸球体腎炎
e　膜性増殖性糸球体腎炎

```
┌─────────────────┐
│     別　冊      │
│    No. 5        │
└─────────────────┘
```

□□□ 119A
22 56歳の女性。指先の蒼白化を主訴に来院した。3か月前から寒いところで指先が白くなることを自覚したため受診した。白くなった後は紫，その後に赤へと変化するという。体温 36.2℃。脈拍 72/分，整。血圧 120/76 mmHg。眼瞼結膜と眼球結膜とに異常を認めない。関節の腫脹や圧痛を認めない。手の写真（**別冊** No. **6A，B**）を別に示す。血液生化学所見：CK 121 U/L（基準 41～153）。免疫血清学所見：CRP 0.1 mg/dL，抗核抗体 640 倍（基準 20 以下），リウマトイド因子〈RF〉86 IU/mL（基準 20 未満），血清補体値（CH_{50}）34 U/mL（基準 30～40），C3 88 mg/dL（基準 52～112），C4 36 mg/dL（基準 16～51）。爪郭部のダーモスコピー像（**別冊** No. **6C**）を別に示す。

　診断はどれか。
a　皮膚筋炎
b　関節リウマチ
c　全身性強皮症
d　結節性多発動脈炎
e　抗リン脂質抗体症候群

```
┌─────────────────┐
│     別　冊      │
│   No. 6  A～C   │
└─────────────────┘
```

□□□ 119A

23 9か月の女児。けいれんを主訴に両親に連れられて来院した。生後5か月で腹部に皮疹があることに母親が気付いていた。2週間前から両上肢を伸展挙上し，頭部を前屈する動作が出現した。約5秒間隔で10回以上反復し，次第に頻度が増加して毎日みられるようになった。同時期からあやし笑いが乏しくなり，ひとり座りが不安定になった。身長70.5 cm，体重8.2 kg。体温36.3℃。脈拍108/分，整。血圧82/48 mmHg。呼吸数32/分。SpO₂ 99%（room air）。心音と呼吸音とに異常を認めない。腹部は平坦，軟で，肝・脾を触知しない。体幹と大腿部に皮疹を3個認める。頭部単純MRIのT2強調水平断像（**別冊**No. **7A**）と大腿部の皮疹の写真（**別冊**No. **7B**）とを別に示す。

　最も考えられる疾患はどれか。

a 尋常性白斑
b 結節性硬化症
c 神経線維腫症1型
d Sturge-Weber症候群
e von Hippel-Lindau病

```
┌─────────────────────┐
│      別　冊          │
│   No. 7　A，B        │
└─────────────────────┘
```

□□□ 119A

24 20歳の女性。瘙痒を伴う体幹と四肢の皮疹を主訴に来院した。全身に皮疹が出現し，瘙痒で夜も眠れていない。既往歴にアレルギー性鼻炎がある。エビ，豚肉，卵および牛乳のアレルギーがある。乳児期から瘙痒を伴う皮疹が左右対称性に生じ，消長を繰り返している。小児期は頭部および顔面に紅斑，鱗屑および漿液性丘疹を生じていた。学童期は肘窩や膝窩などに搔破痕を伴う苔癬化局面を形成した。弟に同様の皮膚症状がある。搔破による痒疹と苔癬化局面が全身に多発している。背部の皮疹の写真（**別冊**No. **8**）を別に示す。血液所見：赤血球468万，Hb 13.9 g/dL，Ht 42%，白血球11,300（桿状核好中球10%，分葉核好中球52%，好酸球17%，好塩基球1%，単球6%，リンパ球14%），血小板45万。血液生化学所見：LD 276 U/L（基準124〜222）。免疫血清学所見：CRP 0.3 mg/dL，IgE 13,384 IU/mL（基準170以下）。病変部の病理検査で表皮内に異型リンパ球の浸潤を認めない。

　皮膚症状に対する適切な治療はどれか。

a 抗菌薬内服
b コルヒチン内服
c 活性型ビタミンD3外用
d 抗ロイコトリエン薬内服
e 副腎皮質ステロイド外用

```
┌─────────────────────┐
│      別　冊          │
│      No. 8           │
└─────────────────────┘
```

□□□ 119A

25 日齢 20 の男児。哺乳量の低下と発熱とを主訴に母親に連れられて来院した。在胎 39 週 3 日，体重 3,120 g で出生した。昨日から哺乳量の低下があり，本日 38.6℃ の発熱を認めた。顔色不良で大泉門は膨隆し，易刺激性があった。血液所見：赤血球 412 万，Hb 12.1 g/dL，Ht 36%，白血球 25,000（桿状核好中球 15%，分葉核好中球 65%，単球 10%，リンパ球 10%），血小板 15 万。血液生化学所見：血糖 98 mg/dL，Na 136 mEq/L，K 4.5 mEq/L，Cl 100 mEq/L。CRP 13.8 mg/dL。脳脊髄液所見：細胞数 4,200/mm^3（基準 0〜2）（単核球 22%，多形核球 78%），蛋白 80 mg/dL（基準 15〜45），糖 5 mg/dL（基準 50〜75）。

原因菌で考えられるのはどれか。

a *Haemophilus influenzae*　　　b *Neisseria meningitidis*

c *Pseudomonas aeruginosa*　　　d *Streptococcus pneumoniae*

e *Streptococcus agalactiae*〈GBS〉

□□□ 119A

26 60 歳の女性。心窩部痛を主訴に来院した。昨夜，大量飲酒後に激しい心窩部痛があり，軽快しないため受診した。生来健康である。飲酒は焼酎 4 合/日を 30 年間。意識は清明。体温 37.2℃。脈拍 100/分，整。血圧 160/92 mmHg。呼吸数 20/分。腸雑音は減弱している。心窩部に圧痛を認めるが反跳痛や筋性防御を認めない。血液所見：赤血球 420 万，Hb 12.2 g/dL，Ht 38%，白血球 12,800，血小板 22 万。血液生化学所見：総蛋白 6.8 g/dL，アルブミン 4.2 g/dL，総ビリルビン 1.0 mg/dL，直接ビリルビン 0.4 mg/dL，AST 40 U/L，ALT 62 U/L，LD 240 U/L（基準 124〜222），アミラーゼ 2,048 U/L（基準 44〜132），尿素窒素 22 mg/dL，クレアチニン 1.1 mg/dL，Na 136 mEq/L，K 4.0 mEq/L，Cl 104 mEq/L。CRP 1.6 mg/dL。

この患者で重症度判定に必要な画像検査はどれか。

a 腹部造影 CT　　　b 腹部超音波検査

c 超音波内視鏡検査　　　d 磁気共鳴胆管膵管撮影〈MRCP〉

e 内視鏡的逆行性胆管膵管造影〈ERCP〉

□□□ 119A

27 45 歳の男性。飲酒の量が多いのではないかと心配した妻に連れられて来院した。初回飲酒は 20 歳，次第に飲酒回数と量が増え，30 歳ごろから連日飲酒するようになった。最近数か月間の飲酒量は，日本酒 1 升/日で会社に行くことができなくなっていたという。診察時，アルコール臭が強く意識がもうろうとしている。身長 175 cm，体重 58 kg。脈拍 80/分，整。血圧 140/82 mmHg。眼球運動障害と失調性歩行を認める。血液所見：赤血球 368 万，Hb 10.9 g/dL，Ht 37%，白血球 3,800，血小板 11 万。血液生化学所見：総蛋白 5.5 g/dL，アルブミン 2.9 g/dL，総ビリルビン 1.2 mg/dL，直接ビリルビン 0.6 mg/dL，AST 88 U/L，ALT 76 U/L，LD 177 U/L（基準 124〜222），ALP 103 U/L（基準 38〜113），γ-GT 302 U/L（基準 13〜64），アミラーゼ 135 U/L（基準 44〜132），CK 342 U/L（基準 59〜248），アンモニア 40 μg/dL（基準 18〜48），尿素窒素 12 mg/dL，クレアチニン 0.6 mg/dL，尿酸 10.9 mg/dL，血糖 88 mg/dL，HbA1c 6.1%（基準 4.9〜6.0），Na 131 mEq/L，K 4.4 mEq/L，Cl 97 mEq/L。

追加の血液検査結果を待たずに，この患者に投与すべきなのはどれか。

a 亜鉛　　　b 鉄剤　　　c 葉酸

d ビタミン D　　　e ビタミン B1

□□□ 119A

28 70歳の男性。発熱と喀痰を主訴に来院した。7日前に発熱が出現し，自宅近くの診療所を受診したところインフルエンザと診断された。治療によって一旦は解熱したが，昨日から再び発熱したため受診した。既往歴に糖尿病がある。意識は清明。体温38.9℃。脈拍120/分，整。血圧90/62 mmHg。呼吸数28/分。SpO_2 92%（room air）。呼吸音は胸部全体で coarse crackles を聴取する。血液所見：赤血球466万，Hb 13.9 g/dL，Ht 47%，白血球19,300（桿状核好中球5%，分葉核好中球83%，好酸球1%，好塩基球0%，単球1%，リンパ球10%），血小板26万。血液生化学所見：血糖180 mg/dL，HbA1c 8.2%（基準4.9〜6.0）。CRP 15 mg/dL。胸部単純CT（**別冊 No. 9A**）と喀痰 Gram 染色標本（**別冊 No. 9B**）を別に示す。血液培養検査でも同じ微生物が検出された。

原因微生物はどれか。

a *Candida albicans*
b *Legionella pneumophila*
c *Mycoplasma pneumoniae*
d *Pseudomonas aeruginosa*
e *Staphylococcus aureus*

```
別　冊
No. 9 A, B
```

□□□ 119A

29 生後18時間の男児。呼吸心拍モニターのアラームが鳴ったため，診察している。在胎31週，体重1,600 g，Apgar スコア7点（1分），9点（5分）で出生した。早産と低出生体重児のため NICU に入院した。生後18時間ごろに呼吸心拍モニターのアラームが1〜2分鳴ったが自然に改善した。診察中，呼吸心拍モニターのアラームは鳴っていない。体温37.0℃。心拍数140/分，整。血圧70/40 mmHg。呼吸数50/分。SpO_2 98%（room air）。皮膚は赤く，チアノーゼは認めない。大泉門は開大している。心音と呼吸音とに異常を認めない。腹部は平坦，軟で，肝・脾を触知しない。アラームが鳴っていた時の心拍数，SpO_2 および胸郭の動きを記録した呼吸心拍モニター画面（**別冊 No. 10**）を別に示す。

最も考えられる疾患はどれか。

a Fallot 四徴症
b 一過性多呼吸
c Ⅱ度房室ブロック
d 未熟児無呼吸発作
e Wilson-Mikity 症候群

```
別　冊
No. 10
```

14 第119回 A 問題

□□□ 119A

30 64歳の女性。空腹時の動悸と発汗を主訴に来院した。1か月前から、朝食後に外出すると、昼食前に空腹感とともに動悸、発汗および手指振戦を自覚している。これらの症状は甘いものを摂取すると改善する。既往歴に脂質異常症、耐糖能異常、慢性甲状腺炎および胆石症があり、脂質異常症に対してスタチンを内服している。身長156cm、体重62kg。体温36.2℃。脈拍72/分、整。血圧142/88mmHg。眼瞼結膜と眼球結膜とに異常を認めない。甲状腺を触知しない。心音と呼吸音とに異常を認めない。腹部は平坦、軟で、肝・脾を触知しない。血液生化学所見：AST 28U/L、ALT 32U/L、γ-GT 72U/L（基準9〜32）、血糖110mg/dL、HbA1c 6.1％（基準4.9〜6.0）、総コレステロール182mg/dL、トリグリセリド180mg/dL、HDLコレステロール38mg/dL、TSH 1.2μU/mL（基準0.2〜4.0）、FT$_4$ 1.4ng/dL（基準0.8〜2.2）。

症状の原因と関連するのはどれか。

a 高血圧症　　　　b 更年期障害　　　　c 血糖値の異常
d スタチン内服　　e 慢性甲状腺炎

□□□ 119A

31 80歳の男性。胸痛を主訴に救急車で搬入された。2週間前から階段昇降で胸部絞扼感が出現していたが、3分程度の安静で改善していた。1週間前からは平地歩行でも階段昇降と同じ強度の胸部絞扼感が出現するようになった。本日は朝食後に冷汗を伴う強い胸痛を自覚し、自宅近くの診療所を受診した。12誘導心電図でST低下を指摘され、当院に救急車で搬入された。胸部症状は持続しており、12誘導心電図でST低下が持続している。糖尿病、高血圧および脂質異常症でかかりつけ医に通院中である。喫煙は20本/日を50年間。身長162cm、体重60kg。心拍数76/分、整。血圧140/60mmHg。血液所見：赤血球465万、Hb 13.3g/dL、Ht 42％、白血球9,600、血小板23万。血液生化学所見：CK 300U/L（基準59〜248）、クレアチニン0.8mg/dL、空腹時血糖141mg/dL、HbA1c 7.4％（基準4.9〜6.0）、トリグリセリド145mg/dL、LDLコレステロール141mg/dL。心筋トロポニンT迅速検査陽性。

この患者に対する検査で適切なのはどれか。

a 運動負荷心電図検査　　　　b 冠動脈CT
c 心臓MRI　　　　　　　　　d 心臓カテーテル検査
e 薬物負荷心筋血流シンチグラフィ

□□□ 119A

32 78歳の男性。頸部リンパ節腫大を主訴に来院した。頸部リンパ節生検の結果、びまん性大細胞型B細胞リンパ腫と診断された。血液所見：赤血球470万、Hb 14.1g/dL、Ht 44％、白血球6,800（分葉核好中球52％、好酸球1％、好塩基球0％、単球6％、リンパ球41％）、血小板27万。血液生化学所見：総蛋白6.9g/dL、アルブミン3.8g/dL、総ビリルビン0.9mg/dL、直接ビリルビン0.2mg/dL、AST 28U/L、ALT 16U/L、LD 243U/L（基準124〜222）。免疫血清学的所見：CRP 0.8mg/dL、HBs抗原陰性、HBc抗体陽性、HBs抗体陽性、HCV抗体陰性。

リンパ腫の治療前に追加して測定すべき検査項目はどれか。

a HBc抗原　　　　b HBe抗原　　　　c HBe抗体
d HBV-DNA定量　　e HCV-RNA定量

□□□ 119A

33 75 歳の男性。嘔吐を主訴に来院した。3 日前から排便と排ガスがなく，徐々に腹部膨満感が出現してきた。今朝から水分もとれず，便臭を伴う嘔吐をしたため救急外来を受診した。意識は清明。体温 36.9℃。脈拍 112/分，整。血圧 150/80 mmHg。SpO₂ 98％（room air）。眼瞼結膜は軽度貧血様である。腹部膨満を認める。腹部全体に圧痛は認めるが，反跳痛や筋性防御は認めない。血液所見：赤血球 320 万，Hb 9.0 g/dL，Ht 30％，白血球 9,800，血小板 25 万。血液生化学所見：アルブミン 2.9 g/dL，AST 25 U/L，ALT 15 U/L，尿素窒素 25 mg/dL，クレアチニン 0.7 mg/dL。CRP 3.5 mg/dL。腹部エックス線写真（**別冊** No. **11**）を別に示す。

次に行うのはどれか。

a FDG-PET
b 腹部 MRI
c 腹部造影 CT
d 上部消化管内視鏡検査
e 下部消化管内視鏡検査

```
┌─────────────────────┐
│       別  冊        │
│      No. 11         │
└─────────────────────┘
```

□□□ 119A

34 65 歳の男性。血痰を主訴に来院した。2 年前から労作時の息苦しさと咳嗽とを自覚していたがそのままにしていた。数日前から痰に少量の血液が混じるようになったため受診した。喫煙は 20 本/日を 45 年間。意識は清明。身長 172 cm，体重 43 kg。体温 37.2℃。脈拍 96/分，整。血圧 124/68 mmHg。呼吸数 20/分。SpO₂ 93％（room air）。心音に異常を認めず，呼吸音は右胸部に coarse crackles を聴取する。血液所見：赤血球 468 万，Hb 12.2 g/dL，Ht 37％，白血球 12,300（桿状核好中球 10％，分葉核好中球 64％，好酸球 1％，好塩基球 1％，単球 6％，リンパ球 18％），血小板 34 万。免疫血清学所見：CRP 3.2 mg/dL，β-D-グルカン 35 pg/mL（基準 10 以下）。喀痰の抗酸菌塗抹検査は陰性。Sabouraud 寒天培地では糸状菌が検出された。胸部単純 CT（**別冊** No. **12**）を別に示す。

診断はどれか。

a カンジダ症
b アスペルギルス症
c クリプトコックス症
d ニューモシスチス肺炎
e アレルギー性気管支肺真菌症

```
┌─────────────────────┐
│       別  冊        │
│      No. 12         │
└─────────────────────┘
```

16 第119回 A問題

□□□ 119A

35 48歳の女性。息切れを主訴に来院した。6か月前から労作時の息切れを自覚するようになり徐々に悪化してきた。最近は軽労作でも息切れが激しく、さらに動悸も自覚するようになったため受診した。7歳時に発熱と関節痛が続き小学校を長期間欠席した。その際に輪のような形の赤い皮疹が出現したことを記憶している。5年前に子宮体癌の手術歴がある。数日前から、う歯治療を実施している。喫煙は20歳から10本/日を5年間、以後は禁煙している。飲酒は機会飲酒。父は80歳時に急性心筋梗塞で死亡。母は78歳時に脳梗塞で死亡。意識は清明。体温36.2℃。脈拍92/分、不整。血圧124/82 mmHg。呼吸数16/分。SpO₂ 95%（room air）。軽度の頸静脈の怒張を認める。心音はⅠ音が亢進し、心尖部で拡張中期ランブルを聴取する。両肺にcoarse cracklesを聴取する。両下肢に軽度の浮腫を認める。血液所見：赤血球460万、Hb 13.3 g/dL、Ht 42%、白血球12,800、血小板21万。血液生化学所見：CK 61 U/L（基準41〜153）、尿素窒素12 mg/dL、クレアチニン0.6 mg/dL、BNP 189 pg/mL（基準18.4以下）。CRP 0.1 mg/dL。経胸壁心エコー検査の傍胸骨長軸像（**別冊** No.**13**）を別に示す。

この患者の疾患の発症に関与している病歴はどれか。

a 7歳時の発熱　　　b 5年前の子宮体癌　　　c 数日前のう歯治療
d 過去の喫煙歴　　　e 父親の心筋梗塞

```
別　冊
No. 13
```

□□□ 119A

36 日齢12の女児。新生児マススクリーニングで異常を認めたため、両親に連れられて来院した。在胎41週、体重3,275 g、Apgarスコア9点（1分）、9点（5分）で出生した。完全母乳栄養である。3日前から哺乳力が低下し、排便は2日に1回の黄色顆粒便である。来院時は活気がなく、泣き声は微弱であった。身長52 cm、体重3,312 g。体温36.4℃。脈拍144/分、整。血圧88/42 mmHg。呼吸数48/分。SpO₂ 97%（room air）。毛細血管再充満時間2秒。皮膚は乾燥しており、黄染を認める。大泉門は径1.5 cmでやや陥凹しており、小泉門は開大している。心音と呼吸音とに異常を認めない。腹部は平坦、軟。臍ヘルニアを認める。腸雑音に異常を認めない。

診断のために行うエックス線撮影の部位はどれか。

a 頭蓋骨　　　b 肋骨　　　c 手根骨　　　d 腰椎　　　e 大腿骨遠位端

第119回 A問題 17

□□□ 119A
37 67歳の男性。労作時の息切れを主訴に来院した。1週間前から労作時の息切れ，右頸部から顔面の腫脹が出現したため自宅近くの診療所を受診した。胸部エックス線写真で右肺野に異常陰影を指摘されたため紹介受診した。胸痛や腹痛はない。意識は清明。身長168 cm，体重69 kg。体温36.5℃。脈拍84/分，整。血圧138/78 mmHg。呼吸数18/分。SpO$_2$ 96％（room air）。頸静脈の怒張を認める。両側鎖骨上窩に径1〜2 cmのリンパ節を複数触知する。心音と呼吸音とに異常を認めない。腹部は平坦，軟で，肝・脾を触知しない。血液所見に異常を認めない。血液生化学所見で，腎機能と肝機能に異常を認めない。ProGRP 124 pg/mL（基準81以下）。胸部エックス線写真（**別冊** No. **14A**）と胸部単純CT（**別冊** No. **14B**）とを別に示す。FDG-PETを施行し，右縦隔・肺門リンパ節と一塊となった腫瘤，多発肺転移および多発肝転移を認めた。気管支鏡検査を施行し腫瘤からの穿刺細胞診で小細胞肺癌と診断された。

今後の対応で次に行うべきなのはどれか。
a　手術による腫瘍減量
b　薬物による抗癌治療
c　肝転移への放射線治療
d　肺癌遺伝子異常の検索
e　PD-L1蛋白質発現の検索

別　冊
No. 14　A, B

□□□ 119A
38 56歳の男性。吐血を主訴に夜間救急外来を受診した。夕食後から悪心が出現し，就寝前に暗赤色の吐血があり来院した。25年前に肝障害を指摘され，以後毎年の健康診断で指摘されているが，受診していなかった。喫煙歴はない。飲酒は日本酒4合/日を30年間。意識は清明。体温36.0℃。脈拍112/分，整。血圧80/50 mmHg。眼瞼結膜に貧血を認める。眼球結膜に黄染を認めない。口腔内は乾燥している。頸部リンパ節を触知しない。心音と呼吸音とに異常を認めない。腹部は平坦，軟。左肋骨弓下に脾を2 cm触知する。腸雑音に異常を認めない。血液所見：赤血球274万，Hb 7.8 g/dL，Ht 28％，白血球9,200，血小板7.2万。緊急上部消化管内視鏡の食道像（**別冊** No. **15**）を別に示す。

適切な治療はどれか。
a　開腹止血術
b　クリッピング
c　ステント留置術
d　内視鏡的結紮術
e　バルーン閉塞下逆行性経静脈塞栓術〈BRTO〉

別　冊
No. 15

□□□ 119A

39 48歳の女性。左手関節痛を主訴に来院した。1か月前からフライパンなどを持つときに左手関節痛がある。外傷歴はない。職業は調理師で1日8時間を週6日間，厨房で作業を行っている。左手関節橈側に腫脹と圧痛を認める。筋力低下と感覚障害を認めない。指関節に異常を認めない。左母指を他の4指で握り込み，手関節を尺屈させると疼痛が誘発される。右手に症状はない。

考えられる疾患はどれか。

a　ばね指　　　　　　　b　関節リウマチ　　　　c　手根管症候群
d　肘部管症候群　　　　e　de Quervain 病

□□□ 119A

40 65歳の男性。2時間前に胃癌に対して手術を受けた。帰室時，心拍数は80台/分で経過していた。5分前から腹腔ドレーンより血性体液が急激に流出した。現在，心拍数140/分，整。血圧82/48 mmHg。呼吸数16/分。SpO$_2$ 100%（マスク5L/分　酸素投与下）。

投与する輸液の組成で適切なのはどれか。

	Na$^+$ (mEq/L)	K$^+$ (mEq/L)	Cl$^-$ (mEq/L)	Lactate$^-$ (mEq/L)	ブドウ糖 (%)
a	130	4	109	28	0
b	77.5	30	59	48.5	0
c	50	27	50	14	17.5
d	35	20	35	20	7.5
e	0	0	0	0	5

□□□ 119A

41 35歳の女性。上腹部痛を主訴に来院した。以前から仕事で緊張すると，上腹部痛を感じることがあった。6か月前から責任のある仕事を任され，忙しくなるにつれて，食後すぐに満腹になることが多くなった。また食後に心窩部の痛みを感じることがある。身長158 cm，体重46 kg。体温36.1℃。脈拍88/分，整。血圧120/60 mmHg。腹部は平坦，軟。腸雑音はやや亢進している。上腹部正中に軽度の圧痛を認める。尿検査と血液検査で異常を認めない。尿素呼気試験陰性。腹部超音波検査と上部消化管内視鏡検査で異常を認めない。

治療薬はどれか。

a　NSAID　　　　　　　　　　b　酸分泌抑制薬
c　ニトログリセリン　　　　　　d　グルココルチコイド
e　グルカゴン類似ペプチド〈GLP-1〉

□□□ 119A

42 25 歳の男性。排尿時痛を主訴に来院した。昨日から強い排尿時痛と尿道口に膿性分泌物を認めるため受診した。定期的に性交渉を行うパートナーがいる。尿所見：蛋白（－），糖（－），沈渣に赤血球 1～4/HPF，白血球 100 以上/HPF。Gram 染色の鏡検で Gram 陰性双球菌を認める。

この疾患で正しいのはどれか。

a 潜伏期間は 2～3 週間である。

b パートナーの治療は不要である。

c 1 回感染すると終生免疫を獲得する。

d ニューキノロン系抗菌薬を投与する。

e 確定診断には核酸増幅検査が用いられる。

□□□ 119A

43 8 か月の女児。発熱と右下肢を動かさなくなったことを主訴に来院した。2 日前から寝返りをしなくなり，おむつ交換の際に痛がるようになった。昨夜 39.1℃ の発熱があり，今朝から右下肢を動かさなくなったため受診した。身長 67.5 cm，体重 8,100 g。体温 38.9℃。右下肢を他動的に動かすと痛がり，啼泣する。赤沈 42 mm/1 時間。血液所見：Hb 11.2 g/dL，白血球 18,500（桿状核好中球 15％，分葉核好中球 70％，好酸球 1％，好塩基球 1％，単球 2％，リンパ球 12％），血小板 37 万。CRP 15 mg/dL。股関節のエックス線写真（**別冊 No. 16A**）と股関節単純 MRI の脂肪抑制 T2 強調冠状断像（**別冊 No. 16B**）とを別に示す。

行うべき対応はどれか。

a 牽引治療   b 切開排膿術

c NSAID 投与   d 股関節ギプス固定

e グルココルチコイドの股関節内注入

```
別　冊
No. 16  A，B
```

20 第119回 A 問題

□□□ 119A

44 76歳の女性。息切れを主訴に救急車で搬入された。2日前から風邪気味で食欲が低下していた。夜間に座位で呼吸が苦しそうなところを家族が気付き，救急車を要請した。既往歴に高血圧症があり，降圧薬を服薬している。意識は清明。身長150cm，体重38kg。体温35.8℃。心拍数92/分，整。血圧164/92mmHg。呼吸数24/分。SpO_2 95%（リザーバー付マスク10L/分　酸素投与下）。全身にるいそうを認める。眼瞼結膜に軽度の貧血を認める。頸静脈の怒張を認める。心音に異常は認めず，肺野背側下部に coarse crackles を聴取する。腹部は平坦，軟で，肝・脾を触知しない。四肢に冷感を認める。下肢に軽度の浮腫を認める。血液所見：赤血球415万，Hb 9.8g/dL，Ht 40%，白血球9,200，血小板15万。血液生化学所見：アルブミン2.8g/dL，総ビリルビン1.1mg/dL，AST 26U/L，ALT 30U/L，CK 82U/L（基準41〜153），尿素窒素18mg/dL，クレアチニン1.2mg/dL，血糖84mg/dL，HbA1c 6.2%（基準4.9〜6.0），Na 132mEq/L，K 4.0mEq/L，BNP 422pg/mL（基準18.4以下）。CRP 2.4mg/dL。心電図でⅠ度房室ブロックを認める。胸部エックス線写真で心胸郭比56%，肺うっ血を認める。心エコー検査で，軽度の全周性の心肥大を認めるが，左室駆出率は65%と正常である。入院後，5日間で病状は落ち着いてきており，食事は摂取出来ている。体重36kg。脈拍60/分，整。血圧130/80mmHg。SpO_2 97%（room air）である。

この患者に対する治療で適切なのはどれか。

a　輸　血
b　酸素療法
c　β遮断薬の内服
d　高カロリー輸液
e　心臓リハビリテーション

□□□ 119A

45 37歳の男性。人が変わったように多弁になっていることを心配した妻に付き添われて来院した。既往歴にてんかんがあるが，最後のけいれん発作は18歳で以降の服薬歴はない。15歳時，カルバマゼピンを服用してから2週間後に40℃の発熱，体表面の30%以上の紅斑とびらん，及び口腔内全体と陰部にびらんを生じ，服用を中止したことがある。26歳時にうつ状態となり精神科の通院歴がある。大学卒業後に現在の会社に就職し，業績を評価され1か月前に課長に昇進した。その直後から，高級な服を複数新調し，次々と企画を立て，元々は無口であったが陽気に話し続けるようになった。意識は清明。身長172cm，体重54kg（1か月前は57kg）。バイタルサイン，血液検査，生化学検査および甲状腺機能検査に異常を認めない。

治療薬はどれか。

a　ジアゼパム
b　イミプラミン
c　炭酸リチウム
d　フェニトイン
e　カルバマゼピン

□□□ 119A

46 48歳の女性。ふらつきと複視を主訴に来院した。10日前に38℃の発熱と咽頭痛が出現したため，自宅近くの診療所で総合感冒薬の処方を受け，7日前に症状が改善した。2日前からテレビの画面が二重に見えることに気付いた。昨日から歩行時にふらついて転びそうになることが増えてきたため受診した。意識は清明。体温36.5℃。脈拍68/分，整。血圧120/68mmHg。心音と呼吸音とに異常を認めない。神経診察では，両眼とも垂直，水平方向の眼球運動制限を認め，正面視以外で複視を自覚する。眼振は認めない。四肢筋力は正常だが，四肢腱反射はすべて消失している。Babinski 徴候は陰性。膝踵試験は両側とも拙劣で，歩行は可能だが歩隔は広く不安定である。感覚障害は認めない。尿所見と血液所見に異常を認めない。

この患者と同様の発症機序と考えられるのはどれか。

a　重症筋無力症
b　多発性硬化症
c　進行性核上性麻痺
d　Guillain-Barré 症候群
e　筋萎縮性側索硬化症〈ALS〉

□□□ 119A

47 70歳の男性。全身倦怠感を主訴に来院した。2週間前から全身倦怠感が持続し，2日前に家族から顔色不良を指摘されたため受診した。眼瞼結膜は貧血様で，眼球結膜に黄染を認めない。腹部は平坦，軟で，肝・脾を触知しない。皮膚に点状出血や皮疹を認めない。血液所見：赤血球170万，Hb 5.2 g/dL，Ht 15%，網赤血球5%，白血球2,800（芽球0%，分葉核好中球30%，好酸球1%，単球2%，リンパ球67%），血小板8.8万。血液生化学所見：総蛋白6.7 g/dL，アルブミン3.6 g/dL，総ビリルビン0.7 mg/dL，AST 26 U/L，ALT 22 U/L，LD 140 U/L（基準124〜222），尿素窒素14 mg/dL，クレアチニン0.6 mg/dL，Fe 80 μg/dL，総鉄結合能〈TIBC〉300 μg/dL（基準290〜390），フェリチン110 ng/mL（基準20〜120），エリスロポエチン10 mIU/mL（基準4.2〜23.7）。骨髄は過形成で，骨髄塗抹標本での芽球割合は0.3%で3系統の造血細胞に異形成を高頻度に認めた。骨髄細胞の染色体は正常核型であった。

適切な治療はどれか。

a 血漿交換
b 赤血球輸血
c グルココルチコイド投与
d トロンボポエチン受容体作動薬投与
e 顆粒球コロニー刺激因子〈G-CSF〉投与

□□□ 119A

48 53歳の男性。肺癌の手術のため入院中である。3日前に右上葉肺癌に対して右肺上葉切除術を行った。術後，胸腔ドレーンからの空気漏れは認めず，昨日，胸腔ドレーンを抜去した。本日，排便時にいきんだところ，呼吸困難が出現した。体温36.6℃。脈拍80/分，整。血圧128/76 mmHg。呼吸数16/分。SpO₂ 94%（room air）。胸部エックス線写真（**別冊** No.**17**）を別に示す。

この患者でみられる身体所見はどれか。

a 動揺胸郭 b 頸部の発赤 c 腹部の圧痛
d 右側胸部の熱感 e 右側胸部の握雪感

```
別　冊
No. 17
```


□□□ 119A

49 30歳の経産婦（2妊1産）。妊娠20週，妊婦健康診査のために来院した。妊娠初期の経腟超音波像（**別冊** No.**18**）を別に示す。妊娠17週で2児の羊水量に差を認めたため，それ以降週1回の外来通院で経過観察されていた。胎児超音波検査で，第1児に羊水過多と胎児水腫を認め，第2児に羊水過少を認めた。

この疾患の原因はどれか。

a 骨髄 b 臍帯 c 子宮 d 胎盤 e 羊膜

```
別　冊
No. 18
```

22 第119回 A 問題

□□□ 119A

50 63歳の男性。歩行時のふらつきを主訴に来院した。3年前から田んぼのあぜ道を歩くとふらついて転ぶことが多くなった。同時期から便秘と尿失禁がみられるようになった。徐々に歩行時のふらつきが悪化し，歩行器を使うようになった。最近，書字動作がしにくくなり，物が揺れて見えるようになった。既往歴に胃潰瘍がある。家族歴に特記すべきことはない。身長164cm，体重52kg。体温36.3℃。臥位での脈拍64/分，血圧124/62mmHg。立位直後の脈拍68/分，血圧82/50mmHg。胸部と腹部とに異常を認めない。頭部単純MRIのT2強調矢状断像（**別冊** No.**19A**）とT2強調水平断像（**別冊** No.**19B**）とを別に示す。

この患者で認めるのはどれか。

a Romberg 徴候
b 動眼神経麻痺
c 膝踵試験拙劣
d 手袋靴下型温痛覚障害
e 固定姿勢保持困難〈asterixis〉

```
┌─────────────────────┐
│        別  冊        │
│   No. 19  A, B      │
└─────────────────────┘
```

□□□ 119A

51 10歳の女児。腹痛を主訴に両親に連れられて来院した。今朝から腹痛が出現し，次第に増強してきたため受診した。3歳時に遺伝性球状赤血球症と診断され，小児科で定期的な診察を受けていた。体温37.2℃。脈拍100/分，整。血圧110/58mmHg，呼吸数16/分。皮膚は黄染を認める。腹部は右季肋部に圧痛を認め，左肋骨弓下に脾を4cm触知する。血液所見：赤血球320万，Hb 9.2g/dL，Ht 33%，白血球9,500，血小板20万。血液生化学所見：総ビリルビン22.3mg/dL，直接ビリルビン15.8mg/dL，AST 125U/L，ALT 647U/L，γ-GT 313U/L（基準9〜32）。CRP 0.9mg/dL。腹部単純CT水平断像（**別冊** No.**20A**）と腹部造影CT冠状断像（**別冊** No.**20B**）を別に示す。

適切な処置はどれか。

a 血漿交換
b 光線療法
c 脾臓摘出術
d 腹腔鏡下胆嚢摘出術
e 内視鏡的胆管ドレナージ

```
┌─────────────────────┐
│        別  冊        │
│   No. 20  A, B      │
└─────────────────────┘
```

□□□ 119A

52 63歳の男性。左腰背部痛を主訴に来院した。昨日，突然，左腰背部に痛みが出現した。痛みが改善しないため受診した。体温36.8℃。脈拍112/分，不整。血圧156/102 mmHg。呼吸数16/分。心音と呼吸音とに異常を認めない。左肋骨脊柱角に叩打痛を認める。尿所見：蛋白2+，糖1+，潜血1+，沈渣に赤血球10〜20/HPF，白血球1〜4/HPF，細菌（−）。血液所見：赤血球522万，Hb 17.0 g/dL，Ht 49%，白血球12,200，血小板15万，Dダイマー10 μg/mL（基準1.0以下）。血液生化学所見：総蛋白7.3 g/dL，アルブミン4.2 g/dL，AST 76 U/L，ALT 113 U/L，LD 750 U/L（基準124〜222），ALP 132 U/L（基準38〜113），γ-GT 84 U/L（基準13〜64），尿素窒素13 mg/dL，クレアチニン1.3 mg/dL，尿酸7.2 mg/dL，血糖139 mg/dL，HbA1c 7.3%（基準4.9〜6.0），総コレステロール238 mg/dL，トリグリセリド183 mg/dL，Na 135 mEq/L，K 3.8 mEq/L，Cl 99 mEq/L。CRP 2.0 mg/dL。12誘導心電図で心房細動を認める。胸腹部造影CTの水平断像（**別冊** No.**21A**）と冠状断像（**別冊** No.**21B**）とを別に示す。

この患者の病態の原因で考えられるのはどれか。

a 高血圧　　　b 糖尿病　　　c 腎盂腎炎　　　d 心房細動　　　e 脂質異常症

別　冊
No. 21　A，B

□□□ 119A

53 65歳の男性。全身倦怠感を主訴に来院した。2か月前の健康診断では腎機能障害の指摘はなかった。2週間前に細菌性肺炎のため，自宅近くの診療所で1週間の抗菌薬治療を受けた。肺炎は改善したが，3日前から全身倦怠感と尿量の減少を自覚している。身長170 cm，体重62 kg。体温36.5℃。脈拍72/分，整。血圧136/82 mmHg。尿所見：蛋白（±），糖1+，潜血（−），沈渣に白血球10〜19/HPF。β₂-マイクログロブリン35,200 μg/L（基準200以下）。血液所見：赤血球410万，Hb 13.2 g/dL，Ht 38%，白血球9,200。血液生化学所見：総蛋白8.4 g/dL，アルブミン4.2 g/dL，尿素窒素36 mg/dL，クレアチニン2.4 mg/dL，血糖98 mg/dL，HbA1c 5.2%（基準4.9〜6.0）。免疫血清学所見：抗核抗体陰性，C3 96 mg/dL（基準52〜112），C4 30 mg/dL（基準16〜51），ASO 200単位（基準250以下），MPO-ANCA陰性，PR3-ANCA陰性。

最も考えられる疾患はどれか。

a 膜性腎症　　　　　　b 糖尿病腎症　　　　　　c 急性間質性腎炎

d 急性糸球体腎炎　　　e 急速進行性糸球体腎炎

24 第119回 A 問題

□□□ 119A
54 46歳の女性。人間ドックで血液検査の異常を指摘され，精査のため来院した。自覚症状はない。身長166 cm，体重59kg。脈拍72/分，整。血圧126/82 mmHg。血液生化学所見：アルブミン4.4 g/dL，尿素窒素11 mg/dL，クレアチニン0.5 mg/dL，Na 142 mEq/L，K 4.2 mEq/L，Cl 104 mEq/L，Ca 11.2 mg/dL，P 3.4 mg/dL，副甲状腺ホルモン102 pg/mL（基準10〜60）。頸部超音波像（**別冊** No.**22**）を別に示す。

この疾患で正しいのはどれか。

a 白内障を合併しやすい。

b 全身性の骨軟化症がみられる。

c 異所性ホルモン産生腫瘍である。

d 尿中カルシウム排泄率は増加する。

e 甲状腺癌に関連するカルシウム異常である。

> **別　冊**
> No. 22

□□□ 119A
55 72歳の女性（4妊2産）。多量の性器出血を主訴に救急車で搬入された。2年前から帯下の増量と不正性器出血を自覚していたが，家族には相談していなかった。3か月前から，出血量が増え，めまいも出現した。今朝トイレで多量の性器出血があり，家族が救急車を要請した。意識は清明。身長152 cm，体重48 kg。体温37.8℃。心拍数100/分，整。血圧110/74 mmHg。腟鏡診で子宮頸部に易出血性の腫瘤を認めた。内診では腫瘤の可動性は不良で，両側で骨盤壁に及ぶ子宮傍結合組織浸潤を認めた。血液所見：赤血球238万，Hb 6.9 g/dL，Ht 28%，白血球10,300，血小板21万。血液生化学所見：総蛋白5.9 g/dL，アルブミン2.4 g/dL，総ビリルビン0.9 mg/dL，AST 30 U/L，ALT 26 U/L，LD 250 U/L（基準124〜222），尿素窒素60 mg/dL，クレアチニン2.8 mg/dL，Na 138 mEq/L，K 5.4 mEq/L，Cl 105 mEq/L，CEA 3.8 ng/mL（基準5以下），CA125 28 U/mL（基準35以下），SCC 9.8 ng/mL（基準1.5以下）。CRP 5.7 mg/dL。子宮頸部組織診で扁平上皮癌と診断された。胸腹部単純CTで子宮頸部に径5 cmの腫瘤を認め，遠隔転移を認めない。

この患者にまず行うべき治療はどれか。

a 放射線治療 b 血管新生阻害薬

c 広汎子宮全摘出術 d シスプラチン動注

e 免疫チェックポイント阻害薬

□□□ 119A

56 56歳の女性。見当識障害を主訴に家族に付き添われて来院した。1週間前から37℃台の発熱が続き，昨日から自宅のトイレの場所が分からなくなった。下痢と血便はない。意識レベルはJCS I-2。体温37.8℃。脈拍88/分，整。血圧144/88 mmHg。両下肢に点状出血を認める。眼瞼結膜は貧血様で，眼球結膜に軽度黄染を認める。胸骨左縁第3肋間を最強点とするLevine 2/6の収縮期雑音を聴取する。呼吸音に異常を認めない。尿所見：蛋白2+，潜血2+。血液所見：赤血球230万，Hb 7.1 g/dL，Ht 20%，網赤血球5%，白血球8,890，血小板2.1万。末梢血塗抹標本で破砕赤血球を認める。PT-INR 1.0（基準0.9〜1.1），APTT 27.6秒（基準対照32.2），FDP 9 μg/mL（基準10以下）。血液生化学所見：総ビリルビン2.9 mg/dL，直接ビリルビン0.7 mg/dL，AST 48 U/L，ALT 42 U/L，LD 1,025 U/L（基準124〜222），尿素窒素50 mg/dL，クレアチニン1.9 mg/dL。CRP 0.8 mg/dL。

直ちに行うべき治療はどれか。

a 血漿交換
b 血小板輸血
c 抗菌薬投与
d ヘパリン投与
e トロンボポエチン受容体作動薬投与

□□□ 119A

57 65歳の女性。胸痛を主訴に来院した。高血圧症，脂質異常症，糖尿病および骨粗鬆症に対してそれぞれ内服治療中である。2か月前から明け方に冷汗を伴う5〜10分程度の胸部絞扼感を自覚している。日中の労作時には同様の症状はない。冠動脈CTでは器質的冠動脈狭窄を認めなかった。午前4時にいつもと同様の胸部絞扼感を認め，ニトログリセリンを舌下したところ数十秒後に症状は消失したが心配になり受診した。身長158 cm，体重56 kg。体温36.1℃。脈拍72/分，整。血圧138/80 mmHg。呼吸数14/分。SpO₂ 98%（room air）。心音と呼吸音とに異常を認めない。四肢に異常を認めない。血液生化学所見：AST 28 U/L，LD 177 U/L（基準124〜222），CK 42 U/L（基準41〜153），尿素窒素12 mg/dL，クレアチニン0.6 mg/dL，血糖118 mg/dL，HbA1c 6.7%（基準4.9〜6.0），トリグリセリド160 mg/dL，HDLコレステロール31 mg/dL，LDLコレステロール138 mg/dL。心筋トロポニンT迅速検査陰性。

この患者にアセチルコリン負荷冠動脈造影検査を実施するにあたり，検査結果に影響を与える薬剤はどれか。

a スタチン
b DPP-4阻害薬
c カルシウム拮抗薬
d ビスホスホネート製剤
e アンジオテンシン受容体拮抗薬〈ARB〉

26 第119回 A 問題

□□□ 119A

58 54 歳の男性。下痢を主訴に来院した。2 か月前から下痢が出現し軽快しないため受診した。便回数は 1 日に 6〜7 回，便性状は泥状から水様であり，揚げ物を食べると脂肪便を認める。便に血液の付着はない。飲酒は日本酒 6 合/日を 34 年間。身長 174 cm，体重 58 kg。血圧 132/70 mmHg。腹部は平坦，軟で圧痛を認めない。腸雑音はやや亢進している。血液生化学所見：アミラーゼ 28 U/L（基準 44〜132），空腹時血糖 140 mg/dL，CEA 3.0 ng/mL（基準 5 以下），CA19-9 37 U/mL（基準 37 以下）。腹部単純 CT（**別冊** No. **23**）を別に示す。

　禁酒の指導に加え，この患者に対して行う対応はどれか。

　a　低脂肪食　　　　　　　　　　　b　利胆薬の投与
　c　消化酵素薬の投与　　　　　　　d　酸分泌抑制薬の投与
　e　体外衝撃波結石破砕術〈ESWL〉

別　冊
No. 23

□□□ 119A

59 69 歳の女性。2 週間前に受けた人間ドックの腹部超音波検査で胆嚢の異常を指摘され精査目的で来院した。自覚症状はない。喫煙歴はない。飲酒は機会飲酒。家族歴に特記すべきことはない。身長 164 cm，体重 57 kg。心音と呼吸音とに異常を認めない。腹部に異常所見を認めない。血液所見：赤血球 507 万，Hb 14.7 g/dL，Ht 45%，白血球 6,180。血液生化学所見：総蛋白 6.8 g/dL，アルブミン 3.9 g/dL，総ビリルビン 0.6 mg/dL，AST 16 U/L，ALT 14 U/L，LD 160 U/L（基準 124〜222），ALP 61 U/L（基準 38〜113），γ-GT 17 U/L（基準 9〜32），アミラーゼ 51 U/L（基準 44〜132），尿素窒素 12 mg/dL，クレアチニン 0.8 mg/dL，CEA 2.5 ng/mL（基準 5 以下），CA19-9 28 U/mL（基準 37 以下）。CRP 1.0 mg/dL。腹部造影 CT で胆嚢内に腫瘤があり，精査のために行った超音波内視鏡検査の胆嚢像（**別冊** No. **24**）を別に示す。

　この患者に行う治療はどれか。

　a　胆嚢摘出術　　　　　　　　　　b　放射線治療
　c　利胆薬投与　　　　　　　　　　d　薬物による抗癌治療
　e　超音波検査による経過観察

別　冊
No. 24

□□□ 119A
60 13歳の女子。右膝周囲の痛みを主訴に来院した。3か月前から右膝周囲の痛みが出現し，痛みが増強したため受診した。外傷の既往はない。身長 152 cm，体重 42 kg。BMI 18.1。体温 36.5℃。右大腿遠位に軽度の腫脹と圧痛を認める。赤沈 12 mm/1 時間。血液所見：Hb 12.8 g/dL，白血球 8,200，血小板 26 万。CRP 0.3 mg/dL。右大腿遠位のエックス線写真（**別冊** No. 25）を別に示す。

適切な対応はどれか。

a　生　検
b　切開排膿術
c　アスピリン投与
d　観血的整復固定術
e　ギプスシーネ固定

```
┌─────────────────┐
│     別　冊      │
│    No. 25       │
└─────────────────┘
```

□□□ 119A
61 16歳の男子。発熱と皮疹を主訴に来院した。幼少期からアトピー性皮膚炎で治療を受けていたが，3か月前から治療を中断していた。2日前から 39.9℃ の発熱があり，顔面に皮疹が出現し体幹にも拡大したため受診した。疼痛はない。顔面と体幹に小水疱，びらん及び紅斑を両側性に認めた。顔面の写真（**別冊** No. 26）を別に示す。

原因で最も考えられるのはどれか。

a　サイトメガロウイルス
b　単純ヘルペスウイルス
c　水痘・帯状疱疹ウイルス
d　ヒトヘルペスウイルス6
e　Epstein-Barr〈EB〉ウイルス

```
┌─────────────────┐
│     別　冊      │
│    No. 26       │
└─────────────────┘
```

28 第119回 A問題

□□□ 119A

62 65歳の女性。健康診断の胸部エックス線写真で異常を指摘され来院した。自覚症状はない。喫煙は20本/日を45年間，1か月前から禁煙している。身長160 cm，体重48 kg。体温36.8℃。脈拍60/分，整。血圧118/64 mmHg。呼吸数16/分。SpO$_2$ 99%（room air）。心音と呼吸音とに異常を認めない。血液所見：赤血球430万，Hb 14.6 g/dL，Ht 45%，白血球4,600，血小板21万。血液生化学所見：総蛋白6.5 g/dL，アルブミン4.2 g/dL，総ビリルビン0.6 mg/dL，AST 20 U/L，ALT 17 U/L，LD 180 U/L（基準124〜222），尿素窒素14 mg/dL，クレアチニン0.5 mg/dL，CEA 8.3 ng/mL（基準5以下）。免疫血清学所見：CRP 0.1 mg/dL。呼吸機能検査：%VC 100%，FEV$_1$% 87%。心電図に異常を認めない。胸部造影CTで左上葉に径2.5 cmの充実性腫瘍を認め，気管支鏡検査で左B^{1+2}から肺生検を行い腺癌と診断された。全身検索の結果，所属リンパ節転移と遠隔転移とを認めなかった。胸部エックス線写真（**別冊** No. **27A**），胸部単純CT（**別冊** No. **27B**）及びFDG-PET/CT像（**別冊** No. **27C**）を別に示す。

第一選択になる治療はどれか。

a 抗癌化学療法
b 左肺上葉腫瘍核出術
c 縦隔リンパ節郭清を伴う左肺全摘術
d 放射線治療と抗癌化学療法との併用
e 縦隔リンパ節郭清を伴う左肺上葉切除術

```
別　冊
No. 27　A〜C
```

□□□ 119A

63 40歳の男性。関節痛と皮疹を主訴に来院した。以前から皮疹を繰り返し認めていたが，約3か月前から背部の皮疹が拡大してきた。同時期から，手指の関節痛，腰痛および臀部痛を自覚するようになった。貼付剤で様子をみていたが，改善しないため受診した。意識は清明。体温36.5℃。上腕部と背部とに皮疹を認める。心音と呼吸音とに異常を認めない。両手の爪に点状陥凹を認める。両手の示指，中指，環指の遠位指節間関節および近位指節間関節に腫脹と圧痛を認める。アキレス腱付着部に軽度の圧痛を認める。血液所見：赤血球452万，Hb 14.1 g/dL，Ht 45%，白血球5,600，血小板16万。免疫血清学所見：CRP 0.3 mg/dL，リウマトイド因子〈RF〉陰性，抗核抗体陰性。背部の写真（**別冊** No. **28**）を別に示す。

この患者でみられる可能性が高いのはどれか。

a 白内障　　　　b 外陰部潰瘍　　　　c 心嚢液貯留
d 仙腸関節炎　　e 多発単神経炎

```
別　冊
No. 28
```

□□□ 119A

64 73歳の女性。左足趾の痛みを主訴に来院した。6か月前から約500mの歩行で左ふくらはぎの痛みが出現し，数分の安静で症状は消失していた。かかりつけ医から抗血小板薬が処方されていたが，2か月前の靴ずれを契機に左第五足趾に潰瘍ができ，安静時も痛みが出現したため受診した。高血圧，糖尿病および脂質異常症で55歳から内服治療中である。体温37.0℃。脈拍96/分，整。血圧140/90mmHg（左右差なし）。呼吸数22/分。SpO₂ 95%（room air）。心音と呼吸音とに異常を認めない。両側大腿動脈の触知は良好だが左膝窩動脈，後脛骨および足背動脈の触知は減弱している。下腿に触れると，右より左が冷たい。左第五足趾に潰瘍を認め，周囲は発赤を伴い，圧痛を認める。左第一足趾に壊死を認める。血液生化学所見：血糖123mg/dL，HbA1c 6.6%（基準4.9～6.0），HDLコレステロール30mg/dL，LDLコレステロール141mg/dL。CRP 2.5mg/dL。下肢の動脈造影検査で，左浅大腿動脈の閉塞を認める。

この患者に考慮すべき治療で**誤っている**のはどれか。

a 下肢切断術 　　　　　　 b β遮断薬の投与
c 外科的バイパス術 　　　　 d 経皮的血管形成術
e プロスタグランジン製剤の投与

□□□ 119A

65 救急外来で小児を診察した研修医から指導医への報告を以下に示す。

研修医：「1歳の男児です。3日前から37℃台の発熱，咳嗽，鼻汁が出現し，夜中に咳嗽が増強したため来院しました。身長80.0cm，体重11kg。体温37.8℃。脈拍124/分，整。血圧88/56mmHg。呼吸数28/分。SpO₂がroom airで95%です」
指導医：「どんな感じの咳ですか」
研修医：「オットセイが鳴くような咳です」
指導医：「呼吸状態はどうですか」
研修医：「胸骨上窩，鎖骨上窩に陥没呼吸がみられます」
指導医：「胸部の聴診所見はどうですか」
研修医：「吸気時に喘鳴を聴取します」
指導医：「治療はどうしますか」

これに続く研修医の返答で適切なのはどれか。

a 「人工呼吸管理を行います」 　　 b 「β₂刺激薬吸入を行います」
c 「アドレナリン吸入を行います」 　 d 「抗ヒスタミン薬静注を行います」
e 「副腎皮質ステロイド吸入を行います」

30 第119回 A 問題

□□□ 119A

66 38歳の初産婦（1妊0産）。妊娠35週5日，2時間前から痛みを伴う持続的な子宮収縮を自覚し，来院した。意識は清明。体温36.8℃。脈拍92/分，整。血圧148/92 mmHg。呼吸数20/分。来院時の内診で子宮口は4 cm開大，児頭下降度はSP-2 cm，腟鏡診で少量の出血を認めた。腹部超音波検査では胎児は頭位，推定体重2,100 gで胎盤の肥厚像を認めた。胎児心拍数陣痛図（**別冊** No. **29**）を別に示す。

適切な対応はどれか。

a 吸引分娩　　　　　b 経過観察　　　　　c 子宮収縮薬投与
d 帝王切開　　　　　e ベタメタゾン投与

別　冊
No. 29

□□□ 119A

67 10か月の男児。嘔吐と血便を主訴に救急車で搬入された。昨日の正午から嘔吐を認め，本日の午後4時から胆汁性嘔吐になった。次第に元気がなくなり，血便も出現したため午後6時に母親が救急車を要請した。意識は混濁し，痛み刺激で開眼する。体温38.7℃。心拍数192/分，整。血圧60/40 mmHg。呼吸数44/分。SpO_2 96%（room air）。皮膚ツルゴールの低下と口唇の乾燥を認める。心音と呼吸音とに異常を認めない。腹部は軽度膨隆し，全体に硬く，打診で鼓音を認める。血液所見：赤血球468万，Hb 12.9 g/dL，Ht 40%，白血球20,300，血小板15万。CRP 8.3 mg/dL。腹部エックス線写真（**別冊** No. **30A**）と腹部超音波像（**別冊** No. **30B**）とを別に示す。

適切な治療はどれか。

a 経過観察　　　　　b 抗菌薬投与　　　　c 高圧浣腸
d イレウス管留置　　e 緊急手術

別　冊
No. 30　A，B

□□□ 119A

68 3歳の男児。言葉の遅れを心配した両親に連れられて来院した。有意語は2歳6か月に出現したが，2語文はなく，独特の抑揚のある発語やオウム返しがみられるという。保育園では集団行動が苦手で，友達と一緒に遊ばない。いつもと異なる道で登園しようとするとかんしゃくを起こす。診察室では，視線が合いにくく，落ち着きなく歩き回り，診察に応じようとしない。

診察時の適切な対応はどれか。

a 押さえつけて診察する。
b 自由に行動させて観察する。
c 着席するよう厳しく指示する。
d しつけが悪いと両親を注意する。
e 行動が落ち着いた時期の再受診を両親に指示する。

□□□ 119A
69 63歳の男性。眼瞼下垂を主訴に来院した。1か月前から物が二重に見えることを自覚していた。夕方になると眼瞼下垂がみられる。その他に自覚症状はない。血中抗アセチルコリン受容体抗体が陽性であった。胸部単純CT（**別冊** No. **31**）を別に示す。
　適切な対応はどれか。
　a　抗癌化学療法
　b　定位放射線治療
　c　縦隔リンパ節生検
　d　シクロスポリン投与
　e　胸腺腫を含む拡大胸腺摘出術

> 別　冊
> No. 31

□□□ 119A
70 56歳の女性。労作時の息切れを主訴に来院した。6か月前に右下肢に浮腫を自覚したがそのままにしていた。2か月前から両下肢に浮腫が出現し，1週間前から，労作時の息切れが増強したため受診した。意識は清明。体温 36.7℃。脈拍 80/分，整。血圧 146/92 mmHg。呼吸数 30/分。SpO₂ 95%（room air）。座位で頸静脈の怒張を下顎付近まで認める。心音はⅠ音は正常，Ⅱ音肺動脈成分の亢進，胸骨左縁第3肋間に Levine 2/6 の収縮期雑音を聴取する。呼吸音に異常を認めない。腹部は平坦，軟で，肋骨弓下に肝を2cm触知する。脾は触知しない。両下肢に圧痕性浮腫を認める。血液所見：赤血球 504万，Hb 15.1 g/dL，Ht 46%，血小板 13万，PT-INR 1.2（基準 0.9〜1.1），D ダイマー 10.3 μg/mL（基準 1.0 以下）。血液生化学所見：アルブミン 4.1 g/dL，総ビリルビン 1.9 mg/dL，AST 31 U/L，ALT 11 U/L，尿素窒素 10 mg/dL，クレアチニン 0.6 mg/dL，BNP 98 pg/mL（基準 18.4 以下）。CRP 1.0 mg/dL。心電図（**別冊** No. **32A**）と胸部エックス線写真（**別冊** No. **32B**）とを別に示す。心エコー検査で，左室駆出率は 68%，三尖弁閉鎖不全を認め，推定肺動脈収縮期圧は 60 mmHg であった。
　診断のために行う検査はどれか。**2つ選べ**。
　a　胸部造影 CT
　b　気管支鏡検査
　c　冠動脈造影検査
　d　経食道心エコー検査
　e　肺血流シンチグラフィ

> 別　冊
> No. 32　A，B

□□□ 119A
71 54歳の女性。右前額部から鼻背にかけての疼痛を伴う皮疹を主訴に来院した。2日前から右前額部のピリピリする疼痛を自覚していた。昨夜から，前額部から右上眼瞼および鼻背に水疱を伴う集簇した皮疹が出現した。
　患者への説明で正しいのはどれか。**2つ選べ**。
　a　「眼科の受診が必要です」
　b　「水疱を破る必要があります」
　c　「昔かかった麻疹によるものです」
　d　「シャワーを浴びるのは控えましょう」
　e　「皮疹から他人に感染する可能性があります」

32 第119回 A問題

□□□ 119A

72 64歳の男性。呼吸困難を主訴に来院した。3年前から労作時の呼吸困難が出現し自宅近くの診療所から吸入抗コリン薬を処方されている。1か月前から呼吸困難が増強したため紹介受診した。吸入薬は医師の指示どおり吸入できている。職業は60歳まで公務員で以後は無職。喫煙は20歳から61歳まで20本/日。身長168cm、体重41kg。体温36.2℃。脈拍68/分、整。血圧146/78mmHg。呼吸数20/分。SpO_2 94%（room air）。6分間歩行試験でSpO_2の最低値は92%（room air）であった。眼瞼結膜と眼球結膜とに異常を認めない。甲状腺腫大を認めない。気管の短縮を認める。心音に異常を認めない。両側胸部で呼吸音の減弱を認める。下腿に浮腫を認めない。血液所見：赤血球524万、Hb 15.6g/dL、白血球7,800（桿状核好中球10%、分葉核好中球50%、好酸球1%、単球9%、リンパ球30%）、血小板21万。血液生化学所見に異常を認めない。CRP 0.1mg/dL。動脈血ガス分析（room air）：pH 7.41、$PaCO_2$ 42Torr、PaO_2 88Torr、HCO_3^- 24mEq/L。呼吸機能検査：%VC 85%、FEV_1% 50%。胸部エックス線写真で両側横隔膜の平底化および両肺の過膨張を認める。

適切な対応はどれか。**2つ選べ。**

a 抗菌薬の投与　　　　　　　　b 免疫抑制薬の投与
c 呼吸リハビリテーション　　　d ネーザルハイフロー療法
e 長時間作用性β_2刺激薬吸入の追加

□□□ 119A

73 52歳の女性。暗いところで見えにくいことを主訴に来院した。既往歴に特記すべきことはない。姉も同様の症状がある。視力は右0.3（1.0×−1.5D）、左0.2（0.9×−2.0D）。両眼の眼底写真（**別冊** No.33）を別に示す。

診断に有用なのはどれか。**2つ選べ。**

a 色覚検査　　　　　　b 視野検査　　　　　　c 調節検査
d 両眼視機能検査　　　e 網膜電図検査〈ERG〉

別　冊
No. 33

□□□ 119A

74 40歳の女性。強い呼吸困難を主訴に救急車で搬入された。2か月前から浮腫，2週間前から労作時の息切れを自覚し，2日前から夜間の起座呼吸を認めるようになったため家族が救急車を要請した。既往歴や家族歴に特記すべきことはない。数年前から健康診断を受診していない。心拍数 92/分，整。血圧 100/68 mmHg。頸静脈の怒張を認める。心尖拍動が左方に偏位し，その部位に Ⅲ 音と汎収縮期雑音とを聴取する。胸部に coarse crackles を聴取する。右肋骨弓下に肝を 2 cm 触知し，両側下腿前面に浮腫を認める。血液所見：赤血球 385 万，Hb 12.1 g/dL，白血球 4,600。血液生化学所見：総蛋白 6.8 g/dL，総ビリルビン 1.4 mg/dL，AST 48 U/L，ALT 56 U/L，CK 28 U/L（基準 41〜153），クレアチニン 0.8 mg/dL，BNP 880 pg/mL（基準 18.4 以下）。胸部エックス線写真（**別冊** No. **34**）を別に示す。心エコー検査では左室拡張末期径 68 mm，左室駆出率 28%，心内短絡は認めない。

この患者でみられる血行動態の所見はどれか。**2 つ選べ。**

a 肺動脈楔入圧上昇 　　　　　　　b 平均肺動脈圧上昇
c 左室-大動脈圧較差 　　　　　　 d dip and plateau 心内圧曲線
e 肺体血流量比（Qp/Qs）の増加

別 冊
No. 34

□□□ 119A

75 体重 50 kg，飲水量 1,200 mL/日，食事からの水分摂取量 1,000 mL/日，尿量 1,000 mL/日，不感蒸泄 15 mL/kg/日，代謝水 5 mL/kg/日，便中水分量 100 mL/日，輸液なし，として水分出納〈イン・アウト〉バランスを求めよ。

解答：① ② ③ mL/日

① 0 1 2 3 4 5 6 7 8 9
② 0 1 2 3 4 5 6 7 8 9
③ 0 1 2 3 4 5 6 7 8 9

| 119 | B |

◎ 指示があるまで開かないこと。

（令和7年2月8日　13時35分〜15時10分）

注　意　事　項

1. 試験問題の数は50問で解答時間は正味1時間35分である。
2. 解答方法は次のとおりである。

　　各問題にはaからeまでの5つの選択肢があるので，そのうち質問に適した選択肢を1つ選び答案用紙に記入すること。

　　（例）101　医師免許を付与するのはどれか。
　　　　　　a　保健所長
　　　　　　b　厚生労働大臣
　　　　　　c　地方厚生局長
　　　　　　d　都道府県知事
　　　　　　e　内閣総理大臣

　　正解は「b」であるから答案用紙の ⓑ をマークすればよい。

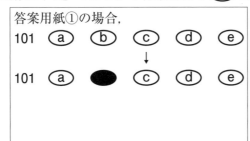
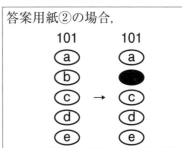

B 必修の基本的事項 50問／1時間35分

□□□ 119B
1 疾患とその俗称の組合せで正しいのはどれか。
    a 鶏眼 ——————— うおのめ
    b 色素性母斑 ——————— とびひ
    c 水痘 ——————— みずいぼ
    d 麦粒腫 ——————— そばかす
    e 風疹 ——————— はしか

□□□ 119B
2 根拠に基づいた医療〈EBM〉を実践する過程に**含まれない**のはどれか。
    a 患者への適用   b 文献情報の収集
    c 文献の批判的吟味   d 患者の問題の定式化
    e 個人の経験に依存した判断

□□□ 119B
3 在宅医療で正しいのはどれか。
    a 緩和ケアは在宅医療の中で実施できる。
    b 緊急時に行う在宅医療は訪問診療と呼ばれる。
    c 使用した注射針は一般廃棄物として処理する。
    d 我が国では病院よりも在宅で死亡する場合が多い。
    e 訪問看護を利用する場合は介護保険よりも医療保険が優先される。

□□□ 119B
4 老人性難聴で正しいのはどれか。
    a 耳鳴は伴わないことが多い。
    b 聴力低下は高音から始まる。
    c 伝音難聴を示すことが多い。
    d 補聴器の使用は極力避ける。
    e 純音聴力検査で左右非対称性の難聴を示す。

□□□ 119B
5 都道府県が**設置主体でない**のはどれか。
  a 児童相談所   b 医療安全支援センター
  c 精神保健福祉センター   d 地域医療支援センター
  e 地域包括支援センター

□□□ 119B
6 改訂長谷川式簡易知能評価スケールの項目に**含まれない**のはどれか。
  a 計　算   b 見当識   c 物品記銘
  d 数字の逆唱   e 立方体の模写

□□□ 119B
7 医師の言葉がけで最も共感的なのはどれか。
  a 「夜は眠れていますか」   b 「元気を出してくださいよ」
  c 「痛み止めを処方しますね」   d 「私がなんとかしましょう」
  e 「心身ともにおつらいですね」

□□□ 119B
8 細菌培養検査の検体に**適さない**のはどれか。
  a 中間尿   b 尿道分泌物
  c 導尿で採取した尿   d 腎瘻造設時に採取した尿
  e 尿道留置カテーテルの集尿袋内の尿

□□□ 119B
9 胸部の模式図（**別冊** No. 1）を別に示す。
　大動脈弁狭窄症で聴取される収縮期雑音の最強点はどれか。
  a ①   b ②   c ③   d ④   e ⑤

別　冊
No. 1

38 第119回 B問題

□□□ 119B
10 我が国の医療保険制度で正しいのはどれか。

a 外国籍でも加入できる。
b 財源は保険料より公費が多い。
c 療養の給付は現金給付である。
d 予防接種は保険給付の対象である。
e 保険医療機関は調剤を行う院外薬局を指定する。

□□□ 119B
11 毛細血管内血液の還元ヘモグロビン濃度が5g/dL以上になると出現し，皮膚や粘膜が暗紫色になるのはどれか。

a 黄疸　　　　　　b 紅斑　　　　　　c 紫斑
d 網状皮斑　　　　e チアノーゼ

□□□ 119B
12 思春期の脊柱側弯症の身体診察で**みられない**のはどれか。

a 肋骨隆起　　　　　　　　b 胸椎の叩打痛
c 片側肩甲骨の突出　　　　d 肩の高さの左右差
e ウエストラインの非対称

□□□ 119B
13 女子の思春期で正しいのはどれか。

a 初経は排卵性の月経である。
b 思春期まで卵胞数は増加する。
c 初経前にゴナドトロピンは低下する。
d 大量のエストロゲンは骨端線を閉鎖させる。
e 二次性徴は陰毛発育，乳房発育，初経の順に進む。

□□□ 119B
14 在宅医療・介護のサービスで医師の指示が**必要でない**のはどれか。

a 訪問介護　　　　　　　　b 訪問看護
c 訪問栄養指導　　　　　　d 訪問薬剤管理指導
e 訪問リハビリテーション

□□□ 119B

15 消化管位置異常のない患者で上部内視鏡検査を開始する際にとらせる体位はどれか。

a 右側臥位　　　　　b 起座位　　　　　c 仰臥位
d 砕石位　　　　　　e 左側臥位

□□□ 119B

16 急性中耳炎の症状で緊急に画像検査が必要なのはどれか。

a 耳痛　　　　　　　b 耳漏　　　　　　c 頭痛
d 難聴　　　　　　　e 発熱

□□□ 119B

17 透析導入されていない保存期末期腎不全患者の食事療法で制限が**必要ない**のはどれか。

a リン　　　　　　　b 食塩　　　　　　c 蛋白質
d カリウム　　　　　e エネルギー

□□□ 119B

18 動脈採血に最も適しているのはどれか。

a 総頸動脈　　　　　b 鎖骨下動脈　　　c 尺骨動脈
d 大腿動脈　　　　　e 膝窩動脈

□□□ 119B

19 めまいを呈する疾患とその特徴の組合せで**誤っている**のはどれか。

a Ménière病 ――――― 難聴
b 小脳梗塞 ――――― 運動失調
c 聴神経腫瘍 ――――― 聴力低下
d 脳幹出血 ――――― 視力低下
e パニック症 ――――― 動悸

□□□ 119B

20 妊婦が胎動を感じ始める妊娠週数はどれか。

a 4　　　　　b 12　　　　　c 20　　　　　d 28　　　　　e 36

40　第119回　B問題

□□□　119B

21　血中 FSH 54 mIU/mL（基準 5.2〜14.4），血中エストラジオール 10 pg/mL（基準 25〜75）の場合，続発
性無月経の原因部位はどれか。

a　視　床　　　　　　　b　視床下部　　　　　　c　下垂体

d　副　腎　　　　　　　e　卵　巣

□□□　119B

22　個人情報の医療機関から第三者への提供で，本人の同意が必要なのはどれか。

a　患者の職場からの照会への回答

b　調剤薬局からの疑義照会への回答

c　健康保険の審査支払機関からの照会への回答

d　市役所からの生活保護受給者に係る病状調査への回答

e　医療事故発生時の医療事故調査・支援センターへの報告

□□□　119B

23　乳児で緊急処置を要するバイタルサインはどれか。

a　体　温 ———— 38.0℃

b　脈　拍 ———— 52/分

c　血　圧 ———— 76/52 mmHg

d　呼吸数 ———— 36/分

e　SpO$_2$ ———— 96%（room air）

□□□　119B

24　我が国で心臓死の後に移植で提供できる臓器はどれか。

a　肺　　　　　　　　　b　角　膜　　　　　　　c　肝　臓

d　小　腸　　　　　　　e　心　臓

□□□　119B

25　診療所長の医師が，実際には行っていない従業員への診療の報酬を繰り返し請求していたことが発覚した。厚
生労働大臣はこの医師の保険医登録を取り消す処分を行った。

処分にあたって最も問題とされたのはどれか。

a　情報開示　　　　　　b　法の遵守　　　　　　c　労働者保護

d　経営の健全性　　　　e　情報セキュリティ

□□□ 119B

26 65歳の男性。糖尿病のため教育入院中である。医師が病棟の廊下を歩いているときに，病室内から大きな音が聞こえた。急いで病室へ駆けつけると，患者がベッドサイドに倒れており，呼びかけに対して反応がない。

まず行うべき対応はどれか。

a 応援を呼ぶ。 　　　　　　　　　　b 頸椎を固定する。
c 胸骨圧迫を開始する。 　　　　　　d 呼吸の有無を確認する。
e 頸動脈の拍動を確認する。

□□□ 119B

27 9か月の男児。9〜10か月健康診査のために両親に連れられて来院した。在胎38週，体重2,890g。頭位自然分娩で出生した。身長72.2cm，体重8,520g。座位は安定しているが，①座った状態から立位への移行はできない。つかまり立ちはできるが，②独りで歩けない。小さな玩具をつまむことができるが，③積み木を積むことはできない。自分の手を見つめるが，④視線が合わない。「アー」「ウー」などの発声はあるが，⑤「ママ」「パパ」などの意味のある言葉は言わない。

下線部のうち，発達の遅れが考えられるのはどれか。

a ① 　　　　b ② 　　　　c ③ 　　　　d ④ 　　　　e ⑤

□□□ 119B

28 78歳の男性。安静時の強い呼吸困難のため，家族とともに救急外来を受診した。呼吸困難のため本人からは病歴の情報を十分に得ることができない。家族によると，昨日から体動時の呼吸困難を訴えていた。慢性閉塞性肺疾患のため5年前から自宅近くの診療所で在宅酸素療法（1L/分）が導入され，来院時は，1L/分の酸素を吸入している。意識は清明。体温36.8℃。脈拍96/分，整。血圧130/80mmHg。呼吸数28/分。SpO_2 87%（鼻カニューラ1L/分　酸素投与下）。体格はやせ型。吸気時に肥大した胸鎖乳突筋が特に目立ち，口すぼめ呼吸をし，喘鳴が著明である。動脈血ガス分析（鼻カニューラ1L/分　酸素投与下）：pH 7.35，$PaCO_2$ 55 Torr，PaO_2 50 Torr，HCO_3^- 30mEq/L。

初期対応で適切な酸素投与方法はどれか。

a リザーバー付マスク15L/分 　　　b リザーバー付マスク10L/分
c 鼻カニューラ5L/分 　　　　　　　d 鼻カニューラ2L/分
e 鼻カニューラ0.5L/分

42 第119回 B問題

□□□ 119B

29 30歳の初妊婦（1妊0産）。市販の妊娠検査薬が陽性であったため来院した。2年前に糖尿病と診断され，1年前から自宅近くの診療所でインスリン治療を受けている。最終月経は7週間前。月経周期は28日型，整。尿所見：蛋白（－），糖（－），ケトン体（－）。血液生化学所見：血糖92mg/dL，HbA1c 6.0%（基準4.9〜6.0）。経腟超音波検査で子宮内に頭殿長〈CRL〉2.0cmの心拍動を有する胎児を認めた。妊婦は糖尿病に伴う胎児形態異常を心配している。

この妊婦への説明で適切なのはどれか。

a 「人工妊娠中絶を勧めます」

b 「胎児の形態異常は超音波検査で分かります」

c 「インスリンから経口糖尿病薬に変更しましょう」

d 「75g経口ブドウ糖負荷試験で耐糖能の再評価をしましょう」

e 「胎児形態異常のリスクは糖尿病ではない方とほとんど変わりません」

□□□ 119B

30 80歳の女性。意識障害のため救急車で搬入された。家族によると，1週間前に左大腿に痛みを訴え，市販の痛み止めの内服と湿布薬貼布で様子をみていた。2日前の夜に39.0℃の発熱を認め，昨日悪寒が出現した。本日，呼吸が荒くなり，意識がもうろうとしてきたため家族が救急車を要請した。来院時，意識レベルはJCSⅡ-30。不穏状態である。身長148cm，体重58kg。体温39.0℃。心拍数144/分，整。血圧70/40mmHg。呼吸数40/分。SpO$_2$ 94%（フェイスマスク6L/分　酸素投与下）。左大腿部が腫脹し，皮膚表面は硬く暗赤色である。血液所見：赤血球375万，Hb 11.8g/dL，Ht 35%，白血球3,000，血小板7.7万，PT-INR 1.3（基準0.9〜1.1）。血液生化学所見：総蛋白5.1g/dL，アルブミン1.9g/dL，AST 47U/L，ALT 62U/L，LD 253U/L（基準124〜222），CK 58U/L（基準41〜153），尿素窒素32mg/dL，クレアチニン0.6mg/dL，Na 130mEq/L，K 3.9mEq/L。CRP 28mg/dL。動脈血ガス分析（フェイスマスク6L/分　酸素投与下）：pH 7.51，PaCO$_2$ 18Torr，PaO$_2$ 80Torr，HCO$_3^-$ 15mEq/L。心電図は洞調律。胸部エックス線写真に異常を認めない。大腿部単純CT（**別冊** No.**2**）を別に示す。

初期対応で**適切でない**のはどれか。

a 胃管留置　　　　　b 気管挿管　　　　　c 赤血球輸血

d 血液培養検査　　　e 乳酸リンゲル液輸液

> 別　冊
> No. 2

□□□ 119B

31 76歳の男性。高血糖高浸透圧症候群のため1週間前から入院中である。本日，訪室した際に，呼びかけに反応がなかった。糖尿病以外の既往歴はなく，入院時の血糖は785mg/dLであったが，大量輸液とインスリン皮下注射で改善していた。直近数日の血糖は100〜150mg/dLであった。意識レベルはJCSⅢ-100。体温36.2℃。心拍数108/分，整。血圧138/82mmHg。呼吸数18/分。SpO$_2$ 99%（room air）。瞳孔は左右対称で対光反射は正常。顔面神経麻痺を認めない。指示には従えないものの四肢を動かしており，明らかな麻痺は認めない。

まず行うべき検査はどれか。

a 血糖測定　　　　　b 脳波検査　　　　　c 頭部単純CT

d 脳脊髄液検査　　　e 動脈血ガス分析

□□□ 119B

32 75歳の男性。下行結腸癌術後，肝転移のため在宅療養中である。3年前に下行結腸癌で手術を受けた。1年前に肝転移を診断されたが，薬物による抗癌治療は選択しなかった。1か月前から食欲不振が出現し，在宅で1日1,500 mLの維持輸液が開始された。その後徐々にベッド上で過ごすことが多くなり，2週間前から両下腿の浮腫が増悪している。最近では喀痰が増えてきて，心配した妻から主治医が相談を受けた。妻と2人暮らしで，患者本人と妻は自宅での療養の継続と自宅での看取りを希望している。身長165 cm，体重52 kg。体温36.2℃。脈拍92/分，整。血圧90/60 mmHg。呼吸数18/分。SpO₂ 96％（room air）。呼吸音は両側胸部で減弱しており，coarse cracklesと軽度のwheezesを聴取する。心窩部に径4 cmの有痛性の腫瘤を触知する。両下腿に著明な浮腫を認める。

　　まず行うのはどれか。
　　a　酸素投与　　　　　　　　　　　　b　輸液の減量
　　c　緊急血液透析　　　　　　　　　　d　薬物による抗癌治療
　　e　下大静脈フィルター留置術

□□□ 119B

33 70歳の男性。小規模の鉄工所に勤務している。勤務中に自分の不注意で機械に手を挟まれて，大きなけがを負ったため病院を受診した。勤務先の鉄工所は安全教育を定期的に行っていた。

　　正しいのはどれか。
　　a　全額自己負担となる。　　　　　　b　医療扶助の給付対象となる。
　　c　健康保険の給付対象となる。　　　d　後期高齢者医療制度の給付対象となる。
　　e　労働者災害補償保険の給付対象となる。

□□□ 119B

34 以下は，50歳の男性が，ある疾患で入院し，退院後に語った内容である。

　「先日，ある病気になって入院したんです。2週間くらいだるさが続いたので，かかりつけの診療所を受診したら総合病院に紹介してくれました。総合病院を受診したら，すぐに入院するよう言われて。ちょっと風邪が長引いているのかな，くらいの軽い気持ちで受診したので，気が動転してしまって，何がなんだかわからないまま入院になりました。入院後は，血液や尿の検査，CTなどの検査を受けて，診断がついて，点滴で治療を受けて良くなりました。適切な診断と治療をしてくださった医師や入院生活を支えてくださった医療スタッフの皆さんには感謝しています。

　ただ，少し不満もあって，総合病院を受診したときに，医師の話がよく理解できなくて，状況がのみ込めずに不安でした。入院という言葉で気が動転してしまった上に，医師が専門用語をたくさん使うので，頭が混乱してしまいました。医師には患者の心理状態や理解力にも気を配って欲しいと思いました。

　あと，入院したことで仕事への心配もありました。総合病院では，まず病気を治すことが最優先だと言われ，仕事に関する相談にもあまり応じてもらえませんでした。適切に治療してくださって，今は元気になったので，贅沢な悩みかもしれませんが…」

　　この事例で，問題があった医療の質の要素はどれか。
　　a　安全性　　　b　公平性　　　c　適時性　　　d　有効性　　　e　患者中心性

□□□ 119B

35 A 25-year-old man presented with abdominal pain which started two days ago. Yesterday, the pain was periodic and located around the periumbilical area. Today, the pain is persistent and localized in the right lower abdomen. His body temperature is 37.7℃, pulse rate 90/min, blood pressure 120/62 mmHg, and respiratory rate 16/min. Physical examination shows rebound tenderness at the right lower abdomen.

　　Which one of the following should be performed next?

　a　Abdominal CT
　b　Central venous (CV) catheterization
　c　Gastrointestinal endoscopy
　d　Magnetic resonance cholangiopancreatography (MRCP)
　e　Nasogastric tube insertion

□□□ 119B

36 82歳の女性。膵癌肝転移のため緩和ケア病棟に入院中である。1週間前から食欲が低下し、徐々に食事摂取量が減少している。体重の変化はない。意識は清明。身長150cm、体重36kg。体温36.2℃。脈拍80/分、整。血圧108/58mmHg。皮膚のツルゴールは低下している。口腔内の衛生状態は不良で、乾燥している。腹部は平坦、軟である。下腿に浮腫を認めない。血液所見：赤血球320万、Hb 9.2g/dL、Ht 30%、白血球8,200、血小板23万。血液生化学所見：総蛋白5.8g/dL、アルブミン2.8g/dL、AST 24U/L、ALT 28U/L、尿素窒素28mg/dL、クレアチニン1.0mg/dL。栄養サポートチーム〈NST〉に介入依頼を行うことになった。

　　この患者に対するNSTの活動で正しいのはどれか。

　a　胃瘻造設を提案する。
　b　口腔ケアの実施を提案する。
　c　緩和ケアチームとは独立して活動する。
　d　体重が4kg以上減少してから介入する。
　e　栄養療法の実施にあたり主治医の許諾は不要である。

□□□ 119B

37 53歳の男性。突然生じた強い左背部痛を主訴に救急車で搬入された。2年前から痛風で尿酸排泄促進薬を内服している。身長175cm、体重91kg。体温36.0℃。心拍数76/分、整。血圧162/92mmHg。呼吸数16/分。腹部は平坦、軟で、肝・脾を触知しない。左肋骨脊柱角に叩打痛を認める。尿所見：蛋白1+、糖（-）、潜血3+、沈渣に赤血球多数/HPF、白血球1～5/HPF。腹部超音波検査で左水腎症を認める。腹部エックス線写真で異常を認めない。

　　次に行うべき検査はどれか。

　a　FDG-PET　　　　　　b　膀胱鏡検査　　　　　　c　腹部単純CT
　d　膀胱造影検査　　　　e　腎シンチグラフィ

□□□ 119B

38 80歳の男性。誤嚥性肺炎のため入院中である。入院翌日から①食事が再開され，その後，肺炎は改善し，入院7日目の昨日，②末梢静脈ラインからの点滴治療が終了となった。患者のベッド周囲には③離床センサーが設置され，患者はトイレ歩行時にナースコールで看護師を呼び，④看護師見守りの下で，⑤スリッパを履き，トイレまで歩いている。

下線部のうち，この患者の転倒のリスクファクターはどれか。

a ① b ② c ③ d ④ e ⑤

□□□ 119B

39 39歳の女性。乳癌のため入院中である。4年前に乳癌と診断され，骨転移と肺転移を認めている。呼吸困難のため1か月前に入院となった。SpO_2 92% 前後（鼻カニューラ3L/分 酸素投与下）で推移している。癌性疼痛緩和目的でオピオイドを含む数種類の鎮痛薬を点滴で使用している。数か月の余命と告知されている。本人は1か月後に予定されている子供の卒業式に出席することを希望している。

この患者への対応で正しいのはどれか。

a 家族の意向の確認は不要である。 b 酸素投与中は出席を見合わせる。
c 移動に消防署の救急車を依頼する。 d 学校への連絡は方針確定後に行う。
e 多職種の関係者で対応を検討する。

□□□ 119B

40 70歳の男性。労作時の息切れを主訴に来院した。2か月前から咳嗽が持続している。2週間前からは労作時の息苦しさも出現してきたため受診した。体温36.4℃。脈拍72/分，整。血圧130/76 mmHg。呼吸数18/分。SpO_2 96%（room air）。胸部エックス線写真で右上縦隔に腫瘤陰影を認め，気管を圧排し，気管内腔の狭窄を認める。肺野に異常は認めない。

胸骨右縁付近で予測される聴診所見はどれか。

a 喘鳴 b 水泡音 c 捻髪音
d 胸膜摩擦音 e 呼吸音減弱

46 第119回 B問題

□□□ 119B

次の文を読み，41，42 の問いに答えよ。

48歳の男性。健康診断で脂質異常を指摘され来院した。研修医が診察を行った。

現病歴：2年前から脂質異常を指摘されていたが自覚症状はなくそのままにしていた。①この1年間で体重が5kg増加したこともあり受診した。

既往歴：5年前から高血圧症に対して治療中。

生活歴：②妻（アレルギー性鼻炎で治療中），長男と3人暮らし。喫煙歴はない。③飲酒は機会飲酒。

家族歴：④父が45歳時に心筋梗塞で死亡。

現　症：意識は清明。身長173cm，体重81kg。体温36.2℃。脈拍80/分，整。血圧144/98mmHg。呼吸数16/分。SpO₂ 98%（room air）。眼瞼結膜と眼球結膜とに異常を認めない。心音と呼吸音とに異常を認めない。腹部は平坦，軟で，肝・脾を触知しない。⑤アキレス腱の肥厚を認める。

検査所見：血液所見：赤血球489万，Hb 14.9g/dL，Ht 43%，白血球8,900，血小板23万。血液生化学所見：総蛋白7.1g/dL，アルブミン3.8g/dL，総ビリルビン1.1mg/dL，AST 37U/L，ALT 39U/L，LD 155U/L（基準124〜222），CK 88U/L（基準59〜248），尿素窒素14mg/dL，クレアチニン1.0mg/dL，尿酸7.8mg/dL，血糖90mg/dL，HbA1c 5.6%（基準4.9〜6.0），トリグリセリド185mg/dL，HDLコレステロール30mg/dL，LDLコレステロール172mg/dL。CRP 0.3mg/dL。

41　下線部のうち，診察した研修医が指導医へ報告する際に**重要でない**のはどれか。

　　a　①　　　　　　b　②　　　　　　c　③　　　　　　d　④　　　　　　e　⑤

42　生活習慣改善の必要性を説明したところ，患者から「来週から通勤時に歩こうと思います」と発言があった。この言動の行動変容ステージはどれか。

　　a　無関心期　　　b　関心期　　　c　準備期　　　d　実行期　　　e　維持期

□□□ 119B

次の文を読み，43，44 の問いに答えよ。

54 歳の男性。脳ドックで異常を指摘され来院した。

現病歴：自覚症状はなかったが，今回初めて脳ドックを受診した。

既往歴：健康診断で血圧が高いと指摘をされていたがそのままにしていた。

生活歴：喫煙歴はない。飲酒は機会飲酒。週末はジムに通っている。妻と 2 人の子供の 4 人暮らし。

家族歴：母が 62 歳時に大腸癌で手術を受けた。

現　症：意識は清明。身長 166 cm，体重 72 kg。体温 36.4℃。脈拍 80/分，整。血圧 140/80 mmHg。呼吸数 16/分。SpO₂ 98％（room air）。左頸部に血管雑音を聴取する。心音と呼吸音とに異常を認めない。腹部に異常を認めない。神経診察で異常を認めない。

検査所見：尿所見：蛋白（−），糖（−），潜血（−）。血液所見：赤血球 450 万，Hb 16.2 g/dL，Ht 50％，白血球 4,600，血小板 32 万。血液生化学所見：総蛋白 7.1 g/dL，アルブミン 3.6 g/dL，総ビリルビン 0.6 mg/dL，AST 23 U/L，ALT 12 U/L，LD 184 U/L（基準 124〜222），尿素窒素 20 mg/dL，クレアチニン 1.0 mg/dL，尿酸 6.8 mg/dL，空腹時血糖 105 mg/dL，HbA1c 5.2％（基準 4.9〜6.0），トリグリセリド 140 mg/dL，HDL コレステロール 42 mg/dL，LDL コレステロール 196 mg/dL，Na 140 mEq/L，K 4.2 mEq/L，Cl 103 mEq/L，Ca 9.8 mg/dL。CRP 0.1 mg/dL。頭部単純 MRI で明らかな異常を認めない。頸部 MRA（**別冊 No. 3**）を別に示す。

```
┌─────────────────┐
│      別　冊       │
│     No. 3        │
└─────────────────┘
```

43 この患者で発症する可能性が最も高いのはどれか。

a　Parkinson 病　　　b　一過性脳虚血発作　　　c　緊張型頭痛
d　くも膜下出血　　　e　髄膜炎

44 病状の進行に関わるリスクファクターのうち，この患者が有するのはどれか。

a　飲　酒　　　b　運動不足　　　c　家族歴
d　脂質異常症　　　e　糖尿病

48 第119回 B 問題

□□□ 119B

次の文を読み，45，46 の問いに答えよ。

70 歳の女性。心窩部痛を主訴に来院した。

現病歴：1 週間前から空腹時に軽度の心窩部痛を自覚していたが，昨日から増悪したため受診した。悪心はなく，食欲は保たれている。その他の症状として，1 か月前から持続性の腰痛がある。

既往歴：10 年前から高血圧症でカルシウム拮抗薬を服用している。

生活歴：喫煙歴はない。食生活や体重に変化はない。

現　症：意識は清明。身長 154 cm，体重 55 kg。体温 36.0℃。脈拍 96/分，整。血圧 108/56 mmHg。呼吸数 22/分。SpO₂ 99％（room air）。眼瞼結膜は貧血様である。眼球結膜に黄染を認めない。甲状腺と頸部リンパ節を触知しない。心基部に Levine 1/6 の収縮期雑音を聴取する。呼吸音に異常を認めない。腹部は平坦。腸雑音に異常を認めない。心窩部に圧痛を認める。肝・脾を触知しない。

医療面接は以下のように続いた。

医　師「①お酒は飲まれますか」

患　者「全く飲みません」

医　師「②便の色はどうですか」

患　者「流してしまって見ていないです」

医　師「③健康診断は受けていますか」

患　者「受けていません」

医　師「④血圧の薬以外に何か服用をされていますか」

患　者「腰痛に対して 1 か月前から市販の鎮痛薬を飲んでいます」

医　師「⑤自分の病気についてどう考えていますか」

患　者「父が胃癌で亡くなったので，自分も胃癌なのではないかと心配です」

45　下線部のうち，解釈モデルを問う質問はどれか。

　　a　①　　　　　　b　②　　　　　　c　③　　　　　　d　④　　　　　　e　⑤

46　この患者の直腸指診で得られる便の性状で可能性が高いのはどれか。

　　a　脂肪便　　　　b　水様便　　　　c　粘血便　　　　d　灰白色便　　　　e　タール便

□□□ 119B
次の文を読み，47，48 の問いに答えよ。
52 歳の男性。全身倦怠感と発汗を主訴に来院した。

現病歴：2 週間前から全身倦怠感を自覚し，2 日前に職場の近くの診療所で血液検査を受けた。アルコール性肝障害と診断され，入院治療のため紹介受診した。今朝から発汗を自覚している。診察室に入室後は，手が震えて問診票にうまく記入できなかったことを気にしている。

既往歴：特記すべきことはない。

生活歴：職業は会社員。喫煙は昨年まで加熱式たばこを 20 本/日。飲酒は仕事帰りに居酒屋でビール中ジョッキ 2〜3 杯/日，休日は自宅で 350 mL の缶チューハイを 3〜4 本/日。最近はアルコール度数の高いものを選んで買っていた。休日に朝から飲酒していることを妻から注意されたことがある。2 日前に診療所を受診した後からは禁酒している。

家族歴：特記すべきことはない。

現　症：意識は清明。身長 172 cm，体重 73 kg。体温 36.8℃。脈拍 108/分，整。血圧 132/80 mmHg。皮膚は軽度湿潤しているが皮疹などは認めない。眼瞼結膜と眼球結膜とに異常を認めない。甲状腺腫と頸部リンパ節とを触知しない。心音と呼吸音とに異常を認めない。腹部は平坦，軟で，波動を認めない。肝・脾を触知しない。

検査所見：尿所見：蛋白（−），糖（−），潜血（−）。血液所見：赤血球 452 万，Hb 14.5 g/dL，白血球 8,600，血小板 20 万，PT-INR 1.0（基準 0.9〜1.1）。血液生化学所見：総蛋白 7.2 g/dL，アルブミン 4.6 g/dL，IgG 1,210 mg/dL（基準 861〜1,747），IgA 682 mg/dL（基準 93〜393），IgM 96 mg/dL（基準 33〜183），総ビリルビン 0.8 mg/dL，AST 482 U/L，ALT 416 U/L，ALP 198 U/L（基準 38〜113），γ-GT 682 U/L（基準 13〜64），尿素窒素 16 mg/dL，クレアチニン 0.8 mg/dL，尿酸 6.4 mg/dL，血糖 110 mg/dL，TSH 2.0 μU/mL（基準 0.2〜4.0），FT_4 1.8 ng/dL（基準 0.8〜2.2）。免疫血清学所見：HBs 抗原陰性，HCV 抗体陰性。腹部超音波検査で脂肪肝を認める。

47　この患者に認められるのはどれか。
a　黄　疸　　　　　　　b　振　戦　　　　　　　c　腹　水
d　肝腫大　　　　　　　e　手掌紅斑

48　アルコール性肝障害の診断で入院となった。
　　投与すべき薬剤はどれか。
a　降圧薬　　　　　　　b　血糖降下薬　　　　　c　抗甲状腺薬
d　尿酸降下薬　　　　　e　ベンゾジアゼピン系薬

50 第119回 B問題

□□□ 119B

次の文を読み，49，50の問いに答えよ。

18歳の女子。昼夜逆転の生活が続いているため両親に連れられて来院した。

現病歴：幼少時に発達の遅れや偏りは指摘されていない。高校1年生までは成績優秀だったが，2年生のころから意欲や集中力が低下し，成績が落ちた。3年生から不登校となり，高校中退後は引きこもりがちな生活を送っている。両親によると最近，自室から独り言や笑い声が聞こえる。

既往歴：特記すべきことはない。

生活歴：両親と3人暮らし。喫煙歴と飲酒歴はない。

家族歴：父がうつ病。

現　症：意識は清明。身長164cm，体重60kg。体温36.0℃。脈拍72分，整。血圧122/66mmHg。呼吸数15/分。SpO₂ 99%（room air）。神経診察で異常を認めない。診察室ではそわそわと落ち着きなく歩き回り，質問に対して的外れな回答をすることもあり，会話が成立しにくい。「何となく悪いことが起きそうな気がする」「世界がなくなってしまう」「知らない人が自分を見ている」と言う。

49　この患者でみられる症状はどれか。

　　a　心　気　　　　　　　b　妄　想　　　　　　　c　強迫観念
　　d　対人恐怖　　　　　　e　予期不安

50　診断はどれか。

　　a　うつ病　　　　　　　b　統合失調症　　　　　c　パーソナリティ症
　　d　自閉スペクトラム症　e　双極症〈双極性障害〉

| 119 | C |

◎ 指示があるまで開かないこと。

（令和7年2月8日　16時00分～18時30分）

注意事項

1. 試験問題の数は75問で解答時間は正味2時間30分である。
2. 解答方法は次のとおりである。

(1) （例1），（例2）の問題ではaからeまでの5つの選択肢があるので，そのうち質問に適した選択肢を（例1）では1つ，（例2）では2つ選び答案用紙に記入すること。なお，（例1）の質問には2つ以上解答した場合は誤りとする。（例2）の質問には1つ又は3つ以上解答した場合は誤りとする。

（例1）101　医師免許を付与するのはどれか。
　　　　a　保健所長
　　　　b　厚生労働大臣
　　　　c　地方厚生局長
　　　　d　都道府県知事
　　　　e　内閣総理大臣

（例2）102　医籍訂正の申請が必要なのはどれか。**2つ選べ。**
　　　　a　氏名変更時
　　　　b　住所地変更時
　　　　c　勤務先変更時
　　　　d　診療所開設時
　　　　e　本籍地都道府県変更時

（例1）の正解は「b」であるから答案用紙の ⓑ をマークすればよい。

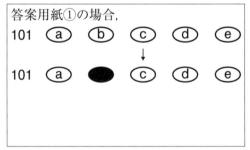
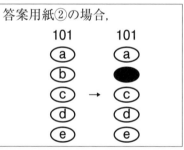

（例2）の正解は「a」と「e」であるから答案用紙の ⓐ と ⓔ をマークすればよい。

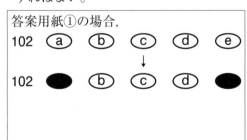
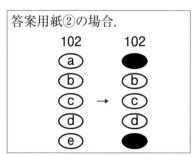

(2)（例3）では質問に適した選択肢を3つ選び答案用紙に記入すること。なお，（例3）の質問には2つ以下又は4つ以上解答した場合は誤りとする。

（例3）103　医師法に規定されているのはどれか。**3つ選べ**。

　　　　a　医師の行政処分
　　　　b　広告可能な診療科
　　　　c　不正受験者の措置
　　　　d　保健指導を行う義務
　　　　e　都市部で勤務する義務

（例3）の正解は「a」と「c」と「d」であるから答案用紙の ⓐ と ⓒ と ⓓ をマークすればよい。

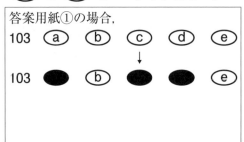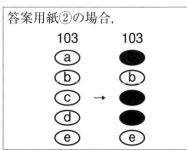

(3) 計算問題については，□に囲まれた丸数字に入る適切な数値をそれぞれ1つ選び答案用紙に記入すること。なお，(例4)の質問には丸数字1つにつき2つ以上解答した場合は誤りとする。

(例4) 104 50床の病棟で入院患者は45人である。

この病棟の病床利用率を求めよ。

ただし，小数点以下の数値が得られた場合には，小数点以下第1位を四捨五入すること。

解答：① ② ％

①	②
0	0
1	1
2	2
3	3
4	4
5	5
6	6
7	7
8	8
9	9

(例4) 正解は「90」であるから①は答案用紙の ⑨ を②は ⓪ をマークすればよい。

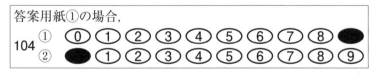

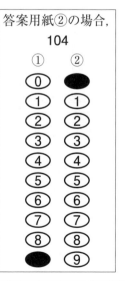

C 医学総論／長文問題　　75問／2時間30分

□□□ 119C
1 健康日本21（第3次）で目標と**されていない**のはどれか。
　　a　健康経営の推進
　　b　救命救急センター数の増加
　　c　メンタルヘルス対策に取り組む事業場の増加
　　d　利用者に応じた食事提供をしてくれる特定給食施設の増加
　　e　「居心地がよく歩きたくなる」まちなかづくりに取り組む市町村数の増加

□□□ 119C
2 日本，韓国，イタリア，スウェーデン，ドイツの老年人口の割合の推移（**別冊** No.1）を別に示す。
　　日本はどれか。
　　a　①　　　　　　b　②　　　　　　c　③　　　　　　d　④　　　　　　e　⑤

```
別　冊
No. 1
```

□□□ 119C
3 精神保健福祉センターの業務はどれか。
　　a　要介護認定　　　　　　　　　　b　障害年金の認定
　　c　麻薬の取り締まり　　　　　　　d　心神喪失者の精神鑑定
　　e　精神医療審査会の事務

□□□ 119C
4 地域住民の喫煙者割合を把握するため質問紙調査を行う。
　　偶然誤差と関連するのはどれか。
　　a　喫煙の定義　　　　　b　記名の有無　　　　　c　質問の妥当性
　　d　調査対象者数　　　　e　無作為抽出の有無

□□□ 119C
5 児童虐待の防止などに関する法律で児童虐待の定義に**規定されていない**のはどれか。
　　a　性的虐待　　　　　　b　経済的虐待　　　　　c　身体的虐待
　　d　心理的虐待　　　　　e　ネグレクト

□□□ 119C
6 介護保険による機能訓練で正しいのはどれか。
    a 介護福祉士が実施する。　　　　b 利用者は減少している。
    c 医師の指示が必要である。　　　　d 家事動作訓練が含まれる。
    e 特定機能病院で実施される。

□□□ 119C
7 介護保険で正しいのはどれか。
    a 保険料は 79 歳まで支払う。　　　b 保険料は全市町村で同じである。
    c 保険料は 65 歳から納付義務がある。　d サービス利用で自己負担は生じない。
    e 所得によって支払う保険料が異なる。

□□□ 119C
8 病院搬入時にショックを合併する鈍的外傷患者のエックス線撮影で，胸部とともに撮影する部位はどれか。
    a 頭　部　　　b 頸　椎　　　c 腹　部　　　d 骨　盤　　　e 大腿骨

□□□ 119C
9 医師法で 5 年間の保存義務が規定されているのはどれか。
    a 紹介状　　　　　　　b 処方箋　　　　　　　c 診療録
    d 看護記録　　　　　　e エックス線写真

□□□ 119C
10 尿所見で，潜血 3＋，沈渣に赤血球 1〜4/HPF を示すのはどれか。
    a 腎梗塞　　　　　　　　　　b 膀胱癌
    c 尿路結石　　　　　　　　　d 自己免疫性溶血性貧血
    e 膜性増殖性糸球体腎炎

□□□ 119C
11 思路障害はどれか。
    a 強迫観念　　　　　b 思考吹入　　　　　c 心気妄想
    d 広場恐怖　　　　　e 滅裂思考

□□□ 119C
12 乳児の運動発達評価のうち，微細運動を評価する所見はどれか。
   a 首がすわる。　　　b 手をみつめる。　　　c 寝返りをする。
   d バイバイをする。　　e ガラガラをつかむ。

□□□ 119C
13 医療保険で利用可能なのはどれか。
   a 住宅改修　　　　b 訪問診療　　　　c 介護医療院
   d 福祉用具貸与　　e ショートステイ

□□□ 119C
14 感染症法に基づき就業制限の通知をできるのはどれか。
   a 産業医　　　　　b 事業者　　　　　c 主治医
   d 感染症専門医　　e 都道府県知事

□□□ 119C
15 正常の血清蛋白電気泳動を以下に示す。

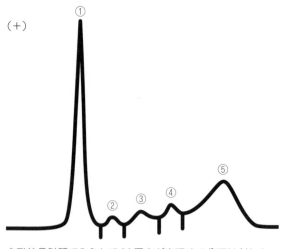

多発性骨髄腫でみられる M 蛋白が出現する分画はどれか。
   a ①　　b ②　　c ③　　d ④　　e ⑤

□□□ 119C
16 生物濃縮を受けやすい物質の特徴はどれか。
   a 沸点が高い。　　　　　　b 水溶性である。
   c 急性毒性が強い。　　　　d 化学的に不安定である。
   e 生体内で代謝されやすい。

□□□ 119C
17 胃から吸収されるのはどれか。
a 鉄 b 葉 酸 c 脂肪酸
d エタノール e グルコース

□□□ 119C
18 Which of the following diseases does **NOT** cause person-to-person transmission?
a Malaria b Measles
c Meningococcal meningitis d Pertussis
e Syphilis

□□□ 119C
19 母子保健法で規定されているのはどれか。
a 定期予防接種 b 児童虐待に係る通告
c 人工妊娠中絶の要件 d 低出生体重児の届出
e 就学時健康診断の実施

□□□ 119C
20 Parkinson 病の症候で，等間隔の線をまたぐ歩行訓練が有効なのはどれか。
a 加速歩行 b 姿勢異常 c すくみ足
d 突進現象 e 静止時振戦

□□□ 119C
21 抗原提示能をもつのはどれか。
a T 細胞 b 血小板 c 好酸球 d 好中球 e 樹状細胞

□□□ 119C
22 家系図を以下に示す。

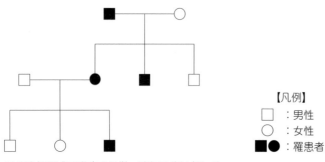

この遺伝形式で発症する単一遺伝子病はどれか。
 a 口蓋裂
 b 血友病 A
 c Hunter 症候群
 d フェニルケトン尿症
 e 神経線維腫症 1 型〈von Recklinghausen 病〉

□□□ 119C
23 Bell 麻痺の症状で**誤っている**のはどれか。
 a 口角の下垂　　b 前頭筋の麻痺　　c 聴覚過敏
 d 複　視　　　　e 味覚障害

□□□ 119C
24 持続可能な開発のための 2030 アジェンダ〈SDGs〉の 1 つであるゴール 3「あらゆる年齢のすべての人々の健康的な生活を確保し，福祉を促進する」で具体的な目標となっているのはどれか。
 a 水・衛生へのアクセス
 b 国内および国家間の不平等の是正
 c 社会的な健康規定要因への取り組み
 d グローバル・パートナーシップの活性化
 e ユニバーサル・ヘルス・カバレッジ〈UHC〉の達成

□□□ 119C
25 （　ア　）とは，障害者が健常者と同じように家庭や地域で共に生活することを目指す理念である。その手段として物理的，社会的障壁の除去を目的とする（　イ　），障害の有無にかかわらず誰もが快適な環境を目指す（　ウ　）などがある。
　　ア～ウの組合せで正しいのはどれか。

	（ア）	（イ）	（ウ）
a	リハビリテーション	バリアフリー	ノーマライゼーション
b	リハビリテーション	ユニバーサルデザイン	バリアフリー
c	ノーマライゼーション	バリアフリー	ユニバーサルデザイン
d	ノーマライゼーション	ユニバーサルデザイン	バリアフリー
e	ノーマライゼーション	リハビリテーション	ユニバーサルデザイン

□□□ 119C
26 自己抗体と臓器障害の組合せで正しいのはどれか。
　　a　抗 MDA5 抗体 ──────────────────── 間質性腎炎
　　b　抗 Mi-2 抗体 ──────────────────── 蝶形紅斑
　　c　抗 SS-A 抗体 ──────────────────── 皮膚硬化
　　d　抗 TIF1-γ 抗体 ──────────────── 硬化性胆管炎
　　e　抗アミノアシル tRNA 合成酵素抗体〈抗 ARS 抗体〉──── 間質性肺炎

□□□ 119C
27 薬害エイズ事件で，医原性免疫不全症の原因となった非加熱濃縮血液製剤を用いて治療されていた疾患はどれか。
　　a　血友病　　　　　　b　多発性骨髄腫　　　　c　無菌性髄膜炎
　　d　成人 T 細胞白血病　e　Creutzfeldt-Jakob 病

□□□ 119C
28 妊娠中期に低下するのはどれか。
　　a　白血球数　　　　　b　一回換気量　　　　　c　大腿静脈圧
　　d　インスリン抵抗性　e　血清クレアチニン値

□□□ 119C
29 ホルモン受容体異常症はどれか。
　　a　骨軟化症　　　　　　　　　　b　Basedow 病
　　c　慢性甲状腺炎　　　　　　　　d　副甲状腺機能亢進症
　　e　偽性副甲状腺機能低下症

□□□ 119C
30 下血を**認めない**のはどれか。
a 大腸癌
b 潰瘍性大腸炎
c 虚血性大腸炎
d 過敏性腸症候群
e 非閉塞性腸管虚血症〈NOMI〉

□□□ 119C
31 反復使用した場合，身体依存を形成するのはどれか。
a LSD
b 大 麻
c コカイン
d アンフェタミン類
e ベンゾジアゼピン系薬

□□□ 119C
32 介護保険制度における主治医意見書に必ず記載するのはどれか。**2つ選べ**。
a 家族歴
b 診断名
c アレルギー歴
d ワクチン接種歴
e 日常生活の自立度

□□□ 119C
33 一般的な左冠動脈造影像（**別冊** No. 2A）と右冠動脈造影像（**別冊** No. 2B）を別に示す。
心室中隔を灌流している冠動脈はどれか。**2つ選べ**。
a 対角枝
b 右冠動脈
c 左回旋枝
d 左主幹部
e 左前下行枝

別　冊
No. 2　A，B

□□□ 119C
34 抗リン脂質抗体症候群の徴候はどれか。**2つ選べ**。
a 脳梗塞
b 不育症
c 早発閉経
d 指尖陥凹性瘢痕
e 口腔粘膜再発性潰瘍

□□□ 119C
35 肝内胆管癌のリスクファクターはどれか。**3つ選べ**。
a 飲 酒
b 肝内結石
c 経口避妊薬
d 塩素系有機溶剤
e 原発性硬化性胆管炎

□□□ 119C

36 73歳の男性。息切れの増強を主訴に来院した。喫煙は20歳から70歳まで20本/日であったが，3年前から息切れのため禁煙している。既往歴に特記すべきことはない。職業歴に工場や鉱山での勤務歴がある。意識は清明。身長162cm，体重52kg。体温36.4℃。脈拍76/分，整。血圧142/76mmHg。呼吸数20/分。SpO$_2$（room air）は自立歩行で診察室入室直後は86%，安静座位で深呼吸後は89%。心音に異常を認めない。呼吸音は両側の背部でfine cracklesを聴取する。呼吸機能検査：%VC 88%，FEV$_1$% 67%，%DLco 70%。鼻カニューラ2L/分酸素投与下での6分間歩行試験でSpO$_2$は90%以上を維持していた。簡易睡眠無呼吸検査の結果，軽度の睡眠時無呼吸が明らかとなった。心エコー検査で中等度の肺高血圧を認める。胸部エックス線写真（**別冊** No.**3A**）と胸部単純CT（**別冊** No.**3B**）とを別に示す。胸部CTで明らかな肺癌の合併を認めない。

この患者に対する在宅酸素療法で期待される効果はどれか。

a　肺拡散能の改善　　　　　　　b　肺癌の発症抑制
c　細菌性肺炎の併発予防　　　　d　労作時呼吸困難の改善
e　睡眠時無呼吸発作の減少

> **別　冊**
> No. 3　**A，B**

□□□ 119C

37 7歳の男児。嘔吐と下痢を主訴に母親に連れられて来院した。2日前から38℃の発熱，嘔吐及び1日8回の水様下痢が持続しており，経口水分摂取が困難なため入院した。入院時検査で便中ノロウイルス抗原が陽性であった。研修医がビニールエプロン，サージカルマスク，アイガード及びディスポーザブル手袋を着用し病室で診察をしていたところ，患児がプラスチック製テーブルの上に少量嘔吐した。研修医は嘔吐後の患児の状態が安定していることを確認後，①ペーパータオルで吐物を拭き取り，②ペーパータオルをビニール袋に入れて密封後に③医療廃棄物用のごみ箱に捨て，テーブルの上を④アルコール綿で拭いて消毒した。その後，ディスポーザブル手袋，アイガード，ビニールエプロン，サージカルマスクを医療廃棄物用のごみ箱に捨て，⑤自分の手を石鹸を用いて流水で洗浄した。

下線部のうち，対応で**誤っている**のはどれか。

a　①　　　　　b　②　　　　　c　③　　　　　d　④　　　　　e　⑤

□□□ 119C

38 41歳の初産婦（1妊0産）。妊娠40週4日，陣痛発来のため入院した。陣痛発来から16時間後に子宮口が全開し，3時間経過した。身長160cm，体重65kg。体温36.9℃。血圧138/84mmHg。陣痛間欠時は閉眼し，陣痛発作時にのみ唸り声をあげる。神経診察で異常を認めない。陣痛周期は5～6分，持続時間は20秒であった。児頭下降度はSP±0cm，2時方向に小泉門を触知した。胎児心拍数陣痛図で，胎児心拍数基線は140bpm，基線細変動は中等度，徐脈はなく，一過性頻脈を認める。

次に行うのはどれか。

a　吸引分娩　　　　　b　経過観察　　　　　c　帝王切開
d　胎児圧出法　　　　e　子宮収縮薬投与

62 第119回 C 問題

□□□ 119C

39 98歳の女性。家族から呼吸が止まったと往診依頼があった。5年前に脳梗塞を発症し，3年前から寝たきりとなり，訪問診療を受けている。本人の意向で積極的な治療は行わずに在宅看取りの方針であった。1か月前からほとんど食事が摂れなくなり，体重が減少してきた。2週間前から傾眠状態となり，ここ数日は体を揺すっても反応がなかった。本日未明に依頼があり，早朝に往診した。家族によると4時間前に呼吸が止まったという。診察を行い，瞳孔散大，呼吸停止および心停止を確認した。背中にはわずかに死斑が出現し，顎関節には死後硬直が出現していた。身体に外傷はなく，るいそうと脱水所見を認めた。経過と死体所見から老衰による死亡と判断した。

死亡診断書の直接死因欄に記載するのはどれか。

a 老　衰　　　　　　b 心不全　　　　　　c 脳梗塞
d 呼吸不全　　　　　e 不詳の死

□□□ 119C

40 45歳の男性。労作時の息苦しさを主訴に来院した。3年前からカバンを持ったときに手を離しにくく，1年前からペットボトルのふたが開けにくいと感じるようになった。1か月前からわずかな労作でも息苦しさを感じるようになった。喫煙歴はない。意識は清明。身長168cm，体重48kg。体温36.5℃。脈拍68/分，整。血圧118/70mmHg。呼吸数16/分。SpO$_2$ 96%（room air）。心音と呼吸音とに異常を認めない。腹部は平坦，軟。下腿に浮腫を認めない。胸鎖乳突筋の萎縮を認める。徒手筋力テストで筋力の低下があり，両下肢遠位筋は萎縮し，四肢の腱反射は低下している。母指球のハンマー叩打でミオトニアを認める。動脈血ガス分析（room air）：pH 7.36，PaCO$_2$ 47 Torr，PaO$_2$ 79 Torr，HCO$_3^-$ 26 mEq/L。胸部エックス線写真に異常を認めない。

別に示す呼吸機能検査での flow-volume 曲線（**別冊 No. 4 ①〜⑤**）のうち，この患者で予想されるのはどれか。

a ①　　　　　b ②　　　　　c ③　　　　　d ④　　　　　e ⑤

```
┌─────────────────┐
│      別　冊      │
│  No. 4  ①〜⑤   │
└─────────────────┘
```

□□□ 119C

41 55歳の男性。建設作業員として勤務中，高所から転落して頭部を強打したため救急車で搬入された。急性硬膜下血腫と診断され，血腫除去術を受けた。左下肢に麻痺があるが，高次脳機能に問題はなく，杖を使って歩行できるようになったため，退院後の復職を検討している。在籍している会社からは，資材管理部門への配置転換を提案されている。

この患者の生活機能に関する評価を国際生活機能分類〈ICF〉で行った場合，会社の提案はどれに相当するか。

a 活　動　　　　　　b 参　加　　　　　　c 環境因子
d 個人因子　　　　　e 心身機能・身体構造

□□□ 119C
42 37歳の女性。めまいと右耳の難聴を主訴に来院した。6か月前から回転性めまい発作を繰り返している。め
まいの持続時間は30分から2時間程度で，めまいの際には，悪心，右耳の耳鳴および難聴を伴う。
別に示すオージオグラム（**別冊** No. 5 ①〜⑤）のうちこの患者のオージオグラムはどれか。
a　①　　　　　　b　②　　　　　　c　③　　　　　　d　④　　　　　　e　⑤

```
別　冊
No. 5　①〜⑤
```

□□□ 119C
43 30歳の女性（0妊0産）。挙児を希望して産婦人科を受診した。月経周期は30〜60日，不整。3年前から高
血圧症でカルシウム拮抗薬を内服している。仕事は小学校の教師。1年前に結婚した。身長160cm，体重90
kg。脈拍72/分，整。血圧130/80mmHg。
この患者の妊娠に向けた助言で適切なのはどれか。
a　休　職　　　　　　　b　体重の減量　　　　　　c　妊娠の断念
d　降圧薬の中止　　　　e　体外授精の開始

□□□ 119C
44 40歳の女性。性器出血の持続を主訴に来院した。5日前から性器出血を認め，2日前から下腹部痛も伴うよ
うになった。最終月経は4週間前。月経周期は30〜60日，不整，持続5日間。身長153cm，体重50kg。
体温36.5℃。脈拍80/分，整。血圧118/64mmHg。呼吸数18/分。腹部は平坦，軟で，肝・脾を触知しない。
最初に行う対応はどれか。
a　腹部単純CT　　　　　b　妊娠反応検査　　　　　c　経腟超音波検査
d　子宮内膜組織診　　　e　プロゲステロン投与

□□□ 119C
45 10か月の男児。発熱を主訴に母親に連れられて夜間救急外来を受診した。在胎40週，身長49cm，体重
3,150g，頭囲33cmで出生した。母子健康手帳で乳児健診の記録はなく，定期予防接種は行われていない。5
日前から39℃台の発熱が続き，3日前に3分間のけいれんを起こしたが，医療機関の受診はしていなかった。
100mLのミルクを1日4回与えているとのことである。身長63cm，体重6,500g，体温37.2℃，心拍数
120/分，整。SpO₂ 98%（room air）。表情は乏しく，活気も少ない。皮膚のツルゴールは低下している。体
表に外傷やあざは認めない。おむつ内には乾いた便が付着しており，臀部は赤くかぶれてびらんがある。衣類は
汚れが目立っていた。胸部聴診および腹部触診で異常を認めない。
適切な対応はどれか。
a　入院させる。　　　　　　　　b　警察へ通報する。
c　自宅で経過観察させる。　　　d　家族に育児への協力を促す。
e　明日かかりつけ医を受診させる。

64 第119回 C 問題

□□□ 119C
46 24歳の女性。自傷行為を繰り返すためパートナーに付き添われて来院した。パートナーの言動に不満があると，怒鳴るなどの行為が止まらず，衝動的に市販の総合感冒薬を過量に服用したり，前腕をカミソリで自傷したりする。大学院を卒業後，研究職に就いている。

　この患者に行う心理検査はどれか。

　a　Rorschach テスト
　b　前頭葉機能検査〈FAB〉
　c　Wechsler 成人知能検査
　d　リバーミード行動記憶検査
　e　Mini-Mental State Examination〈MMSE〉

□□□ 119C
47 58歳の女性。既往歴に特記すべきことはない。昨日，交通事故で死亡した息子の通夜があった。息子の傍にいたいと言って棺が安置されている部屋に行ったまま，朝になっても帰ってこないのを不審に思った夫が部屋に行ったところ，棺内に上半身を入れた状態で死亡しているのを発見した。

　死因で考えられるのはどれか。

　a　トルエン中毒　　　　b　硫化水素中毒　　　　c　一酸化炭素中毒
　d　二酸化炭素中毒　　　e　ホルマリン中毒

□□□ 119C
48 31歳の初妊婦（1妊0産）。妊娠34週4日，里帰り分娩目的で地元の産科診療所を紹介され受診した。既往歴と家族歴に特記すべきことはない。腹部超音波検査で胎児は頭位，推定体重1,500g，羊水指数〈AFI〉は3 cmであった。

　次に行うべき検査はどれか。

　a　羊水検査　　　　　　　　　　b　胎児 MRI
　c　胎児心拍数モニタリング　　　d　75g経口ブドウ糖負荷試験
　e　成人 T 細胞白血病ウイルス検査

□□□ 119C
49 日齢0の女児。妊娠経過は異常なく，在胎40週1日，体重2,260g，身長42cm。Apgar スコア6点（1分），8点（5分）で自然分娩で出生した。出生後，後頭部の突出，耳介低位，口唇口蓋裂，小顎，背中の多毛および筋緊張の低下を認めた。心エコー検査で心室中隔欠損と動脈管開存症を認めた。今後両親に説明の上，染色体検査を予定している。顔貌の写真（**別冊** No. **6A**）と手指の写真（**別冊** No. **6B**）とを別に示す。

　予想される染色体検査の結果はどれか。

　a　45, X　　　　　　　　b　46, XX　　　　　　　c　47, XXX
　d　47, XX, +18　　　　　e　47, XX, +21

```
別　冊
No. 6  A, B
```

119C

50 59歳の女性。がん検診で便潜血反応陽性を指摘され来院した。便通異常の自覚はない。意識は清明。身長152 cm、体重 46 kg。体温 36.1℃。脈拍 64/分、整。血圧 136/82 mmHg。眼瞼結膜と眼球結膜とに異常を認めない。頸部リンパ節を触知しない。心音と呼吸音とに異常を認めない。腹部は平坦、軟で、肝・脾を触知しない。腸雑音に異常を認めない。四肢に浮腫を認めない。下部消化管内視鏡検査の S 状結腸像（**別冊** No. **7**）を別に示す。生検組織の病理検査で高分化腺癌と診断された。患者から「私の病気の場合、どこに転移しやすいのでしょうか」との質問があった。

この患者で最も転移の可能性が高い臓器はどれか。

a 脳　　　　b 肺　　　　c 肝臓　　　d 骨髄　　　e 副腎

```
┌─────────────┐
│   別　冊    │
│   No. 7     │
└─────────────┘
```

119C

51 19歳の女性。無月経と倦怠感を主訴に来院した。1年前から体重の減量を目的に食事を減らすようになった。6か月前から月経がなく、1か月前から倦怠感を自覚しているため心配した母親とともに受診した。1年前と比較して体重は約10 kg減少している。本人は減量に満足しておらずもう少し体重を減らしたいと考えている。意識は清明。身長 160 cm、体重 40 kg。体温 36.0℃。脈拍 56/分、整。血圧 88/50 mmHg。るいそうと下腿の軽度の圧痕性浮腫を認める。尿所見：蛋白（－）、糖（－）、ケトン体 1＋。妊娠反応陰性。血液所見：赤血球410万、Hb 12.0 g/dL、Ht 40%、白血球 3,200、血小板 12万。血液生化学所見：AST 20 U/L、ALT 18 U/L、血糖 82 mg/dL、TSH 3.6 μU/mL（基準 0.2〜4.0）、LH 3 mIU/mL（基準 1.8〜7.6）、FSH 4 mIU/mL（基準 5.2〜14.4）、FT$_3$ 2.0 pg/mL（基準 2.3〜4.3）、FT$_4$ 1.2 ng/dL（基準 0.8〜2.2）、エストラジオール 10 pg/mL（基準 25〜75）。経腟超音波検査で子宮の軽度萎縮を認める。

対応で**適切でない**のはどれか。

a　栄養管理　　　　　　b　心理療法　　　　　　c　家族への支援
d　女性ホルモン投与　　e　甲状腺ホルモン投与

66 第119回 C問題

□□□ 119C

52 8歳の女児。12月1日（金）午後6時から発熱を認めたため，12月2日（土）に母親に連れられて来院した。抗原検査でインフルエンザAと診断され，抗インフルエンザ薬を処方された。12月3日（日）には解熱し，症状が改善した。12月のカレンダーを以下に示す。

12月カレンダー

月曜日	火曜日	水曜日	木曜日	金曜日	土曜日	日曜日
				1 発熱	2 抗原検査 陽性	3 解熱
4 a	5 b	6 c	7 d	8 e	9	10

登校が可能になるのはどれか。

a　4日（月）　　　　　b　5日（火）　　　　　c　6日（水）
d　7日（木）　　　　　e　8日（金）

□□□ 119C

53 医師と保護者との会話を以下に示す。

父親：「5歳の男の子です。幼稚園の先生から『4月から年長組になったので，小学校に入学するまでに接種すべき予防接種があります。夏休みに接種に行ってください』と言われたので，来ました」
医師：「これまでの予防接種歴はどうですか」
父親：「定期接種はすべて接種しています」
医師：「直近の予防接種はいつですか」
父親：「昨年の夏休みです」

この児に接種すべき予防接種はどれか。

a　MRワクチン　　　　　　　　　b　水痘ワクチン
c　髄膜炎菌ワクチン　　　　　　d　小児用肺炎球菌ワクチン
e　インフルエンザ桿菌ワクチン

□□□ 119C

54 68歳の女性。腰背部痛を主訴に来院した。本日，起床時に転倒し尻もちをついた後から，腰背部の痛みのため体動困難となったため受診した。40歳時から関節リウマチでメトトレキサートとグルココルチコイドを内服している。意識は清明。身長152cm，体重46kg。体温36.7℃。脈拍80/分，整。血圧144/88mmHg。呼吸数16/分。両下肢に感覚障害や運動障害を認めない。背部正中に叩打痛を認める。

最も考えられる疾患はどれか。

a　尿管結石　　　　　b　強直性脊椎炎　　　　　c　脊椎圧迫骨折
d　腰部脊柱管狭窄症　　e　腰椎椎間板ヘルニア

□□□ 119C

55 44歳の男性。健康診断で初めて血圧高値を指摘され来院した。健康診断時の血圧は138/88 mmHgであった。体重は20歳ごろから変わっていない。既往歴に特記すべきことはない。喫煙歴はない。飲酒は月1回で日本酒0.5合（アルコール濃度15%）/回。健康診断後から毎日ジョギングを1時間している。身長162 cm，体重58 kg。BMI 22.0。脈拍68/分，整。血圧134/82 mmHg。心音と呼吸音とに異常を認めない。腹部は平坦，軟で，肝・脾を触知しない。下肢に浮腫を認めない。尿所見：蛋白（−）。血液生化学所見：クレアチニン0.7 mg/dL，尿酸6.4 mg/dL，空腹時血糖80 mg/dL，HbA1c 5.4%（基準4.9〜6.0），総コレステロール196 mg/dL，トリグリセリド100 mg/dL，HDLコレステロール68 mg/dL。食事内容の評価で，食塩摂取量5.5 g/日，野菜摂取量200 g/日。

この患者の生活習慣に対する指導で適切なのはどれか。

a 「飲酒はやめましょう」
b 「塩分を控えましょう」
c 「体重を減らしましょう」
d 「運動量を増やしましょう」
e 「野菜を多く摂りましょう」

□□□ 119C

56 生後18時間の女児。在胎39週，体重2,900 g，Apgarスコア8点（1分），9点（5分）で頭位自然分娩で出生した。妊娠・分娩経過に異常はなかった。体温37.1℃。脈拍140/分，整。呼吸数48/分。SpO₂ 96%（room air）。皮膚は赤く，チアノーゼは認めない。心音と呼吸音とに異常を認めない。腹部は平坦，軟で右肋骨弓下に肝を1 cm触知するが，脾は触知しない。生後1時間から授乳を母乳で開始し，生後6時間にビタミンKを内服した。嘔吐は認めない。生後18時間に初めて排泄した便の写真（**別冊** No. 8）を別に示す。

適切な対応はどれか。

a 補液
b 母乳継続
c 経鼻胃管留置
d ビタミンK製剤静注
e アレルギー用人工乳開始

> **別　冊**
> No. 8

□□□ 119C

57 62歳の男性。右眼の視野に見えにくい部分があることを主訴に来院した。既往歴として10年前に気管支喘息重積状態となり入院した。3年前から喘息発作を繰り返しており，総合病院の呼吸器内科外来に通院している。視力は右0.1（1.0×−3.0 D），左0.2（1.0×−2.5 D），眼圧は右27 mmHg，左20 mmHg。両眼の前眼部，中間透光体に異常を認めない。右眼の眼底写真（**別冊** No. 9A）と視野検査の結果（**別冊** No. 9B）とを別に示す。

適切な点眼薬はどれか。

a 抗菌薬
b β遮断薬
c 副交感神経刺激薬
d 副腎皮質ステロイド薬
e プロスタグランディン関連薬

> **別　冊**
> No. 9 A，B

68 第119回 C 問題

□□□ 119C

58 82 歳の男性。全身倦怠感を主訴に来院した。2 週間前から全身倦怠感が持続し 2 日前に家族から顔色不良を指摘されたため受診した。意識は清明。体温 36.6℃。脈拍 98/分，整。血圧 138/80 mmHg。血液所見：赤血球 174 万，Hb 5.4 g/dL，Ht 16%，網赤血球 1%，白血球 1,800（分葉核好中球 20%，好酸球 1%，単球 2 %，リンパ球 77%），血小板 8.2 万。貧血に対して濃厚赤血球輸血を行ったが，輸血開始から 2 時間経過したところで呼吸困難を訴えた。意識は清明。体温 37.0℃。脈拍 132/分，整。血圧 98/62 mmHg。呼吸数 18/分。SpO$_2$ 90%（room air）。再度行った血液型検査では不適合を認めず，不規則抗体は陰性で交差適合試験〈クロスマッチ〉で異常を認めなかった。

原因で考えられるのはどれか。**2 つ選べ**。

a アナフィラキシー
b 間質性肺炎
c ヘモクロマトーシス
d 輸血関連急性肺障害
e 輸血後 GVHD

□□□ 119C
次の文を読み，59〜61 の問いに答えよ。

83 歳の男性。意識消失を主訴に救急車で搬入された。

現病歴：15 年前から高血圧症で治療中。約 5 年前から家族に難聴を指摘されている。3 か月前から労作や安静に無関係の動悸を自覚するようになり，通院中の診療所で心室期外収縮を指摘された。本日，自宅で意識消失し倒れたことに家族が気付き，救急車を要請した。意識は数秒で回復した。家族によると，搬入時の様子はいつもと変わらないという。

既往歴：74 歳時に早期胃癌に対して内視鏡治療を施行。

生活歴：喫煙は 20 歳から 74 歳まで 20 本/日。飲酒は焼酎のお湯割りを 1 合/日。長男夫婦，孫 1 人と 4 人暮らし。

家族歴：父親は 72 歳時に胃癌で死亡。母親は 78 歳時に心筋梗塞で死亡。

現　症：ベッドで臥位となっており，開眼している。難聴があるものの，大きな声で話しかけると，本日の日付や現在いる場所，自分の名前と年齢を正確に答え，医師が診察していることを理解している。身長 172 cm，体重 59 kg。体温 35.6℃。心拍数 56/分，整。血圧 152/68 mmHg。呼吸数 16/分。心音と呼吸音とに異常を認めない。腹部に異常を認めない。下腿に浮腫を認めない。神経診察では指示に従って四肢を動かすことができ，明らかな麻痺は認めない。

59　この患者の来院時の Glasgow Coma Scale〈GCS〉はどれか。
a　E4　V5　M6　　　　b　E4　V5　M5　　　　c　E4　V5　M4
d　E3　V4　M6　　　　e　E3　V4　M5

60　この患者の診察で**適切でない**のはどれか。
a　耳元で話すようにする。　　　　b　複雑な言い回しを避ける。
c　プライバシーに配慮する。　　　d　本人からの問診は省略する。
e　筆談による意思疎通も併用する。

61　診察中に患者は再び意識消失し，数秒後に回復した。意識消失時の心拍数は 14/分，不整，血圧は 90/56 mmHg，呼吸数は 16/分，心電図モニターの波形（**別冊** No.10）を別に示す。その後家族に詳細な病歴聴取をしたところ，今回のような数秒間の意識消失を 5 回以上認めていたことが明らかになった。
　　次に行うべき治療はどれか。
a　胸骨圧迫　　　　b　緊急ペーシング　　　c　リドカイン静注
d　アドレナリン静注　　e　カルディオバージョン

別　冊
No. 10

70 第119回 C問題

□□□ 119C

次の文を読み，62〜64 の問いに答えよ。

58 歳の男性。発熱と意識障害のため救急車で搬入された。

現病歴：昨日 38.0℃ の発熱があったため仕事を休み，市販の解熱鎮痛薬を内服して自宅で様子をみていた。今朝はベッドで横になったままで呼びかけに反応がなかったため，家族が救急車を要請した。

既往歴：21 歳時に交通外傷のため左腎臓と脾臓を摘出した。

生活歴：会社員で事務作業が主体。喫煙歴はない。飲酒はビール 350 mL/日を週 2 回。52 歳の妻，20 歳台の息子 2 人と 4 人暮らし。ペットは飼育していない。ワクチン接種歴は確認できない。

家族歴：父は 78 歳時に心筋梗塞で死亡。同居している家族に特記すべきことはない。

現　症：意識レベルは JCS Ⅲ-200。身長 170 cm，体重 62 kg。体温 38.8℃。心拍数 128/分，整。血圧 76/52 mmHg。呼吸数 30/分。SpO_2 91％（リザーバー付マスク 10 L/分　酸素投与下）。皮膚は湿潤で著明な発汗を認める。眼瞼結膜と眼球結膜とに異常を認めず，頭頸部にはその他の異常も認めない。心音と呼吸音とに異常を認めない。腹部は平坦，軟で，肝を触知しない。左側腹部に手術痕を認める。両側足趾に暗紫色の色調変化を認める。下腿に浮腫を認めない。

検査所見：血液所見：赤血球 490 万，Hb 13.2 g/dL，Ht 39％，白血球 2,000（骨髄球 5％，後骨髄球 13％，桿状核好中球 38％，分葉核好中球 41％，好酸球 0％，好塩基球 0％，単球 1％，リンパ球 2％），血小板 6.2 万，PT-INR 1.4（基準 0.9〜1.1），フィブリノゲン 426 mg/dL（基準 186〜355），D ダイマー 30 μg/mL（基準 1.0 以下）。血液生化学所見：総蛋白 5.9 g/dL，アルブミン 2.8 g/dL，総ビリルビン 2.7 mg/dL，直接ビリルビン 1.8 mg/dL，AST 197 U/L，ALT 149 U/L，LD 351 U/L（基準 124〜222），ALP 109 U/L（基準 38〜113），γ-GT 60 U/L（基準 13〜64），アミラーゼ 44 U/L（基準 44〜132），CK 460 U/L（基準 59〜248），尿素窒素 40 mg/dL，クレアチニン 2.1 mg/dL，血糖 98 mg/dL，Na 130 mEq/L，K 3.4 mEq/L，Cl 101 mEq/L，Ca 7.5 mg/dL，乳酸 28 mg/dL（基準 5〜20）。CRP 30 mg/dL。動脈血ガス分析（リザーバー付マスク 10 L/分　酸素投与下）：pH 7.33，$PaCO_2$ 28 Torr，PaO_2 84 Torr，HCO_3^- 18 mEq/L。

　血液培養採取と同時に静脈路を確保し，輸液と抗菌薬投与を開始したが，血圧が低下した状態が続いている。

62 次に投与すべきなのはどれか。

a 血小板製剤 b ニトログリセリン c ノルアドレナリン
d グルココルチコイド e 重炭酸ナトリウム液

63 入院時に採取した血液培養が陽性となった。血液培養ボトル内容の Gram 染色標本（**別冊** No. **11**）を別に示す。考えられる原因微生物はどれか。

a *Clostridium perfringens* b *Enterococcus faecium*
c *Haemophilus influenzae* d *Neisseria meningitidis*
e *Streptococcus pneumoniae*

┌─────────────┐
│　　別　冊　　│
│　　No. 11　　│
└─────────────┘

64 集中治療が継続されたが患者は入院 4 日目に死亡した。家族に病理解剖について説明したところ承諾され，実施することとなった。

正しいのはどれか。

a 解剖終了後は遺体を家族に返還する。
b 解剖に使用した器具は全て廃棄する。
c 解剖を実施したことを警察に届け出る。
d 解剖に関わった医療従事者は予防抗菌薬を内服する。
e 死亡診断書は病理解剖報告書が完成した後に発行する。

□□□ 119C

次の文を読み，65～67 の問いに答えよ．

30 歳の男性．左前胸部痛と呼吸困難を主訴に来院した．

現病歴：格闘技の選手．試合中に左前胸部を蹴られ，試合会場近くの病院を受診した．

既往歴：特記すべきことはない．

生活歴：一人暮らし．喫煙歴と飲酒歴はない．

家族歴：父が大腸癌．

現　症：来院時，意識は清明．身長 180 cm，体重 98 kg．体温 36.4℃．脈拍 96/分，整．血圧 102/72 mmHg．呼吸数 18/分．SpO₂ 97％（room air）．眼瞼結膜と眼球結膜とに異常を認めない．口腔内に異常を認めない．甲状腺と頸部リンパ節とを触知しない．左前胸部に痛みを訴え，皮下出血を認める．腹部は平坦，軟で，肝・脾を触知しない．神経診察で異常を認めない．

検査所見：血液所見：赤血球 489万，Hb 14.2 g/dL，Ht 44％，白血球 11,200．血液生化学所見：総蛋白 6.9 g/dL，アルブミン 4.2 g/dL，AST 36 U/L，ALT 32 U/L，LD 338 U/L（基準 124～222），尿素窒素 10 mg/dL，クレアチニン 0.8 mg/dL，Na 139 mEq/L，K 4.2 mEq/L，Cl 103 mEq/L．動脈血ガス分析（room air）：pH 7.43，PaCO₂ 43 Torr，PaO₂ 84 Torr，HCO₃⁻ 28 mEq/L．胸部単純 CT（**別冊 No. 12**）を別に示す．

```
別　冊
No. 12
```

65 この患者でみられる所見はどれか．

a 呼気時間の延長
b 左呼吸音の減弱
c 左胸部の wheezes
d 頸静脈の吸気時怒張
e 左胸部打診での鼓音

66 その後総合病院へ搬入された．搬入後の状態は意識清明で，体温 36.4℃，脈拍 132/分，整，血圧 92/52 mmHg，呼吸数 30/分，SpO₂ 92％（room air）であった．酸素 5 L/分をマスクで投与し静脈路を確保して輸液を開始した．初回の CT から 2 時間後の搬送先の病院での胸部造影 CT の肺野条件（**別冊 No. 13A**）と縦隔条件（**別冊 No. 13B**）とを別に示す．

搬送先の病院での胸部 CT でみられる所見はどれか．

a 左気胸
b 大動脈解離
c 縦隔気腫の増加
d 心囊液貯留の増加
e 左胸腔内液体貯留の増加

```
別　冊
No. 13 A，B
```

67 行うべき対応はどれか．

a 経過観察
b β遮断薬投与
c 気管挿管陽圧換気
d 胸腔ドレーン挿入
e 非侵襲的陽圧換気〈NPPV〉

72 第119回 C問題

□□□ 119C

次の文を読み，68〜70 の問いに答えよ。

75 歳の男性。転びやすさを主訴に来院した。

現病歴：3 年前から，就寝中に大きな声で寝言を言ったり，手足をパタパタ動かしたりしていることに妻が気付いていた。同時期から高度な便秘を自覚するようになった。1 年前から，物忘れが多くなり，日付や予定を何度も妻に確認するようになった。同時期から，①壁の模様や汚れを見て，虫が這っていると言って殺虫剤を噴霧するようになった。②入浴はひとりで可能で，③尿失禁はないが，日によっては，妻が話しかけても反応が鈍く，友人に会っても④あいさつをしなくなった。また，⑤自分が無力だと考えるようになった。1 か月前からは，動作が遅くなり，転びやすくなったため心配した家族に付き添われて受診した。

既往歴：60 歳から高血圧症で降圧薬を服用している。

生活歴：70 歳の妻と 2 人暮らし。喫煙歴はない。飲酒は機会飲酒。

家族歴：父は脳梗塞で 70 歳時に死亡。母は胃癌で 65 歳時に死亡。

現　症：意識は清明。身長 170 cm，体重 65 kg。体温 36.5℃。脈拍 68/分，整。血圧 136/82 mmHg。呼吸数 16/分。心音と呼吸音とに異常を認めない。腹部は平坦，軟で，肝・脾を触知しない。改訂長谷川式簡易知能評価スケール 16 点（30 点満点），Mini-Mental State Examination〈MMSE〉19 点（30 点満点）。脳神経に異常を認めない。四肢に筋力低下は認めない。四肢に軽度の筋強剛を認める。腱反射は正常で，Babinski 徴候は陰性。歩行はやや前傾姿勢で，歩幅は小刻みである。

68　下線部のうち，高齢者機能評価簡易版〈CGA7〉の内容に**含まれない**のはどれか。

a　①　　　　　　　b　②　　　　　　　c　③　　　　　　　d　④　　　　　　　e　⑤

69　この患者で認める可能性が高いのはどれか。

a　失　語　　　　　　　b　運動失調　　　　　　　c　感覚障害
d　項部硬直　　　　　　e　起立性低血圧

70　診断に有用なのはどれか。

a　FDG-PET
b　頸椎単純 CT
c　頸部超音波検査
d　脳血管造影検査
e　ドパミントランスポーターシンチグラフィ

第119回 C問題 73

□□□ 119C
次の文を読み，71〜73 の問いに答えよ。
85 歳の女性。悪心を主訴に来院した。
現病歴：3 日前から悪心があり，症状が悪化したため息子に付き添われて来院した。自宅近くの診療所にて，10 年前から脂質異常症の治療で①スタチンを服用していた。また，同時期から便秘症のため②酸化マグネシウムを服用していた。息子によると，最近は特に便が硬く③市販の下剤を追加で服用していたという。診療所での④最後の血液検査は 1 年前である。70 歳過ぎから⑤「腎臓の数値が高め」と言われていたという。
既往歴：75 歳時から脂質異常症と便秘のため自宅近くの診療所に通院している。
生活歴：息子と 2 人暮らし。喫煙歴はない。飲酒は機会飲酒。
家族歴：父は 75 歳時に脳梗塞で死亡。母は 85 歳時に老衰で死亡。
現　症：意識は清明であるが受け答えはやや緩慢である。身長 151 cm，体重 35 kg。体温 36.9℃。脈拍 32/分，整。血圧 92/50 mmHg。呼吸数 18/分。SpO₂ 96%（room air）。皮膚は乾燥しているが，色素沈着は認めない。眼瞼結膜と眼球結膜とに異常を認めない。頸静脈の怒張を認めない。甲状腺腫大を認めない。心音と呼吸音とに異常を認めない。腹部はやや膨満，軟。腸雑音はやや減弱。圧痛はなく，肝・脾を触知しない。四肢末梢は冷たいが，チアノーゼや浮腫を認めない。神経診察で異常を認めない。
検査所見：尿所見：蛋白（−），糖（−），ケトン体（−）。血液所見：赤血球 400 万，Hb 11.5 g/dL，Ht 35%，白血球 6,300，血小板 25 万。血液生化学所見：総蛋白 6.1 g/dL，アルブミン 4.1 g/dL，総ビリルビン 0.9 mg/dL，直接ビリルビン 0.2 mg/dL，AST 28 U/L，ALT 16 U/L，LD 147 U/L（基準 124〜222），ALP 46 U/L（基準 38〜113），γ-GT 26 U/L（基準 9〜32），CK 42 U/L（基準 41〜153），尿素窒素 38 mg/dL，クレアチニン 2.4 mg/dL，尿酸 6.9 mg/dL，血糖 76 mg/dL，総コレステロール 182 mg/dL，トリグリセリド 90 mg/dL，Na 141 mEq/L，K 4.5 mEq/L，Cl 103 mEq/L，Ca 9.5 mg/dL，P 3.5 mg/dL。CRP 0.9 mg/dL。動脈血ガス分析（room air）：pH 7.38，PaCO₂ 42 Torr，PaO₂ 92 Torr，HCO₃⁻ 26 mEq/L。

71　追加検査では，血清 Mg 値が 8.5 mg/dL（基準 1.7〜2.2）であった。
　　下線部のうち，この患者の病態の誘因で**考えにくい**のはどれか。
　　a　①　　　　　　b　②　　　　　　c　③　　　　　　d　④　　　　　　e　⑤

72　次に行うべき検査はどれか。
　　a　脳波検査　　　　　　b　頭部 MRI　　　　　　c　心電図検査
　　d　腹部超音波検査　　　e　胸部エックス線撮影

73　まず投与すべきなのはどれか。
　　a　生理食塩液　　　　　b　マニトール　　　　　c　アドレナリン
　　d　プレドニゾロン　　　e　硫酸マグネシウム

74 第119回 C問題

□□□ 119C

74 73歳の男性。咳嗽と呼吸困難を主訴に来院した。6か月前から労作時の息切れと咳嗽が出現し，徐々に増悪していた。喫煙歴はない。眼瞼結膜と眼球結膜とに異常を認めない。心音に異常を認めない。呼吸音は両側肺下部に fine crackles を聴取する。胸部エックス線写真で線状網状影を認めた。

動脈血ガス分析（room air）の結果を示す。

pH 7.46，$PaCO_2$ 38 Torr，PaO_2 68 Torr，HCO_3^- 25 mEq/L

肺胞気-動脈血酸素分圧較差〈$A-aDO_2$〉を求めよ。

ただし，大気圧は767 Torr，37℃での飽和水蒸気圧は47 Torr，呼吸商は0.8とする。

また，小数点以下の数値が得られた場合には，小数第1位を四捨五入すること。

解答：①②Torr

① 0 1 2 3 4 5 6 7 8 9
② 0 1 2 3 4 5 6 7 8 9

□□□ 119C

75 7歳5か月の男児。太っていることを心配した母親に連れられて来院した。身長120 cm，体重28 kg。

肥満度を求めよ。

ただし，7歳5か月，男児，身長120 cmの標準体重を22 kgとする。

また，小数点以下の数値が得られた場合には，小数第1位を四捨五入すること。

解答：①②%

① 0 1 2 3 4 5 6 7 8 9
② 0 1 2 3 4 5 6 7 8 9

| 119 | D |

◎ 指示があるまで開かないこと。

（令和7年2月9日　9時30分～12時15分）

注 意 事 項

1. 試験問題の数は75問で解答時間は正味2時間45分である。
2. 解答方法は次のとおりである。
   (1) （例1），（例2）の問題ではaからeまでの5つの選択肢があるので，そのうち質問に適した選択肢を（例1）では1つ，（例2）では2つ選び答案用紙に記入すること。なお，（例1）の質問には2つ以上解答した場合は誤りとする。（例2）の質問には1つ又は3つ以上解答した場合は誤りとする。

   （例1）101　医師免許を付与するのはどれか。
   　　a　保健所長
   　　b　厚生労働大臣
   　　c　地方厚生局長
   　　d　都道府県知事
   　　e　内閣総理大臣

   （例2）102　医籍訂正の申請が必要なのはどれか。**2つ選べ**。
   　　a　氏名変更時
   　　b　住所地変更時
   　　c　勤務先変更時
   　　d　診療所開設時
   　　e　本籍地都道府県変更時

   （例1）の正解は「b」であるから答案用紙の ⓑ をマークすればよい。

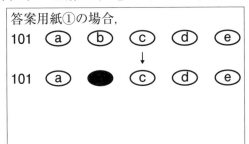
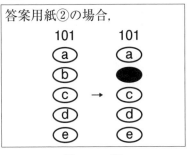

   （例2）の正解は「a」と「e」であるから答案用紙の ⓐ と ⓔ をマークすればよい。

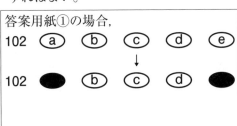
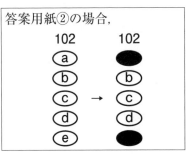

D 医学各論　　75問／2時間45分

□□□　119D
1　注意欠如多動性障害〈注意欠如多動症〉〈ADHD〉で正しいのはどれか。
　　a　こだわりが強い。　　　　　b　知能低下を伴う。
　　c　独り遊びが多い。　　　　　d　衝動的行動を認める。
　　e　多動は次第に悪化する。

□□□　119D
2　心不全精査目的の心臓カテーテル検査の左右心室圧波形（別冊 No. 1）を別に示す。考えられる疾患はどれか。
　　a　急性心筋炎　　　b　収縮性心膜炎　　　c　肥大型心筋症
　　d　大動脈弁狭窄症　　e　大動脈弁閉鎖不全症

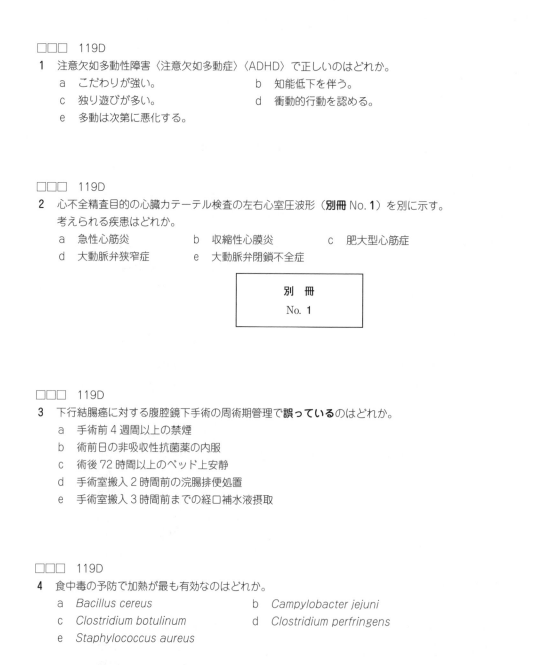

別　冊
No. 1

□□□　119D
3　下行結腸癌に対する腹腔鏡下手術の周術期管理で誤っているのはどれか。
　　a　手術前4週間以上の禁煙
　　b　術前日の非吸収性抗菌薬の内服
　　c　術後72時間以上のベッド上安静
　　d　手術室搬入2時間前の浣腸排便処置
　　e　手術室搬入3時間前までの経口補水液摂取

□□□　119D
4　食中毒の予防で加熱が最も有効なのはどれか。
　　a　*Bacillus cereus*　　　　　b　*Campylobacter jejuni*
　　c　*Clostridium botulinum*　　d　*Clostridium perfringens*
　　e　*Staphylococcus aureus*

□□□　119D
5　膀胱鏡検査をする体位で，最も適切なのはどれか。
　　a　立位　　b　座位　　c　腹臥位　　d　側臥位　　e　砕石位

□□□ 119D

6 大腿骨頭壊死症と関連が深い疾患はどれか。

a 胃潰瘍 　　　　　　　　　　　b 狭心症

c 全身性エリテマトーデス〈SLE〉 　　d 糖尿病

e 肺結核

□□□ 119D

7 3歳児健康診査で難聴が疑われた児に実施する精密検査で適切なのはどれか。

a 語音聴力検査 　　　　　　　　b 自記オージオメトリ

c 純音聴力検査 　　　　　　　　d 聴性脳幹反応〈ABR〉

e ティンパノメトリ

□□□ 119D

8 出血症状と疾患の組合せで**誤っている**のはどれか。

a 鼻出血 ─────── von Willebrand 病

b 過多月経 ─────── ヘパリン起因性血小板減少症

c 歯肉出血 ─────── 急性前骨髄球性白血病

d 点状出血 ─────── 免疫性血小板減少症

e 関節内出血 ─────── 血友病

□□□ 119D

9 死後に移植のために眼球を提供できる疾患はどれか。

a 乳癌 　　　　　　b 敗血症 　　　　　　c 白血病

d B型肝炎 　　　　e Creutzfeldt-Jakob 病

□□□ 119D

10 骨髄血塗抹 May-Giemsa 染色標本（**別冊** No. 2）を別に示す。

この患者にみられる染色体異常はどれか。

a t（4：14） 　　　b t（8：21） 　　　c t（9：22）

d t（15：17） 　　　e t（16：16）

別　冊
No. 2

78 第119回 D問題

□□□ 119D
11 左下顎部腫脹を反復する患者の頸部単純CT（**別冊** No. 3）を別に示す。
考えられる疾患はどれか。
a Sjögren症候群　　　b 顎下腺腫瘍　　　　c 舌下腺腫瘍
d 唾石症　　　　　　　e リンパ管腫

```
┌─────────────────┐
│      別  冊      │
│      No. 3      │
└─────────────────┘
```

□□□ 119D
12 片頭痛で正しいのはどれか。**2つ選べ**。
a 男性に多い。　　　　　　　　b 入眠中に多い。
c 体動により増悪する。　　　　d 拍動性の痛みが多い。
e 発作予防にトリプタンを用いる。

□□□ 119D
13 下部尿路機能に関わる神経はどれか。**2つ選べ**。
a 陰部神経　　b 骨盤神経　　c 坐骨神経　　d 大腿神経　　e 腓腹神経

□□□ 119D
14 ウイルスが原因となるのはどれか。**2つ選べ**。
a 翼状片　　　　　　　b 咽頭結膜熱　　　　c 春季カタル
d 巨大乳頭結膜炎　　　e 急性出血性結膜炎

□□□ 119D
15 僧帽弁閉鎖不全症の原因となるのはどれか。**3つ選べ**。
a 高安動脈炎　　　　　b 拡張型心筋症　　　c 急性心筋梗塞
d 感染性心内膜炎　　　e 急性大動脈解離

□□□ 119D

16 72歳の女性。健康診断で胸部異常陰影を指摘され来院した。2年前から，毎年の健康診断でも胸部エックス線写真で同様の類円形の結節を認めていたが増大傾向はない。自覚症状はない。胸部エックス線写真（**別冊** No. **4A**）と胸部造影 CT（**別冊** No. **4B，4C**）を別に示す。

　最も考えられる疾患はどれか。

a　肺過誤腫
b　肺分画症
c　原発性肺癌
d　肺動静脈瘻
e　転移性肺腫瘍

```
別　冊
No. 4　A〜C
```

□□□ 119D

17 34歳の女性。労作時の息切れを主訴に来院した。数週間前から発熱，脱毛および両頬部の紅斑が出現し，3日前から労作時の息切れが出現したため受診した。身長 155 cm，体重 52 kg。体温 38.2℃。脈拍 96/分，整。血圧 92/46 mmHg。呼吸数 20/分。SpO_2 98%（room air）。両頬部の紅斑を認める。眼瞼結膜はやや貧血様である。眼球結膜に異常を認めない。硬口蓋には痛みを伴わない潰瘍性病変を認める。頸静脈の怒張を認めない。心音でⅡ音の亢進を認める。呼吸音に異常を認めない。両手指の近位指節間関節，中手指節間関節および手関節の腫脹を認める。下肢に軽度の浮腫を認める。血液所見：赤血球 346万，Hb 10.8 g/dL，Ht 36%，白血球 2,200，血小板 13万。PT-INR 1.2（基準 0.9〜1.1），フィブリノゲン 289 mg/dL（基準 186〜355），FDP 3.1 μg/mL（基準 10 以下），D ダイマー 0.6 μg/mL（基準 1.0 以下）。血液生化学所見：AST 28 U/L，ALT 26 U/L，LD 160 U/L（基準 124〜222），CK 42 U/L（基準 41〜153），クレアチニン 0.5 mg/dL，BNP 76 pg/mL（基準 18.4 以下），KL-6 322 U/mL（基準 500 未満）。免疫血清学所見：抗核抗体 640倍（基準 20 以下），抗 dsDNA 抗体 325 IU/mL（基準 12 以下），血清補体値（CH_{50}）12 U/mL（基準値 30〜40），C3 42 mg/dL（基準値 52〜112），C4 3 mg/dL（基準値 16〜51）。心筋トロポニン T 迅速検査陰性。入院時の心電図（**別冊** No. **5A**）と胸部エックス線写真（**別冊** No. **5B**）を別に示す。

　息切れの原因はどれか。

a　心外膜炎
b　心筋梗塞
c　間質性肺炎
d　完全房室ブロック
e　肺動脈性肺高血圧症

```
別　冊
No. 5　A，B
```

80 第119回 D問題

□□□ 119D
18 83歳の男性。陰嚢の皮疹を主訴に来院した。9か月前から左陰嚢に痛みや痒みを伴わない皮疹が出現し，自宅近くの医療機関で外用薬による治療をしていたが，次第に拡大してきたため紹介受診した。陰部の写真（**別冊** No. **6A**）と生検組織のH-E染色標本（**別冊** No. **6B**）とを別に示す。

診断はどれか。

a Bowen病
b 悪性黒色腫
c 基底細胞癌
d 脂漏性角化症
e 乳房外Paget病

```
別　冊
No. 6　A，B
```

□□□ 119D
19 30歳の男性。健康診断で胸部エックス線写真の異常を指摘され来院した。自覚症状はない。意識は清明。体温36.2℃。脈拍56/分，整。血圧120/74mmHg。呼吸数14/分。SpO$_2$ 98%（room air）。頸部リンパ節を触知しない。心音と呼吸音とに異常を認めない。腹部は平坦，軟。下腿に浮腫を認めない。神経診察で異常を認めない。血液生化学所見：尿素窒素14mg/dL，クレアチニン0.8mg/dL，アンジオテンシン変換酵素〈ACE〉37.4U/L（基準3.3～21.4）。12誘導心電図でⅠ度房室ブロックを認める。胸部エックス線写真（**別冊** No. **7**）を別に示す。

この患者でグルココルチコイド内服治療の適応と判断する画像所見はどれか。

a 頭部MRAでの脳動脈瘤
b FDG-PETでの心筋への異常集積
c 胸部造影CTでの両側縦隔リンパ節腫大
d 心エコー検査での心室中隔の非対称性肥大
e Gaシンチグラフィでの両側肺門リンパ節への集積

```
別　冊
No. 7
```

□□□ 119D
20 26歳の男性。見え方の不安を主訴に来院した。焼肉の焼け具合が分からなかったり，買い物で水色を選んだつもりが友人にピンクだと指摘されたことがある。弟も同じような経験があるという。

診断に有用な検査はどれか。

a 色覚検査
b 視野検査
c 両眼視機能検査
d 視覚誘発電位〈VEP〉
e 網膜電図検査〈ERG〉

□□□ 119D

21 69歳の男性。生来右利き。立てないことを主訴に救急車で搬入された。今朝トイレで立ち上がれなくなったため，家族が救急車を要請した。40歳台から高血圧症で，降圧薬を服用中である。来院時の意識レベルはJCS I-1。身長172cm，体重67kg。体温36.6℃。心拍数84/分，整。血圧180/92mmHg。呼吸数20/分。SpO$_2$ 96%（room air）。頭部単純CT水平断像（**別冊** No.**8A**）と冠状断像（**別冊** No.**8B**）とを別に示す。

　この患者で認めるのはどれか。

a　失算　　　　　　　b　対麻痺　　　　　　c　視野障害
d　手指失認　　　　　e　感覚性失語

```
別　冊
No. 8  A，B
```

□□□ 119D

22 28歳の女性。妊娠に関する相談のため来院した。3年前から全身性エリテマトーデス〈SLE〉で自宅近くの医療機関に通院しており，グルココルチコイドの内服で，病状は1年以上前から安定している。近い将来，挙児を希望しており相談のため紹介受診した。体温36.5℃。脈拍68/分，整。血圧108/62mmHg。顔面，体幹および四肢に皮疹を認めない。心音と呼吸音とに異常を認めない。下腿に浮腫を認めない。（持参した前医の検査データ）尿所見：蛋白（−），潜血（−）。血液所見：赤血球439万，Hb 12.0g/dL，白血球4,200，血小板15万。血液生化学所見：尿素窒素10mg/dL，クレアチニン0.6mg/dL。免疫血清学所見：CRP 0.1mg/dL，リウマトイド因子〈RF〉80IU/mL（基準20未満），抗核抗体1,280倍（基準20以下），抗dsDNA抗体23IU/mL（基準12以下），抗Sm抗体陽性，抗RNP抗体陽性，抗SS-A抗体陽性，抗リン脂質抗体陰性，血清補体値（CH$_{50}$）35U/mL（基準30〜40），C3 84mg/dL（基準52〜112），C4 29mg/dL（基準16〜51）。診察の結果，妊娠は可能と判断された。

　この患者でみられる自己抗体で妊娠の際に胎児に影響を与える可能性があるのはどれか。

a　抗Sm抗体　　　　　　　　　b　抗RNP抗体
c　抗SS-A抗体　　　　　　　　d　抗dsDNA抗体
e　リウマトイド因子〈RF〉

□□□ 119D

23 32歳の女性。甲状腺の検査を希望して来院した。5か月前に第2子を出産した。妊娠前に受けた検査で抗甲状腺ペルオキシダーゼ〈TPO〉抗体強陽性であったため，妊娠期間中にも定期的に甲状腺ホルモン検査を受けていたが，これまでに甲状腺機能の異常を指摘されたことはなく自覚症状もない。体温36.7℃。脈拍92/分，整。血圧126/86mmHg。眼瞼結膜と眼球結膜とに異常を認めない。びまん性のやや硬い甲状腺腫を触れるが圧痛はない。胸腹部に異常を認めない。尿所見：蛋白（−），糖（±），ケトン体（−）。血液所見：赤血球420万，Hb 12.3g/dL，Ht 40%，白血球6,700，血小板21万。血液生化学所見：アルブミン4.0g/dL，AST 13U/L，ALT 15U/L，クレアチニン0.4mg/dL，TSH 0.02μU/mL未満（基準0.4〜4.0），FT$_4$ 2.3ng/dL（基準0.8〜1.8）。CRP 0.1mg/dL。

　この時点での方針で正しいのはどれか。

a　抗甲状腺薬を投与する。　　　b　甲状腺亜全摘術を行う。
c　無機ヨウ素を投与する。　　　d　グルココルチコイドを投与する。
e　2〜4週間後に甲状腺機能を再検する。

82 第119回 D 問題

□□□ 119D

24 68歳の女性。右上肢の腫れと強い痛みを主訴に来院した。昨夜から右中指の腫れと痛みを自覚していたが，今朝には腫脹と強い痛みが上腕まで拡大し，我慢することが出来なくなったため受診した。既往歴に特記すべきことはない。意識は清明。体温 37.9℃。脈拍 112/分，整。血圧 82/60 mmHg。呼吸数 24/分。SpO₂ 99%（room air）。右手から上腕部の腫脹と圧痛を認める。右中指から手首にかけての皮膚所見（**別冊** No. **9A**）を別に示す。血液所見：Hb 12.3 g/dL，白血球 16,300，血小板 20万。血液生化学所見：アルブミン 3.0 g/dL，総ビリルビン 0.8 mg/dL，AST 88 U/L，ALT 20 U/L，LD 310 U/L（基準 124〜222），CK 720 U/L（基準 41〜153），尿素窒素 22 mg/dL，クレアチニン 1.2 mg/dL。CRP 30 mg/dL。右上腕造影 CT では筋間組織に液体貯留と筋肉内の造影不良域を認めるが，ガス像は認めない。来院翌日に陽性となった血液培養のボトル内容の Gram 染色標本（**別冊** No. **9B**）を別に示す。

原因微生物はどれか。

a *Clostridium perfringens*　　b *Pseudomonas aeruginosa*
c *Staphylococcus aureus*　　d *Streptococcus pyogenes*
e *Vibrio vulnificus*

```
別　冊
No. 9 A, B
```

□□□ 119D

25 24歳の女性。総合病院の救急外来に勤務する看護師。2年前に入職してから救急外来での勤務を続けている。医師の処置の介助をしていたところ，突然呼吸困難が出現したため診察を受けた。意識は清明。体温 36.4℃。脈拍 96/分，整。血圧 116/72 mmHg。呼吸数 22/分。SpO₂ 98%（room air）。胸部で広範に喘鳴を聴取する。短時間作用性 β_2 刺激薬の吸入で速やかに改善した。既往にアトピー性皮膚炎と喘息があり，副腎皮質ステロイド吸入薬で治療を受けコントロールは良好である。職場で処置中に同様のエピソードが複数回あった。血液所見：赤血球 435万，Hb 14.0 g/dL，Ht 42%，白血球 6,300（好中球 62%，好酸球 3%，単球 5%，リンパ球 30%），血小板 25万。免疫血清所見：IgE 188 IU/mL（基準 170 以下）。ラテックス特異的 IgE が異常高値であった。

適切な対応はどれか。

a 離　職　　b 配属部署の変更
c 処置時の手袋の変更　　d 抗 IgE モノクローナル抗体の投与
e 副腎皮質ステロイド吸入薬の増量

□□□ 119D

26 66歳の女性。微熱および持続する咳嗽を主訴に来院した。1年前から間質性肺炎を伴う関節リウマチに対して抗 TNF-α 抗体製剤と NSAID で治療されている。他に骨粗鬆症と逆流性食道炎でカルシウム製剤，活性型ビタミン D 製剤およびプロトンポンプ阻害薬を内服している。精査の結果，間質性肺炎の増悪はなく，肺結核と診断された。

中止すべき薬剤はどれか。

a NSAID　　b カルシウム製剤
c 抗 TNF-α 抗体製剤　　d プロトンポンプ阻害薬
e 活性型ビタミン D 製剤

119D

27 87歳の男性。嘔吐と体重減少を主訴に来院した。1か月前から食物の飲み込みにくさや悪心を自覚するようになった。徐々に食事摂取が困難となり，最近では1日に何度も嘔吐し，体重は1か月で4kg減少したため受診した。喫煙は20本/日を60年間。飲酒は焼酎2合/日を50年間。意識は清明。身長170cm，体重48kg。体温36.4℃。脈拍80/分，整。血圧124/62mmHg。腹部は平坦，軟で，肝・脾を触知しない。食道造影では水溶性造影剤の通過が遅延し，食道中部に高度の不整狭窄像を認めた。上部消化管内視鏡検査で胸部中部食道癌と診断したが，狭窄部は内視鏡での通過が不可能であった。

経口摂取を可能とするための適切な対応はどれか。

a 口腔ケア
b 食道ステント留置術
c 内視鏡的筋層切開術
d 嚥下リハビリテーション
e 経皮内視鏡的胃瘻造設術

119D

28 63歳の女性。呼吸困難と意識障害を主訴に夫に連れられて夜間救急外来を受診した。2年前から右下肢が上がりにくく転倒するようになり，1年前には右上肢の筋力低下が出現した。線維束性収縮を伴う右優位の四肢の筋力低下と筋萎縮を認め，各種検査の結果，筋萎縮性側索硬化症〈ALS〉と診断され，病名の告知を受けた。この時点では肺活量，血液ガス分析の結果は正常であったが，将来の呼吸器の導入について本人，夫と主治医が話し合いを重ね，必要時には気管切開の後，人工呼吸器を装着する方針となった。6か月前から食事に時間がかかり嚥下障害も目立つようになった。1か月前の肺活量では%VCが58%であった。本日の朝から呼吸困難の訴えがあり，呼びかけへの反応が徐々に鈍くなったため夫に連れられて受診した。意識は傾眠状態。身長160cm，体重38kg。体温36.9℃。脈拍80/分，整。血圧172/76mmHg。呼吸数20/分。四肢の筋萎縮に加えて舌萎縮を認める。動脈血ガス分析（room air）：pH 7.37，$PaCO_2$ 67 Torr，PaO_2 58 Torr，HCO_3^- 38 mEq/L。主治医と以前に決定していた治療方針に関する意思決定に変わりがないことを救急外来担当医が夫に確認した。

適切な対応はどれか。

a 筋力増強訓練実施
b エダラボン静注開始
c 翌日の再受診を指示
d リルゾール内服開始
e 非侵襲的陽圧換気〈NPPV〉開始

119D

29 47歳の男性。咽頭痛を主訴に来院した。3日前から咽頭痛があり，今朝から唾液の飲み込みが困難になり，息苦しさも感じるようになったため受診した。体温38.0℃。呼吸数22/分。SpO_2 93%（room air）。含み声があり，頸部聴診で喘鳴を認める。喉頭内視鏡像（**別冊 No.10**）を別に示す。

まず行うべき対応はどれか。

a NSAIDの投与
b 胃管挿入
c 気道確保
d 抗菌薬の投与
e 自宅安静の指示

別　冊
No. 10

84 第119回 D 問題

□□□ 119D

30 60歳の男性。腹痛と動悸を主訴に来院した。4週間前に早期胃癌で腹腔鏡下胃全摘術を受けた。術後に経口摂取が開始となり，少しずつ食欲も増して食事量も多くなってきた。1週間前から，食後5〜10分で，腹痛，下痢，めまい，顔面紅潮および動悸が出現するようになった。しばらく横になると症状は軽快するが心配になり受診した。身長170cm，体重50kg。体温36.4℃。脈拍64/分，整。血圧118/62mmHg。呼吸数12/分。SpO$_2$ 98%（room air）。眼瞼結膜と眼球結膜とに異常を認めない。心音と呼吸音とに異常を認めない。腹部は平坦，軟で，圧痛を認めない。4か所の手術痕を認める。血液所見：赤血球460万，Hb 13.7g/dL，Ht 42%，白血球8,200，血小板18万。血液生化学所見：総蛋白6.8g/dL，アルブミン4.2g/dL，総ビリルビン0.6mg/dL，AST 20U/L，ALT 22U/L，LD 140U/L（基準124〜222），ALP 80U/L（基準38〜113），γ-GT 40U/L（基準13〜64），アミラーゼ48U/L（基準44〜132），尿素窒素12mg/dL，クレアチニン0.8mg/dL，血糖88mg/dL，HbA1c 5.0%（基準4.9〜6.0）。CRP 0.1mg/dL。

　最も考えられるのはどれか。

a 胆石症 　　　　b 心房細動 　　　　c 単純性腸閉塞
d 巨赤芽球性貧血 　　e ダンピング症候群

□□□ 119D

31 8歳の女児。膝が痛くて歩けないことを主訴に両親に連れられて来院した。3日前から左膝の痛みが生じ，2日前に発熱を認めた。昨日から左膝が痛くて歩けなくなった。薬剤に対するアレルギーはない。意識は清明。身長125cm，体重27kg。体温37.3℃。脈拍100/分，整。血圧110/60mmHg。呼吸数24/分。咽頭に発赤は認めない。心音と呼吸音とに異常を認めない。腹部は平坦，軟で，肝・脾を触知しない。左膝の写真（**別冊 No. 11**）を別に示す。左膝の関節可動域に制限を認めない。血液所見：赤血球403万，Hb 11.3g/dL，Ht 35%，白血球14,000（桿状核好中球6%，分葉核好中球67%，好酸球1%，単球12%，リンパ球14%），血小板34万。血液生化学所見：総蛋白6.7g/dL，AST 35U/L，ALT 23U/L，LD 358U/L（基準145〜320）。CRP 18mg/dL。膝関節MRIで関節腔や骨髄に異常を認めない。

　初期治療で投与すべきなのはどれか。

a クラリスロマイシン 　　b クリンダマイシン 　　c セファゾリン
d メロペネム 　　　　　　e レボフロキサシン

別　冊

No. 11

□□□ 119D

32 18歳の男子。前胸部痛を主訴に来院した。1週間前から胸部圧迫感と息切れが出現し、徐々に増悪したため受診した。臥位になるとさらに悪化する。体温37.5℃。脈拍88/分、整。血圧110/72mmHg。呼吸数20/分。SpO₂96%（room air）。両側の胸部で呼吸音の減弱を認める。血液所見：赤血球502万、Hb 15.2g/dL、Ht 45%、白血球9,800、血小板26万。血液生化学所見：総ビリルビン0.6mg/dL、AST 42U/L、ALT 9U/L、LD 768U/L（基準124〜222）、CEA 1.6ng/mL（基準5以下）、CA19-9 49U/mL（基準37以下）、α-フェトプロテイン〈AFP〉200ng/mL（基準20以下）、hCG 82.6mIU/mL（基準0.7以下）。免疫血清学所見：CRP 4.8mg/dL、抗アセチルコリン受容体抗体0.1nmol/L（基準0.2以下）。胸部エックス線写真（**別冊** No. **12A**）と胸部単純CT冠状断像（**別冊** No. **12B**）を別に示す。

診断はどれか。

a 胸腺腫
b 小細胞癌
c 胚細胞腫瘍
d 悪性リンパ腫
e サルコイドーシス

```
別　冊
No. 12  A, B
```

□□□ 119D

33 10か月の男児。発疹を主訴に両親に連れられて来院した。3日前から38℃台の発熱が持続し、本日解熱した直後に全身の発疹が出現したため受診した。発熱時には機嫌は良く、軽度の軟便があった。解熱後は不機嫌であった。身長68cm、体重9kg。体温36.5℃。脈拍112/分、整。血圧98/52mmHg。呼吸数30/分。SpO₂98%（room air）。体幹部を中心に斑状の紅色丘疹を認める。全身状態は良好であり、眼瞼結膜と眼球結膜とに異常を認めない。咽頭は軽度の発赤を認める。口唇の紅潮は認めない。頸部リンパ節を触知しない。心音と呼吸音とに異常を認めない。腹部は平坦、軟で、肝・脾を触知しない。

考えられる原因ウイルスはどれか。

a 風疹ウイルス
b 麻疹ウイルス
c パルボウイルスB19
d ヒトヘルペスウイルス6
e Epstein-Barr〈EB〉ウイルス

□□□ 119D

34 38歳の女性。自宅にこもりがちな状態が続いていることを心配した母親に付き添われて来院した。6か月前に夜遅く会社から帰宅する時、乗っていたタクシーがトラックと正面衝突事故を起こし救急搬送された。タクシーの運転手は意識不明の重体であったが、本人は軽症で3日後に退院した。入院中から不眠が続き、退院後も自動車事故の光景を繰り返し思い出すようになり、車に乗ることだけでなく周囲に車が近づくだけで不安が強まるため、あまり外出しなくなっている。

診断はどれか。

a うつ病
b 適応障害
c 脱抑制性対人交流症
d 反応性アタッチメント症
e 心的外傷後ストレス障害〈PTSD〉

86 第119回 D問題

□□□ 119D

35 4歳の男児。転倒しやすいことを心配した両親に連れられて来院した。周産期と乳児期の発達歴に異常はなく，歩行開始は1歳2か月であった。3歳ごろから，幼稚園の他の児と比較して走るのが遅いことに気付かれていた。現在，階段昇降は可能だが，ジャンプができない。これまでに精神発達の異常は指摘されていない。母方の叔父が心筋症のため28歳で死亡。身長99.0cm，体重15.5kg。体温36.6℃。脈拍104/分，整。顔貌は正常。心音と呼吸音とに異常を認めない。腹部は平坦，軟で，肝・脾を触知しない。四肢筋量の低下を認めない。筋緊張は正常で，腱反射に異常を認めない。血液生化学所見：AST 424 U/L，ALT 460 U/L，LD 1,250 U/L（基準175～365），CK 16,500 U/L（基準43～270）。

診断に有用なのはどれか。

a 脳波検査 b 遺伝子検査 c 呼吸機能検査
d 脳脊髄液検査 e 末梢神経伝導検査

□□□ 119D

36 47歳の女性。腹部膨満感を主訴に来院した。3年前から全身の皮膚瘙痒感を自覚していたがそのままにしていた。3か月前から腹部が張った感じが出現し，徐々に増悪したため受診した。喫煙歴と飲酒歴はない。常用薬やサプリメントの服用はない。意識は清明。眼瞼結膜に異常を認めない。眼球結膜に黄染を認める。前胸部のくも状血管拡張と手掌紅斑を認める。腹部は膨隆し波動を認める。下腿に浮腫を認める。血液所見：赤血球324万，Hb 9.6 g/dL，白血球6,700，血小板3.5万，PT-INR 1.8（基準0.9～1.1）。血液生化学所見：総蛋白6.8 g/dL，アルブミン3.4 g/dL，IgG 1,710 mg/dL（基準861～1,747），IgA 342 mg/dL（基準93～393），IgM 980 mg/dL（基準50～269），総ビリルビン3.6 mg/dL，AST 42 U/L，ALT 36 U/L，ALP 393 U/L（基準38～113），γ-GT 462 U/L（基準9～32），Cu 124 μg/dL（基準68～128）。免疫血清学所見：HBs抗原陰性，HCV抗体陰性。腹部超音波検査で多量の腹水を認め，肝辺縁は鈍化し，表面は不整，肝実質も不均一である。肝臓に腫瘤を認めない。肝内胆管の拡張を認めない。

診断のために行うべき検査はどれか。

a 腹部造影CT b 経皮的肝生検
c 薬剤リンパ球刺激試験 d 血清セルロプラスミン測定
e 抗ミトコンドリア抗体測定

□□□ 119D

37 3歳の男児。低身長を主訴に母親に連れられて来院した。3歳児健康診査で低身長（−3.0 SD）を指摘されたため受診した。在胎37週1日，体重2,460 g，身長45.0 cmで出生した。既往歴に特記すべきことはない。家族の身長は，父親168 cm，母親156 cm，姉（6歳）110 cm。本人は身長82.1 cm，体重9.5 kg。体温36.5℃。口腔内に異常を認めない。甲状腺腫と頸部リンパ節とを触知しない。心音と呼吸音とに異常を認めない。腹部は平坦，軟で，肝・脾を触知しない。下腿に浮腫を認めない。血液生化学所見：総蛋白7.3 g/dL，アルブミン4.3 g/dL，AST 31 U/L，ALT 15 U/L，LD 221 U/L（基準190〜365），ALP 450 U/L（基準420〜1,200），CK 60 U/L（基準43〜270），尿素窒素12 mg/dL，クレアチニン0.3 mg/dL，総コレステロール178 mg/dL，トリグリセリド53 mg/dL，Na 137 mEq/L，K 4.3 mEq/L，Cl 106 mEq/L，Ca 9.4 mg/dL，P 4.5 mg/dL，TSH 2.9 μU/mL（基準0.2〜4.0），FT_3 3.8 pg/mL（基準2.3〜4.3），FT_4 1.0 ng/dL（基準0.8〜2.2），インスリン様成長因子-Ⅰ〈IGF-Ⅰ〉69 ng/mL（基準155〜588）。頭部MRIで異常を認めない。成長曲線（**別冊** No. **13A**）と，アルギニンによるGH分泌負荷試験の結果（**別冊** No. **13B**）とを別に示す。グルカゴンによるGH分泌負荷試験の結果も同様であった。

診断はどれか。

a 軟骨無形成症
b 家族性低身長症
c 甲状腺機能低下症
d 成長ホルモン分泌不全性低身長症
e SGA〈small-for-gestational-age〉性低身長症

別　冊

No. 13 A，B

□□□ 119D

38 47歳の女性（2妊2産）。下腹部痛と発熱を主訴に来院した。2日前から38℃台の発熱があり，昨日から下腹部痛も出現したため受診した。最終月経は2週間前。38歳時に右卵巣子宮内膜症性嚢胞の診断で，右付属器摘出術を受けた。3年前に離婚し，現在は別のパートナーと同居している。身長155 cm，体重52 kg。体温38.3℃。脈拍84/分，整。血圧120/80 mmHg。腹部は平坦，腸雑音は異常を認めない。触診で下腹部は硬く，左下腹部に圧痛と反跳痛を認める。内診では，子宮頸部の移動痛を認める。妊娠反応陰性。血液所見：赤血球430万，Hb 12.9 g/dL，Ht 38%，白血球16,500（桿状核好中球12%，分葉核好中球75%，好酸球1%，単球3%，リンパ球8%），血小板33万。血液生化学所見：AST 25 U/L，ALT 10 U/L，ALP 110 U/L（基準38〜113），アミラーゼ49 U/L（基準44〜132）。CRP 9.5 mg/dL。経腟超音波検査で左付属器領域に径6×3 cmの2房性腫瘤を認める。受診時の腹部造影CT（**別冊** No. **14**）を別に示す。

診断はどれか。

a 便　秘　　　　　b 大腸癌　　　　　c 卵巣癌
d 大腸憩室炎　　　e 卵管留膿症

別　冊

No. 14

88 第119回 D問題

□□□ 119D
39 75歳の男性。腎機能低下のため来院した。20年前に高血圧症と糖尿病，10年前から糖尿病腎症と骨粗鬆症，2年前から腎性貧血を指摘され，自宅近くの診療所で複数の内服薬および皮下注射による治療を受けている。2週間前から全身倦怠感が出現し，血液検査で，クレアチニンが1か月前の2.0 mg/dL から 3.0 mg/dL へ上昇したため，紹介受診した。身長165 cm，体重70 kg。脈拍72/分，整。血圧146/80 mmHg。両下肢に軽度の浮腫を認める。尿所見：蛋白3+，糖1+，潜血（－）。血液所見：赤血球320万，Hb 10.0 g/dL，Ht 29%，白血球6,300。血液生化学所見：総蛋白5.8 g/dL，アルブミン3.4 g/dL，尿素窒素48 mg/dL，クレアチニン3.2 mg/dL，血糖138 mg/dL，HbA1c 7.0%（基準4.9～6.0），Na 142 mEq/L，K 4.5 mEq/L，Ca 12.1 mg/dL，P 4.0 mg/dL。動脈血ガス分析（room air）：pH 7.41，$PaCO_2$ 36 Torr，PaO_2 90 Torr，HCO_3^- 21 mEq/L。

　この患者の治療薬で中止すべきなのはどれか。

a ループ利尿薬　　　　　　　　b カルシウム拮抗薬
c 重炭酸ナトリウム　　　　　　d エリスロポエチン製剤
e 活性型ビタミンD製剤

□□□ 119D
40 6歳の女児。腰痛を主訴に母親に連れられて来院した。2週間前から腰痛が出現し，徐々に歩行困難となったため受診した。意識は清明。身長115 cm，体重20 kg。体温36.2℃。脈拍88/分，整。血圧88/60 mmHg。SpO_2 99%（room air）。眼瞼結膜は貧血様で，眼球結膜に黄染を認めない。咽頭に発赤を認めない。腹部は平坦，軟で，肝・脾を触知しない。背部に発赤や腫脹を認めない。胸腰椎移行部に圧痛と叩打痛を認める。血液所見：赤血球298万，Hb 8.2 g/dL，Ht 26%，網赤血球2%，白血球2,700（分葉核好中球17%，好酸球1%，好塩基球1%，単球4%，リンパ球66%，芽球11%），血小板5.9万。血液生化学所見：総蛋白6.7 g/dL，AST 45 U/L，ALT 19 U/L，LD 465 U/L（基準170～320），ALP 680 U/L（基準460～1,250），尿素窒素19 mg/dL，クレアチニン0.4 mg/dL，尿酸6.8 mg/dL，Ca 9.8 mg/dL，P 4.7 mg/dL。CRP 1.7 mg/dL。脊椎エックス線写真（**別冊** No.**15**）を別に示す。

　基礎疾患の確定診断に有用な検査はどれか。

a 骨髄検査　　　　　b 腰椎MRI　　　　　c 脳脊髄液検査
d 骨シンチグラフィ　e 腰椎骨塩定量検査

別　冊
No. 15

□□□ 119D

41 26歳の男性。右膝関節の可動域制限を主訴に来院した。3か月前にハンドボールの練習中に右膝を捻って痛みを感じたが，医療機関の受診はしなかった。約1週間で疼痛はなくなった。2か月前から身体の向きを変える時や，しゃがんだ状態から立ち上がる時などに右膝がガクッとして曲がったまま伸ばせないことが頻発するようになった。身長168cm，体重62kg。入室時の歩容は右膝軽度屈曲位で，跛行を認める。右膝関節に腫脹を認める。発赤と熱感はない。右膝関節外側に圧痛を認める。右膝関節可動域：伸展−30°，屈曲130°（健側は伸展0°，屈曲140°）。前方引き出しテスト陽性。右膝MRIの脂肪抑制T2*強調冠状断像（**別冊** No.**16A**）と脂肪抑制プロトン密度強調矢状断像（**別冊** No.**16B**）とを別に示す。

適切な治療はどれか。

a ギプス固定

b NSAID内服

c 関節鏡下手術

d 理学療法士による伸展訓練

e ヒアルロン酸ナトリウム製剤の関節内投与

> **別　冊**
> No. 16 A，B

□□□ 119D

42 68歳の男性。血糖コントロール及び合併症の精査のため紹介受診した。糖尿病は55歳時に指摘され，自宅近くの医療機関で血糖降下薬を処方されており，3年前からは注射薬への変更を勧められていたが，内服薬を継続していた。眼科で単純網膜症を指摘されており，歯科で歯周病の治療を行っている。身長168cm，体重64kg。体温36.4℃。脈拍60/分，整。血圧132/80mmHg。眼瞼結膜と眼球結膜とに異常を認めない。心音と呼吸音とに異常を認めない。腹部は平坦，軟。四肢に浮腫を認めない。腱反射はアキレス腱反射のみ両側で減弱を認め，両下肢内顆の振動覚の低下を認める。血液所見：赤血球468万，Hb 13.9g/dL，Ht 42%，白血球12,300，血小板21万。血液生化学所見：アルブミン3.9g/dL，AST 28U/L，ALT 26U/L，γ-GT 62U/L（基準13〜64），尿素窒素12mg/dL，クレアチニン0.9mg/dL，尿酸6.9mg/dL，血糖168mg/dL，HbA1c 7.8%（基準4.9〜6.0），総コレステロール216mg/dL，トリグリセリド160mg/dL，HDLコレステロール42mg/dL，Na 136mEq/L，K 4.4mEq/L，Cl 97mEq/L。心電図に異常を認めない。

この患者の腎合併症評価に必要な尿検査項目はどれか。

a 尿潜血

b 尿比重

c 尿ケトン体

d 尿中アルブミン

e 尿中 β_2-マイクログロブリン

90 第119回 D 問題

□□□ 119D

43 33歳の女性（0妊0産）。下腹部痛と過多月経を主訴に来院した。5か月前から月経血量の増加と下腹部鈍痛が増悪し，早期の挙児希望もあるため受診した。2年前から避妊はしていない。月経周期は28日型，整，持続7日間。20年前から月経痛で市販の鎮痛薬を服用している。身長158cm，体重53kg。体温36.0℃。脈拍76/分，整。血圧112/72mmHg。内診で子宮は弾性硬で約10cmに腫大し，両側付属器は触知しない。血液所見：赤血球340万，Hb 8.4 g/dL，Ht 28%，白血球6,200，血小板27万。血液生化学所見：総蛋白6.3 g/dL，AST 23 U/L，ALT 20 U/L，LD 175 U/L（基準124〜222），CA125 46 U/mL（基準35以下）。骨盤部単純MRIのT2強調矢状断像（**別冊**No.17）を別に示す。

適切な治療はどれか。

a 子宮全摘出術
b 子宮動脈塞栓術
c 子宮内容除去術
d 子宮頸部円錐切除術
e 腹腔鏡下子宮筋腫核出術

```
┌─────────────────┐
│      別 冊       │
│     No. 17       │
└─────────────────┘
```

□□□ 119D

44 73歳の女性。発熱を主訴に来院した。自宅近くの医療機関で甲状腺機能亢進症と診断され，1か月前から抗甲状腺薬を服用していた。5日前から37℃台の発熱と感冒様症状が出現し，2日前から39℃台の発熱が継続するため受診した。意識は清明。体温39.2℃。脈拍84/分，整。血圧108/62mmHg。呼吸数23/分。SpO_2 94%（room air）。眼瞼結膜と眼球結膜とに異常を認めない。咽頭に軽度の発赤を認める。甲状腺腫と頸部リンパ節とを触知しない。心音と呼吸音とに異常を認めない。腹部は平坦，軟で，肝・脾を触知しない。血液所見：赤血球370万，Hb 11.1 g/dL，Ht 32%，白血球1,200（分葉核好中球1%，好酸球0%，好塩基球0%，単球21%，リンパ球78%），血小板26万。血液生化学所見：AST 32 U/L，ALT 26 U/L，LD 147 U/L（基準124〜222），γ-GT 37 U/L（基準9〜32），尿素窒素10 mg/dL，クレアチニン0.7 mg/dL，TSH 0.2 μU/mL以下（基準0.2〜4.0），FT_3 4.2 pg/mL（基準2.3〜4.3），FT_4 1.9 ng/dL（基準0.8〜2.2）。CRP 27 mg/dL。

まず行うべき処置はどれか。

a 顆粒球輸血
b 抗菌薬の投与
c 抗真菌薬の投与
d 抗甲状腺薬の継続
e 抗ウイルス薬の投与

□□□ 119D

45 48歳の女性。頭痛を主訴に来院した。病歴，身体所見から緊張型頭痛と診断された。鼻茸があり，40歳ころに気管支喘息と診断され，血液検査で好酸球増多を認めている。2年前に鎮痛薬を内服して，重篤な発作を起こし，気管挿管されたことがある。現在は定期的に通院しておらず，呼吸困難時のみ気管支拡張薬を吸入している。

この患者の頭痛でまず投与すべき薬剤はどれか。

a 塩酸モルヒネ
b インドメタシン
c メトトレキサート
d アセトアミノフェン
e グルココルチコイド

□□□ 119D

46 55歳の男性。息切れを主訴に来院した。2年前から階段を昇る際に息切れを自覚していたが，そのままにしていた。ここ1か月は平地歩行でも息切れを自覚するようになった。喫煙は40本/日を35年。

この患者への説明で正しいのはどれか。

a 「加熱式たばこに切り替えてください」
b 「禁煙するまで受診しないでください」
c 「すぐに入院して禁煙治療を開始します」
d 「たばこを1日20本までにしてください」
e 「たばこは息切れを起こす病気の原因になります」

□□□ 119D

47 55歳の男性。胸痛と嘔吐を主訴に来院した。3日前から感冒様症状があり市販の総合感冒薬で様子を見ていたが，発熱と倦怠感が改善しなかった。本日午前中に15分程度の胸痛があり，その後2回嘔吐したため受診した。意識は清明。体温37.6℃。脈拍96/分，整。血圧106/58mmHg。呼吸数18/分。SpO₂ 94%（room air）。咽頭に軽度の発赤を認める。頸静脈の怒張を認める。心音に異常は認めない。呼吸音はcoarse cracklesを聴取する。腹部は平坦，軟で，肝・脾を触知しない。腸雑音に異常を認めない。下腿に浮腫を認める。血液所見：赤血球460万，Hb 13.3g/dL，Ht 42%，白血球12,800，血小板21万。血液生化学所見：AST 35U/L，ALT 35U/L，LD 286U/L（基準124〜222），CK 488U/L（基準59〜248），尿素窒素12mg/dL，クレアチニン0.6mg/dL，血糖86mg/dL，BNP 1,289pg/mL（基準18.4以下）。免疫血清学所見：CRP 2.3mg/dL。心筋トロポニンT迅速検査陽性。12誘導心電図（**別冊** No.**18A**）と胸部エックス線写真（**別冊** No.**18B**）とを別に示す。

この患者の診断に**必要性が低い**検査はどれか。

a 心筋生検
b 心臓MRI
c 心エコー検査
d 冠動脈造影検査
e MIBG交感神経心筋シンチグラフィ

別 冊
No. 18 A，B

□□□ 119D

48 52歳の男性。疲れやすく，仕事中に頭が回らないことを主訴に妻とともに来院した。5年前から，週に数回，就寝後約2時間すると大声をあげるようになり，起き上がって家具を倒すこともあった。3年前から疲れやすくなり，気分が憂うつになった。2年前から仕事中に頭が回らず，集中できなくなり，職場の上司から仕事のミスを指摘されるようになった。1年前から右手の震えに妻が気付いていた。日中に行動異常はない。薬は服用していない。身長163cm，体重56kg。Mini-Mental State Examination〈MMSE〉は29点（30点満点）。嗅覚が低下している。表情は乏しく，小声で，前傾姿勢が強い。右上肢に静止時振戦と筋強剛を認める。血液所見，血液生化学所見，脳波検査および頭部単純MRIに異常を認めない。

この患者にみられるのはどれか。

a チック
b 常同行動
c 舞踏運動
d 複雑部分発作
e レム〈REM〉睡眠行動障害

92 第119回 D問題

□□□ 119D
49 25歳の女性。突然の動悸，発汗，呼吸困難および窒息感の出現を主訴に来院した。1か月前，車を運転中に主訴が出現したため病院を受診し，血液検査，心電図検査および胸部エックス線撮影を受けたが異常は指摘されなかった。その後も，自宅で静養中に同様の症状が5回あったため，外出を控えるようになっている。受診時，意識は清明，受け答えもしっかりしている。仕事は在宅でしているという。

治療薬はどれか。
a α遮断薬
b 抗コリン薬
c 抗ヒスタミン薬
d ドパミン受容体遮断薬
e 選択的セロトニン再取込み阻害薬〈SSRI〉

□□□ 119D
50 18歳の女子。初経がないことを心配して来院した。身長170 cm，体重60 kg。体温36.4℃。脈拍68/分，整。血圧118/70 mmHg。呼吸数16/分。乳房発育はTanner IV度。腋毛を認めない。外性器は女性型で陰毛はTanner I度。内診で腟は4 cmの盲端で子宮腟部を認めない。左側鼠径部に径2 cmの腫瘤を触知する。血液生化学所見：LH 20 mIU/mL（基準1.8〜7.6），FSH 8.2 mIU/mL（基準5.2〜14.4），プロラクチン12 ng/mL（基準15以下），エストラジオール40 pg/mL（基準25〜75），テストステロン820 ng/dL（基準30〜90）。

確定診断に最も有用な検査はどれか。
a 頭部MRI
b 染色体検査
c LHRH負荷試験
d 子宮卵管造影検査
e エストロゲン・プロゲステロン負荷試験

□□□ 119D
51 26歳の女性。血便と腹痛を主訴に来院した。1週間前に家族で焼き肉を食べた。3日前から血便と腹痛が出現し，自宅で様子を見ていたが改善せず，反応が乏しくなったことを心配した家族に連れられて来院した。健康診断で異常を指摘されたことはない。意識レベルはJCS I-2。身長163 cm，体重52 kg。体温38.2℃。脈拍96/分，整。血圧96/60 mmHg。SpO₂ 96%（room air）。皮膚は乾燥している。腹部は平坦で，腸雑音は減弱している。下腹部正中に軽度の圧痛を認めるが，筋性防御は認めない。尿所見：蛋白（−），糖（−），ケトン体2＋，潜血1＋。血液所見：赤血球325万，Hb 9.4 g/dL，白血球8,700，血小板5.2万。血液生化学所見：総蛋白7.2 g/dL，アルブミン3.8 g/dL，総ビリルビン1.0 mg/dL，AST 19 U/L，ALT 19 U/L，LD 326 U/L（基準124〜222），尿素窒素50 mg/dL，クレアチニン4.2 mg/dL，Na 138 mEq/L，K 3.1 mEq/L，Cl 102 mEq/L。CRP 5.0 mg/dL。末梢血塗抹標本で破砕赤血球を認める。

診断はどれか。
a 感染後糸球体腎炎　　　　　　　b 溶血性尿毒症症候群
c 急速進行性糸球体腎炎　　　　　d 播種性血管内凝固〈DIC〉
e 全身性エリテマトーデス〈SLE〉

□□□ 119D

52 60歳の男性。前立腺癌（T2N0M0）の診断で骨盤内リンパ節郭清を伴うロボット支援腹腔鏡下前立腺摘除術を予定している。

手術前の説明で正しいのはどれか。

a 「骨盤底筋訓練は術後早期から行います」
b 「膀胱カテーテルは術後1か月目に抜去します」
c 「抗菌薬投与は術直前から術後2週間まで行います」
d 「深部静脈血栓症の予防は術後1日目から行います」
e 「リンパ浮腫への対策は術後6か月から開始します」

□□□ 119D

53 73歳の女性。意識障害のため救急車で搬入された。かかりつけ医に高血圧症と2型糖尿病で通院している。2か月前に浮腫に対してサイアザイド系利尿薬を処方された。浮腫は改善したが，2週間前から倦怠感が強くなり，食事量が減っていた。今朝から呼びかけへの反応が乏しくなったため，夫が救急車を要請した。意識レベルはJCSⅡ-10。身長152cm，体重47kg。心拍数72/分，整。血圧146/80mmHg。胸腹部に異常を認めない。両下腿に浮腫を認めない。尿所見：蛋白＋，潜血（－）。尿中Na 163mEq/L，尿中K 32mEq/L，尿中Cl 190mEq/L。尿浸透圧722mOsm/L（基準50〜1,300）。血液所見：赤血球393万，Hb 11.9g/dL，Ht 35%，白血球6,300，血小板17万。血液生化学所見：尿素窒素22mg/dL，クレアチニン1.2mg/dL，血糖86mg/dL，HbA1c 6.6%（基準4.9〜6.0），Na 116mEq/L，K 3.3mEq/L，Cl 89mEq/L。血清浸透圧240mOsm/L（基準275〜288）。

まず行うべき治療はどれか。

a 飲水制限
b ループ利尿薬の内服
c 5%ブドウ糖液の輸液
d 高張（3%）食塩液の輸液
e バソプレシンV2受容体拮抗薬の内服

□□□ 119D

54 日齢3の男児。腹部膨満と胆汁性嘔吐を認めたため産科診療所から紹介され受診した。在胎39週，体重3,300gで出生した。日齢1から母乳を開始し，日齢2から腹部膨満が出現し，夜間から胆汁性嘔吐を認めた。身長52cm，体重3,100g。体温37.2℃。脈拍112/分，整。血圧80/48mmHg。呼吸数30/分。大泉門の軽度陥凹を認めた。心音と呼吸音とに異常を認めない。腹部は膨満している。立位の腹部エックス線写真（**別冊**No.**19A**）と注腸造影像（**別冊**No.**19B**）とを別に示す。

診断はどれか。

a 鎖肛
b 腸回転異常症
c Hirschsprung病
d 新生児壊死性腸炎
e 先天性小腸閉鎖症

別　冊
No. 19　A，B

94 第119回 D 問題

□□□ 119D
55 44 歳の男性。下腹部痛を主訴に来院した。昨日落馬して会陰部を打撲した後から排尿を認めない。意識は清明。体温 36.4℃。脈拍 88/分，整。血圧 142/86 mmHg。会陰部の皮下に出血斑を認める。血液所見：赤血球 348 万，Hb 11.4 g/dL，Ht 33%，白血球 8,800，血小板 20 万。血液生化学所見：総蛋白 6.8 g/dL，アルブミン 3.6 g/dL，尿素窒素 22 mg/dL，クレアチニン 0.9 mg/dL。CRP 0.4 mg/dL。腹部超音波検査で多量の尿で拡張している膀胱を認める。逆行性尿道造影検査で膀胱は描出されなかった。

　適切な対応はどれか。
a　骨盤 MRI 　　　　　 b　膀胱鏡検査 　　　　 c　膀胱瘻造設
d　NSAID 投与 　　　　 e　膀胱カテーテル留置

□□□ 119D
56 75 歳の女性。急速に進行する認知機能の低下を主訴に来院した。1 年前の認知症検診では改訂長谷川式簡易知能評価スケール 29 点（30 点満点）であった。6 週間前ごろに目の前にある眼鏡がないと騒ぐようになった。同時期から歩行が不安定となった。5 週間前には自分の名前が言えなくなり，4 週間前には自身の足から何かを払いのけるような動作がみられるようになった。3 週間前には会話と歩行ができなくなった。1 週間前からはほぼ寝たきりとなり，時々全身をぴくつかせる運動がみられるようになった。食事も摂れなくなったため家族とともに受診した。頭部単純 MRI の拡散強調像（**別冊** No. 20）を別に示す。

　診断はどれか。
a　結核性髄膜炎 　　　　　　　　 b　単純ヘルペス脳炎
c　Lewy 小体型認知症 　　　　　 d　Creutzfeldt-Jakob 病
e　進行性多巣性白質脳症

```
別　冊
No. 20
```

□□□ 119D
57 75 歳の男性。突然の左下肢の痛みとしびれを主訴に来院した。健康診断で心房細動を指摘されたが医療機関を受診していなかった。意識は清明。脈拍 104/分，不整。血圧 152/84 mmHg。呼吸数 16/分。SpO$_2$ 95%（room air）。頸静脈の怒張を認めない。心音と呼吸音とに異常を認めない。左鼠径部，左足背で動脈を触知しない。左下肢に冷感およびチアノーゼを認める。血液所見：赤血球 442 万，Hb 14.0 g/dL，Ht 41%，白血球 4,400，血小板 26 万，D ダイマー 8.7 μg/mL（基準 1.0 以下）。FDP 8.0 μg/mL（基準 10 以下）。血液生化学所見：AST 62 U/L，ALT 34 U/L，LD 254 U/L（基準 124〜222），CK 480 U/L（基準 59〜248），尿素窒素 22 mg/dL，クレアチニン 1.0 mg/dL，BNP 134 pg/mL（基準 18.4 以下）。12 誘導心電図で心房細動を認める。骨盤動脈のディジタルサブトラクション血管造影〈DSA〉像（**別冊** No. 21）を別に示す。

　この患者の治療で**適切でない**のはどれか。
a　血栓回収術 　　　　　　　　 b　血栓溶解療法
c　ヘパリンの持続静注 　　　　 d　下大静脈フィルター留置術
e　直接経口抗凝固薬〈DOAC〉内服

```
別　冊
No. 21
```

第119回 D 問題 95

□□□ 119D
58 日齢 14 の男児。哺乳量の低下を主訴に母親に連れられて来院した。出生後から哺乳量の低下が認められていた。哺乳時に息苦しそうになり，途中で哺乳をやめてしまう。妊娠経過は異常なく，在胎 38 週 5 日，体重 2,660 g。身長 49 cm。Apgar スコア 8 点（1 分），8 点（5 分）で出生した。意識は清明。体温 37.2℃。脈拍 140/分，整。血圧 80/40 mmHg。呼吸数 60/分。SpO$_2$ 85％（room air）。心音と呼吸音とに異常を認めない。心エコー検査で先天性心疾患が疑われ，心臓カテーテル検査が行われた。検査結果を表に示す。

	右心房	右心室	肺動脈	左心房	左心室	大動脈
酸素飽和度（％）	85.7	85.6	85.3	85.1	84.8	84.3

診断はどれか。
a Ebstein 奇形
b Fallot 四徴症
c 大動脈離断症
d 完全大血管転位症
e 総肺静脈還流異常症

□□□ 119D
59 53 歳の女性。心窩部痛と食欲不振を主訴に来院した。1 か月前に心窩部痛が出現し，1 週間前から食欲不振を伴うようになったため受診した。喫煙歴と飲酒歴はない。身長 152 cm，体重 49 kg。体温 37.0℃。脈拍 76/分，整。血圧 116/68 mmHg。眼球結膜に黄染を認める。心窩部に圧痛を認めるが，筋性防御は認めない。血液所見：赤血球 388 万，Hb 12.4 g/dL，Ht 36％，白血球 5,180，血小板 16 万。血液生化学所見：総蛋白 6.6 g/dL，アルブミン 4.0 g/dL，総ビリルビン 6.0 mg/dL，直接ビリルビン 4.8 mg/dL，AST 38 U/L，ALT 36 U/L，LD 176 U/L（基準 124〜222），ALP 2,051 U/L（基準 38〜113），γ-GT 180 U/L（基準 9〜32），アミラーゼ 63 U/L（基準 44〜132），CK 38 U/L（基準 41〜153），尿素窒素 10 mg/dL，クレアチニン 0.5 mg/dL，尿酸 3.9 mg/dL，血糖 103 mg/dL，HbA1c 5.9％（基準 4.9〜6.0）。CEA 0.3 ng/mL（基準 5 以下），CA19-9 73 U/mL（基準 37 以下）。免疫血清学所見：HBs 抗原陰性，HCV 抗体陰性。MRCP 像（**別冊 No. 22**）を別に示す。
この患者の閉塞性黄疸の原因はどれか。
a 胆嚢癌
b 肝細胞癌
c 膵頭部癌
d 肝門部胆管癌
e 十二指腸乳頭部癌

別　冊
No. 22

96 第119回 D 問題

□□□ 119D

60 81 歳の女性。右胸部痛を主訴に救急車で搬入された。自宅の階段で 5 段の高さから転落し，右胸部をぶつけ倒れているところを家族に発見された。痛みで立ち上がれないため，家族が救急車を要請した。意識は清明。体温 36.6℃。心拍数 88/分，整。血圧 136/78 mmHg。呼吸数 24/分。SpO_2 92 %（room air）。動揺胸郭を認めない。心音に異常を認めない。右胸部の呼吸音が対側と比べ減弱している。右前胸部から側胸部にかけて皮下気腫を認める。胸部単純 CT（**別冊** No. 23）を別に示す。

　まず行うべき治療はどれか。

　　a　開胸止血術　　　　　b　肋骨固定術　　　　c　胸腔ドレナージ
　　d　人工呼吸器管理　　　e　心嚢ドレナージ

```
┌─────────────────┐
│     別　冊       │
│    No. 23        │
└─────────────────┘
```

□□□ 119D

61 1 歳の女児。コイン型リチウム電池を飲み込んだかもしれないため両親に連れられて来院した。1 時間前に，母親が台所で家事をしているときに足元で遊んでいた。患児がオエっと吐きそうになっているところに母親が気付き，取り出そうとしたが，何かを飲み込んでしまったという。近くにキッチンタイマーが落ちており，蓋が開いてコイン型リチウム電池が一つなくなっていた。来院時は，意識清明で機嫌はよく笑顔がみられ，咳嗽，流涎および嘔吐は認めない。脈拍 120/分，整。呼吸数 24/分。SpO_2 98 %（room air）。皮膚色は良好で，チアノーゼを認めない。口腔内や咽頭に異常を認めない。心音と呼吸音とに異常を認めない。腹部は平坦，軟で，圧痛を認めない。

　まず行う対応はどれか。

　　a　動脈血ガス分析　　　　　　b　上部消化管造影検査
　　c　胸腹部エックス線撮影　　　d　上部消化管内視鏡検査
　　e　自宅での経過観察を指示

□□□ 119D

62 52 歳の男性。人間ドックの上部消化管造影検査で異常を指摘され来院した。自覚症状はない。身長 165 cm，体重 60 kg。脈拍 72/分，整。血圧 124/76 mmHg。眼瞼結膜と眼球結膜とに異常を認めない。腹部は平坦，軟で，肝・脾を触知しない。上部消化管内視鏡検査を施行したところ，萎縮性胃炎を認め，迅速ウレアーゼ試験は陽性であった。*Helicobacter pylori* の除菌をしたことはない。①ペニシリン系抗菌薬，②マクロライド系抗菌薬，および③酸分泌抑制薬の内服による除菌療法を提案したところ，「除菌を是非お願いしたいが，子供のころに呼吸が苦しくなって救急車で運ばれ入院し，ペニシリンアレルギーであろうと言われた」という申し出があった。

　この患者へ除菌療法を行う際，現時点の対応で適切なのはどれか。

　　a　①②③の服用　　　　　b　②のみ服用
　　c　③のみ服用　　　　　　d　迅速ウレアーゼ試験の再検査
　　e　ペニシリンアレルギーの精査

第119回 D問題 **97**

□□□ 119D

63 80歳の男性。皮疹を主訴に来院した。3週間前から，体幹および四肢に水疱やびらんが出現し，徐々に増数，拡大してきたため受診した。皮膚生検組織のH-E染色標本（**別冊** No. **24**）を別に示す。蛍光抗体直接法で表皮基底膜部にIgGとC3との線状沈着を認める。食塩水処理皮膚を用いた蛍光抗体間接法で表皮側にIgGの陽性反応を認める。

診断はどれか。

a 尋常性天疱瘡 b 水疱性類天疱瘡 c Hailey-Hailey病

d 後天性表皮水疱症 e 先天性表皮水疱症

```
┌─────────────────┐
│     別  冊       │
│    No. 24       │
└─────────────────┘
```

□□□ 119D

64 2歳の男児。発熱と左膝痛を主訴に母親に連れられて来院した。2週間前から弛張熱，跛行および下腿の皮疹がみられるようになった。1週間前から左膝を痛がるようになった。抗菌薬を内服しても解熱しないため受診した。身長84.2 cm，体重10.3 kg。体温38.5℃。脈拍168/分，整。血圧106/62 mmHg。皮膚は両側の下腿に径2 cmの淡紅色の紅斑を認める。眼瞼結膜と眼球結膜とに異常を認めない。口腔内にアフタを認めない。咽頭に発赤はなく，扁桃に腫大を認めない。両側の頸部に径1.5 cmのリンパ節を3個ずつ触知する。心音と呼吸音とに異常を認めない。腹部は平坦，軟で，右肋骨弓下に肝を2 cm，左季肋下に脾を3 cm触知する。左膝関節の腫脹と圧痛とを認めるが，可動域制限はない。赤沈90 mm/1時間。血液所見：赤血球390万，Hb 9.8 g/dL，Ht 32%，白血球10,400（桿状核好中球1%，分葉核好中球77%，好酸球1%，好塩基球1%，単球8%，リンパ球12%），血小板38万。血液生化学所見：総蛋白5.8 g/dL，アルブミン3.0 g/dL，AST 33 U/L，ALT 6 U/L，LD 248 U/L（基準195〜400），CK 57 U/L（基準43〜293），尿素窒素6 mg/dL，クレアチニン0.2 mg/dL，Na 137 mEq/L，K 4.3 mEq/L，Cl 100 mEq/L。免疫血清学所見：CRP 3.2 mg/dL，matrix metalloproteinase-3〈MMP-3〉196 ng/mL（基準37〜121），リウマトイド因子〈RF〉陰性，抗核抗体陰性。両膝MRIの脂肪抑制造影T1強調水平断像（**別冊** No. **25**）を別に示す。

考えられる疾患はどれか。

a 川崎病 b IgA血管炎

c リウマチ熱 d 化膿性関節炎

e 若年性特発性関節炎〈JIA〉

```
┌─────────────────┐
│     別  冊       │
│    No. 25       │
└─────────────────┘
```

119D

65 69歳の男性。もの忘れを主訴に来院した。3か月前に昼食中に急に声を上げたため家族が様子を見に行ったところ，座ったまま動かなかった。約3分経過して「大丈夫」だと返答するようになったが，その後もしばらく反応が鈍かった。翌日以降は以前と変わりがなかったが，1週間前から最近の出来事を家族が質問しても正しく答えることができないことが複数回あったため家族とともに受診した。意識は清明。改訂長谷川式簡易知能評価スケールは正常であったが，3か月前のエピソードの記憶は全くないという。神経診察で異常を認めない。頭部MRIで異常所見は認めない。脳波検査で左側頭部に鋭波を認める。

　この患者で認めるのはどれか。

a　音過敏　　　　　b　閃輝暗点　　　　　c　口部自動症
d　静止時振戦　　　e　線維束性収縮

119D

66 54歳の女性。乳がん検診で異常を指摘され来院した。42歳から①高血圧症で，降圧薬を内服中である。喫煙歴はない。飲酒は機会飲酒。②母は乳癌のため58歳で死亡した。③初経は12歳。④出産は2回。⑤BMI 20.3。マンモグラフィでは高濃度腫瘤陰影と集簇した多形性の微細石灰化像を認めた。

　下線部のうち，想定される疾患のリスクファクターはどれか。

a　①　　　b　②　　　c　③　　　d　④　　　e　⑤

119D

67 53歳の男性。10日前からの発熱を主訴に来院した。海外渡航歴はない。意識は清明。体温38.4℃。脈拍96/分，整。血圧116/70 mmHg。心音と呼吸音とに異常を認めない。腹部は平坦，軟で圧痛を認めないが，右季肋部に叩打痛を認める。血液所見：赤血球468万，Hb 13.9 g/dL，白血球21,900，血小板28万。血液生化学所見：総ビリルビン1.2 mg/dL，AST 125 U/L，ALT 83 U/L，LD 338 U/L（基準124～222），γ-GT 163 U/L（基準13～64）。CRP 29 mg/dL。腹部造影CT（**別冊 No. 26**）を別に示す。超音波ガイド下に穿刺し，得られた液体は無臭でアンチョビペースト状であった。血液および穿刺液の培養で細菌は検出されなかった。

　この患者の感染経路を確認する上で重要な質問はどれか。

a　「覚醒剤を使ったことはありますか」
b　「キツネを触ったことはありますか」
c　「ダニに咬まれたことはありますか」
d　「同性間で性交渉をしたことはありますか」
e　「シカやイノシシなどの獣肉を食べたことはありますか」

別　冊
No. 26

□□□ 119D

68 65歳の男性。徐々に増大する左頸部の腫瘤と嚥下障害を主訴に来院した。喫煙は20本/日を30年間。飲酒は日本酒4合/日を45年間。左頸部に径2.5cmのリンパ節を触知し，同部位の穿刺吸引細胞診で扁平上皮癌と診断された。喉頭内視鏡像（**別冊** No.27）を別に示す。

　最も考えられるのはどれか。

a　喉頭癌　　　　　　　b　上咽頭癌　　　　　　c　中咽頭癌
d　下咽頭癌　　　　　　e　頸部食道癌

```
┌─────────────────────┐
│        別　冊        │
│       No. 27        │
└─────────────────────┘
```

□□□ 119D

69 28歳の女性。動悸を主訴に来院した。午前10時ごろ，事務仕事中に突然，動悸を自覚した。安静にしていても症状が治まらないため受診した。過去に学校健診で心電図異常を指摘され，当院を受診したが経過観察となっていた。その時の12誘導心電図（**別冊** No.28A）を別に示す。既往歴に気管支喘息があり，吸入薬を使用しているが，年に数回発作を繰り返している。意識は清明。体温36.2℃。脈拍164/分，整。血圧120/82 mmHg。呼吸数18/分。SpO_2 99%（room air）。心音と呼吸音とに異常を認めない。来院時の12誘導心電図（**別冊** No.28B）を別に示す。

　まず最初に行うべき対応はどれか。

a　電気ショック　　　　　　　b　Valsalva手技
c　ジゴキシン投与　　　　　　d　硫酸マグネシウム投与
e　アデノシン三リン酸投与

```
┌─────────────────────┐
│        別　冊        │
│     No. 28  A，B    │
└─────────────────────┘
```

□□□ 119D

70 27歳の女性。頸部腫大を主訴に来院した。6か月前から体重が減少し，汗をかきやすいことを自覚している。身長164cm，体重47kg（6か月前は52kg）。脈拍112/分，整。血圧120/76mmHg。頸部の外観写真（**別冊** No.29A）と甲状腺超音波像（カラードプラ）（**別冊** No.29B）とを別に示す。

　この患者の血液検査で高値なのはどれか。**2つ選べ。**

a　CRP　　　　　　　　　　b　FT_3
c　TSH　　　　　　　　　　d　可溶性IL-2受容体
e　抗TSH受容体抗体〈TRAb〉

```
┌─────────────────────┐
│        別　冊        │
│     No. 29  A，B    │
└─────────────────────┘
```

100 第119回 D問題

□□□ 119D

71 75歳の女性。介護老人保健施設に入所中で，寝たきりの状態である。嘔吐と発熱を主訴に救急車で搬入された。昨日午後10時に嘔吐と38℃台の発熱が出現した。本日午前7時に，頻呼吸となったため，施設の職員が救急車を要請した。脳梗塞の既往があり左片麻痺を認める。意識は清明。身長143cm，体重38kg。体温38.4℃。心拍数108/分，整。血圧76/48mmHg。呼吸数20/分。SpO_2 97%（room air）。皮膚は湿潤。眼瞼結膜と眼球結膜とに異常を認めない。口腔内は乾燥している。咽頭に発赤を認めない。心音と呼吸音とに異常を認めない。腹部は平坦，軟で，肝・脾を触知しない。右肋骨脊柱角叩打痛を認める。尿所見：蛋白1+，糖（－），ケトン体（－），潜血2+，沈渣に白血球多数/HPFを認める。血液所見：赤血球368万，Hb 12.4g/dL，Ht 40%，白血球12,800，血小板20万。血液生化学所見：総蛋白7.8g/dL，アルブミン3.8g/dL，CK 322U/L（基準41〜153），尿素窒素20mg/dL，クレアチニン0.8mg/dL，血糖182mg/dL，Na 131mEq/L，K 4.8mEq/L，Cl 96mEq/L。CRP 15mg/dL。動脈血ガス分析（room air）：pH 7.49，$PaCO_2$ 29Torr，PaO_2 84Torr，HCO_3^- 21mEq/L。腹部単純CT（**別冊** No. **30**）を別に示す。

輸液と昇圧薬投与を開始した。次に行うべき治療はどれか。**2つ選べ。**

a 血液透析
b 抗菌薬投与
c 右腎摘除術
d 右尿管結石摘出術
e 右尿管ステント留置術

```
┌─────────────────┐
│     別 冊       │
│    No. 30       │
└─────────────────┘
```

□□□ 119D

72 80歳の男性。1か月間持続する咳嗽，血痰，微熱および体重減少を主訴に来院した。胸部エックス線写真で右上葉に空洞を伴う浸潤影を認め，喀痰の抗酸菌塗抹，結核菌PCR検査および抗酸菌培養が陽性で，肺結核と診断された。

その後，抗結核薬による標準治療が開始され，2か月が経過した。

治療効果の判定に用いられる検査はどれか。**2つ選べ。**

a ツベルクリン反応
b 喀痰抗酸菌塗抹検査
c 喀痰抗酸菌培養検査
d 喀痰抗酸菌PCR検査
e 結核菌特異的全血インターフェロンγ遊離測定法〈IGRA〉

□□□ 119D

73 53歳の男性。右眼の視力低下を主訴に来院した。2か月前から右眼が見えにくくなり，様子を見ていたが改善しないため来院した。多忙のため，20年来，医療機関を受診していない。意識は清明。身長172 cm，体重68 kg。体温36.2℃。脈拍72/分，整。血圧162/90 mmHg。視力は右が眼前手動弁（矯正不能），左0.1（0.6×－3.0 D）。眼圧は右18 mmHg，左20 mmHg。両眼の前眼部に異常を認めない。右の眼底は透見不能である。左の眼底写真（**別冊** No. **31A**）と蛍光眼底造影写真（**別冊** No. **31B**）とを別に示す。尿所見：蛋白2＋，糖4＋，ケトン体（－），潜血（－）。血液生化学所見：総蛋白5.9 g/dL，アルブミン3.3 g/dL，尿素窒素20 mg/dL，クレアチニン1.3 mg/dL，血糖255 mg/dL，HbA1c 11.4％（基準4.9〜6.0）。

まず行うべき治療はどれか。**2つ選べ。**

a 白内障手術
b 汎網膜光凝固
c 血糖コントロール
d ステロイドパルス療法
e 副腎皮質ステロイド点眼

```
┌─────────────────────┐
│      別 冊          │
│   No. 31 A，B       │
└─────────────────────┘
```

□□□ 119D

74 38歳の経産婦（4妊2産）。妊娠28週で周産期管理を目的に自宅近くの医療機関から周産期母子医療センターを紹介され受診した。30歳および33歳時に，それぞれ骨盤位および既往帝王切開の適応で選択的帝王切開術が施行され，36歳時に稽留流産に対し子宮内容除去術が施行されている。今回は，続発性不妊症に対し生殖補助医療が実施され，妊娠した。妊娠32週に行われた骨盤MRIのT2強調矢状断像（**別冊** No. **32**）を別に示す。

考えられるのはどれか。**2つ選べ。**

a 前置血管
b 前置胎盤
c 癒着胎盤
d 絨毛膜下血腫
e 常位胎盤早期剥離

```
┌─────────────────────┐
│      別 冊          │
│     No. 32          │
└─────────────────────┘
```

102 第119回 D 問題

□□□ 119D

75 54 歳の男性。健康診断で肝障害を指摘され来院した。自覚症状はない。喫煙は 1 年前まで加熱式たばこを
20 本/日。飲酒はビール 350 mL/日を週に 2〜3 回。職業はデスクワークが主体の会社員で，午前 7 時に起床
し自家用車で通勤している。昼食は麺類を好んで食べている。夕食は午後 9 時過ぎに自宅で食べ，午後 11 時ご
ろに就寝している。既往歴に特記すべきことはない。身長 171 cm，体重 82 kg，腹囲 98 cm。脈拍 84/分，
整。血圧 134/80 mmHg。心音と呼吸音とに異常を認めない。腹部は平坦，軟で，肝・脾を触知しない。健康
診断時の血液生化学所見：AST 60 U/L，ALT 82 U/L，γ-GT 90 U/L（基準 13〜64），尿酸 6.8 mg/dL，血
糖 98 mg/dL，トリグリセリド 346 mg/dL，HDL コレステロール 42 mg/dL，LDL コレステロール 128 mg/
dL。免疫血清学所見：HBs 抗原陰性，HCV 抗体陰性。腹部超音波検査では肝腎コントラストの増強を認めた。
　この患者に対する指導で正しいのはどれか。**3 つ選べ**。

　　a 「体重を減らしましょう」
　　b 「栄養指導を受けましょう」
　　c 「身体活動量を増やしましょう」
　　d 「もう少し早めに就寝しましょう」
　　e 「まず中性脂肪を下げる薬を飲みましょう」

| 119 | E |

◎ 指示があるまで開かないこと。

（令和7年2月9日　13時35分〜15時10分）

注　意　事　項

1. 試験問題の数は50問で解答時間は正味1時間35分である。
2. 解答方法は次のとおりである。

　　各問題にはaからeまでの5つの選択肢があるので，そのうち質問に適した選択肢を1つ選び答案用紙に記入すること。

　（例）101　医師免許を付与するのはどれか。

　　　　a　保健所長
　　　　b　厚生労働大臣
　　　　c　地方厚生局長
　　　　d　都道府県知事
　　　　e　内閣総理大臣

　正解は「b」であるから答案用紙の ⓑ をマークすればよい。

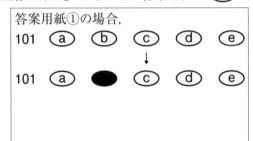

E 必修の基本的事項　　50問／1時間35分

□□□　119E
1　症候と疾患の組合せで**誤っている**のはどれか。
- a　排尿障害 ──────── 腰部脊柱管狭窄症
- b　歩行障害 ──────── 頸椎性脊髄症
- c　腰背部痛 ──────── 解離性大動脈瘤
- d　下肢の冷感 ─────── 深部静脈血栓症
- e　膝関節腫脹 ─────── 偽痛風

□□□　119E
2　不当な差別，偏見その他の不利益が生じないように，その取扱いに特に配慮を要する個人情報はどれか。
- a　学　歴　　　b　国　籍　　　c　病　歴　　　d　肌の色　　　e　職業的地位

□□□　119E
3　医療倫理の4原則に**含まれない**のはどれか。
- a　正　義　　　　　　　b　善　行　　　　　　　c　無危害
- d　自律尊重　　　　　　e　共同意思決定

□□□　119E
4　性感染症が疑われる患者に対して，性交渉歴に関する病歴聴取を行う場合に正しいのはどれか。
- a　初診時には聴取をしない。
- b　性交渉相手の人数を確認する。
- c　未成年の患者では保護者を同席させる。
- d　配偶者との性交渉については聴取しない。
- e　経口避妊薬を服用している患者には聴取しない。

□□□　119E
5　ナルコレプシーの患者の訴えはどれか。
- a　「会議中に突然眠ってしまいます」
- b　「毎日，明け方になるまで眠れません」
- c　「毎晩，眠れないのではないかと不安になります」
- d　「眠っている間に足がぴくぴく動いていると妻に言われます」
- e　「夜中に知らないうちに冷蔵庫の中のものを食べているみたいです」

□□□ 119E

6 腰椎穿刺法による脳脊髄液検査を行う。

成人患者への説明で**誤っている**のはどれか。

a 「うつぶせの姿勢で行います」

b 「事前に血液検査を行います」

c 「下肢に痛みが走ることがあります」

d 「事前に眼底検査か頭部画像検査を行います」

e 「検査後に立位で悪化する頭痛が起きることがあります」

□□□ 119E

7 医師のプロフェッショナリズムで**誤っている**のはどれか。

a 科学的根拠を追究する。　　　　b 自己の利益を追求する。

c 社会のニーズに応える。　　　　d 患者の感情に共感を示す。

e 医療資源の有限性に配慮する。

□□□ 119E

8 ある患者の採血結果で，血清 K 値が 7.0 mEq/L であると検査室から連絡があった。

血液検査の再検に加えて，まず行うべき検査はどれか。

a 血糖測定　　　　　　b 腹部単純 CT　　　　　c 心エコー検査

d 12 誘導心電図検査　　e 胸部エックス線撮影

□□□ 119E

9 強迫性障害〈強迫症〉の患者にみられる強迫行為で正しいのはどれか。

a 症状に日内変動がある。

b 強迫行為中の記憶がない。

c 患者は強迫行為を合理的であると考えている。

d 「手を洗いなさい」などの命令性幻聴に従って行われる。

e 強迫観念によって生じる不安を予防あるいは緩和する目的で行われる。

□□□ 119E

10 チーム医療で正しいのはどれか。

a 事務職員も参加できる。

b 医師の指示が最優先される。

c 医療機関の経営業績の向上が目的である。

d チーム全員の意見が一致する必要がある。

e 単一の医療機関内で完結することが推奨されている。

□□□ 119E
11 腎盂腎炎の診察に有用なのはどれか。
　　a　振水音の聴診　　　　b　Traube 三角の打診　　　c　鼠径リンパ節の触診
　　d　腹部血管雑音の聴診　　e　肋骨脊柱角の叩打診

□□□ 119E
12 手指のエックス線写真（**別冊** No. 1 ①〜⑤）を別に示す。
　　骨折を認めるのはどれか。
　　a　①　　　　　b　②　　　　　c　③　　　　　d　④　　　　　e　⑤

```
┌─────────────────────┐
│       別　冊        │
│   No. 1　①〜⑤     │
└─────────────────────┘
```

□□□ 119E
13 症候と疾患の組合せで正しいのはどれか。
　　a　嚥下障害 ──────── 膵　炎
　　b　黄　疸 ──────── 腸閉塞
　　c　吐　血 ──────── 潰瘍性大腸炎
　　d　腹部膨隆 ──────── 胃食道逆流症
　　e　便通異常 ──────── 過敏性腸症候群

□□□ 119E
14 長時間の砕石位による合併症で**誤っている**のはどれか。
　　a　視力障害　　　　　　b　下肢の神経損傷　　　c　深部静脈血栓症
　　d　接地部の圧迫性潰瘍　e　体位解除後の低血圧

□□□ 119E
15 喫煙と**関連が乏しい**のはどれか。
　　a　歯周病　　　　　　　b　大動脈瘤　　　　　　c　1 型糖尿病
　　d　冠動脈疾患　　　　　e　慢性閉塞性肺疾患

□□□ 119E
16 小脳機能の評価に**用いない**のはどれか。
　　a　膝踵試験　　　　　　b　指鼻試験　　　　　　c　鼻指鼻試験
　　d　回内回外試験　　　　e　上肢 Barré 試験

□□□ 119E
17 最も多くの遺伝子を含む染色体はどれか。
- a 1番染色体
- b 16番染色体
- c 18番染色体
- d 21番染色体
- e X染色体

□□□ 119E
18 皮膚開放創の消毒に用いることができるのはどれか。
- a エタノール
- b グルタールアルデヒド
- c 次亜塩素酸ナトリウム
- d ポビドンヨード
- e ホルマリン

□□□ 119E
19 幻覚を強く示唆する患者の発言はどれか。
- a 「(人から見られている場面で)とても緊張します」
- b 「(道を歩きながら)知らない人が私を見て笑うのです」
- c 「(通常の食事をしながら)砂を噛んでいるように感じます」
- d 「(天井のしみを見ながら)あれは私を殺そうとしているサインです」
- e 「(鳴っていない携帯電話を見せながら)今もこの電話の着信音がやまないのです」

□□□ 119E
20 鼠径部レベル以下の全感覚消失の脊髄損傷レベルはどれか。
- a 第4頸髄
- b 第5胸髄
- c 第10胸髄
- d 第1腰髄
- e 脊髄円錐部

□□□ 119E
21 喀痰検体で**質が低い**のはどれか。
- a うがいをした後に採取した検体
- b 喀痰の膿性部分が入っている検体
- c 食塩水吸入で誘発して採取した検体
- d Gram染色の鏡検で白血球が多い検体
- e Gram染色の鏡検で上皮細胞が多い検体

□□□ 119E
22 生活習慣の改善を促すために有効なアプローチはどれか。
    a 解釈モデルを確認する。
    b 行動目標は医師主導で設定する。
    c 患者が不安になる情報提供は控える。
    d 専門用語を積極的に用いて説明する。
    e 標準化された指導内容を画一的に行う。

□□□ 119E
23 ある検査における Receiver Operating Characteristic〈ROC〉曲線（**別冊** No. 2）を別に示す。これを参考にカットオフ値を設定することとした。
    偽陰性率が最も**低い**のはどれか。
    a ①   b ②   c ③   d ④   e ⑤

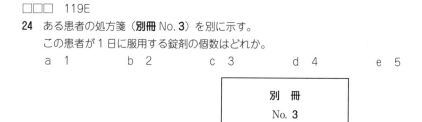

□□□ 119E
24 ある患者の処方箋（**別冊** No. 3）を別に示す。
    この患者が1日に服用する錠剤の個数はどれか。
    a 1   b 2   c 3   d 4   e 5

□□□ 119E
25 薬物投与で皮疹が出現した場合に，添付文書でまず確認するのはどれか。
    a 効能又は効果   b 用法及び用量   c 相互作用
    d 副作用   e 薬物動態

□□□ 119E

26 42歳の男性。職場の健康診断で①高血圧を指摘され来院した。仕事は②事務職で，1年前から仕事が忙しく，③過食気味で体重が8kg増加した。既往歴に特記すべきことはない。喫煙歴はない。飲酒はビール350mL/日。身長172cm，体重80kg。④脈拍72/分，整。血圧144/92mmHg。身体診察に異常を認めない。血液生化学所見：血糖72mg/dL，HbA1c 5.8%（基準4.9〜6.0），トリグリセリド190mg/dL，HDLコレステロール62mg/dL，⑤LDLコレステロール146mg/dL。体重の減量を目的に食事療法を行う。

下線部のうち，推定エネルギー必要量（kcal/日）の算出に必要なのはどれか。

a ① b ② c ③ d ④ e ⑤

□□□ 119E

27 65歳の女性。右変形性膝関節症のため，右人工膝関節置換術が予定されている。術前評価のため受診した。6か月前から右膝の痛みが出現し，徐々に悪化し，歩けなくなった。整形外科を受診し，手術適応となった。3か月前に乳癌の手術を受け，薬物による抗癌治療中である。仕事は事務職でデスクワークが主体である。意識は清明。身長149cm，体重68kg。体温36.0℃。脈拍84/分，整。血圧150/70mmHg。呼吸数20/分。SpO₂ 96%（room air）。頸静脈の怒張を認めない。心音と呼吸音とに異常を認めない。右下肢に圧痕性浮腫を認める。血液所見：赤血球414万，Hb 11.3g/dL，Ht 36%，血小板23万，PT-INR 0.9（基準0.9〜1.1），Dダイマー9.0μg/mL（基準1.0以下）。血液生化学所見：尿素窒素30mg/dL，クレアチニン2.0mg/dL，血糖105mg/dL，Na 140mEq/L，K 4.6mEq/L，Cl 107mEq/L，Ca 9.2mg/dL。CRP 0.8mg/dL。

この時点で実施すべき検査はどれか。

a 腹部単純CT b 腎シンチグラフィ
c 下肢動脈造影検査 d 下肢静脈超音波検査
e 足関節上腕血圧比〈ABI〉

□□□ 119E

28 80歳の男性。発熱，咳嗽および呼吸困難のため救急車で搬入された。既往歴に脳梗塞があり，右片麻痺と失語がある。体温38.6℃。心拍数108/分，不整。血圧142/100mmHg。呼吸数24/分。SpO₂ 90%（鼻カニューラ2L/分 酸素投与下）。右背側にcoarse cracklesを聴取する。検査の結果，肺炎と診断され，抗菌薬投与のため末梢静脈路確保を行うこととした。

この患者の末梢静脈路確保に最も適切な静脈はどれか。

a 左肘正中皮静脈 b 右肘正中皮静脈 c 左橈側皮静脈
d 右橈側皮静脈 e 右大伏在静脈

□□□ 119E

29 65歳の男性。背部痛を主訴に来院した。肺癌の骨転移で治療を受けている。疼痛コントロール目的で入院となった。外来ではモルヒネ徐放製剤を内服していたが，指導医と相談の上，投与経路を皮下注射に変更することになった。塩酸モルヒネ注製剤と生理食塩液を混合して5mg/mLの溶液を調整した。1日投与量を24mg/日としたい。

この注射薬を持続皮下注射する場合の投与速度はどれか。

a 0.1mL/時間 b 0.2mL/時間 c 0.4mL/時間
d 0.5mL/時間 e 0.8mL/時間

110　第119回　E問題

□□□　119E
30　72歳の男性。右眼の視力低下を主訴に来院した。2年前に左眼が同様の症状となり，手術を受けたという。視力は右0.5（矯正不能），左1.0（矯正不能）。眼圧は右15mmHg，左14mmHg。右眼の細隙灯顕微鏡写真（別冊 No.4）を別に示す。両眼とも眼底に異常を認めない。

　　右眼の疾患はどれか。

a　内反症　　　　　　　b　白内障　　　　　　　c　円錐角膜
d　急性緑内障発作　　　e　原発開放隅角緑内障

```
┌─────────────────────┐
│        別　冊        │
│       No. 4         │
└─────────────────────┘
```

□□□　119E
31　38歳の初妊婦（1妊0産）。妊娠37週4日，家庭血圧で150/100mmHgを認めたため受診した。妊娠28週の妊婦健康診査で診察室血圧136/80mmHgであったため，家庭血圧測定が開始されていた。来院時，血圧160/110mmHg，随時尿で尿蛋白/Cr比は0.9g/gCrであったため入院管理となった。病棟到着時，意識消失とけいれんを認めた。

　　まず投与すべき薬剤はどれか。

a　グルコン酸カルシウム　　　　　b　ドパミン
c　ニトログリセリン　　　　　　　d　フロセミド
e　硫酸マグネシウム

□□□　119E
32　49歳の男性。健康診断で初めて高血圧を指摘され来院した。普段から味の濃い食べ物を好み，塩分の摂りすぎを気にしている。減塩はしていない。喫煙歴はない。飲酒は機会飲酒。身長172cm，体重72kg。体温36.4℃。脈拍68/分，整。血圧146/92mmHg。

　　この患者の行動変容のステージに基づく指導で適切なのはどれか。

a　「減塩しなければ脳出血になります」
b　「塩分の取りすぎが高血圧の原因です」
c　「味の濃い食べ物を摂るのを控えましょう」
d　「どのようにしたら減塩できると思いますか」
e　「その気になるまで減塩する必要はありません」

□□□　119E
33　50歳の男性。頭痛を主訴に救急外来を受診した。頭痛は6時間前に出現し現在は軽快している。これまでに経験したことのない激しい頭痛であったため来院した。来院時，意識は清明。身長162cm，体重55kg。体温36.9℃。脈拍84/分，整。血圧156/92mmHg。呼吸数18/分。

　　緊急性を判断するために確認すべき徴候はどれか。

a　耳鳴　　　　　　　　b　結膜充血　　　　　　c　項部硬直
d　閃輝暗点　　　　　　e　四肢のしびれ

□□□ 119E

34 72歳の男性。食道癌で訪問診療を受けている。3年前に食道癌の手術を受けた。6か月前に肺と骨に多発転移が見つかり，余命数か月と告知を受けた。本人の強い希望で積極的な治療はせず，自宅で在宅療養をしている。ここ1か月で嚥下障害が進行し，体重が著しく減少した。本人は訪問診療に訪れた医師に「尊厳死宣言文書」を提示して「痛みがつらくて寝られないから早く死なせて欲しい」と訴えている。家族は本人の意向を尊重したいと言っている。

行うべき対応はどれか。

a 胃瘻造設　　　　　b 経過観察　　　　　c 筋弛緩薬静注
d 高カロリー輸液　　e 疼痛コントロール

□□□ 119E

35 ①57歳の男性。呼吸困難を主訴に来院した。3日前から咳嗽があり，昨日から発熱，本日から呼吸困難が出現した。②同居家族にも発熱と咳嗽を認める。既往歴に特記すべきことはない。意識レベルはJCS I-3。③体温38.2℃。脈拍104/分，整。血圧110/68 mmHg。呼吸数28/分。④SpO₂ 90%（room air）。口腔内と皮膚は乾燥している。⑤右胸部にcoarse cracklesを聴取する。胸部エックス線写真で右中肺野に浸潤影を認めた。

下線部のうち，意識レベルと口腔内・皮膚所見に加えて入院が必要と判断する要素はどれか。

a ①　　　b ②　　　c ③　　　d ④　　　e ⑤

□□□ 119E

36 1歳の男児。灯油を誤飲したため救急車で搬入された。父親が石油ストーブの給油タンクに灯油を入れる準備中に，灯油吸引用ポンプを舐めてしまった。一緒にいた父親が救急車を要請した。意識は清明。体温36.5℃。心拍数120/分，整。血圧90/50 mmHg。呼吸数30/分。SpO₂ 98%（room air）。口腔内から灯油臭がしている。呼吸音に異常を認めない。

父親への説明で適切なのはどれか。

a 「吐かせましょう」　　　　　b 「胃洗浄をしましょう」
c 「牛乳を飲ませましょう」　　d 「人工呼吸管理にしましょう」
e 「入院して経過をみましょう」

112 第119回 E 問題

□□□ 119E

37 53歳の女性。脂質異常症と診断され，食事療法と運動療法を行っている。本日の外来までに2か月で体重は1kg減ったものの脂質異常は改善せず，担当医は患者と相談し脳血管障害を予防するために内服薬を開始することとした。患者は「脳卒中にはなりたくない。でも治療費はなるべく低く抑えたい。」と言っている。

脂質異常症に対する内服薬の脳血管障害発症予防効果および年間薬剤費の表を示す。なお，脂質異常症に対する効果はいずれの内服薬も同程度とする。

内服薬	脳血管障害の発症率	年間薬剤費
①	10% 減らす	20,000 円
②	10% 減らす	12,000 円
③	10% 減らす	4,000 円
④	不変	20,000 円
⑤	不変	4,000 円

費用対効果の視点を踏まえて，この患者に開始する内服薬はどれか。

a ①   b ②   c ③   d ④   e ⑤

□□□ 119E

38 1歳の男児。全身の皮疹を主訴に母親に連れられて来院した。2週間前に感冒様症状があり，その後，感冒様症状は改善したが，1週間前から下肢の皮疹が出現した。2日前から全身に皮疹を認めるようになったため受診した。腹痛および関節痛は認めない。関節内出血や筋肉内出血の既往はない。家族歴に特記すべきことはない。身長80cm，体重10kg。体温36.5℃。脈拍120/分，整。呼吸数32/分。顔色良好，眼瞼結膜と眼球結膜とに異常を認めない。咽頭に発赤を認めない。頸部リンパ節を触知しない。心音と呼吸音とに異常を認めない。腹部は平坦，軟で，肝・脾を触知しない。皮疹は上からガラス板で圧迫しても退色しない。頬部，腹部および左下腿の皮疹の写真（**別冊** No. **5A～C**）を別に示す。

予想される血液検査値はどれか。

a PT 延長   b APTT 延長   c 血小板数低値
d Dダイマー高値   e フィブリノゲン低値

別　冊
No. 5　A～C

□□□ 119E

39 65歳の女性。めまいを主訴に来院した。今朝，起床時に寝返りを打ったところ天井がぐるぐる回り，悪心を伴ったため，ベッド上で安静にしていた。めまいと悪心は1分程度で消失した。その後，朝食の準備中に振り向いた際に同様のめまいと悪心が再び出現したため，心配になり受診した。安静時のめまいはない。頭痛，耳鳴および難聴はない。意識は清明。体温36.5℃。脈拍72/分，整。血圧122/76mmHg。神経診察で異常を認めない。

　良性発作性頭位めまい症の診断予測スコアを表1に，その診断スコア合計点別の尤度比を表2に示す。

表1　良性発作性頭位めまい症の診断予測スコア

項目	スコア
めまいの持続時間2分以内	1
寝返りで誘発される	2
安静時にめまいがある	−1

表2　診断スコア合計点別の尤度比

スコア合計	陽性尤度比
−1点	0.1
0点	0.2
1点	1.3
2点	2.8
3点	6.8

　この患者における良性発作性頭位めまい症の事前確率が40%である場合，この患者における良性発作性頭位めまい症の事後確率に最も近いのはどれか。

a　8%　　　　b　19%　　　　c　47%　　　　d　65%　　　　e　82%

□□□ 119E

40 48歳の女性。腰痛と両下肢痛を主訴に来院した。昨日の朝，ごみ出しをした後から腰痛が出現し，両下肢にも痛みとしびれがみられた。市販の鎮痛薬を内服して様子をみていた。今朝①ベッドから起き上がるときに痛みが増強した。また，②今朝から尿が出にくくなった。③最近顔がほてったりする。④8年前に子宮頸癌に対する手術を受けた。喫煙歴はない。飲酒は夫と週にワイン1本を飲む。⑤この1年間で体重が4kg増加した。意識は清明。身長152cm，体重68kg。体温36.8℃。脈拍80/分，整。血圧124/76mmHg。呼吸数22/分。SpO₂ 98%（room air）。頭頸部と胸腹部に異常を認めない。肛門括約筋の収縮は減弱している。両側足関節底屈筋力の低下を認める。会陰部に知覚障害がある。腰部に強い痛みがあり，両臀部から大腿後面にかけて強い痛みとしびれを認める。上肢腱反射は正常。下肢では両側のアキレス腱反射が減弱している。

　下線部の病歴のうち，緊急性が高いのはどれか。

a　①　　　　b　②　　　　c　③　　　　d　④　　　　e　⑤

114 第119回 E問題

□□□ 119E

次の文を読み，41，42 の問いに答えよ。

52 歳の女性。腹部造影 CT 検査のために来院した。

現病歴：2 週間前の健康診断で実施された腹部超音波検査で肝臓の結節性病変を指摘されたため，精査目的で受診した。医師から造影 CT 検査について説明を受け，静脈路確保後に腹部造影 CT 検査が施行された。造影 CT 検査前の意識は清明で，バイタルサインに異常は認めなかったが，検査を終了してから 5 分後に息苦しさと気分不快が出現した。

既往歴：脂質異常症で食事療法を行っている。

生活歴：会社で事務職をしている。夫と 2 人暮らし。喫煙歴はない。飲酒は機会飲酒。ペットは飼育していない。

家族歴：父が肺癌。

現　症：意識レベルは JCS Ⅱ-10。身長 160 cm，体重 56 kg。体温 35.0℃。脈拍 112/分，整。血圧 76/48 mmHg。呼吸数 28/分。SpO₂ 96%（room air）。毛細血管再充満時間は 3 秒である。冷感と皮膚の湿潤を認める。眼瞼結膜と眼球結膜とに異常を認めない。顔面に浮腫，胸腹部に発赤と腫脹を認める。心音に異常を認めない。発声は可能であるが，吸気性喘鳴を認める。

41 直ちに投与すべき薬剤はどれか。

a　アドレナリン

b　アトロピン

c　グルココルチコイド

d　グルコン酸カルシウム

e　ジアゼパム

42 経過観察のために入院となったが，症状は消失し，翌日に退院した。入院中に病歴を再度聴取したところ，以前にヨード造影剤を静注した際に気分不快が出現したことが判明した。

この患者における有害事象の再発防止に必要なのはどれか。

a　クリニカルパスを作成する。

b　医療事故調査制度を利用する。

c　医療安全支援センターを利用する。

d　使用した造影剤の製薬会社に報告する。

e　患者の診療録上の所定の位置に有害事象を記録する。

第119回 E 問題 115

□□□ 119E

次の文を読み，43，44 の問いに答えよ。

74 歳の女性。感冒様症状を主訴に来院した。

現病歴：現在，医療機関に通院していない。2 週間前から，微熱と咳嗽が続き，①食欲が低下している。市販の感冒薬を服用したが，改善しないため受診した。

既往歴：小学生の時に気管支喘息，22 歳時に虫垂炎，54 歳時に胆石症，68 歳時に脊椎圧迫骨折，70 歳時に悪性リンパ腫。

生活歴：喫煙歴と飲酒歴はない。

家族歴：母は乳癌で死亡。

現　症：意識は清明。身長 160 cm，体重 58 kg。体温 36.3℃。脈拍 84/分，整。血圧 120/78 mmHg。呼吸数 20/分。SpO₂ 86％（room air）。眼瞼結膜と眼球結膜とに異常を認めない。②頸静脈の怒張を認める。頸部リンパ節を触知しない。心音に異常を認めない。③両肺野に coarse crackles を聴取する。腹部は腸雑音に異常を認めない。④肋骨弓下に肝を 1 cm 触知する。⑤両下肢に圧痕性の浮腫を認める。

検査所見：尿所見：蛋白（－），糖（－），ケトン体（－），潜血（－），沈渣に異常を認めない。血液所見：赤血球 454 万，Hb 13.2 g/dL，Ht 42％，白血球 7,000，血小板 18 万，D ダイマー 2.6 μg/mL（基準 1.0 以下）。血液生化学所見：アルブミン 3.9 g/dL，総ビリルビン 1.2 mg/dL，AST 24 U/L，ALT 18 U/L，LD 182 U/L（基準 124〜222），CK 62 U/L（基準 41〜153），尿素窒素 14 mg/dL，クレアチニン 0.9 mg/dL，尿酸 6.9 mg/dL，血糖 84 mg/dL，HbA1c 5.8％（基準 4.9〜6.0），トリグリセリド 74 mg/dL，HDL コレステロール 36 mg/dL，LDL コレステロール 76 mg/dL，Na 132 mEq/L，K 4.0 mEq/L，BNP 356 pg/mL（基準 18.4 以下）。CRP 0.3 mg/dL。心電図に異常を認めない。胸部エックス線写真で心胸郭比 56％，軽度のうっ血を認める。心エコー検査で左室駆出率 32％ であった。

---

43 下線部のうち，左心不全に特徴的な徴候はどれか。

　　a　①　　　　b　②　　　　c　③　　　　d　④　　　　e　⑤

44 薬剤性の心筋障害を疑った場合，既往歴のうち特に詳細に聴取すべき病歴はどれか。

　　a　気管支喘息　　　　b　虫垂炎　　　　c　胆石症
　　d　脊椎圧迫骨折　　　e　悪性リンパ腫

116 第119回 E問題

□□□ 119E

次の文を読み，45，46の問いに答えよ。

32歳の男性。腹痛を主訴に来院した。

現病歴：本日起床時から腹痛が出現した。悪心を伴い朝食を食べられなかった。出社時間となっても症状が改善しないため受診した。

既往歴：小学生時に気管支喘息のため吸入薬を使用していた。

生活歴：広告会社で勤務している。喫煙は10本/日を10年間。飲酒は機会飲酒。4年前に結婚し，妻と1歳の男児の3人暮らし。3年前から猫を2匹飼っている。海外渡航歴はない。

家族歴：父が60歳時に胃癌で手術。母が糖尿病で服薬治療中。

現　症：身長178cm，体重68kg。体温37.3℃。脈拍72/分，整。血圧132/78mmHg。眼瞼結膜と眼球結膜とに異常を認めない。甲状腺と頸部リンパ節を触知しない。心音と呼吸音とに異常を認めない。腹部は平坦。腸雑音はやや亢進している。肝・脾を触知しない。腹部正中に軽度の圧痛を認める。下腿に浮腫を認めない。

検査所見：尿所見：蛋白（－），糖（－），ケトン体1＋，潜血（－），沈渣に白血球を認めない。血液所見：赤血球488万，Hb 14.6g/dL，Ht 44％，白血球12,300，血小板21万。血液生化学所見：総蛋白7.6g/dL，アルブミン3.9g/dL，総ビリルビン0.9mg/dL，AST 28U/L，ALT 16U/L，LD 177U/L（基準124～222），ALP 83U/L（基準38～113），γ-GT 32U/L（基準13～64），アミラーゼ50U/L（基準44～132），CK 60U/L（基準59～248），尿素窒素19mg/dL，クレアチニン0.9mg/dL，尿酸6.2mg/dL，血糖98mg/dL，Na 134mEq/L，K 4.4mEq/L，Cl 98mEq/L。CRP 1.6mg/dL。

45 検査結果を説明後に，患者から「幼い子供がいるので，うつる病気かどうか心配です」と発言があった。

この発言に対する適切な問診はどれか。

a 「夜は眠れますか」　　　　　　 b 「便秘はありますか」

c 「おなかの張りはありますか」　 d 「手足のしびれはありますか」

e 「周りに同じ症状の人はいますか」

46 外来受診後，自宅で安静にしていたが，夕方になり腹痛が増悪したため再受診した。腹痛の部位が移動し，右下腹部に圧痛を認めた。

この患者に認める可能性の高い所見はどれか。

a 黄　疸　　　b 下　血　　　c 波　動　　　d 金属音　　　e 反跳痛

第119回 E問題 117

□□□ 119E

次の文を読み，47，48 の問いに答えよ。

75 歳の女性。呼吸困難を主訴に救急車で搬入された。

現病歴：8 年前に認知症と診断され，現在は直前の出来事も記憶していない。1 週間前から咳嗽が増加し，市販の咳止めを内服したが改善しなかった。昨夜から呼吸困難が強くなり，喘鳴が家族にも聴取できるようになった。かかりつけ医に処方されていた吸入薬を使用したが今朝になっても改善しないため，家族が救急車を要請した。

既往歴：認知症のほかに，40 歳時から気管支喘息で発作時の吸入薬を処方されている。

生活歴：喫煙歴と飲酒歴はない。

家族歴：父が 80 歳時に脳梗塞で死亡。母が 65 歳時に胃癌で死亡。

現　症：ベッド上で仰臥位となっている。会話は可能だが見当識に関連する質問には回答できない。身長 143 cm，体重 46 kg。体温 36.6℃。心拍数 92/分，整。血圧 146/68 mmHg。呼吸数 20/分。SpO_2 99 %（マスク 5 L/分　酸素投与下）。頸静脈の怒張を認めない。口腔内と咽頭とに異常を認めない。両側全肺野で呼気時に wheezes を聴取する。腹部は平坦，軟で，肝・脾を触知しない。四肢に浮腫を認めない。

検査所見：尿所見：蛋白（−），糖（−），ケトン体（−），潜血（−）。血液所見：赤血球 452 万，Hb 13.8 g/dL，Ht 41 %，白血球 5,440（好中球 43 %，好酸球 12 %，好塩基球 1 %，単球 6 %，リンパ球 38 %），血小板 21 万。血液生化学所見：総蛋白 7.3 g/dL，アルブミン 3.7 g/dL，総ビリルビン 0.5 mg/dL，直接ビリルビン 0.1 mg/dL，AST 19 U/L，ALT 10 U/L，LD 230 U/L（基準 124〜222），CK 40 U/L（基準 41〜153），尿素窒素 10 mg/dL，クレアチニン 0.6 mg/dL，尿酸 5.3 mg/dL，血糖 98 mg/dL，Na 139 mEq/L，K 4.2 mEq/L，Cl 106 mEq/L，Ca 8.9 mg/dL，P 4.0 mg/dL。CRP 0.4 mg/dL。動脈血ガス分析（マスク 5 L/分　酸素投与下）：pH 7.46，$PaCO_2$ 31 Torr，PaO_2 92 Torr，HCO_3^- 21 mEq/L。心電図で異常を認めない。胸部エックス線写真で異常を認めない。

47 この患者の前腕から静脈投与を行う。

　静脈留置針の自己抜去を防ぐために行う対応で適切なのはどれか。

　a 薬剤は持続点滴で投与する。

　b 両上肢を抑制帯で固定する。

　c できるだけ太い留置針を用いる。

　d 夜間も患者周囲の照明をできるだけ明るくする。

　e 患者から見えないように寝衣の袖の中に点滴ルートを通す。

48 β_2 刺激薬の吸入を行ったが呼吸困難と喘鳴が改善しない。

　次に静脈内投与すべき薬剤はどれか。

　a アトロピン　　　　b ジアゼパム　　　　c フロセミド

　d アドレナリン　　　e グルココルチコイド

118 第119回 E 問題

□□□ **119E**

次の文を読み，49，50 の問いに答えよ。

17 歳の男子。胸痛を主訴に来院した。

現病歴：昨日午後，高校の授業中に左胸部痛と呼吸困難を自覚し，当院を受診し，胸部エックス線撮影を施行された。一旦帰宅したが，本日朝になっても軽度の左胸痛が持続するため，再度受診した。

既往歴：特記すべきことはない。

生活歴：両親，大学生の兄と同居。アレルギー歴はない。

現　症：意識は清明。身長 182 cm，体重 66 kg。体温 36.5℃。脈拍 80/分，整。血圧 110/78 mmHg。呼吸数 18/分。SpO_2 96％（room air）。心音に異常を認めない。

検査所見：血液所見：赤血球 500 万，Hb 14.9 g/dL，Ht 45％，白血球 8,300，血小板 29 万。血液生化学所見：AST 21 U/L，ALT 18 U/L，LD 180 U/L（基準 124〜222）。本日来院時の胸部エックス線写真（**別冊 No. 6A**）と胸部単純 CT（**別冊 No. 6B**）とを別に示す。

> **別　冊**
> No. 6　A，B

49 この患者でみられる所見はどれか。

- a 奇異呼吸
- b 胸部握雪感
- c 左上肢浮腫
- d 左頸静脈怒張
- e 左呼吸音減弱

50 昨日と本日の胸部エックス写真を比較して，大きな変化は認められなかった。
適切な治療方針はどれか。

- a 抗菌薬投与
- b 昇圧薬投与
- c 外来で経過観察
- d 気管支拡張薬吸入
- e 緊急胸腔鏡下手術

119　F

◎ 指示があるまで開かないこと。

（令和7年2月9日　16時00分～18時30分）

注　意　事　項

1. 試験問題の数は75問で解答時間は正味2時間30分である。
2. 解答方法は次のとおりである。
(1) （例1），（例2）の問題ではaからeまでの5つの選択肢があるので，そのうち質問に適した選択肢を（例1）では1つ，（例2）では2つ選び答案用紙に記入すること。なお，（例1）の質問には2つ以上解答した場合は誤りとする。（例2）の質問には1つ又は3つ以上解答した場合は誤りとする。

（例1）101　医師免許を付与するのはどれか。	（例2）102　医籍訂正の申請が必要なのはどれか。**2つ選べ**。
a　保健所長	a　氏名変更時
b　厚生労働大臣	b　住所地変更時
c　地方厚生局長	c　勤務先変更時
d　都道府県知事	d　診療所開設時
e　内閣総理大臣	e　本籍地都道府県変更時

（例1）の正解は「b」であるから答案用紙の ⓑ をマークすればよい。

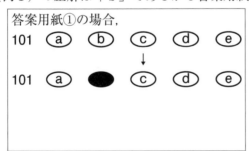
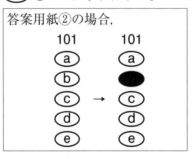

（例2）の正解は「a」と「e」であるから答案用紙の ⓐ と ⓔ をマークすればよい。

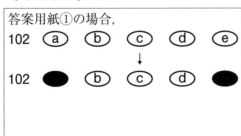
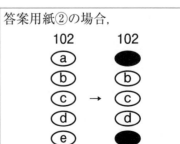

(2)（例3）では質問に適した選択肢を3つ選び答案用紙に記入すること。なお，（例3）の質問には2つ以下又は4つ以上解答した場合は誤りとする。

（例3）103　医師法に規定されているのはどれか。**3つ選べ**。

   a　医師の行政処分
   b　広告可能な診療科
   c　不正受験者の措置
   d　保健指導を行う義務
   e　都市部で勤務する義務

（例3）の正解は「a」と「c」と「d」であるから答案用紙の ⓐ と ⓒ と ⓓ をマークすればよい。

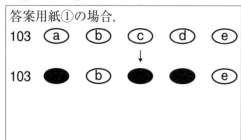

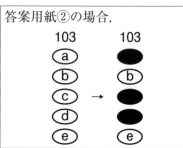

(3) 計算問題については，□に囲まれた丸数字に入る適切な数値をそれぞれ
　　1つ選び答案用紙に記入すること。なお，（例4）の質問には丸数字1つにつき
　　2つ以上解答した場合は誤りとする。

（例4）**104**　50床の病棟で入院患者は45人である。

　　　　　　　この病棟の病床利用率を求めよ。

　　　　　　　ただし，小数点以下の数値が得られた場合には，小数点以下第1位
　　　　　　を四捨五入すること。

　　　　　　　解答：① ② ％

①	②
0	0
1	1
2	2
3	3
4	4
5	5
6	6
7	7
8	8
9	9

　　（例4）正解は「90」であるから①は答案用紙の**⑨**を②は**⓪**をマーク
　　　すればよい。

| F | 医学総論／長文問題　　75問／2時間30分 |

□□□　119F
1　世界保健機関〈WHO〉の目的で正しいのはどれか。
　　a　疾病の国際的伝播を最大限防止する。
　　b　人道的かつ秩序ある移住を推進する。
　　c　開発途上国の経済・社会の発展，生活水準を持続的に発展させる。
　　d　世界中の子供たちが「子供の基本的人権」を享受できるようにする。
　　e　人々が健全で活発な生活を送るために十分な量・質の食糧を供給する。

□□□　119F
2　大腿静脈の周辺臓器の解剖で誤っているのはどれか。
　　a　鼠径靱帯は坐骨結節に付着する。
　　b　鼠径靱帯の頭側には後腹膜腔がある。
　　c　縫工筋は大腿三角の一辺を構成する。
　　d　大腿静脈は大腿動脈の内側を走行する。
　　e　大腿神経は大腿動脈の外側を走行する。

□□□　119F
3　正常新生児で正しいのはどれか。
　　a　7頭身である。
　　b　胸式呼吸が主体である。
　　c　大泉門は生後1か月ごろ閉鎖する。
　　d　生理的体重減少は10％以下である。
　　e　生理的黄疸のピークは生後1～2日である。

□□□　119F
4　抗精神病薬の作用と関連しているのはどれか。
　　a　ドパミン受容体　　　　　　　b　セロトニン受容体
　　c　モノアミンオキシダーゼ　　　d　アセチルコリンエステラーゼ
　　e　ノルアドレナリントランスポーター

□□□ 119F
5 遺伝子-環境交互作用の説明で正しいのはどれか。
　　a　遺伝子と環境の影響が交互に出現する。
　　b　環境中の有害物質で遺伝子変異が起こる。
　　c　遺伝子組み換えの生物が環境に影響を与える。
　　d　遺伝子と環境のそれぞれが原因の疾患がある。
　　e　遺伝子の違いにより環境の健康への影響が異なる。

□□□ 119F
6 副腎皮質と共通のホルモン合成酵素が存在するのはどれか。
　　a　視床下部　　b　下垂体　　　c　副甲状腺　　d　副腎髄質　　e　性　腺

□□□ 119F
7 保健医療に関する国際的な提言と内容の組合せで正しいのはどれか。
　　a　アデレード宣言 ──────── あらゆる政策において健康を考慮する。
　　b　アルマ・アタ宣言 ─────── 知りえた患者の秘密を尊重する。
　　c　ジュネーブ宣言 ──────── 世界のすべての人に健康を届ける。
　　d　ヘルシンキ宣言 ──────── 他の医師の意見を求める権利を認める。
　　e　リスボン宣言 ──────── 倫理審査委員会を設置する。

□□□ 119F
8 職場で健康診断の実施が規定されているのはどれか。
　　a　雇入時　　　　　　　　b　退職した時　　　　　　　c　労働災害発生時
　　d　長時間労働した時　　　e　休職から復職した時

□□□ 119F
9 治療薬 A の疾患 B に対する治療効果を調べるための臨床試験を行った。疾患 B 患者を対象として，治療薬 A
投与群〈介入群〉とプラセボ投与群〈対照群〉にランダムに割り付けた。対象者数は 240 人で，治療効果を 3
日目症状消失率で比較検討した。得られた結果を表に示す。

	介入群	対照群	P 値
対象者数	120 人	120 人	
3 日目症状消失率	28%	15%	0.02

この臨床試験の統計解析手法はどれか。
　　a　t 検定　　　　　　　　b　χ^2 検定　　　　　　　　c　生存分析
　　d　線形回帰　　　　　　　e　比例ハザードモデル

□□□ 119F
10 国民生活基礎調査に**含まれない**のはどれか。
a 医 療　　b 教 育　　c 所 得　　d 福 祉　　e 保 健

□□□ 119F
11 原発巣コントロール良好な転移性脳腫瘍の治療で，定位放射線照射が適切なのはどれか。
a 髄膜播種を伴う病変　　　　　　b 脳ヘルニアを伴う病変
c 多数の病変（15個以上）　　　　d 薬物療法に高感受性の病変
e 小さい病変（最大径3cm以下）

□□□ 119F
12 乳癌術後の上肢リンパ浮腫に対する治療で適切なのはどれか。
a 温熱療法　　　　b 装具による固定　　　c 促通訓練
d 弾性着衣による圧迫　　e 電気療法

□□□ 119F
13 主要な曝露源が魚介類摂取であるのはどれか。
a 鉛　　　　　　　b カドミウム　　　　c メチル水銀
d 塩化ビニルモノマー　　e テトラクロロエチレン

□□□ 119F
14 皮膚の構造や機能で正しいのはどれか。
a Merkel細胞は免疫担当細胞である。
b 皮脂の主成分はコレステロールである。
c チロシナーゼはメラニン生成に必須である。
d アポクリン汗腺の導管は表皮に直接開口する。
e ヘミデスモソームは表皮細胞間の接着に関わる。

□□□ 119F
15 医療保険はどれか。
a 医療扶助　　　　b 介護保険　　　　c 国民年金
d 後期高齢者医療制度　　e 労働者災害補償保険

□□□ 119F

16 B 細胞の活性化に直接関与する細胞はどれか。

a NK 細胞
b ヘルパー T 細胞
c マクロファージ
d 制御性 T 細胞〈Treg〉
e 細胞傷害性 T 細胞〈CTL〉

□□□ 119F

17 医科診療医療費が最も大きいのはどれか。

a 呼吸器系の疾患
b 循環器系の疾患
c 精神及び行動の障害
d 内分泌，栄養及び代謝疾患
e 筋骨格系及び結合組織の疾患

□□□ 119F

18 保健所の業務で**誤っている**のはどれか。

a 精神疾患の相談
b 医療機関への立入検査
c 身体障害者手帳の交付
d 人口動態統計に関する業務
e 結核発生時の接触者健康診断

□□□ 119F

19 Which of the following is a target disease for neonatal screening using tandem mass spectrometry?

a Wilson disease
b Spinal muscular atrophy〈SMA〉
c Methylmalonic acidemia〈MMA〉
d Severe combined immunodeficiency〈SCID〉
e Congenital cytomegalovirus infection〈cCMV〉

□□□ 119F

20 精神症状と障害される精神機能の組合せで正しいのはどれか。

a 恐 怖 ———— 思 考
b 無 為 ———— 意 欲
c 離人症 ———— 発 達
d 両価性 ———— 自 我
e 学習障害 ———— 知 能

□□□ 119F
21 従属人口指数の分母はどれか。
 a 総人口   b 年少人口   c 成人人口
 d 老年人口   e 生産年齢人口

□□□ 119F
22 我が国の最近5年間の年間総出生数に対する，母体年齢40歳以上の出生数の割合に最も近いのはどれか。
 a 1%   b 6%   c 16%   d 26%   e 36%

□□□ 119F
23 求心性視野狭窄をきたす疾患はどれか。
 a うっ血乳頭   b 頭蓋咽頭腫   c 加齢黄斑変性
 d 球後視神経炎   e 開放隅角緑内障

□□□ 119F
24 精神運動興奮状態の患者に対して，精神保健指定医が行うことのできる行動の制限で**誤っている**のはどれか。
 a 隔　離   b 身体拘束   c 退院の制限
 d 面会の制限   e 処遇改善請求の制限

□□□ 119F
25 The constitution of the world health organization ⟨WHO⟩ is shown below.

"Health is a state of complete physical, (　　) and social well-being and not merely the absence of disease or infirmity."

Select the correct answer from below to complete the sentence.
 a mental   b spiritual   c emotional
 d psychiatric   e psychological

□□□ 119F
26 早朝空腹時の主な血糖調節機構はどれか。
 a 肝臓でのブドウ糖放出   b 腎臓でのブドウ糖再吸収
 c 脳でのブドウ糖取り込み   d 骨格筋でのブドウ糖取り込み
 e 副腎での糖質ステロイド合成

□□□ 119F
27 地域包括支援センターの業務はどれか。
- a 高齢者虐待の防止
- b 発達障害児の相談
- c 地域住民のがん検診
- d へき地医療対策の企画
- e 通所リハビリテーションの提供

□□□ 119F
28 成人期に低身長をきたすのはどれか。**2つ選べ。**
- a Marfan 症候群
- b Turner 症候群
- c Kallmann 症候群
- d Prader-Willi 症候群
- e アロマターゼ欠損症

□□□ 119F
29 顔貌の特徴と疾患の組合せで正しいのはどれか。**2つ選べ。**
- a 下顎突出 ──── 先端巨大症
- b 仮面様顔貌 ──── Parkinson 病
- c 眼球突出 ──── Sheehan 症候群
- d 眉毛脱失 ──── Cushing 病
- e 満月様顔貌 ──── Basedow 病

□□□ 119F
30 正期産児で，日齢0より日齢28で高値となるのはどれか。**2つ選べ。**
- a IgA
- b IgG
- c IgM
- d 白血球
- e ヘモグロビン

□□□ 119F
31 医療計画において二次医療圏単位で基準病床数が設定されるのはどれか。**2つ選べ。**
- a 一般病床　　b 結核病床　　c 精神病床　　d 療養病床　　e 感染症病床

□□□ 119F
32 肝生検が診断に有用なのはどれか。**2つ選べ。**
- a Gilbert 症候群
- b 肝外門脈閉塞症
- c 自己免疫性肝炎
- d Budd-Chiari 症候群
- e 非アルコール性脂肪性肝炎

128 第119回 F問題

□□□ 119F
33 高齢者の入院時の栄養評価で低栄養が疑われるのはどれか。**2つ選べ。**
　　a 褥瘡　　　b 難聴　　　c 腰痛　　　d 高血圧　　　e 体重減少

□□□ 119F
34 アニオンギャップが開大する病態はどれか。**3つ選べ。**
　　a 下痢　　　　　　　　　　　　b 糖尿病ケトアシドーシス
　　c 乳酸アシドーシス　　　　　　d 尿細管性アシドーシス
　　e 尿毒症

□□□ 119F
35 医療機関での感染性廃棄物の処理で正しいのはどれか。**3つ選べ。**
　　a 収納容器を満杯まで使用する。　　　b 収納容器を運搬する際は密閉する。
　　c 注射針を段ボール容器に廃棄する。　d 発生したその場で容器に収容する。
　　e 使用した舌圧子は処理の対象となる。

□□□ 119F
36 73歳の女性。左手関節痛を主訴に来院した。2時間前に自宅の玄関で転倒し，左手をついた際に痛みが出現した。左手関節に腫脹と圧痛を認める。左母指と示指の掌側にしびれと知覚鈍麻を認める。左手関節のエックス線写真（**別冊 No.1**）を別に示す。
　　障害されている神経はどれか。
　　a 筋皮神経　　　　　b 後骨間神経　　　　　c 尺骨神経
　　d 正中神経　　　　　e 橈骨神経

```
別　冊
No. 1
```

□□□ 119F
37 35歳の女性。挙児希望のため来院した。これまでに3回の妊娠歴があるが，いずれも胎児心拍確認後，妊娠6週，8週，7週で心拍が消失し流産した。不正性器出血はない。初経は13歳，月経周期28日型，整，持続5日間。内診で子宮は正常大で付属器を触知しない。
　　次回妊娠に向けた検査で**適切でない**のはどれか。
　　a 甲状腺機能検査　　　　　　　b 子宮頸管長測定
　　c 子宮卵管造影検査　　　　　　d 抗リン脂質抗体測定
　　e カップルの染色体検査

□□□ 119F
38 68歳の女性。腹膜炎の手術後でICUに入院中である。3日前に消化管穿孔による急性汎発性腹膜炎で緊急手術が行われた。術後は気管挿管されたままICUに入室し，人工呼吸管理を受けている。本日から呼吸状態が悪化し，気管からピンク色泡沫状の分泌物が吸引された。心拍数90/分，整。血圧124/84 mmHg。動脈血ガス分析（F_IO_2 0.7，呼気終末陽圧〈PEEP〉5 cmH_2O）：pH 7.32，$PaCO_2$ 42 Torr，PaO_2 69 Torr，HCO_3^- 23 mEq/L。胸部エックス線写真（**別冊** No. **2**）を別に示す。心エコー検査で左室駆出率60%，左室壁運動に異常を認めない。有意な弁膜症を認めない。

診断はどれか。
a 肺膿瘍　　　　　　　　　　b 肺胞出血
c 心原性肺水腫　　　　　　　d 急性間質性肺炎
e 急性呼吸窮迫症候群〈ARDS〉

```
┌─────────────────┐
│     別  冊       │
│     No. 2        │
└─────────────────┘
```

□□□ 119F
39 58歳の男性。①意識障害のため救急車で搬入された。5年前に②糖尿病でインスリン自己注射を開始した。2年前から③職場の人間関係が悪化し，仕事を休みがちである。同時期から，④食事は不規則になり，飲酒量が増えた。また，糖尿病の治療を自己中断していた。数日前から姉との連絡が途絶えたため，姉が心配して自宅を訪ねたところ，意識がもうろうとして台所で倒れているのを発見し，救急車を要請した。16年前に離婚してからは独居である。意識レベルはJCSⅡ-20。身長174 cm，体重58 kg。体温37.0℃。心拍数92/分，整。血圧98/64 mmHg。⑤呼吸数24/分。糖尿病ケトアシドーシスと診断され入院した。

下線部のうち，社会的な健康規定要因（Social Determinants of Health）〈SDH〉はどれか。
a ①　　　　b ②　　　　c ③　　　　d ④　　　　e ⑤

□□□ 119F
40 26歳の女性。臨床研修1年目の医師。針刺しによる刺創で受診した。HBs抗原陽性患者の手術の助手を務めている最中に受傷した。ただちに患部を流水で洗浄した後，救急外来を受診した。これまでにB型肝炎罹患歴はなく，4年前にHBワクチンの接種歴がある。入職時のHBs抗体価は十分に高かった。

適切な対応はどれか。
a 経過観察
b HBワクチン接種
c 核酸アナログ製剤投与
d 抗HBsヒト免疫グロブリン投与
e HBワクチン接種および抗HBsヒト免疫グロブリン投与

□□□ 119F

41 35歳の初妊婦（1妊0産）。妊娠34週4日，妊婦健康診査のため来院した。これまで定期的に妊婦健康診査を受けている。身長158cm，体重59kg（非妊時51kg）。血圧110/78mmHg。下腿に軽度の圧痕性浮腫を認める。腟鏡診で性器出血を認めない。腹部超音波検査では胎児発育と羊水量に異常を認めない。母子健康手帳の記載内容（**別冊** No. **3A**）と胎児心拍数陣痛図（**別冊** No. **3B**）とを別に示す。

　妊婦への説明で適切なのはどれか。

a 「入院が必要です」　　　　　　b 「血液検査が必要です」
c 「妊娠経過は順調です」　　　　d 「塩分を制限しましょう」
e 「体重が過度に増加しています」

> 別　冊
> No. 3 A，B

□□□ 119F

42 40歳の男性。特定健康診査で肥満を指摘され来院した。仕事はデスクワークが主体で，運動はしていない。身長171cm，体重100kg。脈拍84/分，整。血圧146/94mmHg。呼吸数17/分。尿所見：蛋白1+，糖1+。血液生化学所見：総蛋白7.1g/dL，アルブミン3.9g/dL，AST 75U/L，ALT 26U/L，γ-GT 89U/L（基準13〜64），尿素窒素21mg/dL，クレアチニン1.3mg/dL，尿酸8.9mg/dL，血糖148mg/dL，HbA1c 6.7%（基準4.9〜6.0），トリグリセリド260mg/dL，HDLコレステロール41mg/dL，LDLコレステロール181mg/dL。体重の減量を目的とした食事指導を行った。

　食事摂取基準に基づいた指導内容で適切なのはどれか。

a 食塩相当量の摂取は15gとする。
b 総摂取エネルギー量は4,500kcalとする。
c 脂質の摂取は総摂取エネルギー量の20〜30%とする。
d 蛋白質の摂取は総摂取エネルギー量の5〜10%とする。
e 炭水化物の摂取は総摂取エネルギー量の30〜40%とする。

□□□ 119F

43 78歳の男性。右臀部周辺の痛みを主訴に来院した。1年前から前立腺癌に対しホルモン療法施行中である。3日前に旅行から帰宅後に右臀部の痛みと腫れを自覚した。痛みは徐々に右臀部全般に広がった。意識は清明。体温36.2℃。脈拍96/分，整。血圧102/68mmHg。呼吸数16/分。SpO₂ 98%（room air）。右大腿から腰部にかけて紫斑を認める。心音と呼吸音とに異常を認めない。腹部は平坦，軟で，肝・脾を触知しない。右臀部は硬く腫脹し，圧痛を認める。血液所見：赤血球391万，Hb 9.8g/dL，Ht 32%，白血球7,950（好中球72%，好酸球1%，単球9%，リンパ球18%），血小板35万。PT-INR 1.0（基準0.9〜1.1），APTT 72.4秒（基準対照32.2），フィブリノゲン433mg/dL（基準186〜355），FDP 14μg/mL（基準10以下）。血液生化学所見：総蛋白7.4g/dL，AST 24U/L，ALT 40U/L，LD 218U/L（基準124〜222），尿素窒素10mg/dL，クレアチニン0.7mg/dL。CRP 0.8mg/dL。

　臀部痛の原因はどれか。

a 筋肉内出血　　　　b 坐骨神経痛　　　　c 腸腰筋膿瘍
d 大腿骨頭壊死症　　e 変形性股関節症

□□□ 119F

44 15歳の女子。定期受診で来院した。10歳時に全身性エリテマトーデス〈SLE〉と診断され，小児科に通院している。少量グルココルチコイド，ミコフェノール酸モフェチル及びヒドロキシクロロキンを内服し病状は安定している。13歳時にひとりで薬の管理をさせたところ，処方数と残薬数が合わないことから怠薬が判明した。以後，母親が薬の管理をしている。発達に問題はなく，学校の成績は良好で，今春，志望校に合格した。高校生になると忙しくなるので，本人を連れて受診できるか，母親が心配している。患者は質問に答えるのみで，自らの発言はない。高校進学を前に将来的な内科への移行を見据え，今後の管理を話し合うことにした。

適切な対応はどれか。

a 以前の怠薬歴を注意する。
b 本人のみに薬の自己管理をさせる。
c 自宅での内服管理は引き続き母親に任せる。
d 母親のみに通院してもらい処方箋を発行する。
e 本人に自身の病気をどれくらい理解しているか確認する。

□□□ 119F

45 1歳10か月の男児。けいれんを主訴に両親に連れられて夜間救急外来を受診した。2日前から咳嗽と鼻汁がみられていた。本日の夕方までは元気で食欲も良好であったが，夜になって発熱に気付いた。下痢や嘔吐はなく，排尿も良好であった。その後左右差のない全身を強直させるけいれんが出現し，2分間持続した。1歳2か月時に同様のけいれんの既往がある。予防接種は，予定どおり接種している。意識は清明。身長84cm，体重11.2kg。体温38.5℃。脈拍128/分，整。血圧100/60mmHg。呼吸数28/分。SpO₂ 99%（room air）。皮膚のツルゴールの低下はない。瞳孔は左右差なく，対光反射は正常。咽頭に軽度の発赤を認める。鼓膜に異常を認めない。胸部と腹部とに異常を認めない。項部硬直とKernig徴候とを認めない。四肢の筋緊張は正常で，腱反射の亢進を認めない。

救急外来での親への説明で適切なのはどれか。

a 「輸液が必要です」
b 「抗菌薬を投与します」
c 「ビタミンKを投与します」
d 「1時間後に再度診察します」
e 「抗けいれん薬を投与します」

□□□ 119F

46 75歳の男性。がん検診で便潜血反応陽性を指摘され来院した。下部消化管内視鏡検査でS状結腸癌と診断され，結腸切除を予定している。約15年前から糖尿病を指摘され治療中である。喫煙は約20本/日であったが，5年前から禁煙している。飲酒は焼酎1合/日。身長162cm，体重59kg。体温36.6℃。脈拍76/分，整。血圧132/72mmHg。心音と呼吸音とに異常を認めない。左下腹部に圧痛を認める。尿所見：蛋白（−），糖3+，ケトン体（−）。血液生化学所見：血糖180mg/dL，HbA1c 7.1%（基準4.9〜6.0）。

この患者の周術期血糖コントロールの目的で適切なのはどれか。

a 創感染の予防
b 脳血管障害の予防
c 心血管イベントの予防
d 深部静脈血栓症の予防
e 糖尿病性神経障害の予防

132 第119回 F 問題

□□□ 119F

47 28歳の初産婦（1妊0産）。妊娠40週，陣痛発来のため入院した。入院時内診所見で，子宮口は3cm開大，展退度50％，児頭下降度はSP−2cm。第1頭位。小泉門が先進し，3時方向に触知する。入院8時間後の内診所見で，子宮口は8cm開大，展退度80％，児頭下降度はSP±0cm。小泉門が先進し，6時方向に触知する。

分娩経過の評価で正しいのはどれか。

a　正常経過　　　　　b　第1回旋の異常　　　　c　第2回旋の異常
d　第3回旋の異常　　e　第4回旋の異常

□□□ 119F

48 34歳の男性。会社員。昼休みに，屋上で下を覗き込んでいるところを，上司が見かけて，上司に付き添われて健康管理室に来室した。産業医が面談したところ，この社員が現在取り組んでいる仕事は難航しており，当面の間，解決のめどが立ちそうにないとのことであった。体調面では，ここ1か月の間，体の疲れが取れず，眠れていない。また，気分の落ち込みが激しく，食事もほとんど摂れていないようである。面談中に「自分など会社のお荷物だ。いっそのこと死んでしまいたい。昨日，練炭を買ってきました」と発言があった。直近3か月の月の残業時間は100時間，110時間，120時間であった。産業医から精神科を受診するように伝えたが，忙しくて時間が取れないと言っている。この社員は一人暮らしをしている。

面談実施後に，産業医から上司に対する発言で適切なのはどれか。

a　「配置転換をしてください」
b　「労災を申請してください」
c　「疲れているので，今日は一人で早退させてください」
d　「残業をさせる時は，夕食をきちんととらせてください」
e　「今から会社の人が付き添って，精神科を受診させてください」

□□□ 119F

49 52歳の男性。腎機能低下を指摘され妻とともに来院した。1年前から下腿の浮腫を自覚していた。2週間前から浮腫が悪化したため，自宅近くの医療機関を受診したところ腎機能低下を指摘され，腎臓専門医を紹介受診した。30歳から高血圧症と糖尿病を指摘され，内服治療中であったが，通院は不定期であった。5年前に大腸ポリープで内視鏡的切除術を受けている。身長172cm，体重75kg。脈拍84/分，整。血圧156/92mmHg。SpO₂ 98％（room air）。胸部に異常を認めない。両下腿に軽度の浮腫を認める。尿所見：蛋白3＋，潜血（−），1日尿蛋白6.5g/日。血液所見：赤血球316万，Hb 9.8g/dL，Ht 31％，白血球5,700，血小板17万。血液生化学所見：総蛋白5.7g/dL，アルブミン3.4g/dL，尿素窒素68mg/dL，クレアチニン6.5mg/dL，eGFR 8.1mL/分/1.73m²，HbA1c 6.3％（基準4.9〜6.0），Na 144mEq/L，K 5.4mEq/L，Cl 102mEq/L。腎代替療法として腹膜透析もしくは妻をドナーとした生体腎移植を希望している。

この患者に対する腹膜透析の説明で適切なのはどれか。

a　「週3回の通院が必要です」
b　「糖尿病があるため適応はありません」
c　「腹膜透析開始後に食事制限は必要ないです」
d　「腹膜透析を行ってからでも腎移植はできます」
e　「内視鏡的切除術の治療歴があるため適応はありません」

□□□ 119F

50 45歳の男性。2か月前から生じた右腋窩の皮疹を主訴に来院した。被覆皮膚と癒着し波動を触れる径20 mm
の皮疹を認める。腋窩の写真（**別冊** No. **4A**）と皮疹部の超音波像（**別冊** No. **4B**）とを別に示す。
　この皮疹の種類はどれか。
　　a 丘疹　　　b 苔癬　　　c 囊腫　　　d 膿疱　　　e 膨疹

```
別　冊
No. 4  A，B
```

□□□ 119F

51 1歳6か月の男児。1歳6か月児健康診査のため母親に連れられて来院した。在胎40週，身長50 cm，体重
2,900 g，正常分娩で出生した。来院時の身長81 cm，体重10.5 kg。1歳で離乳食から幼児食に移行し，1日
3回の食事や間食のリズムはついてきたが，同じものしか食べない。
　適切な指導はどれか。
　　a 「生卵かけご飯を食べさせてみてはどうですか」
　　b 「大人の食事と同じくらい味つけを濃くしてみましょう」
　　c 「今は食事を楽しむことが大事ですからゆっくり進めていきましょう」
　　d 「ミニトマトやブドウはのど越しがよいのでそのまま食べさせましょう」
　　e 「口をあけたタイミングで食べさせたいものを口に押し込んでみましょう」

□□□ 119F

52 68歳の女性。骨粗鬆症を心配して来院した。若いときよりも身長が約2 cm低くなり，娘からは背中が丸く
なっていると指摘されている。腰痛の訴えはない。2年前に腰椎圧迫骨折の既往がある。立位姿勢は軽度の前屈
位。腰部に圧痛や叩打痛を認めない。下肢の運動障害や知覚障害を認めない。腰椎エックス線写真では第1腰
椎の圧迫骨折を認めた。骨密度検査〈DXA〉では，腰椎は若年成人平均値〈YAM〉85％，大腿骨頸部はYAM
82％であった。
　骨粗鬆症治療薬の開始時期で適切なのはどれか。
　　a 現時点
　　b 腰痛が出現した時
　　c 再度骨折を生じた時
　　d 下肢の神経障害が出現した時
　　e 腰椎または大腿骨の骨密度がYAM 70％以下となった時

134 第119回 F問題

□□□ 119F

53 45歳の女性。会社の定期健康診断で高血圧を指摘された。この結果を踏まえて，会社の産業保健チームでトータルヘルスプロモーションプラン〈THP〉を検討することになった。

このプランに**含まれない**のはどれか。

a 降圧薬の処方
b 運動の計画立案
c 塩分制限食の調理指導
d 飲酒と健康に関する講演会
e 生活習慣の改善に伴う精神的ストレスのケア

□□□ 119F

54 1歳の女児。発熱と皮疹を主訴に母親に連れられて来院した。5日前から39〜40℃の発熱が続いていたが，活気良好であったため自宅で様子をみていた。昨夜，母親が皮疹に気付いたという。意識は清明。体温39.4℃。脈拍144/分，整。血圧84/62mmHg。呼吸数28/分。SpO$_2$ 100%（room air）。受診時の患児の顔面，上腕および背部の写真（**別冊** No.**5A〜C**）を別に示す。口唇と舌に発赤を認める。咽頭に発赤を認めない。両側の頸部に径2.5cmのリンパ節を数個ずつ触知する。心音と呼吸音とに異常を認めない。腹部は平坦，軟で，肝・脾を触知しない。四肢末端に紅斑と浮腫を認める。血液所見：赤血球400万，Hb 11.5g/dL，Ht 34%，白血球17,600（桿状核好中球5%，分葉核好中球62%，単球4%，リンパ球29%），血小板45万，フィブリノゲン420mg/dL（基準186〜355）。血液生化学所見：総蛋白6.0g/dL，アルブミン3.0g/dL，総ビリルビン0.9mg/dL，AST 240U/L，ALT 225U/L，LD 380U/L（基準202〜437），尿素窒素10mg/dL，クレアチニン0.4mg/dL，尿酸4.0mg/dL，血糖98mg/dL，Na 131mEq/L，K 4.2mEq/L，Cl 99mEq/L。CRP 7.8mg/dL。

必要な検査はどれか。

a 眼底検査 　　　　　　b 皮膚生検
c 頸部造影CT 　　　　　d 心エコー検査
e 心筋血流シンチグラフィ

```
┌─────────────────┐
│      別 冊       │
│   No. 5  A〜C    │
└─────────────────┘
```

□□□ 119F

55 35歳の男性。頭部を打撲したため救急外来を受診した。約1時間前に運動中に転倒し後頭部を打撲した。受傷時に意識消失は認めなかった。来院時，意識は清明。①軽度の頭痛と②後頸部痛を訴えている。身長168cm，体重65kg。③体温37.3℃。脈拍76/分，整。血圧124/78mmHg。呼吸数20/分。神経診察で脳神経系に異常を認めず，四肢の麻痺も認めないが，④打撲時から現在までの記憶がない。⑤打撲部位の圧痛を認めたが，同部位に肉眼的な異常は認めなかった。

下線部のうち，頭部CTを行うべき所見はどれか。

a ① 　　　b ② 　　　c ③ 　　　d ④ 　　　e ⑤

□□□ 119F
56 78歳の女性。左季肋部痛を主訴に来院した。6年前から脾臓原発の悪性リンパ腫に対して薬物による抗癌治療を継続しているが再発を繰り返しており，薬物による抗癌治療を行わない方針となった。1週間前から悪性リンパ腫による癌性疼痛に対してモルヒネの経口投与を開始したが疼痛が強くなり入院した。意識は清明。体温36.8℃。脈拍74/分，整。血圧132/78 mmHg。呼吸数14/分。SpO₂ 96％（room air）。心音と呼吸音とに異常を認めない。腹部は平坦，軟。左季肋下に脾を4 cm触知し，圧痛を認める。腹部CTで再発による脾臓の腫大を認めている。入院後，嚥下障害が出現し内服が困難となったためモルヒネ経口投与を中止し，モルヒネ皮下注射を開始した。

注意すべき症状や徴候はどれか。**2つ選べ。**
a 発 熱　　　　　　b 便 秘　　　　　　c 口内炎
d 皮膚潰瘍　　　　e 呼吸数低下

□□□ 119F
57 38歳の褥婦。産後1か月の健診のため来院した。初めての児を1か月前に経腟分娩した。体温36.5℃。脈拍80/分，整。血圧126/76 mmHg。子宮復古は良好で，悪露は正常であった。母乳哺育を行っているが，うまくできているか心配でよく眠れない。本人，夫ともに兄弟姉妹はおらず，両親は他界している。最近，転居したため，周囲に親しい友人はいない。エジンバラ産後うつ病質問票〈EPDS〉は14点（基準8点以下）であった。児は，出生体重3,096 g，発育は順調である。

適切な対応はどれか。**2つ選べ。**
a 抗精神病薬を処方する。
b 精神科への受診を提案する。
c 児と分離することを目的に本人を入院させる。
d 本人の同意を得て市町村に患者情報を伝える。
e 母乳哺育を中止し人工乳哺育にするように指導する。

□□□ 119F
58 76歳の男性。倦怠感を主訴に来院した。2か月前から食事をとってもおいしくなく，倦怠感が出現した。趣味にしていた野球観戦をしなくなり，気分が落ち込んでいる。外出頻度が減り，1日のほとんどを自宅内で過ごしている。身長168 cm，体重62 kg。体温36.1℃。脈拍64/分，整。血圧138/88 mmHg。心音と呼吸音とに異常を認めない。腹部は平坦，軟で，肝・脾を触知しない。四肢の筋力は保たれており，起立と歩行に異常を認めない。改訂長谷川式簡易知能評価スケールは30点（30点満点）。血液所見：Hb 14.2 g/dL，白血球6,700。血液生化学所見：総蛋白6.9 g/dL，アルブミン4.2 g/dL，尿素窒素18 mg/dL，クレアチニン0.9 mg/dL。

この患者の状態で正しいのはどれか。**2つ選べ。**
a 低栄養　　　　　　　　　b うつ状態
c 閉じこもり　　　　　　　d 認知機能低下
e ロコモティブシンドローム

136 第119回 F 問題

□□□ 119F

59 56歳の男性。左下腿の挫創を主訴に来院した。5日前に発生した地震で，倒れた家具が接触して受傷したが治療できずそのままにしていた。2日前から創部の痛みが悪化し膿性浸出液を認めるようになった。来院時の創部の写真（**別冊** No.**6**）を別に示す。

　　創部を消毒する前に行うのはどれか。**2つ選べ**。

a　抗菌薬外用　　　　　b　洗　浄　　　　　　c　創部培養
d　ドレーン留置　　　　e　縫　合

別　冊
No. 6

□□□ 119F

次の文を読み，60〜62 の問いに答えよ。

76 歳の男性。強いふらつきを主訴に救急車で搬入された。

現病歴：3 か月前から倦怠感やふらつきが目立ち，寒がるようになった。動作緩慢，便秘および経口摂取減少も出現したが加齢によるものと本人が思い様子をみていた。本日，倦怠感とふらつきが増強したため妻が救急車を要請した。

既往歴：1 年 4 か月前に中咽頭癌に対し化学放射線療法が施行され，6 か月ごとに定期通院中。

生活歴：70 歳まで会社役員。妻と 2 人暮らし。喫煙歴はない。飲酒は日本酒 1〜2 合/日を 40 年間。

家族歴：弟が慢性肝炎。

現　症：意識は清明。身長 165 cm，体重 60 kg。体温 35.8℃。心拍数 48/分，整。血圧 98/68 mmHg。呼吸数 20/分。SpO₂ 97%（room air）。皮膚は乾燥しているが，色素沈着は認めない。眼瞼結膜と眼球結膜とに異常を認めない。口腔内は乾燥しているが，咽頭発赤は認めない。頸静脈の怒張を認めない。甲状腺腫と頸部リンパ節とを触知しない。心音と呼吸音とに異常を認めない。腹部は平坦，軟で，肝・脾を触知しない。

検査所見：尿所見：蛋白（−），糖（−），ケトン体（−），潜血（−）。血液所見：赤血球 362 万，Hb 11.7 g/dL，Ht 35%，白血球 4,100，血小板 14 万。血液生化学所見：総蛋白 6.3 g/dL，総ビリルビン 0.5 mg/dL，AST 34 U/L，ALT 32 U/L，LD 220 U/L（基準 124〜222），尿素窒素 15 mg/dL，クレアチニン 1.1 mg/dL，血糖 92 mg/dL，総コレステロール 288 mg/dL，Na 138 mEq/L，K 2.8 mEq/L，Cl 101 mEq/L，TSH 98 μU/mL（基準 0.2〜4.0），FT₃ 1.8 pg/mL（基準 2.3〜4.3），FT₄ 0.1 ng/dL（基準 0.8〜2.2），コルチゾール 12.4 μg/dL（基準 5.2〜12.6）。CRP 0.1 mg/dL。心電図は洞性徐脈で ST-T 変化を認めない。胸部エックス線写真で心胸郭比 48%。

60　この患者で予測される身体所見はどれか。**2 つ選べ。**

a　多　毛
b　甲状腺圧痛
c　両手指振戦
d　非圧痕性浮腫
e　アキレス腱反射弛緩相遅延

61　この患者の血液検査で高値と予想されるのはどれか。**2 つ選べ。**

a　ALP
b　アルブミン
c　クレアチンキナーゼ
d　LDL コレステロール
e　抗 TSH 受容体抗体〈TRAb〉

62　初療室で輸液を開始した。
　　次に行う対応で適切なのはどれか。

a　利尿薬静注
b　ヨウ素含有食品摂取
c　甲状腺ホルモン薬内服
d　脂質異常症治療薬内服
e　塩化カリウム液急速静注

138 第119回 F 問題

□□□ 119F

次の文を読み，63〜65 の問いに答えよ。

64 歳の女性。嘔吐を主訴に来院した。

現病歴：今朝，悪心で目が覚め，黒色物を嘔吐したため，夫とともに受診した。

既往歴：40 歳時に胆嚢炎で手術。Parkinson 病でレボドパ〈L-dopa〉を内服している。2 週間前に生じた右大腿部痛で，NSAID を内服している。52 歳で閉経。

生活歴：夫と 2 人暮らし。喫煙歴と飲酒歴はない。

家族歴：母がうつ病にて投薬治療中。

現　症：意識は清明。身長 160 cm，体重 48 kg。体温 36.4℃。脈拍 108/分，整。血圧 108/60 mmHg。呼吸数 20/分。SpO$_2$ 97%（room air）。眼瞼結膜と眼球結膜とに異常を認めない。頸静脈の怒張を認めない。心音と呼吸音とに異常を認めない。腹部は平坦，軟で右季肋部に小手術痕を認める。腸雑音は亢進している。上腹部正中に軽度の圧痛を認める。肝・脾を触知しない。

検査所見：血液所見：赤血球 385 万，Hb 11.7 g/dL，Ht 35%，白血球 8,500，血小板 22 万，PT-INR 1.1（基準 0.9〜1.1）。血液生化学所見：総蛋白 6.2 g/dL，アルブミン 3.8 g/dL，総ビリルビン 1.0 mg/dL，AST 28 U/L，ALT 23 U/L，LD 214 U/L（基準 124〜222），ALP 41 U/L（基準 38〜113），γ-GT 10 U/L（基準 9〜32），CK 83 U/L（基準 41〜153），尿素窒素 25 mg/dL，クレアチニン 0.6 mg/dL，尿酸 4.6 mg/dL，血糖 112 mg/dL，HbA1c 5.8%（基準 4.9〜6.0），Na 137 mEq/L，K 4.1 mEq/L，Cl 98 mEq/L。

63　まず行うべき対応はどれか。
a　輸　液　　　　　　　　　　b　輸　血
c　抗菌薬投与　　　　　　　　d　アトロピン投与
e　ノルアドレナリン投与

64　緊急で上部消化管内視鏡検査を行うこととした。
　内視鏡検査前に確認することで，優先度が高いのはどれか。
a　妊娠出産歴　　　　　　　　b　本日の排便回数
c　香辛料摂取の嗜好　　　　　d　*Helicobacter pylori* の除菌歴
e　局所麻酔薬に対するアレルギー歴

65　上部消化管内視鏡検査の胃前庭部小弯像（**別冊** No. **7A**）と十二指腸像（**別冊** No. **7B**）とを別に示す。露出血管を伴う潰瘍は認めなかった。
　この患者への対応で適切なのはどれか。
a　異物除去術　　　　　　　　b　クリッピング
c　酸分泌抑制薬投与　　　　　d　内視鏡的硬化療法
e　内視鏡的粘膜下層剥離術〈ESD〉

```
┌─────────────────────┐
│      別　冊          │
│   No. 7  A, B        │
└─────────────────────┘
```

□□□ 119F

次の文を読み，66〜68 の問いに答えよ．

73 歳の女性。記銘力低下を主訴に長女に連れられて来院した。

現病歴：2 か月前から急に物忘れがひどくなり，家族に心配され来院した。①バスに乗って買い物に行っても，②レジでの支払いができなくなり，生活用品は長女が買って届けている。食事は宅配のお弁当を利用しており，③ひとりで食べられる。しかし偏食のため食べ残しが多い。④着替えは自分でできる。最近は家で過ごす時間が長くなり，友人から誘われても⑤趣味のゲートボールに行かなくなった。

既往歴：18 歳時に虫垂炎で手術歴あり。

生活歴：喫煙歴はない。飲酒は機会飲酒。車で 30 分の距離に長女夫婦が住んでいる。アレルギー歴はない。

家族歴：父は心筋梗塞で死亡。母は肺炎で死亡。夫は梅毒罹患歴があり，3 年前，75 歳時に膵癌で死亡。

現　症：意識は清明。意思疎通は可能で，礼節は保たれている。身長 157 cm，体重 52 kg。体温 36.2℃。脈拍 84/分，整。血圧 128/76 mmHg。呼吸数 12/分。皮膚と粘膜に異常を認めない。心音と呼吸音とに異常を認めない。腹部は右下腹部に手術痕を認める。歩行はゆっくりだが，前傾姿勢は認めない。

検査所見：尿所見：蛋白（−），糖（−）。血液所見：赤血球 438 万，Hb 13.2 g/dL，Ht 40%，白血球 6,800，血小板 21 万。血液生化学所見：総蛋白 6.5 g/dL，アルブミン 3.5 g/dL，AST 26 U/L，ALT 18 U/L，LD 162 U/L（基準 124〜222），γ-GT 16 U/L（基準 9〜32），アンモニア 22 μg/dL（基準 18〜48），尿素窒素 16 mg/dL，クレアチニン 0.7 mg/dL，血糖 96 mg/dL，Na 142 mEq/L，K 4.2 mEq/L，Cl 98 mEq/L，Ca 8.6 mg/dL。CRP 0.1 mg/dL。

---

66 下線部のうち，基本的日常生活活動作〈ADL〉に該当するものはどれか。**2 つ選べ。**

 a ①   b ②   c ③   d ④   e ⑤

---

67 血中梅毒トレポネーマ抗体〈TPHA〉と非トレポネーマ脂質抗体〈RPR〉はいずれも陽性，ヒト免疫不全ウイルス〈HIV〉抗原抗体は陰性であった。頭部単純 CT で明らかな異常を認めない。

 記銘力低下の原因を鑑別するために追加すべき血液検査項目はどれか。**2 つ選べ。**

 a 葉　酸   b ビタミン D
 c ビタミン B1   d β_2-マイクログロブリン
 e 甲状腺刺激ホルモン〈TSH〉

---

68 追加血液検査はいずれも基準範囲内であった。治療が必要な梅毒と判断し，患者本人と長女に説明することになった。

 説明の内容で**誤っている**のはどれか。

 a 「脳脊髄液検査を行います」
 b 「ペニシリン系抗菌薬で治療します」
 c 「家族の方は抗菌薬の予防内服が必要です」
 d 「治療終了後も定期的に血液検査を行います」
 e 「トイレの共用で家族に感染することはありません」

140 第119回 F 問題

□□□ 119F

次の文を読み，69〜71 の問いに答えよ．

60 歳の男性．激しい胸痛と息苦しさを主訴に救急車で搬入された．

現病歴：7 日前から 10 分程度の平地歩行で前胸部の絞扼感と息苦しさとを自覚していたが，5 分程度の休息で症状は消失していた．本日午後 10 時に勃起不全の治療薬として PDE5〈phosphodiesterase 5〉阻害薬を服用した．午後 10 時 30 分から突然の強い胸痛を自覚し，30 分以上持続したため妻が救急車を要請した．

既往歴：10 年前から糖尿病で経口糖尿病薬，1 年前から勃起不全に対して PDE5〈phosphodiesterase 5〉阻害薬を服用中である．

生活歴：喫煙は 10 本/日を 40 年間．飲酒は機会飲酒．妻と 2 人暮らし．

家族歴：母が糖尿病．

現　症：胸痛で苦悶様の顔貌をしているが呼びかけには応じる．身長 169 cm，体重 72 kg．体温 36.3℃．心拍数 56/分，整．血圧 80/46 mmHg．呼吸数 18/分．SpO$_2$ 96％（room air）．冷汗を認め，四肢末梢に冷感を認める．心音と呼吸音とに異常を認めない．腹部は平坦，軟で，肝・脾を触知しない．下腿に浮腫を認めない．12 誘導心電図でⅡ，Ⅲ，aVF の ST 上昇を認める．右側胸部誘導でも ST 上昇を認める．心エコー検査では下壁の壁運動低下に加えて右室の壁運動低下も認める．

69　次に行うべき処置で**誤っている**のはどれか．

a　ヘパリンの静注　　　　　　　b　アスピリンの経口投与
c　ドブタミンの点滴静注　　　　d　ニトログリセリンの舌下
e　生理食塩液の急速点滴静注

70　緊急カテーテル検査の準備中に突然うめき声をあげてその後動かなくなった．心電図モニターの波形（**別冊No. 8**）を別に示す．

直ちに行うべき処置はどれか．

a　気管挿管　　　　b　電気的除細動　　　c　心室ペーシング
d　リドカイン静注　　e　アミオダロン静注

```
別　冊
No. 8
```

71　洞調律に復帰後，緊急冠動脈造影検査のためカテーテル室に移動した．平均血圧 60 mmHg 以上の維持が困難で，心拍数も 120/分を超えて不穏状態となった．

次に行う治療で適切なのはどれか．

a　植込み型除細動器
b　永久ペースメーカ
c　補助人工心臓〈VAD〉
d　大動脈内バルーンパンピング〈IABP〉
e　ECMO〈Extracorporeal membrane oxygenation〉

第119回 F問題 *141*

□□□ 119F

次の文を読み，72〜74 の問いに答えよ。

82 歳の女性。発熱と呼吸困難を主訴に来院した。

現病歴：3 日前から発熱と乾性咳嗽が出現，2 日前から労作時の呼吸困難も出現したため受診した。同居している家族を含め，周囲で上気道炎症状のある人はいない。

既往歴：2 年前から特発性間質性肺炎と診断され，3 か月前の急性増悪の際にステロイドパルス療法が行われ，その後漸減しながら現在プレドニゾロン 25 mg/日と抗線維化薬を内服している。その他の薬は副作用のため中断している。

生活歴：喫煙歴はない。自宅で夫と息子夫婦の 4 人暮らし。ADL は自立。毎日近所を散歩している。室内で犬を 1 匹飼っている。3 か月前にインフルエンザワクチンと新型コロナウイルスワクチンを接種している。

家族歴：父が 82 歳時に肺癌で死亡。

現 症：意識は清明。身長 155 cm，体重 60 kg。体温 37.8℃。脈拍 84/分，整。血圧 130/76 mmHg。呼吸数 28/分。SpO_2 88％（room air）。心音に異常は認めない。呼吸音は両側下肺背側に fine crackles を聴取する。腹部は平坦，軟で，肝・脾を触知しない。下腿に浮腫を認めない。

検査所見：尿所見：蛋白（−），糖 3+，ケトン体 2+，潜血 1+。血液所見：赤血球 412 万，Hb 12.3 g/dL，Ht 38%，白血球 11,400（分葉核好中球 89%，単球 1%，リンパ球 10%），血小板 24 万，D ダイマー 1.0 μg/mL（基準 1.0 以下）。血液生化学所見：総蛋白 5.1 g/dL，アルブミン 3.0 g/dL，総ビリルビン 0.7 mg/dL，AST 25 U/L，ALT 21 U/L，LD 549 U/L（基準 124〜222），ALP 39 U/L（基準 38〜113），γ-GT 30 U/L（基準 9〜32），尿素窒素 17 mg/dL，クレアチニン 0.5 mg/dL，血糖 144 mg/dL，HbA1c 6.1%（基準 4.9〜6.0），Na 135 mEq/L，K 3.9 mEq/L，Cl 94 mEq/L，KL-6 4,482 U/mL（基準 500 未満）。免疫血清学所見：CRP 4.7 mg/dL，β-D-グルカン 210 pg/mL（基準 10 以下）。インフルエンザウイルス迅速抗原検査陰性，新型コロナウイルス〈SARS-CoV-2〉抗原定性検査陰性，サイトメガロウイルス抗原陰性。胸部エックス線写真（**別冊** No. **9A**）と胸部単純 CT（**別冊** No. **9B**）とを別に示す。

> **別 冊**
> No. 9 A，B

72 気管支鏡検査を行い，気管支肺胞洗浄液を採取した。
確定診断に有用な染色法はどれか。
a Gram 染色　　　　b Grocott 染色　　　c Congo-Red 染色
d Papanicolaou 染色　e Ziehl-Neelsen 染色

73 想定される疾患のリスクファクターはどれか。
a 性 別　　　　　　b 年 齢　　　　　　c 耐糖能異常
d ワクチン接種　　　e プレドニゾロン内服

74 入院して治療を行ったが，呼吸状態が悪化し，マスク 5 L/分の酸素投与でも SpO_2 が 90% を維持できない状態となり，本人の呼吸困難も悪化した。終末期における医療について，患者本人から侵襲的な処置を希望しないこと，「苦しくないように，痛くないようにして欲しい」という希望があることを家族が聞いており，家族から本人の意思を尊重して治療を進めて欲しいと話があった。また今回の入院時にも，同様のことを本人が主治医をはじめ医療スタッフに話しており，診療録にもこの意向が記載されていた。
オピオイドの投与とともに行うのはどれか。
a 気管切開
b 気管挿管
c 輪状甲状靱帯切開
d ネーザルハイフローによる酸素投与
e ECMO〈Extracorporeal membrane oxygenation〉

142 第119回 F 問題

□□□ 119F

75 10 か月の男児。嘔吐と下痢を主訴に母親に連れられて来院した。診察時の体重は 10 kg。血清 Na 濃度は 132 mEq/L であった。

正常血清 Na 濃度を 140 mEq/L として，Na の欠乏量を求めよ。

ただし，患児の体重に対する細胞内液の割合を 30 %，細胞外液の割合を 20 % とする。

また小数点以下の数値が得られた場合には，小数第 1 位を四捨五入すること。

解答：①②mEq

① 0 1 2 3 4 5 6 7 8 9
② 0 1 2 3 4 5 6 7 8 9

第119回 医師国家試験

※コピーしてご利用下さい。

Ａ問題　答案用紙

ふりがな	
氏　名	
大学名	

解答時間	２時間45分（75問）
： 　〜　 ：	

総　得　点　【1〜75】
／　75点

問題		問題		問題		問題	
1	ⓐ ⓑ ⓒ ⓓ ⓔ	21	ⓐ ⓑ ⓒ ⓓ ⓔ	41	ⓐ ⓑ ⓒ ⓓ ⓔ	56	ⓐ ⓑ ⓒ ⓓ ⓔ
2	ⓐ ⓑ ⓒ ⓓ ⓔ	22	ⓐ ⓑ ⓒ ⓓ ⓔ	42	ⓐ ⓑ ⓒ ⓓ ⓔ	57	ⓐ ⓑ ⓒ ⓓ ⓔ
3	ⓐ ⓑ ⓒ ⓓ ⓔ	23	ⓐ ⓑ ⓒ ⓓ ⓔ	43	ⓐ ⓑ ⓒ ⓓ ⓔ	58	ⓐ ⓑ ⓒ ⓓ ⓔ
4	ⓐ ⓑ ⓒ ⓓ ⓔ	24	ⓐ ⓑ ⓒ ⓓ ⓔ	44	ⓐ ⓑ ⓒ ⓓ ⓔ	59	ⓐ ⓑ ⓒ ⓓ ⓔ
5	ⓐ ⓑ ⓒ ⓓ ⓔ	25	ⓐ ⓑ ⓒ ⓓ ⓔ	45	ⓐ ⓑ ⓒ ⓓ ⓔ	60	ⓐ ⓑ ⓒ ⓓ ⓔ
6	ⓐ ⓑ ⓒ ⓓ ⓔ	26	ⓐ ⓑ ⓒ ⓓ ⓔ	46	ⓐ ⓑ ⓒ ⓓ ⓔ	61	ⓐ ⓑ ⓒ ⓓ ⓔ
7	ⓐ ⓑ ⓒ ⓓ ⓔ	27	ⓐ ⓑ ⓒ ⓓ ⓔ	47	ⓐ ⓑ ⓒ ⓓ ⓔ	62	ⓐ ⓑ ⓒ ⓓ ⓔ
8	ⓐ ⓑ ⓒ ⓓ ⓔ	28	ⓐ ⓑ ⓒ ⓓ ⓔ	48	ⓐ ⓑ ⓒ ⓓ ⓔ	63	ⓐ ⓑ ⓒ ⓓ ⓔ
9	ⓐ ⓑ ⓒ ⓓ ⓔ	29	ⓐ ⓑ ⓒ ⓓ ⓔ	49	ⓐ ⓑ ⓒ ⓓ ⓔ	64	ⓐ ⓑ ⓒ ⓓ ⓔ
10	ⓐ ⓑ ⓒ ⓓ ⓔ	30	ⓐ ⓑ ⓒ ⓓ ⓔ	50	ⓐ ⓑ ⓒ ⓓ ⓔ	65	ⓐ ⓑ ⓒ ⓓ ⓔ
11	ⓐ ⓑ ⓒ ⓓ ⓔ	31	ⓐ ⓑ ⓒ ⓓ ⓔ	51	ⓐ ⓑ ⓒ ⓓ ⓔ	66	ⓐ ⓑ ⓒ ⓓ ⓔ
12	ⓐ ⓑ ⓒ ⓓ ⓔ	32	ⓐ ⓑ ⓒ ⓓ ⓔ	52	ⓐ ⓑ ⓒ ⓓ ⓔ	67	ⓐ ⓑ ⓒ ⓓ ⓔ
13	ⓐ ⓑ ⓒ ⓓ ⓔ	33	ⓐ ⓑ ⓒ ⓓ ⓔ	53	ⓐ ⓑ ⓒ ⓓ ⓔ	68	ⓐ ⓑ ⓒ ⓓ ⓔ
14	ⓐ ⓑ ⓒ ⓓ ⓔ	34	ⓐ ⓑ ⓒ ⓓ ⓔ	54	ⓐ ⓑ ⓒ ⓓ ⓔ	69	ⓐ ⓑ ⓒ ⓓ ⓔ
15	ⓐ ⓑ ⓒ ⓓ ⓔ	35	ⓐ ⓑ ⓒ ⓓ ⓔ	55	ⓐ ⓑ ⓒ ⓓ ⓔ	70	ⓐ ⓑ ⓒ ⓓ ⓔ
16	ⓐ ⓑ ⓒ ⓓ ⓔ	36	ⓐ ⓑ ⓒ ⓓ ⓔ			71	ⓐ ⓑ ⓒ ⓓ ⓔ
17	ⓐ ⓑ ⓒ ⓓ ⓔ	37	ⓐ ⓑ ⓒ ⓓ ⓔ			72	ⓐ ⓑ ⓒ ⓓ ⓔ
18	ⓐ ⓑ ⓒ ⓓ ⓔ	38	ⓐ ⓑ ⓒ ⓓ ⓔ			73	ⓐ ⓑ ⓒ ⓓ ⓔ
19	ⓐ ⓑ ⓒ ⓓ ⓔ	39	ⓐ ⓑ ⓒ ⓓ ⓔ			74	ⓐ ⓑ ⓒ ⓓ ⓔ
20	ⓐ ⓑ ⓒ ⓓ ⓔ	40	ⓐ ⓑ ⓒ ⓓ ⓔ				

75	①	⓪ ① ② ③ ④ ⑤ ⑥ ⑦ ⑧ ⑨
	②	⓪ ① ② ③ ④ ⑤ ⑥ ⑦ ⑧ ⑨
	③	⓪ ① ② ③ ④ ⑤ ⑥ ⑦ ⑧ ⑨

【1〜75】得点	（1問1点）
／　75点	

★このマークシートは，実際に使用されたデザインとは異なっています。

※コピーしてご利用下さい。

第119回 医師国家試験　Ｂ問題　答案用紙

ふりがな	
氏　名	
大学名	

解答時間	１時間35分（50問）
： ～ ：	

総　得　点	【1～50】
／	100点

問題						問題						問題					
1	ⓐ ⓑ ⓒ ⓓ ⓔ					21	ⓐ ⓑ ⓒ ⓓ ⓔ					41	ⓐ ⓑ ⓒ ⓓ ⓔ
2	ⓐ ⓑ ⓒ ⓓ ⓔ					22	ⓐ ⓑ ⓒ ⓓ ⓔ					42	ⓐ ⓑ ⓒ ⓓ ⓔ
3	ⓐ ⓑ ⓒ ⓓ ⓔ					23	ⓐ ⓑ ⓒ ⓓ ⓔ					43	ⓐ ⓑ ⓒ ⓓ ⓔ
4	ⓐ ⓑ ⓒ ⓓ ⓔ					24	ⓐ ⓑ ⓒ ⓓ ⓔ					44	ⓐ ⓑ ⓒ ⓓ ⓔ
5	ⓐ ⓑ ⓒ ⓓ ⓔ					25	ⓐ ⓑ ⓒ ⓓ ⓔ					45	ⓐ ⓑ ⓒ ⓓ ⓔ
6	ⓐ ⓑ ⓒ ⓓ ⓔ					26	ⓐ ⓑ ⓒ ⓓ ⓔ					46	ⓐ ⓑ ⓒ ⓓ ⓔ
7	ⓐ ⓑ ⓒ ⓓ ⓔ					27	ⓐ ⓑ ⓒ ⓓ ⓔ					47	ⓐ ⓑ ⓒ ⓓ ⓔ
8	ⓐ ⓑ ⓒ ⓓ ⓔ					28	ⓐ ⓑ ⓒ ⓓ ⓔ					48	ⓐ ⓑ ⓒ ⓓ ⓔ
9	ⓐ ⓑ ⓒ ⓓ ⓔ					29	ⓐ ⓑ ⓒ ⓓ ⓔ					49	ⓐ ⓑ ⓒ ⓓ ⓔ
10	ⓐ ⓑ ⓒ ⓓ ⓔ					30	ⓐ ⓑ ⓒ ⓓ ⓔ					50	ⓐ ⓑ ⓒ ⓓ ⓔ
11	ⓐ ⓑ ⓒ ⓓ ⓔ					31	ⓐ ⓑ ⓒ ⓓ ⓔ						
12	ⓐ ⓑ ⓒ ⓓ ⓔ					32	ⓐ ⓑ ⓒ ⓓ ⓔ						
13	ⓐ ⓑ ⓒ ⓓ ⓔ					33	ⓐ ⓑ ⓒ ⓓ ⓔ						
14	ⓐ ⓑ ⓒ ⓓ ⓔ					34	ⓐ ⓑ ⓒ ⓓ ⓔ						
15	ⓐ ⓑ ⓒ ⓓ ⓔ					35	ⓐ ⓑ ⓒ ⓓ ⓔ						
16	ⓐ ⓑ ⓒ ⓓ ⓔ					36	ⓐ ⓑ ⓒ ⓓ ⓔ						
17	ⓐ ⓑ ⓒ ⓓ ⓔ					37	ⓐ ⓑ ⓒ ⓓ ⓔ						
18	ⓐ ⓑ ⓒ ⓓ ⓔ					38	ⓐ ⓑ ⓒ ⓓ ⓔ						
19	ⓐ ⓑ ⓒ ⓓ ⓔ					39	ⓐ ⓑ ⓒ ⓓ ⓔ						
20	ⓐ ⓑ ⓒ ⓓ ⓔ					40	ⓐ ⓑ ⓒ ⓓ ⓔ						

【1～25】得点　　　（1問1点）	【26～50】得点　　　（1問3点）
／ 25点	／ 75点

★このマークシートは，実際に使用されたデザインとは異なっています。

※コピーしてご利用下さい。

第119回 医師国家試験　　Ｃ問題　答案用紙

ふりがな	
氏　名	
大学名	

解答時間	2時間30分（75問）
：　　～　　：	

総　得　点	【1～75】
／　75点	

【1～75】得点	（1問1点）
／　75点	

★このマークシートは，実際に使用されたデザインとは異なっています。

※コピーしてご利用下さい。

第119回 医師国家試験　　D問題　答案用紙

ふりがな	
氏　名	
大学名	

解答時間	2時間45分（75問）
：　　〜　　：	

総　得　点　　【1〜75】
／　75点

問題					
1	ⓐ	ⓑ	ⓒ	ⓓ	ⓔ
2	ⓐ	ⓑ	ⓒ	ⓓ	ⓔ
3	ⓐ	ⓑ	ⓒ	ⓓ	ⓔ
4	ⓐ	ⓑ	ⓒ	ⓓ	ⓔ
5	ⓐ	ⓑ	ⓒ	ⓓ	ⓔ
6	ⓐ	ⓑ	ⓒ	ⓓ	ⓔ
7	ⓐ	ⓑ	ⓒ	ⓓ	ⓔ
8	ⓐ	ⓑ	ⓒ	ⓓ	ⓔ
9	ⓐ	ⓑ	ⓒ	ⓓ	ⓔ
10	ⓐ	ⓑ	ⓒ	ⓓ	ⓔ
11	ⓐ	ⓑ	ⓒ	ⓓ	ⓔ
12	ⓐ	ⓑ	ⓒ	ⓓ	ⓔ
13	ⓐ	ⓑ	ⓒ	ⓓ	ⓔ
14	ⓐ	ⓑ	ⓒ	ⓓ	ⓔ
15	ⓐ	ⓑ	ⓒ	ⓓ	ⓔ
16	ⓐ	ⓑ	ⓒ	ⓓ	ⓔ
17	ⓐ	ⓑ	ⓒ	ⓓ	ⓔ
18	ⓐ	ⓑ	ⓒ	ⓓ	ⓔ
19	ⓐ	ⓑ	ⓒ	ⓓ	ⓔ
20	ⓐ	ⓑ	ⓒ	ⓓ	ⓔ

問題					
21	ⓐ	ⓑ	ⓒ	ⓓ	ⓔ
22	ⓐ	ⓑ	ⓒ	ⓓ	ⓔ
23	ⓐ	ⓑ	ⓒ	ⓓ	ⓔ
24	ⓐ	ⓑ	ⓒ	ⓓ	ⓔ
25	ⓐ	ⓑ	ⓒ	ⓓ	ⓔ
26	ⓐ	ⓑ	ⓒ	ⓓ	ⓔ
27	ⓐ	ⓑ	ⓒ	ⓓ	ⓔ
28	ⓐ	ⓑ	ⓒ	ⓓ	ⓔ
29	ⓐ	ⓑ	ⓒ	ⓓ	ⓔ
30	ⓐ	ⓑ	ⓒ	ⓓ	ⓔ
31	ⓐ	ⓑ	ⓒ	ⓓ	ⓔ
32	ⓐ	ⓑ	ⓒ	ⓓ	ⓔ
33	ⓐ	ⓑ	ⓒ	ⓓ	ⓔ
34	ⓐ	ⓑ	ⓒ	ⓓ	ⓔ
35	ⓐ	ⓑ	ⓒ	ⓓ	ⓔ
36	ⓐ	ⓑ	ⓒ	ⓓ	ⓔ
37	ⓐ	ⓑ	ⓒ	ⓓ	ⓔ
38	ⓐ	ⓑ	ⓒ	ⓓ	ⓔ
39	ⓐ	ⓑ	ⓒ	ⓓ	ⓔ
40	ⓐ	ⓑ	ⓒ	ⓓ	ⓔ

問題					
41	ⓐ	ⓑ	ⓒ	ⓓ	ⓔ
42	ⓐ	ⓑ	ⓒ	ⓓ	ⓔ
43	ⓐ	ⓑ	ⓒ	ⓓ	ⓔ
44	ⓐ	ⓑ	ⓒ	ⓓ	ⓔ
45	ⓐ	ⓑ	ⓒ	ⓓ	ⓔ
46	ⓐ	ⓑ	ⓒ	ⓓ	ⓔ
47	ⓐ	ⓑ	ⓒ	ⓓ	ⓔ
48	ⓐ	ⓑ	ⓒ	ⓓ	ⓔ
49	ⓐ	ⓑ	ⓒ	ⓓ	ⓔ
50	ⓐ	ⓑ	ⓒ	ⓓ	ⓔ
51	ⓐ	ⓑ	ⓒ	ⓓ	ⓔ
52	ⓐ	ⓑ	ⓒ	ⓓ	ⓔ
53	ⓐ	ⓑ	ⓒ	ⓓ	ⓔ
54	ⓐ	ⓑ	ⓒ	ⓓ	ⓔ
55	ⓐ	ⓑ	ⓒ	ⓓ	ⓔ

問題					
56	ⓐ	ⓑ	ⓒ	ⓓ	ⓔ
57	ⓐ	ⓑ	ⓒ	ⓓ	ⓔ
58	ⓐ	ⓑ	ⓒ	ⓓ	ⓔ
59	ⓐ	ⓑ	ⓒ	ⓓ	ⓔ
60	ⓐ	ⓑ	ⓒ	ⓓ	ⓔ
61	ⓐ	ⓑ	ⓒ	ⓓ	ⓔ
62	ⓐ	ⓑ	ⓒ	ⓓ	ⓔ
63	ⓐ	ⓑ	ⓒ	ⓓ	ⓔ
64	ⓐ	ⓑ	ⓒ	ⓓ	ⓔ
65	ⓐ	ⓑ	ⓒ	ⓓ	ⓔ
66	ⓐ	ⓑ	ⓒ	ⓓ	ⓔ
67	ⓐ	ⓑ	ⓒ	ⓓ	ⓔ
68	ⓐ	ⓑ	ⓒ	ⓓ	ⓔ
69	ⓐ	ⓑ	ⓒ	ⓓ	ⓔ
70	ⓐ	ⓑ	ⓒ	ⓓ	ⓔ
71	ⓐ	ⓑ	ⓒ	ⓓ	ⓔ
72	ⓐ	ⓑ	ⓒ	ⓓ	ⓔ
73	ⓐ	ⓑ	ⓒ	ⓓ	ⓔ
74	ⓐ	ⓑ	ⓒ	ⓓ	ⓔ
75	ⓐ	ⓑ	ⓒ	ⓓ	ⓔ

【1〜75】得点　　（1問1点）
／　75点

★このマークシートは，実際に使用されたデザインとは異なっています。

※コピーしてご利用下さい。

第119回 医師国家試験　　Ｅ問題　答案用紙

ふりがな	
氏　名	
大学名	

解答時間	1時間35分（50問）
：　　～　　：	

総　得　点　【1～50】
／　100点

問題		問題		問題	
1	ⓐ ⓑ ⓒ ⓓ ⓔ	21	ⓐ ⓑ ⓒ ⓓ ⓔ	41	ⓐ ⓑ ⓒ ⓓ ⓔ
2	ⓐ ⓑ ⓒ ⓓ ⓔ	22	ⓐ ⓑ ⓒ ⓓ ⓔ	42	ⓐ ⓑ ⓒ ⓓ ⓔ
3	ⓐ ⓑ ⓒ ⓓ ⓔ	23	ⓐ ⓑ ⓒ ⓓ ⓔ	43	ⓐ ⓑ ⓒ ⓓ ⓔ
4	ⓐ ⓑ ⓒ ⓓ ⓔ	24	ⓐ ⓑ ⓒ ⓓ ⓔ	44	ⓐ ⓑ ⓒ ⓓ ⓔ
5	ⓐ ⓑ ⓒ ⓓ ⓔ	25	ⓐ ⓑ ⓒ ⓓ ⓔ	45	ⓐ ⓑ ⓒ ⓓ ⓔ
6	ⓐ ⓑ ⓒ ⓓ ⓔ	26	ⓐ ⓑ ⓒ ⓓ ⓔ	46	ⓐ ⓑ ⓒ ⓓ ⓔ
7	ⓐ ⓑ ⓒ ⓓ ⓔ	27	ⓐ ⓑ ⓒ ⓓ ⓔ	47	ⓐ ⓑ ⓒ ⓓ ⓔ
8	ⓐ ⓑ ⓒ ⓓ ⓔ	28	ⓐ ⓑ ⓒ ⓓ ⓔ	48	ⓐ ⓑ ⓒ ⓓ ⓔ
9	ⓐ ⓑ ⓒ ⓓ ⓔ	29	ⓐ ⓑ ⓒ ⓓ ⓔ	49	ⓐ ⓑ ⓒ ⓓ ⓔ
10	ⓐ ⓑ ⓒ ⓓ ⓔ	30	ⓐ ⓑ ⓒ ⓓ ⓔ	50	ⓐ ⓑ ⓒ ⓓ ⓔ
11	ⓐ ⓑ ⓒ ⓓ ⓔ	31	ⓐ ⓑ ⓒ ⓓ ⓔ		
12	ⓐ ⓑ ⓒ ⓓ ⓔ	32	ⓐ ⓑ ⓒ ⓓ ⓔ		
13	ⓐ ⓑ ⓒ ⓓ ⓔ	33	ⓐ ⓑ ⓒ ⓓ ⓔ		
14	ⓐ ⓑ ⓒ ⓓ ⓔ	34	ⓐ ⓑ ⓒ ⓓ ⓔ		
15	ⓐ ⓑ ⓒ ⓓ ⓔ	35	ⓐ ⓑ ⓒ ⓓ ⓔ		
16	ⓐ ⓑ ⓒ ⓓ ⓔ	36	ⓐ ⓑ ⓒ ⓓ ⓔ		
17	ⓐ ⓑ ⓒ ⓓ ⓔ	37	ⓐ ⓑ ⓒ ⓓ ⓔ		
18	ⓐ ⓑ ⓒ ⓓ ⓔ	38	ⓐ ⓑ ⓒ ⓓ ⓔ		
19	ⓐ ⓑ ⓒ ⓓ ⓔ	39	ⓐ ⓑ ⓒ ⓓ ⓔ		
20	ⓐ ⓑ ⓒ ⓓ ⓔ	40	ⓐ ⓑ ⓒ ⓓ ⓔ		

【1～25】得点　　　（1問1点）
／　25点

【26～50】得点　　　（1問3点）
／　75点

★このマークシートは，実際に使用されたデザインとは異なっています。

※コピーしてご利用下さい。

第119回 医師国家試験　　Ｆ問題　答案用紙

ふりがな	
氏　名	
大学名	

解答時間	２時間30分（75問）
： 〜 ：	

総　得　点	【1〜75】
／ 75点	

問題					
1	ⓐ	ⓑ	ⓒ	ⓓ	ⓔ
2	ⓐ	ⓑ	ⓒ	ⓓ	ⓔ
3	ⓐ	ⓑ	ⓒ	ⓓ	ⓔ
4	ⓐ	ⓑ	ⓒ	ⓓ	ⓔ
5	ⓐ	ⓑ	ⓒ	ⓓ	ⓔ
6	ⓐ	ⓑ	ⓒ	ⓓ	ⓔ
7	ⓐ	ⓑ	ⓒ	ⓓ	ⓔ
8	ⓐ	ⓑ	ⓒ	ⓓ	ⓔ
9	ⓐ	ⓑ	ⓒ	ⓓ	ⓔ
10	ⓐ	ⓑ	ⓒ	ⓓ	ⓔ
11	ⓐ	ⓑ	ⓒ	ⓓ	ⓔ
12	ⓐ	ⓑ	ⓒ	ⓓ	ⓔ
13	ⓐ	ⓑ	ⓒ	ⓓ	ⓔ
14	ⓐ	ⓑ	ⓒ	ⓓ	ⓔ
15	ⓐ	ⓑ	ⓒ	ⓓ	ⓔ
16	ⓐ	ⓑ	ⓒ	ⓓ	ⓔ
17	ⓐ	ⓑ	ⓒ	ⓓ	ⓔ
18	ⓐ	ⓑ	ⓒ	ⓓ	ⓔ
19	ⓐ	ⓑ	ⓒ	ⓓ	ⓔ
20	ⓐ	ⓑ	ⓒ	ⓓ	ⓔ

問題					
21	ⓐ	ⓑ	ⓒ	ⓓ	ⓔ
22	ⓐ	ⓑ	ⓒ	ⓓ	ⓔ
23	ⓐ	ⓑ	ⓒ	ⓓ	ⓔ
24	ⓐ	ⓑ	ⓒ	ⓓ	ⓔ
25	ⓐ	ⓑ	ⓒ	ⓓ	ⓔ
26	ⓐ	ⓑ	ⓒ	ⓓ	ⓔ
27	ⓐ	ⓑ	ⓒ	ⓓ	ⓔ
28	ⓐ	ⓑ	ⓒ	ⓓ	ⓔ
29	ⓐ	ⓑ	ⓒ	ⓓ	ⓔ
30	ⓐ	ⓑ	ⓒ	ⓓ	ⓔ
31	ⓐ	ⓑ	ⓒ	ⓓ	ⓔ
32	ⓐ	ⓑ	ⓒ	ⓓ	ⓔ
33	ⓐ	ⓑ	ⓒ	ⓓ	ⓔ
34	ⓐ	ⓑ	ⓒ	ⓓ	ⓔ
35	ⓐ	ⓑ	ⓒ	ⓓ	ⓔ
36	ⓐ	ⓑ	ⓒ	ⓓ	ⓔ
37	ⓐ	ⓑ	ⓒ	ⓓ	ⓔ
38	ⓐ	ⓑ	ⓒ	ⓓ	ⓔ
39	ⓐ	ⓑ	ⓒ	ⓓ	ⓔ
40	ⓐ	ⓑ	ⓒ	ⓓ	ⓔ

問題					
41	ⓐ	ⓑ	ⓒ	ⓓ	ⓔ
42	ⓐ	ⓑ	ⓒ	ⓓ	ⓔ
43	ⓐ	ⓑ	ⓒ	ⓓ	ⓔ
44	ⓐ	ⓑ	ⓒ	ⓓ	ⓔ
45	ⓐ	ⓑ	ⓒ	ⓓ	ⓔ
46	ⓐ	ⓑ	ⓒ	ⓓ	ⓔ
47	ⓐ	ⓑ	ⓒ	ⓓ	ⓔ
48	ⓐ	ⓑ	ⓒ	ⓓ	ⓔ
49	ⓐ	ⓑ	ⓒ	ⓓ	ⓔ
50	ⓐ	ⓑ	ⓒ	ⓓ	ⓔ
51	ⓐ	ⓑ	ⓒ	ⓓ	ⓔ
52	ⓐ	ⓑ	ⓒ	ⓓ	ⓔ
53	ⓐ	ⓑ	ⓒ	ⓓ	ⓔ
54	ⓐ	ⓑ	ⓒ	ⓓ	ⓔ
55	ⓐ	ⓑ	ⓒ	ⓓ	ⓔ

問題					
56	ⓐ	ⓑ	ⓒ	ⓓ	ⓔ
57	ⓐ	ⓑ	ⓒ	ⓓ	ⓔ
58	ⓐ	ⓑ	ⓒ	ⓓ	ⓔ
59	ⓐ	ⓑ	ⓒ	ⓓ	ⓔ
60	ⓐ	ⓑ	ⓒ	ⓓ	ⓔ
61	ⓐ	ⓑ	ⓒ	ⓓ	ⓔ
62	ⓐ	ⓑ	ⓒ	ⓓ	ⓔ
63	ⓐ	ⓑ	ⓒ	ⓓ	ⓔ
64	ⓐ	ⓑ	ⓒ	ⓓ	ⓔ
65	ⓐ	ⓑ	ⓒ	ⓓ	ⓔ
66	ⓐ	ⓑ	ⓒ	ⓓ	ⓔ
67	ⓐ	ⓑ	ⓒ	ⓓ	ⓔ
68	ⓐ	ⓑ	ⓒ	ⓓ	ⓔ
69	ⓐ	ⓑ	ⓒ	ⓓ	ⓔ
70	ⓐ	ⓑ	ⓒ	ⓓ	ⓔ
71	ⓐ	ⓑ	ⓒ	ⓓ	ⓔ
72	ⓐ	ⓑ	ⓒ	ⓓ	ⓔ
73	ⓐ	ⓑ	ⓒ	ⓓ	ⓔ
74	ⓐ	ⓑ	ⓒ	ⓓ	ⓔ

75 ① ⓪ ① ② ③ ④ ⑤ ⑥ ⑦ ⑧ ⑨
　 ② ⓪ ① ② ③ ④ ⑤ ⑥ ⑦ ⑧ ⑨

【1〜75】 得点	（1問1点）
／ 75点	

★このマークシートは，実際に使用されたデザインとは異なっています。

国試 119
写真集

第119回 医師国家試験 問題解説書

エムスリーエデュケーション株式会社

119

A

別　　　冊

(A 問題11)

No. 1

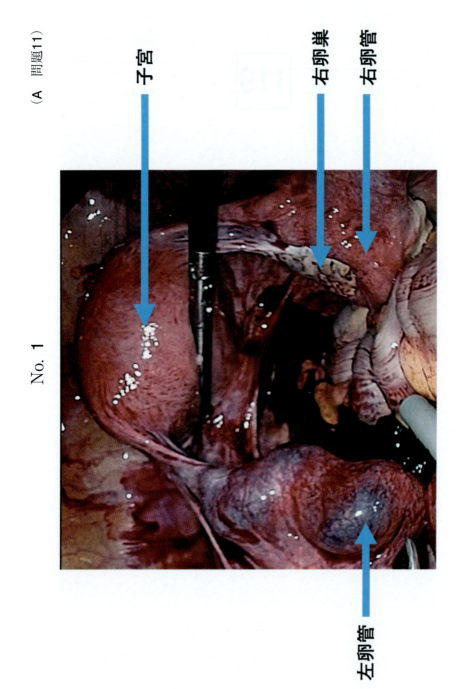

子宮
右卵巣
右卵管
左卵管

No. 2 A　　（A　問題15）

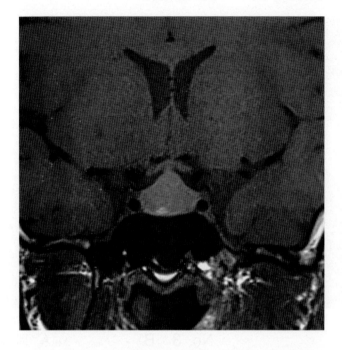

No. 2 B　　（A　問題15）

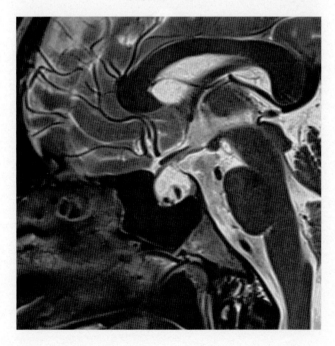

No. 3　A　　　　　　（A　問題18）

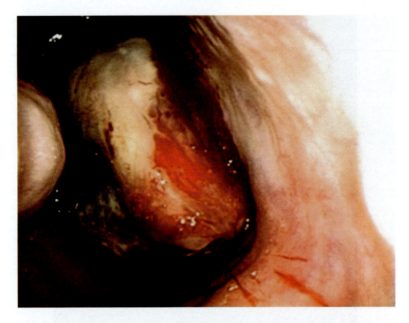

No. 3　B　　　　　　（A　問題18）

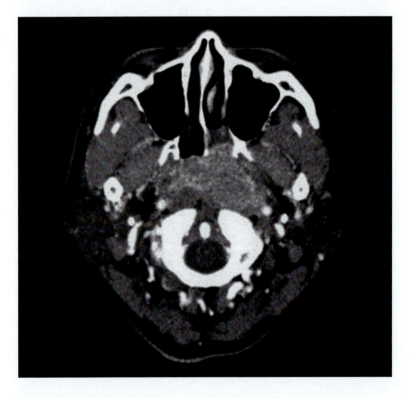

(A 問題20) No. 4

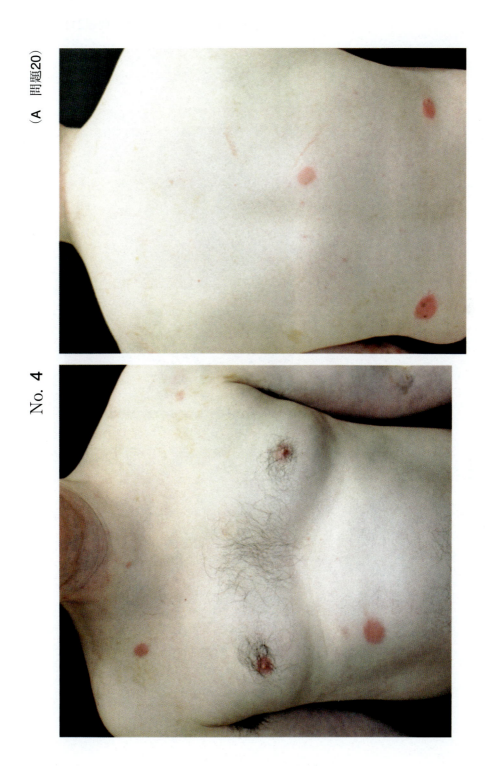

No. 5　　　　（A　問題21）

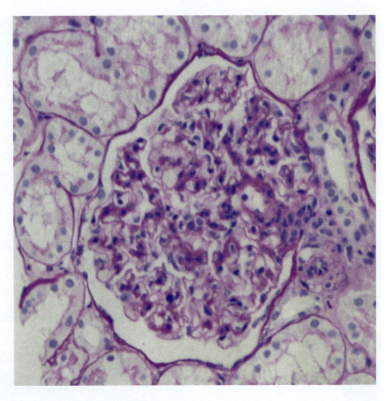

No. 6　A　　　　　（A　問題22）

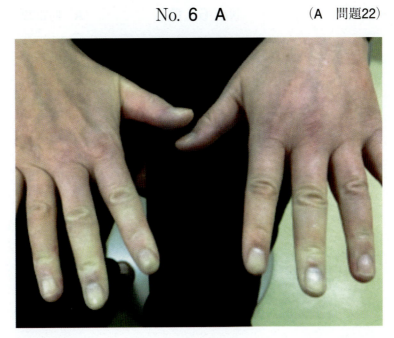

No. 6　B　　　　　（A　問題22）

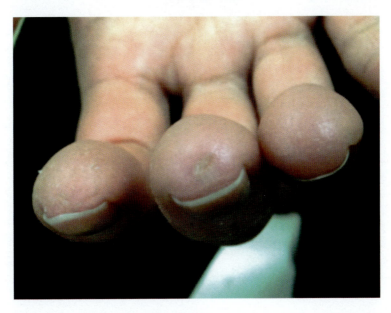

No. 6 C　　　　　　（A　問題22）

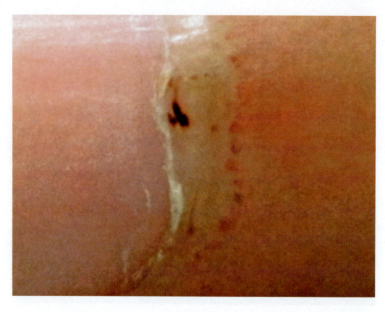

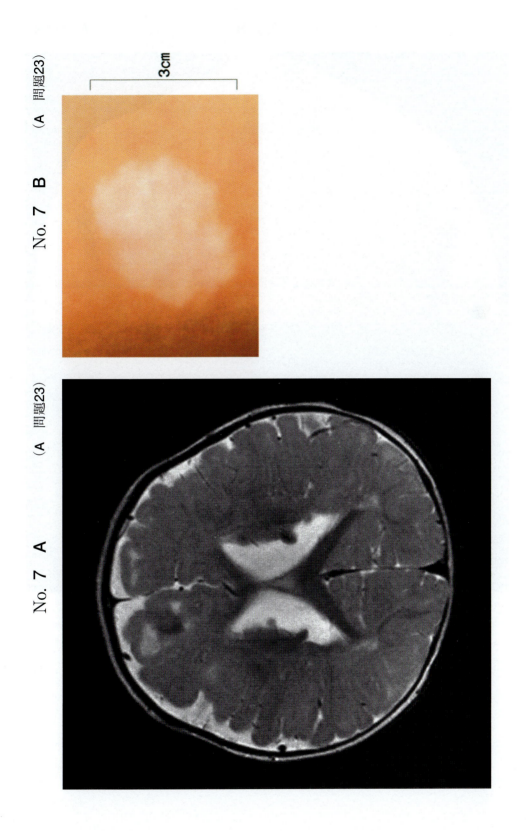

No. 7 B （A 問題23）

No. 7 A （A 問題23）

No. 8　　　（A　問題24）

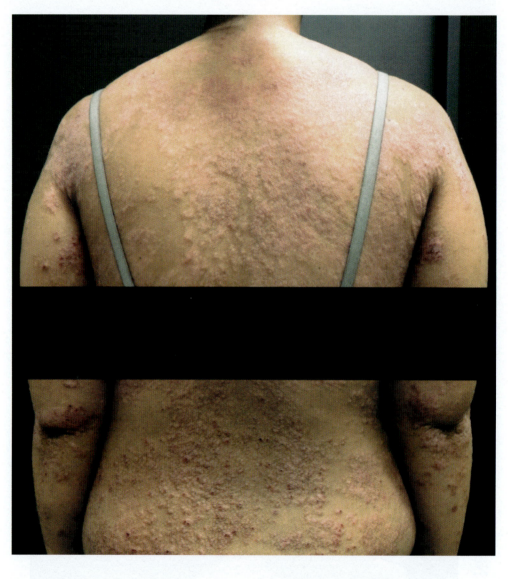

No. 9 A （A 問題28）

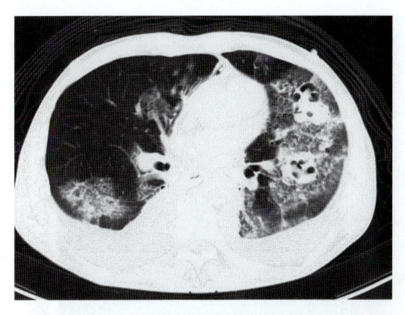

No. 9 B （A 問題28）

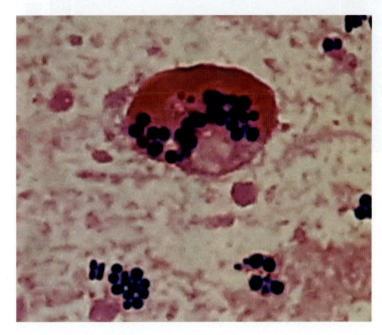

No. 10　　　　　　　　　　　　　　　　　　　　　　（A　問題29）

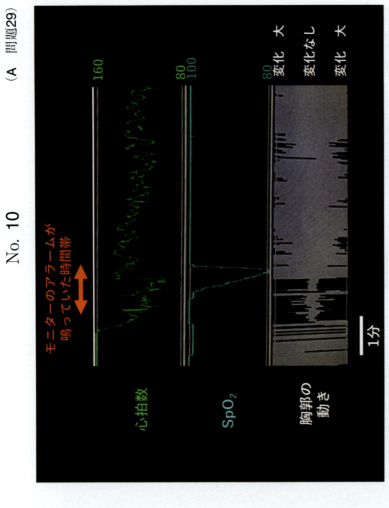

胸郭の動き：振幅が胸郭の動きの大小を示す。

No. 11 　　　　　　　（A　問題33）

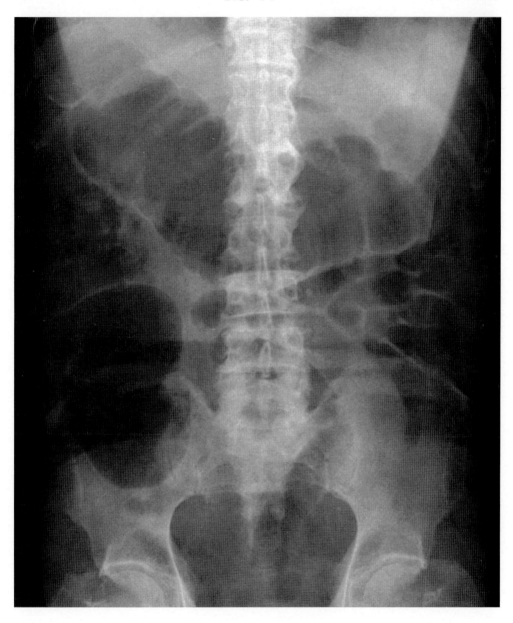

No. 12　　　　（A　問題34）

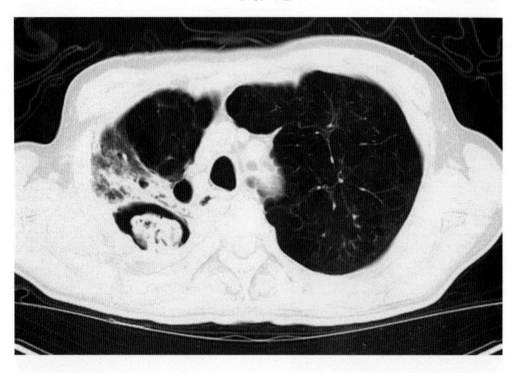

No. 13　　　　　　　　　　（A　問題35）

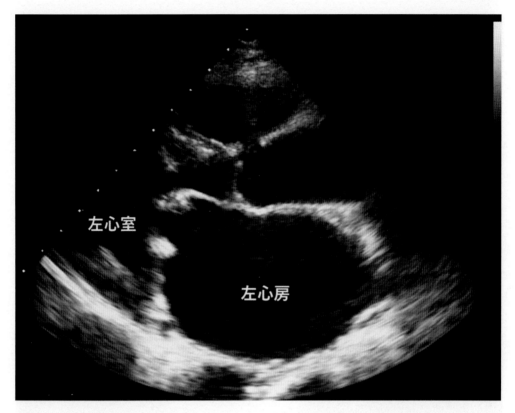

No. 14 A　　　　　　　　（A　問題37）

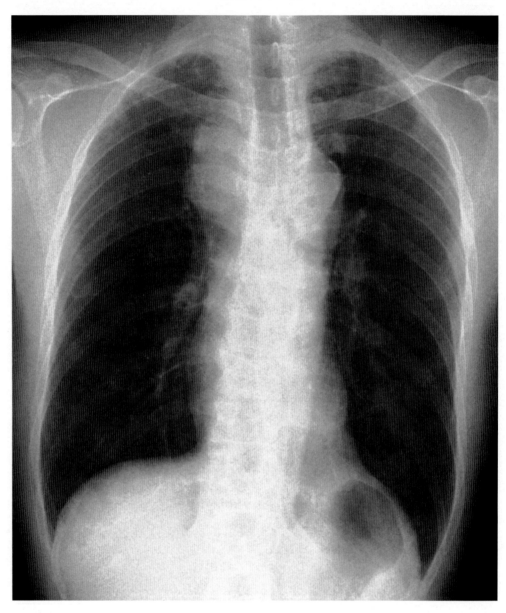

No. 14　B　　　　　　　　　（A　問題37）

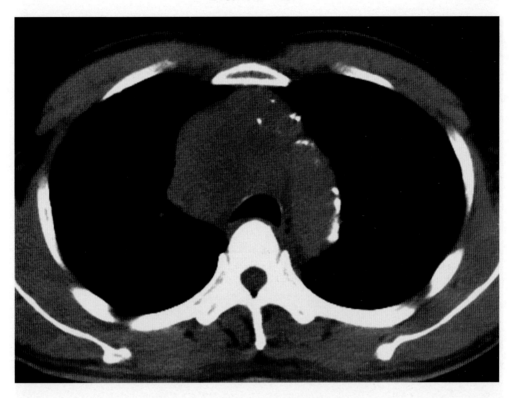

No. 15 （A　問題38）

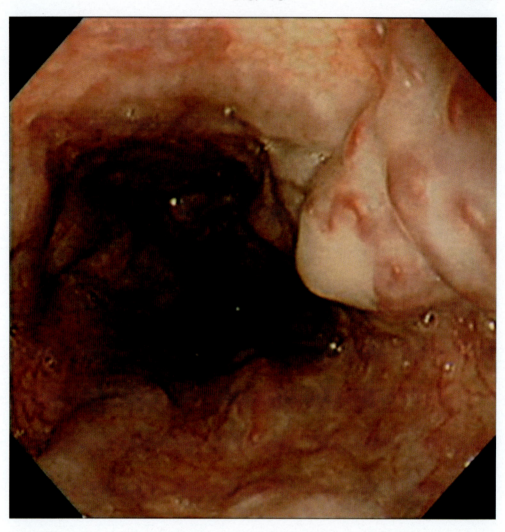

No. 16　A　　　　　　　　　　（A　問題43）

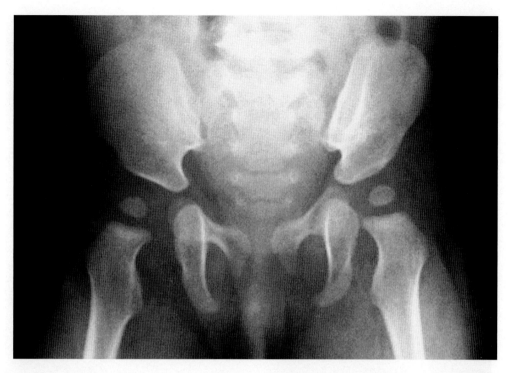

No. 16　B　　　　　　　　　　（A　問題43）

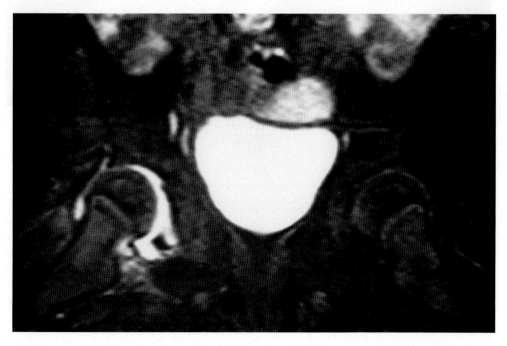

No. 17　　　　　　　　　　（A　問題48）

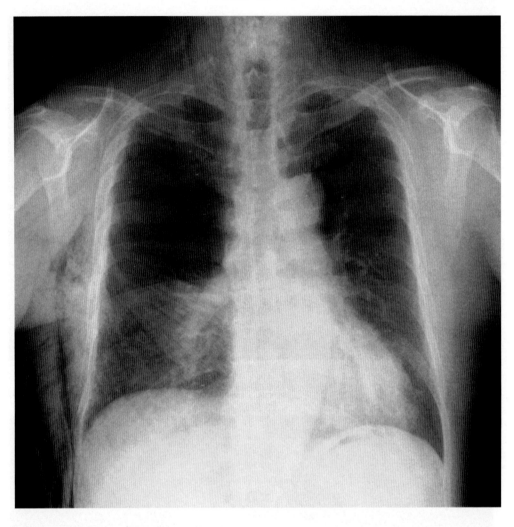

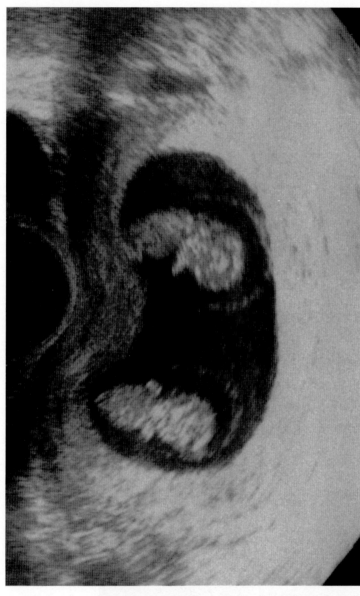

No. 19　A　（A　問題50）

No. 19　B　（A　問題50）

No. 20 A　　　　　　　（A　問題51）

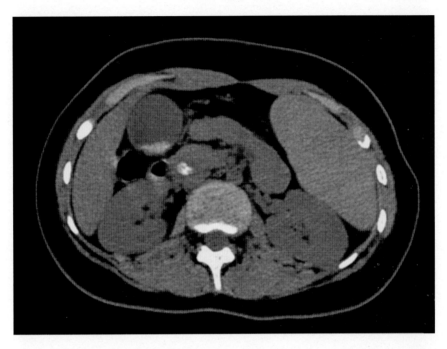

No. 20 B　　　　　　　（A　問題51）

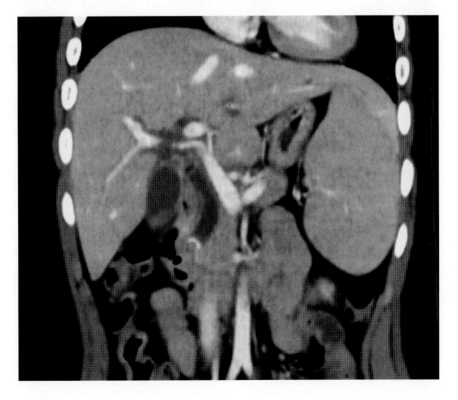

No. 21 A　　　（A　問題52）

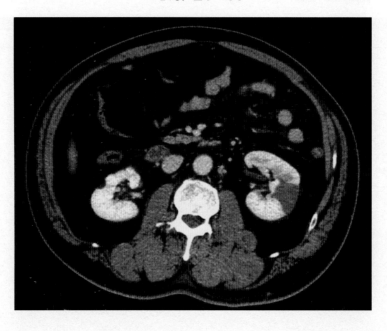

No. 21 B　　　（A　問題52）

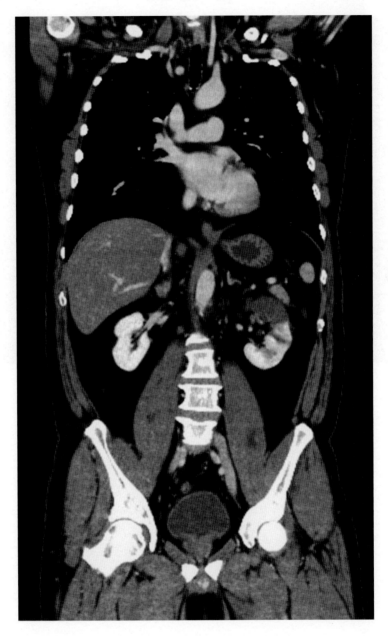

No. 22　　　　　　　　　（A　問題54）

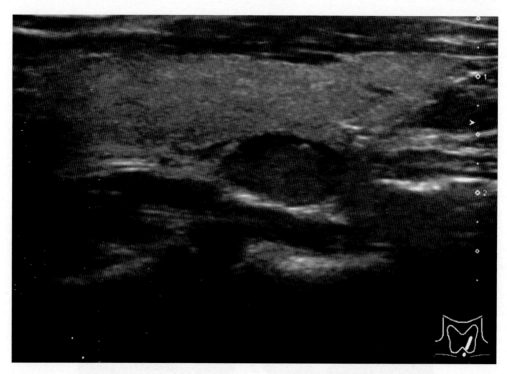

No. 23　　　　　　　　　　（A　問題58）

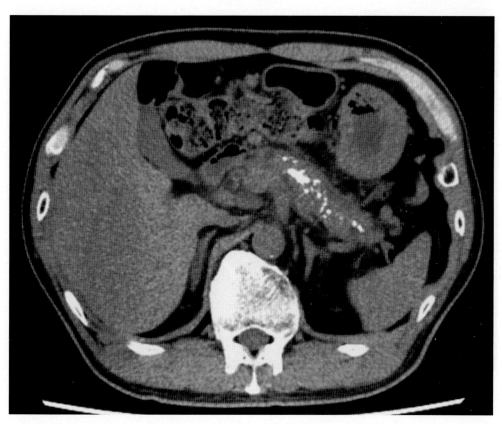

No. 24　　　　　　　　　（A　問題59）

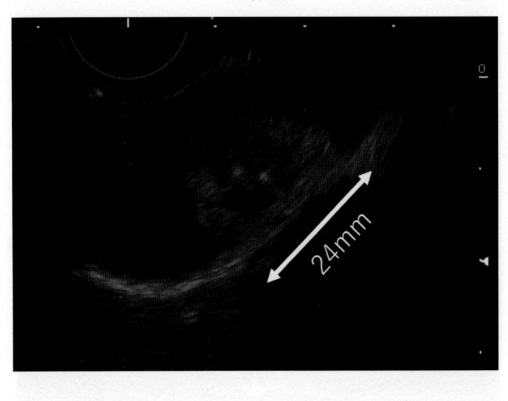

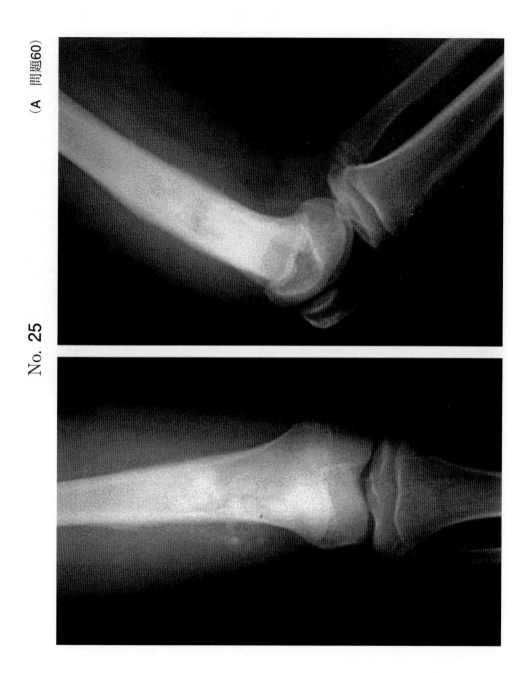

No. 26　　　　　　（A　問題61）

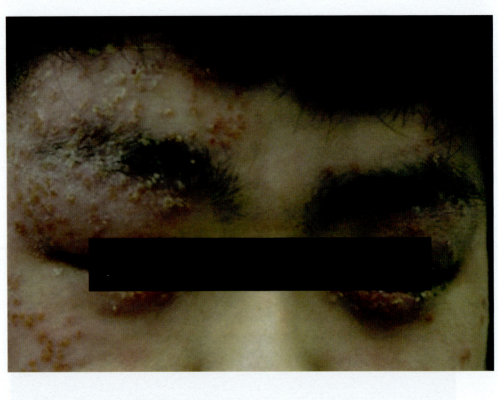

A—別冊写真

このページは余白です

No. 27　A　　　　　　　　　　（A　問題62）

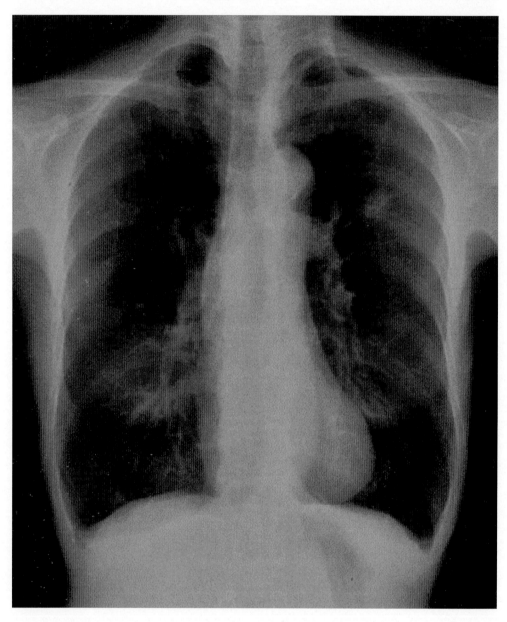

No. 27　B　　　　　　　　　　（A　問題62）

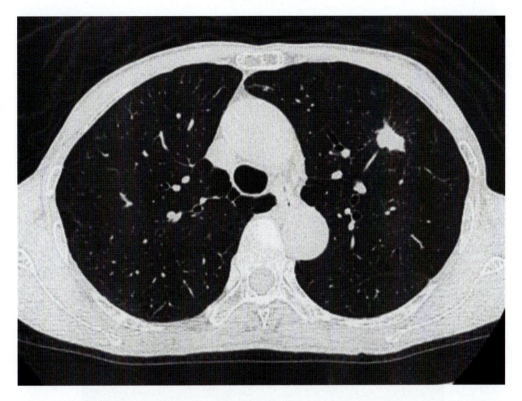

No. 27　C　　　　　　　　　　（A　問題62）

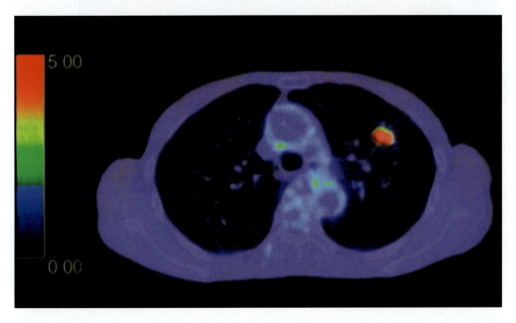

No. 28　　　（A　問題63）

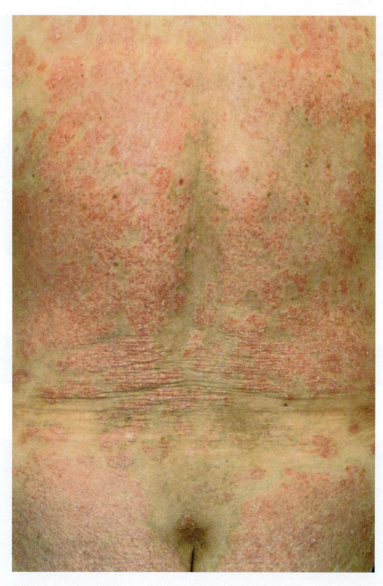

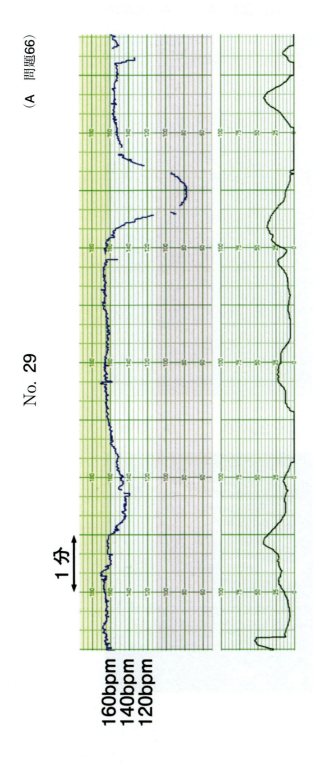

（A 問題66）

No. 29

No. 30 A　（A　問題67）

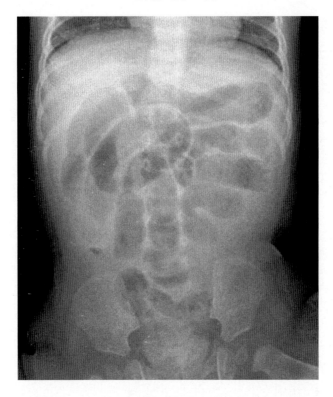

No. 30 B　（A　問題67）

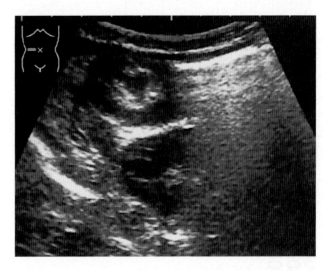

No. 31　　　　　　　　　（A　問題69）

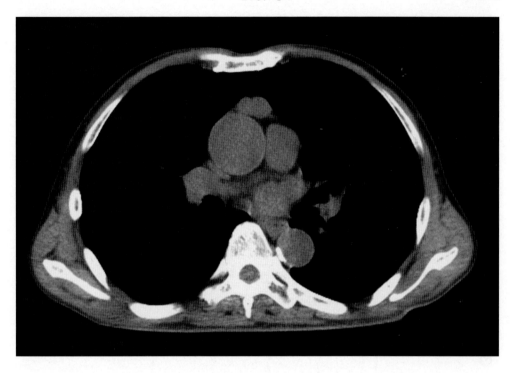

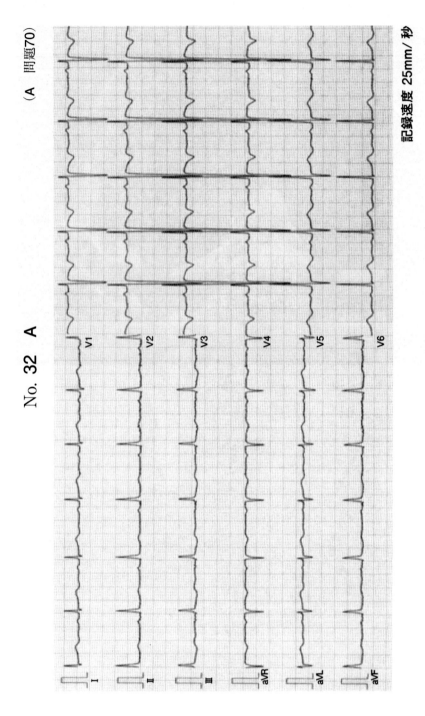

No. 32　A　（A　問題70）

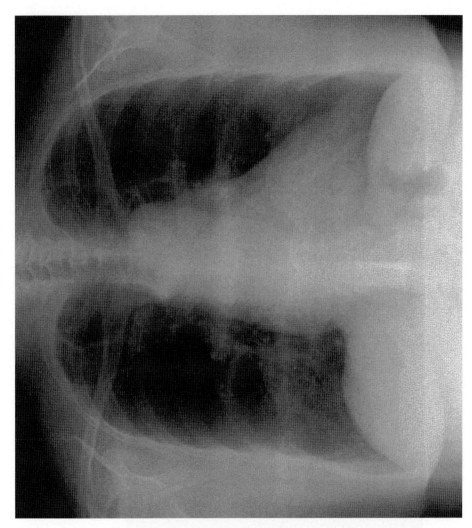

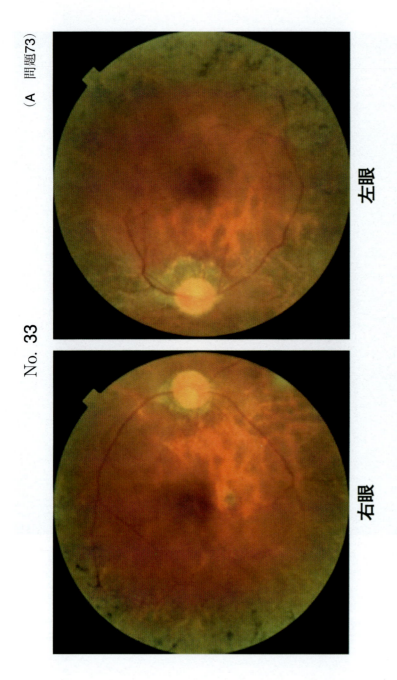

No. 33　(A　問題73)

No. 34　　　　　　　　　（A　問題74）

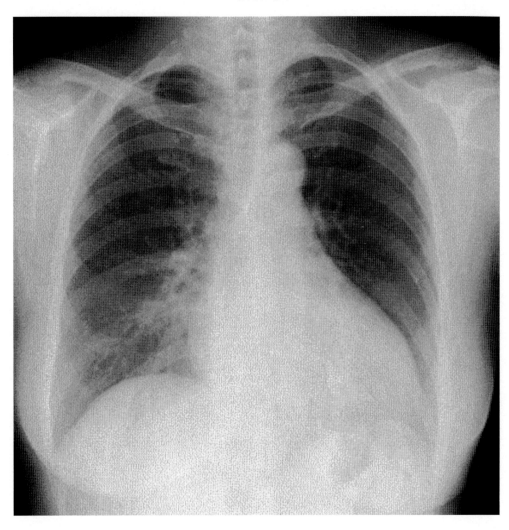

119

B

別　　　冊

No. 1　　　　（B　問題9）

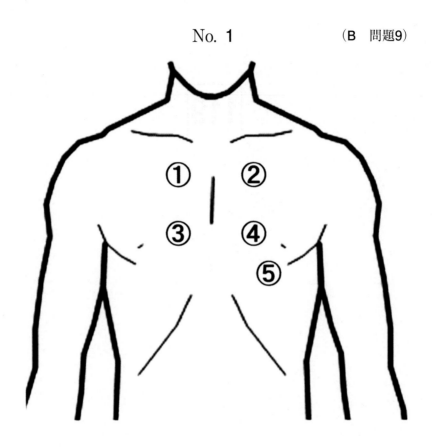

（B　問題30）

No. 2

No. 3　　　　（B　問題43、44）

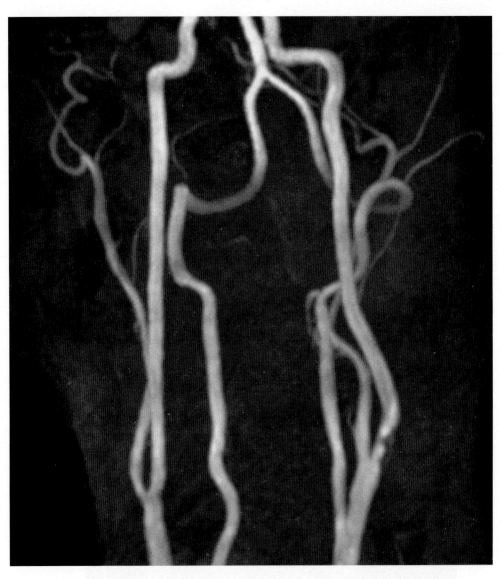

119

C

別　　　冊

No. 1　　（C　問題2）

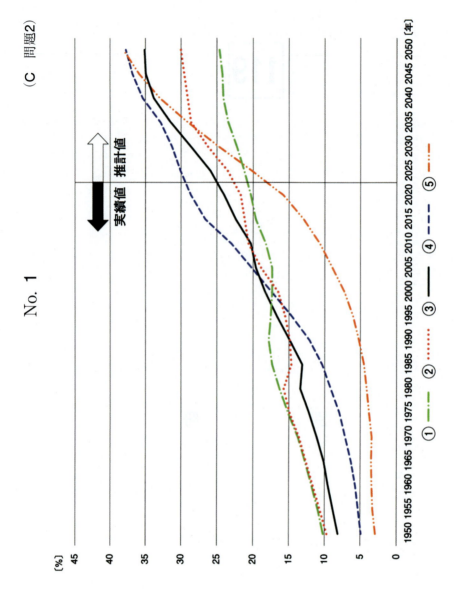

No. 2 A　　（C　問題33）

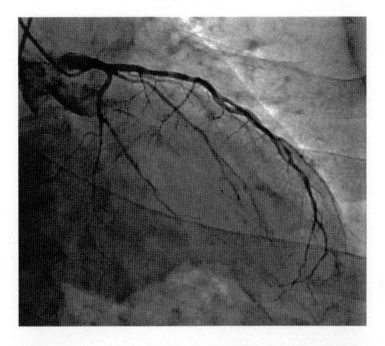

No. 2 B　　（C　問題33）

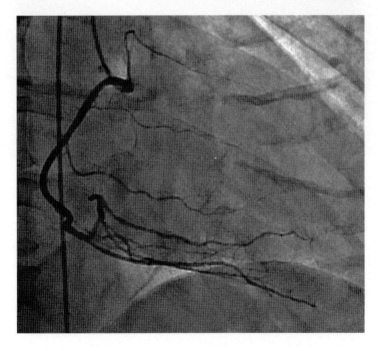

No. 3　A　　　　　　　　　（C　問題36）

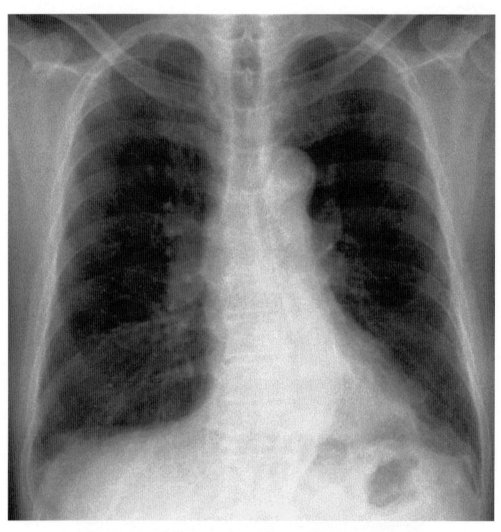

No. 3 B　　（C　問題36）

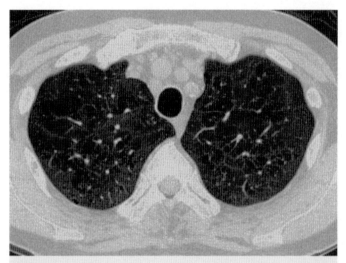

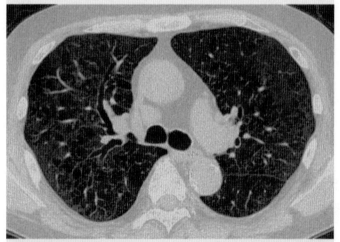

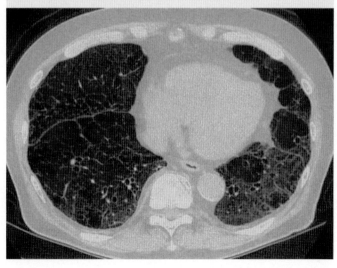

No. 4 （C 問題40）

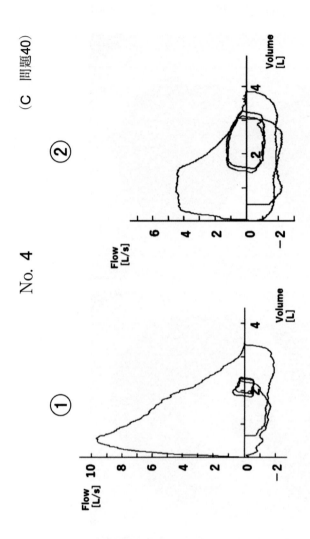

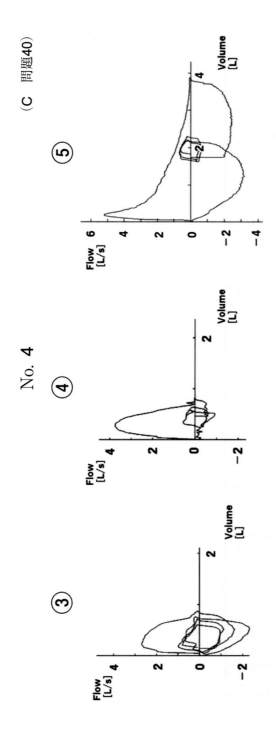

No. 4 （C 問題40）

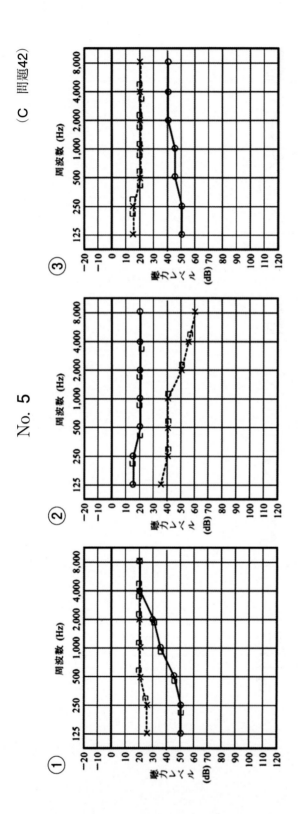

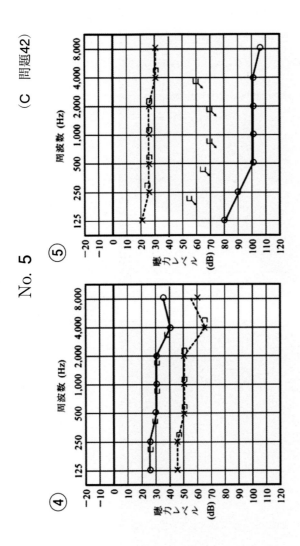

No. 5 （C 問題42）

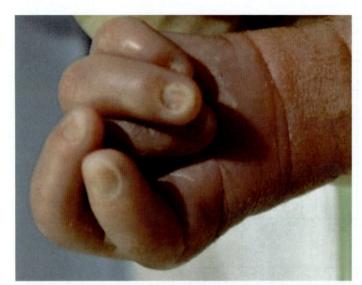

No. 6 B （C 問題49）

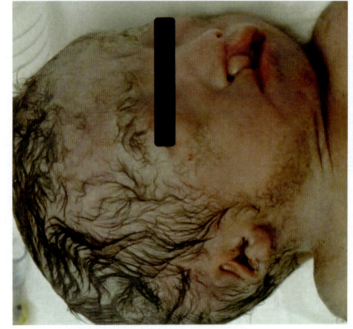

No. 6 A （C 問題49）

No. 7　　　　　　　　　（C　問題50）

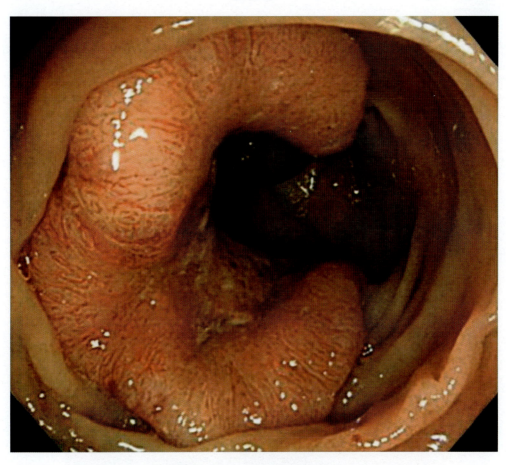

No. 8　　　　　（C　問題56）

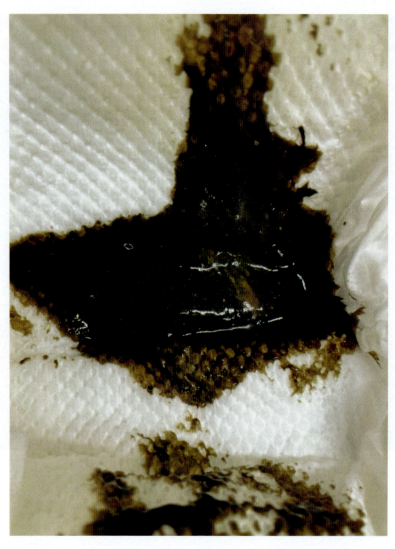

No. 9　A　　　　（C　問題57）

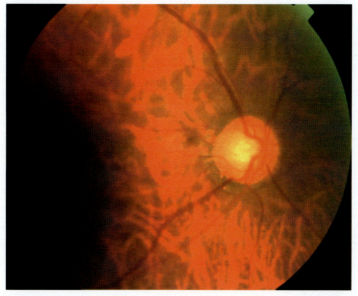

No. 9　B　　　　（C　問題57）

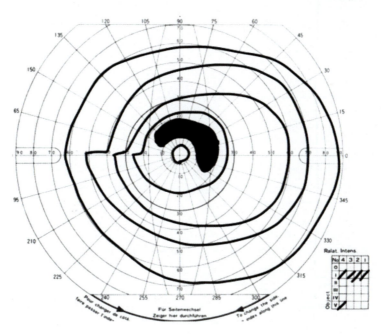

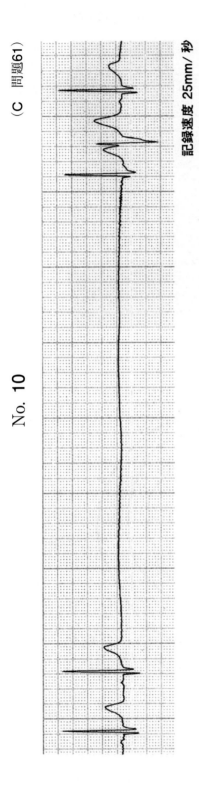

No. 10　　（C　問題61）

No. 11　　　　　　（C　問題63）

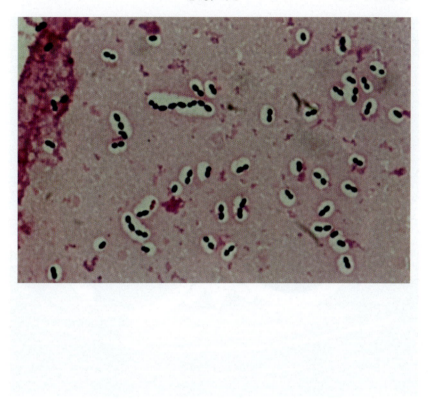

No. 12　　　（C　問題65~67）

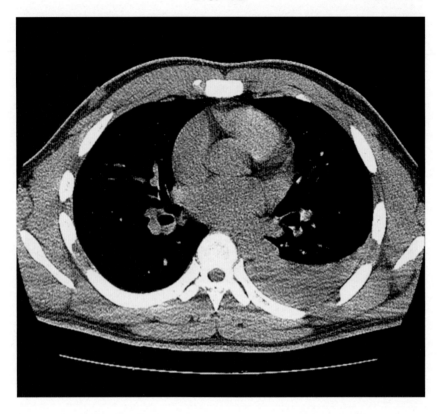

No. 13　A　　　　　　　　（C　問題66）

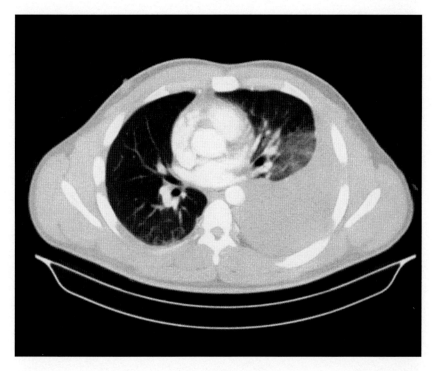

No. 13　B　　　　　　　　（C　問題66）

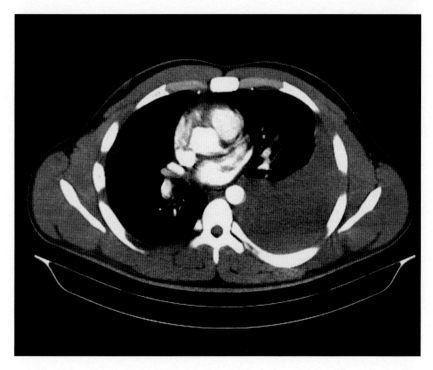

| 119 |

D

別　　　冊

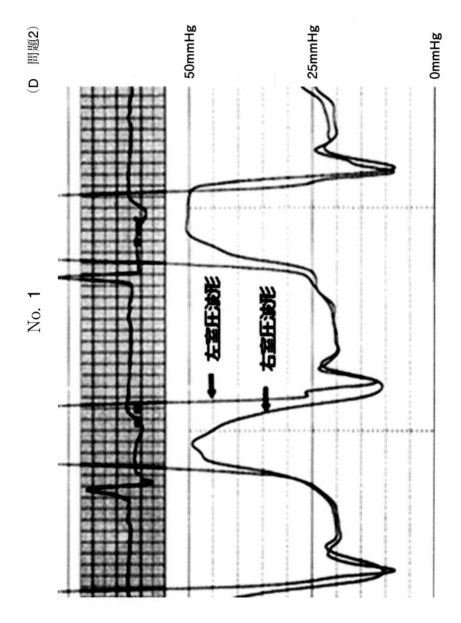

(D 問題2)

No. 2　　　　　　　　（D　問題10）

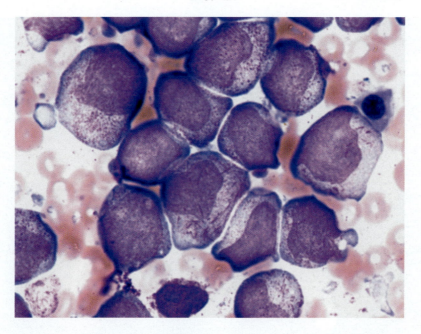

No. 3　　　　　　　　　　　　（D　問題11）

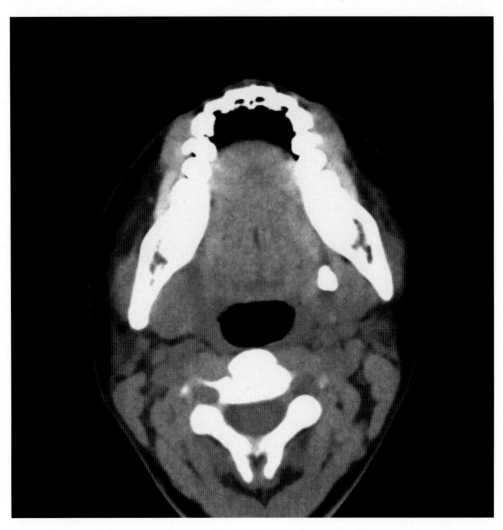

D—別冊写真

このページは余白です

No. 4 A　　　　　（D　問題16）

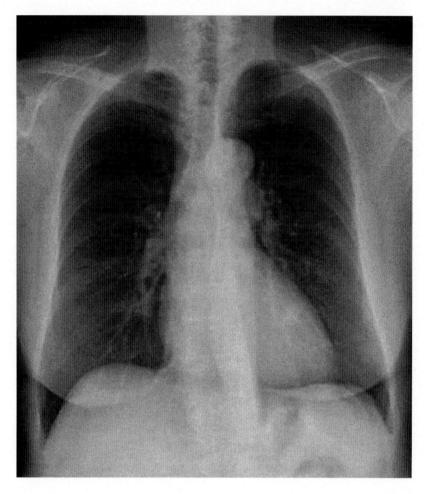

No. 4 B　　　　　　　　　　（D　問題16）

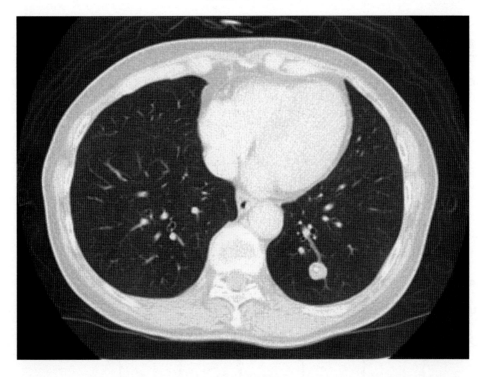

No. 4 C　　　　　　　　　　（D　問題16）

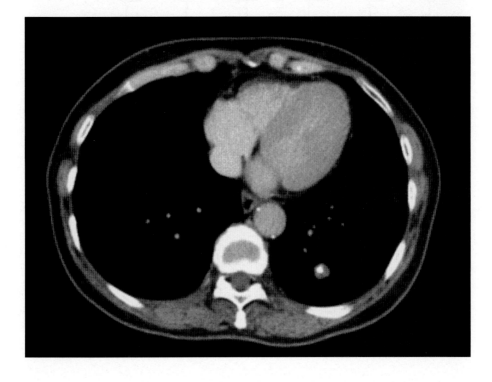

No. 5　A　　（D　問題17）

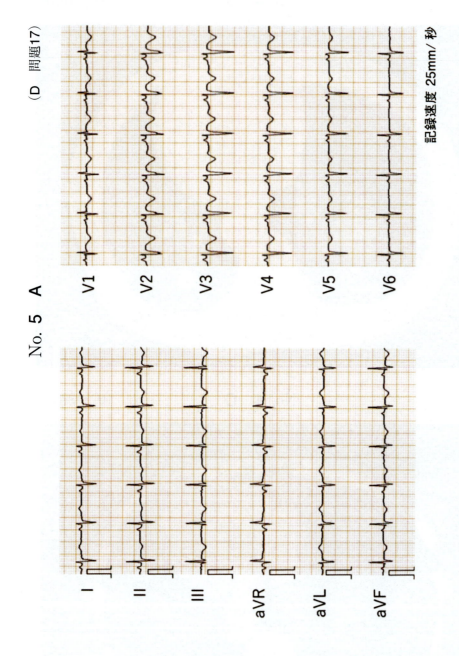

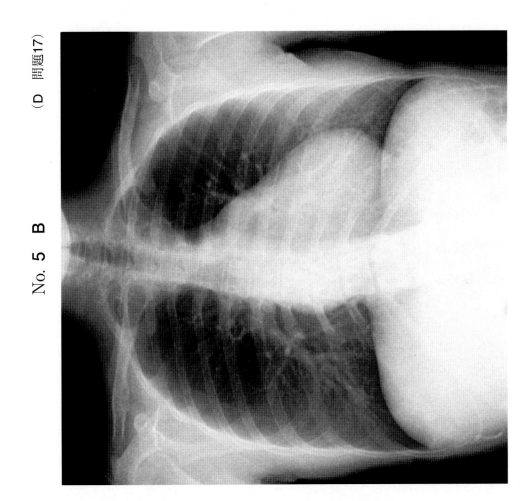

No. 5 B （D 問題17）

No. 6 A   （D 問題18）

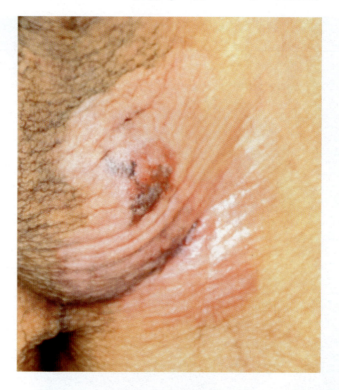

No. 6 B   （D 問題18）

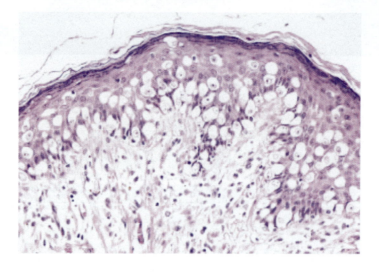

No. 7　　　　　　　　　　（D　問題19）

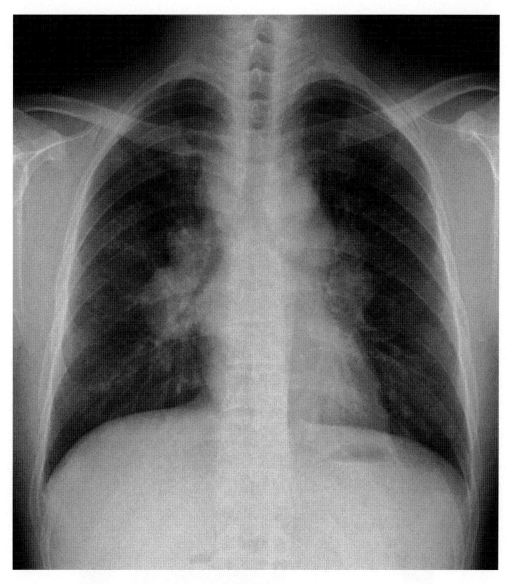

No. 8　A　　　（D　問題21）

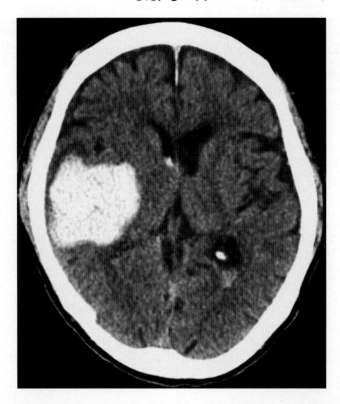

No. 8　B　　　（D　問題21）

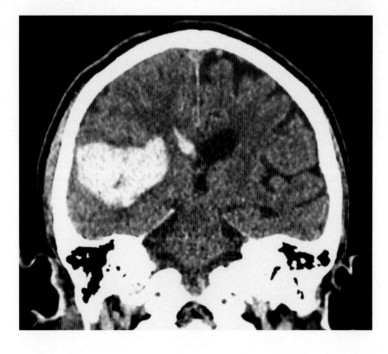

D—別冊写真

このページは余白です

No. 9 A （D 問題24）

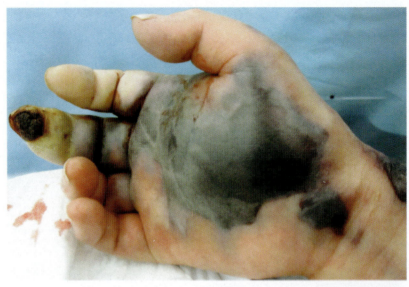
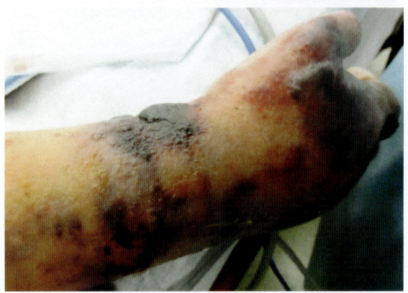

No. 9 B　　　　　（D　問題24）

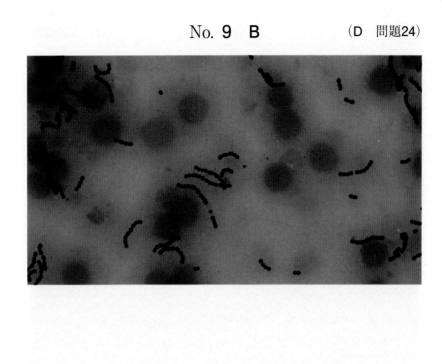

No. 10　　　（D　問題29）

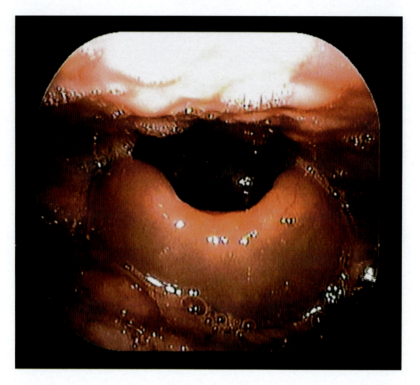

No. 11　　　　　　（D　問題31）

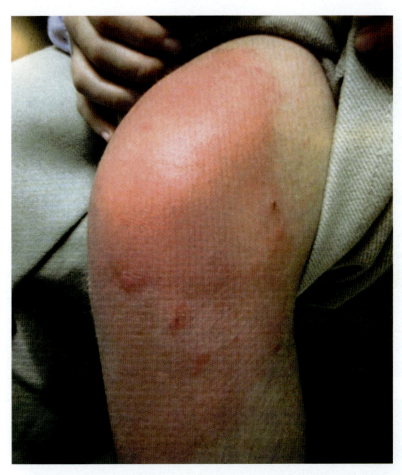

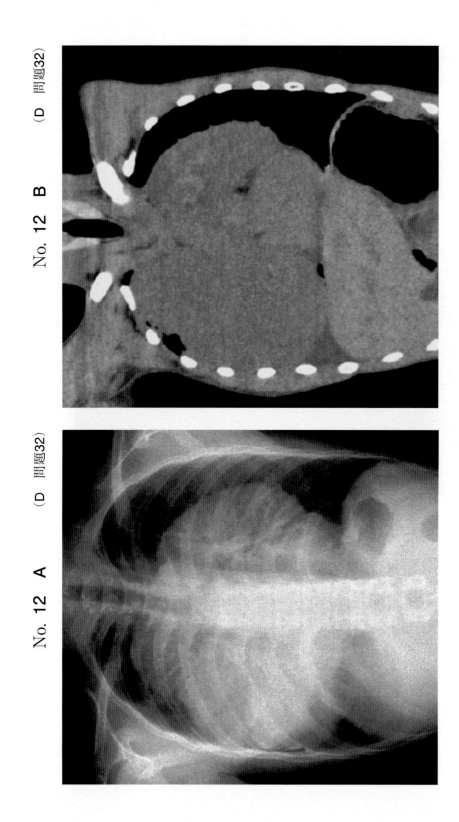

No. 12 A （D 問題32）

No. 12 B （D 問題32）

D―別冊写真

このページは余白です

No. 13 A （D 問題37）

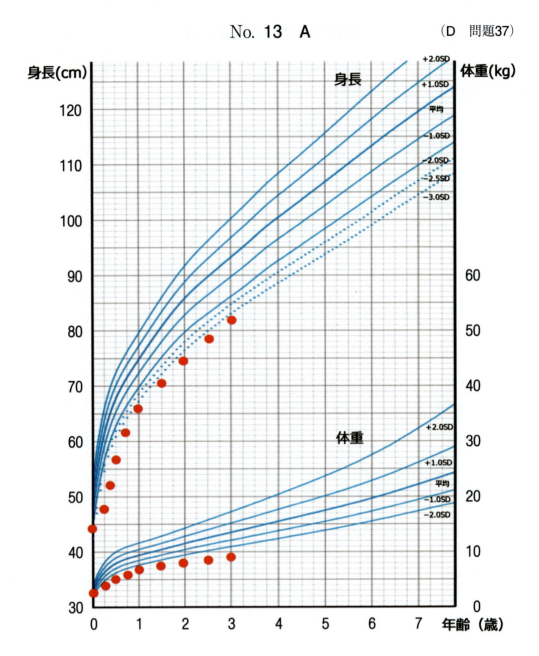

No. 13　B　　　　　　　　　　　　　（D　問題37）

	GH (基準>6ng/mL)
前	0.24
30分後	4.36
60分後	4.89
90分後	2.45
120分後	1.29

No. 14　　　（D　問題38）

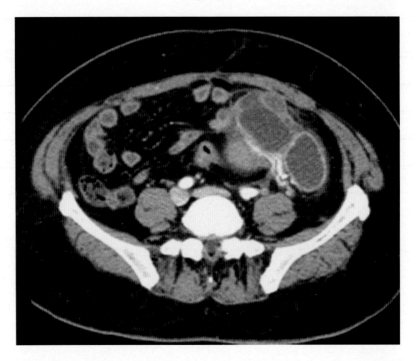

No. 15　　　　　（D　問題40）

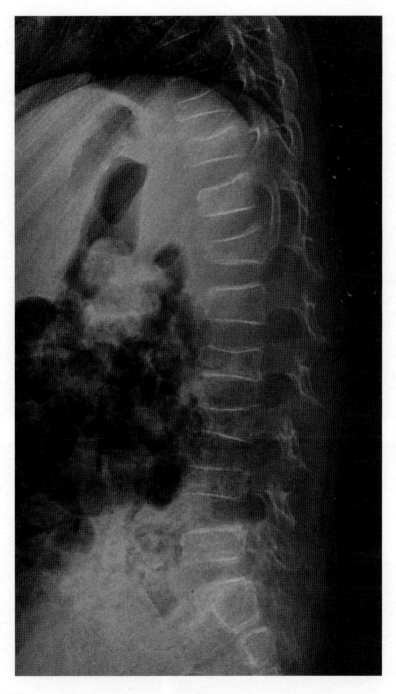

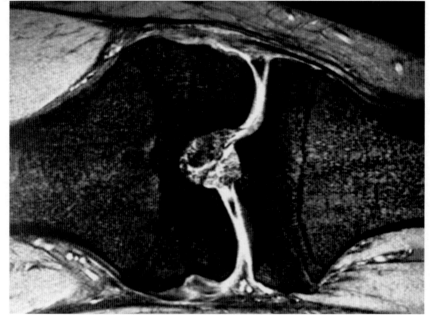

No. 16 A （D 問題41）

No. 16 B （D 問題41）

No. 17　　　（D　問題43）

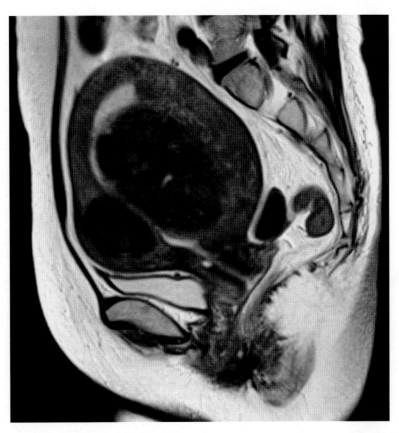

No. 18　A　　　　　　　　　　　（D　問題47）

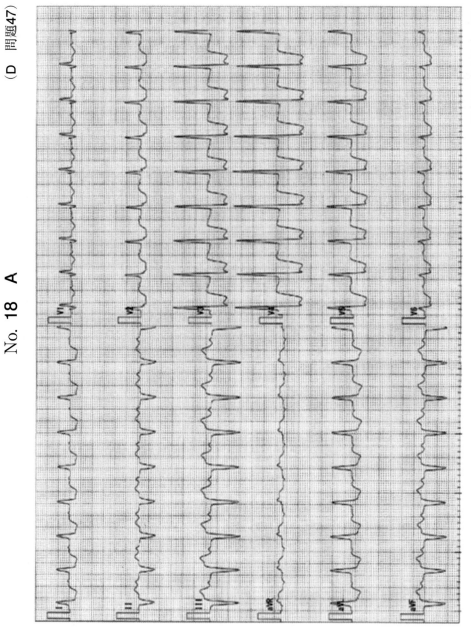

記録速度 25mm/秒

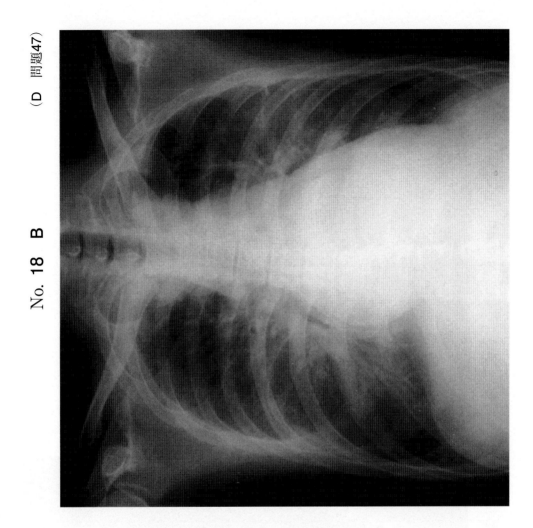

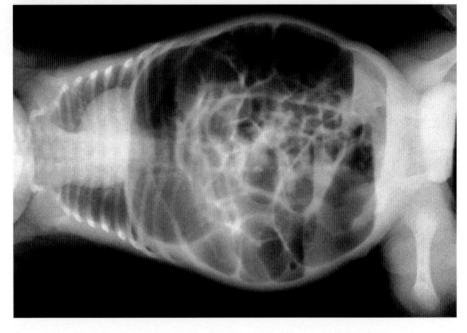

No. 19 A （D 問題54）

No. 19 B （D 問題54）

No. 20　　　　　（D　問題56）

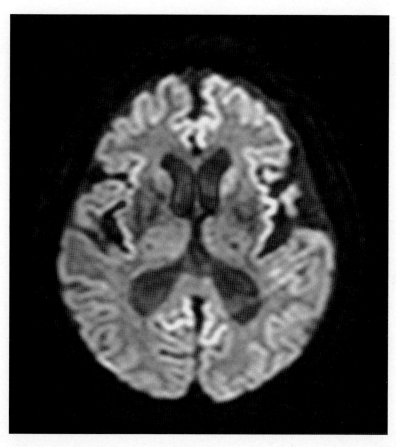

No. 21　　　　　　　（D　問題57）

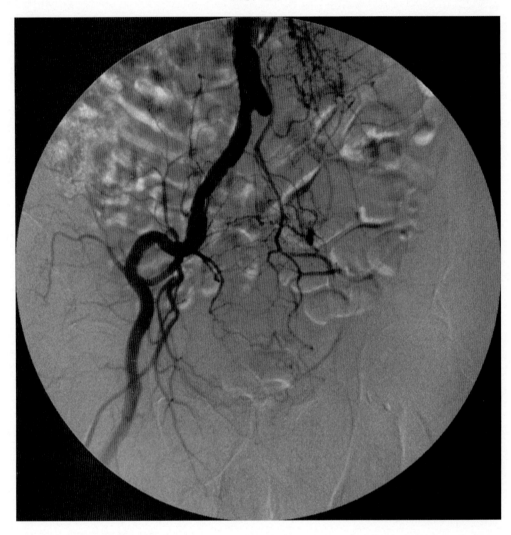

No. 22　　　　　　　　　（D　問題59）

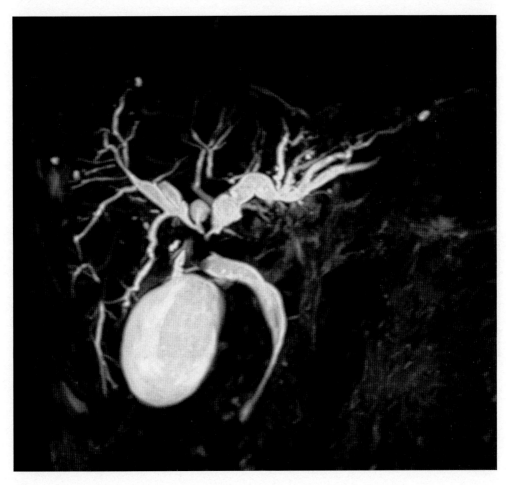

No. 23　　　　　　　　　　（D　問題60）

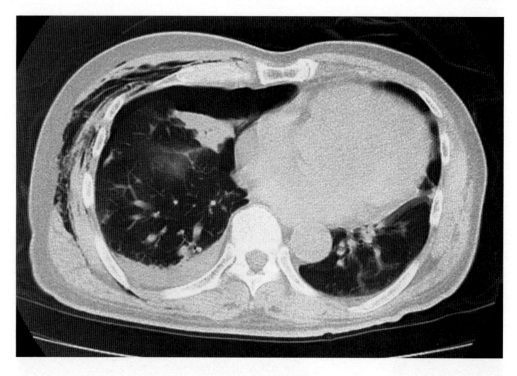

No. 24　　　　　　　　　（D　問題63）

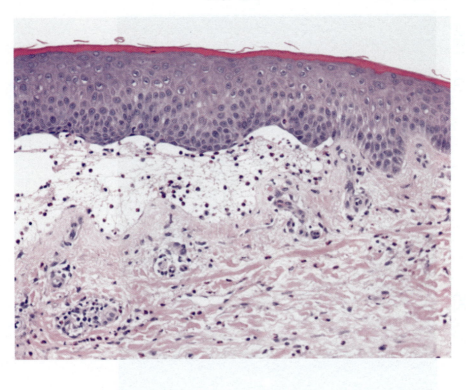

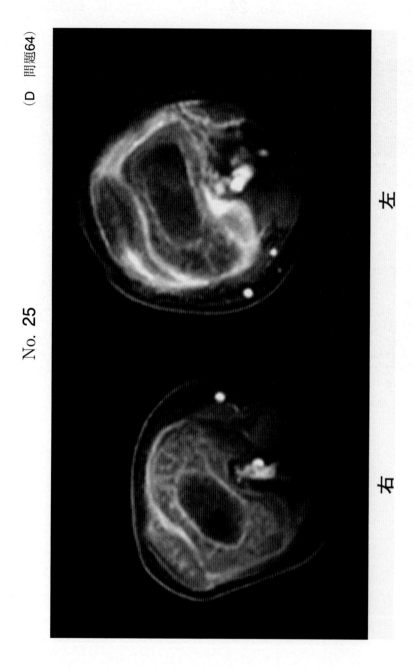

No. 25　（D 問題64）

左　　右

No. 26　　　　　　　　（D　問題67）

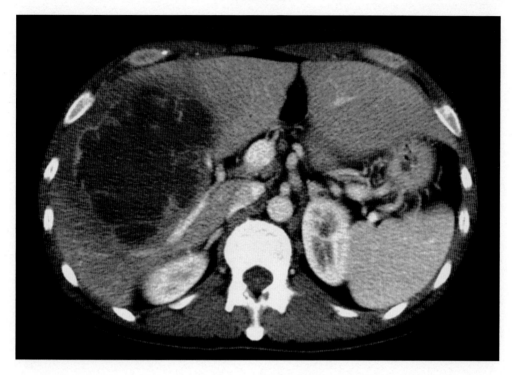

No. 27　　　　（D　問題68）

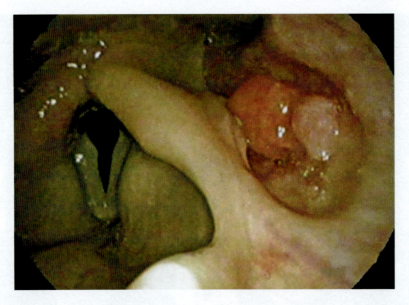

D－別冊写真

このページは余白です

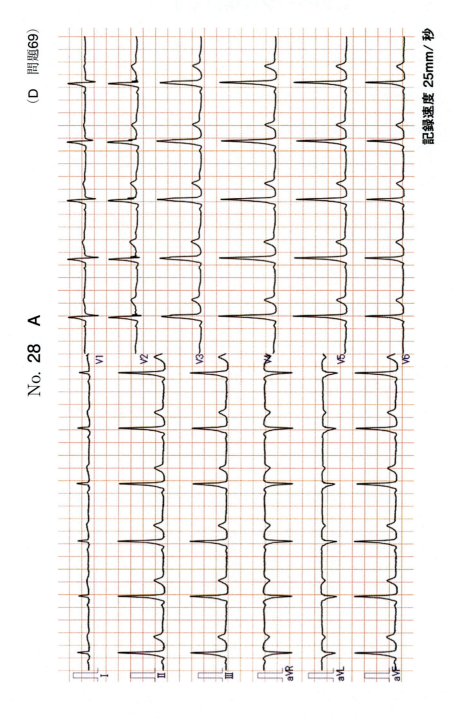

No. 28　A　（D　問題69）

No. 28　B

（D　問題69）

記録速度 25mm/秒

No. 29 A　　　　　　　（D　問題70）

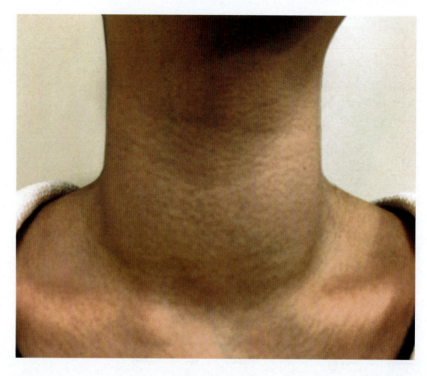

No. 29 B　　　　　　　（D　問題70）

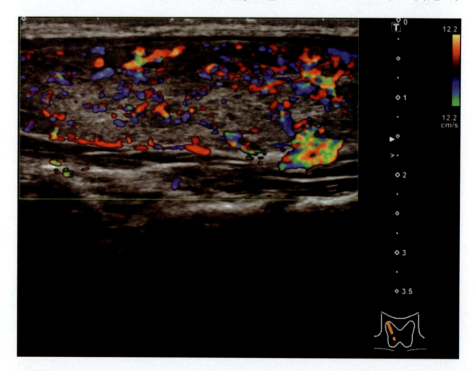

No. 30　　　　　　　　（D　問題71）

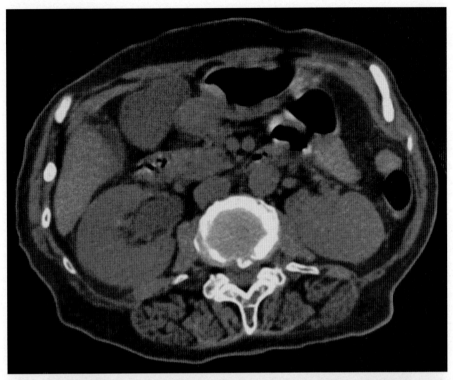

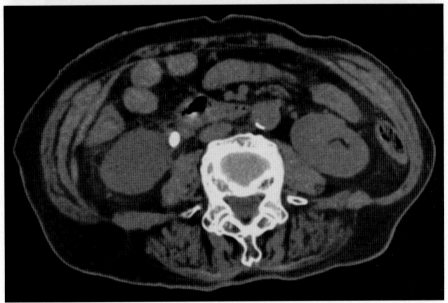

No. 31　A　　　　（D　問題73）

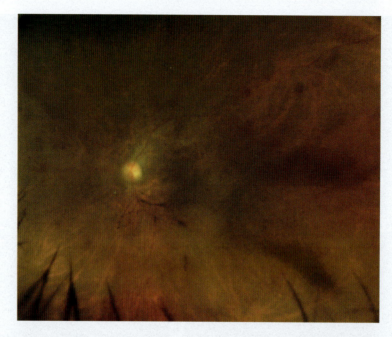

No. 31　B　　　　（D　問題73）

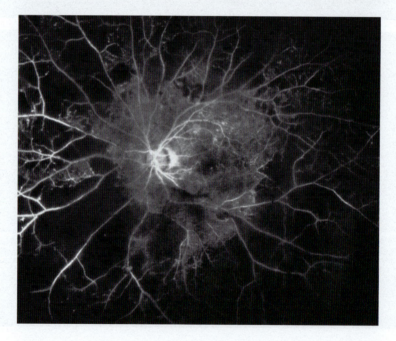

No. 32　　　　　　　（D　問題74）

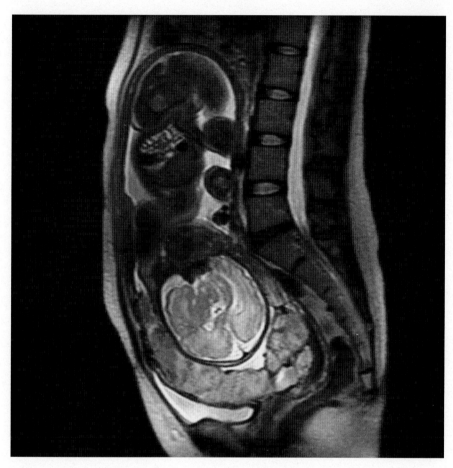

119

E

別　　　冊

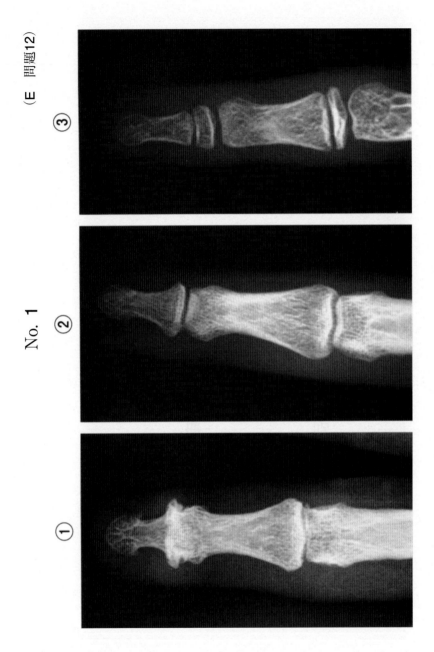

No. 1　（E　問題12）

No. 1　(E 問題12)

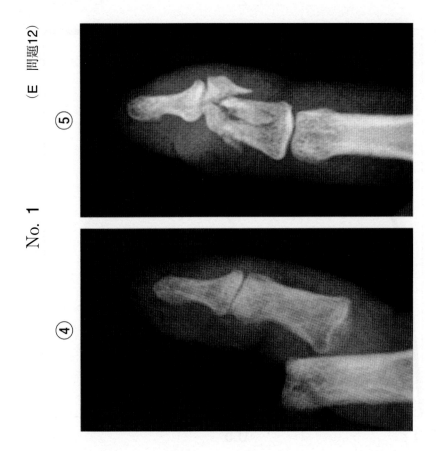

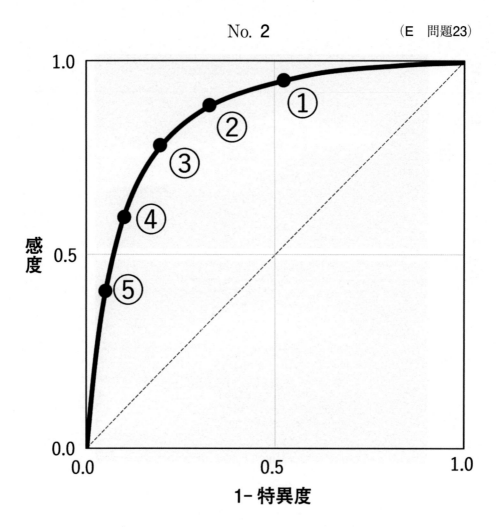

E－別冊写真

No. 3　　　（E　問題24）

処 方 箋
（この処方箋は、どの保険薬局でも有効です。）

| 公費負担者番号 | | | | | | | | 保険者番号 | 1 | 2 | 3 | 4 | 5 | 6 | 7 | 8 |
| 公費負担医療の受給者番号 | | | | | | | | 被保険者証・被保険者手帳の記号・番号 | | | | 123・4567（枝番） | | | | |

患者	氏 名	日本 太郎	保険医療機関の所在地及び名称	東京都千代田区○丁目○－○ ○○病院
	生年月日	明 大 昭 平 令 ○年1月1日 男・女	電 話 番 号	03-XXXX-XXXX
			保険医氏名	厚生 花子　　㊞
	区 分	被保険者　　被扶養者	都道府県番号	点数表番号	医療機関コード
	交付年月日	令和 △年 2月 1日	処方箋の使用期間	令和 年 月 日	特に記載のある場合を除き、交付の日を含めて4日以内に保険薬局に提出すること。

| 処 方 | 変更不可（医療上必要） | 患者希望 | 個々の処方薬について、医療上の必要性があるため、後発医薬品（ジェネリック医薬品）への変更に差し支えがあると判断した場合には、「変更不可」欄に「レ」又は「×」を記載し、「保険医署名」欄に署名又は記名・押印すること。また、患者の希望を踏まえ、先発医薬品を処方した場合には、「患者希望」欄に「レ」又は「×」を記載すること。 |
| | | | Rp.1　フロセミド 10mg錠　　　　1回2錠
　　　　 1日1回　朝食後服用　　 14日分

Rp.2　ベラパミル塩酸塩40mg錠　1回1錠
　　　　 1日3回　毎食後服用　　 14日分

　　　　　　　　　　　 ―― 以下余白 ――

リフィル可 □（　回） |

| 備 考 | 保険医署名 | 「変更不可」欄に「レ」又は「×」を記載した場合は、署名又は記名・押印すること。 |
| | 保険薬局が調剤時に残薬を確認した場合の対応（特に指示がある場合は「レ」又は「×」を記載すること。）
□保険医療機関へ疑義照会した上で調剤　　□保険医療機関へ情報提供 | |

調剤実施回数（調剤回数に応じて、□に「レ」又は「×」を記載するとともに、調剤日及び次回調剤予定日を記載すること。）
| □1回目調剤日（　年　月　日） | □2回目調剤日（　年　月　日） | □3回目調剤日（　年　月　日） |
| 次回調剤予定日（　年　月　日） | 次回調剤予定日（　年　月　日） | |

| 調剤済年月日 | 令和 年 月 日 | 公費負担者番号 | |
| 保険薬局の所在地及び名称
保険薬剤師氏名 | ㊞ | 公費負担医療の受給者番号 | |

備考 1．「処方」欄には、薬名、分量、用法及び用量を記載すること。
　　 2．この用紙は、A列5番を標準とすること。
　　 3．療養の給付及び公費負担医療に関する費用の請求に関する命令（昭和51年厚生省令第36号）第1条の公費負担医療については、「保険医療機関」とあるのは「公費負担医療の担当医療機関」と、「保険医氏名」とあるのは「公費負担医療の担当医氏名」と読み替えるものとすること。

－ 115 －

No. 4　　　　　　　　（E　問題30）

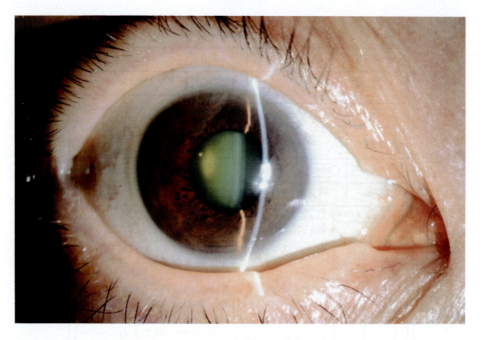

E－別冊写真

このページは余白です

No. 5 A　　　（E 問題38）

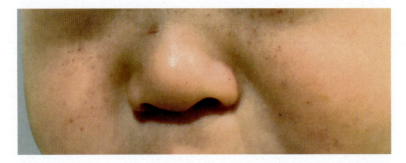

No. 5 B　　　（E 問題38）

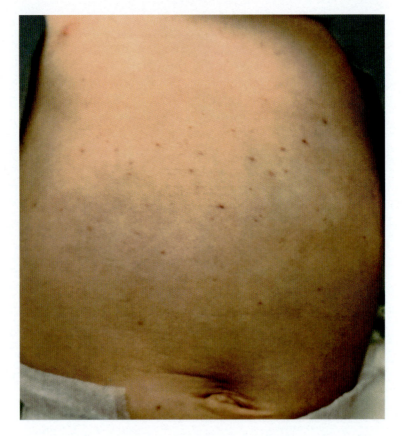

No. 5 C （E 問題38）

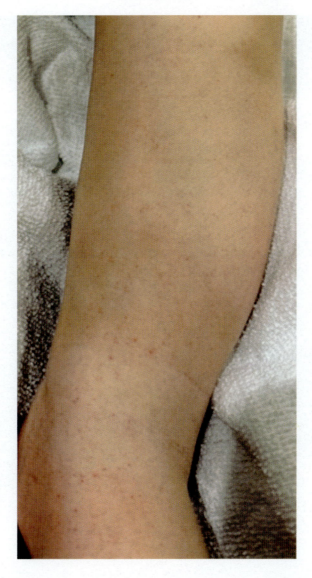

No. 6　A　　　　　　（E　問題49、50）

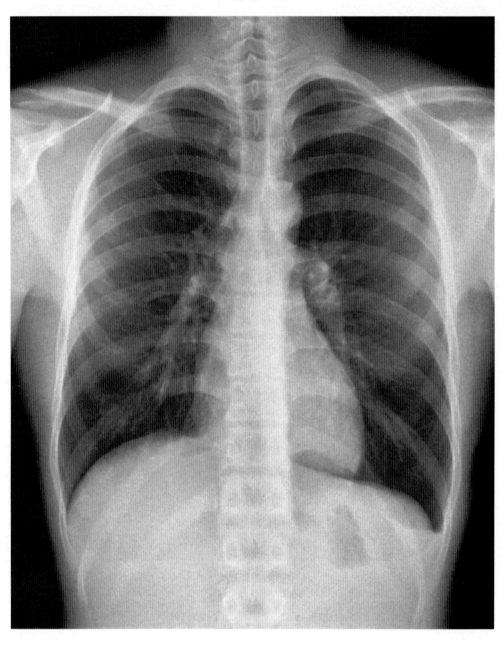

No. 6 B　　　　　（E 問題49、50）

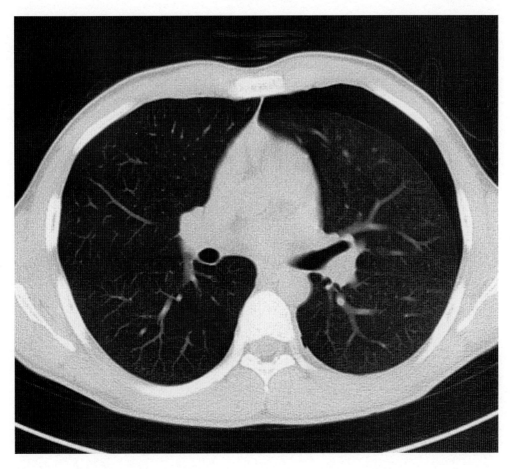

119

F

別　　　　冊

(F 問題36)

No. 1

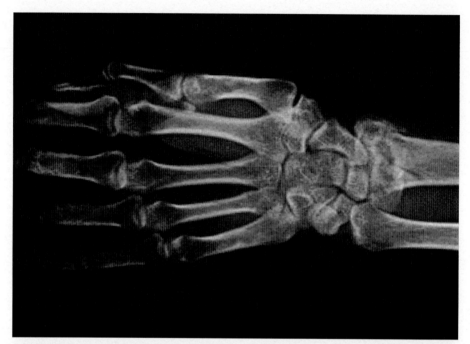

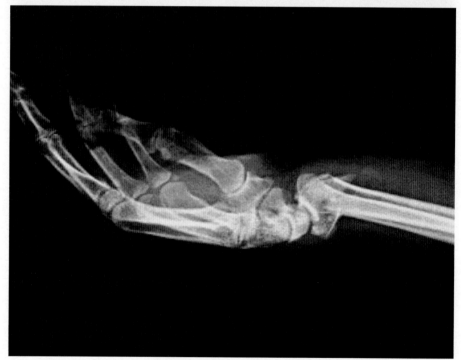

No. 2　　　　　　　（F　問題38）

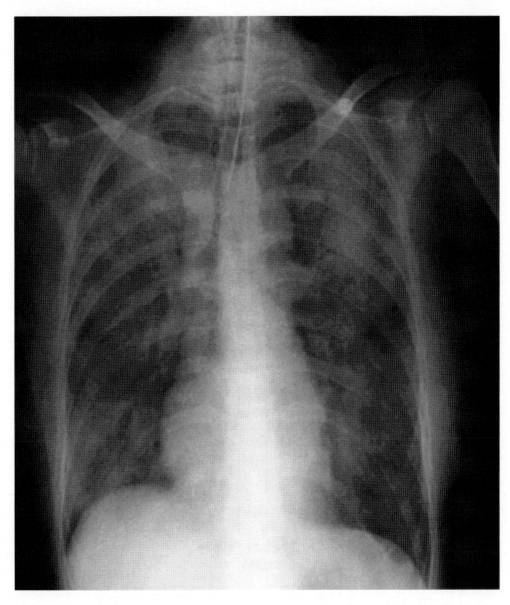

No. 3　A

（F　問題41）

診察月日	妊娠週数-日	子宮底長(cm)	腹囲(cm)	体重 妊娠前の体重(51kg)	血圧	浮腫	尿蛋白	尿糖
5/7	12-4			49.3	94/66	(−) + ++	(−) + ++	(−) + ++
6/4	16-4			50.6	98/64	(−) + ++	(−) + ++	(−) + ++
7/2	20-4	18	76	52.4	96/60	(−) + ++	(−) + ++	(−) + ++
7/29	24-3	21	80	54.2	92/62	(−) + ++	(−) + ++	(−) + ++
8/13	26-4	23	82	55.4	94/64	(−) + ++	(−) + ++	− (+) ++
8/27	28-4	25	84	56.4	98/62	(−) + ++	− (+) ++	(−) + ++
9/9	30-3	26	85	57.2	104/68	− (+) ++	(−) + ++	(−) + ++
9/24	32-4	27	87	58.2	106/74	− (+) ++	− (+) ++	(−) + ++
10/4	34-4	29	89	59.0	110/78	− (+) ++	− (+) ++	− (+) ++
						− + ++	− + ++	− + ++
						− + ++	− + ++	− + ++

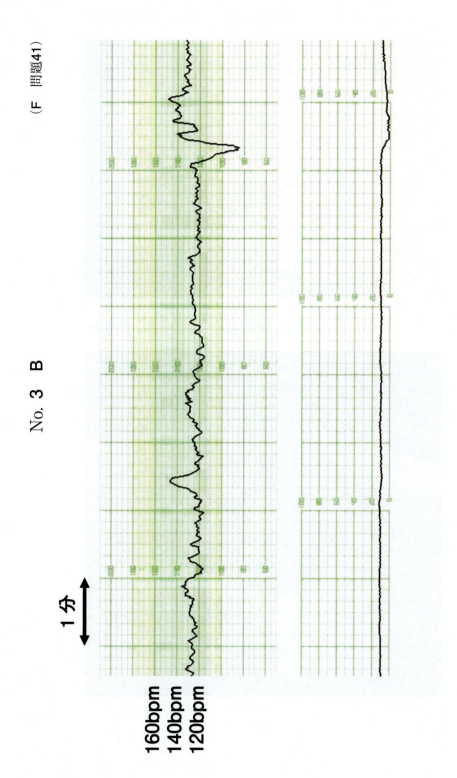

No. 4　A　　　　　　（F　問題50）

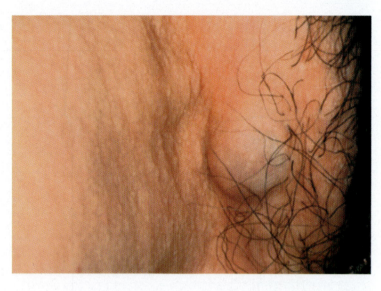

No. 4　B　　　　　　（F　問題50）

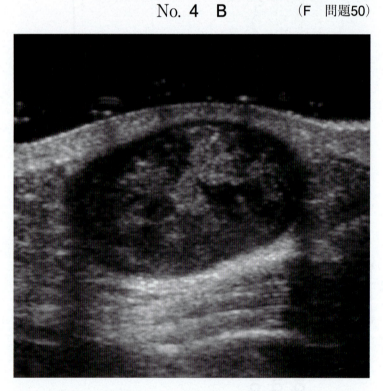

No. 5　A　　（F　問題54）

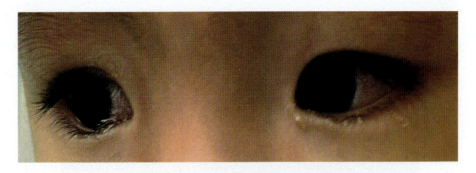

No. 5　B　　（F　問題54）

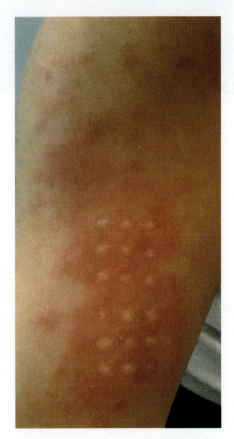

No. 5 C　　　（F　問題54）

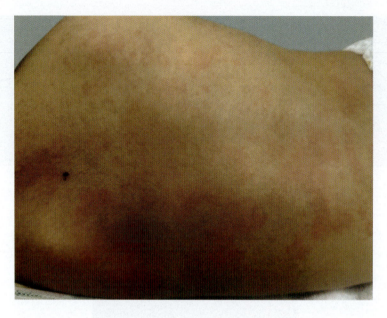

No. 6　　（F　問題59）

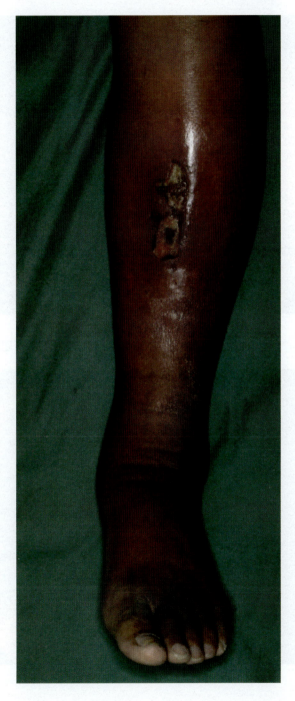

No. 7　A　　　（F　問題65）

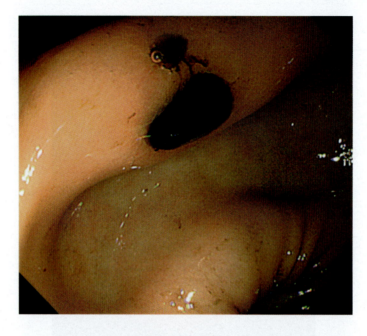

No. 7　B　　　（F　問題65）

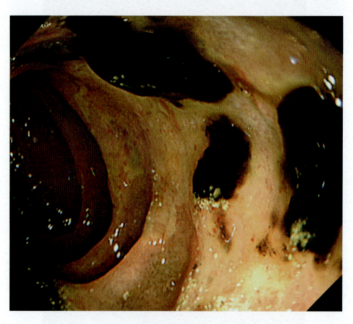

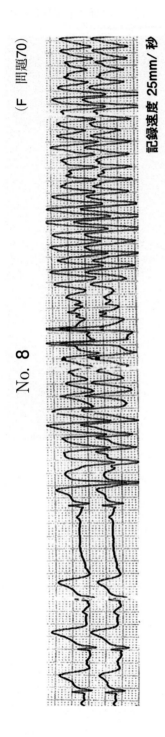

No. 8 （F 問題70）

No. 9 A　　　　　　　（F　問題72~74）

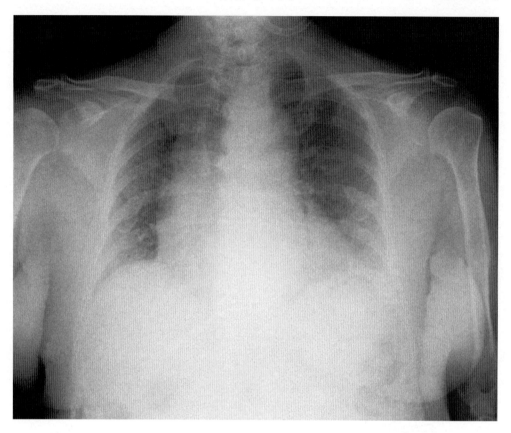

No. 9 B　　　　　　　　（F　問題72〜74）

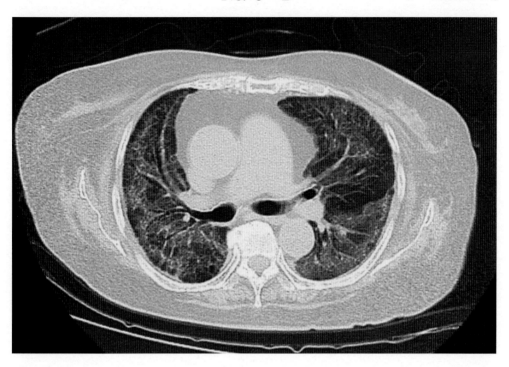